神经内科常见疾病临床思维与实践

主编　韩　玮　王延延　侯东锋　李　杰

李漱玉　张宝光　孙　婷

U0189939

中国海洋大学出版社

·青岛·

图书在版编目（CIP）数据

神经内科常见疾病临床思维与实践／韩玮等主编．

青岛：中国海洋大学出版社，2024.6． -- ISBN 978-7

-5670-3892-9

Ⅰ．R741

中国国家版本馆CIP数据核字第2024AZ0900号

Clinical Thinking and Practice of Common Diseases in Neurology

出版发行	中国海洋大学出版社
社　　址	青岛市香港东路23号　　　　　　邮政编码　266071
出 版 人	刘文菁
网　　址	http://pub.ouc.edu.cn
电子信箱	369839221@qq.com
订购电话	0532-82032573（传真）
责任编辑	韩玉堂　王　慧　　　　　　　　电　　话　0532-85902349
印　　制	日照报业印刷有限公司
版　　次	2024年6月第1版
印　　次	2024年6月第1次印刷
成品尺寸	185 mm×260 mm
印　　张	32.25
字　　数	816千
印　　数	1～1000
定　　价	208.00元

发现印装质量问题，请致电0633-8221365，由印刷厂负责调换。

编委会

Foreword 前言

在医学的广阔天地中,神经内科以其复杂性、多变性和挑战性独树一帜。神经系统疾病的临床表现往往多样,要求医生不仅具备扎实的医学理论基础,还需拥有敏锐的临床洞察力和丰富的实践经验。随着医学科学的不断进步和临床实践的深入发展,神经内科医师面临着越来越多的挑战和机遇。一方面,新的诊断技术和治疗方法层出不穷,为神经系统疾病的诊疗提供了更为广阔的空间;另一方面,疾病的复杂性和患者的个体化差异也对医师的临床思维能力提出了更高的要求。在这样的背景下,《神经内科常见疾病临床思维与实践》应运而生,旨在为神经内科医生提供一本较为实用、全面、系统的临床参考书。

在内容上,本书紧密结合临床实际,以问题为导向,深入浅出地阐述了神经内科常见疾病的诊疗思维和实践方法,涵盖了神经内科常见疾病的病因、病理、临床表现、诊断思路、治疗方法及预后等方面。在结构上,本书按照疾病的类别进行编排,便于读者查阅和学习,既注重基础知识的介绍,又强调新进展、新技术的融合运用。在写作风格上,本书注重理论与实践相结合,既有深入的理论阐述,又有丰富的图表分析,使读者能够更加直观、深入地理解和掌握神经内科疾病的诊疗精髓。本书适合神经内科医师及其他相关专业的医务人员阅读和学习。

由于编者的学识水平和经验有限、编写时间仓促,书中难免存在不足之处,殷切希望广大读者批评指正。

《神经内科常见疾病临床思维与实践》编委会

2024 年 3 月

Contents
目录

1

第一章

神经系统的基本结构与功能

第一节　神经系统的基本结构

一、神经系统的组成及分类

(一)组成

神经系统是机体的主导系统,由中枢神经系统和周围神经系统组成。中枢神经系统包括位于颅腔内的脑和位于脊柱椎管内的脊髓。周围神经系统由联络于中枢神经系统与周围器官之间的神经和神经节组成。其中与脑相连的部分称脑神经,共 12 对;与脊髓相连的部分称脊神经,共31 对。

(二)分类

根据所支配的周围器官的性质不同,周围神经系统又分为躯体神经系统和内脏神经系统。躯体神经分布于体表、骨、关节和骨骼肌,包含躯体感觉和躯体运动纤维;内脏神经分布于内脏,含有内脏感觉纤维和支配内脏、心血管平滑肌(在心脏为心肌)和腺体的内脏运动纤维。

二、中枢神经系统的结构

(一)脑

脑位于颅腔内,由末脑(延髓)、后脑(脑桥和小脑)、中脑、间脑和端脑 5 个部分构成。其中,末脑和后脑合称为菱脑,端脑和间脑合称为前脑。一般,又将延髓、脑桥和中脑合称为脑干。端脑、间脑和菱脑的内部中央管扩大,分别形成一对侧脑室和第三脑室、第四脑室。

1.脑干

脑干尾端续于脊髓,吻端连于间脑,是前脑、小脑和脊髓之间联系的干道。由脑干发出第Ⅲ～Ⅻ 10 对脑神经。脑干内含许多重要的生命中枢,如心血管中枢、呼吸中枢等。

2.小脑

小脑位于颅后窝内,其前面与脑干背面共同围成第四脑室,两侧借 3 对小脑脚与脑干相连。小脑的功能与运动的调节有关。

3.间脑

间脑居于中脑和端脑之间,其组成如下。

（1）背侧丘脑：位于间脑的背侧部，下丘脑的后上方，它是皮质下感觉传入的最后中继站，也是大脑皮质与小脑、纹状体和中脑黑质之间相互联系的枢纽。

（2）后丘脑：位于丘脑后外下方，包括内侧膝状体和外侧膝状体，分别是听觉、视觉传导通路的最后中继站。

（3）上丘脑：位于丘脑的背内侧，有松果体、后连合和缰三角等结构，其中缰三角内的缰核是边缘系与中脑联系的中继站。

（4）底丘脑：又称腹侧丘脑，其背侧邻接丘脑，所含有的底丘脑核是锥体外系的重要结构。

（5）下丘脑：又称丘脑下部，位于丘脑的前下方，它与边缘系皮质、丘脑、脑干、脊髓和垂体存在广泛的联系，是调节内脏活动和内分泌功能的高层次皮质下中枢。

4.端脑

端脑又称大脑，由两侧大脑半球借胼胝体连接形成，是脑的最高级部位。其表面的大脑皮质是机体各种生命活动的最高级中枢。大脑皮质深面的白质称为大脑髓质，主要由联系于皮质各部及皮质与皮质下结构之间的神经纤维组成。在半球底部中央的白质中存在较大的灰质核团，称基底节，是重要的皮质下运动整合中枢之一；半球内部的空腔为侧脑室。大脑皮质由神经元胞体层状聚集的灰质构成，所以也称大脑皮层。皮质表面并不光滑，而是存在许多以一定模式分布的沟或裂。沟裂有深有浅，沟裂之间的皮质称为脑回。皮质表面区域分成额叶、颞叶、枕叶、顶叶，以及埋于外侧沟底部的岛叶。

（二）脊髓

脊髓呈长条形，位于椎管内。其上端在枕骨大孔处与脑的延髓相连续，下端在成人体内与第一腰椎下缘平齐。在脊髓的前、后面纵行正中线上分别有前正中裂和后正中沟，使脊髓的结构两侧对称。此外，还有两对纵行的外侧沟，即前外侧沟和后外侧沟，脊神经前根和后根的根丝分别经这些沟出入脊髓。每一脊髓节段的根丝向外方集合成束，形成脊神经的前根和后根。前根和后根在椎间孔处合成脊神经。每一对脊神经前、后根的根丝附于脊髓的范围为脊髓的一个节段。因此，脊髓可分为 31 节，即颈髓 8 节、胸髓 12 节、腰髓 5 节、骶髓 5 节及尾髓 1 节。

从脊髓的横断面观察，可见脊髓有神经元胞体聚集的灰质、神经纤维聚集的白质和中央管。中央管位于脊髓的中心部，其头端与脑的第四脑室相通，其周围是横断面呈"H"形的灰质柱。在脊髓的横断面上，灰质柱向前方突出的部分为前角，向后突出的部分为后角。在脊髓的 $T_1 \sim L_3$ 节段，灰质柱向侧方突出的部分称侧角。后角神经元与躯体感觉有关。前角含有躯体运动神经元。侧角是内脏神经的低级中枢。白质位于灰质的周围，主要由上、下行的神经纤维束构成。

三、神经系统的细微结构

神经系统由神经组织构成。神经组织由神经元和神经胶质细胞组成，它们都是有突起的细胞。神经元是执行神经系统功能的结构单位，数量庞大，在人脑约有 1 000 亿个。神经胶质细胞数量比神经元还多，是其 10 倍，其功能越来越引起人们的重视。在中枢神经系统，胶质细胞有 3 种：星形胶质细胞对神经元起着支持、营养等功能，少突胶质细胞参与有髓神经纤维髓鞘的形成，小胶质细胞具有神经保护作用。

神经系统的结构与功能十分复杂，但并非杂乱无章。事实表明，大脑是由相对简单的成分或元件（即神经元）高度有序地设计组成的。神经系统的任何功能活动，从最简单的单突触反射活动到复杂的思维活动，都是由或多或少的相关神经元组成或简单或复杂的功能环路来完成的。

因此,从细胞水平研究神经系统的基本构件,以揭示神经系统功能活动的机制,常常是一条重要的思路。

神经元在一般结构上与其他种类的细胞并无不同,其形态特点是有突起。神经元由胞体和突起两部分构成。突起又分树突和轴突。树突多呈树枝状分支,多少、疏密不一;轴突呈细索状,长短不等,粗细均匀,一般一个神经元仅有一条轴突,大部分无分支,邻近终末处分支呈直角发出。神经元是功能十分活跃的细胞,胞质内含丰富的粗面内质网和游离核糖体。神经元内含有丰富的神经原纤维,以支撑、保持其多突起的形态。神经元之间以突触相连接,以完成神经环路内细胞之间的信号转导。突触是一种特殊的细胞连接,由突触前成分、突触间隙和突触后成分组成,突触前成分的特征是含有突触小泡。突触多数为化学性突触,其信号传递过程中的重要事件是前成分内的突触小泡释放化学物质(即神经递质),该递质与突触后膜上的特异性受体相结合,结果或导致膜通道通透性的改变,影响膜电位,或进一步通过胞内第二信使系统,完成复杂的级联信号转导,影响细胞的代谢活动及功能。

四、神经元的分子组成特点

神经元所含有的有机物质与人体内其他细胞一样,有脂类、糖类、蛋白质和核酸。体内其他种类细胞所含有的大多数有机分子,神经元同样含有,但是神经元也含有一些独特的分子,特别表现在膜蛋白的种类上,如各种离子通道蛋白、各种受体蛋白。神经元独特的分子包括信号分子、信号转导分子、识别分子、黏附分子及与神经生长分化有关的分子,如各种神经营养因子、神经抑制因子和导向因子。

神经元信号分子有神经递质、神经调质、神经递质转运蛋白、神经激素和受体。神经调质是指神经元产生的一类化学物质,它能调节信息传递的效率,增强或削弱递质的效应。它不直接触发所支配细胞的功能效应,只是起到调节神经递质的作用。神经递质转运蛋白在控制神经系统递质浓度和分布、决定突触传递的时程和强弱方面起重要作用。

4类基本有机物质在神经元内各有特点。脂肪酸是神经纤维髓鞘所含髓磷脂的重要成分;多糖是胞膜上识别分子的重要成分,可构成糖脂、糖蛋白,参与细胞识别;某些氨基酸和小分子肽可作为神经递质或神经调质,而某些大分子肽和蛋白质可作为受体;在核酸方面,脑比其他器官所含的基因种类要多一些,其中3万个基因仅在脑内表达,许多与神经元功能活动相关的蛋白质要靠多基因表达。

(商素真)

第二节　神经系统的基本功能

一、神经元的功能特点

神经元既是神经系统结构的基本构件,又是神经系统功能的基本单位。了解神经元的功能特点,将有助于理解整个神经系统的功能特点。

神经元的基本功能是接受刺激、产生和传导神经冲动。神经元的这个特性也称为兴奋性,即感受刺激产生兴奋的能力。引起生物体及组织细胞出现反应的各种环境条件变化统称为刺激，受刺激后产生生物电反应的过程及其表现称为兴奋。神经元产生和传导的神经冲动称为动作电位，其产生的基础在于神经元存在静息电位。静息电位是指细胞未受刺激时，存在于细胞膜内外两侧的电位差。由于这一电位差存在于安静细胞膜的两侧，故亦称跨膜静息电位，简称静息电位或膜电位。哺乳动物神经细胞的静息电位为 -70 mV（膜内比膜外电位低 70 mV）。静息电位的产生与细胞膜内外离子的分布和运动有关，它是一种主要因 K^+ 向胞膜外扩散而形成的 K^+ 平衡电位。而动作电位是在细胞受到刺激时，在静息电位的基础上发生的一次快速的、可扩布的、具有"全或无"特点的电位变化，称为动作电位。每个动作电位波形包括一个上升支和一个下降支。上升支是膜电位去极化过程，膜内电位由 -70 mV 迅速上升至 $+30$ mV；下降支是膜电位的复极化过程，膜电位由 $+30$ mV 迅速下降至 -70 mV。整个动作电位历时短暂，不超过 2 ms，波形尖锐，故也称为峰电位。动作电位主要由膜 Na^+ 通道开放，Na^+ 快速内流引起。动作电位是神经元兴奋的标志。

神经元除了本身可以产生和传导神经冲动外，还可以通过突触传递给多个神经元，且本身也可接受多个神经元传递的信息。当神经冲动沿轴突传导至末端，则突触前成分释放神经递质，并与突触后膜的特异受体结合，使离子通道通透性发生改变，进而导致下一个神经元的膜电位发生改变，产生兴奋性或抑制性突触后电位，使信号得以过突触传递。这样通过突触联系，有关的神经元组成功能性环路，进行信息处理和整合，以完成神经系统的特殊功能，这在神经系统内是一种普遍现象。

有的神经元具有内分泌功能，这种细胞称为神经内分泌细胞，如下丘脑室旁核、视上核的神经元。

有些神经元能产生神经营养因子，在神经发育或修复过程中具有促进神经元分化、存活和成熟的作用。支配靶组织（如肌组织）的神经元，通过末梢释放的神经营养因子，持续地调整所支配组织内在的代谢活动，影响其持久的形态结构和生理生化活动。这一作用与神经冲动无关，称为神经元的营养作用。

成年人脑的部分区域，神经元仍具有一定的增殖、分化能力。

二、神经系统的功能特点

神经系统是人体最主要的功能调节系统，控制和调节体内其他各系统的活动，使人体适应不断变化着的内、外环境。

神经系统具有感觉功能、中枢处理整合功能和运动功能。与之相对应，按功能将神经元分成3 种：感觉神经元或传入神经元，感受刺激，将神经冲动传向中枢；运动神经元或传出神经元，将神经冲动传向所支配的肌或腺体，控制其舒缩或分泌；中间神经元，位于前两种神经元之间，参与信息处理与整合。神经系统感觉功能包括躯体感觉、内脏感觉、视觉、听觉、平衡觉、嗅觉和味觉等。痛觉属于躯体感觉中的伤害性感觉。神经系统的运动功能包括躯体运动和内脏运动。

神经系统最主要的调节形式是反射。反射是指在中枢神经系统参与下机体对内外环境刺激的规律性应答反应。反射分非条件反射和条件反射，反射的结构基础是反射弧。反射弧包括5 个部分，即感受器、传入神经、神经中枢、传出神经和效应器。在自然条件下，反射活动一般都需经过完整的反射弧来实现。如果反射弧中任何一个环节中断，反射就不能发生。神经中枢的活动在某些情况下也可通过体液的途径作用于效应器：传出神经→内分泌腺→释放激素→效应器。

以上为神经系统的调节功能,除此之外,还有一些对个体生存具有重要意义的功能,如学习与记忆、感知、语言和思维等认知功能,生物节律、睡眠与觉醒、情绪等行为控制功能。神经系统对内分泌系统、免疫系统的调节作用也常常归入神经系统的高级功能。实际上,这都是神经系统的一些极为复杂的高级整合功能。

脑的高级功能的特点是,在时间上可以持续几天、几个月,甚至许多年;在结构上,涉及脑区多而散在,无明确特殊的神经通路,不同功能系统所涉及的脑区或环路可相互重叠,难以定位。对脑的这些高级功能活动,可以进行观察或分类,而要研究其神经基础却比较困难,充满挑战。

随着分子生物学的进展,基因转移、基因敲除和正电子发射体层摄影(PET)等技术的出现,近十多年来对脑高级功能的研究已取得一些初步的成果。

(商素真)

第二章

神经系统疾病的临床表现

第一节 意识障碍

意识障碍是高级神经功能的活动处于抑制状态的一种临床表现,高度抑制即昏迷。意识清醒状态的维持需要正常的大脑皮质及脑干网状结构不断地将各种内、外感觉冲动经丘脑广泛地投射到大脑皮质。疾病导致的弥漫性大脑损伤或脑干网状结构的损害及功能抑制均可造成意识障碍。意识活动包括以下两方面。①觉醒状态:在病理情况下表现为意识障碍。②意识内容:在病理情况下意识内容减少,表现为记忆减退、失语及痴呆。

一、诊断要点

(一)意识觉醒障碍的临床表现

1.嗜睡

能被各种刺激唤醒,并能勉强配合检查及回答问题,停止刺激后又入睡。

2.昏睡

在持续强烈刺激下能唤醒,可作简单而模糊的回答,但持续时间短,很快又进入昏睡状态。

3.浅昏迷

对疼痛刺激有躲避反应及痛苦表情,但不能被唤醒,各种生理反射均存在,生命体征均无变化。

4.深昏迷

对外界任何刺激均无反应,生理反射(角膜、瞳孔、吞咽、咳嗽及腱反射)均消失,病理反射继续存在或消失,生命体征常有改变。

(二)意识内容障碍常见的临床表现

1.意识混浊

意识混浊表现为注意力涣散,感觉迟钝,对刺激反应不及时、不确切,定向力不全。

2.精神错乱

思维能力、理解力、判断力及认识自己的能力均减退,言语不连贯且错乱,定向力减退,常有胡言乱语、兴奋躁动。

3.谵妄状态

精神错乱伴有幻觉、错觉和妄想。

二、鉴别诊断

(一)脑膜刺激征(＋),局限性体征(－)

1.突发剧烈头痛

其见于蛛网膜下腔出血。

2.急性起病,发热在前

其见于化脓性脑膜炎、病毒性脑膜炎及其他急性脑膜炎等感染性疾病。

3.亚急性或慢性发病

其常见于结核性、真菌性、癌性脑膜炎。

(二)脑膜刺激征(－),局限性体征(＋)

1.突然起病

其常见于脑出血、脑血栓形成、脑栓塞等。

2.与外伤有关

包括硬膜外血肿、硬膜下血肿、脑挫裂伤、脑实质内血肿。

3.以发热为前驱症状

包括脑脓肿、血栓性静脉炎、各种脑炎、急性播散性脑脊髓炎、急性出血性白质脑炎。

4.缓慢起病

其常见于脑肿瘤、慢性硬膜下血肿、脑寄生虫病等。

(三)脑膜刺激征(－),局限性体征(－)

1.尿异常

其常见于尿毒症、糖尿病、急性卟啉症等。

2.有中毒原因

乙醇、安眠药、一氧化碳、有机磷等中毒。

3.休克

大出血、低血糖、心肌梗死、肺梗死等可引起休克。

4.高热

重度感染、中暑、甲亢危象等可引起高热。

5.体温过低

休克、黏液性水肿、冻伤可引起体温过低。

6.短暂昏迷

癫痫、脑震荡可引起短暂昏迷。

三、治疗

昏迷患者起病急骤,病情危重,应尽快找出昏迷的原因,针对病因采取及时、果断的措施是治疗昏迷患者的关键。及时处理并发症。病情稳定后,应用适当的中枢苏醒剂等,对改善大脑功能和减少昏迷所引起的后遗症至关重要。

(一)病因治疗

针对病因治疗是抢救成功的关键。对病因明确者,应迅速给予有效的处理。对颅脑损伤与颅内占位性病变的根本治疗措施是尽可能早期手术处理;对急性中毒者应争取及早有效清除毒物和采取特殊的解毒措施等;对低血糖昏迷者,应立即静脉注射 80～100 mL 50％的葡萄糖注射液。

(二)对症处理

1.防止呼吸衰竭

昏迷患者易出现吸入性肺炎,可伴有呼吸衰竭。由各种原因引起的中枢性呼吸衰竭均有呼吸功能障碍,严重者呼吸停止。应使患者处于侧卧位,防止痰、分泌物及呕吐物阻塞气管而出现窒息,应充分给氧。患者出现感染时应及时应用抗生素。对痰多或咳嗽反射减弱的患者及时做气管切开。对呼吸衰竭的患者可应用人工呼吸机。对急性呼吸衰竭的昏迷患者,可给呼吸兴奋剂。

2.维持循环功能及水电解质和酸碱平衡

使血压维持在 13.3 kPa 左右,一般每天静脉补液量为 1 500～2 000 mL,其中 5％的葡萄糖盐水为 500 mL 左右,同时注意纠正电解质紊乱,如低血钾、高血钾及酸碱平衡失调。

3.控制脑水肿,降低颅内压

除采取保持呼吸道通畅、合理地维持血压、适量地补液及防止高碳酸血症措施外,还需要脱水剂,常用 250 mL 20％的甘露醇快速静脉滴注(30 min),6～8 h 1 次(必要时 4 h 1 次);呋塞米 20～40 mg,以 40～100 mL 50％的葡萄糖注射液稀释,静脉注射,每 4～12 h 1 次;地塞米松每天 10～20 mg,加入 500 mL 5％的葡萄糖注射液中静脉滴注。常联合或交替使用上述药物。

4.抗癫痫治疗

昏迷患者可能有癫痫发作或呈癫痫持续状态,如不及时控制癫痫发作,可加重脑水肿,使昏迷加深。因此,一旦有癫痫发作,必须抗癫痫治疗。

5.保护大脑,降低脑代谢,减少脑耗氧量

在昏迷的急性期,患者病势凶猛,有严重的脑水肿和脑缺氧,此时应采取措施,以帮助大脑渡过危急阶段,维持生命和减少后遗症。

(1)头部物理降温:把小冰袋放在患者的头周围(眉及枕后粗隆以上部位),为防止冻伤,应内衬毛巾,用冰帽、冰毯降温则更佳。

(2)对高热患者可应用人工冬眠:把 50 mg 氯丙嗪、50 mg 异丙嗪、100 mg 哌替啶混合,每次用总量的 1/4～1/3,肌内注射,4～6 h 一次。对呼吸功能障碍者不用哌替啶,而改为 0.6～0.9 mg 双氢麦角碱;对血压低于 12/8 kPa 者,不用氯丙嗪,改用乙酰丙嗪 20 mg。在人工冬眠期间必须严格观察体温(维持在 33 ℃～37 ℃)、脉搏、呼吸和血压。根据病情决定疗程,一般 2 周后逐渐减量,原则上不超过 3 周。人工冬眠的注意事项:①对原发病的诊断必须明确;②可致排痰困难,需注意呼吸道护理及并发症;③患者出现寒战反应提示冬眠药物剂量不足,应适当加大剂量。

6.促进脑代谢的治疗

只有改善脑代谢紊乱,才能促进脑功能的恢复,防止或减少脑损害的后遗症。①脑活素:多种氨基酸及肽类,促进脑细胞蛋白质合成。每次 10～30 mL,以 250 mL 氯化钠溶液稀释,静脉滴注,每天 1 次,10～20 d 为 1 个疗程。②胞磷胆碱:通过促进卵磷脂的合成而改善脑功能,又有增强上行网状结构激活系统的功能,增强脑血流,促进大脑物质代谢。用法:取 0.5～1 g,用 500 mL 5％～10％的葡萄糖注射液稀释,静脉滴注,10～14 d 为 1 个疗程。合用其与腺嘌呤核

苷三磷酸(ATP)可提高疗效。③能量合剂:把 20 mg 腺嘌呤核苷三磷酸(ATP)、50～100 U 辅酶 A(CoA)、30 mg 细胞色素 C 用 250～500 mL 5%～10%的葡萄糖注射液稀释,静脉滴注,亦可同时加 4～8 U 胰岛素。④醋谷胺:能帮助恢复智能和记忆力,每次 500～750 mg,以 250～500 mL 5%～10%的葡萄糖注射液稀释,静脉滴注,每天 1 次,连用 10～20 d;也可应用 γ-氨酪酸及神经生长因子等药物。

7.苏醒治疗

乙胺硫脲每次 1 g,先用 5～10 mL 等渗液溶解,然后以 500 mL 5%～10%的葡萄糖注射液稀释,缓慢静脉滴注,连用 7～10 d,可出现皮疹、静脉炎,冠心病患者忌用;醒脑静脉注射液每次 4～8 mL,以 40 mL 25%～50%的葡萄糖注射液稀释后静脉注射,每天 1～2 次,或每次 2～4 mL,肌内注射,每天 2 次;也可应用纳洛酮、甲氯芬酯等。

8.改善微循环,增加脑灌注量

对无出血倾向、由脑缺氧或缺血性脑血管病引起的昏迷,可用降低血黏度和扩张脑血管的药物,以改善微循环和增加脑灌注量,帮助脑功能恢复。①右旋糖酐-40:500 mL,静脉滴注,每天 1～2 次,7～10 d 为 1 个疗程。②曲克芦丁:抑制血小板聚集,防止血栓形成,同时对抗 5-羟色胺、缓激肽等对血管的损伤作用;增加毛细血管的抵抗力,降低毛细血管的通透性,故还可防止血管通透性增加所致的脑水肿。用法:400～600 mg,用 500 mL 右旋糖酐-40 或 500 mL 5%葡萄糖注射液稀释,静脉滴注,每天 1 次,10～14 d 为 1 个疗程;每次口服 200 mg,每天 3 次。③丹参注射液或川芎嗪:扩张血管,增加脑血流,降低血黏稠度等,8～16 mL 丹参注射液或 80～120 mg 川芎嗪,用 250～500 mL 5%～10%的葡萄糖注射液或 500 mL 右旋糖酐-40 稀释,静脉滴注,7～14 d 为1 个疗程。

9.高压氧疗法

能显著提高脑组织与脑脊液的氧分压,纠正脑缺氧,减轻脑水肿,促进意识的恢复,有条件者应尽早使用。

(王延延)

第二节 感 觉 障 碍

感觉是各种形式的刺激作用于感受器在人脑中的反映,可分为两类,即一般感觉和特殊感觉。

一般感觉包括以下几种。①浅感觉:为皮肤、黏膜感觉,如痛觉、温度觉和触觉。②深感觉:来自肌肉、肌腱、骨膜和关节的本体感觉,如运动觉、位置觉和振动觉。③皮质感觉(复合感觉):包括定位觉、两点辨别觉、图形觉和实体觉等。

特殊感觉有视觉、听觉、嗅觉和味觉等。

一、解剖学基础

(一)躯体痛觉、温度觉、触觉传导路径

皮肤、黏膜痛觉、温度觉、触觉感受器→脊神经→脊神经节(Ⅰ⊙)→沿后根进入脊髓并上升

2～3个节段→后角细胞（Ⅱ⊙）→白质前连合交叉至对侧→痛觉、温度觉纤维组成脊髓丘脑侧束，触觉纤维组成脊髓丘脑前束→丘脑腹后外侧核（Ⅲ⊙）→丘脑皮质束→内囊后肢后 1/3→大脑皮质中央后回上 2/3 区及顶叶。

（二）头面部痛觉、温度觉、触觉传导路径

皮肤黏膜痛觉、温度觉和触觉周围感觉器（三叉神经眼支、上颌支、下颌支）→三叉神经半月神经节（Ⅰ⊙）→三叉神经脊束→三叉神经脊束核（痛觉、温度觉纤维终止于此）和感觉主核（触觉纤维）（Ⅱ⊙）→交叉到对侧组成三叉丘系上行→脑干→丘脑腹后内侧核（Ⅲ⊙）→丘脑皮质束→内囊后肢→大脑皮质中央后回下 1/3 区。

（三）分离性感觉障碍的解剖学基础

深、浅感觉传导路径均由 3 个向心的感觉神经元相连而成，后根神经节为Ⅰ级神经元，Ⅱ级神经元纤维均交叉，丘脑外侧核为Ⅲ级神经元。痛觉、温度觉Ⅱ级神经元为脊髓后角细胞，换神经元后交叉至对侧；深感觉、精细触觉纤维进入脊髓后先在同侧脊髓后索上行至延髓薄束核、楔束核，换神经元后交叉至对侧。深、浅感觉传导路径不同是分离性感觉障碍（痛觉、温度觉受损而触觉保留）的解剖学基础（图 2-1）。

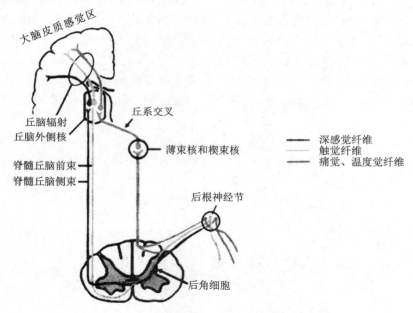

图 2-1　感觉传导路径示意图

（四）脊髓内感觉传导束排列顺序

脊髓内感觉传导束排列顺序见图 2-2。后索内侧为薄束，是来自躯体下部（腰骶）的纤维，外侧为楔束，是来自躯体上部（颈胸）的纤维。脊髓丘脑束外侧传导来自下部脊髓节段感觉，内侧传导来自上部脊髓节段感觉，对髓内与髓外病变有定位意义。

（五）感觉的节段性支配

皮节是一个脊髓后根（脊髓节段）支配的皮肤区域。有 31 个皮节，与神经根节段数相同。图 2-3显示了颈、胸、腰、骶神经的节段性分布。胸部皮节的节段性最明显，体表标志如乳头水平为 T_4，剑突水平为 T_6，肋缘水平为 T_8，平脐为 T_{10}，腹股沟为 T_{12} 和 L_1。每一个皮节均由 3 个相邻的神经根重叠支配（图 2-4），因而，脊髓损伤的上界应比感觉障碍平面高 1 个节段。

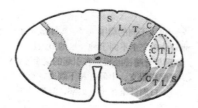

C—颈椎;T—胸椎;L—腰椎;S—骶椎。

图 2-2 脊髓内感觉传导束排列顺序示意图

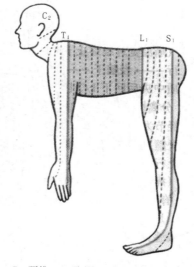

C—颈椎;T—胸椎;L—腰椎;S—骶椎。

图 2-3 颈、胸、腰、骶神经的节段性分布

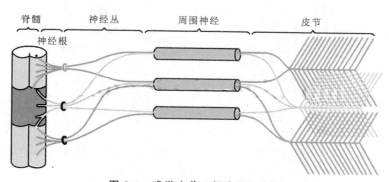

图 2-4 感觉皮节三根支配示意图

(六)神经根纤维的重新分配

神经根纤维在形成神经丛时经重新组合分配,分别进入不同的周围神经,即组成一条周围神经的纤维来自不同的神经根,因此,周围神经的体表分布完全不同于神经根的节段性分布(图2-5)。显然,一条周围神经损害引起的感觉障碍与脊髓神经根损害引起的完全不同。

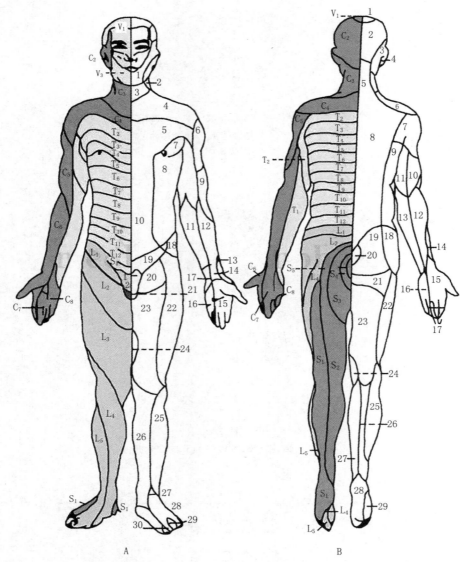

1. 三叉神经	16. 尺神经	1. 额神经	16. 尺神经
2. 耳大神经	17. 尺神经掌支	2. 枕大神经	17. 正中神经
3. 颈皮神经	18. 髂腹下神经外侧皮支	3. 枕小神经	18. 髂腹下神经
4. 锁骨上神经	19. 髂腹下神经前皮支	4. 耳大神经	19. 臂上神经
5. 胸神经前皮支	20. 生殖股神经股支	5. 颈神经后支	20. 臂中神经
6. 腋神经	21. 髂腹股沟神经	6. 锁骨上神经	21. 臂下神经
7. 臂内侧皮神经	22. 股外侧皮神经	7. 臂内侧皮神经	22. 股外侧皮神经
8. 胸神经外侧支	23. 股神经前皮支	8. 胸神经后皮支	23. 股后侧皮神经
9. 臂外侧皮神经	24. 闭孔神经皮支	9. 胸神经外侧支	24. 闭孔神经皮支
10. 胸神经前皮支	25. 小腿外侧皮神经	10. 臂后侧皮神经	25. 小腿外侧皮神经
11. 前臂内侧皮神经	26. 隐神经	11. 臂内侧皮神经	26. 腓肠神经
12. 前臂外侧皮神经	27. 腓浅神经	12. 前臂后侧皮神经	27. 隐神经
13. 桡神经浅支	28. 腓肠神经	13. 前臂内侧皮神经	28. 足底内侧皮神经
14. 正中神经浅支	29. 腓深神经	14. 前臂外侧皮神经	29. 足底外侧皮神经
15. 正中神经	30. 胫神经跟支	15. 桡神经浅支	

图 2-5　体表节段性(左侧)及周围性(右侧)神经分布

（七）三叉神经周围性及核性支配

三叉神经周围性及核性支配见图 2-6，周围性支配指眼支、上颌支和下颌支支配；由于接受痛觉、温度觉纤维的脊束核接受传入纤维的部位不同，口周纤维止于核上部，耳周纤维止于核下部，脊束核部分损害可产生面部葱皮样分离性感觉障碍。

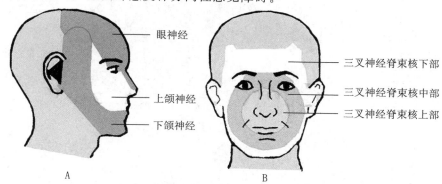

图 2-6　三叉神经周围性（A）及核性（B）感觉支配分布示意图

二、感觉障碍分类

根据病变性质，感觉障碍可分为两类。

（一）刺激性症状

感觉径路刺激性病变可引起感觉过敏（量变），也可引起感觉障碍，如感觉倒错、感觉过度、感觉异常及疼痛（质变）。

（1）感觉过敏指轻微刺激引起强烈感觉，如较强的疼痛感。

（2）感觉倒错指非疼痛性刺激引发疼痛。

（3）感觉过度：感觉刺激阈升高，不立即产生疼痛（潜伏期），达到阈值时可产生一种定位不明确的强烈不适感，持续一段时间才消失（后作用）；见于丘脑和周围神经损害。

（4）感觉异常：在无外界刺激情况下出现异常自发性感觉，如烧灼感、麻木感、肿胀感、沉重感、痒感、蚁走感、针刺感、电击感、束带感和冷热感，也具有定位价值。

（5）疼痛：依病变部位及疼痛特点分为以下几种。①局部性疼痛：如神经炎所致的局部神经痛。②放射性疼痛：如神经干、神经根及中枢神经系统刺激性病变时，疼痛由局部扩展到受累感觉神经支配区，如肿瘤或椎间盘突出，压迫脊神经根，脊髓空洞症引起痛性麻木。③扩散性疼痛：疼痛由一个神经分支扩散到另一个分支，如手指远端挫伤，疼痛可扩散至整个上肢。④牵涉性疼痛：由于内脏与皮肤传入纤维都汇聚到脊髓后角神经元，内脏病变疼痛可扩散到相应体表节段，如心绞痛引起左侧胸及上肢内侧痛，胆囊病变引起右肩痛。

（二）抑制性症状

感觉径路破坏性病变引起感觉减退或缺失。

（1）完全性感觉缺失指同一部位各种感觉均缺失。

（2）分离性感觉障碍指同一部位痛觉、温度觉缺失，触觉（及深感觉）保存。

三、分型及临床特点

感觉障碍的临床表现多样，可因病变部位而异。各种类型感觉障碍分布见图 2-7。

13

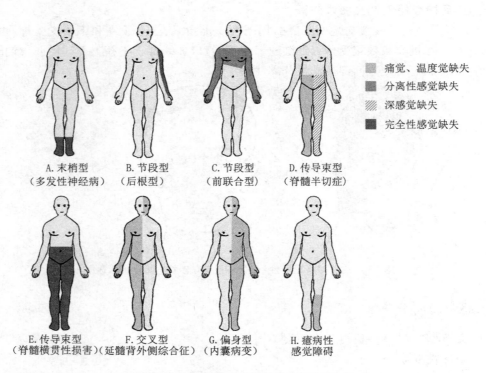

右侧图例：
痛觉、温度觉缺失
分离性感觉缺失
深感觉缺失
完全性感觉缺失

A. 末梢型（多发性神经病）　B. 节段型（后根型）　C. 节段型（前联合型）　D. 传导束型（脊髓半切症）

E. 传导束型（脊髓横贯性损害）　F. 交叉型（延髓背外侧综合征）　G. 偏身型（内囊病变）　H. 癔病性感觉障碍

图 2-7　各种类型感觉障碍分布示意图

（一）末梢型

肢体远端对称性完全性感觉缺失，呈手套袜子型分布，伴相应区运动及自主神经功能障碍，如多发性神经病。

（二）周围神经型

周围神经型可表现为某一周围神经支配区感觉障碍，如尺神经损伤累及前臂尺侧及第 4、5 指。

（三）节段型

（1）后根型指单侧节段性完全性感觉障碍，例如，髓外肿瘤压迫脊神经根，可伴后根放射性疼痛（根性痛）。

（2）后角型指单侧节段性分离性感觉障碍，见于一侧后角病变，如脊髓空洞症。

（3）前连合型指双侧对称性节段性分离性感觉障碍，见于脊髓中央部病变，如髓内肿瘤早期、脊髓空洞症。

（四）传导束型

（1）脊髓半切综合征指病变平面以下对侧痛觉、温度觉缺失，同侧深感觉缺失，见于髓外肿瘤早期、脊髓外伤等。

（2）脊髓横贯性损害指病变平面以下完全性感觉障碍，见于急性脊髓炎、脊髓压迫症后期等。

（五）交叉型

同侧面部、对侧躯体痛觉、温度觉减退或缺失，例如，延髓背外侧综合征病变累及三叉神经脊束、脊束核及交叉的脊髓丘脑侧束。

（六）偏身型

对侧偏身（包括面部）感觉减退或缺失，见于脑桥、中脑、丘脑及内囊等处病变，一侧脑桥或中脑病变可出现受损平面同侧脑神经下运动神经元瘫痪；丘脑病变引起较重的深感觉障碍，常伴自发性疼痛和感觉过度，止痛药对其无效，用抗癫痫药可能缓解；内囊受损可引起三偏综合征。

（七）单肢型

对侧上肢或下肢感觉缺失，可伴复合感觉障碍，原因是大脑皮质感觉区病变。皮质感觉区刺激性病灶可引起对侧局灶性癫痫感觉性发作。

（王延延）

第三节 瘫 痪

一、诊断思路

（一）病史

除详细询问患者的现病史外，尚须收集其生育史、生活史及职业等信息。尤其要注意起病的形式，有无先兆与诱因，注意伴随症状以及瘫痪的部位和过程等。例如，血管性及急性炎症性病变，大多数为急骤发病，在短时间内达高峰；而占位性或压迫性、退行性病变，则缓慢出现，进行性加重。伴有肌痛者的肌炎、重症肌无力呈晨轻暮重现象。全身性疾病（如高血压、动脉粥样硬化、心脏病、糖尿病、内分泌病、血液病、风湿性疾病）对神经系统疾病（尤其是脑血管病）的诊断尤其重要。应询问清楚既往史，尤其是治疗史，如长期用激素所致的肌病、鞘内注射所致的脊髓蛛网膜炎、放射治疗（简称放疗）后的脑脊髓病。出生时的产伤史、窒息史、黄疸史等对大脑性瘫痪的诊断有重要意义。

（二）体检

1.一般体检

应注意观察一些具有特征性的异常体征，例如，疱疹病毒性脑炎患者有单纯或带状疱疹，脑囊虫病患者有皮下结节，神经纤维瘤患者出现咖啡斑或皮下结节，平底颅、颈椎融合畸形患者有短颈；脊柱裂患者的臀部皮肤呈涡状凹陷或覆有毛发，或有囊性膨出。

2.神经系统检查

应注意患者意识和精神状态的改变。对于颅脑神经受损的征象，运动、感觉、反射系统及自主功能的变化，必须反复对比观察，才能发现轻度异常。临床上，准确判断瘫痪的程度，将肌力评定分为6级。0级：无肌肉收缩。1级：能触及或见到肌肉收缩，但无关节运动。2级：肢体能在床面移动，但不能克服重力，做抬举动作。3级：肢体可克服重力，做抬举动作，但不能克服抵抗力。4级：肢体能抗一般阻力，但较正常情况差。5级：正常肌力。

有时为了判明肢体有无瘫痪而做肢体轻瘫试验。上肢：双上肢向前平举，瘫肢旋前，缓慢下落，低于健侧。下肢：患者仰卧，双侧髋、膝关节屈曲并抬起小腿，瘫侧小腿缓慢下落，低于健侧；俯卧时，双小腿抬举约45°角并保持该姿势，瘫侧小腿缓慢下落，低于健侧。对于轻微的运动麻痹患者，尤其是上运动神经元损害所致者，应仔细观察其面部肌力减弱的一侧，眼裂变大，鼻唇沟

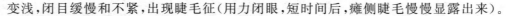

变浅,闭目缓慢和不紧,出现睫毛征(用力闭眼,短时间后,瘫侧睫毛慢慢显露出来)。

（三）辅助检查

各种辅助检查有助于对病变的部位、性质和病因的判断,应依据临床的不同情况选择相应的检查方法。例如,计算机体层成像(CT)、磁共振成像(MRI)检查对中枢神经系统的病变具有极高的诊断价值;脑脊液的常规、生化及细胞学检查,对出血性、炎症性疾病有较大价值,对寄生虫病、肿瘤等的判断也有帮助;肌电图主要用于肌病、神经肌肉传递障碍、周围神经病、运动神经元病等的诊断;肌肉活检、组织化学分析则对肌病的诊断有特殊意义。

二、病因分类

从发出随意运动冲动的大脑皮质运动区到骨骼肌的整个运动神经传导通路上,任何部位的病变都可导致瘫痪。根据瘫痪的程度,分为完全性瘫痪和不完全性瘫痪。前者为肌力完全丧失,又称全瘫;后者则呈某种程度的肌力减弱,又称轻瘫。根据肢体瘫痪的表达式,可分为偏瘫——呈一侧上下的瘫痪;交叉性瘫痪——因一侧颅神经周围性损害而呈对侧偏瘫;四肢瘫——双侧上下肢的瘫痪,或称双侧偏瘫;截瘫——双下肢的瘫痪;单瘫——一个肢体或肢体的某一部分瘫痪。按瘫痪肌张力的高低,分为弛缓性瘫痪和痉挛性瘫痪。前者呈肌张力明显低下,被动运动时阻力小,腱反射减弱或消失,又称软瘫;后者为肌张力显著升高,被动运动时阻力大,并有僵硬感,腱反射亢进,也称硬瘫。

依据瘫痪的病变部位和性质,可分为以下两大类。

（一）神经源性瘫痪

神经源性瘫痪是由运动神经传导通路受损所致。其中,上运动神经元损害出现的瘫痪称为上运动神经元瘫痪或中枢性瘫痪;下运动神经元损害出现的瘫痪称为下运动神经元瘫痪或周围性瘫痪。

（二）非神经源性瘫痪

非神经源性瘫痪包括神经肌肉接头处及骨骼肌本身的病变两方面,前者名为神经肌肉接头处瘫痪或神经肌肉传递障碍性瘫痪,后者名为肌肉源性瘫痪。

1.神经肌肉接头处瘫痪

主要是突触间传递功能障碍,典型疾病为重症肌无力。特征:①骨骼肌易于疲劳,不按神经分布范围发生;②肌肉无萎缩或疼痛;③休息后或给予药物(抗胆碱酯酶药)有一定程度的恢复;④症状可缓解,会复发;⑤血清中有抗乙酰胆碱受体抗体;⑥肌电图呈现肌疲劳现象,即在一定时间的强力收缩后,逐渐出现振幅降低现象。

2.肌肉源性瘫痪

肌肉源性瘫痪为肌肉本身损害所致,常见有进行性肌营养不良和多发性肌炎。特征:①肌无力或强直;②肌肉萎缩或有假性肥大;③肌肉可有疼痛;④无力、萎缩、疼痛均不按神经分布范围发生,近端损害多较严重,常呈对称性;⑤肌张力和腱反射较正常情况降低,不伴感觉障碍;⑥血清肌酸磷酸酶、天冬氨基转移酶、乳酸脱氢酶、醛缩酶水平等在疾病进展期明显升高;⑦肌电图呈低电位、多相运动单位;⑧肌肉活检见肌纤维横纹溶解、肌浆中空泡形成,间质中大量脂肪沉积等。

三、临床特征与急诊处理

(一)上运动神经元瘫痪的定位诊断

1.皮质型

大脑皮质运动区的范围较广,故病变仅损及其中的一部分,引起对侧中枢性单瘫。由于人体在运动区的功能位置是以倒置形状排列的,病变在运动区的上部,引起对侧下肢瘫痪,病变在下部,则引起对侧上肢及面部瘫痪。若病变为刺激性,则出现局限性癫痫,像从拇指、示指或口角之一开始的单肢痉挛发作。例如,癫痫的兴奋波逐渐扩散,可由某一肢体的局限性癫痫发展为半身或全身性癫痫发作,称杰克逊癫痫。

2.皮质下型(放射冠)

通过放射冠的锥体束纤维向内囊聚集,病损时则出现对侧不完全性偏瘫;如果丘脑皮质束受损害,可伴有对侧半身感觉障碍;若视放射损害,可伴有对侧同向性偏盲。

3.内囊型

内囊区域狭窄,锥体束、丘脑皮质束和视放射的纤维聚集紧凑,病损时出现对侧完全性偏瘫,同时损害内囊后肢后部的丘脑皮质束及视放射时,可伴有对侧半身感觉障碍和对侧同向性偏盲,称为三偏综合征。

4.脑干型

一侧脑干病变,由于损害同侧颅脑神经核及尚未交叉的皮质脑干束和皮质脊髓束,引起病灶同侧周围性颅神经瘫痪和对侧中枢性瘫痪,称为交叉性瘫痪,是脑干病变的一个特征。

(1)延髓损害:一侧延髓损害主要引起病灶同侧的舌咽神经、迷走神经、副神经、舌下神经及部分三叉神经受损,对侧肢体的中枢性偏瘫和感觉障碍。

(2)脑桥损害:一侧脑桥腹外侧损害时,可产生病灶侧面神经、展神经瘫痪及对侧中枢性偏瘫和感觉障碍,称为脑桥腹外侧综合征(米亚尔-居布勒综合征)。

(3)中脑损害:一侧中脑的大脑脚损害时,可产生病灶侧动眼神经瘫痪,对侧面部、舌、上肢、下肢瘫痪和感觉障碍,称为大脑脚综合征(韦伯综合征)。

5.脊髓型

当脊髓半侧病损时,会出现脊髓半切综合征,即病变部位以下深感觉消失及中枢性瘫痪,对侧痛觉、温度觉消失;若脊髓横贯性病损,则出现病变部位以下感觉障碍、瘫痪(中枢性或周围性)及括约肌功能障碍。

(二)下运动神经元瘫痪的定位诊断

下运动神经元瘫痪的特点是腱反射减弱或消失、肌张力减小及肌萎缩等。各个部位病变的特点如下。

1.前角损害

该部位病变出现节段性、弛缓性瘫痪,肌张力低,肌萎缩,腱反射减弱或消失,可有肌纤维震颤,无感觉障碍。前角细胞对肌肉的支配呈节段性,即一定节段的前角细胞有其支配的肌群。前角大部分细胞聚合成分界清楚的细胞群,每群各支配某些功能相关的肌肉,故前角病变产生的弛缓性瘫痪呈节段性。

2.前根损害

前根损害与前角损害相似,但常与后根损害同时出现,有根性疼痛和感觉障碍。当前根受刺激时,常出现纤维束性震颤。

3.神经丛损害

神经丛由多条神经干组成,损害时具有多条神经干受损的征象,表现为多组肌群有弛缓性瘫痪、多片(常融合为大片以至一个肢体)感觉障碍及自主神经障碍。

4.周围神经损害

大多数周围神经为混合神经,病变时出现弛缓性瘫痪、疼痛、感觉障碍及自主神经功能障碍。多数周围神经末梢受损时,出现对称性四肢远端肌无力、肌肉萎缩,伴有末梢型感觉障碍。

(三)处理原则

1.病因治疗

既要针对病变的不同性质(如血管性、炎性、占位性、退行性病变)采取针对性强的相应的措施,更要依据病因进行有效的处理,如抗病原的药物治疗,针对血管疾病的改善循环、改善代谢的治疗。

2.防治并发症

瘫痪加上常伴有感觉障碍和自主神经障碍,容易有并发症。因此,加强护理、防治并发症是极其重要的。其内容包括预防压疮、防治肺炎、防治泌尿系统感染等。

3.对症支持治疗

加强对症支持治疗,维持水、电解质平衡,应用抗生素防治感染,给予大剂量维生素。

4.加强瘫痪肢体的功能锻炼

早期注意保持瘫痪肢位于功能位,适当进行被动活动;恢复期应强调主动和被动的功能锻炼,配合针灸、理疗等,以防止关节僵硬、肢体挛缩,促进功能恢复。

(王延延)

第四节 共济失调

共济失调是小脑、本体感觉及前庭功能障碍导致运动笨拙和不协调,累及四肢、躯干及咽喉肌,可引起姿势、步态和语言障碍。

小脑、脊髓、前庭和锥体外系共同参与完成精确、协调运动。小脑对执行精巧动作起重要作用。每当大脑皮质发出随意运动指令,小脑总是伴随发出制动性冲动,如影随形,以完成准确的动作。

一、病因

(一)周围神经病损

1.急性周围神经病损

其见于急性多发性神经炎、急性多发性神经根神经炎、急性中毒性神经炎、米勒-费希尔综合征(Miller-Fisher syndrome,MFS)。

2.慢性周围神经病损

其见于糙皮病性神经炎,砷、铅、乙醇中毒性神经炎,肥大性间质性神经病,腓骨肌萎缩症,遗传性共济失调性多发性神经炎，糖尿病性神经炎等。

（二）脊髓病损

1.急性脊髓病损

其见于脊髓痨性共济失调、脊髓转移癌或恶性肿瘤伴发脊髓性共济失调。

2.慢性脊髓病损

其见于脊髓亚急性联合变性，脊髓结核，遗传性共济失调症中的 Friedreich 型、Roussy-Levy 型、后索型，颅脊部病损，糖尿病性脊髓病，多发性硬化脊髓型，脊髓蛛网膜炎，脊髓压迫症，脊髓空洞症。

（三）脊髓-小脑病损

其多发生于慢性进行性疾病，如遗传性共济失调症多种联合类型中的 Sanger-Brown 共济失调。

（四）小脑病损

1.急性小脑病损

其见于急性小脑炎、急性小脑共济失调症、小脑振荡、小脑卒中、小脑脓肿、急性酒精中毒、苯妥英钠类药物中毒。

2.慢性小脑病损

其见于遗传性共济失调症的小脑型、橄榄体脑桥小脑萎缩（OPCA）、小脑萎缩、小脑受压、小脑肿瘤、小脑寄生虫性肉芽肿、小脑发育不全、颅脊部畸形、颅后窝占位性病变、共济失调性毛细血管扩张症、癌性脑病。

（五）前庭-迷路病损

1.急性前庭-迷路病损

其见于前庭神经炎、内耳炎、迷路或内耳出血、椎基底动脉血栓形成、脑干出血或梗死。

2.慢性前庭-迷路病损

其见于小脑脑桥型脑蛛网膜炎、小脑脑桥型占位病变。

（六）四叠体中心部位病损

1.急性四叠体中心部位病损

其以血管病变为主，如小脑上动脉、四叠体动脉卒中。

2.慢性四叠体中心部位病损

其常见于占位病变，如松果体肿瘤。

（七）丘脑型病损

1.急性丘脑型病损

其常见于丘脑卒中。

2.慢性丘脑型病损

其常见于肿瘤。

（八）大脑病损

1.急性大脑病损

急性大脑病损以血管病及感染型病损为主。

2.慢性大脑病损

慢性大脑病损以占位病变、退行性病变为常见。

（九）神经系统弥散性病损

1.脱髓鞘及变性病变

其见于多发性硬化症、脑白质营养不良症、亚急性坏死性脑脊髓病变、脑瘫、皮质-纹状体-脊髓变性、进行性核上性麻痹、胆红素脑病后遗症、急性播散性脑脊髓炎。

2.内分泌疾病

其包括黏液水肿、尿崩症、甲状旁腺功能减弱。

3.引起共济失调的药物

其包括苯妥英钠、扑痫酮、卡马西平、链霉素、庆大霉素、卡那霉素、新霉素，还有降压药物（如甲基多巴）、交感神经阻滞剂。

4.引起中毒性疾病的物质

其包括乙醇、汞、砷、铅、氰、铊、苯。

5.先天性疾病

其包括毛细血管扩张性共济失调症、白内障共济失调症（Marinesco-Sjögren 综合征）、先天性 β-脂蛋白缺乏症。

6.其他

其包括缺氧性脑病、慢性肝性脑病、低血糖、枫糖尿症。

二、发病机制

（1）末梢深感觉感受器及其 3 个接力的传入神经元及中枢部顶叶皮质受损而导致深部感觉性共济失调。

（2）迷路-前庭系的传入、传出神经结构受损可引起前庭性共济失调。

（3）小脑及其传入、传出神经结构受损，如小脑半球、蚓部、三对小脑脚病损可出现小脑共济失调。

（4）大脑性共济失调为大脑皮质经脑桥到小脑皮质的传导神经结构受损所致，分别称额叶性、颞叶性、顶叶性共济失调。

三、临床表现

（一）症状

1.动作笨拙

日常生活中的动作（如扣纽扣、穿衣、取物、用筷动作）表现得不准、不灵巧，可伴意向性震颤。

2.站立不稳，走路摇晃

深部感觉及前庭性共济失调者闭目时情况加重，呈跨阈步态，且以下肢为重，小脑性共济失调者呈醉酒步态，躯干、四肢均可受累。

3.伴发症状

（1）深感觉障碍。

（2）前庭性眩晕、眼震及前庭功能异常。

（3）小脑性共济失调可伴口吃、构音不良、眼震。

（4）大脑性共济失调症状较轻，并具有额叶、颞叶、顶叶、枕叶的相应症状，如记忆、计算、定向、情感障碍及各种失语症。

(二)体征

1.感觉功能

运动觉、位置觉、重量觉、音叉觉等深部感觉减退或消失。顶叶病损可有定位觉、实体觉等皮质感觉异常。

2.共济运动检查

(1)言语功能:常有口吃、吐词不清、构音困难及言语缓慢,呈吟诗状或爆破式言语。

(2)静态检查:①患者双足并拢站立,双手向前平伸、闭目。后索病变患者出现感觉性共济失调,睁眼站立稳,闭眼站立不稳,称为进行性半侧颜面萎缩(Romberg 征)阳性;小脑病变时,患者睁眼、闭眼站立均不稳,闭眼时更明显。蚓部病变患者向前、后倾倒,小脑半球病变患者向病侧倾倒;前庭功能异常时,患者闭眼一会儿出现站立不稳。②闭眼直立试验:让患者双足前后错位,前足跟与后足尖站成一条直线。小脑病变时,站立不稳,为闭目直立试验阳性。

(3)动态检测有以下几种。①仰卧起坐试验:双上肢紧抱胸前起坐,见患者下肢跷起。②后仰试验:在直立位使胸部后仰,患者不见下肢屈曲。③让患者分别行指鼻、指耳、指指、指体、指物试验或轮替翻手试验等,亦可观察患者扣纽扣、启锁、解绳等日常动作,见动作笨拙、摇晃、震颤、不准或转换困难、有尺度障碍。④让患者行跟膝胫或足趾目标试验,动作笨拙、不准。⑤步态检查:原地踏步或直线行走,先睁眼、后闭眼,分别检查。小脑共济失调患者呈醉汉步态;前庭型共济失调患者常偏离中线,多次步行呈星状足迹;深感觉障碍者显步态重,猛撞,举足高,落地重,闭眼时或在夜间情况加重。

四、辅助检查

可依据病情需要,选择下列检查。

(一)血液检查

可有贫血,红细胞沉降率加快,血脂、血糖、某些代谢及毒物等异常改变。

(二)脑脊液检查

可发现感染性、出血性及某些代谢性疾病。

(三)肌电图、脑电图、诱发电位

其对神经、肌肉病变有一定的定位定性诊断意义。

(四)遗传学及免疫学有关检测

其对遗传性、代谢性、神经系统变性疾病的诊断有特殊意义。

(五)影像学检查

CT、MRI、数字减影血管造影(DSA)、单光子发射计算机体层摄影(SPECT)对中枢神经系统感染、肿瘤、血管病、某些神经系统变性疾病有重要意义。

(六)病理检查

对神经、肌肉或脑组织的病变组织的活检可以用来确诊。

五、鉴别诊断

(1)排除精神异常、意识障碍、智能低下的患者,因其不能合作,可导致误诊。

(2)排除病态导致的不随意运动,如震颤、手足徐动、舞蹈样动作,其可干扰随意动作而引起

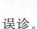

误诊。

（3）排除失认症、失用症及空间认知障碍。

（王延延）

第五节　不自主运动

不自主运动是指患者在意识清醒的状态下骨骼肌出现不能自行控制的收缩，导致身体某些部位的姿势和运动异常。不自主运动一般在睡眠时停止，在情绪激动时增强，临床上可见多种表现形式。

一、发生机制

以往学者认为不自主运动与锥体外系病变有关，而锥体外系涉及锥体系以外所有与运动调节有关的结构和下行通路，包括基底节、小脑及脑干中的诸多核团。但传统上仅将与基底节病变有关的姿势、运动异常称为锥体外系症状。基底节中与运动功能有关的主要结构为纹状体，其组成及病变综合征如图 2-8 所示。

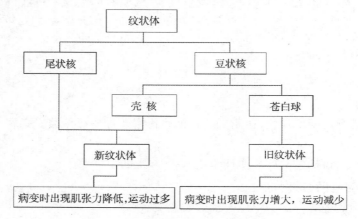

图 2-8　纹状体的组成与病变综合征

纹状体与大脑皮质及其他脑区之间通过不同的神经递质（如谷氨酸、γ-氨基丁酸和多巴胺）实现相互联系与功能平衡。其纤维联系相当复杂，其中与运动皮质之间的联系环路是基底节实现其运动调节功能的主要结构基础，包括皮质-新纹状体-苍白球（内）-丘脑-皮质回路，皮质-新纹状体-苍白球（外）-丘脑底核-苍白球（内）-丘脑-皮质回路，皮质-新纹状体-黑质-丘脑-皮质回路。

二、临床表现

（一）静止性震颤

静止性震颤是主动肌与拮抗肌交替收缩引起的一种节律性颤动，常见于四肢远端、下颌和颈部，手指的震颤状如搓丸，频率为 4～6 Hz。震颤在静止时出现，在睡眠时消失，在紧张时加重，在随意运动时减轻，可在意识控制下短暂减弱，放松后可出现更加明显的震颤。这是帕金森病的特征性体征之一。

（二）舞蹈症

舞蹈症是身体迅速、粗大、无节律的不能随便控制的动作。上肢情况较重，表现为耸肩、上臂甩动、手指抓握等动作；下肢可见步态不稳且不规则，重时可出现从一侧向另一侧快速、粗大的跳跃动作（舞蹈样步态）；头颈部可有转颈、扮鬼脸动作。其症状在随意运动或情绪激动时加重，安静时减轻，睡眠时消失。肢体肌张力低。此症状见于风湿性舞蹈症、亨廷顿舞蹈症及药物（如左旋多巴、吩噻嗪、氟哌啶醇）诱发的舞蹈症。局限于身体一侧的舞蹈症称为偏侧舞蹈症，常见于累及基底神经节的脑卒中（中风）、肿瘤等。

（三）手足徐动症

手足徐动症指肢体远端游走性的肌张力升高或降低的动作，如先有腕部过屈、手指过伸，之后手指缓慢逐个屈曲，继而上肢表现为缓慢的蚯蚓爬行般的扭转样蠕动。由于过多的自发动作使受累部位不能维持在某一姿势或位置，随意运动严重扭曲，出现奇怪的姿势和动作，可伴有异常舌运动的怪相、发音含糊等。此症状可见于多种神经系统变性疾病，常见于亨廷顿舞蹈症、肝豆状核变性等，也可见于肝性脑病、某些神经安定剂的不良反应；偏侧手足徐动症多见于中风患者。

（四）偏身投掷运动

偏身投掷运动以大幅度的无规律的跨越和投掷样运动为特点，以肢体近端受累为主，是由对侧丘脑底核及与其联系的苍白球外侧部急性病损（如梗死或小量出血）所致。

（五）肌张力障碍

肌张力障碍是肌肉异常收缩引起的缓慢扭转样不自主运动或姿势异常。扭转痉挛又称为扭转性肌张力障碍，是身体某一部位主动肌和拮抗肌同时收缩造成的特殊姿势，主要表现为以躯干为轴的扭转，可伴手过伸或过屈、足内翻、头侧屈后伸、眼睛紧闭及固定的怪异表情，导致患者难以站立和行走。急性发病者常见于一些神经安定剂加量过快导致的不良反应，也见于原发性遗传性疾病，如早期亨廷顿舞蹈症、肝豆状核变性、哈勒沃登-施帕茨病，或继发于产伤、胆红素脑病（核黄疸）、脑炎等；最严重的一种类型是少见的遗传性变形性肌张力障碍。痉挛性斜颈被认为是扭转性肌张力障碍变异型，或称为局限性肌张力障碍，表现颈部肌肉痉挛性收缩，使头部缓慢、不自主地转动。

（王延延）

第三章

神经系统疾病的相关检查

第一节　脑脊液检查

脑脊液(cerebrospinal fluid,CSF)主要由脑室内的脉络丛产生,自侧脑室经室间孔进入第三脑室,经中脑导水管流入第四脑室,再从第四脑室的中孔和侧孔流入脑(脊髓)蛛网膜下腔,最后经脑蛛网膜粒进入上矢状窦和血液。

脑脊液充满了脑、脊髓蛛网膜下腔,成为覆盖在整个脑和脊髓表面的一个水垫,具有缓冲外力的作用,因而具有使脑、脊髓和脑、脊髓神经免受外力冲击的功能;再通过其血管周围的间隙给脑、脊髓及其神经供给营养,维持神经细胞的渗透压、酸碱平衡和运出代谢产物。由于脑脊液最贴近脑、脊髓及其神经,当脑、脊髓及其神经、脑脊膜发生病变时,在脑脊液中会较早地出现相应的病理变化,病理变化因病变性质的不同而有差异。因此,脑脊液检查对神经系统(特别是中枢神经系统)感染性疾病的诊断、指导治疗、疗效观察和预后判断等均具有无法替代的重要作用。

脑脊液常规检查至少应包括下述项目。

一、外观

正常脑脊液应为一种无色透明的液体。若脑脊液为粉红色、红色或血性,则为穿刺损伤或病理性出血所致。如果为粉红色,流出的脑脊液颜色先浓后淡,沉淀后上清液应无色透明,镜检红细胞形态基本无变化,不见吞噬细胞,放置后或凝固;如果为红色或血性,流出的脑脊液颜色应先后均匀一致,沉淀后上清液呈微黄或黄色,镜检红细胞皱缩,可见吞噬细胞,放置后无凝固,表示蛛网膜下腔存在血液(如脑或脊髓蛛网膜下腔出血、脑出血、脑室出血、肿瘤出血、颅脑外伤出血)。若脑脊液外观呈黄色则为出血或椎管内有梗阻所致,前者是在颅内出血,红细胞溶解的基础上发生,常见于恢复期;后者多由脑脊液中蛋白含量增多所致,常见于椎管内有炎性粘连或肿物,特别是脊髓低位段马尾部位出现严重梗阻,可使脑脊液蛋白含量显著升高而使脑脊液变黄(黄变症),体外放置片刻后即可自行凝固(弗洛因综合征)。若脑脊液外观呈云雾状混浊,提示含有大量白细胞、细菌、真菌;若脑脊液呈脓样或米汤样,提示含有大量脓细胞,见于各种化脓性脑膜炎;若将脑脊液搁置后出现薄膜样沉淀物,提示含有大量纤维蛋白,多见于结核性脑膜炎。

二、显微镜检查

(一)白细胞计数

应用血细胞计数器急性检查。正常为$(0～5)×10^6/L$，$60\%～70\%$为淋巴细胞，$30\%～40\%$为单核细胞。传统的常规检查(旧法)仅能区别其单核细胞和中性粒细胞，应用脑脊液细胞玻片离心沉淀法等检查(新法)则极易区别和辨认各种类型和形态的细胞。

(二)涂片检查

一般涂片可有助于对细菌，真菌，寄生虫的成虫、幼虫及虫卵等的检查。脑脊液细胞玻片离心沉淀法涂片可大大地提高各种病原体和瘤细胞的检出率。

(三)生化检查

1.蛋白质

蛋白质包括清蛋白及球蛋白，正常情况下的潘氏试验为阴性。蛋白定量在临床上更为重要，腰椎穿刺，脑脊液蛋白的含量正常值在$0.15～0.45$ g/L，脑室脑脊液蛋白含量正常值在$0.05～0.15$ g/L，脑池脑脊液蛋白含量正常值在$0.1～0.25$ g/L。蛋白含量升高多见于神经系统炎症、颅内肿瘤、脊髓压迫症和脱髓鞘性疾病等。$68\%～80\%$的脑和脊髓肿瘤的脑脊液蛋白含量升高而细胞计数正常(蛋白-细胞分离)，故对脑、脊髓肿瘤的诊断具有重要意义。含血的脑脊液蛋白含量亦有升高，为鉴别原来有无蛋白含量升高，可按红细胞$700/mm^3$增加蛋白量1 mg的比例推算出含血脑脊液的总蛋白含量，减去由红细胞折算出来的蛋白含量，二者之差即为脑脊液的蛋白含量。

2.糖

腰椎穿刺，脑脊液的糖含量正常值为$2.5～4.44$ mmol/L，糖含量降低可见于急性化脓性脑膜炎和颅内恶性肿瘤(如脑膜癌)等。化脓性脑膜炎是病菌致白细胞受损，释放出葡萄糖分解酶而分解葡萄糖所致，颅内恶性肿瘤可能与增殖活跃的瘤细胞加速糖的分解有关，低血糖症患者亦可有糖含量降低或很低；糖含量升高可见于糖尿病或在静脉注射葡萄糖过程中或之后进行腰椎穿刺的患者，需要时应同时检查血和脑脊液的糖含量或糖化血红蛋白(糖尿病患者升高)以助鉴别。

3.氯化物

腰椎穿刺检查到的脑脊液氯化物的含量正常值为$120～130$ mmol/L。脑脊液氯化物的含量反映血中氯化物的含量，故凡能使血氯含量降低者均能使脑脊液氯化物的含量降低。脑脊液氯化物的含量降低见于急性化脓性脑膜炎、结核性脑膜炎、肾上腺皮质功能不全和长期呕吐等患者。

(四)病原学检查

疑有感染和必要时，尚需行细菌涂片培养、病毒分离和动物接种，对致病病原的确定具有决定性意义。细菌(如化脓菌和结核分枝杆菌)、隐球菌、弓形虫、广州管圆线虫和丝虫等可在脑脊液涂片或脑脊液细胞玻片离心沉淀法检查和动物接种中被发现。

三、脑脊液细胞学检查

由于正常脑脊液中的细胞数量很少，再加上细胞收集器材缺乏和检查方法上不足，20世纪的脑脊液细胞学检查只能用血细胞计数器进行计数和简单分类，远不能满足当今临床上的需要。

直至玻片细胞沉淀法和细胞玻片离心沉淀法发明后，才促进了此项检查的不断改进，并发展了当今的一门新兴学科——脑脊液细胞学。

应用脑脊液细胞沉淀器一次送检只需 0.5～1.0 mL 脑脊液，即能收集到足够而完整的脑脊液细胞，并可回收脑脊液和避免对周围环境的污染。将收集到的脑脊液细胞经常规 MGG 染色（幽门螺杆菌染色液）后，在 1 000～1 500 倍一般光学显微镜或电视显微镜下即可对脑脊液细胞（正常细胞和异常的炎性细胞、免疫活性细胞、白血病细胞及肿瘤细胞等）进行准确分类、形态学观察和摄像留档，为中枢神经系统疾病的诊断提供客观依据。再通过脑脊液细胞学的动态观察，还可为疾病的治疗提供建议（如抗生素、抗白血病药物的应用），为其疗效和预后的判断提供可靠资料。

（一）脑脊液中常见的正常和异常细胞类型

（1）圆形细胞：小淋巴细胞、大淋巴细胞、激活淋巴细胞、浆细胞。

（2）单核吞噬细胞：单核细胞、激活单核细胞、吞噬细胞。

（3）巨细胞。

（4）粒细胞：中性粒细胞、嗜酸性粒细胞、嗜碱性粒细胞。

（5）脑脊液腔壁细胞：脉络丛细胞、室管膜细胞、蛛网膜细胞。

（6）肿瘤细胞：中枢神经系统原发性肿瘤细胞、转移性肿瘤细胞、白血病细胞、淋巴瘤细胞。

（7）污染细胞：骨髓细胞、红细胞。

（8）其他细胞：退化细胞、皮肤细胞、裸核细胞、神经元细胞及神经胶质细胞。

正常脑脊液中的细胞多为淋巴细胞及单核细胞，二者之比为 7∶3 或 6∶4。

（二）中枢神经系统感染性疾病的脑脊液细胞病理学

1.化脓性脑膜炎

化脓性脑膜炎又称细菌性脑膜炎。常见致病菌为脑膜炎双球菌、肺炎球菌和流感杆菌等。脑脊液外观早期仍清亮，稍晚即显混浊或呈脓性。白细胞计数可显著增加（可超过 1 000×10^6/L）。按脑脊液细胞学特点可分为三期。①渗出期以中性粒细胞反应为主，中性粒细胞可超过 90%，且以杆状核多见（但很快发育成为分叶中性粒细胞）。此外，可见少量淋巴细胞、浆细胞、嗜酸性粒细胞和单核细胞，嗜碱性粒细胞极少见（较多见于儿童患者）。在中性粒细胞和单核吞噬细胞的细胞质内可见数量不等的相应致病菌。②增殖期以单核吞噬细胞反应为主，在有效的抗生素治疗后，中性粒细胞计数急剧减少，呈退化状态。单核细胞明显增多，可见到吞噬细胞和浆细胞。③修复期以淋巴细胞和单核细胞为主，两者的计数及其比例日趋正常。中性粒细胞反应完全消失。

化脓性脑膜炎的上述不同病期的脑脊液细胞学改变，与细菌的毒素、患者的免疫力和抗生素的疗效等因素有关。增殖期可出现炎症再次暴发或进入慢性发展阶段，前者的脑脊液显示中性粒细胞数量再次增加；后者为单核细胞、淋巴细胞和中性粒细胞的数量大致相等。

2.结核性脑膜炎

脑脊液外观清亮或呈毛玻璃样。白细胞计数升高，可达(100～1 000)×10^6/L。病初中性粒细胞的数量较多，以后呈中性粒细胞、淋巴细胞和激活淋巴细胞、单核细胞和激活单核细胞、浆细胞、嗜酸性粒细胞和嗜碱性粒细胞并存的混合型细胞学反应，且持续时间较长。经有效治疗，脑脊液细胞将日趋转变为以淋巴细胞和单核细胞为主，其比例正常化。

3.病毒性脑膜炎

脑脊液外观为无色透明。细胞计数多为$(50\sim500)\times10^6/L$,在病发后 24～48 h 可见明显的中性粒细胞计数增多,因患者一般就诊较迟,故临床中很难见到这种细胞异常反应。病发 2 d 后则出现淋巴细胞、激活淋巴细胞和浆细胞反应。在激活的淋巴细胞和单核细胞胞质中常可见到特征性的包涵体(仅限于单纯疱疹病毒感染时)。

4.真菌性脑膜炎

脑脊液外观清亮或微混浊,白细胞计数多为$100\times10^6/L$,以激活单核、单核吞噬细胞和中性粒细胞反应为主。在 MGG 染色的单核吞噬细胞的细胞质内常可见被吞噬的新型隐球菌(很像脂肪吞噬细胞和红细胞吞噬细胞,应注意鉴别),细胞外可见染成深蓝色和带众多毛刺的特征性成簇新型隐球菌菌体及其芽孢,这在脑脊液细胞学常规检查中极易被发现且很少会被漏诊。当然,对于疑难病例还可用墨汁(印度墨汁或国产碳素墨水)和阿利新蓝染色、培养及动物接种等方法予以验证。

(三)中枢神经系统白血病和淋巴瘤患者的脑脊液

在脑脊液细胞学检查中,白血病细胞和淋巴瘤细胞的特征与外周原发性白血病细胞和淋巴瘤细胞的特征基本相同,易辨认。

但应注意区别淋巴瘤细胞与激活的淋巴细胞,前者的细胞核不规则,核仁大而明显,细胞质中常见较多空泡,而后者不应有这些恶性细胞征象。一旦在脑脊液中发现白血病细胞或淋巴瘤细胞,可为其诊断提供可靠依据。故本检查对中枢神经系统白血病和淋巴瘤的诊断、判断是否做椎管内化疗及疗效评价等均具有重要实用价值,特别是对那些尚缺乏周围白血病和淋巴瘤症状的中枢神经系统白血病和淋巴瘤的诊疗具有重要意义。在既往传统的脑脊液细胞检查中,由于技术和设备上的原因,常易将白血病细胞误诊为正常的淋巴细胞,造成误诊误治,提示有条件的单位应尽快地开展脑脊液细胞学检查。

1.白血病

在淋巴细胞白血病中,急性淋巴细胞白血病最容易侵犯中枢神经系统。慢性淋巴细胞白血病累及中枢神经系统的较少。应用玻片离心沉淀仪制片的阳性检出率高于一般常规方法。急性淋巴细胞白血病细胞的过氧化酶和苏丹黑染色为阴性,有助于对急性粒细胞白血病的鉴别。

(1)粒细胞白血病:急性粒细胞白血病患者的细胞以原始和早幼粒细胞为主,慢性粒细胞白血病患者的细胞以中幼和晚幼粒细胞为主。急性粒细胞白血病细胞的过氧化酶和苏丹黑染色为阳性。

(2)单核细胞白血病:急性单核细胞白血病患者的细胞以原始和幼稚单核细胞为主。非特异性酯酶染色呈强阳性,过碘酸希夫反应(PAS)反应阳性率升高。

2.淋巴瘤

脑脊液中常见大量非典型的淋巴细胞及其有丝分裂,细胞核的形态多样化。B 淋巴细胞型淋巴瘤病常见,T 淋巴细胞型淋巴瘤少见且预后差。感染激活的淋巴细胞以 T 淋巴细胞为主,且无淋巴瘤的恶性变特征。

(四)中枢神经系统肿瘤的脑脊液细胞学

脑脊液中的肿瘤细胞(特别是恶性瘤细胞)常有胞体、细胞核增大,核(增大)浆(变少)比例失调,着色较深或很深(因瘤细胞内增多的核酸与染色液中的碱性亚甲蓝结合较多);核和核仁数目增多、变大(因细胞代谢和分裂兴旺),形态不一;细胞有丝分裂活跃,并常呈团、簇或花瓣样,呈腺管状排列,细胞膜界限不清,需要时还可通过荧光等其他特殊染色协助确认。由于解剖和病理上的原因,原发肿瘤(髓母细胞瘤除外)的阳性率较低(阳性率＜25％甚至有些病例可呈阴性),脑转移癌和脑膜癌病的阳性率可达75％。为中枢神经系统肿瘤的诊断、疗效评估和复发预报等提供了可能,为颅脑影像学检查的病因诊断提供了补充,并把脑转移癌和脑膜癌病的确诊从既往的术后或死后病理诊断提高到术前或生前即能做出临床确诊的新水平。中枢神经系统肿瘤病例的脑脊液糖含量有时降低,特别是在无条件进行脑脊液细胞学检查的基层单位,常易把癌(瘤)细胞误认为一般白细胞,把脑膜癌病误诊为脑膜炎的事例并不少见,这些情况值得注意。

(五)脑寄生虫病的脑脊液细胞学

寄生虫常被视为一种巨大而复杂的糖蛋白复合抗原,因此进入人体中枢神经系统后,即可刺激参与免疫功能的嗜酸性粒细胞增生(参考值为正常人的数据低于1％,小儿的数据可达4％),脑寄生虫病的脑脊液细胞学特点以嗜酸性粒细胞增多为主,一般为4％～10％,可达60％或更高(如服用糖皮质激素等药物可使其下降)。在寄生虫入侵的急性期也可伴有中性粒细胞增多,但一般持续时间不长。故本检查对脑寄生虫的确诊,以及病情估计、疗效评价和再次感染的预报均有一定意义。特别是对某些原因未明的颅内压升高、偏瘫、失语和癫痫发作患者的病因诊断具有参考价值。若在检查中同时发现弓形虫滋养体、广州管圆线虫,还可提供病因诊断依据。

1.脑囊虫病

脑脊液外观清亮。白细胞计数多在$(4～10)×10^9/L$。急性期嗜酸性粒细胞计数增加(占4％～10％,最高可达95％,正常参考值为0～1％,小儿可达4％),也可见少量嗜碱性粒细胞和激活淋巴细胞。进入慢性期后,激活单核细胞和浆细胞所占比例较高。恢复期以小淋巴细胞和单核细胞为主。再次感染时嗜酸性粒细胞计数又可升高。

2.弓形体病(或弓浆虫病)

脑脊液清亮。白细胞计数常增多。急性期先有中性粒细胞计数增加,随后可有持续的嗜酸性粒细胞计数增多,伴有不同数量的单核吞噬细胞和浆细胞。在白细胞胞质内和细胞外可见散在的或成群的弓形虫滋养体。虫体外形多似香蕉,也可呈棒状,虫体一头稍粗,在靠近粗头处可见一个圆形核。

3.广州管圆线虫病

脑脊液常规及脑脊液细胞学检查结果大致与弓形体病相同。在白细胞外可见广州管圆线虫。虫体外形呈逗点样短细线状,头部较粗,在靠近粗头处可见一个圆形核,尾部逐渐变细和变弯。

4.螨虫

脑脊液常规及脑脊液细胞学检查结果大致与弓形体病和广州管圆线虫病相同。在白细胞外可见螨虫的成虫、若虫及虫卵。虫体形态不一,有的形似蜘蛛,有的形似螃蟹或蠕虫,但都具有一个袋状躯体,背上有一块盾板,口器单独成一个体段(腭体)。成虫和若虫有4对足,幼虫有3对足。

(六)血性脑脊液的病因学鉴别

因病理性出血(如脑出血)在出血3 d后的脑脊液中方可见到红细胞吞噬细胞,5 d后方可见到含铁血黄素吞噬细胞,10 d后方可见胆红素吞噬细胞。若既往从未做过腰椎穿刺,而在立即送检的新鲜血性脑脊液中出现上述吞噬细胞,则应考虑为病理性出血。无论从时间上讲,还是从病理过程来讲,不可能也来不及形成和出现上述病理性出血性患者那样的吞噬细胞,故对病因鉴别具有重要意义,且较以往临床诊断中所用方法更为准确和可靠。若在血性脑脊液标本中同时发现白血病细胞,还可为血性脑脊液提供病因诊断依据。

四、脑脊液免疫学检查

因为中枢神经系统是机体内的一个特殊免疫系统,脑脊液又紧靠中枢神经系统,所以许多中枢神经系统疾病的免疫学异常常先从脑脊液免疫学检查中反映出来,提示此项检查具有重要的临床意义。为了提高脑脊液免疫功能检测的应用价值,在临床检查中还应同时进行外周血液的相应免疫功能检查和动态检测,以利于对照。

（一）蛋白质电泳检查

该检查在神经系统疾病的诊断方面有一定的意义。正常脑脊液的电泳值:前清蛋白为 $0.02\sim0.059$,清蛋白为 $0.55\sim0.66$;α_1 球蛋白为 $0.025\sim0.089$,α_2 球蛋白为 $0.06\sim0.09$,β 球蛋白为 $0.10\sim0.18$,γ 球蛋白为 $0.04\sim0.117$。脑脊液中球蛋白与清蛋白的比例(蛋白商)为 $1/5\sim1/3$。蛋白商降低提示脑脊液清蛋白含量升高,见于脑膜损害或椎管内压迫症、脑瘤等;蛋白商升高提示球蛋白含量升高,见于脑实质病变,如多发性硬化、麻痹性痴呆、亚急性硬化性全脑炎。前清蛋白含量降低见于神经系统炎症、吉兰-巴雷综合征;含量升高见于脑萎缩和变性疾病等。脑脊液总蛋白量正常或稍高,而 γ 球蛋白含量升高则有助于细菌性脑膜炎、恶性脑瘤、亚急性硬化性全脑炎及多发性硬化。α_1、α_2 球蛋白含量升高主要见于中枢神经系统的急性炎症,如细菌性脑膜炎、脊髓灰质炎。β 球蛋白含量升高见于中枢神经系统萎缩与退行性病变及肌萎缩侧索硬化症等。

（二）免疫球蛋白检查

正常脑脊液中免疫球蛋白(Ig)极少。其中 IgG 含量为 $5\sim40$ mg/L,IgA 含量为 $0\sim6$ mg/L,IgM 含量为 $0\sim13$ mg/L,IgE 极少(在正常脑脊液中几乎测不到)。IgG 含量升高多见于结核性脑膜炎、化脓性脑膜炎、亚急性硬化性全脑炎、多发性硬化、吉兰-巴雷综合征、病毒性脑炎等中枢神经系统疾病,早期先出现 IgM 含量升高,恢复期才有 IgG 和 IgA 含量升高;乙型脑炎急性期的 IgG 含量正常,恢复期才有 IgG、IgA 和 IgM 含量的轻度升高。

（三）细胞免疫学检查

1.淋巴细胞的检查

例如,通过改良的非特异性酯酶染色法,在成熟的 T 淋巴细胞胞质中可见到致密而局限的粒状棕黄色沉淀物者为阳性,正常值为 $(53.15\pm10.72)\%$,免疫功能亢进或低下者的阳性率相应升高或下降。B 淋巴细胞的酯酶反应极少呈阳性反应;单核细胞虽可呈阳性反应,但其酶反应物色淡、量多而弥散,形态欠清晰。故此项检查可视为识别脑脊液中成熟 T 淋巴细胞的简易方法,并对中枢神经系统疾病患者的细胞免疫功能的快速检测、免疫调节剂的临床选用及其疗效评价,均具有一定的实用价值。

2.淋巴细胞亚群的检查

例如,应用混合花环法、单克隆抗体法等方法,进行脑脊液淋巴细胞亚群(CD3+、CD4+、CD8+细胞)的检测,为进一步了解和分析脑脊液细胞免疫功能提供更多的客观资料。

五、脑脊液特殊生化检查

（一）脑脊液 IgG 指数

IgG 指数是监测鞘内 IgG 合成的一个重要指标，其中，脑脊液清蛋白（Alb）与血清 Alb 之比为 Alb 指数，用于表示血-脑屏障的完整性。

（二）24 h 免疫球蛋白合成率

脑脊液中免疫球蛋白的增加有两种来源。

1．透过

血-脑屏障的改变使脑毛细血管的通透性增加，血清免疫球蛋白顺着高浓度差进入脑脊液。

2．局部合成

由进入中枢神经系统的免疫活性细胞合成免疫球蛋白。在中枢神经系统感染和发生自身免疫性疾病时，脑脊液中免疫球蛋白的增加是神经系统本身的合成所致，但多种原因导致的血-脑屏障的破坏可掩盖或干扰神经系统本身免疫球蛋白合成，使医师不能合理地去评价中枢神经系统的自身免疫状态。这样就要求有一种方法能人为地减小或消除血-脑屏障破坏所致的血清免疫球蛋白进入脑脊液所造成的影响，这种方法就是鞘内 IgG 合成率计算。

中枢神经系统内 IgG 合成率的计算方法有许多种，通过下述计算公式不但可了解脑脊液中的 IgG 变化，而且可计算鞘内 24 h 的 IgG 合成率。

{[脑脊液 IgG 量－（血清 IgG 量/369）]－[脑脊液 Alb 量－（血清 Alb 量/230）]×（血清 IgG 量/血清 Alb 量）×0.43}×5

正常人脑脊液中的 IgG 来自血液。血-脑屏障受损时血液中的 IgG 和 Alb 进入脑脊液的量会增多。要测定脑脊液中增加的 IgG 量，首先校正从血液中来的 IgG 量，减去血-脑屏障正常情况下进入脑脊液中的血清 IgG 量，再减去因血-脑屏障受损和渗透压增加而进入脑脊液的 IgG 量。通过上述公式计算出的结果即代表中枢神经系统内部每天的 IgG 合成量。正常值低于 3.3 mg/d，高于 5.0 mg/d 但低于 10.0 mg/d 则为可疑，高于 10.0 mg/d 为肯定异常。合成率异常提示异常的脑脊液蛋白来源于中枢神经系统的自身合成。

鞘内 IgG 合成的增加提示中枢神经系统内发生了免疫学现象，对某些中枢神经系统感染和免疫性疾病的诊断具有辅助作用。

鞘内 IgG 合成率计算的另一重要作用是能对某些疗效的判定具有监测作用。当鞘内 IgG 合成增加时，提示可使用糖皮质激素或其他免疫抑制剂疗法，鞘内 IgG 合成率随后应有下降；若无变化或反有升高趋势，说明现有免疫疗法效果不佳，故对治疗和提高疗效具有指导作用。

（三）寡克隆带

寡克隆带是电泳方面的词语，检测它是检测鞘内 IgG 合成的一种重要方法。在脑脊液蛋白电泳检测中，异常的 γ 球蛋白区带可分为 3 个类型。①单克隆型：由单一浆细胞克隆分泌，在电泳上呈狭窄的单峰。②多克隆型：由于同时刺激多个不同克隆，免疫球蛋白全面增加。③寡克隆型：两个或多个细胞克隆活化造成不连续的 IgG 带群。

寡克隆带的检测是多发性硬化诊断的重要参考指标，是仅次于 MRI 的权威指标，其阳性率达 95%，但并非多发性硬化患者所特有，因寡克隆带阳性可见于由病毒、细菌、寄生虫、真菌所致的感染性神经系统疾病，亚急性硬化性全脑炎和吉兰-巴雷综合征患者（阳性率可达 28%～72%）。在肿瘤、脑血管病、癫痫、痴呆、帕金森病和肌萎缩侧索硬化等非感染性神经系统疾病中也可检测出寡克隆带,不过阳性率较低(2%～28%)。以上资料说明,寡克隆带对中枢神经系统感染性疾病和多发性硬化等的诊断虽具有极高的敏感性,但缺乏特异性,而只能作为必要时的参考指标。

(四)人髓鞘碱性蛋白检测

人髓鞘碱性蛋白(myelin basic protein,MBP,以下称 MBP)是神经组织(特别是神经髓鞘)所独有的一种蛋白质,占髓鞘蛋白总量的 30%,在神经纤维的绝缘和快速传导中起重要作用。MBP 具有显著的组织和细胞特异性,它只在中枢神经的少突胶质细胞和周围神经的施万细胞内合成。其他非神经组织细胞均不产生这种蛋白质。

MBP 是脑实质性损伤的特异标记。感染、外伤或疾病等引起神经组织细胞的破坏时,MBP 即进入脑脊液,一小部分 MBP 可进入血液;血-脑屏障破坏或通透性改变时 MBP 会明显增多。因此,脑脊液和血液 MBP 含量的测定,是反映脑、神经组织细胞有无实质性损伤或髓鞘脱失的灵敏而可靠的生化指标;其含量的高低还可反映感染等损伤的范围及其严重程度,故定期连续MBP 检测能为疾病的发展、预后和疗效的判断提供可靠依据。

此项检查有助于对伴有或疑有神经组织细胞损害者的诊断,故适用于诊断急性脑外伤、脑手术后、急性脑血管病、各种急性脑膜炎、脊髓炎、视神经炎、急性多发性硬化和吉兰-巴雷综合征等。90%的多发性硬化急性期患者的脑脊液和血清 MBP 增多,是活动期的指标。MBP 的含量是否正常,升高的早晚、程度及持续时间,有助于对神经系统损伤的有无、类型、程度、进展、预后和疗效的判断。

(五)S-100 蛋白

S-100 蛋白是一种钙结合蛋白。这种蛋白可溶解在 pH 7.0 的饱和硫酸铵溶液中,故命名为S-100 蛋白(S 代表可溶的,100 代表硫酸铵的饱和度)。它是一种中枢神经系统胶质细胞损害的标志蛋白,可通过补体结合试验、双向免疫扩散、免疫火箭电泳、交叉免疫电泳和放射免疫等多种免疫学检测方法进行测定。脊髓压迫症、缺血性脑血管病、出血性脑血管病、病毒性脑炎和多发性硬化患者的脑脊液 S-100 含量均可有升高。故 S-100 是中枢神经系统损害的可靠指标,其浓度对病程和预后的判定有一定的参考价值。

(侯东锋)

第二节 神经影像学检查

一、神经影像学常用检查方法

(一)X 线平片

常采用后前位、汤氏位和侧位摄片,方法简单、经济、无创伤,可看颅骨骨折和颅内钙化等,但不能显示脑实质等重要结构,在颅脑影像检查中已基本被淘汰。

(二)计算机体层摄影(computed tomography,CT,下文以 CT 表示)

CT 包括 CT 平扫,增强 CT 血管造影(CTA)及 CT 灌注成像等。

CT 采用 X 线束对人体分层面进行扫描,取得信息,经计算机处理而获得的重建图像,是一种数字成像。它是由一定数目从黑到白不同灰度的像素按矩阵排列所构成的灰阶图像。这些像素反映的是相应体素的 X 线吸收系数。CT 图像是用组织对 X 线的吸收系数以不同灰度显示人体组织的密度,具有量的标准,即 CT 值。实际工作中人们关心的是人体组织内各组织密度间的差异,而不用密度的绝对值。CT 值是相对于水及空气的相对值,单位为 HU,水的 CT 值为 0 HU,人体中密度最高的骨皮质的 CT 值为+1 000 HU,而空气密度最低,为−1 000 HU。

CT 图像实际上是人体某一部分有一定厚度的体层图像。可以把 CT 扫描层面假想为边长等于层厚的小立方体组成的矩阵,每一个小立方体即体素,影像上一个像素即对应一个体素,体素是三维的,像素是二维的。不同 CT 装置所得图像的像素大小及数目不同,像素大小可以是 1.0 mm×1.0 mm 或 0.5 mm×0.5 mm,像素数目(即图像矩阵)可以是 512×512 或 1 024×1 024。像素越小,数目越多,构成的图像越细致,即空间分辨力越高。在同一矩形面积内,矩阵越大,像素越小,图像就越清晰。一个体素内可包含不同密度的物质或组织,但在 CT 扫描时把它们看作质地均匀的,测量的 X 线衰减系数是体素内所有物质的 X 线衰减系数的平均值,这就是部分容积效应的基础。可以想象,层厚越薄,矩阵越大,体素越小,部分容积效应影响越小。

窗口技术是分析数字化图像的重要方法。人眼对灰度图像差别的辨识能力只有 16 个等级,只有根据需观察组织的密度特点选择合适的窗宽、窗位来观察图像,才能把组织的密度差异用肉眼看出来。窗宽是显示图像时所选用的 CT 值范围,在此范围内的组织结构按其密度高低从白到黑分为 16 个等级。例如,窗宽为 160 HU,则可分辨的 CT 值为 160/16＝10 HU,即两种组织 CT 值相差 10 HU 以上才能用肉眼分辨出来。窗位是所显示灰阶的中心,窗位选择主要看组织的 CT 值。

随着多层 CT 的出现和发展,CT 成像的后处理技术有了飞速发展。经过冠状位、矢状位重建,曲面重建等可让人更直观地观察组织结构或立体显示所要显示的组织结构,但要注意所有后处理影像均损失部分诊断信息,有时要参考原始图像。

CTA 是静脉注入碘对比剂后行多排 CT 薄层扫描的血管图像重组技术,可立体地显示血管影像。目前 CTA 可用于全身血管,包括脑动脉、颈动脉、主动脉、肺动脉、冠状动脉、肝动脉、肾动脉和肢体的血管等。CTA 所得信息较多,无须插管,创伤小。

脑 CT 灌注成像是经静脉团注碘对比剂后,对脑组织在一定的层面行连续动态扫描,通过不同时间影像密度的变化,绘制出每个像素的时间-密度曲线,而算出碘对比剂到达病变部位的峰值时间(peak time,PT),平均通过时间(mean transit time,MTT),局部脑血容量(regional cerebral blood volume,rCBV)和局部脑血流量(regional cerebral blood flow,rCBF)等参数,再经伪彩色编码处理分别得到四个参数图。分析这些参数与参数图可了解感兴趣区血流灌注状态。目前,脑 CT 灌注成像主要用于急性或超急性脑局部缺血的诊断、脑梗死及缺血半暗带的判断以及脑胶质瘤的良性与恶性分级。CT 灌注成像操作简单、快捷,但是患者接受的 X 线剂量相对较大,应用受到一定限制。

(三)磁共振成像(magnetic resonance imaging,MRI,以下称 MRI)

临床上使用的 MRI 机器主要包括磁体、射频发射线圈、接收线圈、梯度磁场线圈、图像处理和显示系统。MRI 是利用氢原子核在磁场内所产生的信号经重建成像的一种影像技术。它的图像构成和对比取决于两个因素:样本组织和结构的性质(内在)对比和各种不同成像序列的参数造成的对比(外在)。MRI 图像构成和对比的基础是样本内部的弛豫时间和质子密度的不同,弛豫时间又分为 T_1 和 T_2 两种。把多种因素在一个黑白图像上同时表现出来是不可能的,目前我们采用加权的方法来分别显示几种因素。MRI 若主要反映组织间 T_1 特征参数,则为 T_1 加权像(T_1 weighted imaging,T_1WI),它主要反映的是组织间 T_1 时间的差别。T_1WI 有利于观察解剖结构。若主要反映组织间 T_2 特征参数,则为 T_2 加权像(T_2 weighted imaging,T_2WI),T_2WI 对显示病变组织较好。一般而言,组织信号强,图像相应的部分就亮;组织信号弱,图像相应的部分就暗。由组织反映出的不同的信号强度变化,就构成组织和器官之间、正常组织和病理组织之间图像明暗的对比。通常我们通过水的信号来区分 T_1WI 与 T_2WI。值得注意的是,MRI 虽然也以不同的灰度显示,但其反映的是 MRI 信号强度的不同即弛豫时间 T_1 与 T_2 的长短或氢质子密度的不同,而不像 CT,其灰度反映的是组织密度。

颅脑 MRI 检查中液体抑制反转恢复序列(FLAIR)起着重要作用,目前多包括在颅脑磁共振成像检查的常规序列中。一般颅脑病变 T_2WI 多表现为高信号,脑脊液 T_2WI 亦为高信号,有时较难分清病变与脑脊液,FLAIR 序列是 T_2WI,但游离水被抑制成低信号,病灶仍旧表现为高信号,使病灶更加容易被发现。

功能磁共振成像技术是近几年来 MRI 硬件和软件技术迅速发展后出现的一项新的检查技术,它不再是单纯的形态学检查,而是能反映脑功能状态的 MRI 技术。它包括弥散加权成像(diffusion weighted imaging,DWI),灌注加权成像(perfusion weighted imaging,PWI),血氧饱和水平依赖(blood oxygen level dependent,BOLD)和磁共振波谱分析(magnetic resonance spectroscopy,MRS)等。

1.DWI

DWI 主要观察微观的水分子流动扩散现象。在均质水中,如果不设定水分子的活动范围,水分子的扩散是一种完全随机的热运动。弥散是一个三维过程,在人体组织中,由于存在各种各样的屏障物,水分子的随机运动会受到影响。也就是说,水分子可能在某一个方向活动较多,而在另一个方向活动受到较多限制。例如,在脑白质的髓鞘中,平行于白质纤维的弥散较垂直方向快。通过白质束成像能观察白质束的走向、绕行、交叉及中断等异常表现,白质束成像反映白质纤维的三维空间结构及其弥散方向。

DWI 主要用于急性脑梗死的早期诊断,它在脑梗死后 1~6 h 即可显示病灶所在,为明显高信号。另外 DWI 在脑肿瘤、脑白质病变及感染性病变等的诊断与鉴别诊断方面也起着重要作用。

弥散张量成像(diffusion tensor imaging,DTI)及弥散峰度成像(diffusion kurtosis imaging,DKI)是在 DWI 基础上发展起来的,它们能够反映每一个体素的微观结构及几何排列上的信息。DTI 模式中以立体椭圆为轴心,采用三维中相对应的多个本征矢量来描述水分子的扩散,从微观领域评估脑组织结构的完整性,主要应用于脑白质纤维束的评价。DKI 为 DTI 领域中的延伸,它是描绘组织内非正态分布水分子扩散的一种新的磁共振成像方法,比传统的 DTI 更适合把握组织微观结构的变化。

2.PWI

灌注过程是指血流从动脉向毛细血管网灌注,然后汇入静脉的过程。一般来说,PWI 对血流或由体外注入体内血管的示踪剂进行检测,通过局部磁场强度的微小变化,反映出局部血流动力学特点,达到诊断疾病的目的。灌注成像定量分析相对比较复杂,多在工作站中进行,在分析一系列不同时相的图像(500~1 000 幅)中的 MRI 信号变化规律后才能获得灌注的定量数据。PWI 反映了局部的血流情况和血-脑屏障情况。

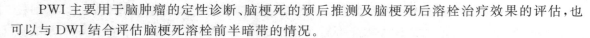
PWI 主要用于脑肿瘤的定性诊断、脑梗死的预后推测及脑梗死后溶栓治疗效果的评估,也可以与 DWI 结合评估脑梗死溶栓前半暗带的情况。

3.MRS

MRS 是利用 MRI 中的化学位移来测定分子组成及空间分布的一种检测方法。不同于MRI 得到一幅幅解剖图像,MRS 主要是获得局部定量的化学信息。它是目前唯一能够无创伤性检测活体组织内部化合物的检查手段。

MRS 主要用于监测脑组织中神经元的含量,帮助评估脑梗死后脑组织的可恢复性,给胶质瘤的良性、恶性分级与评估放疗后肿瘤放射性坏死及进展等。

4.BOLD

BOLD 是以快速采集技术为基础的无创伤性成像方法。当脑组织神经元活动时,局部脑血流量和耗氧量均增加,但血流量的增加多于耗氧量的增加,脱氧血红蛋白浓度相对降低,脱氧血红蛋白是顺磁性物质,导致信号强度相对升高。这种血氧浓度变化造成的磁共振成像信号强度改变被称为 BOLD 对比效应。

目前 BOLD 成像技术主要用于脑内病灶术前功能区的定位,可以在术前无创伤地获得人脑重要区域功能图,这些信息可被外科医师用来制订手术方案,以最大程度切除病灶,同时保护主要的脑功能区域。

5.磁共振血管成像(magnetic resonance angiography,MRA)及磁共振静脉成像(magnetic resonance venography,MRV)

MRI 对运动敏感的特性使得其对体内流动液体的测量成为可能。MRV 和 MRA 技术可以较全面地显示动脉及静脉血管的形态学改变,在 MRA 基础上发展的 MRI 相位对比电影法使得测量流动液体的速率和流量成为可能。对于颅内较大血管脑血流定量,采用 3D 序列扫描获得血管定位像后,在垂直于测量的靶血管层面扫描。对脑脊液的流动定量一般采用矢状正中层面定位像,选取垂直于中脑导水管、第四脑室、枕大孔、颈部蛛网膜空间($C_2 \sim C_3$ 水平)层面。

MRA 及 MRV 主要用于显示脑内主要动脉、静脉及其分支,用于脑动脉硬化、动脉瘤、动静脉畸形、静脉窦血栓形成等血管性病变的诊断及治疗后评估。MRI 脑脊液流动成像主要用于交通性脑积水、梗阻性脑积水、正常压力性脑积水的诊断及第三脑室造瘘术后的脑脊液流动评估。

6.磁敏感加权成像(susceptibility weighted imaging,SWI)

磁敏感加权成像是一组利用组织磁敏感性不同进行成像的技术,具有三维、分辨率高、信噪比高的特点。它包括相位图像和幅度图像。SWI 技术的实质是提取顺磁性物质(主要是脱氧血红蛋白),使之在相位图像上显示出来。在 3T 高场 MRI 机器上,SWI 可获得很好的影像质量。SWI 对显示脑内静脉结构、血液代谢产物、铁质沉积及钙盐沉积等十分敏感,在脑血管疾病、脑肿瘤、脑外伤、神经变性病等中枢神经系统病变中有较高的临床价值和应用前景。由于其对脑内局部磁敏感性变化十分敏感,还受组织内血浆内蛋白成分及浓度、分子扩散、磁场、像素大小、钙盐沉积、血流及血管走行方向等影响。SWI 具有复杂性,利用 SWI 分析图像时需综合考虑多方面因素。

(四)正电子发射体层摄影(positron emission tomography,PET)

PET 在神经系统科学和临床中的意义主要是用于认知功能成像,癫痫、神经与精神疾病方面的研究。PET 通过使用不同类型的正电子药物(示踪剂或分子探针),可以反映脑内多种生理学参数,如血流、葡萄糖代谢、蛋白质合成、受体密度和亲和性。PET 所利用的核素是生物活性分子自身成分的核素,因此,用正电子核素标记的示踪剂可以保留其未标记的同种物质的所有生化特性,可以从神经活动的不同侧面和脑整体功能的联系方面提供脑的内在信息。它可以通过不同的示踪剂显示受体、神经递质代谢途径、相关酶等的不同信息。常使用的示踪剂为核素^{18}F标记的二聚脱氧葡萄糖(^{18}F-FDG),它用来检查脑组织的能量代谢情况。其他主要显像剂:^{15}O标志物用于检查脑血流及脑氧代谢率,^{11}C标志的各种氨基酸显示组织蛋白质合成率,^{11}C或^{18}F标志的胆碱、乙酸盐等显示细胞膜和脂肪的代谢情况,^{18}F标记的多巴胺、转运蛋白及受体显示多巴胺的体内代谢过程,^{18}F-FDDNP或^{11}C-PIG(匹兹堡复合物)可显示阿尔茨海默病Aβ淀粉样蛋白,^{18}F-MISO可显示缺氧组织。由于PET为功能和代谢成像,其解剖结构的分辨率无法与CT和MRI媲美,但PET与CT或MRI解剖图像的同机融合可同时提高诊断的灵敏度和分辨率。

1.脑的能量代谢显像

大脑是代谢非常旺盛的器官,而葡萄糖几乎是脑组织唯一的能源物质,提供超过98%的脑所需能量。葡萄糖在一系列酶的作用下氧化降解,生成二氧化碳和水,为脑组织提供能量。^{18}F-FDG脑显像可利用计算机勾画技术和生理数学模型得到大脑皮质各部位及神经核团局部的葡萄糖代谢率等定量指标。正常情况下,脑FDG代谢显像可见灰质放射性摄取明显高于白质区,类似于血流灌注显像。

2.脑的氨基酸和胆碱显像

其反映脑内蛋白质合成速率和细胞膜代谢。正常情况下脑组织的神经元没有明显的蛋白质合成或脂肪酸代谢,脑组织对于氨基酸和胆碱的摄取量很少,一般没有放射性浓聚,但在出现恶性肿瘤或某些炎症的情况下代谢率会显著升高,与周围放射性正常分布的脑组织形成对照,可以用于确定肿瘤组织的边界。

3.脑血流与氧代谢显像

正常人脑的耗氧量占全身的20%,每分钟耗氧量达42～53 mL,远高于身体其他组织。正常成人的脑血流量为40～50 mL/(100 g·min),灰质血流量明显高于白质血流量,脑功能活跃部位的局部血流量增加。^{15}O PET显像可以定量评价脑血流量的变化,同时可反映脑氧的代谢率。目前用于脑血流及氧代谢研究的正电子显像剂主要为^{15}O$_2$或^{15}O-CO$_2$,由于^{15}O的物理半衰期只有2 min,需要专用气体输送装置,临床应用受到一定限制。

4.神经递质和受体显像

大脑的各种功能活动都是通过神经细胞间的信息传递实现的,而信息传递的主要载体是相应的受体-配体系统。受体显像根据受体、配体特异性结合的特点,用放射性药物标志配体、受体或神经递质、转运蛋白等,进行定位或定量测定,使从分子水平解释人类思维、心理、情绪等高级神经活动成为可能。显像剂包括多巴胺类(如^{18}F-dopa、^{11}C-β-CIT),乙酰胆碱类(如^{11}C-烟碱、^{11}C-QNG),5-羟色胺类,阿片类等。

二、神经影像应解决的问题

(一)发现病灶

先观察病变的直接征象,也就是密度或信号有无改变。CT与MRI均为不同灰度的数字图像,病灶与正常组织之间存在密度差异或信号强度差异,通常病变存在四种信号强度(或密度)的改变。①等信号强度:指病变与周围组织呈相同或相似灰度,平扫上无法识别病灶,有时需注射对比剂,改变病变与周围组织的信号对比才能识别病变。②低信号强度:病灶信号低于周围组织或对侧相应部位的正常组织。③高信号强度:病灶信号高于周围组织或对侧相应部位的正常组织。④混杂信号强度:病变包含上述 2 种或 3 种信号强度改变,例如,胶质瘤合并出血坏死时在MRI T_1WI 上可表现为高信号、等信号、低信号的混杂信号。

病变除了信号强度上改变,可能还有占位效应、脑水肿等间接征象。占位效应在断层图像上表现为病灶占据一定的空间,引起周围脑沟、脑池、脑室受压变窄或闭塞,中线结构移位等;正常颅脑在断层影像上表现为双侧结构对称,如果不对称,一般就是有病变了。当然如果双侧仍然对称,并不能排除病变,营养代谢性脑病往往表现为双侧对称性病变。占位效应在脑部疾病影像诊断中起着非常重要的作用,有占位效应可能是脑肿瘤,亦可能是脑梗死、炎症等病变合并脑水肿,但如果没有占位效应,一般来说就不是脑肿瘤。脑水肿在 CT 上表现为低密度影,MRI T_1WI 呈低信号,T_2WI 及 FLAIR 呈高信号。

在观察图像时应熟悉正常影像解剖及常见变异,阅片时要全面、系统地观察,按照一定顺序观察,注意双侧对比、前后对照,防止遗漏病变。

(二)解剖学定位

首先,要明确病灶到底是位于小脑幕上、幕下还是鞍区等,不同部位有不同的好发病变。例如,垂体瘤多发生于鞍内,颅咽管瘤多位于鞍区,生殖细胞瘤多位于松果体区。其次,要分清病变是位于脑实质内还是脑实质外,脑实质内的肿瘤多为胶质瘤或转移性肿瘤,脑外肿瘤则多为脑膜瘤。脑内肿瘤可显示局部脑回肿胀、邻近蛛网膜下腔变窄或闭塞、瘤周脑血管受压移位等占位征象;脑外肿瘤肿块区的脑灰白质向中央移位,局部脑血管和软脑膜向内移位,同侧局部蛛网膜下腔增宽,出现脑膜尾征;脑膜瘤累及脑组织,脑转移瘤合并脑膜和颅骨转移时,鉴别较为困难,MRI 三维成像有助脑内、脑外病变的定位诊断。

(三)病变影像学特点的分析

病灶数目、大小、形状、轮廓、边缘、周围结构等有助于对病变的定性诊断。一般来说,恶性肿瘤单发或多发,形态不规则,有侵袭性,病变中央常有坏死或出血;良性肿瘤多单发,呈类圆形,边界清楚。脑梗死病灶部位和范围与闭塞血管所属供血区域一致。在描述病灶时要考虑到鉴别诊断,既要描述阳性影像表现,又要注意描述一些可能与鉴别诊断有关的阴性结果。

(四)影像诊断与鉴别诊断

一般根据临床、实验室检查及影像学表现会得出初步影像诊断,包括病变所在部位和病变性质。疾病在影像上经常会出现"同病异影"或"异病同影",特别是一些复杂的病变,例如,对血管性病变合并出血与胶质瘤合并出血的鉴别诊断非常困难,因此,有时可以有多个诊断,一般按可能性大小的顺序排列,也可以经过立体定向活检、试验性治疗、随访观察等来进一步明确病变性质。

(五)治疗后疗效的评估

一般来说,治疗后疗效的评估主要包括好转、恶化、部分好转、部分进展、假性好转与假性进展、放射性坏死等,同时要注意影像变化可能晚于临床。

一般来说,对脑出血、脑梗死、脑炎等根据病变区域在治疗前后的影像变化可能比较容易鉴别是好转还是进展,而在脑肿瘤(特别是胶质瘤)手术后多需要做化疗或放疗,有时难以鉴别。一般建议脑肿瘤手术后 72 h 内复查头颅 MRI 平扫及增强,以手术前和手术后影像学检查的容积定量分析为标准,评估胶质瘤切除范围,判断有无肿瘤组织残留。对高级别胶质瘤多以 T_1WI 增强比较,对低级别胶质瘤以 T_2WI 或 FLAIR 比较。如果不能在术后 72 h 内复查 MRI,则不太可能判断有无肿瘤组织残留。高级别恶性胶质瘤术后一般要进行化疗或放疗,在影像上较难区分迟发性放射性坏死、假性进展、假性好转、肿瘤术后复发等,一般需结合临床及功能磁共振成像(如 PWI、DWI 及 MRS)。将多种功能影像结合起来可以提高诊断的正确率。

(韩 玮)

第三节 脑电图检查

一、脑电图分析

(一)脑电图的基本特征
脑电图的基本特征是指周期、频率、振幅、波形和位相。

1.周期

周期是一个波从它离开基线到返回基线所需的时间(图 3-1),也称周波,计算单位以毫秒(ms)表示。

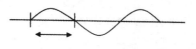

图 3-1 脑电图周期波

2.频率

频率(图 3-2)是每秒出现的周期数,以周/秒(c/s)表示。

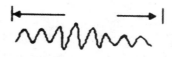

图 3-2 脑电图频率

3.波幅(振幅)

波幅是由波峰到波谷连线的垂直线(图 3-3)。

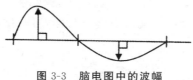

图 3-3 脑电图中的波幅

(1)低波幅:低于 25 μV。

(2)中波幅:25~75 μV。

（3）高波幅：75～100 μV。

（4）极高波幅：高于 100 μV。

4.波形

波形是波的形状。

5.位相

位相（图 3-4）是波峰的方向性。一个波由基线向上、下偏转便产生位相。向上为负相，向下为正相。

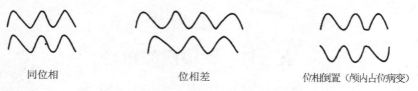

同位相　　　　　　位相差　　　　　　位相倒置（颅内占位病变）

图 3-4　脑电图中的位相

（二）脑电图的成分

1.波

波是单个电位差，即单个波，如 α 波、β 波。

2.活动

活动是连续出现的波。

3.节律

节律是指单个波的周期，其位相均相同。波幅呈现有规律的变化。例如，α 节律的波幅从低到高，又逐渐变低，形成梭状，两极（组）之间有静息期。

4.背景活动

背景活动是指在脑电图描记中，除了阵发或局限的显著变动部分外，其余表现为占优势的广泛和持续的活动。

5.常见脑波

图 3-5 为脑电图上常见脑波示意图。

常见脑波有以下几种。

（1）α 波：频率为 8～13 c/s，波幅为 10～100 μV。α 节律是脑波的基本节律。安静闭目时枕区的 α 节律明显。α 波常在声、光刺激及思考时抑制（如睁闭眼试验、心算）。

（2）β 波：频率为 14～30 c/s，波幅为 5～20 μV。当 β 活动占优势时，β 波的波幅可稍高，但不应大于 50 μV。β 波多见于额区、颞区、中央区或介于两组 α 波之间。当精神紧张或服用安眠镇静药物时，β 波活动增多。β 波可受光线影响，但机体活动时 β 波抑制。

（3）θ 波：频率为 4～7 c/s，波幅为 10～200 μV。波形变化多，多为多形性的。多数学者认为 θ 波作用于海马体。听觉和嗅觉受刺激，就可引起海马体发作，此时呈现大量 θ 波。一般散在出现超过 10% 为异常。

（4）δ 波：频率为 0.5～3 c/s，波幅为 10～200 μV。

（5）γ 波：频率为 33～45 c/s，波幅为 25 μV，多见于额区、中央区，临床意义未明。

（6）μ 波：亦称弓状波，频率为 7～11 c/s，波幅为 50 μV 左右，波形似希腊字母 μ，在受到痛觉刺激或握拳时受抑制，睁眼时不消失。

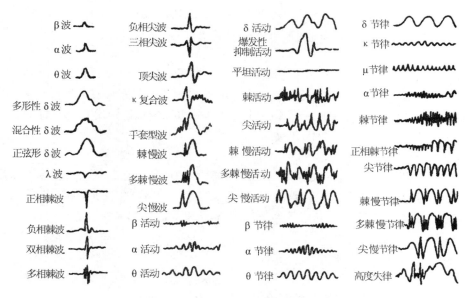

图 3-5　脑电图上常见脑波示意图

（7）λ波：频率为 3～5 c/s，波幅为 10～40 μV。眼球运动时 λ 波消失。

（8）κ波：频率为 6～10 c/s，于思考时出现于额区、颞区。

（9）尖波：又称锐波或慢棘波或峰波。时限为 80～200 ms，波幅多大于 100 μV，频率为 12 c/s 左右。波的升支、降支光滑。有的学者称升支陡直，降支缓慢下降。负相尖波多见于癫痫，也可见于颅内炎症、颅内肿瘤等。

（10）棘波：又称针状波。时限<80 ms，多为 20～60 ms。波幅多为 100～150 μV。波顶尖锐，升、降支光滑陡直，升支直上，降支下降时多与升支重叠 1/3。6～14 c/s 的正相棘波常见于间脑发作。棘波是癫痫的特异性、发作性放电现象之一，但棘波不代表癫痫，它可见于颅内肿瘤、脱髓鞘疾病等。

（11）尖慢波：由一个尖波与一个慢波复合而成，多见于癫痫小发作或局限性癫痫。

（12）棘慢波：由棘波和慢波组合而成，频率多为 2～3 c/s，往往以不规则的持续性或爆发性出现，是癫痫小发作的典型病理波。

（13）复合波：在一个慢波上附有许多小波、切迹或载波而形成一个变形波。这些载波可在波峰或升、降支的上段或下段，载波可是 α 波或 β 波。

（14）顶尖波：顶尖波是一种睡眠波，一般在浅睡时出现，在顶区，常见于儿童期浅睡期。波幅高达 300 μV。顶光波多为负相波，成对的顶尖波称驼峰波。

（15）δ节律：又称睡眠梭形波或睡眠纺锤波，为 14 c/s 的节律，多见于中睡期（非快速眼动期，睡眠第Ⅲ期）。

（16）κ-综合波：κ-综合波是一种在睡眠时经听觉刺激诱发高幅慢波，随后出现不同波幅的快波（12～16 c/s）而形成的综合波。有时该综合波可在睡眠时不经任何刺激而出现。这是一种正常的睡眠波，常出现在中睡期。

（17）手套型波：手套型波是一种异常睡眠复合波，可见于 30% 的正常人，波形与手掌、指相似（如手套形状）。

(18)平坦活动:又称电沉默现象,为脑死亡的波形。其对各种频率电活动有不同程度的抑制,见于大脑严重损害或各种原因引起的极度(深)昏迷者。

6.脑波的出现形式

脑波的出现形式从时间上可以是单个的、散在的、短程的(1～3 s)、长程的(3～10 s)、持续的(超过10 s)、阵发的、杂乱的。从空间分布上可以是弥漫的(又称普遍的或广泛的,出现于头部所有区域,且两侧不对称),弥散的(出现于头部大片区域而且位置较恒定),不对称的,一侧的,局限的等。

(三)脑波的测量

分析脑波有两种方法,一种是用频率自动分析器,另一种是视觉分析法。临床上采用的是视觉分析法。分析脑波要注意频率、波幅、波形、位相及各种因素对它们的影响。年龄、意识状态、精神活动、睁眼、闭眼、过度换气、声光刺激、药物等对频率与波幅都有影响。

1.频率的测量

频率的测量用特制的透明脑电图尺进行。

2.波幅的测量

一般测量单导联的波幅,因其基线较稳定。

(1)低波幅:低于25 μV。

(2)中波幅:25～75 μV。

(3)高波幅:75～100 μV。

(4)极高波幅:高于100 μV。

3.量慢波

量慢波要注意慢波的波形周期,出现的区域,出现的形式(阵发、爆发、散在性或弥漫性,是否杂乱等)。

(四)婴幼儿及儿童的正常脑电图

新生儿的脑电图通常由不规则的低幅 δ 波及重叠在其上面的7～30 c/s的极低幅快波和半节律性的 α 波组成。2个月婴儿的脑电图中,不规则的慢波的频率逐渐增加,并常带有一定的节律性(3～5 c/s),这种节律性先出现于顶区、中央区,然后扩大到枕区。3～5个月婴儿的脑电图中, δ 波减少,3～5 c/s的节律波出现于全部导联,但以顶区、枕区显著(第一次组织化)。6～11个月婴儿的脑电图中,4～7 c/s的节律波在枕区占优势,并出现左右对称性。枕区 θ 波对光刺激呈现反应(第二次组织化)。

(1)1岁:较稳定并较有规则的5～8 c/s高幅波出现于全部导联,以枕区显著。此时开始出现脑电图的个体差异,频率可以每年增加。

(2)3～5岁: δ 波急剧减少,波幅开始降低,逐渐过渡到 θ 波,顶、枕区可出现8～10 c/s的 α 活动,其连续性将增加。但以顶区为主的4～6 c/s θ 波尚较多,还可有散在性高幅 δ 波。3岁男童清醒时正常脑电图如图3-6所示。

(3)6～8岁: θ 波急剧减少,8～12 c/s的 α 波(活动)增加,逐渐形成 α 优势。 δ 波很少,波幅低, β 波亦少。

(4)9～10岁: α 优势已完成并较稳定,接近于成人的脑电图。枕区 α 活动主要为10～12 c/s的脑波,额区、顶区尚可有7～8 c/s的节律波,也可见广泛性散在性 θ 波, δ 波出现率在12%以下。10岁前 α 波的波幅一般较高,超出150 μV者不一定异常。

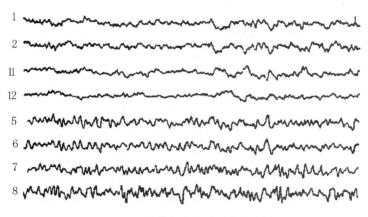

图 3-6 3 岁男童清醒时正常脑电图

(5)11～17 岁：脑电图基本上为成人脑电图，但尚不稳定，额区、顶区出现少量 θ 波或 δ 波。

(五)儿童的异常脑电图

(1)出现棘波、尖波病理复合波或爆发抑制，平坦活动等。

(2)有局限性改变。

(3)两侧显著不对称。

(4)4 岁以上枕部背景活动＜6 c/s，大于 6 岁还有中等量为 4 c/s 的波，大于 7 岁还有 2 c/s 的波，9 岁以上枕部背景活动＜8 c/s，大于 10 岁还有中等量为 4～8 c/s 的波。

(5)睡眠脑电图中没有睡眠波。

(六)成人的正常脑电图

1.α 脑电图

α 脑电图为 α 节律占优势，特别是在枕区、顶区。节律占优势，频宽＞1.5 c/s，仅额区可有少量低幅 β 活动，θ 波不明显。图 3-7 为 42 岁女性清醒时的正常 α 型脑电图。

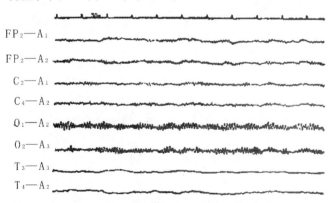

图 3-7 42 岁女性清醒时的正常 α 型脑电图

2.β 脑电图

β 脑电图为 β 活动占优势，波幅一般为 20～30 μV，有时可达 50 μV。在 β 活动中间有低至中幅 α 波或节律(占正常成人脑波的 4%)。

3.低波幅脑电图

低波幅脑电图为 α 波,稀少且振幅低,不超过 20 μV,β 波少而难于计算,结果致低幅 θ 波反而明显。视反应及过度换气后常出现 α 节律(占正常成人脑波的 7%)。

4.不规则型脑电图

不规则型脑电图为 α 节律不规则,在额区的 α 波的振幅较高,低幅 β 活动较多(占正常成人脑波的 10%)。

(七)成人的异常脑电图

1.成人轻度异常脑电图

成人轻度异常脑电图如下。

(1)α 波形欠整,杂乱或 α 波泛化、前移。波幅调节差,基线不稳,α 波的频率差别显著。

$$频率 \begin{cases} 同一导联 > 1 \ c/s \\ 不同导联 > 2 \ 或 \ 2.5 \ c/s \\ 双侧对应部位 > 0.5 \ c/s \end{cases}$$

α 波幅 > 150 μV,枕部双侧波幅差 > 50%。

(2)额区出现高波幅 β 活动,β 波波幅 > 50 μV。

(3)额区散在慢波数量超过正常范围(θ 波指数 > 15%),波幅为中至高波幅。

(4)自发或诱发出现少量的、单发的或偶见的不典型尖波、棘波、棘慢波、尖慢波。

(5)视反应 α 节律不抑制。

2.成人中度异常脑电图

(1)θ 活动占优势,以 θ 波为基本节律。

(2)慢波有局限性,两侧经常有显著不对称的活动。

(3)自发或诱发尖波、棘波或尖慢波、棘慢波。

(4)过度换气时出现高波幅慢波,且在过度换气停止 10 s 后仍未消失。

(5)中幅 δ 波成串或成群出现。

3.成人高度异常脑电图

(1)δ 波占优势。

(2)有明显的局限性。

(3)出现自发或诱发的尖波节律、棘波节律或病理复合波节律。

(4)出现爆发抑制或平坦活动(波幅 < 10 μV)。

其见于严重颅内病变、颅内高压晚期、脑炎极期、严重脑外伤、肝昏迷、尿毒症、心搏骤停复苏、脑死亡等。

(八)睡眠脑波

1.思睡期

在思睡期 α 波消失或在中间出现,代以低波幅快活动及 θ 波,节律不规则,当受外界刺激时,波可迅速恢复。

2.浅睡期

浅睡期可出现睡眠纺锤波,又称 σ 节律。

3.中睡期

中睡期的主要波为 δ 波(3 c/s),不规则,常间以顶尖波、散在的睡眠纺锤波及 κ-综合波

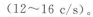

(12～16 c/s)。

4.深睡期

深睡期出现弥漫性高波幅不规则的 δ 波,波幅可高达 300～600 μV,两侧对称。同时混有 4～7 c/s θ 波,慢波上重叠快波。睡眠纺锤波消失。

(九)诱发试验

1.睁闭眼试验(视反应)

睁闭眼试验是被检者睁眼时,顶枕区 α 波受抑制,而代之以 β 活动,这种反应又称视反应。视反应可作为大脑发育进程的指标,在生理情况下,α 节律抑制随年龄的增长而升高,表现为 α 节律从部分抑制逐渐向完全抑制过渡。在定位诊断上,发生视反应时病理波不抑制,表示病灶位于皮质浅部或电极附近;病理波抑制,则表示病灶在皮质深部或远离电极部位。

2.过度换气

过度换气是使肺泡内大量 CO_2 呼出,血液 CO_2 浓度下降,血 pH 上升而出现的碱中毒状态,引起脑毛细血管收缩,皮质缺氧,使脑皮质神经细胞代谢的环境发生变化,提高皮层质的兴奋性,在此状态下,提高病理波的阳性率。

3.睡眠

睡眠时癫痫患者易出现或加强痫性放电。颞叶癫痫患者觉醒时只有 30% 的脑电图可发现病灶,而睡眠时则可有 80% 以上发现病灶,局限性癫痫患者睡眠时阳性率可提高 2/3,除出现局限性异常外,还可有病侧睡眠波减弱或消失。

4.闪光刺激

闪光刺激对多数癫痫小发作患者可诱发棘慢节律。对肌阵挛性癫痫患者可诱发多棘慢波。对其他类型癫痫患者,闪光刺激诱发的脑电图异常主要为弥漫性快活动或慢活动、棘慢波、额区和中央区棘波伴有肌阵挛。值得指出的是,有些癫痫病者在其他诱发试验阴性时,通过闪光刺激可获得阳性结果。

5.贝美格或戊四氮

贝美格易诱发局限性放电,戊四氮易诱发弥漫性放电。一般贝美格的不良反应比戊四氮少,引起脑电图改变的剂量和抽搐剂量差距较大,易排出并易被苯巴比妥中和,故比戊四氮安全。此外还可采用光-贝美格或光-戊四氮诱发,可减少药物用量和不良反应,并减少临床发作和提高阳性率。由于上述原因,多采用光-贝美格诱发试验,其阳性率接近 90%。光-贝美格诱发的脑电图异常主要为阵发性两侧同步性高波幅慢活动、棘波、棘慢波或局限性异常放电。

6.声音刺激

声音刺可诱发激声源性癫痫患者痫性放电与临床发作,对其他癫痫患者诱发的阳性率不高,故较少用。此外,还有鼻咽电极、蝶骨电极、颈动脉窦压迫法、低血糖诱发、低 O_2 诱发、水诱发、药物诱发以及合并方法光-戊四氮诱发等。

二、脑电图的临床应用

(一)癫痫

脑电图(EEG)是确诊癫痫及癫痫综合征准确分类最有价值的检查方法,发作间期痫性放电(Eds)支持癫痫诊断,但缺乏 Eds 不能排除癫痫。30%～50% 的癫痫患者在第一次常规脑电图中记录到 Eds,60%~90%的癫痫患者在第三次脑电图中记录到痫性放电,再增加描记次数未见痫性放电增加,10%~40%的癫痫患者用常规脑电图不能显示发作间期 Eds,睡眠、睡眠剥夺、过度换气和闪光刺激等对某些患者可能诱发出 Eds。颞叶近中线部位及眶额部病灶的 Eds 在到达头皮时常不能以足够的波幅突出于背景活动之上,常需安放蝶骨电极、鼻咽电极等特殊电极。癫痫是发作性神经功能障碍,医师不能随时得到诊断所需的信息,延长脑电图的监测时间是必要的。

1.脑电图录像监测系统

可同步记录患者的发作行为和发作时的脑电图,可同时用两架摄像机(一架监测患者,一架对准脑电图)和一个具有特殊作用的发生器实现这一目的;也可只用一架摄像机监测患者,用脑电图通过电子技术同时记录在录像带上,这对癫痫发作类型的诊断及某些不能解释的惊厥发作(如心源性晕厥、精神源性发作)的诊断有重要价值。例如,在惊厥发作期完全正常的脑电图提示精神源性非癫痫发作。做此项检查应选择发作频率高、癫痫发作类型不明确的病例,否则得不到预期的效果。

2.脑电图动态磁带记录系统

采用盒式磁带脑电图记录仪长时间监测患者,通常每盘磁带可监测 24 h,监测期中患者可自由活动。由于记录时间延长,可能得到常规脑电图未能得到的脑电图异常及其与生理节奏周期的关系,但其对运动及其他伪差干扰极敏感,需有经验的医师来解释。

常见癫痫综合征脑电图的癫痫样异常见表 3-1。

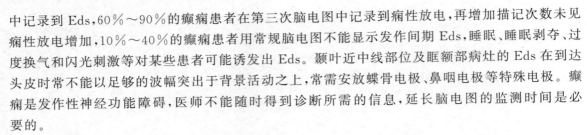

表 3-1 常见癫痫综合征脑电图的癫痫样异常

癫痫综合征	脑电图
婴儿痉挛症	高度节律失调:在不规则的背景活动上暴发杂乱的高波幅慢波,有多灶的痫性放电及波幅的突然衰减
小运动癫痫	慢棘慢复合波(低于 2.5 Hz),背景活动明显减慢
儿童失神癫痫	普遍暴发的高波幅双侧对称同步的 3 Hz 棘慢波综合,易被过度换气所诱发,背景活动正常
良性中央-中颞区癫痫	中央-颞区局灶痫性放电,背景活动正常,睡眠中痫性放电明显增多
少年型肌阵挛癫痫	普遍性多棘慢波综合,可被闪光刺激诱发,背景活动正常
部位相关的癫痫	有局灶的痫性放电,偶尔为局灶的慢活动,背景活动偶尔轻度减慢

(二)脑肿瘤、脑脓肿和硬膜下血肿

90%的患者脑电图改变取决于病变的类型和部位,除弥散改变外,典型异常为局灶性,多见局灶性慢波(多为 δ 波),有时为癫痫发作活动或局灶性波幅减小。发展迅速的病变,如脑脓肿(图 3-8)、转移癌(图 3-9)和胶质瘤(图 3-10),幕上病变的脑电图异常率通常最高,脑脓肿的脑电图异常率实际为 100%,转移癌和脑质瘤的脑电图异常率是 90%~95%。生长缓慢的肿瘤(如星形细胞瘤)、大脑半球以外的占位性病变(如脑膜瘤)、垂体瘤虽在临床或影像学上表现可能很明显,但脑电图改变可能不明显或根本无改变。对 75%~90%的幕上肿瘤或脓肿脑电图可准确定侧,当大脑转移瘤在 CT 扫描尚未显示时,脑电图可能显示局灶性异常。

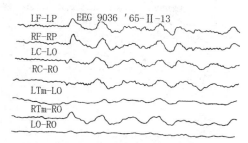

图 3-8 脑脓肿患者的脑电图

注:女,27 岁,脑脓肿,颅压升高。脑电图显示弥漫性高波幅 δ 波,右颞枕最著。

(三)脑血管疾病(CVD)

除临床上需要鉴别短暂性脑缺血发作与癫痫发作外,脑电图目前很少用于脑血管疾病的诊断。脑电图改变取决于病变部位及大小,如果偏瘫由颈内动脉或大的脑动脉病变所致,急性期脑电图在相应区域可显示正常脑波节律减少或慢活动增加;如果偏瘫由小血管病变所致,例如,脑深部及脑干腔隙性梗死,脑电图通常正常。与其他原因引起的昏迷一样,伴意识障碍的较大范围血管病变的脑电图显示非特异性广泛弥散性慢活动,数天后脑水肿消退,局灶性电活动显现出来,可见正常背景节律抑制或慢波活动(图 3-11)。6 个月后尽管临床异常仍然存在,约半数患者的脑电图恢复正常,若异常脑电活动持续存在,通常预后较差。蛛网膜下腔出血,脑电图常为普遍轻度异常,出现局灶性改变常有定侧意义。

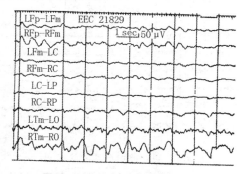

图 3-9 脑转移癌患者的脑电图

注:女,35 岁,绒毛膜上皮癌脑转移,后枕部头痛,视物不清,幻视,脑脊液正常。脑电图显示弥散性不规则中至高波幅 1.5~3.0 c/s 的慢波,右颞枕部最显著。

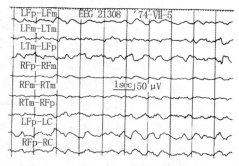

图 3-10 胶质母细胞瘤患者的脑电图

注:男,51 岁,左额顶部多形性胶质母细胞瘤。脑电图显示弥散高波幅多形性 2~4 c/s 慢活动,左额显著。

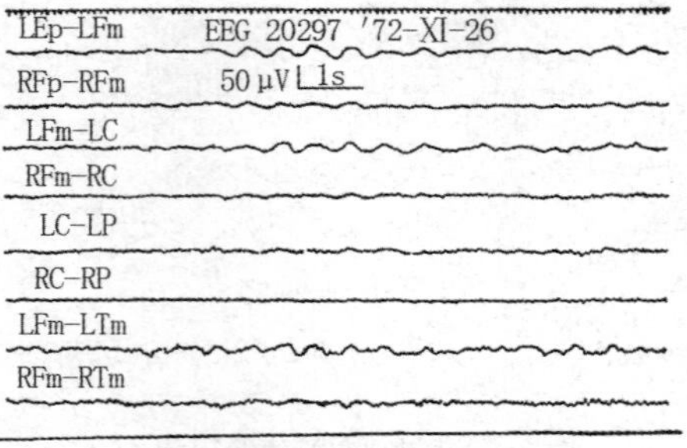

图 3-11　脑梗死患者的脑电图

注：男，54 岁，脑梗死，右侧偏瘫。脑电图显示低波幅活动，左额及颞部导联可见中等波幅 2 c/s 的大慢波。

（四）颅脑外伤

脑震荡患者伤后昏迷状态下的脑电图出现慢波，之后慢波减少，伤后 24 h 大多数患者的脑电波恢复正常。有脑挫裂伤时局灶性改变常被普遍性改变遮盖，数天或数周后弥散性改变转变为局灶性改变，特别是病变位于一侧或脑上部表面时。如果不同时伴有癫痫和血肿，这些改变经数周或数月可消失。棘波和尖波常在慢波消退时出现。头部受外伤后动态脑电图监测对癫痫的预测有一定价值。异常脑电图持续半年以上，异常脑电图加重或播散，异常脑电图消退又复出现，慢波病灶转变为刺激病灶（棘波或尖波，图 3-12），对以上情况需考虑发生外伤后癫痫的可能性。

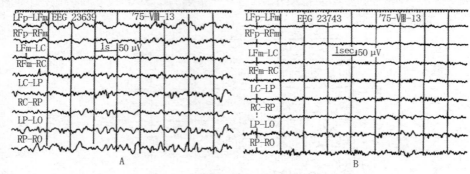

图 3-12　颅脑外伤患者的脑电图

注：A.某患儿，女，7 岁，1 周前从 1 m 高处跌下，头痛，呕吐，神志清醒，神经系统检查未见异常。左颞皮下小血肿，左额骨线性骨折。脑电图显示少量 8～9 c/s 的 α 活动，调节不佳，左额部导联显示不规则高波幅慢活动，右顶枕部可见高波幅尖波。B.与图 3-12（A）为同一患儿，2 周后左额部慢波消失，但双顶枕部仍可见不规则慢波及少数散在尖波。

（五）引起昏迷及意识障碍疾病

意识障碍患者的脑电图几乎均为异常。心搏停止导致严重的急性脑缺氧损伤，与脑电图减慢程度间有密切的一致性。普遍性 θ 活动是最轻的类型，中等程度缺氧者的脑电图显示正常背景活动消失及广泛的 δ 波；重度缺氧时脑电图出现暴发抑制，在高波幅尖波或棘波或不规则的非特异性电活动后出现数秒低平（几乎是等电位）活动；普遍性缺氧时脑电图也可表现为 α 昏迷。α 昏迷也见于急性大面积的脑桥病变。严重甲状腺功能减退患者的脑波通常减慢。意识状态抑制越深，脑电图异常通常越明显，严重木僵或昏迷呈现双侧高波幅慢波，额区更显著，此种情况见于急性脑膜炎或脑炎、严重血气异常、水和电解质平衡紊乱、尿毒症、糖尿病性昏迷，以及大面积脑病变伴意识障碍。肝性脑病患者的脑电图异常程度与精神错乱、木僵或昏迷患者的脑电图异常程度一致,脑电图的特征为双侧同步的高波幅三相波(图3-13),但此种波形也见于与肾衰竭、肺脏衰竭相关的脑病。脑电图对病史不清的昏迷患者的诊断可能有帮助,最大价值是显示无惊厥发作的非惊厥性癫痫持续状态,以及肝性脑病、巴比妥及其他镇静-催眠药中毒、癔症等未预料的其他病因。

(六)弥漫性脑变性疾病

阿尔茨海默病及其他引起大脑皮质功能损害的变性疾病患者的早期认知功能损害较轻,患者的脑电图可能正常,出现中度至严重症状时,脑电图可见弥散性慢活动,局灶性慢波少见,如果出现局灶性慢波,应考虑其他多灶性病因。

(七)脑电图改变不明显的脑疾病

例如,多发性硬化,约50%的进展性病例显示非特异性异常(局灶性或弥散性减慢活动)。尽管震颤性谵妄、Wernicke-Korsakoff综合征、短暂性全面性遗忘、戒断性癫痫发作的临床表现明显,却很少或完全不出现脑电图改变。精神病(双相障碍或精神分裂症)、致幻药物(如麦角酰二乙胺)中毒及大多数精神发育迟滞患者的脑电图正常或表现非特异性异常。

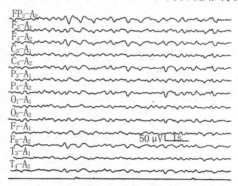

图3-13 肝硬化(去皮质状态)患者的脑电图

注:某患者,男,23岁。描记显示弥散性不规则慢波,间以慢的三相波,正常α节律几近消失。

(八)脑电图在其他方面的应用

脑电图越来越广泛地用于心血管外科手术中监测,在心脏及颈内动脉内膜剥脱手术期间,某些脑电图改变,特别是波幅明显减小提示需采取措施维持充足的脑血流供应,预防手术期间出现缺血性脑损害。脑电图也用于监测麻醉期间大脑的功能状态,神经外科可通过颅内电极记录确定癫痫病灶,准确地切除异常组织。常规脑电图可协助诊断癔盲症,轻睡期噪声引起的反应可帮助证实听觉存在。此外,多导睡眠图是研究和诊断某些睡眠障碍疾病不可缺少的方法。

三、24 h动态脑电图

24 h动态脑电图是指记录时间达到或超过24 h的便携式脑电图系统(A脑电图)。受检者在日常生活环境中使用,完成24 h甚至更长时间的脑电活动记录,然后由电脑对记录数据进行处理,使偶发的一过性脑瞬间障碍的脑电活动得以再现,以确定发作与环境、时间、诱因和个人状态的关系。

(一)检查方法

24 h动态脑电图是将8、16、24导联或以上脑电信号泛录于随身携带的记录盒的磁盘上,连续记录24 h。开始记录时同常规记录脑电图一样,然后受检者便可携带记录盒进行日常活动、休息及睡眠。受检者需要详细记录日常各项活动及所患疾病临床发作的时间,供分析时参考。

（二）动态脑电图的适应证

为了证实癫痫发作和发作性神经功能缺失,确定假性癫痫发作类型,定位癫痫灶,观察药物疗效,做出癫痫预后判断及与鉴别其他发作性疾病,需要进行动态脑电图检查。

（三）异常动态脑电图表现

（1）慢波:包括间歇性和连续性慢波。

（2）局灶性慢波:常提示该部位的局灶性损害。

（3）广泛性的慢波:出现于癫痫发作后期,出现原因为代谢改变和药物影响等。

（4）痫性放电的特征改变:发作期的棘波、棘慢综合波。

（5）有爆发性节律。

（6）周期性的节律改变。

（7）两侧半球或脑叶间波形不对称。

（四）动态脑电图的优势与不足

1.优势

（1）脑电图属于脑功能状态的检测。

（2）动态脑电图是 CT、MRI 解剖结构观察的补充。

（3）提供了癫痫患者痫性放电的直接证据。

（4）在某种程度上它是诊断癫痫的唯一技术手段。

（5）检查费用低,可以重复检查。

（6）患者可以携带检查装置随便走动,不影响日常活动。

2.不足

（1）存在电极接触不良、电压不稳引起的伪差。

（2）存在咬牙、吞咽、咳嗽、肢体活动等引起的伪差。

（3）易受机体状态和药物的影响。

（4）受采集脑电图时间段的限制。

（五）动态脑电图检查的临床意义

1.对癫痫检测的阳性率高于常规脑电图

动态脑电图检查诊断癫痫的作用非常重要。在常规脑电图检查结果正常的癫痫患者中,通过动态脑电图检查,发现痫性放电的概率大大提高。

2.鉴别假性癫痫

许多发作性意识丧失疾病的表现与癫痫相类似,但发病机制不同。动态脑电图可用于晕厥和癫痫的鉴别。文献报道通过动态脑电图检查仅有 1%～5% 表现晕厥的患者有痫性放电。

3.术前癫痫患者的评估

对于局灶性癫痫和顽固性癫痫需要考虑手术切除病灶的患者,术前进行动态脑电图等监测,可进一步确定癫痫发作病灶的局限性和痫性放电的顽固性,为手术切除范围提供参考依据。

4.新生儿的癫痫发作监测

由于窒息引起的新生儿癫痫发作和亚临床癫痫发作在临床上十分常见,据报道动态监测 25 例,发现痫性放电 20 例,其中 11 例有临床发作。痫性放电多发生在出生后 5 d,动态脑电图监测可为早期诊断提供帮助。

5.发作性睡病与癫痫

发作性睡病是一种快速眼动睡眠障碍的原发性疾病,表现为不可抗拒的睡眠、猝倒症,入睡前出现幻觉及睡眠瘫痪。易将发作性睡病的猝倒发作与失张力性癫痫发作相混淆,50％的发作性睡病患者有持续几秒钟到10 min的自动症和遗忘,事后不能回忆,易误诊为复杂部分性发作。动态脑电图监测对鉴别诊断极有帮助,发作性睡病患者在白天的睡眠中甚至只持续 10 min 的睡眠,也有快速眼动睡眠出现,而癫痫患者的快速眼动睡眠期多在睡眠后 90 min 才会出现。

6.梦游症与癫痫

梦游症是一种非快速眼动睡眠紊乱,典型表现是开始睡眠后的 1～2 h 患者突然坐起,表情淡漠,双目无神,稍后出现一些复杂的、似有目的的反复活动,如起床、进食、走步,持续 10～30 min,然后入睡,事后不能回忆。有时与复杂部分性发作相似,动态脑电图检查梦游症患者在睡眠第 3 期或第 4 期能被唤醒。脑电图为超同步、单节律。而癫痫患者在脑电图上有痫性放电。

7.夜惊

夜惊多发于儿童,是一种发生在非快速动眼睡眠中的睡眠紊乱,表现为睡眠中异常惊醒、叫喊,表现惊恐不安、意识模糊。如果当时促使夜惊患者觉醒,部分患者能说出梦到令人恐怖的情节,第 2 天患者常常不能对夜间发生的行为进行回忆。精神刺激、过度疲劳、极度兴奋常可诱发夜惊。动态脑电图检查夜惊发生在睡眠的第 3 至第 4 期,主要表现为普遍和局部的阵发性慢波、棘慢波、尖慢波综合波。

(六)动态脑电图

一种异常脑电图可见于多种疾病,故脑电图不能作病因诊断。脑电图反映的是神经元受损后电位变化,不能显示病变本身,所以定位范围较解剖、CT 或 MRI 范围大。但脑电图目前仍为其他方法不能代替的最敏感的脑功能监测方法。脑电图在癫痫的诊断中具有特殊重要作用。晕厥、短暂性脑缺血发作、癔症性发作、猝倒症、发作性睡病和过度换气综合征等许多临床上的发作性疾病,需要通过动态脑电图的检查加以鉴别。以上疾病在神经功能丧失的表现上有与癫痫相似的表现,但致病原因不同,没有大脑皮质神经元的异常放电,因而脑电图在以上疾病的鉴别诊断上有不可取代的特殊作用。脑电图反映了大脑功能状态,提供了癫痫发作时脑功能异常的直接证据,是 CT、MRI 等影像技术所不能比拟的,这也是动态脑电图与其他检查技术比较的优势所在。

四、视频脑电图

(一)概述

1936 年,脑电图开始用于临床,但脑电图是一种非线性、随机信号,时刻都不一样,对异常信号也不是时刻都能记录到的。随着计算机技术和信息处理技术的发展,脑电图记录技术有了新的发展,其目标是最大限度地发现异常脑电现象。视频脑电图(又称录像脑电图,Video-脑电图)就是在常规记录技术基础上发展起来的、临床常用的脑电图记录技术。视频脑电图不但可以长时间地描记脑电图,而且具有临床发作表现录像,故更有利于癫痫的诊断和鉴别诊断。Kolar 对66 例患者进行视-听脑电图监测,23 例可确诊为癫痫,17 例确诊为假性癫痫发作,53 例由于脑电图的结果而修改了临床诊断和治疗意见。

(二)检查方法

用摄像机对准患者的面部和全身,患者可以卧床休息,坐在椅子上吃饭、读书、闲谈,以便发作时记录下任何部位的抽搐动作,用贴在头上的电极记录患者的脑电,这样患者发作时的面部情况、抽搐的形象及发作时的脑电图便可以通过一个画面同时显示在显示器上,并且可以存储在硬盘和光盘上,可以随机回放脑电图和人像(可以很容易选定回放任何时刻的记录),供专业人员反复研究,以便对癫痫的诊断、分类、致病灶定位得出正确的结论,找到正确的处理方法。

(三)视频脑电图分析

视频脑电图最主要的作用是对癫痫的诊断和鉴别诊断。癫痫有发作期和发作间期,有时两者的脑电图是不一样的。癫痫发作间期常见的癫痫证据是癫痫样波,如棘(尖)波、棘(尖)慢复合波。发作间期与发作期的脑电图有时相同,例如,肌阵挛发作,发作间期和发作期都可能表现为多棘慢复合波。发作间期和发作期的脑电图可能表现完全不一样,例如,强直性发作,发作间期可能有或没有癫痫样波,而发作期主要表现为电压抑制或波幅逐渐升高的快波。婴儿痉挛症患者发作间期的脑电图特点为高峰节律紊乱,发作期则表现为大慢波,高峰节律紊乱消失;有的患者的发作间期的脑电图记录不到异常现象,只有记录到发作期才能确诊。另外还要全面分析、密切结合患者的临床表现,并排除夜惊等疾病。

(四)视频脑电图对癫痫诊断和鉴别诊断的价值及意义

1.提高发现痫性放电的阳性率

癫痫发作具有突发性、间歇性,因此目前常规脑电图描记 30 min 的阳性率仅为 30% 左右,再加上睡眠描记,阳性率可增加 50% 以上。而视频脑电图(图 3-14)可以长时间描记,使痫性放电的阳性率提高到 95% 以上,并且可捕捉到临床发作时的痫性放电。有学者报道夜间额叶发作23 例,清醒常规脑电图检查,均为阴性;剥夺睡眠后白天作视频脑电图检查,阳性率增至 52.2%;而夜间视频脑电图记录的阳性率为 87%。

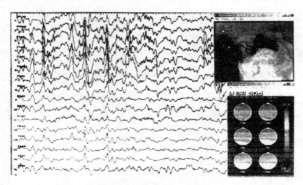

图 3-14　临床诊断为原发性癫痫的 6 岁女童的视频脑电图

注:视频脑电图检查见临床发作伴尖波发放。

2.区别非癫痫发作与癫痫发作

非癫痫发作在人群中占 5%～20%,部分非癫痫发作患者被错误地诊断为"难治性癫痫"。非癫痫发作与癫痫发作的鉴别要点是非癫痫发作的发作期同步脑电图呈阴性,发作后症状少见。

3.帮助确定癫痫发作类型,识别轻微发作

视频脑电图更有利于认识和区别癫痫发作的类型,特别是对新生儿癫痫发作、婴儿期癫痫发作、额颞叶癫痫、失神发作等,视频脑电图的应用更具有重要意义。部分患者在出现脑电痫性放电时,临床可表现出轻微的和正常行为难以鉴别的发作性症状,如一过性认知损伤、表现谈话或阅读中断、反应迟钝,通过视频脑电图可识别。如果上述表现与痫性放电重复同步出现,可看作轻微发作。

（1）婴儿期癫痫：对婴儿期癫痫发作的识别和分类都比较困难,视频脑电图监测同步分析有助于婴儿癫痫发作的准确观察与分类。有学者报道婴儿癫痫 76 例,附有 296 例次发作期视频脑电图,观察临床发作类型,痉挛发作占 24%,阵挛性发作占 20%,强直性发作占 17%,运动不能占 20%,其余为肌阵挛发作和失张力性发作。临床表现为全身性发作的 51 例中有 19 例脑电图上以局灶放电开始,占 37%。国内有学者报道 45 例婴儿 106 次癫痫发作的视频脑电图结果,全身性发作的 21 例中,全身性粗大肌阵挛发作 8 例,共 32 次,散发游走性肌阵挛发作 3 例,不能分类的发作 3 例,共 5 次。

（2）额叶癫痫：患者表现为短暂的意识障碍、躯干的扭动和四肢的不规则动作,伴固定模式的叫喊,同时脑电图表现为一侧或双侧额部的爆发性活动,如爆发性快波节律、爆发性慢波节律、爆发性棘波、尖波或棘慢波综合波。

（3）失神发作：通过视频脑电图检查可将失神发作进一步分型,如单纯性失神、失神伴眼肌阵挛、失神伴面肌阵挛、失神伴失张力、失神伴强直发作、失神伴自动症、失神伴全身性肌阵挛、失神伴大发作。

（4）癫痫持续状态：癫痫患者若出现发作频率显著增加或不能解释的意识蒙眬、萎靡不振、痴呆或共济失调症状,应警惕癫痫持续状态的发生并及时进行视频脑电图检查以确诊。

4.修正癫痫的诊断和提高疗效

对癫痫的诊断有时不是一次就能确诊并分类的。治疗效果不好或出现新的临床表现时,应重新检查诊断和分类是否准确。通过视频脑电图检查,能明确癫痫灶的部位,癫痫发作控制率可得到提高。

5.癫痫患者的手术前准备（癫痫发作的准确分类和定位）

对于经过系统正规抗癫痫药物治疗仍然不能控制发作的难治性癫痫病例,可试用手术治疗。手术治疗成功的关键是癫痫电生理定位是否准确。手术治疗癫痫不是简单地切除病灶,因为有时并没有解剖上的病灶;有解剖上的病灶,也不一定与电生理病灶完全一致。癫痫发作分类和定位难以确定时,一般要在视频脑电图帮助下诱发患者 10 次左右有特征性的癫痫发作,有时还要用硬膜下电极或其他脑深部电极帮助分类和定位,再确定是否适合手术及适合什么样的手术方式。

（韩　玮）

第四节　神经-肌电图检查

一、针极肌电图

（一）定义

针极肌电图是通过同心针电极记录肌肉在静息、轻收缩、重收缩时肌肉的电活动改变,反映神经、肌肉的功能状态,区别神经源性肌萎缩和肌源性肌萎缩,确定病变性质、分布,观测疾病进展及预后。

适应证：诊断脑干运动神经元、脊髓前角细胞及其神经根、神经丛、周围神经、神经肌肉接头等疾病。

对有凝血功能障碍或出血倾向的患者应警惕检查中、检查后出血的可能，如果需检查，进针不能过深，要严密观察。

注意事项：检查前应检查仪器的各项技术参数，向患者详细说明检查程序及其配合要求，需对针极进行严格消毒，提倡使用一次性针极。术后注意对针刺部位压迫止血。

根据病史、临床表现选择病变肌肉或按拟诊疾病的检查要求，选择广泛病损部位近端、远端或不同节段的肌肉插入针极；按针极插入、肌肉松弛、轻收缩、重收缩进行观测。

（二）正常肌电图

1.正常插入活动

在针极插入正常肌肉的瞬间，由于针极对肌肉的机械性刺激，产生短暂的电活动，针极移动一旦停止，插入电位迅速消失，称为插入活动，插入活动持续时间约为 300 ms，电位平均幅度为 100 μV，时限为 1～3 ms。

2.终板噪声

当针极插入正常肌肉的运动终板及其邻近时，出现时限为 0.5～2.0 ms、电压小于 50 μV 的负相电位，呈不规则的高频发放，具有海啸样音响，称为终板噪声，实际上系记录的不扩散的自发的微小终板电位。

3.终板尖波

当针极插入某些正常肌肉时，可骤发时限 1～4 ms、电压 200 μV 以上、频率可达 50 Hz、起始为负相的双相电位，被有的学者称为高频负电位或神经负电位，现称为终板尖波，是针极刺激肌内神经细支产生的能扩散的肌纤维动作电位。

4.电静息

针极插入后肌肉完全放松时，看不到任何电活动，称为电静息，示波器上可见一条电平线。

5.运动单位动作电位

肌肉轻收缩时出现运动单位动作电位，代表一个脊髓前角细胞及其轴突所支配的肌纤维收缩时的综合电位。但运动单位动作电位并非由该运动单位的全部肌纤维产生，只是电极记录范围内部分肌纤维电活动的综合。运动单位动作电位的参数为时限、幅度（电压）、波形。

6.运动单位动作电位的时限

运动单位动作电位的时限是指运动单位动作电位变化的总时间，即从离开基线起到返回基线经历的时间。用同心针电极记录时，运动单位动作电位的时限为 2～12 ms。运动单位动作电位的时限主要由运动终板在解剖上的空间分布所决定，造成肌纤维动作电位传到电极的时间差别。针电极下可引导出不同运动单位的电活动，因此记录的运动单位动作电位的时限是不同的，常需计算 20 个运动单位动作电位的平均值，与相同年龄区间患者同名肌肉的正常值进行比较。

7.运动单位动作电位的幅度

运动单位动作电位的幅度用电压（单位为微伏或毫伏）来表示，由最高正相和负相间的差距来测定，一般为 100～2 000 μV。运动单位动作电位的幅度由最接近针电极的一个或几个肌纤维决定，即激动的肌纤维与记录电极的距离、肌纤维容积、密度有关，距离近则幅度高，反之亦然。

8.运动单位动作电位的波形

运动单位动作电位的波形按照离开基线的次数来决定，分为单相、双相、三相、四相以及多相波（离开基数 5 次以上）。正常肌肉的单相波、双相波、三相波、四相波占 80％ 以上，多相波发生率小于 10％，三角肌多相电位较多，但小于 25％。运动单位动作电位的波形主要与同一运动单位内肌纤维收缩的同步性相关。

9.运动单位动作电位的稳定性

通过比较连续出现的同一运动单位动作电位的波形差异来判定运动单位动作电位的稳定性，其主要反映同一运动单位内肌纤维神经肌肉的传递功能。

10.肌肉不同程度用力收缩时的运动单位动作电位的募集型

肌肉不同程度用力收缩时，运动单位动作电位的募集型是不同的。由于针极接触范围内有来自不同运动单位支配的肌纤维，运动单位被激活的数量及伴随肌肉收缩用力增加，被募集的运动单位的数量是不同的。最大用力收缩时运动单位动作电位相互重叠，不能分离出单个波形，出现干扰相。轻度用力收缩时，只有一个或几个运动单位动作电位，在描记的图像上清晰可见，运动单位动作电位间相互分离，称为单纯相；中等度用力收缩时，参加收缩的运动单位的数量及每个运动单位动作电位的放电频率相应增加，各个电位间相互重叠干扰，致使基线不完全清晰，但仍可辨认，有些区域仍可见分离的单个运动单位动作电位，称为混合相。正常人肌肉最大用力收缩时，有时因精神紧张、疼痛、合作不佳、激活不足，不易获得干扰相波型。因此，中等或重度用力时运动单位动作电位综合的波谱都反映运动单位激活和募集的生理功能。

（三）异常肌电图

1.异常插入活动

（1）插入活动增加：当针极插入、挪动和叩击时出现不同波形电位，超过 300 ms 时，称为插入活动增加。插入活动由纤颤、正相电位组成时，可考虑为纤颤正相电位数量量度的最高级别；最常见的是在正相电位基础上叠加纤颤电位，监视器上出现基线漂移，放电频率高达 150 Hz，扬声器中出现暴雨的"沙沙"声。插入活动增加在周围神经损伤、多发性肌炎、皮肌炎患者的肌电图中常见。肌肉组织被脂肪、结缔组织代替时插入活动减少。

（2）肌强直电活动：电极插入后猝发一系列电活动，电位波幅及频率逐渐递增，达到高峰后又逐渐下降，故有轰炸机俯冲、摩托车起动、除草机器的特殊音响，称为肌强直电活动，放电频率高达 20～150 Hz，组成电位形态为正相波、复杂重复放电、肌纤维电位。肌强直电活动的组成、波、持续时间复杂多变，有时需要快速改变仪器的参数来循声捕获。肌强直电活动因寒冷而加重，因电极插入、肌肉叩击、肌肉和神经的电刺激而诱发，肌肉随意收缩时亦可引出。肌强直电活动见于先天性肌强直、强直性肌营养不良、软骨发育不良性肌强直、肌小管肌病、肌原纤维肌病、高钾性周期性瘫痪、酸性麦芽糖酶缺陷症、多发性肌炎、包涵体肌炎、假肥大型肌营养不良、药物性肌病、慢性周围神经病、运动神经元病、脊髓前角灰质炎、脊髓延髓性肌萎缩等。肌强直电活动的发病机制与肌细胞膜兴奋性障碍有关，先天性肌强直患者体内的氯离子通道基因突变致电导下降，钾离子产生的负后电位增大，引起肌细胞膜自发性去极化；强直性肌营养不良可累及氯离子通道；高钾型周期性瘫痪、先天性副肌强直因钠离子通道缺陷产生。

（3）复杂重复放电：一组肌纤维电位组成的复杂多相电位，呈高频（5～100 Hz）、锯齿形、突发性起始和终结，在针极插入时或自发出现，也可由随意收缩或刺激诱发的运动单位动作电位引发，每次出现时形态相似，有重复发放。产生机制为单个肌纤维间通过假突触或膜-膜间异位传递，起搏的肌纤维与邻近肌纤维形成去极化放电的环式连锁，从而产生单纤维电位组合、重复发放的特殊波形，见于炎性肌病、肌营养不良、肌原纤维肌病、中心核肌病、肌糖原贮积病、甲状腺功

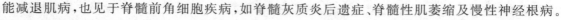

能减退肌病，也见于脊髓前角细胞疾病，如脊髓灰质炎后遗症、脊髓性肌萎缩及慢性神经根病。

2.自发性肌纤维活动

（1）纤颤电位：肌肉放松时出现的短时限、低波幅自发电位，称为纤颤电位，时限为 1～5 ms，大部分为 1～2 ms，幅度为 10～500 μV，大部分小于 300 μV，波形呈单相或双相，起始相为正相，放电间隔规则或不规则，频率为 0.5～10 Hz，也可高达 30 Hz，在扬声器中可听到尖锐高调的雨点般的"嗒嗒"声。纤颤电位是单个肌纤维及几个肌纤维的电活动，正常肌肉终板区外出现纤颤电位的频率不一，偶发少数纤颤电位的可能性是存在的。对局部区域发现几个纤颤电位的结果要慎重，必须检查多个部位，才有诊断意义，同时需评价纤颤电位的数量级别以判断损伤程度。急性神经轴突损伤时，纤颤电位最早出现时间为伤后 3 d，通常在神经损伤后 3 周，神经再生恢复过程中纤颤电位的数量逐渐减少，萎缩肌肉被结缔组织代替时纤颤电位消失。纤颤电位在周围神经病中比脊髓前角细胞疾病中多见。病变越接近末端神经支，出现的时间越早。检查时若皮肤温度过低，纤颤电位会消失，因此要注意对检查部位保温。去神经后的肌纤维，静息膜电位下降，肌纤维缺乏稳定性，出现缓慢自发除极，当达到一定程度时，成为一个可传播的电位，引起单个或一小组肌纤维收缩，产生纤颤电位。

（2）正相电位或正锐波：正相电位也是肌纤维电位的一种，因波形呈正相而得名，可表现为正相小尖波或宽大的正相波，以正相起始，后续负相拖曳，负相部分常不回到基线。正相电位时限为 4～5 ms，亦可大于 10 ms，幅度为 10～100 μV，也可达 3 000 μV，放电间隔规则，频率为0.5～10 Hz，偶尔可达 30 Hz，扬声器中出现粗重的"砰砰"声。正相电位波形特殊，极易辨认，挪动针极位置时波形亦不改变。正相电位可重复发放组成群正相电位或在正相电位基础上叠加纤颤电位，组成多种形式的放电波型。正相电位和纤颤电位均为肌纤维电位，见于去神经肌肉、肌肉疾病的坏死肌纤维，但正相电位是肌纤维的一种损伤电流，自肌纤维向周围扩布时，在损伤区域引导出现正相电位，可能是去神经的肌纤维坏死、再生出现的电位或很多肌纤维同步放电的结果。

3.自发性运动单位电位

（1）束颤电位：束颤电位是肌肉放松时出现的自发运动单位动作电位，频率为 0.1～10.0 Hz，放电间隔大多不规则，它可呈单个、成对或成群发放。束颤电位波形可分为单纯束颤电位和复合束颤电位，单纯束颤电位位相四相以下，时限为 2～10 ms，幅度为 2～10 mV；复合束颤电位位相五相以上，时限为 5～30 ms，幅度与单纯束颤电位相似。因束颤电位的参数与正常运动单位电位相似，需谨慎区别，特别在检查肌肉放松不良时，出现的正常运动单位动作电位容易混淆，但束颤电位放电频率低、不规则，达不到正常运动单位动作电位的发放频率；束颤电位出现在完全放松时的肌肉，而姿势、位置不当，肌肉放松不良，正常运动单位动作电位在调整姿势、位置后消失；有时束颤电位可伴有肌肉束颤。束颤电位产生的机制尚不明确，来源于脊髓前角细胞、神经根、远端轴索。因脊髓前角病变，细胞膜部分去极化，在去极化部分与未去极化部分形成电流回路，产生兴奋折返，引起节律性兴奋；也可能因细胞膜静息电位下降，失去稳定性，产生自发去极化，当去极化达到一定程度时，引起整个细胞的兴奋；也可能因神经轴突钠通道电导增加，钾通道电导下降产生自发性异位冲动，单个或几个运动单位支配的肌纤维兴奋，产生束颤。束颤电位见于肌萎缩侧索硬化、脊髓型进行性肌萎缩、其他运动神经元病、脊神经根病、轴索性周围神经病、神经嵌压征、多发性神经病、高兴奋性神经综合征-痛性肌痉挛-束颤综合征。正常人也可出现束颤电位，与脊髓前角疾病的束颤电位比较，放电频率、电位间隔有一定差别，产生运动神经元病时放电间隔长，正常人的束颤电位放电频率高、间隔短、波形单纯，但尚须结合临床做出判断，也有报告认为运动神经元病患者的束颤电位与正常人的束颤电位并无显著区别。双重波、三重波、多重波为自发运动单位动作电位成组发放,可与束颤电位同时出现,代表运动神经元、神经根的自发去极化,多见于高兴奋性神经综合征-痛性肌痉挛-束颤综合征,也见于低钙血症、手足搐搦。

(2)肌颤搐电位:肌颤搐电位为运动单位动作电位的自发、重复性发放,可视为成组性束颤电位,电位群内发放频率为 $5\sim60$ Hz,每次发放群内的电位数量不同,发放频率<2 Hz,出现军步声。其产生机制为神经元、神经间假突触异位传递或脱髓鞘神经节段自发、重复性除极而产生自发电活动。肌肉表现为连续性水波样不自主运动、抖动、蠕动,但不伴关节运动。其常见于肿瘤放疗后神经根(或丛)病、多发性神经根病、嵌压性神经病、脊髓脱髓鞘病变、吉兰-巴雷综合征,也见于脑干病变(多发性硬化、结节病、肿瘤)引起的面肌纤维颤搐。

(3)痛性肌痉挛电位:痛性肌痉挛电位为正常运动单位动作电位的重复发放,有时表现为高频率,为 $40\sim75$ Hz 的不规律放电,肉眼可见肌肉局部挛缩伴肌肉疼痛,似为肌肉终末端兴奋性升高,见于正常人或老年良性夜间痛性肌痉挛、运动后肌痉挛,也可见于周围神经病、代谢性肌病及内分泌性肌病等,但肌糖原贮积病 V 型患者出现的肌痉挛电位与该电位不同,肌糖原贮积病 V 型患者的肌挛缩表现为电静息。

(4)神经性肌强直放电:神经性肌强直放电为单个运动单位电位的高频自发放电,是自发电位中发放频率最高者,频率达 $150\sim250$ Hz,波幅可有递减,学者一般认为异常放电起源于运动神经,神经轴索兴奋性升高导致运动单位动作电位的高频发放。神经性肌强直放电见于神经性肌强直、慢性神经源疾病(如脊髓前角灰质炎后、成人型进行性脊髓性肌萎缩、周围神经病、手足搐搦、抗胆碱酯酶药物中毒)。

(5)静止性震颤电位:静止性震颤电位为一组自发的不同运动单位动作电位,多个运动单位动作电位成组地进行周期性电位发放,但难以辨认单个运动单位动作电位,从而表现为多相性,两次发放间有一定的静息期。

4.运动单位动作电位异常

运动单位动作电位异常表现为时限、幅度(电压)、波形及稳定性改变。

(1)运动单位动作电位的平均时限异常:正常人运动单位动作电位的平均时限因不同肌肉、年龄而不同,因此不能简单地确立一个通用界限,各实验室使用的仪器、针极、检查条件存在差别,需确立自己的正常值,若偏离正常值 20%,可以考虑缩短或延长时限。进行性肌营养不良、特发性炎性肌病、强直性肌营养不良患者的运动单位动作电位的平均时限缩短,运动神经元病、脊髓前角灰质炎、周围神经病患者的运动单位动作电位的平均时限延长。但时限改变也与疾病类型、疾病所处时期(如急性期、慢性期、终末期)有关。

(2)运动单位动作电位的幅度(电压)异常:运动单位动作电位的幅度(电压)差别甚大,受查者的用力程度、针极距离激动的肌纤维的位置、肌纤维容积、密度均影响幅度,因此结果偏离正常值 40% 不一定异常,但仍可作为一个参考指标。出现神经源性肌萎缩时,由于神经侧支形成,支配比原先多的肌纤维,平均幅度升高,有时出现幅度大于 5.0 mV 的电位(有学者称为巨大电位),这种电位有一定诊断价值。发生肌源性疾病时,运动单位动作电位的平均幅度降低。

(3)多相电位增加:正常肌肉的多相电位一般占 $5\%\sim10\%$,通常超过 20% 称为多相电位增加。有肌肉疾病,多相电位增加。有神经外伤、神经再生、脊髓前角细胞疾病时,多相电位增加。按组成多相电位的棘波时限及持续时间不同,多相电位可分为短时限、低电压的小多相电位和长时限、较高电压的长多相电位。短时限多相电位的时限与正常运动单位动作电位的时限相同,而组成的棘波时限为 0.5~2.0 ms。短时限多相电位产生的原因为运动单位中心区域内肌纤维数量减少,正常肌纤维与坏死的肌纤维、增生的结缔组织交错散布,收缩时造成时程上的分散。短时限多相电位见于肌源性疾病及神经再生早期。长时限多相电位又称群多相电位,电位时限超过正常运动单位电位,其组成的棘波时限可高于 4.0 ms。有时区别长时限多相电位与短时限多相电位并不容易,常把二者统称为多相电位。尚可见到运动单位动作电位转折增加,这也代表不同步收缩。有时在主波成分后面,相隔一定时间段后出现另一棘波成分,称为卫星电位,系神经侧支芽产生的锁时电位,多见于周围神经及脊髓病变,亦见于肌肉疾病。

5.肌肉不同程度用力收缩时波型改变

肌肉不同程度用力收缩时波型改变表现为收缩时运动单位的动作电位的募集减少、募集增加、早期募集及激活减少。不同用力程度肌肉收缩时,单个运动神经元激发的频率、募集的运动单位数量可由收缩波型来判断。脊髓前角细胞或周围神经病变使运动单位募集的数量减少,重收缩时不能综合成干扰相,出现混合相或单纯相;有时激发的放电频率增加,但仍不能募集更多的运动单位而出现高频单纯相。有肌源性疾病时,运动单位的数量虽未减少,但每个运动单位内肌纤维数量减少,肌肉收缩时,不仅运动单位动作电位的放电频率增加,还出现早期募集现象,增加激活的运动单位数量,以代偿肌力不足,即使在轻度用力收缩时也出现病理干扰相。但用力收缩时的肌电波型还与针极在肌肉的位置、患者合作的程度、肌肉的部位有关,需进行全面分析。

(四)异常肌电图类型

1.肌源性损害的肌电图特点

(1)运动单位动作电位的平均时限缩短。运动单位动作电位的平均时限缩短是肌源性疾病肌电图最有诊断价值的改变。肌纤维变性、坏死,数量减少,它们产生的慢波部分电压更低,不能从噪声内检出,使整个运动单位的电位失去了起始和终末部分。肌纤维变性、坏死也使运动单位的周围部分丧失,使运动单位的范围缩小,运动终板区域变窄,出现短时限电位。不同类型的肌源性疾病的时限缩短的阳性率和程度不同,假肥大型肌营养不良患者肌电图的时限改变最显著,肢带型肌营养不良及特发性炎性肌病的慢性期患者肌电图的时限也可正常,甚至延长。

(2)运动单位动作电位的幅度(电压)降低。肌源性疾病患者肌电图的运动单位动作电位幅度下降。部分患者肌电图的运动单位动作电位的幅度正常或升高。幅度下降的原因为肌纤维数量减少、密度下降。

(3)多相电位增加:多相电位增加也是肌源性疾病的重要指征。对于肌电图缺乏运动单位动作电位、时限缩短的患者,多相电位增加可能为重要表现。短时限、低波幅多相电位被有的学者称为肌病电位,有价值,但使用这一名称存在争议。

(4)重收缩时出现干扰相或病理干扰相。有肌肉疾病时,肌纤维数量减少,运动单位动作电位的发放频率及募集正常,但由于肌肉力弱,可出现早期募集,或代偿性地增加运动单位动作电位发放频率,募集更多的运动单位,加之出现肌病时多相单位重叠,组成的干扰相显得波峰纤细,中间部分浓重。干扰相有别于正常肌肉产生的募集型,有的被称为病理干扰相,波幅也降低。

(5)有肌病时,患者的肌电图出现各种形式的插入活动,例如,肌强直患者的肌电图中出现肌强直电活动,肌强直电活动也见于进行性肌营养不良、多发性肌炎、皮肌炎、肌糖原贮积病。纤颤电位、正相电位常见于多发性肌炎、皮肌炎、假肥大型肌营养不良,也见于其他类型肌营养不良、重症肌无力及先天性肌病。纤颤电位和正相电位通常出现在疾病早期,在病变进展的后期因肌纤维明显纤维化、脂肪化,纤颤正相电位减少或消失。产生机制与肌纤维节段性炎症、局灶性坏死使部分肌纤维与终板分离,造成暂时性失神经支配及末端神经细支的梗死有关。肌肉疾病的肌电图改变与肌病类型和急性期、亚急性期、慢性期有关。假肥大型肌营养不良患者肌电图的改变典型,肢带型肌营养不良患者的肌电图因累及肌肉不同而有不同改变,先天性肌病患者的肌电图可正常或有典型肌源性改变。特发性炎性肌病急性期患者的肌电图有大量的插入电活动,纤颤电位,正相电位,短时限、低幅度多相电位,运动单位动作电位募集及发放增加;慢性期纤颤、正相电位减少,出现长时限、高波幅多相电位,或联合出现长时限、高波幅多相电位及短时限、低幅度多相电位,运动单位动作电位的募集正常或减少。在肌病的慢性或终末期,患者的肌电图可出现运动单位动作电位的时限延长,长时限、高电压的多相电位,重收缩时的运动单位动作电位募集减少。

2.神经源性损害的肌电图特点

(1)有神经源性疾病时可出现各种形式的插入活动,纤颤电位和正相电位为重要特征,通常出现急性期及亚急性期,病变后期因明显脂肪化、结缔组织增生,纤颤电位、正相电位减少或消失。

(2)运动单位动作电位的平均时限延长。运动单位动作电位的平均时限延长是神经源性疾病肌电图最有诊断价值的表现,可见长时限高电压多相电位,早期神经再生可出现短时限低电压多相电位,称为新生电位。

(3)运动单位动作电位的幅度增大。有神经源性疾病时,由于神经侧支形成,支配比原先多的肌纤维,肌纤维肥大,运动单位动作电位幅度增大,有时测到幅度大于 5.0 mV 的巨大电位(有一定诊断价值),但病变早期幅度正常。

(4)运动单位动作电位的不稳定性增加。有神经源性疾病时运动单位动作电位的不稳定性增加,表现为同一运动单位动作电位的波形、频率不同,代表其组成的新生侧支支配的肌纤维间神经肌肉接头传递有差异。

(5)重收缩时运动单位的动作电位的募集减少。有神经源性疾病时脊髓前角细胞丢失、轴突变性导致运动单位减少,运动单位发放频率下降、募集减少,最大用力收缩时不能综合成干扰相,出现混合相或单纯相,或者增加发放频率,出现高频单纯相。

3.神经源性疾病不同病程的肌电图

(1)急性轴突损害或活动性改变:急性轴突损害或活动性改变时出现大量纤颤电位、正相电位,运动单位电位的时限正常或延长,运动单位电位募集下降;神经再生时组成增大的运动单位,时限、电压增加、多相电位增加,早期可出现短时限低波幅多相电位(新生电位);慢性期神经再生侧支形成,运动单位电位时限延长或幅度增加,出现长时限、高波幅的多相电位,而纤颤电位、正相电位较少或缺乏,运动单位募集下降。

(2)脊髓前角细胞病变:早期病变可缺乏典型的神经源性损害,以后出现纤颤电位、正相电位。慢性期出现明显的侧支形成、运动单位扩大,出现长时限、高波幅运动单位动作电位及多相电位,以及典型的神经源性损害的募集相。

(3)单纯脱髓鞘病变:发生单纯脱髓鞘病变时,不出现纤颤电位、正相电位,运动单位动作电位正常,运动单位募集也可正常;如果脱髓鞘疾病合并传导阻滞,运动单位动作电位正常,运动单位动作电位募集及发放频率下降;脱髓鞘病变合并轴突损害,可出现神经源性损害肌电图。

(五)肌电图的诊断价值

1.鉴别神经源性及肌源性损害

根据临床病史、肌肉萎缩及力弱肌肉的分布和范围、反射改变,判定神经源性或肌源性萎缩通常有困难。近端型脊髓性进行性肌萎缩易与肢带型肌营养不良混淆,远端型肌营养不良易被误诊为进行性脊髓性肌萎缩、腓骨肌萎缩;婴儿期出现的肌弛缓、肌无力、运动发育迟滞,可起因于婴儿型脊髓性肌萎缩、腓骨肌萎缩、先天性肌病等,临床区别也困难。肌电图可区别肌源性、神经源性损害、周围神经病,并引导进一步检查。肌源性肌电图可辅助诊断各类进行性肌营养不良、先天性肌病、代谢性肌病、中毒性肌病、系统性疾病伴发的肌肉损害、多发性肌炎、皮肌炎、包涵体肌炎、免疫性坏死性肌病。神经源性肌电图有助于诊断神经源性疾病,如脊髓前角细胞损害的进行性脊髓性肌萎缩、运动神经元病、肌萎缩侧索硬化、周围神经病、神经根疾病、神经丛疾病、神经外伤。

2.诊断肌强直性肌营养不良及非营养不良性肌强直

临床肌强直、叩击性肌强直、电生理肌强直是肌强直疾病诊断的重要标志。强直性肌营养不良患者的肌肉强直症状不重,易被忽略而延误诊断,电生理肌强直提供客观诊断证据。发现肌强直电活动对酸性麦芽糖酶缺陷病的诊断有支持价值。周期性瘫痪中肌强直电活动有助于亚型识别。强直性疾病中肌源性损害肌电图有助于强直性肌营养不良的诊断。

3.作为肌肉活检的引导检查

有肌肉疾病时,肌肉病理检查为重要检查项目,但有时因肌肉选择不当,难以得出结论,在肌电图检查基础上选择中度损害的肌肉来检查,可大大提高诊断阳性率,但需避开做针极检查的部位或选择对侧同名肌肉,以防止产生误差。

4.有助于确定病损范围

肌萎缩侧索硬化为慢性进展的神经变性病,常由一个体区(颈区、胸区、球肌区、腰骶区)向另一个体区扩展,在临床肌肉萎缩力弱出现前,肌电图可显示神经源损害改变,早于临床肌萎缩出现,可协助诊断;根据异常肌电图分布判定病变范围,病变范围在三个体区以上称为广泛性神经源损害,是诊断肌萎缩侧索硬化的标准之一。其他神经源性疾病可累及多个体区,因此广泛神经源性损害并无特征性。不同类型肌营养不良的起始发病肌肉不同,累及肌肉有一定选择性和特定的进展顺序,肌电图能显示累及肌肉及扩展范围,有助于判定亚型。

5.判定疾病进展和治疗效果

对肌萎缩侧索硬化的定期随诊检查可发现病损体区扩大,活动性损害向慢性期及终末期肌电图转化。对特发性炎性肌病的随诊检查可发现症状好转时纤颤电位、正相电位减少、消失,运动单位电位逐步恢复正常,这可作为疗效指标之一。

6.诊断神经肌肉接头病变

重症肌无力的针极肌电图有助于判断疾病的严重程度。神经肌肉接头传递阻滞,运动单位动作电位的形态、位相、幅度不稳定,严重传递阻滞导致肌纤维功能丧失,运动单位减小,运动单位动作电位的时限缩短,出现早期募集,表现为典型肌源性改变;也可出现纤颤电位、正相电位;晚期也可出现运动单位募集减少。重症肌无力合并肌病或肌炎表现为典型肌源性损害。先天性肌无力综合征可有肌源性损害改变。

7.鉴别失用性、中枢性肌萎缩

关节损伤、固定及其他原因引起的失用性肌萎缩及顶叶病变造成的肌萎缩缺乏特征性肌电图改变;部分病例的脑卒中后肌电图可检测到纤颤电位。中枢神经系统脱髓疾病(如多发性硬化)可累及轴突,出现失神经电位及运动单位电位改变;不随意运动(如震颤、肌张力障碍、僵人综合征、肌阵挛)可见相应的自发运动单位动作电位异常及收缩肌与拮抗肌的运动异常改变。

二、神经传导速度测定

(一)定义

神经传导速度测定是经皮给予神经干电刺激,引出支配肌肉的肌肉复合动作电位(运动神经传导)或感觉神经电位(感觉神经传导),测定电脉冲在受查神经节段的传导时间,计算相应的运动神经速度或感觉神经传导速度,判定所查神经的完整性,以检出神经的轴突损害、脱髓鞘及传导阻滞,诊断周围神经疾病。

(二)适应证

诊断各类神经损伤,神经根、神经丛、周围神经疾病。

(三)禁忌证

在检查植入心脏起搏器、除颤器的患者前需判定安全性或将其列为禁忌。

(四)注意事项

检查前应检查各项仪器的技术参数,向患者详细说明操作程序及给予患者电刺激时的轻刺痛或轻震动及肌肉收缩的感觉,取得患者的配合。患者受查皮肤温度保持 32 ℃以上(但不超过正常范围的最高值),在 32 ℃以下时需复温。选择拟诊病变神经或按拟诊疾病的检查要求选择周围神经检查。

(五)运动神经传导速度、传导阻滞

1.运动神经传导速度测定技术

测定运动神经传导速度时,在要测定的节段,对两个不同端点进行刺激。两刺激点应相隔一定距离,一点为近端刺激点,另一点为远端刺激点。例如,刺激尺神经时,应在腕部尺侧缘选择远端刺激点,在肘部尺神经沟处选择近端刺激点,在外展小指肌记录。对刺激电极和记录电极,均选用表面电极,对刺激电流,选用方波脉冲,持续时间为 0.1~0.2 ms,刺激强度为超限刺激,分别测出刺激远、近两端点时引起的肌肉复合动作电位的潜伏期、幅度,测出刺激点到记录点间的距离,代入下述公式,便可求得该段的运动神经传导速度。

运动神经传导速度(m/s)=近端刺激点与远端刺激点间的距离(mm)/[近端点复合肌肉动作电位的潜伏期(ms)－远端点复合肌肉动作电位的潜伏期(ms)]

按照上述方法可刺激欧勃士点(Erb 点)、腋部、肘上部尺神经,计算相应节段的神经传导速度。每个刺激点引出的肌肉复合动作电位的潜伏期包含了冲动在神经干的传导时间、神经肌肉接头的延搁以及肌纤维内的传导时间,因此在测定运动神经传导速度时需要计算近端、远端刺激引出的复合肌肉动作电位潜伏期的差值,才能代表两点之间的传导时间。

2.正常人运动神经传导速度、远端潜伏期、肌肉复合动作电位幅度

每个实验室应建立自己的正常值或与国内公认的标准进行比较(可参考国内的手册)。

3.神经传导阻滞的测定

(1)神经传导阻滞的测定技术:神经传导阻滞的测定技术与运动神经传导速度的测定技术相同,但应增加刺激点,例如,对正中神经、尺神经分别在 Erb 点、腋窝、肘上、肘部、肘下、腕部进行刺激,分别在外展拇短肌、外展小指肌记录。对腓总神经分别在腘窝部上方、腓骨小头处、踝部刺激,在伸趾短肌记录,测量复合肌肉电位的波幅、面积和时限,比较远端与近端端点间的差值。

神经传导阻滞率可按下述公式计算。

传导阻滞率(%)=(远端复合肌肉动作电位波幅－近端复合肌肉动作电位波幅)/远端复合

肌肉动作电位波幅×100％

（2）神经传导阻滞的判定：虽然这种技术已在临床广泛应用，但迄今仍缺乏稳定、可靠、统一的诊断标准，有报道认为神经短节段（如正中神经肘部-腕部段），在病变位置的近端刺激时较远端幅度下降20％，波形离散不大于15％，而Erb点与腕部则需有大于40％的下降，空间离散小于30％，才能诊断传导阻滞。

（3）神经传导阻滞的临床意义：神经传导阻滞为神经冲动不能通过神经局部或节段传递，引起神经功能障碍，而节段的近端、远端传递是正常的。电生理学表现为刺激近端复合肌肉，动作电位幅度或面积比刺激远端减少，用以解释周围神经因外伤、缺血、压迫、免疫、炎症反应出现的节段性脱髓鞘。但急性轴突病变、离子通道失能或膜电位变化也可能导致不同轴突兴奋性异常、功能性轴突减少或出现短时间传导阻滞，出现动作电位幅度下降。因而在进行神经传导速度测定时，要注意比较神经传导跨越的两个端点复合肌肉动作电位的幅度，结合临床正确解释。

（六）感觉神经传导速度

1.测定方法

测定感觉神经传导速度时，需刺激神经的远端支（如正中神经或尺神经的指神经），在该神经的近端记录神经电位，此称为顺向记录。也可刺激近端神经，在远端记录，称为逆向记录。因记录神经电位时，是直接在神经干上记录，不经过突触，故可以根据从刺激点到记录点的距离与该点神经电位的潜伏期的比值直接算出。把刺激指（趾）神经的电极做成环状，把阴极置于掌指（跖趾）关节处，把无关电极置于远端指节（趾节），亦可用双极的神经刺激电极刺激神经干，把作用电极（阴极）置于神经上，对记录电极，亦可选择表面电极，置于远端。

2.感觉电位潜伏期的测量

使用表面电极记录时，正相波有时不够清晰，可测至负相波的起始处。感觉神经传导速度的计算方法与运动神经传导速度的计算方法相同。但感觉神经电位是直接从神经干上记录的，因此，只要刺激1个端点，根据刺激点到记录点的距离与感觉电位的潜伏期的比值直接计算。

3.感觉神经传导速度的正常值

对正常人感觉神经的传导速度、潜伏期及感觉电位的波幅，每个实验室应建立自己的正常值或与国内公认的标准进行比较。

（七）F波及H反射波

神经传导的测定主要应用于远端神经检查，不能反映近端神经节段、神经根段的传导功能，而F波及H反射波均为电刺激诱发的复合肌肉动作电位的后电位，电冲动跨越自刺激点到脊髓的全通路，包括近段神经根段，可应用于判定近端神经节段或全段的神经传导功能。

1.F波

对神经施加超限刺激时，在所支配肌肉（手、足部小肌）引出肌肉复合动作电位（M波）及后续的低幅度复合肌肉动作电位，当刺激位置向心移动时潜伏期缩短，此电位因在足部肌肉首次记录，故称为F波。F波并非反射波，其路径为电刺激神经干时冲动逆向传入并激活脊髓前角细胞后，又顺向传导，引起支配肌纤维的收缩。在腕部或踝部超强刺激神经干，即可记录M波及F波，测出M波及F波的潜伏期，计算出刺激点与传导时间、传导速度，公式如下。

$$F波传导时间(ms)=[(F波潜伏期-M波潜伏期)-1(ms)]/2$$

$$F波传导速度(m/s)=刺激点与脊椎棘突的距离(mm)/F波传导时间(ms)$$

式中，1ms为神经细胞的中枢延搁。

由于F波与第一个运动反应M波相比,仅激活5%的肌纤维,幅度低,而且激活的脊髓前角细胞的类别、数量、传导特性不同,每一个F波的潜伏期、幅度、波形也不恒定,测定时常需测定10个潜伏期,求得平均值。对上肢正中神经和尺神经进行腕上刺激时,F波潜伏期为25~32 ms;对下肢腓总神经、胫神经进行踝部刺激时,潜伏期为45~56 ms。F波潜伏期的长短与身高、肢体长度相关;F波的出现率为80%~100%,至少大于50%。

F波应用于诊断周围神经病,特别是周围神经近端病变,如C_8~T_1、L_5~S_1神经根病、多发性神经病、急性炎性脱髓鞘性神经根神经病。在急性炎性脱髓鞘性神经根神经病早期,运动神经传导速度减慢,可出现F波潜伏期延长。在远端潜伏期正常时,F波对诊断近端神经病的价值较大,但不能区别神经根、神经丛或近节段病变。评价F波传导性的改变,仍需考虑受测神经的整个通路功能(含近端段及远端段),应结合远端潜伏期做出分析,并无定位及定性特异性。在远端复合肌肉动作电位小于200 μV时很难引出F波。

2.H反射波

H反射波亦为电刺激神经后出现的肌肉复合动作电位的后电位,即在腘窝部电刺激胫神经,在腓肠肌或比目鱼肌记录的肌肉复合动作电位的后电位。其机制为电流刺激胫神经中的肌肉传入纤维ⅠA,兴奋冲动传入脊髓前角细胞直接引起α运动神经元兴奋,通过传出纤维引起肌肉反射性收缩产生后电位,故H反射为单突触牵张反射,与跟腱反射相关。

与刺激四肢神经均可引出的F波不同,H反射波只出现于被刺激的胫神经(比目鱼肌或腓肠肌记录)、股神经(股四头肌)、正中神经(桡侧屈腕肌);H反射波的阈强度低于引出M波的阈强度,故在刺激强度递增时H反射波先出现,H反射波的幅度随刺激强度的增加而增加,当刺激强度达M波阈强度时,M波出现,刺激强度达一定值后H反射波幅度最大,而后随刺激强度增加H反射波的幅度逐渐下降、消失,而M波的幅度逐渐增加达最大值。

H反射波的检查技术与F波相同,但刺激电流为1.0 ms,频率选用2~3 s 1次,逐渐增加刺激强度直至引出H反射波,再增加刺激强度,使H反射波的幅度达最大值,测量H反射波的幅度、潜伏期,计算最大H反射波的幅度与同时引出的M波幅度的比值。腓肠肌的H反射波的潜伏期为25~30 ms,可达34 ms,双侧差异小于1.5 ms。

H反射波的潜伏期延长有助于诊断S_1神经根病,也有助于多发性神经病、近端胫神经病、坐骨神经病的诊断,双侧潜伏期比较,差值1.5 ms有诊断价值,健康老年人的肌电图中也可见H反射波缺乏。

(八)影响传导速度的技术、生理因素

神经传导速度测定的数值受技术因素、生理因素影响,控制技术因素、规范操作可提高数据的可靠性。结合生理因素正确解释测定结果是正确诊断疾病的基础。受查者的皮肤温度需不低于32 ℃,避免皮肤温度低使测得的传导速度减慢、电位幅度升高;控制检查中的技术因素,例如,正确放置电极,在正确的位置刺激神经,避免或识别邻近神经因容积传导受到刺激而引出的肌肉复合动作电位的干扰;降低刺激伪差,减少潜伏期测定误差;确保超强刺激强度,提高复合肌肉动作电位幅度的可靠性;采取正确的肢体位置,使测得的体表神经长度正确;需将测得的数值与相应的年龄、身高及设定的远端神经体表距离进行比较,才能得出正确的解释。

(九)神经传导速度改变的类型

1.神经轴突损害

神经外伤轴突断裂时,远端神经传导性存在3~4 d,之后发生神经轴突沃勒变性、轴浆流中断等损害,严重时传导性丧失,而后再生,神经传导逐渐恢复。免疫性、遗传性、代谢性、中毒性轴突性神经病变,神经轴突变性导致功能纤维数量减少,复合肌肉动作电位幅度减小,可平均下降50%,传导速度正常或只有轻度减慢(70%～80%的正常值)。在神经外伤或神经轴突损伤的超急性期,沃勒变性尚未完成,病变部位远端复合肌肉动作电位的幅度可不下降;在严重轴突损伤的疾病晚期,传导性也可完全丧失。

2.神经髓鞘脱失

神经髓鞘脱失时神经传导速度明显减慢,远端潜伏期延长,复合肌肉动作电位幅度正常或轻度下降。

关于周围神经病髓鞘脱失的传导速度及潜伏期诊断标准尚缺乏共识,但学者一般认为上肢神经传导速度小于 35 m/s,下肢神经传导速度小于 30 m/s,肯定为脱髓鞘病变;也有学者认为传导速度小于正常值的下限 75%,远端潜伏期大于正常值上限 100%,可考虑为脱髓鞘病。美国神经病学会关于诊断脱髓鞘性神经病的标准如下。①若神经远端复合肌肉动作电位的幅度正常或只有 20% 以下的下降,运动神经传导速度比正常值下限降低不超过 20%,远端潜伏期比正常值上限增加 25%;如果远端复合肌肉动作电位幅度下降大于 20%,则应将传导速度的下降程度提高到 30%,潜伏期超过正常值上限的 50%。②F 波潜伏期明显延长:如果远端复合肌肉动作电位的幅度正常或轻度下降,F 波潜伏期大于正常值 20%;如果远端复合肌肉动作电位幅度下降,F 波潜伏期则需大于 50%。③部分性传导阻滞(近端与远端波幅下降大于 20%)、波形离散小于15%。④异常时程离散。上述 4 项中有 3 项,且累及 2 个神经,才能诊断脱髓鞘性神经病,但这些标准过于严格,特异性高,灵敏度低。

欧洲神经科学联盟的标准:运动神经传导速度较正常值下限下降 30% 以上;远端潜伏期较正常值上限延长 50% 以上;F 波潜伏期较正常值上限增加 20% 以上(复合肌肉动作电位负波波幅较正常值下限下降大于 20% 时,应延长 50% 以上)或缺乏 F 波;运动神经部分传导阻滞,即波幅降幅值大于 50%,波形离散大于 30%。

3.神经传导阻滞

周围神经的节段性、多灶性髓鞘缺失造成轴突中断、神经传导障碍、不同直径纤维传导的时间离散增大,在病变位置上方刺激时较远端幅度下降、波形离散度增加。但病变位置位于远端与记录位置间或病变位置位于刺激点近心端,不能发现传导阻滞。

神经传导阻滞见于脱髓鞘神经病,尤其见于伴传导阻滞的多灶性运动神经病。近年来学者发现轴突性损害早期也可出现传导阻滞。

4.复合损害

周围神经病变时的病理、生理改变是复杂、重叠的,可以表现为单纯的轴突损害型、单纯的髓鞘损害型、单纯的传导阻滞型,髓鞘损害合并或继发轴突损害型,轴突损害合并或继发性脱髓鞘型,神经传导阻滞可以是脱髓鞘损害表现,也可见于早期轴突损害病变。

(十)神经传导速度测定的临床应用

1.诊断周围神经疾病

下运动神经元病变累及不同的解剖平面,如脊髓前角细胞、神经肌肉接头,均表现为肌肉萎缩、力弱,而周围神经传导速度异常可确定有周围神经病变。脊髓前角细胞病变引起的肌肉萎缩与脱髓鞘的周围神经病可明确鉴别,与轴突损害的周围神经病具有类似的电生理表现,但感觉神经电位正常,还需要结合临床肌电图改变做出鉴别。

对遗传代谢病、系统性疾病、感染、血管炎、营养缺乏、中毒、内分泌病、副肿瘤综合征并发的周围神经病，以及危重症伴发的神经肌肉疾病，提供电生理证据，做出明确诊断。

2.区分周围神经病的病理生理类型

神经传导速度有助于区分感觉性神经病、运动性神经病以及感觉运动性神经病，有助于区分脱髓鞘型、轴突损害型、脱髓鞘及轴突损害混合型，有助于区别单神经病、多神经病、多发性神经病，有助于区别大纤维神经病与小纤维神经病。

神经传导速度是遗传性感觉神经病——腓骨肌萎缩症（Charcot-Marie-Tooth，CMT）的分型基础，CMT Ⅰ型、Ⅳ型、Ⅹ连锁型、德热里纳-索塔斯病（Dejerine-Sottas disease）及对压迫敏感的遗传性周围神经病均有明显的脱髓鞘电生理改变。根据神经传导速度特点可将急性炎性脱髓鞘神经根神经病分为急性炎性脱髓鞘性神经根神经病、急性运动感觉轴突性神经病、急性运动轴突性神经病。慢性脱髓鞘神经根神经病也可有不同类型。

3.判定周围神经病的疾病部位

（1）诊断神经根、神经丛及神经干疾病：臂丛神经损伤时区别后根神经节前及节后损害，如果病变部位靠近脊髓段，未影响后根神经节细胞，则感觉神经传导速度正常，如果累及后根神经节细胞或臂丛，感觉神经传导异常。F 波及 H 反射波有助于确定 $C_8 \sim T_1$ 神经根、腰骶神经根病（$L_5 \sim S_1$）的诊断，但单纯感觉根损害的神经根病不一定有 F 波的改变。

（2）诊断神经嵌压部位：根据神经传导速度改变的分布节段可确定神经嵌压或损伤位置，肘管综合征、腕管综合征、跗管综合征等跨病变段的传导速度减慢或潜伏期延长，受损平面以上或以下的端段神经传导速度正常。

4.监测疾病进展、恢复，评估治疗反应

判断神经再生，监测神经外伤后逐渐恢复。评估急性炎性脱髓鞘性神经根神经病及慢性炎性脱髓鞘性神经根神经病的进展及免疫治疗后的恢复；评估药物及糖尿病治疗的疗效。

三、重复神经刺激检查

（一）定义

重复神经刺激检查系对神经施加不同频率序列电刺激，在所支配肌肉记录复合肌肉动作电位，根据复合肌肉动作电位序列中幅度的变化来判定神经肌肉接头的功能状态，用以诊断重症肌无力、先天性肌无力综合征、兰伯特-伊顿肌无力综合征及其他影响神经肌肉接头的疾病。

适应证及禁忌证：重症肌无力、先天性肌无力综合征、兰伯特-伊顿肌无力综合征、非营养不良性肌强直及周期性瘫痪。

需对植入起搏器及除颤器的患者评估安全性或将其列为禁忌。

注意事项：对重症肌无力患者建议检查前 6～8 h 停用抗胆碱酯酶药物；重复神经刺激检查有一定疼痛、不适，特别是进行快频率刺激时，需要得到患者的理解和合作。

（二）测定技术

1.刺激及记录位置

通常刺激尺神经，在外展小指肌记录；刺激面神经，在眼轮匝肌或鼻肌记录；在腋窝刺激腋神经，在三角肌记录；在胸锁乳突肌中点后刺激副神经，在斜方肌上部记录；刺激桡神经时在肘肌记录。

2.操作方法

刺激电极、记录电极均用表面电极,用超强电刺激以保证得到最大复合肌肉动作电位。必须把记录电极在皮肤上粘紧,外加固定,防止肌肉收缩、皮肤出汗使电极松脱。

慢频重复神经刺激(3 Hz)按仪器设置进行5～10个脉冲,复合肌肉动作电位幅度经仪器自动测量显示,通常测定第4个与第1个复合肌肉动作电位波幅的差值与第1个电位幅度的比值,结果可直接显示递减或递增的百分数,应用于诊断重症肌无力。给予快频神经重复刺激(30～50 Hz)5～10 s,测定刺激后复合肌肉动作电位的最大幅度与第1个复合肌肉动作电位幅度的差值与第1个电位幅度的比值,结果可直接显示递增的百分数,应用于诊断肌无力综合征。

由于快频重复神经刺激时患者疼痛、不易耐受,可用肌肉运动试验代替,方法:静息状态下刺激(3 Hz)正中神经(在外展拇短肌记录)或尺神经(在外展小指肌记录)获得复合肌肉动作电位的基础值,让患者外展拇短肌或外展小指肌做最大用力收缩10 s,即刻做3 Hz刺激,可观察运动后易化。不同实验室应用不同方案联合测定复合肌肉动作电位波幅递减、递增、运动后衰减、运动后增强。应用重复神经刺激检查诊断重症肌无力时,复合肌肉动作电位波幅下降未达到诊断标准,可增加运动时间为1 min的延长运动试验,分别在运动后即刻、1 min、2 min、3 min给予3 Hz重复神经刺激,观察有无运动后衰竭,如果有运动后衰减,再做10 s运动试验观察衰竭后的恢复。

(三)神经刺激复合肌肉动作电位波幅改变正常值

学者一般认为正常人在接受慢频(3 Hz)重复神经电刺激时,第4个复合肌肉动作电位的幅度比第1个下降幅度小于10%,因此10%以上的降幅有诊断价值。有学者在早期研究中把分界线定为12%,2014年,一项对120名正常人的检测中,测定结果全部小于10%,也肯定了这一界限,也有学者报道以15%作为分界线。

经快频重复神经刺激复合肌肉动作电位的幅度增幅的标准未达成共识,文献报道把幅度增加100%以上作为异常标准的特异性高,也有学者认为这一标准过于绝对化,提出以大于60%为诊断标准,可提高敏感度,亦有高的特异性。有学者对120名正常人研究发现经过30 Hz刺激,全部增幅小于100%,因而支持100%的增幅特异性高。

(四)重复神经刺激检查的临床应用

1.重症肌无力

不同神经重复刺激,或在不同肌肉记录,诱发电位幅度的改变率存在差别,一般来说,眼轮匝肌、肢体近端肌肉诱发电位幅度的改变率较高。以眼轮匝肌和外展小指肌为例,以每秒2次刺激时,诱发电位幅度下降的改变率分别为58.1%及23.8%,以每秒4次刺激时,诱发电位幅度下降的改变率分别为50%及25%。如果只以一块肌肉诱发电位幅度的改变来估计重症肌无力的符合率,则眼轮匝肌诊断重症肌无力的符合率为61.9%,而外展小指肌的符合率为41.6%,若同时刺激眼轮匝肌、外展小指肌两块肌肉,只要有一块肌肉出现阳性,则其符合率为62.5%。如果能增加近端肌肉检查,则符合率还可提高。

重症肌无力患者的乙酰胆碱受体抗体等与突触后膜乙酰胆碱受体结合或影响了乙酰胆碱受体的集聚,使乙酰胆碱受体数量减少或功能阻滞,安全因素下降,刺激开始时突触前膜释放的乙酰胆碱与受体结合产生的终板电位尚能引起肌纤维去极化,产生肌纤维收缩,但当重复刺激时,每一次刺激释放的乙酰胆碱减少,不能产生足够大的终板电位,复合肌肉动作电位的幅度降低,而正常情况下神经末端释放的乙酰胆碱,常超过肌膜去极化,有大的安全因素。即使重复刺激也不会使乙酰胆碱耗尽,因而重复刺激时复合肌肉动作电位的幅度不下降。

2.兰伯特-伊顿肌无力综合征

兰伯特-伊顿肌无力综合征(LEMS)为免疫介导的神经肌肉接头疾病,血清中存在 P/Q 型电压门控钙离子通道(VGCC)抗体,导致突触前膜乙酰胆碱释放障碍,出现波动性四肢肌肉力弱、易疲劳、自主神经障碍及腱反射下降。LEMS 可以分为副肿瘤性 LEMS、肿瘤性 LEMS、非副肿瘤性、非肿瘤性 LEMS。重复神经刺激表现为慢频刺激时复合肌肉动作起始电位的幅度低于正常值,重复神经刺激时复合肌肉动作电位的幅度下降,快频刺激时复合肌肉动作电位的幅度增加。50 Hz 刺激时,幅度增加,呈喇叭形增幅。运动试验中复合肌肉动作电位的幅度显著增加,其机制为血清中 VGCC 抗体与突触前膜的 VGCC 受体结合,使神经末端乙酰胆碱释放减少,导致安全因素下降,慢频刺激时复合肌肉动作电位的幅度下降,但快频刺激时由于开始的刺激使突触前钙离子通道激活,释放的钙离子进入突触内尚未移出,又加速了钙离子进入突触,造成突触内大量的钙离子积聚,产生了大的终板电位和肌纤维动作电位,从而出现高幅度复合肌肉动作电位。

3.先天性肌无力综合征

先天性肌无力综合征为一组基因突变引起的神经肌肉接头异质性疾病,累及突触前、突触间隙、突触后,造成乙酰胆碱合成、释放、再合成缺陷,胆碱乙酰化酶、乙酰胆碱酯酶功能障碍,乙酰胆碱受体的表达、集聚、动力学功能改变及其他相关蛋白缺陷。新生儿、儿童或成人发病,表现为肌肉疲劳、力弱,重复神经刺激可出现复合肌肉动作电位的幅度下降,也可见幅度增加,乙酰胆碱受体动力学异常的慢通道病及终板乙酰胆碱酯酶缺陷还可出现单个神经刺激的复合肌肉动作电位后的重复复合肌肉动作电位(R-CMAP)。

对于运动神经元病、多发性肌炎、皮肌炎、进行性肌营养不良、肢带型肌营养不良Ⅱ-T 型患者,重复神经刺激检查可出现复合肌肉动作电位的降幅改变,原因尚不清,可能疾病伴发神经肌肉接头损害或疾病过程中再生肌纤维形成新的运动终板时出现神经传递异常,造成终板电位改变。

4.肌糖原贮积病

肌糖原贮积病是糖原代谢障碍引起的疾病,可有重复神经刺激下的复合肌肉动作电位的幅度下降。以 18 Hz 持续刺激 10 s,幅度下降 25%;持续刺激 40 s,幅度下降 50%;持续刺激 100 s,幅度下降 75% 并伴有肌肉痉挛。但复合肌肉动作电位的幅度下降的原因并非神经肌肉接头传递障碍,可能部分肌纤维僵直,缺乏电活动,导致复合肌肉动作电位下降。

5.肌强直及周期性瘫痪

神经重复刺激长程或及短程运动试验中复合肌肉动作电位的幅度改变类型,有助于诊断先天性肌强直、先天性副肌强直、钠通道肌强直、周期性瘫痪。强直性肌营养不良短程运动试验中复合肌肉动作电位的幅度下降,在 1~2 min 恢复。常染色体隐性遗传的先天性肌强直患者在 10 Hz 重复电刺激及短程运动试验中,复合肌肉动作电位的幅度明显下降,恢复缓慢;而常染色体显性遗传先天性肌强直患者复合肌肉动作电位的幅度下降程度不同,在 1~2 min 恢复;先天性副肌强直患者在 10 Hz 重复电刺激及短程运动试验中,复合肌肉动作电位的幅度无明显改变,但冷敷肢体肌肉时,复合肌肉动作电位的幅度明显下降,缓慢恢复,时间长达 1 h;高钾型及低钾型周期性瘫痪的患者在短程运动试验时复合肌肉动作电位的幅度无改变,而长程运动试验时,复合肌肉动作电位的幅度先升高后下降,下降幅度达 50%,出现在 20~40 min,以出现在 20 min 最常见。

(商素真)

第五节 诱发电位检查

一、诱发电位的基本原理

(一)诱发电位的产生和提取

诱发电位(EP)是指中枢神经系统在感受内在或外在刺激过程中产生的生物电活动,是评价神经功能电生理变化的一个重要手段。各种刺激(包括痛、机械刺激、温度、声、光等)作用于机体各种感受器或感觉器官,经过换能作用,转变成传入神经纤维的神经冲动而进入中枢神经系统,结果是可以在各级特定的中枢、包括大脑皮质的一定部位,记录到这种传入神经冲动在时间上和空间上综合的电位变化——诱发电位,对其进行分析可以反映出不同部位的神经功能状态。受刺激的部位除感受器或感觉器官外,还可以是感觉神经或感觉传入通路上的任何一点。

诱发电位应具备如下特征:在特定的部位才能检测出来;有特定的波形和电位分布;诱发电位的潜伏期与刺激之间有较严格的锁时关系,在给予刺激后几乎立即或在一定时间内瞬时出现。诱发电位的幅度很低,通常掩埋在自发脑电波之中。利用其和刺激有锁时关系的特性,借助叠加平均技术,将其放大,并将其从淹没于肌电波、脑电波的背景中提取出来,才能加以描记。

(二)诱发电位的测量

诱发电位主要是对波形、主波的潜伏期、波峰间期和波幅等进行分析,为临床诊断提供参考。P 表示正方向(波形方向向下),N 表示负方向(波形方向向上),时间标在波的下面,例如,P100 为出现在 100 ms 处的正波。

二、诱发电位的应用

目前临床常用的有视觉诱发电位、脑干听觉诱发电位、体感诱发电位、运动诱发电位和事件相关电位等,可反映视觉通路、内耳、听神经、脑干、外周神经、脊髓后索、感觉皮质上运动神经元、下运动神经元的各种病变,事件相关电位则用以判断患者的注意力和反应能力等。

(一)视觉诱发电位

视觉诱发电位(VEP)是施以闪光或图形反复视觉刺激,由视网膜接收后经视觉通路传到大脑的枕叶皮质的电活动。临床上最常用黑白棋盘格翻转刺激和闪光刺激。图形翻转刺激视觉诱发电位(PRVEP)正常呈“V”字形的 NPN 三相复合波,被分别按各自的平均潜伏期命名为 N75、P100 和 N145。其中,P100 能在几乎所有健康人身上记录到,其正常变异小,稳定可靠,峰潜伏期受注意力水平及视敏度等参数的影响较小,所以临床上把 P100 作为分析 PRVEP 的唯一可靠波成分。根据其潜伏期、振幅及波形的改变可用其诊断及定位视神经径路的病变,如视神经炎、球后神经炎、多发性硬化症。

VEP 的主要临床应用是诊断视通路病变,特别是为多发性硬化提供早期视神经损害的客观依据。

(二)脑干听觉诱发电位

脑干听觉诱发电位(BAEP)是用声音刺激诱发听神经反应,经过脑干听觉通路传到大脑听觉皮质的电活动。临床上最常用短声刺激。正常的 BAEP 通常有七个波,分别代表听神经到大脑颞叶的听觉通路。学者一般认为:Ⅰ波起源于听神经,Ⅱ波起源于听神经颅内段和耳蜗核,Ⅲ波起源于上橄榄核,Ⅳ波起源于外侧丘系,Ⅴ波起源于下丘的中央核核团区,Ⅵ波起源于内侧膝状体,Ⅶ波起源于丘脑。其中,Ⅰ、Ⅲ、Ⅴ波的潜伏期和波幅具有较高的临床应用价值。Ⅵ~Ⅶ波因个体变异较大,临床常规不用。

BAEP 的几个正常值如下。

1.波形完整性

确定Ⅰ、Ⅲ、Ⅴ波完好存在。

2.各波潜伏期

Ⅰ波潜伏期约为 2 ms,其余每波均相隔 1 ms。

3.波峰间潜伏期

多采用Ⅰ~Ⅲ波、Ⅲ~Ⅴ波和Ⅰ~Ⅴ波的波峰间潜伏期的测量,以Ⅰ~Ⅴ波的波峰间潜伏期的测量最常用,一般为 4 ms,它代表从听神经近端经脑桥直至中脑的神经传导功能。

4.Ⅴ波与Ⅰ波波幅的比值

Ⅴ波与Ⅰ波波幅的比值小于 50% 被视为异常。

BAEP 可用于听神经及脑干病变的定位检查,可提高多发性硬化症的诊断率;客观评价听力和耳聋的定位诊断;桥小脑脚肿瘤手术时监护听神经及脑干功能;评估昏迷患者的脑干损伤情况和预后(脑外伤昏迷患者一旦出现Ⅳ/Ⅴ波异常或者缺如,表示预后不佳);用于脑干发育的成熟度监测(如早产儿发育监测)等。

(三)体感诱发电位

体感诱发电位(SEP)是刺激肢体感觉神经引发反应,沿着躯体感觉传导通路,经脊髓、脑干、丘脑传到大脑感觉皮质的电活动。短潜伏期体感诱发电位(SLSEP)具有临床应用价值。临床上常用正中神经 SEP、胫后神经 SEP、节段性 SEP 和三叉神经 SEP 等。临床上多采用方波脉冲分别刺激手腕、内踝、皮节或皮神经、三叉神经的一个分支等;在上肢多将记录电极置于 Erb 点(记录臂丛神经电位)、C_5 或 C_7 颈椎棘突及头部相应感觉区;在下肢多将其置于窝(记录胫后神经电位)、腰骶部(记录马尾神经电位)、T_{12} 及头部相应感觉区。

正中神经 SEP:以方波脉冲刺激手腕部正中神经,刺激量以引起大拇指微动为宜,刺激频率为 1~5 Hz。分别将记录电极置于 Erb 点、C_7 颈椎棘突及对侧感觉皮质区。由此可记录到三个负波,分别发生于 9 ms(N9)、13 ms(N13)、20 ms(N20),还可记录到一个正波(P25)。学者一般认为 N9 是臂丛神经动作电位,N13 可能为颈髓后突触后电位,N20-P25 复合波可能是感觉传入冲动到达大脑一级感觉皮质后的最早原发反应(S1PR)。

胫后神经 SEP:将记录电极置于窝、腰骶部、T_{12} 及头部相应感觉区。在头部感觉区可以记录到呈"W"字形的复合波,多选择 P40 作为检测目标。

根据这些波的潜伏期、波幅、波峰间潜伏期即可判断病变位置,其中波峰间潜伏期比各波潜伏期更有诊断价值,因其较少受身高、肢长等周围因素的影响。潜伏期和波峰间潜伏期延长及波幅明显降低反映相应体感传导通路的功能异常。

SEP 可用于诊断周围神经、脊髓、脑干、丘脑或感觉皮质的感觉传导通路的病变,可提高多发性硬化症的诊断率;脊柱、脊髓及颅后窝手术时的监护以减少手术后遗症;对昏迷患者预后判断和脑死亡诊断等。

(四)运动诱发电位

运动诱发电位(MEP)是运用高强度磁场短时限刺激中枢神经组织,引起相应部位肌肉的动作电位的电信号。检测方法:将磁刺激器置于上肢或下肢对应的大脑运动皮质区,记录电极多置于靶肌肌腹表面。通过测定中枢和周围运动神经通路的波形、传导速度、潜伏期、波幅及中枢运动传导时间(即皮质刺激与周围神经根刺激时的 MEP 潜伏期的差值),以判断运动通路的状态。潜伏期和中枢运动传导时间延长、波幅异常、MEP 波消失或不能引出者被视为异常。

MEP 可用以评估由大脑运动皮质经下行传导束至运动神经元再到外周肌肉的整个运动通路的病变,如脊髓病变、脊髓外伤、多发性硬化症、运动神经元病变;还可以用于评估泌尿生殖系运动功能(磁刺激皮质及 T_{12}、L_1,在尿道、肛门、骨盆底肌肉可记录其诱发电位的潜伏期和波幅,对于判断膀胱、直肠及性功能障碍有一定实用价值)。

对于有癫痫病史、装有心脏起搏器及接受神经外科手术后颅内有金属物(如血管瘤夹)的患者,此检查应列为禁忌,以免磁场干扰而造成危险。

(五)事件相关电位(ERP)

近年来,随着认知神经科学研究的突飞猛进,ERP 受到脑科学界更为广泛的关注。因为 ERP 与认知过程有密切关系,故被认为是"窥视"心理活动的"窗口"。ERP 是与实际刺激或预期刺激(声、光、电)有固定时间关系的脑反应所形成的一系列脑电波。它十分微弱,一般只有 $2\sim10\ \mu V$,通常掩埋在脑的自发电位中。但利用其潜伏期恒定和波形恒定的特点、其与诱发电位固定的锁时关系,结合平均叠加技术,就可以从脑电波中提取出 ERP 成分。

ERP 的优势在于具有很高的时间分辨率(ms),还便于与传统的心理测量指标——反应时有机地结合,进行认知过程研究。临床上应用最多的是 P300,另外,CNV、MMN 和 N400 也与心理学研究密切相关。

P300 检测通常使用称为"oddball"的经典实验范式:对同一感觉通道施加两种刺激,一种刺激出现的概率很大(如 85%),另一种刺激出现的概率很小(如 15%),两种刺激随机出现,要求被试者只要小概率刺激一出现就尽快做出反应。刺激的形式有视觉(闪光、图形、文字),听觉(纯音、短音、白噪声、语音)以及躯体感觉等。除"oddball"的经典实验范式外,还有"Go-Nogo"(标准刺激与偏差刺激等概率出现,各占 50%,需要被试者反应的为"Go"刺激,即靶刺激,不需要被试者反应的为"Nogo"刺激,即非靶刺激,与"oddball"相比,它节省时间,但丢掉了概率产生的 ERP 波形),视觉空间注意和记忆经典范式等。影响 P300 的因素有物理因素(刺激通道、刺激概率、刺激间隔、刺激强度),心理效应(被试者越注意识别,P300 的波峰越大,难度增加,P300 潜伏期延长,波幅下降),生理因素(年龄、性别)等。P300 在临床上主要用于对各种大脑疾病引起的认知功能障碍的评价,另外,许多学者将其用于脑高级功能(如记忆)以及测谎等研究。

伴随性负变化(CNV)被认为主要与期待、意动、朝向反应、觉醒、注意、动机等因素有关。失匹配负波(MMN)反映的是人脑对刺激差异的无意识加工,反映了脑对信息的自动加工过程。N400 目前一般被认为与长时记忆的语义信息的提取有关。

(商素真)

第四章

头痛与眩晕

第一节 偏 头 痛

一、偏头痛的概念

偏头痛是一种常见的反复发作的血管性原发性头痛。其特点是发作性单侧头痛,少数表现为双侧头痛,常伴有恶心、呕吐,有些患者在头痛发作前可有视觉、感觉和运动等方面先兆,可自发性缓解、反复发作,间歇期正常,可有家族史。

二、偏头痛的病因

(一)遗传因素

遗传因素在偏头痛的发病机制上占有重要地位,从家族成员患病的分布上看,该病可能属于常染色体显性遗传伴有不完全性的外显率。

(二)内分泌功能异常

偏头痛主要发生在中青年女性,青年女性的偏头痛发作多数出现在月经期或月经前后,至更年期后有自发性缓解的趋势,这些现象提示偏头痛的发生可能与内分泌的改变有关。

(三)饮食与精神因素

某些食物可诱导偏头痛的发生,包括含酪氨酸、苯丙氨酸的食物(如奶酪)、肉(如腊肉和火腿)、巧克力、红酒。某些食物添加剂、香料等,利舍平等药物也有诱导偏头痛发作的作用,紧张、焦虑和应激等情绪障碍也可诱发。

三、偏头痛的发病机制

偏头痛的发病机制尚不十分明确,目前主要有以下几种学说:血管学说、皮质扩散抑制(CSD)、神经递质假说、三叉神经血管学说。此外,还有低镁学说、高钾诱导的血管痉挛学说、免疫理论等,都对偏头痛的发病机制有一定的阐释。

四、偏头痛的分类

根据第二版头痛疾病的国际分类(ICHD-Ⅱ),偏头痛可分为以下几类:①无先兆性偏头痛,又称普通偏头痛,是偏头痛最常见的类型;②有先兆性偏头痛,显著的临床特点是头痛发作之前有先兆症状,包括伴典型先兆的偏头痛性头痛、伴典型先兆的非偏头痛性头痛、典型先兆不伴头痛、家族性偏瘫性偏头痛(FHM)、散发性偏瘫性偏头痛和基底型偏头痛;③常为偏头痛前驱的儿童周期综合征,临床少见,包括腹型偏头痛、周期性呕吐和儿童良性阵发性眩晕等;④视网膜性偏头痛;⑤偏头痛并发症,包括慢性偏头痛、偏头痛持续状态、无梗死的持续先兆、偏头痛性脑梗死和偏头痛诱发的痫样发作等;⑥很可能的偏头痛,包括很可能的无先兆性偏头痛、很可能的有先兆性偏头痛和很可能的慢性偏头痛。

五、无先兆性偏头痛的临床表现

无先兆性偏头痛无明显前驱症状,常有家族史。头痛反复发作,每次持续 4～72 h。儿童发作时间一般为 1～72 h。头痛通常呈搏动性,位于额颞部,呈单侧。但在儿童通常为双侧,在青春期后期或成年人早期出现偏头痛的成年模式——单侧头痛。但无论单侧还是双侧枕部头痛在儿童均少见,诊断时应慎重。由于许多病例是由结构性损害引起的,疼痛程度多为中或重度。常规体力活动(如散步或上楼梯)可加重疼痛,并常伴有恶心、呕吐和/或畏光、畏声。

六、有先兆的偏头痛的临床特点

(一)视觉先兆
(1)闪光幻觉,占视觉先兆的 75%,表现为双侧视野出现视幻觉,有的无一定形状,有的有形状,如星状、斑点状、环形和多角形。

(2)短暂性黑蒙,表现为视力障碍,由两侧开始逐渐进展累及两鼻侧视野,部分患者由中心暗点扩大至整个视野;黑蒙区域常出现锯齿状闪光图案。

(3)视物变形,表现为视小症或巨视症,部分患者感到环境倾斜或颠倒。

(4)城堡样光谱:10%患者的先兆症状表现为城堡样光谱。

(二)感觉异常
偏头痛先兆的感觉异常分布多选择面部和手,表现为刺痛和麻木感,多持续数秒钟至数十分钟,偶见数小时至数天。

(三)其他先兆症状
可出现运动性先兆,一过性失语或精神症状。

七、偏头痛发作的临床表现

偏头痛发作通常在白天,少数夜间发作,通常是在患者从睡眠中醒后才发生。半数以上患者头痛局限于头的一侧,少数表现为全头痛。头痛发生后逐渐加重,数分钟至数小时达到高峰,持续数小时至数天后逐渐减弱至消失。头痛呈搏动性或敲打性,程度中到重度,行走、咳嗽和打喷嚏等简单活动均可加重头痛。压迫头痛部位的动脉或病侧颈动脉或痛侧眼球可使头痛减轻,解除压迫 5 s 后疼痛又恢复至原来程度。头痛发作时常伴有恶心、呕吐和腹泻等胃肠道症状,伴视觉症状、神经功能障碍、自主神经功能紊乱症状及高级神经功能障碍。

八、特殊类型的偏头痛

(一)偏瘫型偏头痛
偏瘫型偏头痛临床少见。偏瘫可为偏头痛先兆,单独发生,也可伴偏侧麻木、失语,偏头痛消

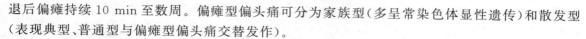

退后偏瘫持续 10 min 至数周。偏瘫型偏头痛可分为家族型(多呈常染色体显性遗传)和散发型(表现典型、普通型与偏瘫型偏头痛交替发作)。

(二)基底型偏头痛

基底型偏头痛也称基底动脉偏头痛。较多见于儿童和青春期女性,出现头重脚轻、眩晕、复视、眼球震颤、耳鸣、构音障碍、双侧肢体麻木及无力、共济失调、意识改变、跌倒发作和黑蒙等脑干和枕叶症状,提示椎基底动脉缺血。多见闪光、暗点、视物模糊、黑蒙和视野缺损等视觉先兆,先兆持续 20~30 min,然后出现枕部搏动性头痛,常伴恶心、呕吐。

(三)眼肌麻痹型偏头痛

眼肌麻痹型偏头痛较少见,偏头痛发作时或发作后头痛消退之际,头痛侧出现眼肌瘫痪,动眼神经最常见,可同时累及滑车神经和展神经,持续数小时至数周。患者多有无先兆偏头痛病史,应注意排除颅内动脉瘤和糖尿病性眼肌麻痹。

(四)儿童周期综合征

儿童周期综合征为周期性发作的短暂性神经系统功能紊乱症状,与头痛有密切关系,也称为偏头痛等位征。表现为儿童良性发作性眩晕、周期性呕吐和腹型偏头痛等,发作时不伴有头痛,随时间推移可发生偏头痛。

(五)视网膜性偏头痛

视网膜性偏头痛属于有先兆偏头痛的一种亚型,由于视网膜小动脉收缩而损害单眼视力,伴或不伴闪光幻觉,随后出现头痛。临床上应鉴别其与短暂性脑缺血发作。

九、偏头痛的并发症

(一)慢性偏头痛

偏头痛每月头痛发作超过 15 d,连续 3 个月或 3 个月以上,并排除药物过量引起的头痛,可考虑为慢性偏头痛。

(二)偏头痛持续状态

偏头痛发作持续时间≥72 h,而且疼痛程度较严重,但其间可有因睡眠或药物应用获得的短暂缓解期。

(三)无梗死的持续先兆

无梗死的持续先兆指有先兆偏头痛患者在一次发作中出现一种先兆或多种先兆症状持续 1 周以上,多为双侧性;本次发作其他症状与以往发作类似;需神经影像学排除脑梗死病灶。

(四)偏头痛性脑梗死

极少数情况下在偏头痛先兆症状后出现颅内相应供血区域的缺血性梗死,此先兆症状常持续 60 min 以上,而且缺血性梗死病灶为神经影像学所证实,称为偏头痛性脑梗死。

(五)偏头痛诱发的痫样发作

极少数情况下偏头痛先兆症状可触发痫性发作,且痫性发作发生在先兆症状中或后 1 h 以内。

十、偏头痛的实验室检查

大约 85% 的偏头痛患者头痛发作期尿 5-羟色胺及 5-羟色氨酸增加;血小板结合性及血浆游离的 5-羟色胺浓度降低,并出现血浆 5-羟色胺释放因子。偏头痛患者的脑脊液常规和生化检查通常正常,少数患者淋巴细胞轻度增多。偏头痛先兆期血小板聚集性增加,头痛期血小板聚集性下降。

十一、偏头痛的辅助检查

(一)脑电图

偏头痛患者的脑电图可有轻度改变,但不具备特异性。

(二)经颅多普勒超声

偏头痛患者在发作期或间歇期经颅多普勒超声的主要改变是两侧血流不对称,一侧偏高或一侧偏低。

(三)腰椎穿刺

腰椎穿刺主要用来排除蛛网膜下腔出血、颅内感染、脑膜癌病及异常颅内压所导致的头痛。

(四)脑血管造影

偏头痛患者的脑血管造影绝大多数是正常的,只有当偏头痛合并眼肌麻痹和/或长束体征时,需与颅内动脉瘤、动静脉畸形和颅内占位性病变鉴别时才进行此项检查。

十二、无先兆性偏头痛的诊断标准

(1)至少有 5 次发作符合下列(2)～(4)项的条件。

(2)每次头痛发作持续 4～72 h(未经治疗或治疗失败)。

(3)头痛至少具备下列 2 项特征:①单侧性;②搏动性;③中至重度头痛,影响日常活动;④活动后头痛加重。

(4)头痛发作时至少伴有下列 1 项:①恶心和/或呕吐;②畏光、畏声。

(5)不能归因于其他疾病。

十三、伴典型先兆的偏头痛的诊断标准

(1)符合下述(2)～(4)项的特征,至少发作 2 次。

(2)至少具备以下 1 项先兆,但没有运动障碍症状:①完全可逆的视觉症状;②完全可逆的感觉症状;③完全可逆的言语功能障碍。

(3)至少具备以下 2 项:①同向视觉症状和/或单侧感觉症状;②至少一个先兆症状发生超过 4 min 或数个症状连续出现超过 4 min;③先兆症状持续时间不超过 60 min。

(4)在先兆症状出现时或在先兆症状出现后 60 min 内出现头痛,头痛符合无先兆偏头痛诊断标准中的(2)～(4)项。

(5)不能归因于其他疾病。

十四、偏头痛的鉴别诊断

(1)对局部脑功能损害的先兆症状显著而头痛轻微者,需鉴别其与癫痫的局限性发作。

(2)头痛伴有腹痛、恶心、呕吐的腹型偏头痛在头痛轻微时,需鉴别其与消化系统疾病。

(3)颅内肿瘤早期,脑血管畸形及颅内动脉瘤也可出现与偏头痛类似的头痛表现,在疾病初期鉴别困难,但肿瘤、血管疾病引起的头痛常固定于一侧,随病程进展时可出现颅内压增高、癫痫、蛛网膜下腔出血及感觉运动障碍。

十五、偏头痛的一般治疗

偏头痛发作急性期,应使患者保持安静,解除心理上的紧张和恐惧,让患者在光线较暗的房间躺下,保持适度睡眠。同时,尽可能从各方面寻找头痛发作的诱因。有偏头痛的患者尽量避免服用硝酸甘油、肼屈嗪、利血平、维生素 A、氯米芬、甲状腺素和吲哚美辛。避免食用可诱发偏头痛的含酪胺的食物。

十六、偏头痛发作期治疗有效性的指标

多数大型随机、双盲和对照试验采用的发作期治疗有效性标准:①2 h 后无痛;②2 h 后疼痛改善,由中重度转为轻度或无痛(或 VAS 评分下降 50% 以上);③疗效具有可重复性,3 次发作中有 2 次或以上有效;④在治疗成功后的 24 h 内无头痛再发或无须再次服药。

十七、发作期非特异性药物的治疗

(1)巴比妥类及苯二氮䓬类镇静药:可使患者进入睡眠状态,如地西泮 10 mg,肌内注射;苯巴比妥钠 100 mg,肌内注射。

(2)口服非甾体抗炎药:如对乙酰氨基酚、阿司匹林、布洛芬和萘普生等药物。

(3)剧烈头痛可应用可待因、吗啡等阿片类镇痛药及曲马多。

十八、发作期特异性药物的治疗

(一)曲普坦类药物

曲坦类药物为 5-羟色胺受体激动剂,能特异性地控制偏头痛的发作,包括舒马普坦、佐米曲坦和利扎曲坦等。舒马普坦 25～50 mg,口服,或者 6 mg 皮下注射能有效缓解发作,每天最大剂量不超过 300 mg。

(二)麦角碱类药物

麦角碱类药物包括酒石酸麦角胺、双氢麦角碱等,多用于发作期重症患者的治疗。常用复方制剂为麦角胺咖啡因(每片含麦角胺 1 mg、咖啡因 100 mg),先兆或头痛发生时服用 1～2 片,半小时无效再服 1 片,每天用量不超过 4 片,每周总量不超过 12 片。本品不宜长期或过量应用,少数对麦角胺高度敏感患者,短期中等剂量用药后可出现心肌梗死、脑梗死和肾动脉狭窄。

十九、发作期治疗药物的选择

发作期治疗药物的选择应根据头痛严重程度、伴随症状、既往用药情况和患者的个体情况而定。药物选择有两种方法:①阶梯法,即每次头痛发作时均首选非甾体抗炎药(NSAIDs)类药物,若治疗失败再加用偏头痛特异性治疗药物;②分层法,基于头痛程度、功能损害程度及之前对药物的反应,若为严重发作则使用特异性治疗药物,否则使用 NSAIDs 类药物。做不同治疗策略的致残性(DISC)研究,对上述不同治疗策略进行比较后发现,分层治疗在 2 h 镇痛率及每次残疾时间方面均优于阶梯法,且事后分析证明其最具经济性。

二十、发作期治疗药物的使用原则

应在头痛的早期足量使用药物,延迟使用可使疗效下降、头痛复发及不良反应的比例增加。

有严重的恶心和呕吐时,应选择胃肠外给药。甲氧氯普胺、多潘立酮等止吐和促进胃动力药物不仅能治疗伴随症状,还有利于其他药物的吸收和头痛的治疗。

不同曲坦类药物在疗效及耐受性方面略有差异。对某一个体患者而言,一种曲坦无效,可能另一种曲坦有效;一次无效,可能对另一次发作有效。由于曲坦类药物疗效和安全性优于麦角类,故麦角类药物仅作为二线选择。麦角类有作用持续时间长、头痛复发率低的特点,故适于发作时间长或经常复发的患者。

为预防药物过度使用性头痛(MOH),单纯 NSAIDs 制剂的使用不能超过每月 15 d,麦角碱类、曲坦类、NSAIDs 复合制剂的使用则不超过每月 10 d。

二十一、预防性治疗目的和有效性指标

(1)预防性治疗的目的:降低发作频率,减轻发作程度,减少功能损害,增加急性发作期治疗的疗效。

(2)预防性治疗的有效性指标包括偏头痛发作频率、头痛持续时间、头痛程度、头痛的功能损害程度及急性期对治疗的反应。

二十二、预防性治疗的指征

通常,存在以下情况时应与患者讨论使用预防性治疗:①患者的生活质量、工作或学业受到严重影响(须根据患者本人的判断);②每个月发作频率在 2 次以上;③急性期药物治疗无效或患者无法耐受;④存在频繁、长时间或令患者极度不适的先兆,或为偏头痛性脑梗死、偏瘫性偏头痛、基底型偏头痛亚型;⑤连续 3 个月每月使用急性期治疗 6 次以上;⑥偏头痛发作持续 72 h 以上;⑦患者倾向(尽可能少的发作)。

二十三、5-羟色胺受体拮抗剂进行预防性治疗

(一)甲基麦角酰胺

甲基麦角酰胺主要通过其代谢产物发挥作用,对抗 5-羟色胺的致痛作用。每天 2~6 mg,连续用药不应超过半年,以免出现腹膜后及肺的纤维化。

(二)苯噻啶

该药具有末梢性 5-羟色胺拮抗作用,预防偏头痛的有效率达 70%。每次 0.5 mg,开始每晚服用;逐渐增至每天 3 次,每次 1 mg,最大量每天 6 mg。连续服用 2~3 个月。不良反应为嗜睡、体重增加。

二十四、抗癫痫药物进行预防性治疗

(一)丙戊酸

随机对照试验结果证实其对偏头痛预防有效,预防治疗时至少每天 600 mg。需定时检测血常规、肝功能和淀粉酶,对于女性患者更需注意体重增加及卵巢功能异常(如多囊卵巢综合征)。

(二)托吡酯

托吡酯是另一个有试验证据支持的抗癫痫药物,且对慢性偏头痛有效,每天 25~100 mg。

二十五、β受体阻滞剂进行预防性治疗

普萘洛尔预防偏头痛发作与其 β 受体阻滞作用关系不大,主要是其可阻断颈外动脉系统的

血管扩张,干扰血小板对 5-羟色胺的摄取;此外,普萘洛尔对脑 5-羟色胺受体有立体特异亲和力,抑制血栓烷的合成及抑制血小板集聚等作用。一般从小剂量开始,每次 20 mg,每天 2 次,每周增加剂量,直到获得最好疗效,剂量范围为 40～320 mg/d。不良反应有疲乏、胃肠道不适、直立性头晕。心力衰竭及房室传导阻滞者禁用。

二十六、用钙通道阻滞剂进行预防性治疗

(一)盐酸氟桂利嗪

该药能有效通过血-脑脊液屏障,具有对抗血管平滑肌收缩、减少血小板积聚及释放5-羟色胺的作用。预防偏头痛发作的有效率达 80%。使用剂量为 5～10 mg,每晚睡前顿服。常见不良反应有嗜睡、疲乏、体重增加。

(二)尼莫地平

尼莫地平具有抗缺血及抗血管收缩作用,能抑制和解除各种血管活性物质(如 5-羟色胺、去甲肾上腺素、前列腺素)引起的血管收缩。常用剂量为 20～40 mg,每天 3 次。不良反应较少,偶尔出现消化道不适、头晕、血压下降。

二十七、用抗焦虑、抗抑郁药进行预防性治疗

阿米替林能阻断中枢和外周神经系统儿茶酚胺和 5-羟色胺的作用,防治偏头痛。每晚 25～50 mg。不良反应为嗜睡、心律失常。充血性心力衰竭患者禁用。

二十八、用活血素进行预防性治疗

活血素为 α-二氢麦角隐亭的水溶液,可改善脑血管张力和微循环,促进神经系统的代谢及功能。口服吸收较快,约 0.5 h 达到血药浓度峰值,血浆半衰期为 5.5～18 h。活血素用于偏头痛的治疗,每天 2 次,每次 2～4 mL,坚持用药 1～3 个月,多数偏头痛患者发作明显减少或消失。

二十九、预防性治疗药物的选择和使用原则

医师在使用预防性治疗药物时,通常首先考虑疗效确切的一线药物,若一线药物治疗失败,存在禁忌证或患者存在以二、三线药物可同时治疗的并发症,方才考虑使用二线或三线药物。避免使用患者其他疾病的禁忌药及可能加重偏头痛发作的治疗其他疾病的药物。长效制剂可增加患者的顺应性。

药物治疗应从小剂量单药开始,缓慢加量到合适剂量,同时注意不良反应。同时对每种药物给予足够的观察期以判断疗效,一般观察期为 4～8 周。患者需要记头痛日记来评估治疗效果,有助于发现诱发因素及调整生活习惯。偏头痛发作频率降低 50% 以上,可认为预防性治疗有效。有效的预防性治疗需要持续约 6 个月,之后可缓慢减量或停药。若发作再次频繁,可重新使用原先有效的药物。若预防性治疗无效,且患者没有明显的不良反应,可增加药物剂量;否则,应换用第二种预防性治疗药物。若数次单药治疗无效,才考虑联合治疗,也应从小剂量开始。

(侯东锋)

第二节　丛集性头痛

丛集性头痛(cluster headache)是反复出现的、单侧的原发性头痛,常见于眼眶后和眼眶周,并伴有脑自主神经症状(如鼻塞、流泪、面部出汗、眼睑水肿)。影响男性比影响女性更常见,发病高峰年龄为 25～50 岁。

一、流行病学

丛集性头痛是相对少见的一种头痛类型,男性的患病率为 11.7/10 万,女性的患病率为 1.9/10 万。男、女患者比例约为 9：1。对围产期丛集性头痛的研究相对较少,一般来说,怀孕和丛集性头痛没有相互的影响。在一项研究中,与对照组相比,82 名妇女的丛集性头痛并不因经期、孕期和产褥期而改变。

二、病因和发病机制

丛集性头痛被认为是一种原发性的神经血管性头痛,具有以下特点。有单侧性,常位于眼窝,伴有自主神经症状,如流泪和结膜充血。通常持续时间少于 3 h,在数个月当中成簇发作。头痛发作因三叉神经的激活,典型的疼痛被认为是起源于颈动脉旁-海绵窦系统,并从脑干传入交感和副交感的信号。昼夜生物变化提示下丘脑内分泌系统在丛集性头痛的周期发作方面有重要的作用。脑部 PET 检查发现在疼痛发作时同侧后丘脑灰质可能起到了关键的作用。

三、临床表现及分类

丛集性头痛的临床特征包括以下几点。①头痛部位:偏侧头痛,常出现在眼球后和眼眶周。②疼痛性质:剧痛且深在,可为爆炸性,偶尔有搏动感。③疼痛持续时间:15～180 min。④疼痛频率:一天几次。⑤疼痛严重程度:重度疼痛。⑥伴随症状:自主神经症状,可出现患侧鼻塞、流涕、流泪、眼睑水肿、结膜充血、面部出汗或霍纳综合征。⑦诱因:酒精、血管扩张剂等药物和睡眠呼吸暂停引起的低氧血症,均可诱发丛集性头痛。

按照国际头痛学会的头痛分类法,丛集性头痛可分为下列 4 类。

(一)发作性丛集性头痛

(1)符合丛集性头痛诸标准。

(2)至少有两次丛集期持续(若不治疗)7 d～1 年,间歇期(两次丛集期之间)至少 14 d,一般丛集期为 2 周～3 个月。

(二)慢性丛集性头痛

(1)符合丛集性头痛诸标准。

(2)丛集期＞1 年,无间歇期或间歇期＜14 d。

(三)发作性转为慢性丛集性头痛(以往称继发性慢性丛集性头痛)

(1)符合丛集性头痛诸标准。

(2)至少先有两次丛集期发作之间歇≥14 d。

(四)发病起始就是慢性丛集性头痛(以往称原发性慢性丛集性头痛)

(1)符合丛集性头痛诸标准。

(2)从发病起其间歇期<14 d。

四、诊断

根据国际头痛分类第 2 版的《丛集性头痛诊断标准》,需要符合的条件:至少 5 次头痛发作才能诊断,包括严重或非常严重的单侧眼眶、眶上和/或颞部头痛发作,未治疗的情况下持续 15～180 min;部分时间内(少于一半),发作可能不那么严重,不那么频繁,或持续时间更短或更长。另外,头痛伴随着至少以下一种症状:同侧结膜充血或流泪,同侧鼻塞和/或流鼻涕,患侧眼睑水肿,同侧前额和面部出汗,同侧瞳孔缩小和/或上睑下垂,不安和躁动感,发作频率从每隔 1 d 1 次到每天 8 次不等。最后,病史和体格检查没有提示任何其他的疾病或通过适当的检查可以排除其他的疾病。

五、治疗

(一)一般治疗

吸氧常可快速终止发作。使用面罩吸氧,吸入纯氧,流量为 7 L/min,吸入时间为 10～15 min,70%的患者的头痛可缓解。吸氧对于孕妇相对安全。

(二)药物治疗

头痛急性期用药有麦角胺制剂,它有明显的收缩血管作用而达到治疗效果,但是在孕期麦角胺是禁忌。目前围产期女性可以选择的头痛药物:①5-HT$_1$D 受体协同剂。舒马曲坦是一种选择性 5-HT$_1$D 受体协同剂,它具有高度选择性收缩颈动脉的作用,而对其他动脉无收缩作用。其对丛集性头痛和偏头痛均有疗效。舒马曲坦属于怀孕 C 级药物,在动物试验中与胎儿低体重有关,截至目前,在人类前瞻性的观察研究并没发现舒马曲坦的暴露与胎儿孕期和新生儿期的不良事件相关,但是相关证据还有待进一步积累。②利多卡因。采用利多卡因鼻腔滴入法。患者取平卧位,头稍后仰并向痛侧偏转 30°～40°,将 1 mL 2%的利多卡因溶液缓慢滴入痛侧鼻腔,并保持该姿势不动数分钟,若 3 min 未见完全缓解,可重复给药 1 次,反复应用可使 60%～70%的患者疼痛缓解。在怀孕期丰富的局部麻醉经验表明,局麻药利多卡因与致畸和显著的生殖方面的不良反应不相关。

预防性治疗主要应避免精神刺激、饮酒、服血管扩张药、吸入有机溶剂、爬高山及乘飞机等诱发因素。如果要采用药物预防,用药的标准:①头痛发作剧烈,每天发作 1 次以上。②头痛持续时间>15 min。③头痛发作难被药物控制。常用的预防性药物是维拉帕米(怀孕分级 C)和糖皮质激素。

(侯东锋)

第三节 紧张性头痛

紧张性头痛(tension-type headache,TTH)是 1988 年国际头痛疾病协会正式命名的。其临床特征为以枕颈部、颞部或额部为主的,或弥散于全头部的双侧的慢性持续性轻度至重度钝痛或重压感、紧缩感,紧张、焦虑、烦躁和失眠时疼痛加重。

一、流行病学

TTH 是常见的头痛类型之一,在一般人群中其终生患病率是 30%～78%,女性患者与男性患者之比约为 3∶1。在既往的研究中,孕期紧张性头痛的发作频率改变尚无定论,一项研究中,67% 的 TTH 患者无明显的症状改变,而 28% 报告说有改善,应当有更多的孕期 TTH 研究来探索 TTH 的症状改变。

二、病因和发病机制

TTH 的发病机制可能是多因素的,但确切机制仍未确定。相对于慢性 TTH,环境因素对阵发性 TTH 影响更大,而遗传因素在慢性 TTH 的发展发挥了重要作用。由于在 TTH 的频率和强度的广泛的变化,TTH 的疼痛机制可能是动态的。肌肉的感受器、中枢痛觉通路的改变都可能参与其中。

三、临床表现和分类

主要从以下方面来观察临床表现。①头痛部位:90% 表现为双侧头痛,常出现在枕叶、顶叶、颞叶、额叶,少数情况下表现为单侧头痛。②疼痛性质:通常是非搏动性的,患者常述头痛重压感、发紧感、紧箍感。③疼痛严重程度:轻-中度疼痛的患者占 87%～99%。④伴随症状:有些患者头痛发作时伴有厌食,TTH 患者中出现轻度畏光者占 10%,轻度畏声者占 7%。⑤诱因:TTH 通常的促发因素是紧张和精神压力。

根据国际头痛协会(IHS)制订的第 2 版《头痛疾病国际分类》,紧张性头痛分为 4 类:①少发发作性紧张性头痛,每月发作少于 1 次。②频发发作性紧张性头痛,每月发作 1～14 d。③慢性紧张性头痛,每月发作＞15 d。④可能紧张性头痛。

四、诊断

根据国际头痛协会(IHS)制订的第 2 版的《头痛疾病国际分类》,紧张性头痛的诊断标准如下。

(1)至少 10 次发作,且满足(2)～(5)的条件。①少于每月 1 次:少发发作性紧张性头痛。②每月发作1～14 d;频发发作性紧张性头痛。③每月发作＞15 d:慢性紧张性头痛。

(2)对发作性紧张性头痛来说头痛可持续 30 min～7 d;对慢性紧张性头痛来说,头痛可持续数小时到持续性头痛。

（3）头痛至少有以下特点中的两个。①性质为压迫性或紧箍样（非搏动性）。②轻到中度头痛。③双侧头痛。④日常活动（如上楼梯或类似的活动）不加重头痛。

（4）符合以下两条。①无恶心和呕吐（可以厌食）。②无畏光或畏声，或只出现畏光和畏声中的一个症状。

（5）排除其他疾病。

五、治疗

一般的紧张性头痛只是轻-中度，外加对妊娠结局无影响，可以选择不治疗。

（一）急性期治疗

临床试验和系统评价提供的证据支持使用简单的镇痛剂，包括 NSAIDs（布洛芬、酮洛芬、萘普生）、对乙酰氨基酚和阿司匹林。给孕妇和哺乳期女性使用药物，首要应注意其安全性和有效性。对乙酰氨基酚是怀孕期间治疗紧张性头痛的第一线药物，非甾体抗炎药是二线治疗药物。如果单药治疗无效，可以考虑对 500 mg 乙酰氨基酚和 100 mg 咖啡因的联合治疗。

（二）预防性治疗

通常很少采用预防性治疗，尤其在围产期女性中更是不常考虑使用。但是我们需要了解一些常见的预防性用药：有抗抑郁药物，包括三环类抗抑郁药，如阿米替林、氯米帕明；5-羟色胺选择性再摄取抑制剂（SSRI）类抗抑郁药，如氟西汀、舍曲林、帕罗西汀。

（三）非药物治疗

对于不适合药物治疗的患者，可以选用行为治疗和物理治疗。头痛的行为治疗包括下面的方法：调节睡眠、运动、认知行为疗法、放松、生物反馈等。物理治疗包括热、冰、按摩，休息在治疗慢性紧张性头痛中也是有用的。

（侯东锋）

第四节 慢性每天头痛

慢性每天头痛（chronic daily headache，CDH）是指频繁头痛，凡头痛每天超过 4 h 和每月超过 15 d，持续超过 3 个月者即可诊断为 CDH。CDH 不是单独的头痛病种，而是多种原发性头痛和继发性头痛的变形或混合性头痛。IHS 分类不包括混合性头痛，故 CDH 未能列入。在诊断原发性头痛之前必须排除继发性头痛。3%～5% 的世界范围人群患有慢性每天头痛或慢性近每天头痛。频繁头痛的影响患者的生活质量和工作。

CDH 的危险因素有肥胖，有频繁头痛历史（频率高于 1 次/周），饮用咖啡，过度使用治疗急性头痛的药物，包括一般止痛药、麦角类和曲普坦类制剂。

1/2 以上的 CDH 患者有睡眠紊乱和情绪疾病，如抑郁或焦虑。

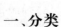

一、分类

(一)原发性 CDH(表 4-1)

原发性 CDH 包括 IHS 定义的下列几种原发性头痛。原发 CDH 又以每次发作的时间长短(时间>4 h 或时间<4 h)再细分为不同的亚型。所有的原发性头痛都可合并药物使用过度。

表 4-1　原发性 CDH 的类型

序号	类型
1	慢性紧张性头痛
2	慢性偏头痛(也曾称作变异性头痛伴有或不伴有止痛药反跳)
3	新症每天持续头痛
4	慢性丛集性头痛
5	连续半侧颅痛
6	慢性阵发性半侧颅痛
7	睡眠头痛
8	自发性刺戳样头痛
9	短暂单侧神经痛样头痛伴结膜充血和流泪(short-lasting unilateral neuralgiform headache attacks with conjunctival injection and tearing,SUNCT)
10	颅神经痛(如三叉神经痛)

(二)继发性慢性每天头痛

所有的继发性 CDH 都可合并用药过度。其病因见表 4-2。

表 4-2　继发性 CDH 的病因

序号	病因
1	外伤后头痛(表现可与多种原发性头痛相似)
2	颈源性头痛(特别是 C_2、C_3 上神经根嵌顿)
3	颞下颌关节综合征
4	鼻窦疾病
5	动静脉畸形
6	动脉炎(包括巨细胞动脉炎)
7	硬膜下血肿
8	夹层动脉瘤
9	新生物
10	感染
11	颅内压增高
12	低颅压

CDH 以变异性偏头痛和药物过度使用性头痛多见,以下重点讲解这两型 CDH。

二、临床表现

(一)变异性偏头痛(transformed migraine,TM)

女性多见,原有发作性偏头痛史,多于10~20岁起病,多为无先兆的普通型偏头痛。其头痛发作随时间增长,逐月逐年加重,但先兆消失,伴随症状如恶心、畏声、畏光等却变得越来越轻。而月经期加重等诱发因素及单侧头痛和胃肠道症状可持续不变。多数患者系过度滥用止痛药所致,部分患者是共存焦虑和抑郁等疾病所致。

(二)药物过度使用性头痛(medication-overuse headaches,MOH)

MOH多见于女性,临床症状如下。

1.一般头痛症状

(1)每天或几乎每天头痛,头痛顽固。

(2)头痛的严重性、类型和定位变化不定。

(3)有可预期的经常早晨头痛(2:00~5:00)。

(4)躯体奋力或用脑过度出现头痛的阈值低下。

(5)过量使用止痛药物(每月多于15 d)。

(6)对止痛药出现耐受性。

(7)对预防头痛用药无效。

(8)突然中断止痛药时出现戒断症状。

(9)缓慢逐渐停用止痛药,几天内头痛自发改善。

2.伴随症状

(1)头痛伴有乏力、恶心和其他消化道症状。

(2)烦躁,焦虑,易激惹,抑郁。

(3)有情绪和认知功能缺陷。

3.特殊症状

过度应用麦角制剂时:①肢体冷和/或无力,感觉异常,心动过速,有肠道激惹综合征。②脉搏缓慢,高血压,头轻。③肢体肌肉疼痛,下肢无力。

三、诊断要点

变异性偏头痛和MOH的诊断标准见表4-3。

四、治疗方案及原则

对原发性每天头痛和继发性每天头痛按照各自的具体情况进行处理。因原发性和继发性CDH多合并用药过度,以下只介绍对过度用药的处理。

(一)过度用药的处理

持续数月或数年的CDH的治疗困难,无任何疗法能使患者完全不再头痛。治疗目的是停用正在使用的致病药物以阻断恶性循环,采取预防措施(药物和非药物措施)以减少头痛发作,并于停止过度用药后1~2个月对急性头痛发作进行正规的治疗。

表 4-3　变异性偏头痛和 MOH 的诊断标准

类型	诊断标准
变异性偏头痛	A.每天或几乎每天头痛超过 1 个月,每月超过 15 d
	B.平均头痛时间:>4 h/d(若不处理)
	C.符合至少下列 1 项:①有发作性偏头痛病史,符合 IHS 标准;②头痛发作频率增加,但偏头痛的严重性和其他表现减轻的病史至少 3 个月;③头痛发作时除时间外其他方面符合 IHS 标准
	D.不符合新症每天持续头痛或持续性半颅痛的标准
	E.排除其他疾病
MOH	A.头痛至少每月 15 d
	B.过度用药时出现头痛或头痛恶化,停止使用药物后 2 个月头痛消退和恢复到原先头痛的形式
	过度用药的定义:①规律地过度使用头痛药物超过 3 个月;②每月用麦角制剂、曲普坦类制剂和止痛药复合剂不少于 10 d;③每月用一般止痛药不少于 15 d;④每月使用所有头痛药物不少于 15 d

注:止痛药的复合制剂多含有阿司匹林、对乙酰氨基酚和咖啡因。

1.治疗的第一步是停用致病药物

若是简单止痛药可迅速戒断。若药含有咖啡因、巴比妥、苯二氮草类和麻醉剂则应逐渐戒断,突然戒断巴比妥可出现癫痫发作。突然戒断阿片类可出现恶心、呕吐、激动不安等更严重的戒断综合征。严格地讲,诊断 MOH 要求停止服用所用的药物,并随访 2 个月以观察头痛发作的频率,临床上实际患者的顺应性很差,故几乎很难做到。凡遇此情况时,可于停止用药的同时给予 60 mg 泼尼松 5 d,以减少戒断性头痛和其他症状。

2.治疗反跳性头痛和戒断综合征

停用致病药物会造成反跳性头痛和戒断综合征,应同时给予治疗,特别是戒断后第7～10天。对抗药物应视作用责任药而定,若责任药为麦角胺或其他血管活性物质,可使用 NSAIDs 或吩噻嗪类药,同时可使用类固醇激素;若责任药为简单止痛药时,可使用双氢麦角碱和西坦类药。

3.预防头痛发作

(1)药物:停用致病药物成功后,应给予预防用药。预防用药的选择取决于撤药后复现的头痛类型,若是偏头痛则可选用三环抗抑郁药、肾上腺素能 β 受体阻滞剂、钙通道阻滞剂、丙戊酸钠。三环抗抑郁药(特别是缓解头痛、帮助睡眠且同时有抗抑郁疗效的)应作首选。常用的是阿米替林 10 mg,睡前服用,逐渐增加量直至头痛发作减少,随访 3 个月逐渐减量或停用。停用原药物成功后,若患者仍需用原药物治疗头痛,必须在停药后 1～2 个月才能限制使用,且只能用于急性发作,每周最多用 2 d。

(2)枕神经刺激:双侧枕骨下埋藏刺激器治疗变异性偏头痛。

(3)非药物治疗:包括禁饮咖啡、浓茶、酒,禁烟,禁食其他诱发头痛的饮食,生活规律,适当运动,保持心情愉快和自我放松,定时入睡,睡眠充足等。

4.住院治疗

若门诊治疗无效,用不安全药物或戒断症状严重等,都应住院治疗。住院治疗除能及时和合理地治疗戒断综合征外,还可静脉给予双氢麦角碱治疗,它可以安全、有效和短时间控制顽固性头痛。双氢麦角碱本身具有抗偏头痛效应,但连续反复使用不会造成慢性头痛和反跳性头痛。此外尚应对非头痛的其他戒断症状给予处理,如应用吩噻嗪等药物治疗。

(二)禁止滥用止痛药和用药过度

慢性头痛患者(特别是紧张性头痛和偏头痛患者)常过度应用或滥用解热止痛剂、麻醉药、咖啡因、麦角胺、巴比妥类药物。这些药物常以复合剂形式以非处方药(OTC)出售。慢性头痛患者因头痛折磨无限制地服用药物,结果是产生药物依赖性,产生 CDH。停用止痛药又产生反跳性头痛和戒断综合征,表现为头痛恶化并使预防头痛的药物失效,促使患者使用更多的止痛药,从而形成恶性循环。多数头痛患者多不认识过度频繁服用止痛药的恶果,而一旦出现药物依赖后又多不愿或拒绝承认过度用药史,给诊断和治疗带来困难。能够造成反跳头痛和 CDH 的止痛药的确切剂量和期限难以确定,一般单纯止痛药,每天 3 次,每周 5 d;止痛药与咖啡因复合制剂,每周 3 d;止痛药与麻醉药(如可卡因)或麦角胺的复合剂,每周 2 d;麦角胺和咖啡因合剂最差,每周 2 片足以造成反跳头痛和 CDH。停止服药是唯一有效的治疗手段。停药后的 2 周会出现头痛恶化等戒断症状,随后改善,可代以作用机制不同的止痛药,控制使用治疗头痛。精神或躯体依赖严重的患者需住院,采用脱毒疗法。

(侯东锋)

第五节 眩 晕

一、概述

(一)分类

根据病变部位不同,眩晕的表现形式也存在迥异的特征。病变若发生在内耳,称为前庭周围性眩晕;病变发生在脑部,称为前庭中枢性眩晕。此外,全身性因素以及精神心理因素也会导致眩晕的发生。

1.周围性眩晕

绝大多数周围性眩晕由耳部疾病引起,除眼震和可能伴有的听力障碍外,患者没有中枢神经系统损害的症状和体征。病因包括良性位置性眩晕(耳石症)、梅尼埃病、突发性耳聋伴眩晕以及急性迷路炎、前庭神经炎等。周围性眩晕的特点如下。

(1)剧烈旋转性晕感,持续时间短,头位或体位改变可使眩晕明显加重。

(2)外周性眼震:眼震与眩晕发作常同时存在;方向多为水平性或水平加旋转性,很少为垂直性;眼震强度可以时强时弱;数小时或数天后眼震可减退或消失;向一侧(多与病患侧相反)注视时眼震更明显;若眼震与头部动作有关联,多次诱发后眼震强度会明显减弱。

(3)平衡障碍:多表现为漂浮感,站立不稳,可有自发的倾倒,做静态直立试验时患者多向眼震慢相侧倾倒。

(4)自主神经症状:常伴恶心、呕吐、出汗及面色苍白等症状。

(5)常伴耳鸣、听力下降等耳部不适。

2.中枢性眩晕

中枢性眩晕多由大脑、小脑或脑干的血管性病变、肿瘤、感染、畸形等因素引起。可伴有其他神经系统损害的症状和体征;其中大部分病灶位于后颅窝。中枢性眩晕的特点如下。

（1）眩晕程度相对较轻,持续时间较长,呈旋转性或有向一侧的移动感,闭目后可减轻,与头部或体位改变多无明显关联。

（2）中枢性眼震:眼震增强;眼震方向多为单一的垂直(如上跳型、下跳型)和/或水平、旋转型;眼震强度不变;眼震方向和病灶侧多不一致。

（3）平衡障碍:站立不稳,多数眩晕和平衡障碍程度不一致。

（4）自主神经症状不明显。

（5）无耳鸣、听力下降等耳部不适。

（6）可伴脑功能损害表现,如复视、面瘫、肢体瘫痪、高颅压。

3.全身疾病导致的眩晕

几乎全身各系统的疾病都可发生一过性眩晕,而以心血管疾病最为常见。

（1）颈动脉窦综合征患者常于头颈部突然转动、衣领过紧或颈部突然受压时迅速出现眩晕,重者伴发晕厥。

（2）直立性低血压患者于卧位、蹲位突然转为直立位时,可骤然发生眩晕及晕厥。

（3）中度或重度贫血患者常在用力或运动时出现眩晕。

（4）低血糖引起的眩晕多发生于饥饿时,伴出汗、手抖、全身无力和不稳感,纠正低血糖后眩晕可明显缓解。

4.精神疾病相关性眩晕

精神疾病相关的眩晕是一个不断更新的概念,以慢性非旋转性眩晕为主要表现形式,亦可表现为不易觉察的主观不稳感,同时对运动刺激敏感性增大,不能耐受精细视觉或复杂的视觉刺激。患者通常敏感、焦虑、情绪不稳定、神经质等,部分患者有精神疾病的家族史及心理应激因素。

（二）治疗原则

1.一般治疗

卧床休息,避免声、光刺激。

2.心理治疗

应消除眩晕患者的恐惧心理,解除顾虑,告知眩晕并非致命疾病,轻者可痊愈,眩晕重者经代偿后可减轻或消除。

3.病因治疗

根据具体情况施治,梅尼埃病患者用脱水剂,迷路卒中患者用血管扩张剂等。

4.对症治疗

应掌握原则,合理选择药物,根据病情轻重、药物作用强弱、不良反应大小选药,避免同时应用多种同类药物,如同时用氟桂利嗪和尼莫地平,可引起药物作用超量,导致头晕、嗜睡。恢复期或慢性期少用地芬尼多等前庭神经镇静剂,有碍前庭功能的代偿,使眩晕及平衡障碍恢复延迟。老年患者应注意全身系统疾病及药物不良反应。

二、几种常见的眩晕

（一）良性阵发性位置性眩晕

良性阵发性位置性眩晕(BPPV)又称"耳石症",是最常见的外周性前庭疾病。BPPV是一种相对于重力方向的头位变化所诱发的、以反复发作的短暂性眩晕和特征性眼球震颤为表现的外周性前庭疾病,常具有自限性,易复发。

1.临床分类

目前尚无统一的分类标准,可按照病因和受累半规管进行分类。

(1)按病因分类。①特发性 BPPV:病因不明,占 50%～97%。②继发性 BPPV:继发于其他耳科或全身系统性疾病,如梅尼埃病、前庭神经炎、特发性突聋、中耳炎、头部外伤、偏头痛、手术后(中耳内耳手术、口腔颌面手术、骨科手术等),以及应用耳毒性药物。

(2)按受累半规管分类。①后半规管 BPPV:最为常见,占 70%～90%,其中嵴帽结石症约占 6.3%。②外半规管 BPPV:占 10%～30%。根据滚转试验时出现的眼震类型可进一步分为向地性眼震型和离地性眼震型,其中向地性眼震型占绝大部分。③前半规管 BPPV:少见类型,占 1%～2%。④多半规管 BPPV:为同侧多个半规管或双侧半规管同时受累,占 9.3%～12.0%。

2.发病机制

BPPV 确切的发病机制尚不清楚,目前公认的学说包括以下两种。

(1)管结石症:椭圆囊囊斑上的耳石颗粒脱落后进入半规管管腔,当头位相对于重力方向改变时,耳石颗粒受重力作用,相对半规管管壁发生位移,引起内淋巴流动,导致壶腹帽偏移,从而出现相应的体征和症状。当耳石颗粒移动至半规管管腔中新的重力最低点时,内淋巴流动停止,壶腹帽回复至原位,症状及体征消失。

(2)嵴帽结石症:椭圆囊囊斑上的耳石颗粒脱落后黏附于壶腹帽,导致壶腹帽相对于内淋巴的密度改变,使其对重力敏感,从而出现相应的症状及体征。

3.临床表现

典型的 BPPV 发作是由患者相对于重力方向改变头位(如起床、躺下、床上翻身、低头或抬头)所诱发的、突然出现的短暂性眩晕(通常持续不超过 1 min)。其他症状可包括恶心、呕吐等自主神经症状,还包括头晕、头重脚轻、有漂浮感、有平衡不稳感及振动幻视等。

4.诊断

(1)诊断标准:①相对于重力方向改变头位后出现反复发作的、短暂的眩晕或头晕(通常持续不超过 1 min)。②位置试验中出现眩晕及特征性位置性眼震。③排除其他疾病,如前庭性偏头痛、前庭阵发症、中枢性位置性眩晕、梅尼埃病、前庭神经炎、迷路炎、前半规管裂综合征、后循环缺血、直立性低血压、心理精神源性眩晕等。

(2)诊断分级:①确定诊断:相对于重力方向改变头位后出现反复发作的、短暂的眩晕或头晕。位置试验可诱发眩晕及眼震,眼震特点符合相应半规管兴奋或抑制的表现。后半规管 BPPV:患耳向地时出现带扭转成分的垂直上跳性眼震(垂直成分向上,扭转成分向下位耳),回到坐位时眼震方向逆转,眩晕及眼震持续时间通常不超过 1 min。外半规管 BPPV:双侧位置试验均可诱发水平向地性或水平离地性眼震。排除其他疾病。②可能诊断:相对于重力方向改变头位后出现反复发作的、短暂的眩晕或头晕,持续时间通常不超过 1 min。位置试验未诱发出眩晕及眼震。排除其他疾病。

5.检查

(1)基本检查:BPPV 的基本检查为位置试验。

(2)可选检查。①前庭功能检查:包括自发性眼震、凝视眼震、视动、平稳跟踪、扫视、冷热试验、旋转试验、摇头试验、头脉冲试验、前庭自旋转试验、前庭诱发肌源性电位、主观垂直视觉/主观水平视觉等。②听力学检查:纯音测听、声导抗、听性脑干反应、耳声反射、耳蜗电图等。③影像学检查:颞骨高分辨率CT、含内听道桥小脑角的颅脑MRI。④平衡功能检查:静态或动态姿势描记、平衡感觉整合能力测试以及步态评价等。⑤病因学检查:包括钙离子、血糖、血脂、尿酸、性激素等相关检查。

6.治疗

(1)耳石复位:耳石复位是目前治疗BPPV的主要方法,操作简便,可徒手或借助仪器完成,效果良好。

手法复位。①后半规管BPPV:建议首选Epley法,还可选用改良的Epley法或Semont法等,必要时可重复或交替使用几种方法。复位后头位限制、辅助使用乳突振荡器等方法并不能明显改善疗效,不推荐常规使用。②外半规管BPPV:对水平向地性眼震(包括可转换为向地性的水平离地性眼震)可采用Lempert或Barbecue法以及Gufoni法(向健侧),可单独或联合使用上述方法;对不可转换的水平离地性眼震可采用Gufoni法(向患侧)或改良的Semont法。③前半规管BPPV:可采用Yacovino法,该法尤其适用于患侧判断困难的患者。④多半规管BPPV:采用相应的复位手法依次治疗各半规管BPPV,优先处理诱发眩晕和眼震更强烈的责任半规管,一个半规管复位成功后,其余受累半规管的复位治疗可间隔1~7 d进行。

耳石复位仪辅助复位:适用于手法复位操作困难的患者,可作为一种复位治疗。

(2)药物治疗:原则上药物并不能使耳石复位,但鉴于BPPV可能和内耳退行性病变有关或合并其他眩晕疾病,下列情况可以考虑药物辅助治疗。当合并其他疾病时,应同时治疗该类疾病。复位后有头晕、平衡障碍等症状时,可给予改善内耳微循环的药物,如倍他司汀、银杏叶提取物。因前庭抑制剂可抑制或减缓前庭代偿,故不推荐常规使用。

(3)手术治疗:对于诊断清楚,责任半规管明确,经过1年以上规范的耳石复位等综合治疗仍然无效且活动严重受限的难治性患者,可考虑行半规管阻塞等手术治疗。

7.前庭康复训练

前庭康复训练是一种物理训练方法,通过中枢适应和代偿机制提高患者的前庭功能,减轻前庭损伤导致的后遗症。前庭康复训练可作为BPPV患者耳石复位的辅助治疗,用于复位无效以及复位后仍有头晕或平衡障碍的病例,或在复位治疗前使用以增加患者对复位的耐受性。如果患者拒绝或不耐受复位治疗,那么前庭康复训练可以作为替代治疗。

(二)前庭神经炎

前庭神经炎首先由Ruttin报道,为突然眩晕发作而无耳蜗及其他神经系统症状的疾病。

1.发病机制

前庭神经炎的病因现仍不够明确,可能与病毒感染或病灶感染性疾病有关,80%的患者发病时有上感、扁桃体炎、副鼻窦炎史,亦有学者认为该病与血管因素有关,前庭神经小动脉的循环紊乱可能为该病的一个病因。Magnusson对24例符合该病患者的观察结果,发现其中6例有小脑动脉梗死,故考虑血管因素亦可能为该病的病因。Matsuo认为身体其他部位病毒感染后,血-脑屏障受损,病毒直接侵犯前庭神经或神经节而使其受损;或病毒感染后免疫性神经损害。

2.临床表现

前庭神经炎多发于中年人,无性别差异,多见于单侧。表现为突发性眩晕及平衡失调,多为摇摆不稳感,偶尔有旋转性眩晕,常伴有恶心、呕吐、向健侧自发性眼震,患侧半规管功能低下。通常持续数天后逐渐减轻,3~4周转为位置性眩晕,6个月后症状全消失。诊断该病需排除梅尼埃病及中枢性眩晕。

3.治疗

发作时可服用或注射前庭神经抑制剂,如地西泮、地芬尼多;自主神经症状重者服用抗胆碱能制剂东莨菪碱等,同时用血管扩张剂、神经营养剂,用法、用量与混合性痴呆(MD)的治疗相同。急性期可限制性使用前庭抑制剂,原则上不超过3 d;推荐使用增强前庭代偿的药物,如倍他司汀和银杏叶提取物EGb761,使用疗程应贯穿急性期和恢复期,与前庭代偿时间相匹配;急性期推荐短期小剂量糖皮质激素治疗,对于恢复期患者不推荐激素治疗,不推荐抗病毒治疗;推荐尽早开始个体化的前庭康复锻炼。

(三)血管性眩晕/头晕

血管性眩晕/头晕患者通常表现为急性前庭综合征(acute vestibular syndrome,AVS),即眩晕急性发作,伴有恶心或呕吐、头部运动不耐受和不稳。根据临床表现,血管性眩晕/头晕可分为急性持续性血管性眩晕/头晕和短暂性血管性眩晕/头晕。急性持续性血管性眩晕/头晕患者通常症状持续不少于24 h。患者出现的眩晕发作少于24 h,可以使用"短暂性血管性眩晕/头晕"这一术语。此外,症状出现少于24 h,对急性眩晕患者进行评估时,可以使用"急性进展性血管性眩晕/头晕"这一术语。

1.临床表现

临床表现与受累部位、血流量减少程度、个体耐受能力有关。

(1)眩晕与平衡障碍为常见症状,且可长时间内为唯一症状,孤立症状出现率为10%～62%,作为首发症状约48%,常于2～5 min达高峰,持续30 min至数小时。

(2)视觉障碍:视力模糊、水平或垂直复视、黑矇、眼前闪光样发作。

(3)肢体麻木,构音困难(口吃)。

(4)经颅多普勒(TCD)可了解脑血流情况,单光子发射断层扫描(SPECT)测定脑局部血流量,敏感度为88%。

(5)脑CT及MRI常显示腔隙性梗死。根据临床症状及客观检查,在排除其他疾病基础上,诊断该病。

2.治疗

(1)治疗原发病:对高血压、糖尿病、高脂血症、心脑综合征等应积极处理。

(2)钙通道阻滞剂:常用药物尼莫地平,口服20～40 mg,每天3次。可选择性阻断病理状态下细胞膜的钙通道,减少平滑肌痉挛,增加脑血管血流量,服2～3周停药观察。

(3)抗血小板聚集剂:病理状态下血小板可相互黏着,聚集形成微栓。

阿司匹林:对血小板凝聚有强大抑制作用,抑制血小板的前列腺素合成酶,减少血小板凝聚,阻止血栓形成,75 mg,口服,每天1次。以肠溶片为佳,减少胃黏膜刺激症状,在长期应用治疗期间注意观察脑及内脏出血情况。

双嘧达莫(潘生丁):可抑制磷酸二酯酶,以阻止环磷酸腺苷(cAMP)的降解,抑制肾上腺素、低浓度凝血酶诱导的血小板凝聚,防止血栓形成。每次25 mg,口服,每天3次,长期服用,可和阿司匹林合用。

阿司匹林和双嘧达莫(潘生丁)缓释剂(阿司潘)的联合应用比单独使用其中一种药物的预防效果更好,且不增加出血等不良反应。常用量为12.5/100～25/200 mg,口服,每天2次。

改善脑组织代谢剂:甲磺酸阿米三嗪+萝巴新(都可喜)可增加脑组织血氧含量及血氧饱和

度,可再建有氧代谢。常用量 1 片,口服,每天 2 次。复方麦角异碱口服溶液(活血素)是二氢麦角隐亭与咖啡因的合剂,可同时阻断肾上腺素 α_1 和 α_2 受体,改善微循环,增加脑血流量,促进脑组织对葡萄糖的摄取,防止血小板及红细胞聚集,口服吸收快,0.5 h 达第一高峰,血浆半衰期长达 7.56～18.00 h。每次 2～4 mL,饭前或饭后口服,每天 2 次,据临床观察有效率达 80％～90％,不良反应有消化道不适、头痛等。该药应用方便、安全,对心功能不全慎用静脉滴注者尤其适用。服用 15～30 d 可停药观察。

巴曲酶注射液(东菱迪芙)是单一成分巴曲酶,不含任何可能有药理作用的杂质。其作用有以下几种。①系统调节凝血系统、纤溶系统的失衡:迅速分解纤维蛋白原,降低血纤维蛋白原浓度,抑制血栓形成,迅速诱发组织纤溶酶原激活剂(tPA)的释放,增加纤溶系统活性,促进血栓溶解,对其他凝血因子及血小板数无影响。②显著改善血液流变学诸因素:降低全血黏度,抑制红细胞的聚集,增强红细胞的变形能力,降低灌注状态下的血管压力,显著改善微循环。③抑制缺血和缺血再灌注导致的系列细胞损伤:保护神经细胞(减少死亡及凋亡)、其他脏器细胞(减少死亡)以及血管内皮细胞(减少梗死后的出血发生率)。实验证实:通过减少缺血及缺血再灌注后自由基、兴奋性氨基酸和神经源性一氧化氮(NO)及内皮素的生成,降低乳酸水平及减轻水肿,增加成纤维细胞生长因子(bFGF)的生成,起到神经细胞的保护及修复作用。通过封闭白细胞表面的 CD11a/CD18,CD11b/CD18 黏附分子显著增加缺血脑组织的血流量,起到神经保护作用,降低红细胞与血管内皮细胞的黏附。通过改善红细胞的变形能力,降低红细胞的聚集力,降低血浆纤维蛋白原浓度,使红细胞与内皮细胞黏附所需的连接作用减弱,并且抑制其表面黏附因子而实现其神经保护作用。用法及用量:将 5 BU 该药溶于 100～200 mL 的生理盐水,静脉滴注 1 h 以上,隔天 1 次,每次 5 BU,10 次为 1 个疗程。用药期间,观察血纤维蛋白原,如有出血倾向立即停药,一般很安全。

(四)前庭性偏头痛导致的眩晕

前庭性偏头痛(vestibular migraine,VM)是临床常见的具有遗传倾向的以反复发作的头晕或眩晕为症候,可伴恶心、呕吐或/和头痛的一种疾病。据统计,人群中 VM 的整体患病率高达 1％。VM 是导致头晕/眩晕的常见疾病之一,误诊率最高可达 80％。

VM 是反复发作性眩晕的常见疾病之一,在眩晕相关疾病中居第三位。由于对其认识不足,VM 的患病率被严重低估。VM 可发生于任何年龄,男、女患者比例为 1:(1.5～5)。目前的一些数据显示 VM 是继 BPPV 之后,导致复发性眩晕的第二大常见病因。

1.VM 的临床症状

有研究显示 VM 的前庭症状可发生于任何年龄。VM 的头痛与眩晕首次发作出现的先后顺序不固定,多数患者的头痛早于眩晕数年出现,部分偏头痛与眩晕发作始终相伴,少数眩晕起病早于偏头痛,极少数患者整个反复眩晕或头晕发作病程中无头痛症候。不伴先兆的 VM 更为常见。国外文献报道女性 VM 的平均发病年龄为 37.7 岁,男性 VM 的平均发病年龄为 42.4 岁。国内小样本研究显示 VM 的偏头痛起病年龄为(32.7±10.5)岁,而 VM 的眩晕起病年龄为(36.6±10.3)岁。也有研究报道 VM 的眩晕的平均发生年龄为 52.1 岁。

应激、疲劳、紧张、睡眠不足、过度体力活动或某些食物可诱发 VM。个体间前庭症状与偏头痛的关系差异较大,也可随年龄而不同。儿童良性阵发性眩晕可能随年龄增大而出现偏头痛或 VM。一部分女性 VM 患者更年期后偏头痛症候不明显或消失,而以眩晕频繁发作为表现。因此,遇中老年女性发生的眩晕,应注意询问既往有无偏头痛病史。

应注意不同的 VM 患者的临床表现会有差异,同一患者在不同的年龄或不同的发作期表现也会不同。相近的数次发作的临床症候会不完全一致。VM 中的前庭症状表现为眩晕/头晕、恶心、呕吐、步态不稳。部分患者伴有头部运动不耐受、颈部不适、情感障碍等症状。少数患者发作时可伴有短暂的听力下降。国内神经科门诊中 VM 患者的临床特征与国外文献报道相似,眩晕类型以自发性眩晕为主,眩晕发作持续时间从数秒至数天不等。最初的眩晕症状常常是自发的,随着病程也可由头位改变、视觉刺激或头动等诱发。眩晕持续时间的个体差异较大。小样本研究报道 30%的患者眩晕持续数分钟,30%持续数小时,30%持续数天,还有 10%仅持续数秒。多数 VM 发作持续不超过 72 h,以 24～72 h 多见。VM 患者的视觉先兆或视觉症状可有眼前栅栏状、水波纹、锯齿样、云雾状或闪电样光线等。声音和/或光线刺激会加重患者晕的症状,所以,畏光和/或畏声是发作期常见的伴随症状。患者多喜爱在安静、无声音和/或避光的环境中休息。而且,患者静卧休息对症状缓解作用明显。声、光、头部活动均可加重前庭症状。VM 反复发作容易伴发睡眠障碍、焦虑抑郁等症状。部分 VM 与功能性(躯体化)头晕共病。

2.VM 的体征

VM 缺乏特异性体征。在 VM 发作期,可出现短暂性平衡障碍、各种类型的眼球震颤、一过性视野缺损等体征,此种眼震与前庭外周性异常、前庭中枢性异常或混合性异常眼震无显著区别。研究报道约 70%的患者出现病理性眼震,包括自发性眼震、位置性眼震、凝视性眼震,眼震可被位置试验诱发,自发性眼震的发生率约为 19%,50%的患者有中枢性前庭功能障碍,15%的患者有外周性前庭功能障碍,另有 35%的患者受累部位不清。

在 VM 发作间期也可见前庭功能障碍、凝视诱发性眼震、中枢性位置性眼震、自发性眼震、单侧前庭功能减退以及前庭眼反射抑制失败等。异常的神经-耳科体征并非一成不变,多次随访能够显著提高发现异常眼动的概率。

3.VM 的辅助检查

10%～20%的 VM 患者的前庭功能检测可发现单侧前庭功能减退。在眩晕发作期,部分患者有听力下降的主观感受,但多数听力学检查无明显听力损伤的证据,少数患者可有轻度听力损害。前庭检查可发现中枢性、外周性和混合性眼震,提示 VM 影响前庭外周或中枢功能。部分患者在冷热试验中可出现半规管轻瘫和优势偏向,推测半规管功能可能受影响。视频头脉冲试验仅能在 11%～15%的 VM 患者中发现异常。前庭肌源性诱发电位检查可发现内耳结构异常所致的眩晕,但无特异性。一些小样本临床研究报道 VM 患者的 FLAIR 像见皮质下脑白质、半卵圆中心点状白质高信号(WMHs)(不应当作腔隙性梗死灶),提示 VM 患者可有头颅 MRI 影像改变。

4.VM 的诊断

VM 的临床表现呈多样性,易与反复发作性头晕疾病混淆,故该病的鉴别诊断显得尤为重要。临床可参照 VM 的诊断与鉴别诊断流程(图 4-1)。

5.VM 的治疗

(1)发作期治疗:发作期的治疗原则是针对眩晕、呕吐等前庭症状进行对症治疗,包括选用曲坦类药物和前庭抑制剂,可酌情给予镇静剂。前庭抑制剂(如异丙嗪、茶苯海明)均具有改善患者急性期的眩晕、呕吐等不适的作用。

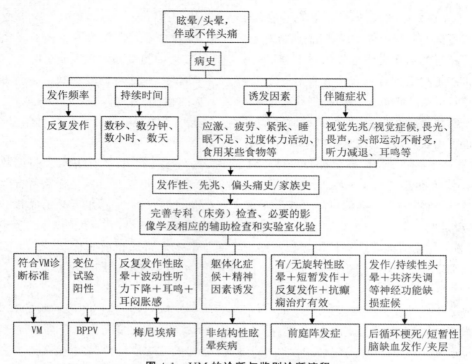

图 4-1　VM 的诊断与鉴别诊断流程

注：BPPV 为良性阵发性位置性眩晕；TIA 为短暂性脑缺血发作。

　　(2)发作间期治疗：发作间期用药可参照偏头痛的治疗原则，依据患者头痛、眩晕/头晕等临床症候的发作频率、持续时间、严重程度、对生活质量的影响等，综合考虑预防性药物治疗。可供选择的药物包括 β 受体阻滞剂、钙通道阻滞剂、抗癫痫药，对症治疗药物有天麻素、尼麦角林等。由于部分 VM 患者反复发作、疗效不佳、症候慢性持续迁延而致焦虑或抑郁障碍，临床观察发现部分患者可转为功能性(躯体化)头晕，必要时用焦虑抑郁躁狂量表评估，可酌情考虑使用改善情感障碍的药物。

(侯东锋)

第五章

癫痫

第一节 概　述

一、定义

（一）癫痫

癫痫是一组由不同病因所引起，脑部神经元高度同步化，且常具有自限性的异常放电所导致的综合征，以发作性、短暂性、重复性及刻板性的中枢神经系统功能失常为特征。

（二）痫性发作

痫性发作为大脑神经元的一次不正常的过度放电，并包括高度同步的一些行为上的改变。

（三）急性发作

急性发作是由于大脑结构出现损害或代谢障碍，或急性全身性的代谢紊乱而引起的痫性发作，例如，低血糖、乙醇中毒等可能引起易感个体痫性发作。

二、病因

癫痫的病因复杂，是获得性和遗传性因素等共同作用的结果。目前根据病因分为三类，即症状性、特发性（遗传性）和隐源性。病因与年龄有明显的关系。在新生儿期病因主要为感染、代谢异常（如维生素 B_6 依赖、低血糖、低钙血症）、出生时缺氧、颅内出血、脑部发育异常；婴儿或年龄小的儿童的病因主要为热性惊厥、遗传代谢性或发育异常性疾病、原发性/遗传性综合征、感染、发育异常、退行性变化；儿童和青春期年轻人的主要病因为海马硬化、原发性/遗传性综合征、退行性疾病、发育异常、创伤、肿瘤；成年人常见的病因为创伤、肿瘤、脑血管病、先天性代谢病、乙醇/药物、海马硬化、感染、多发性硬化、退行性疾病；老年人的主要病因为脑血管病、药物/乙醇、肿瘤、创伤、退行性变化（如痴呆病）。

三、发病机制

发病机制尚不完全清楚，但一些重要的发病环节已为人类所知，发病机制见图 5-1。

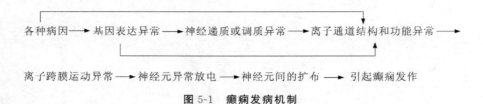

图 5-1　癫痫发病机制

四、分类

(一)癫痫发作的分类

国际抗癫痫联盟关于癫痫发作的分类参照两个标准:①发作起源于一侧或双侧脑部。②发作时有无意识丧失。其依据是脑电图和临床表现,详见表 5-1。

表 5-1　癫痫发作的分类

分类	临床表现
Ⅰ.部分性(局灶性,局限性)发作	单纯部分性发作
	运动症状发作
	躯体感觉或特殊感觉症状性发作
	有自主神经症状的发作
	有精神症状的发作
	复杂部分性发作
	单纯部分性发作起病,继而意识丧失
	发作开始就有意识丧失
	部分性发作进展至继发全身发作
	单纯部分性发作继发全身发作
	复杂部分性发作继发全身发作
	单纯部分性发作进展成复杂部分性发作,然后继发全身发作
Ⅱ.全身(全面)发作	失神发作
	典型失神发作
	不典型失神发作
	肌阵挛发作
	阵挛性发作
	强直发作
	强直阵挛发作
	失张力发作
Ⅲ.不能分类的癫痫发作	

(二)癫痫及癫痫综合征的分类

癫痫及癫痫综合征的分类见表 5-2。

表 5-2 癫痫和癫痫综合征的国际分类

分类	临床表现
Ⅰ.与部位有关的癫痫(局部性、局灶性、部分性)	与发病年龄有关的特发性癫痫
	具有中央颞区棘波的良性儿童期癫痫
	具有枕区发放的良性儿童期癫痫
	原发性阅读性癫痫
	有症状性
	儿童慢性进行性局限型癫痫状态
	有特殊促发方式的癫痫综合征
	颞叶癫痫
	额叶癫痫
	枕叶癫痫
	顶叶癫痫
	隐源性:通过发作类型、临床特征、病因学及解剖学定位
Ⅱ.全身型癫痫和癫痫综合征	与年龄有关的特发性全面性癫痫
	良性家族性新生儿惊厥
	良性新生儿惊厥
	良性婴儿肌阵挛性癫痫
	儿童失神发作
	青少年失神发作
	青少年肌阵挛性癫痫
	觉醒时全身强直阵挛发作的癫痫
	其他全身性特发性癫痫
	特殊活动诱导的癫痫
	隐源性或症状性癫痫
	West 综合征(婴儿痉挛)
	Lennox-Gastaut 综合征
	肌阵挛-起立不能性癫痫
	肌阵挛失神发作性癫痫
	症状性全身癫痫
	无特殊病因
	早发性肌阵挛性脑病
	伴暴发抑制的早发性婴儿癫痫性脑病
	其他症状性全身性发作
	特殊性综合征
	其他疾病状态下的癫痫发作

续表

分类	临床表现
Ⅲ.不能确定为局灶性或全身性的癫痫或癫痫综合征	有全身性和部分性发作的癫痫
	新生儿癫痫
	婴儿重症肌阵挛性癫痫
	慢波睡眠伴有连续性棘慢波的癫痫
	获得性癫痫性失语
	其他不能确定的发作
	没有明确的全身或局灶特征的癫痫
Ⅳ.特殊综合征	热性惊厥
	孤立单次发作或孤立性单次癫痫状态
	由乙醇、药物、子痫、非酮症高血糖等因素引起急性代谢或中毒情况下出现的发作

五、癫痫发作的临床表现

癫痫发作的共同特征:发作性、短暂性、重复性、刻板性。将不同类型癫痫发作的特点分述如下。

(一)部分性发作

此类发作起始时的临床表现和脑电图均提示发作起源于大脑皮质的局灶性放电,根据有无意识改变和继发全身性发作又分为以下几类。

1.单纯部分性发作

起病于任何年龄,发作时患者的意识始终存在,异常放电限于局部皮质内,发作时的临床表现取决于异常放电的部位。分为以下四类。

(1)部分运动性发作:皮质运动区病灶诱发的局灶性运动性癫痫表现为身体相应部位的强直和阵挛。痫性放电按人体运动区的分布顺序扩展时称 Jackson 发作,其多起始于拇指和示指、口角或趾和足。阵挛从起始部位逐渐扩大,可以扩展至一侧肢体或半身,但不扩展至全身。神志始终清楚。发作过后可有一过性发作的肢体瘫痪,称 Todd 瘫痪,可持续数分钟至数天。病灶位于辅助运动区时,发作表现为头或躯体转向病灶的对侧、一侧上肢外展伴双眼注视外展的上肢。

(2)部分感觉(体觉性发作或特殊感觉)性发作:不同感觉中枢的痫性病灶可诱发相应的临床表现,如针刺感、麻木感、视幻觉、听幻觉、嗅幻觉、眩晕、异味觉。

(3)自主神经性发作:包括上腹部不适感、呕吐、面色苍白、潮红、竖毛、瞳孔散大、尿失禁等。

(4)精神性发作:表现为情感障碍、错觉、结构性幻觉、识别障碍、记忆障碍等。

2.复杂部分性发作

复杂部分性发作起病于任何年龄,但多见于青少年。痫性放电通常起源于颞叶内侧或额叶,也可起源于其他部位。发作时有意识障碍,发作期脑电图有单侧或双侧不同步的病灶。常见以下类型:①单纯部分性发作开始,继而出现意识障碍。②自动症系在癫痫发作过程中或发作后意识蒙眬状态下出现的协调的、相适应的不自主动作,事后患者往往不能回忆。自动症可表现为进食样自动症、模仿样自动症、手势样自动症、词语性自动症、走动性自动症、假自主运动性自动症和性自动症等。③仅有意识障碍。④意识障碍伴有自动症。发作后常有疲惫、头昏、嗜睡,甚至

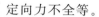

定向力不全等。

3.部分性发作进展为继发全面性发作

部分性发作进展为继发全面性发作可表现为全身强直、强直或阵挛,发作时脑电图为部分性发作迅速泛化成为两侧半球全面性发放。单纯部分性发作可发展为复杂部分性发作,单纯或复杂部分性发作也可进展为全面性发作。

(二)全面性发作

全面性发作的临床表现和脑电图都提示双侧大脑半球同时受累,临床表现多样,多伴有意识障碍并可能是首发症状,分为六类。

1.全面性强直-阵挛发作(generalized tonic-clonic seizure,GTCS)

GTCS 是常见的发作类型之一,以意识丧失和全身对称性抽搐为特征,伴自主神经功能障碍。大多数发作前无先兆,部分患者可有历时极短、含糊不清或难以描述的先兆。其后依次进入下列时期:①强直期,患者突然出现肌肉的强直性收缩,影响到呼吸肌时发出喘鸣、尖叫,面色青紫,可出现舌咬伤、尿失禁,持续 10~30 s 进入阵挛期。②阵挛期,表现为一张一弛的阵挛惊厥性运动,呼吸深而慢,口吐白沫,全身大汗淋漓,持续 30 s 至数分钟。③阵挛后期,阵挛期未出现深呼吸,所有肌肉松弛。整个发作过程持续 5~10 min。部分患者进入深睡状态。清醒后常感到头昏、头痛和疲乏无力。发作间期半数以上脑电图有多棘慢复合波、棘慢复合波或尖慢复合波。发作前瞬间脑电活动表现为波幅下降,呈抑制状态,强直期呈双侧性高波幅棘波爆发,阵挛期为双侧性棘波爆发与慢波交替出现,发作后为低波幅不规则慢波。

2.强直性发作

强直性发作多见于弥漫性脑损害的儿童,睡眠中发作较多。表现为全身或部分肌肉的强直性收缩,往往使肢体固定于某种紧张的位置,伴意识丧失、面部青紫、呼吸暂停、瞳孔散大等。发作持续数秒至数十秒。发作间期脑电图可有多棘慢复合波或棘慢复合波,发作时为广泛性快活动或 10~25 Hz棘波,其前后可有尖慢复合波。

3.阵挛性发作

阵挛性发作几乎都发生于婴幼儿,以重复性阵挛性抽动伴意识丧失为特征。持续一至数分钟。发作间期脑电图可有多棘慢复合波或棘慢复合波,发作时为10~15 Hz 棘波或棘慢复合波。

4.肌阵挛发作

肌阵挛发作发生于任何年龄。表现为突发短促的震颤样肌收缩,可对称性累及全身,可突然倒地,也可能限于某个肌群,轻者仅表现为头突然前倾。单独或成簇出现,刚入睡或清晨欲醒时发作频繁。发作间期脑电图呈现双侧同步的 3~4 Hz 多棘慢复合波或棘慢复合波,发作时可见广泛性棘波或多棘慢复合波。

5.失神发作

失神发作分为典型失神和非典型失神发作。①典型失神发作:儿童期起病,预后较好,有明显的自愈倾向。表现为突然发生和突然终止的意识丧失,同时中断正在进行的活动。有时也可伴有自动症或轻微阵挛,一般只有几秒钟。发作后即刻清醒,继续发作前活动。每天可发作数次至数百次。脑电图在发作期和发作间期均可在正常的背景上出现双侧同步对称的 3 Hz 棘慢复合波。②非典型失神发作:多见于有弥漫性脑损害的患儿,常合并智力减退,预后较差。发作和终止均较典型者缓慢,肌张力改变明显。发作期和发作间期脑电图表现为不规则、双侧不对称、不同步的棘慢复合波。两者的鉴别见表 5-3。

表 5-3　典型失神发作与非典型失神发作的鉴别

项目	典型失神发作	不典型失神发作
持续时间	10～20 s	较长
意识丧失	完全	不完全
开始	突然	不太突然
终止	突然	不太突然
发作次数	每天多次	较少
过度换气	常可诱发	不常诱发
合并现象	短暂眼睑阵挛	自动症、肌张力变化、自主神经表现
年龄	4～20 岁	任何年龄
病因	原发性	症状性
脑电图	背景正常,双侧对称同步 2～4 Hz 棘慢复合波	背景异常,不对称、不规则 2.5～3 Hz 棘(尖)慢复合爆发,阵发性快波
治疗	疗效好	疗效差

6.失张力发作

失张力发作多见于发育障碍性疾病和弥漫性脑损害,儿童期发病。其表现为部分或全身肌肉张力突然丧失,出现垂颈、张口、肢体下垂、跌倒发作或猝倒等。持续数秒至 1 min。可与强直性、非典型失神发作交替出现。发作间期脑电图为多棘慢复合波,发作时表现为多棘慢复合波、低电压、快活动脑电图。

六、常见癫痫及癫痫综合征的临床表现

(一)与部位有关的癫痫

1.与发病年龄有关的特发性癫痫

(1)具有中央-颞区棘波的良性儿童性癫痫:好发于 2～13 岁,有显著的年龄依赖性,多于 15～16 岁停止发作。男、女患者比例为 1.5∶1。发作与睡眠关系密切,大约 75％的患儿只在睡眠时发作。多表现为部分性发作,出现口部、咽部、一侧面部的阵挛性抽搐,偶尔可以涉及同侧上肢,有时会发展为全面强直阵挛发作,特别是在睡眠中。一般体格检查、神经系统检查及智力发育均正常。脑电图显示中央颞区单个或成簇出现的尖波或棘波,可仅局限于中颞或中央区,也可向周围扩散。异常放电与睡眠密切相关,睡眠期异常放电明显增多。

(2)具有枕区放电的良性儿童癫痫:好发年龄 1～14 岁,4～5 岁为发病高峰。发作期主要表现为视觉异常和运动症状。一般首先表现为视觉异常,如一过性视力丧失、视野暗点、偏盲、幻视。视觉异常之后或同时可出现一系列的运动症状,如半侧阵挛、复杂部分发作伴自动症、全身强直阵挛发作。发作后常常伴有头痛和呕吐,约 30％的患者表现为剧烈的偏侧头痛。17％的患者还伴有恶心、呕吐。发作频率不等,清醒和睡眠时都有发作。一般体格检查、神经系统检查及智力发育均正常。典型发作间期脑电图表现为背景正常,枕区出现高波幅的双相棘波。棘波位于枕区或后颞,为单侧或双侧性。

(3)原发性阅读性癫痫:由阅读引起,没有自发性发作的癫痫综合征。临床表现为阅读时出

现下颌痉挛,常伴有手臂的痉挛,如果继续阅读则会出现全身强直-阵挛发作。

2.症状性癫痫

(1)颞叶癫痫:主要发生在青少年,起病年龄为 10～20 岁,62％的患者在 15 岁以前起病。发作类型有多种,主要包括单纯部分性发作、复杂部分性发作及继发全身性发作。发作先兆常见,如上腹部感觉异常、似曾相识、嗅觉异常、幻视、自主神经症状。复杂部分性发作多表现为愣神,各种自动症(如咀嚼、发音、重复动作及复杂的动作)。发作间期脑电图正常或表现为一侧或双侧颞区尖波或棘波、尖慢波或棘慢波、慢波。蝶骨电极或长程监测可以提高脑电图阳性率。

(2)额叶癫痫:发作形式表现为单纯性或复杂性部分性发作,常伴有继发全身性发作。丛集性发作,每次发作时间短暂,刻板性突出,强直或姿势性发作及下肢双侧复杂的运动性自动症明显,易出现癫痫持续状态。发作间期脑电图可显示正常、背景不对称、额区尖波或棘波、尖慢波或棘慢波、慢波。

(3)枕叶癫痫:发作形式主要为伴有视觉异常的单纯性发作,伴有或不伴有继发全身性发作。复杂部分性发作是因为发放扩散到枕叶以外的区域。视觉异常表现为发作性盲点、偏盲、黑蒙、闪光、火花、光幻视及复视等,也可出现知觉性错觉,如视物大小的变化或距离变化及视物变形;非视觉性症状表现为眼和头强直性或阵挛性向病灶对侧或同侧转动,有时只有眼球转动,眼睑抽动或强迫性眼睑闭合,可见眼震。发作间期脑电图表现为枕部背景活动异常,如一侧性α波波幅降低、缺如或枕部尖波或棘波。

(4)顶叶癫痫:发作形式为单纯部分性发作,伴有或不伴有继发全身性发作。通常有明显主观感觉异常症状。少数患者有烧灼样疼痛感。

(5)儿童慢性进行性局限型癫痫状态:表现为持续数小时、数天甚至数年的,仅影响身体某部分的节律性肌阵挛。脑电图表现为中央区局灶性棘慢波,但无特异性。

(6)有特殊促发方式的癫痫综合征:发作前始终存在环境或内在因素,它们促发了癫痫。有些癫痫发作由特殊感觉或知觉所促发(反射性癫痫),也可由高级脑功能的整合(如记忆或模式认知)所促发。

(二)全身型癫痫和癫痫综合征

1.与发病年龄有关的特发性癫痫

(1)良性家族性新生儿惊厥:发病年龄通常在出生后 2～3 d。男、女性的发病率大致相当。惊厥形式以阵挛为主,有时呈强直性发作,也可表现为呼吸暂停,持续时间一般为 1～3 min。起病开始日内发作频繁,以后发作减少,有些病例的散在发作持续数周。发作期脑电图可见快波、棘波。发作间期脑电图检查正常。部分病例有局灶性或多灶性异常。

(2)良性新生儿惊厥:发作常在出生后 3～4 d,男孩的发作多于女孩。惊厥形式以阵挛为主,可从一侧开始,然后发展到另一侧,很少为全身四肢同时阵挛,发作持续时间为 1～3 min,发作频繁。1/3 的患儿出现呼吸暂停。惊厥开始时神经系统检查正常,惊厥持续状态时可出现昏睡状态及肌张力低下。60％的病例发作间期脑电图可见交替出现的尖样 θ 波,部分可显示局灶性异常。发作期 EEG 可见有规律的棘波或慢波。

(3)良性婴儿肌阵挛癫痫:病前精神运动发育正常。发病年龄为出生后 4 个月至 3 岁。该病在男孩中多见。部分患者有热性惊厥史或惊厥家族史。发作表现为全身性粗大肌阵挛抽动,可引起上肢屈曲,如累及下肢可出现跌倒。发作短暂,1～3 s。发作主要表现在清醒时。无其他类型的发作。脑电图背景活动正常,发作间期脑电图正常或有短暂的全导棘慢波、多棘慢波爆发,

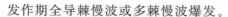
发作期全导棘慢波或多棘慢波爆发。

(4)儿童失神发作:发病年龄 3～10 岁,发病高峰年龄为 6～7 岁,男、女患者之比约为 2：3。发作形式为典型的失神发作。表现为突然意识丧失,但不跌倒,精神活动中断,正在进行的活动停止,两眼凝视前方,持续数秒钟,绝大多数在 30 s 以内,很少超过 45 s,随之意识恢复。发作频繁,每天数次至数百次。临床表现可分为简单失神和复杂失神。简单失神发作仅有上述表现,约占 10%。复杂失神发作占大多数,表现为失神发作同时可伴有其他形式的发作,常见为轻微阵挛、失张力、自动症、自主神经的症状。患儿智力发育正常,神经系统检查无明显异常。脑电图表现为正常背景上双侧同步的 3 Hz 的棘慢波综合。光和过度换气可诱发发作。

(5)青少年期失神发作:在青春期或青春期前开始发作,无性别差异。发作形式为典型的失神发作,但其他临床表现与儿童失神癫痫不同。约 80% 的病例伴有强直-阵挛发作。大部分病例在醒后不久发生。15%～20% 的病例伴有肌阵挛发作。发作频率明显少于儿童失神发作。智力发育正常。脑电图背景正常,发作期和发作间期显示 3 Hz 弥漫性棘慢波综合。

(6)青少年肌阵挛性癫痫:发病年龄主要集中在 8～22 岁,平均发病年龄为 15 岁,发病无性别差异。发作形式以肌阵挛为主。约 30% 的患者发展为强直-阵挛、阵挛-强直-阵挛和失神发作。发作常出现在夜间、凌晨或打盹后。最早的症状往往是醒后不久即出现肌阵挛或起床不久手中所拿的物品突然不自主地掉落。85% 的患儿在起病数月或数年后出现全面性强直-阵挛发作,10%～15% 的患儿有失神发作。患者的神经系统发育及智能均正常,神经影像学检查正常。一般不能自行缓解,亦无进行性恶化。发作期脑电图表现为广泛、快速、对称的多棘慢波,随后继发少数慢波。发作间期脑电图可有快速、广泛、不规则的棘慢波放电,睡眠剥夺、闪光刺激等可诱发发作。

(7)觉醒时全身强直阵挛发作的癫痫:起病于 10～20 岁,主要于醒后不久发作,第 2 个发作高峰为傍晚休息时间,绝大部分以全身强直阵挛发作为唯一发作形式。剥夺睡眠和其他外界因素可激发发作。常有遗传因素。

(8)其他全身性特发性癫痫:指其他自发性癫痫,如果不属于上述综合征之一,可归于本项内。

(9)特殊活动诱导的癫痫:包括反射性癫痫及其他非特异因素(不眠、戒酒、药物戒断、过度换气)诱发的癫痫。

2.隐源性或症状性癫痫

(1)West 综合征(婴儿痉挛):一类病因不同,几乎只见于婴儿期的有特异性脑电图表现且抗癫痫药物治疗效果不理想的癫痫综合征。由特异性三联征组成:婴儿痉挛、精神运动发育迟滞及高度节律失调。85%～90% 的患儿在出生后 1 年内发病,发病高峰为 6～8 个月。发病性别无显著差异。痉挛可为屈曲性、伸展性和混合性。

(2)Lennox-Gastaut 综合征(LGS):特发性 LGS 无明确病因。症状性 LGS 的病因主要包括围产期脑损伤、颅内感染、脑发育不良、结节性硬化和代谢性疾病等。LGS 的主要特点:起病年龄早,多在 4 岁前发病,1～2 岁最多见;发作形式多样,可表现为强直发作、肌阵挛发作、不典型失神发作、失张力发作和全身强直-阵挛性发作等多种发作类型并存;发作非常频繁;常伴有智力发育障碍。脑电图表现为背景活动异常、慢棘慢波复合(频率<3 Hz)。

(3)肌阵挛-起立不能性癫痫:常有遗传因素。起病年龄为 6 个月至 6 岁,发病高峰年龄为 3～4 岁。发作形式多样,常见轴性肌阵挛发作,以头和躯干为主,表现为突然、快速地用力点头,向前弯腰,同时两臂上举。有时在肌阵挛后出现肌张力丧失,表现为屈膝、跌倒、不能站立,故称为站立不能发作。发病前智力发育正常,发病后有智力减退。脑电图早期有 4～7 Hz 节律,以后可有不规则快棘慢综合波或多棘慢波综合波。

(4)肌阵挛失神发作性癫痫:起病年龄 2～12.5 岁,发病高峰年龄为 7 岁,男性患者略多于女性患者。发作类型以失神发作和肌阵挛发作为主,表现为失神发作伴双侧节律性肌阵挛性抽动,发作持续时间较失神发作长,为 10～60 s。约一半患儿在发病前即有不同程度的智力低下,但无其他神经系统的异常发现。脑电图上可见双侧同步对称、节律性的 3 Hz 棘慢复合波,类似失神发作。

3.症状性全身性癫痫及癫痫综合征

症状性全身性癫痫及癫痫综合征包括无特殊病因的早期肌阵挛性癫痫性脑病、伴暴发抑制的早发性婴儿癫痫性脑病、其他症状性全身性癫痫和有特殊病因的癫痫。

(1)早发性肌阵挛性脑病:出生后 3 个月内(多在 1 个月内)起病,男、女性发病率大致相当。病前无脑发育异常。初期为非连续性的单发肌阵挛(全身性或部分性),然后为怪异的部分性发作,大量的肌阵挛或强直阵挛。脑电图特征为"暴发-抑制",随年龄增长可逐渐进展为高度节律失调。家族性病例常见,提示与先天代谢异常有关。

(2)伴爆发抑制的早发性婴儿癫痫性脑病:又称大田原综合征。新生儿及婴儿早期起病,半数以上发病在 1 个月以内,男、女性发病率无明显差异。发作形式以强直痉挛为主。常表现为"角弓反张"姿势,极度低头、肢体伸向前、身体绷紧。发作极为频繁。伴有严重的精神运动障碍,常在 4～6 个月时进展为婴儿痉挛。脑电图呈周期性爆发抑制波形是本病的特点,但并非本病所特有。

(三)不能分类的癫痫

1.新生儿癫痫

由于新生儿的特点,癫痫发作的临床表现常容易被忽略。发作包括眼水平性偏斜、伴或不伴阵挛、眼睑眨动或颤动、吸吮、咂嘴及其他颊-唇-口动作、游泳或踏足动作,偶尔为呼吸暂停发作。新生儿发作还见于肢体的强直性伸展、多灶性阵挛性发作、局灶性阵挛性发作。脑电图表现为爆发抑制性活动。

2.婴儿重症肌阵挛性癫痫

婴儿重症肌阵挛性癫痫起病年龄在 1 岁以内,病因不清。发作形式以肌阵挛为主。早期为发热诱发长时间的全身性或一侧性惊厥发作,常被误诊为婴儿惊厥。1～4 岁逐渐出现无热惊厥,易发生癫痫持续状态,进行性精神运动发育倒退,特别是语言发育迟缓。60%的患儿有共济失调,20%的患儿有轻度的锥体束征。脑电图表现为广泛性棘慢波、多棘慢波。

3.慢波睡眠中伴有连续性棘慢波的癫痫

本型癫痫由各种发作类型联合而成。在睡眠中有部分性或全身性发作,当觉醒时为不典型失神,不出现强直发作。特征脑电图表现为在慢波睡眠相中持续的弥散性棘慢波。

4.获得性癫痫性失语

获得性癫痫性失语又称 Landau-Kleffner 综合征(LKS),主要特点为获得性失语和脑电图异常。本病的病因尚未明确,发病年龄在 18 个月至 13 岁,约 90%在 2～8 岁起病。男性发病略多于女性。发病前患儿的语言功能正常。失语表现为能听到别人说话的声音,但不能理解语言的意义,逐渐发展为不能用语言进行交流,甚至完全不能表达。患儿已有的书写或阅读功能也逐渐丧失。失语的发展过程有 3 种类型:突发性失语,症状时轻时重,最终可以恢复;失语进行性发展,最终导致不可恢复的失语;临床逐渐出现失语,病情缓慢进展,失语恢复的情况不尽一致。

80%的患者合并癫痫发作。约一半患者以癫痫为首发症状,而另一半以失语为首发症状。癫痫的发作形式包括部分运动性发作、复杂部分性发作、全面性强直-阵挛发作、失张力发作或不典型发作。清醒和睡眠时均有发作,发作的频率不同。70%的患儿有精神行为异常,表现为多动、注意力不集中、抑郁、暴躁、智力减退、易激动和有破坏性行为,有些患儿可表现为孤独症样动作。发作间期清醒脑电图背景活动多正常,异常脑电活动可见于单侧或双侧颞区单个或成簇的棘波、尖波或1.5~2.5 Hz的棘慢波综合。睡眠时异常放电明显增多,阳性率几乎达100%。有时异常放电呈弥漫性分布。

(四)特殊癫痫综合征

热性惊厥指初次发作在1个月至6岁,在上呼吸道感染或其他感染性疾病的初期,当体温在38 ℃以上时突然出现的惊厥,排除颅内感染或其他导致惊厥的器质性或代谢性异常。其有明显的遗传倾向。发病与年龄有明显的依赖性,首次发作多见于6个月至3岁。

七、癫痫的诊断思路

(一)确定是否为癫痫

1.病史

癫痫有两个重要特征,即发作性和重复性。发作性是指突然发生,突然停止;重复性是指在一次发作后,间隔一定时间后会有第二次乃至更多次相同的发作。癫痫患者就诊时间多在发作间歇期,体格检查多正常,因此诊断主要根据病史。但患者发作时常有意识丧失,难以自述病情,只能依靠目睹患者发作的亲属及其他在场人员描述,经常不够准确。医师如果能目睹患者的发作,对诊断有决定性的作用。

2.脑电图检查

脑电图的痫性放电是癫痫的一个重要特征,也是诊断癫痫的主要证据之一。某些形式的电活动对癫痫的诊断具有特殊的意义。与任何其他检查一样,脑电图检查也有其局限性,对临床表现为痫性发作的患者,脑电图检查正常不能排除癫痫,脑电图出现癫痫波形,而临床无癫痫发作,也不能诊断癫痫,只能说明存在危险因素。目前脑电图检查主要有常规脑电图检查、携带式脑电图检查及视频脑电图监测。随着视频脑电图监测的临床应用,癫痫诊断的阳性率提高了。

(二)明确癫痫发作的类型或癫痫综合征

不同类型的癫痫的治疗方法不同,发作类型诊断错误可能导致药物治疗的失败。

(三)确定病因

脑部 MRI、CT 检查可确定脑结构性异常或损害。

(李 杰)

第二节 癫痫部分性发作

一、概述

(一)概念

痫性放电源于一侧大脑半球,向周围正常脑区扩散可扩展为全身性发作。成年期痫性发作最常见的类型是部分性发作。

（二）分型

根据发作期间是否伴有意识障碍分为 3 型。

1.无意识障碍

无意识障碍为单纯部分性发作。

2.有意识障碍

有意识障碍，发作后不能回忆，为复杂部分性发作。

3.单纯和复杂部分性发作

单纯和复杂部分性发作均可能继发全身性强直-阵挛发作。

二、病因及发病机制

（一）病因

1.单纯部分性发作

单纯部分性发作多为症状性癫痫，常见脑器质性损害，以脑外伤、产伤、脑炎、脑瘤和脑血管疾病及其后遗症居多。

2.复杂部分性发作

复杂部分性发作多因产伤，或脑炎、脑外伤、肿瘤、脑血管意外、脑动脉硬化、脑血管畸形及脑缺氧等。

（二）发病机制

异常神经元突触重建及胶质增生与复杂部分性发作密切相关。颞叶结构的异常放电引起复杂部分性发作，在痫性活动的发生、发展及传播中海马和杏仁核起重要作用。颞叶癫痫与诱发痫性发作的特定结构受损或海马硬化相关。

三、临床表现

（一）单纯部分性发作

痫性发作的起始症状提示痫性灶多在对侧脑部，发作时限不超过 1 min，无意识障碍，分为四型。

1.部分运动性发作

（1）表现：局部肢体抽动，多见于一侧口角、眼睑、手指或足趾，或整个一侧面部或一个肢体远端，有时言语中断。

（2）杰克逊癫痫：发作自一处开始后沿大脑皮质运动区分布缓慢移动，如自一侧拇指沿腕部、肘部、肩部扩展。

（3）Todd 瘫痪：病灶在对侧运动区。部分运动性发作后遗留暂时性（数分钟至数天）局部肢体瘫痪或无力。

（4）部分性癫痫持续状态：癫痫发作持续数小时或数天。

2.体觉性发作或特殊感觉性发作

（1）体觉性发作：肢体常有麻木感和针刺感，多在口角、舌、手指或足趾发生，病灶在中央后回体感觉区，偶尔缓慢扩散，犹如杰克逊癫痫。

（2）特殊感觉性发作：①视觉性。视幻如闪光，病灶在枕叶。②听觉性。幻听为嗡嗡声，病灶在颞叶外侧或岛回。③嗅觉性。认为有焦臭味,病灶在额叶眶部、杏仁核或岛回。④眩晕性。有眩晕感、飘浮感、下沉感,病灶在岛间或顶叶。

特殊感觉性发作可以是复杂部分性发作或全面强直-阵挛发作的先兆。

3.自主神经发作

(1)年龄:以青少年为主。

(2)临床症状:很少单独出现,以胃肠道症状居多,如烦渴、欲排尿感、出汗、面部及全身皮肤发红、呕吐、腹痛等。

(3)病灶:杏仁核、岛回或扣带回。

(4)EEG:阵发性双侧同步 θ 节律,频率为每秒 4～7 次。

4.精神性发作

(1)各种类型遗忘症:似曾相识、似不相识、快速回顾往事、强迫思维等,病灶多在海马部。

(2)情感异常:无名恐惧、愤怒、忧郁和欣快等,病灶在扣带回。

(3)错觉:视物变大或变小,听声变强或变弱,以及感觉本人肢体变化等,病灶在海马部或颞枕部。

精神症状可单独发作,常为复杂部分性发作的先兆,或为继发的全面性强直-阵挛发作的先兆。

(二)复杂部分性发作

(1)占成人痫性发作的 50% 以上:在发作起始精神症状或特殊感觉症状出现,随后出现意识障碍、自动症和遗忘症,或发作开始即有意识障碍,又称精神运动性发作。病灶多在颞叶,故又称颞叶癫痫,或见于额叶、嗅皮质等部位。先兆或始发症状包括单纯部分性发作的各种症状,特别是错觉、幻觉等精神症状及特殊感觉症状。

(2)在先兆之后发生复杂部分性发作:患者做出似有目的的动作,即自动症。自动症是在痫性发作期或发作后意识障碍和遗忘状态下发生的行为,先瞪视不动,然后做无意识动作,如机械地重复动作,或出现吮吸、咀嚼、舔唇、清喉、搓手、抚面、解扣、脱衣、摸索衣裳和挪动桌椅等,甚至游走、奔跑、乘车上船,也可自动言语或叫喊、唱歌等。病灶多在颞叶海马部、扣带回、杏仁核、额叶眶部或边缘回等。在觉醒时 EEG 仅 30% 呈发作放电。EEG 表现为一侧或两侧颞区慢波,杂有棘波或尖波。

(三)全面性强直-阵挛发作

全面性强直-阵挛发作多由单纯或复杂部分性发作继发而来,脑电图可见快速发展为全面性异常。大发作之后可回忆起部分性发作时的情景。

四、诊断及鉴别诊断

(一)诊断

1.首先确认癫痫是否发作

(1)详细了解首次发作的时间和情况,仔细排除内科或神经科急性疾病。

(2)除单纯部分性发作外,患者并不能记忆和表述发作时的情景,需向目睹者了解整个发作过程,如发作的环境、时间,发作时姿态、面色、声音,有无肢体抽搐及大致顺序,发作后表现,有无怪异行为和精神失常等。

(3)对有多次发作的患者需了解发病后情况、发作形式、相关疾病及事件、可能的触发因素以及发作的最长间隔,了解间隙期有无异常等。

(4)了解家族史,怀孕期、分娩期和产后生长发育情况,有无热性惊厥、严重颅脑外伤、脑膜炎、脑炎、寄生虫感染史等。

2.确定发作类型

依靠病史等确定发作类型及可能属于哪种癫痫综合征。

3.最后确定病因

(1)首次发作者,排除内科或神经科疾病,包括低血糖、高血糖、高渗状态、低钙血症、低钠血症、高钠血症、肝衰竭、肾衰竭、高血压脑病、脑膜炎、脑炎、脑脓肿和脑瘤等。

(2)排除药物或毒物引起的痫性发作,药物包括异烟肼、茶碱、氨茶碱、哌替啶、阿米替林、多塞平、丙米嗪、氯丙嗪、氟哌啶醇、氨甲蝶呤、环孢素、苯丙胺等。

(3)若先后用两种抗痫药治疗效果不佳,就应再次评估,复查 EEG 和高分辨率 MRI。

(二)鉴别诊断

1.偏头痛

(1)应鉴别其与复杂部分性发作持续状态。

(2)多有头痛发作史和家族史。

(3)主要症状为剧烈偏头痛,无意识障碍。

(4)EEG 正常或仅少数患者出现局灶性慢波,如果有尖波常局限于头痛侧颞区。

(5)如果有幻觉,则以闪光、暗点、视物模糊为特征。

2.短暂性脑缺血发作(TIA)

(1)一过性记忆丧失,出现幻觉,行为异常,短暂意识丧失等,可与复杂部分性发作混淆。

(2)年龄大,脑动脉硬化,脑电图阴性。

3.非痫性发作

详细询问病史,鉴别其与屏气发作、遗尿、梦魇、腹痛、低血糖发作等。

五、预后

起源于脑结构性病变的部分性癫痫患者,预后与病因是否得到根除有关。这类癫痫对药物治疗有抵抗性,但经 3～5 年治疗后缓解率可达 40%。发作形式仅有一种的患者比发作形式有多种的预后好,缓解率达 65% 以上。复杂部分性发作停药后复发率高,应长期服药。

(李　杰)

第三节　癫痫全面性发作

全面性发作的神经元痫性放电起源于双侧大脑半球,特征是发作时伴有意识障碍或以意识障碍为首发症状。

一、病因及发病机制

(一)与遗传关系密切

150种以上少见的基因缺陷综合征是以癫痫大发作或肌阵挛发作为临床表现的,其中常染色体显性遗传疾病有25种,如结节性硬化和神经纤维瘤病;常染色体隐性遗传疾病约100种,如家族性黑蒙性痴呆和类球状细胞型脑白质营养不良等,热性惊厥的全身性发作与编码电压门控钠通道β亚单位基因的突变有关。良性少年型肌阵挛性癫痫基因定位于6q21.3。

(二)大脑弥漫性损害

弥漫性损害大脑的病因有缺氧性脑病、中毒等。皮层痫性放电病灶的胶质增生,灰质异位,有微小胶质细胞瘤或毛细血管瘤改变。电镜下病灶的神经突触间隙电子密度增加,痫灶周围有大量星形细胞,改变了神经元周围的离子浓度,使兴奋易于向周围扩散。

二、临床表现

(一)失神发作

1.典型失神发作

典型失神发作通常称为小发作。

(1)无先兆和局部症状:突然意识短暂中断,患者停止当时的活动,呼之不应,两眼瞪视不动,状如愣神,3～15 s;可伴有简单的自动性动作,如擦鼻、咀嚼、吞咽,一般不会跌倒,手中持物可能坠落,事后对发作全无记忆,每天可发作数次至数百次。

(2)EEG:发作时呈双侧对称,呈棘慢波或多棘慢波,发作间期可有同样的或较短的阵发活动,背景波形正常。

2.不典型失神发作

(1)意识障碍发生及休止:较典型者缓慢,肌张力改变较明显。

(2)EEG:有较慢而不规则的棘慢波或尖慢波,背景活动异常。

(二)肌阵挛发作

(1)多为遗传性疾病。

(2)某一肌肉或肌群呈突然短暂的快速收缩,颜面或肢体肌肉突然短暂跳动,单个出现,或有规律地反复发生。发作时间短,间隔时间长,一般不伴意识障碍,清晨欲觉醒或刚入睡时发作较频繁。

(3)EEG多为棘慢波或尖慢波。

(三)阵挛性发作

1.年龄

阵挛性发作仅见于婴幼儿。

2.表现

全身重复性阵挛性抽搐。

3.EEG

有快活动、慢波及不规则棘慢波。

(四)强直性发作

1.年龄

强直性发作在儿童及少年期多见。

2.表现

睡眠中较多发作,全身肌肉强烈的强直性肌痉挛,使头、眼和肢体固定在特殊位置,伴有颜面青紫、呼吸暂停和瞳孔散大;躯干强直性发作造成角弓反张,伴短暂意识丧失,一般不跌倒,持续30 s~1 min,发作后立即清醒。

3.常伴自主神经症状

面色苍白、潮红、瞳孔扩大等。

4.EEG

低电位,振幅逐渐增大。

(五)全面性强直-阵挛发作(GTCS)

GTCS是常见的发作类型之一,也称大发作,特征是意识丧失和全身对称性抽搐。发作分为三期。

1.强直期

(1)意识和肌肉:突然意识丧失,跌倒在地,全身骨骼肌呈持续性收缩。

(2)五官表现:上睑抬起,眼球上窜,喉部痉挛,发出叫声;口先强张,而后突闭,或咬破舌尖。

(3)抽搐:颈部和躯干先屈曲而后反张,上肢先上举后旋再变为内收前旋,下肢自屈曲转变为强烈伸直。

(4)持续10~20 s,在肢端出现细微的震颤。

2.阵挛期

(1)震颤:幅度增大并延及全身成为间歇性痉挛,即进入阵挛期。

(2)每次痉挛都继有短促的肌张力松弛,阵挛频率由快变慢,松弛期逐渐延长,本期持续0.5~1 min。

(3)最后一次强烈阵挛后,抽搐突然终止,所有肌肉松弛。

3.惊厥后期

(1)牙和大小便:阵挛期以后尚有短暂的强直痉挛,造成牙关紧闭和大小便失禁。

(2)意识:呼吸首先恢复,心率、血压、瞳孔等恢复正常,肌张力松弛,意识逐渐苏醒。

(3)自发作开始至意识恢复历时5~10 s。

(4)清醒后,常头昏、头痛、全身酸痛和疲乏无力,对抽搐全无记忆。

(5)发作后进入昏睡,个别患者在完全清醒前有自动症或暴怒、惊恐等情感反应。

强直期和阵挛期可见自主神经征象,如心率加快,血压升高,汗液、唾液和支气管分泌物增多,瞳孔扩大。呼吸暂时中断,皮肤自苍白转为发绀,瞳孔散大,对光及深、浅反射消失,病理反射阳性。

强直期出现逐渐增强的弥漫性α波;阵挛期出现逐渐变慢的弥漫性慢波,附有间歇发作的成群棘波;惊厥后期呈低平记录。

(六)无张力性发作

1.肌肉张力

(1)部分或全身肌肉张力突然降低,造成颈垂、张口、肢体下垂或躯干失张力而跌倒,持续1~3 s。

(2)短暂意识丧失或不明显的意识障碍,发作后立即清醒和站起。

2.EEG

出现多棘慢波或低电位快活动。

三、诊断及鉴别诊断

(一)诊断

1.GTCS 的诊断依据

(1)依据发作史及其表现,关键是发作时有无意识丧失性。

(2)间接证据:舌咬伤和尿失禁或发生跌伤,醒后头痛、肌痛也有参考意义。

2.失神发作

(1)依据特征性脑电表现。

(2)结合相应的临床表现。

(二)鉴别诊断

1.晕厥

(1)意识瞬时丧失:脑血流灌注短暂性全面降低,缺氧所致。

(2)多有明显诱因:如久站、剧痛、见血、情绪激动和严寒。

(3)发作先兆:常有恶心、头晕、无力、震颤、腹部沉重感或眼前发黑等,与癫痫发作相比,摔倒时较缓慢。

(4)自主神经症状:面色苍白、出汗,有时脉搏不规则,或伴有抽动、尿失禁。

(5)四肢强直阵挛性抽搐:发生于少数患者,多发生于意识丧失 10 s 以后,持续时间短,强度较弱,与痫性发作不同。

(6)脑电图和心电图监测:帮助鉴别。

2.低血糖症

(1)血糖水平:发作时血糖水平＜2 mmol/L,可产生局部癫痫样抽搐或四肢强直发作,伴有意识丧失。

(2)病因:有胰岛 β 细胞瘤或 2 型糖尿病患者长期服用降糖药。

(3)既往病史:有助于确诊。

3.发作性睡病

(1)鉴别:因意识丧失和摔倒,易误诊为癫痫。

(2)出现突然发作的不可抑制的睡眠、睡眠瘫痪、入睡前幻觉及摔倒症四联症。

4.基底型偏头痛

(1)鉴别:因有意识障碍,可与失神发作鉴别;但发生缓慢,程度较轻,意识丧失前常有梦样感觉。

(2)偏头痛:双侧,多伴眩晕、共济失调、双眼视物模糊或眼球运动障碍。

(3)脑电图:可有枕区棘波。

5.假性癫痫发作

(1)该病又称癔症性发作,多在情绪波动后发生,可有运动、感觉、自动症、意识模糊等类癫痫发作症状。

(2)症状有戏剧性:表现双眼上翻、手足抽搐和过度换气,伴有短暂精神和情绪异常,无自伤和尿失禁。

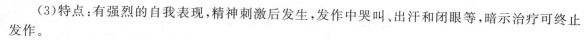

(3)特点:有强烈的自我表现,精神刺激后发生,发作中哭叫、出汗和闭眼等,暗示治疗可终止发作。

(4)脑电波监测:有鉴别意义。

国外报道,10%左右的假性发作患者患有癫痫,癫痫伴有假性发作者为10%～20%,二者的鉴别见表5-4。

表5-4 癫痫性发作与假癫痫发作的鉴别

特 点	癫痫发作	假癫痫发作
发作场合和特点	任何情况下,突然及刻板式发作	有精神诱因及有人在场时,发作形式多样
眼位	上睑抬起,眼球上蹿或转向一侧	眼睑紧闭,眼球乱动
面色	发绀	苍白或发红
瞳孔	散大,对光反射消失	正常,对光反射存在
摔伤、舌咬伤、尿失禁	可有	无
Babinski 征	常为阳性	阴性
对抗被动运动	无	有
持续时间及终止方式	1～2 min,自行停止	可长达数小时,需安慰及暗示治疗

四、治疗

癫痫是可治性疾病,大多数预后较好。在最初5年内70%～80%的病例缓解,其中50%的病例可完全停药。精确定位癫痫源,合理选择手术治疗可望使约80%的难治性癫痫病患者彻底治愈。

(一)药物治疗的一般原则

1.明确癫痫诊断,确定发作类型

(1)及时服用抗癫痫药物(AEDs)控制发作。

(2)首次发作者在调查病因之前,不宜过早用药,应等到下次发作再决定是否用药。

(3)根据所用AEDs的不良反应,确定用药时间和预后。用药前说明治疗癫痫的长期性、药物的不良反应及生活中注意事项。

2.病因治疗

对病因明确者治疗低血糖、低血钙等代谢紊乱,手术治疗颅内占位性病变,术后残余病灶使发作继续者,需药物治疗。

3.根据发作类型选择AEDs

根据发作类型选择AEDs,详见表5-5。

表5-5 根据癫痫的发作类型推荐选择的抗癫痫药物

发作类型	一线 AEDs	二线或辅助 AEDs
(1)单纯及复杂部分性发作、部分性发作继发CTCS	卡马西平、丙戊酸钠、苯妥英钠、苯巴比妥、扑痫酮	氯巴占、氯硝西泮
(2)GTCS	卡马西平、苯巴比妥、丙戊酸钠、苯妥英钠、扑痫酮	乙酰唑胺、奥沙西泮、氯硝西泮
特发性大发作合并失神发作	首选丙戊酸钠,其次为苯妥英钠或苯巴比妥	
继发性或性质不明的 GTCS	卡马西平、苯妥英钠或苯巴比妥	

续表

发作类型	一线 AEDs	二线或辅助 AEDs
(3)失神发作	丙戊酸钠、乙琥胺	乙酰唑胺、氯硝西泮、三甲双酮
(4)强直性发作	卡马西平、苯巴比妥、苯妥英钠	奥沙西泮、氯硝西泮、丙戊酸钠
(5)失张力性和非典型失神发作	奥沙西泮、氯硝西泮、丙戊酸钠	乙酰唑胺、卡马西平、苯妥英钠、苯巴比妥/扑痫酮
(6)肌阵挛性发作	丙戊酸钠、乙琥胺、氯硝西泮	乙酰唑胺、奥沙西泮、硝西泮、苯妥英钠
(7)婴儿痉挛症	促肾上腺皮质激素(ACTH)、泼尼松、氯硝西泮	
(8)有中央-颞部或枕部棘波的良性儿童期癫痫	卡马西平或丙戊酸钠	
(9)Lennox-Gastaut 综合征	首选丙戊酸钠,次选氯硝西泮	

4.常用剂量和不良反应

常用剂量和不良反应,详见表5-6。

表 5-6　抗癫痫药的剂量和不良反应

药物	成人剂量/kg/d		儿童剂量/mg/(kg·d)	不良反应(剂量有关)	特异反应
	起始	维持			
苯妥英(PHT)	200	300～500	4～12	有胃肠道症状,毛发增多,齿龈增生,面容粗糙,小脑征,复视,精神症状	骨髓、肝、心损害,皮疹
卡马西平(CBZ)	200	600～2 000	10～40	有胃肠道症状,小脑征,复视,嗜睡,有精神症状	骨髓与肝损害、皮疹
苯巴比妥(PB)		60～300	2～6	嗜睡,小脑征,复视,认知与行为异常	甚少见
扑米酮(PMD)	60	750～1 500	10～25	与苯巴比妥相同	与苯巴比妥相同
丙戊酸盐(VPA)	500	1 000～3 000	10～70	肥胖,震颤,毛发减少,踝肿胀,嗜睡,肝功能异常	骨髓与肝损害、胰腺炎
乙琥胺(ESM)	500	750～1 500	10～75	有胃肠道症状,嗜睡,有小脑症状,精神异常	少见,骨髓损害
加巴喷丁	300	1 200～3 600		有胃肠道症状,头晕,体重增加,步态不稳,动作增多	
拉莫三嗪(LTG)	25	100～500		头晕,嗜睡,恶心,有神经症状(与卡马西平合用时出现)	儿童多见
非尔氨酯	400	1 800～3 600	15	头晕,镇静,体重增加,视野缩小,精神异常(少见)	较多见,骨髓与肝损害
托吡酯	25	200～400		震颤,头痛,头晕,小脑征,肾结石,有胃肠道症状,体重减轻,有认知或精神症状	

（1）药物监测：药物疗效受药物吸收、分布及代谢的影响，用药应采取个体化原则。儿童需按体重（kg）计算药量，婴幼儿由于代谢较快，用量应比年长儿童大。多数 AEDs 的血药浓度与药效相关性明显高于剂量与药效相关性，因此，测定血药浓度，即应进行药物监测（TDM），检测苯妥英钠、卡马西平、苯巴比妥及乙琥胺血药水平，可提高用药的有效性和安全性。

（2）不良反应：所有 AEDs 都有，最常见剂量相关性不良反应，通常于用药初始或增量时发生，与血药浓度有关；多数为短暂性的，缓慢减量可明显减少。进食时服药可减少恶心反应。

（3）特异反应：与剂量无关，难以预测。严重的特异反应（如皮疹、粒细胞缺乏症、血小板缺乏、再生障碍性贫血和肝衰竭）可威胁生命。约 1/4 的癫痫患者的转氨酶水平轻度升高，但并不发展为肝炎或肝衰竭。

5.坚持单药治疗原则

提倡小剂量开始的单药治疗，缓慢增量至能最大限度地控制发作而无不良反应或反应很轻。单药治疗癫痫约 80% 有效，切勿滥用多种药物。

6.联合治疗

（1）原则：30% 以上的患者需联合治疗。一种药物不能控制发作或出现不良反应，则需换用第二种 AEDs，例如，合用乙琥胺和丙戊酸钠治疗失神或肌阵挛发作，或用其一，加用苯二氮䓬类，可有效。

（2）注意：化学结构相同的药物（如苯巴比妥和扑痫酮、氯硝西泮和地西泮）不宜联合使用。合用两种或多种 AEDs 常使药效降低，易致慢性中毒而使发作频繁。传统 AEDs 都经肝脏代谢，通过竞争可能抑制另一种药的代谢。

7.长期坚持

AEDs 控制发作后，必须坚持长期服用，除非严重不良反应出现，不宜随意减量或停药，以免诱发癫痫持续状态。

8.增减药物、停药及换药原则

（1）增减药物：增药可适当地快，但必须逐一增加，减药一定要慢，以利于确切评估疗效和不良反应。

（2）停药：遵循缓慢和逐渐减量原则，完全控制发作 4～5 年，根据情况逐渐减量，减量 1 年左右无发作者方可停药，一般需要半年甚至 1 年才能完全停用，以免停药所致的发作。

（3）换药：应在第一种药逐渐减量时逐渐增加第二种药的剂量至控制发作，并应监控血药浓度。

（二）传统 AEDs

药物相互作用复杂，均经肝代谢，多数血浆蛋白结合率高，有肝脏或全身疾病时，应注意调整剂量。

1.苯妥英钠（PHT）

PHT 对 GTCS 和部分性发作有效，加重失神和肌阵挛发作。胃肠道吸收慢，半清除期长，达到稳态后成人可日服 1 次，儿童日服 2 次。因治疗量与中毒量接近，不适于新生儿和婴儿。不良反应为剂量相关的神经毒性反应，如皮疹、齿龈增厚、毛发增生和面容粗糙，干扰叶酸代谢可发生巨红细胞性贫血，建议同时服用叶酸。

2.苯巴比妥（PB）

PB 的适应证与苯妥英钠相同。PB 是小儿癫痫的首选药物，对 GTCS 的疗效好，PB 可用于

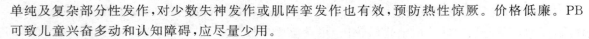

单纯及复杂部分性发作,对少数失神发作或肌阵挛发作也有效,预防热性惊厥。价格低廉。PB可致儿童兴奋多动和认知障碍,应尽量少用。

3.卡马西平(CBZ)

CBZ的适应证与苯妥英钠相同。CBZ是单纯及复杂部分性发作的首选药物,对复杂部分性发作疗效优于其他AEDs。治疗3~4周半清除期降低一半以上,需增加剂量维持疗效。与其他药物呈复杂而难以预料的交互作用,20%的患者白细胞计数减少至4×10^9/L以下,个别可短暂降至2×10^9/L以下。

4.丙戊酸钠(VPA)

VPA为广谱抗癫痫药。良好控制失神发作和GTCS,胃肠道吸收快,抑制肝的氧化、结合、环氧化功能,与血浆蛋白结合力高,与其他AEDs有复杂的交互作用。半衰期短,联合治疗时半清除期为8~9 h。因有引起致死性肝病的危险,2岁以下婴儿有内科疾病时禁用此药治疗。VPA也用于单纯部分性发作、复杂部分性发作及部分性发作继发GTCS,是GTCS合并失神小发作的首选药物。

5.扑痫酮(PMD)

PMD的适应证是GTCS,对单纯及复杂部分性发作有效。PMD经肝代谢成为具抗痫作用的苯巴比妥和苯乙基丙二酰胺。

6.乙琥胺(ESX)

ESX仅用于单纯失神发作和肌阵挛,吸收快,约25%以原型由肾排泄,与其他AEDs很少相互作用,几乎不与血浆蛋白结合。

(三)新型AEDs

新型AEDs多经肾排泄,肾功能损害,应调整剂量;血浆蛋白结合率低,药物间相互作用少。

1.加巴喷丁(GBP)

GBP不经肝代谢,以原型由肾排泄,可治疗部分性发作和GTCS。

2.拉莫三嗪(LTG)

LTG起始剂量应小,经6~8周逐渐增加剂量。LTG对部分性发作、GTCS和Lennov-Gastaut综合征有效。胃肠道吸收完全,经肝代谢。

3.非尔氨酯(FBM)

单药治疗部分性发作和Lennox-Gastaut综合征。胃肠道吸收好,90%以原型经肾排泄。可发生再生障碍性贫血和肝毒性,其他AEDs无效时才考虑试用。

4.氨己烯酸(VGB)

VGB用于部分性发作、继发GTCS和Tennox-Gastcnlut综合征,对婴儿痉挛症有效,也可用作单药治疗。经胃肠道吸收,主要经肾脏排泄。不可逆性抑制γ-氨基丁酸(GABA)转氨酶,增强γ-氨基丁酸能神经元作用。有精神病史的患者不宜应用。

5.托吡酯(TPM)

TPM为天然单糖基右旋果糖硫代物,可作为丙戊酸的替代药物。TPM对难治性部分性发作、继发GTCS、Lennox-Gastaut综合征和婴儿痉挛症等有效。远期疗效好,无明显耐受性,也可用作单药治疗。托吡酯可降低口服避孕药的疗效及增加苯妥英钠的血药浓度。

(四)AEDS 的药代动力学

1.血药浓度

药物口服吸收后分布于血浆和各种组织内。多数 AEDs 部分地与血浆蛋白相结合,仅游离部分透过血-脑屏障发挥作用。常规所测血药浓度是血浆内总浓度,当血浆蛋白或蛋白结合部位异常增多或减少时,虽药物血浆总浓度不变,但其游离部分异常减少或增多,出现药物作用与血药浓度的预期相矛盾的现象。

2.药物半清除期

药物半清除期反映药物通过代谢或排泄而清除的速度;稳态是指药物吸收和清除阈达到平衡的状态,只有在达到稳态时测得的血药浓度才可靠,而一种药物达到稳态的时间大致相当于其 5 个半清除期的时间。为了减少 AEDs 血浓度的过大波动,应以稳态时的药物半清除期 1/3～1/2的间隔服用。半清除期为 24 h 或更长时间的 AEDs,每天服用 1 次即可维持治疗血药浓度,于睡前服可避免药物达峰浓度时的镇静作用。

(五)手术治疗

1.考虑手术治疗基本条件

(1)长时间正规单药治疗,或先后用两种 AEDs 达到最大耐受剂量,或经一次正规、联合治疗仍不见效。

(2)难治性癫痫指复杂部分性发作患者用各种 AEDs 治疗难以控制发作,血药浓度在正常范围之内,并治疗 2 年以上,每月仍有 4 次以上发作。

(3)难治性部分性发作者最适宜手术治疗。

2.最理想的适应证

最理想的适应证始自大脑皮质的癫痫放电。手术切除后不会产生严重神经功能缺损。

3.常用的手术方法

(1)前颞叶切除术:难治性复杂部分性癫痫的经典手术。

(2)颞叶以外的脑皮质切除术:局灶性癫痫治疗的基本方法。

(3)癫痫病灶切除术。

(4)胼胝体部分切除术。

(5)大脑半球切除术。

(6)多处软脑膜下横切术:适于致痫灶位于脑重要功能皮质区(如角回及缘上回、中央前后回、优势半球 Broca 区、Wernicke 区)的部分性发作,不能行皮质切除术时选用。

五、预后

典型失神发作预后最好,药物治疗 2 年儿童期失神通常发作停止,青年期失神癫痫易发展成全身性发作,治疗需更长时间;原发性全身性癫痫控制较好;5～10 岁起病者有自发缓解倾向,易被 AEDs 控制;外伤性癫痫预后较好;无明显脑损伤的大发作预后较好,缓解率 85%～90%;有器质性脑损伤或神经系统体征的大发作预后差;发病较早、病程较长、发作频繁及伴有精神症状者预后差;无脑损伤的肌阵挛性癫痫预后尚可,伴有脑部病变者难以控制。

(王延延)

第四节 癫痫持续状态

一、概述

(一)概念

癫痫持续状态指一次癫痫发作持续 30 min 以上,或连续多次发作,发作间期意识或神经功能未恢复至通常水平称癫痫状态。

(二)特点

一般指全面强直-阵挛发作持续状态。神经科常见急诊,致残率和病死率高。任何类型癫痫均可出现癫痫持续状态。

二、病因与病理生理

(一)常见原因和诱因

1.常见原因

常见原因有停药不当和不规范的 AEDs 治疗。

2.常见诱因

常见诱因有感染、精神因素、过度疲劳、孕产和饮酒等。

3.年龄不同,病因有异

(1)婴儿、儿童期:感染、产伤、先天畸形为主。

(2)青壮年:多见于脑外伤、颅内占位。

(3)老年:脑卒中、脑肿瘤和变性疾病等。

(二)病理生理

(1)持续或反复惊厥发作引起大脑耗氧和耗糖量急剧增加,使神经元内腺苷三磷酸(ATP)减少,导致离子泵功能障碍,钾离子游离到细胞外,钙离子进入细胞内超载。兴奋性氨基酸及神经毒性产物(花生四烯酸、前列腺素等)大量增加,导致神经元和轴突水肿死亡。

(2)低血糖、缺氧使脑损害出现不可逆;脑血流自动调节功能失调,脑缺血加重,相继出现代谢性并发症,如高热、代谢性酸中毒、休克、低血糖、高血钾、蛋白尿,甚至因心、肝、肺、肾多器官衰竭而死亡。

三、分类与治疗

(一)惊厥性全身性癫痫持续状态

1.临床表现

(1)主要是 GTCS 引起。

(2)特征:全身性抽搐一次接一次发生,始终意识不清,不及时控制可发生多脏器损害,危及生命。

2.对症处理

(1)保持呼吸道通畅,面罩或鼻导管吸氧,必要时气管切开。

（2）监护心电、血压、呼吸，定时血气、血化学分析。

（3）查找诱发原因并治疗。

（4）防止舌咬伤，应给牙关紧闭者放置牙垫。

（5）防止坠床，放置床档。

（6）应及时处理常伴有的脑水肿、感染、高热等。①防治脑水肿：20%的甘露醇，快速静脉滴注，或地塞米松10～20 mg，静脉滴注。②预防或控制感染：应用抗生素。③物理降温处理高热。④纠正代谢紊乱，如发作引起的低血糖、低血钠、低血钙。⑤纠正酸中毒，维持水及电解质平衡，进行营养支持治疗。

3.药物治疗

快速控制发作是治疗的关键，可酌情选用以下几种药物。

（1）地西泮：地西泮（静脉推注）对成人或儿童各型癫痫持续状态均为最有效的首选药物。成人剂量通常为10～30 mg。单次最大剂量不超过20 mg，儿童用量为0.3～0.5 mg/kg，5岁以上儿童每次5～10 mg，5岁以下每次1 mg可控制发作。以每分钟3～5 mg的速度静脉注射。15 min后如复发可重复给药，或用100～200 mg地西泮溶于5%的葡萄糖或氯化钠溶液中，于12 h内缓慢静脉滴注。地西泮偶尔可抑制呼吸，则需停止注射。

（2）苯妥英钠：迅速通过血-脑屏障，脑中很快达到有效浓度，无呼吸抑制，不降低觉醒水平，对GTCS持续状态尤其有效。成人剂量15～18 mg/kg，儿童剂量18 mg/kg，溶于氯化钠溶液中静脉注射，静脉注射速度不超过50 mg/min。但起效慢，约80%的患者20～30 min停止发作，作用时间长（半清除期10～15 h），可致血压下降及心律失常，需密切监控，有心功能不全、心律失常、冠心病及高龄者宜慎用和不用。

（3）异戊巴比妥钠。

（4）10%的水合氯醛：成人用25～30 mL，加等量植物油保留灌肠。

（5）副醛：8～10 mL，肌内注射，或15～30 mL，用植物油稀释保留灌肠。因引起剧咳，有呼吸疾病者勿用。

（6）利多卡因：用于静脉注射地西泮无效者。将2～4 mg/kg药物加入10%的葡萄糖溶液内，以50 mg/h的速度静脉滴注，有效或复发时均可重复应用。心脏传导阻滞及心动过缓者慎用。

（7）氯硝西泮：药效是地西泮的5倍，半清除期22～32 h，成人首次剂量3 mg，静脉注射，数分钟奏效，对各型癫痫状态疗效俱佳，以后每天5～10 mg，静脉滴注。注意该药对呼吸及心脏抑制较强。

（8）其他：上述方法均无效者，可用静脉注射硫喷妥钠或吸入乙醚麻醉控制发作。

4.维持治疗

控制癫痫发作后，立即使用长效抗癫痫药（AEDs），苯巴比妥0.1～0.2 g，肌内注射，每8小时一次，维持疗效。同时鼻饲卡马西平或苯妥英钠，待口服药达到稳态血浓度后逐渐停用苯巴比妥。

（二）非惊厥性全身性癫痫持续状态

1.临床表现

临床表现主要为失神发作持续状态，发作持续可达数小时，表现意识障碍、失语、精神错乱等。

2.快速控制发作

快速控制发作，首选地西泮静脉注射，继之口服丙戊酸钠或乙琥胺，或合用两者。

3.预后较好

一般不导致死亡,治疗不及时可留智能障碍等后遗症。

(三)复杂部分性发作持续状态

1.临床表现

复杂部分性发作持续状态的恢复时间较失神发作慢,部分患者出现发作后浮肿或记忆减退,记忆缺损可能成为永久性损害。

2.快速控制发作

静脉注射地西泮或苯妥英钠控制发作,继之以肌内注射苯巴比妥、口服苯妥英钠维持疗效。

(四)单纯部分性发作持续状态(又称 Kojewnikow 癫痫)

1.临床表现

此型较难控制,可由单纯部分性发作持续状态扩展为继发性全身性发作,发作终止后可遗留发作部位 Todd 麻痹。

2.快速控制发作

首选苯妥英钠,以较大负荷剂量(20 mg/kg)静脉滴注,然后再用常规剂量,可辅以苯巴比妥或卡马西平(口服)。

(王延延)

第五节　难治性癫痫

癫痫(epilepsy,EP)是常见的神经系统疾病之一,患病率高达 5‰左右,我国约有 600 万的癫痫患者。癫痫有不同的发作形式及病因,其治疗效果、转归及预后相差较大,70%～80%的癫痫患者经过正规诊断、正确分型及选用合适的抗癫痫药物(AEDs)可以得到有效的控制,但仍有20%～30%的患者对正规的 AEDs 治疗无反应,被认为是难治性癫痫(intractable epilepsy,IE)。

一、难治性癫痫的定义

难治性癫痫迄今尚无公认的确切定义,美国国立卫生研究院(NIH)笼统地将其概括为"难治性癫痫是指神经专科医师或一线临床医师使用了现有的一切诊疗技术仍未能有效控制的癫痫"。由于其对实施的治疗方法、有效控制的标准等没有明确界定,所以并不适用于临床与科研工作。实际工作中常使用的定义为临床诊断、分型及选药正确,应用了 2～3 种一线抗癫痫药正规治疗2 年以上,剂量合适,血药浓度在有效范围,无不可耐受的不良反应,癫痫发作达每月 4 次以上者。但要注意到癫痫是内容复杂的临床综合征,各种类型癫痫之间的差异较大,仅此定义仍不能完全概括难治性癫痫的所有情况,比如,全身强直-阵挛性发作 1～2 次/周属于较频繁,对患者的生活影响较大,而失神发作每天 10 余次对患者并无大碍,此外部分难治性癫痫随时间的推移最终仍能得到有效控制。因此,临床上应该更灵活、动态地确定某患者的癫痫是否为难治性癫痫。目前较为普遍接受的难治性癫痫的定义:用目前的抗癫痫药物,在有效治疗期,合理用药不能终止其发作或已被临床证实是难治性癫痫及癫痫综合征。该定义是综合了难治性癫痫定义的发展史,根据临床实际情况提出的更为全面合理的概念,突出治疗无效是难治性癫痫的重要特征。

二、难治原因

癫痫是一种慢性疾病,控制发作是治疗癫痫的主要目的。随着对抗癫痫药的药代动力学认识的深入,抗癫痫药血中浓度监测的实施,新抗癫痫药的推出,以及非药物治疗的进展(如手术、迷走神经刺激、γ刀),癫痫的治疗已有很大的进步。但在临床实践中,部分癫痫患者的治愈率低。建议:①癫痫的治疗应从小剂量开始,逐步加量,对有些抗癫痫药可用血药浓度监测以调节剂量。②任何患者用最大耐受量而无明显好转时,应渐减量,这样可以减少不良反应而不影响发作控制水平。③如果需要超出最大耐受量的抗癫痫药方能控制发作,则应考虑换药或其他方法治疗。

国际上已研制出很多新的抗癫痫药物,其中9种已被美国食品药物监督管理局(FDA)批准,包括非尔氨酯、拉莫三嗪、加巴喷丁、托吡酯、氨己烯酸、左乙拉西坦、噻加宾、奥卡西平及唑尼沙胺,这就出现了一个如何合理应用的问题。这些新抗癫痫药物都有一定的适应证,例如,选择性GABA能化合物加巴喷丁、噻加宾及氨己烯酸治疗失神或肌阵挛发作可加重病情,噻加宾在某些患者中还可诱发非惊厥性癫痫状态。不同的不良反应使得一些抗癫痫药物对某些患者的应用受到限制,例如,有肾结石患者不能用托吡酯;患者有急性肝病或急性血液系统紊乱则不适合选用非尔氨酯;并用丙戊酸钠和拉莫三嗪时,由于丙戊酸钠明显抑制拉莫三嗪的代谢,故后者加量要慢;因非尔氨酯有剂量依赖性抑制丙戊酸、苯妥英及卡马西平环氧化物代谢的作用,在用这些抗癫痫药并加用非尔氨酯时,前者应减量25%。虽然对照试验显示新抗癫痫药(如拉莫三嗪、加巴喷丁、奥卡西平、氨己烯酸)对部分性发作有效,但大多数专家不主张把它们作为一线抗癫痫药物(原因之一是过于昂贵),而提倡在丙戊酸钠、卡马西平等一线药不能控制发作时才考虑选用。

癫痫发作被控制后,过早撤停抗癫痫药可能导致癫痫复发,甚至诱发癫痫持续状态。据报道,在1 031例缓解2年以上的患者中,撤药组复发率为43%,而继续用药组复发率仅为10%。当然,因为惧怕复发而长期不停药也并非良策。因此应综合分析患者是否存在可能复发的危险因素(如发作频繁、病程冗长、脑电图仍异常、曾多药治疗)来考虑停药时间。已控制多年的患者临床发作,可做脑电图检查以了解有无痫性放电,最理想的是做24 h动态脑电图,如果无异常放电,则可考虑撤停药物。撤停药物时要慢,全身强直-阵挛性发作停药过程不少于1年,失神发作停药过程不少于6个月,原用药剂量大者撤药所需时间长;如果在撤药过程中出现复发则应即刻恢复原治疗方案。

国内外资料均表明,依从性不良是癫痫药物治疗失败的重要因素。患者常因种种原因而自行减量、加量、减少服药次数或任意停药,也有受社会不实广告的欺骗而滥用所谓的纯中药,其结果是或不能控制或出现不良反应。所以患者和家属的合作是治疗成功的重要一环。对策是加强有关癫痫的科普知识宣传,争取患者主动配合;定期门诊随访患者,了解患者发作和对治疗的合作情况,以及时纠正不合理用药的做法。

癫痫的非药物治疗包括外科手术、γ刀治疗、迷走神经刺激等。这些治疗的主要对象是药物治疗无效的难治性癫痫。手术和γ刀治疗的根本前提是有准确的诊断和病灶定位,所以需要综合临床表现、结构性影像学检查(如MRI、CT)及功能性检查(如常规脑电图、动态脑电图、磁共振波谱、单光子发射计算机体层摄影、正电子发射体层摄影及脑磁图)检查来确定癫痫病灶,这样才能取得较好效果。对一些药物能控制的、定位未明确的患者滥施外科治疗,患者的癫痫发作非但没有控制,反而加剧。所以应严格掌握外科治疗的适应证。

多种原因使癫痫不能得到控制,最后发展为难治性癫痫。在临床上人为原因造成的难治性癫痫被称为医源性难治性癫痫,通过努力这部分患者是可以治愈的;发育和神经系统的损伤等原因造成的癫痫综合征和症状性癫痫构成难治性癫痫的大部分,还有一些患者由于个体素质差异或基因突变,也可表现为难治性癫痫。

(一)人为原因形成的难治性癫痫

1.未确诊癫痫即予治疗

癫痫是一种发作性疾病,其特点是突发性、反复性和短暂性,临床上很多非癫痫的发作性疾病(如偏头痛、假性癫痫发作)被误诊癫痫而给予抗癫痫治疗,其治疗效果可想而知。

癫痫患者就诊时多在发作间期,体查多无异常,因此详细询问病史是诊断的关键。询问对象包括患者、亲属及目睹发作者,要不厌其烦地了解发作全过程,包括当时环境、起始表现、面色变化、意识情况、发作时程、发作频率、有何诱因,有无肢体抽搐及其大致顺序,有无怪异动作和精神异常等,注意过去史及家族史。脑电图检查对诊断有很大的参考价值,特别是发作时的记录意义最大,发作间期记录到棘(尖)波、棘(尖)慢复合波等痫样放电同样具有重要参考价值。值得注意的是,癫痫是一种临床诊断,仅仅脑电图有异常,即使有痫样放电而无临床发作,也不能诊断为癫痫而给予抗癫痫治疗。

2.未按癫痫发作类型选择药物

癫痫发作有很多类型,对不同的发作类型常选择不同的抗癫痫药物治疗。临床上常误判发作类型而错选药物。例如,复杂部分性发作以短暂意识障碍为主要表现,特别在杏仁核有病灶时可表现为凝视发作,这种发作常被误诊为失神发作而给予乙琥胺。因未能正确认识失神发作而误诊为复杂部分性发作,错选卡马西平或苯妥英钠治疗导致发作加剧。又如,青少年肌阵挛癫痫发作时的肌阵挛常出现于一侧,被误为单纯部分性发作而选用卡马西平、苯妥英钠治疗,会使病情恶化。还有一些额叶癫痫的部分性发作被误诊为非癫痫性精神发作,从而延误了治疗。解决的对策是详细询问病史,熟悉各种癫痫发作类型;对发作较频繁者应进行 24 h 脑电图或视频脑电图鉴别,两者均有助于确诊癫痫和鉴别发作类型;如果仍难以确定发作类型,可先给予广谱抗癫痫药物(如丙戊酸)治疗。

3.在未否定第一种药物疗效前加用第二种药物

临床上在治疗癫痫过程中常见第一种抗癫痫药用后不久即加用另一种抗癫痫药物以求较快获得疗效。事实上一线抗癫痫药单药在有效剂量下有较好疗效,多药治疗会增加药物间相互作用而可能增加不良反应或降低疗效。多药治疗仅用于单药治疗失败的癫痫患者。建议:①第一种药物肯定无效后逐步换用第二种有效的抗癫痫药。②第一种药虽有一定疗效,但控制不够理想时可加用第二种药。③合用的两种药应该是化学结构上不同的,最好是两种不同抗癫痫机制的药物,两药之间相互作用少。④如果加用第二种药后疗效很好,则应撤停第一种药物。

4.采用过高剂量的抗癫痫药

从一开始即给予较大剂量治疗,以求较快控制发作。理论上在治疗癫痫之初,应给予低剂量,逐步加量,大剂量和较快加量有时会加剧发作,长期超量会有抗癫痫药中毒危险。一般而言,单纯的强直-阵挛性发作需要的抗癫痫药量较部分性发作低。

(二)一些癫痫综合征和症状性癫痫常为难治性癫痫

很多癫痫综合征为难治性癫痫,如 West 综合征、Lennox-Gastaut 综合征。大部分癫痫综合征有特定的起病年龄、病因、发作类型、促发因素、严重程度、昼夜规律及脑电图改变,根据这些特点可帮助确诊癫痫综合征。对不同的癫痫综合征需选择不同的药物治疗,例如,青少年期肌阵挛性癫痫是起始于少年的有双侧同步普遍性棘慢波放电的特发性全面性癫痫,最好选用丙戊酸钠而不用苯妥英钠、卡马西平、氨己烯酸、噻加宾及加巴喷丁,因为这些药物非但无效,而且还会加重发作。因而要熟悉不同癫痫综合征的临床特点,尽量避免促发因素。

对于肿瘤、代谢异常、脑血管疾病、外伤、中枢神经系统感染、内分泌紊乱等引起的部分症状性癫痫,抗癫痫药物治疗的效果通常较差,以难治性癫痫为表现,对该类癫痫患者要注意明确诱发痫性发作的病因,优先处理基础疾病,合理选择抗癫痫药物,部分患者原发病的控制可减少或使痫性发作消失。

三、难治性癫痫的分类及危险因素

(一)难治性癫痫的分类

有学者将难治性癫痫分为医源性及真正难治性癫痫。引起医源性难治性癫痫的原因有以下五类:①诊断错误、误诊或漏诊导致治疗错误或延误。②对发作类型判断错误或忽略合并存在的其他类型造成选药不当或错误。③用药方法不正确:未按药代动力学指导用药,服药不规则,剂量不足,未注意药物之间的相互作用,不坚持长期服药,短期内频繁换药,撤停或换药方法不正确。④抗癫痫药本身导致癫痫发作。⑤治疗不及时。在处理难治性癫痫时首先要排除医源性难治性癫痫,同时注意是否存在假性癫痫发作和患者及其家属的依从性差,生活、社会、精神心理及其他生理因素造成的癫痫长期不能控制。实际上这种医源性难治性癫痫不是真正意义上的难治性癫痫。

真正难治性癫痫包括一部分癫痫综合征,如婴儿早期癫痫性脑病、婴儿痉挛征、Lennox-Gastaut 综合征、Sturge-Weber 综合征、结节性硬化、颞叶内侧癫痫综合征和某些类型的肌阵挛性癫痫综合征。另外各种后天获得性损伤或疾病能引起癫痫,癫痫易成为难治性癫痫,病因包括海马硬化、脑肿瘤、脑外伤、颅内感染、脑血管疾病和各种代谢性疾病等。

(二)难治性癫痫的危险因素

造成难治性癫痫的原因较复杂。较公认的危险因素:①脑部存在某种器质性疾病。原因有围产期损害、先天性脑发育异常、神经遗传性疾病、颅内感染后脑病、颅脑外伤、脑肿瘤、脑血管疾病、脑变性病、代谢中毒性脑病等。②头部 CT、MRI、PET、SPECT 等检查发现脑部异常病灶。③有癫痫持续状态史。④某些发作类型易发展为难治性癫痫,成人以颞叶癫痫多见,儿童以West 综合征及 Lennox-Gastaut 综合征为代表或发作类型呈混合性。⑤有神经系统阳性体征。⑥伴有精神运动发育迟滞或神经功能缺陷等。⑦脑电图示脑电背景活动异常。

四、临床表现与辅助检查

(一)临床表现

难治性癫痫具有几乎全部普通癫痫的临床表现,治疗无效是其最重要的特征。与普通癫痫相比,难治性癫痫还具有一些特定的症状和体征,例如,其与年龄具有相关性,症状性癫痫在难治性癫痫中的比例高,患者往往伴有精神、智力和心理障碍等临床表现。

1.具有某些特殊症状和体征

由于难治性癫痫中相当一部分是癫痫综合征,癫痫综合征有自己独特的病因,特殊的发病机制决定了它有不同的临床症状和体征。婴儿早期癫痫性脑病多发生于3个月,6个月以后少见,癫痫发作主要为强直-阵挛性发作,脑电图上可见特征性阵发性暴发抑制;可根据伸性或屈性痉挛,精神、智力发育迟缓婴儿痉挛症,高幅失率脑电图确诊婴儿痉挛症;Sturge-weber综合征的面部血管瘤特征改变、结节性硬化的面部皮脂腺瘤、癫痫、智力减退等均有助于诊断。

2.年龄相关性

难治性癫痫的年龄分布有其特点,在幼年和中年以后发生率较高。在幼年时,由于有各种先天性或后天因素,中枢神经系统发育最易受到影响,癫痫的发生率高,其中难治性癫痫占有相当大的比例。在中年以后,尤其是60岁以后,对抗癫痫药物敏感性差,容易产生耐药,癫痫多为难治性。

3.症状性癫痫比例高

难治性癫痫中,症状性癫痫的比例高,皮质发育不全、脑外伤、颞叶海马硬化都是引起症状性难治性癫痫的常见原因。

4.精神、智力障碍

在难治性癫痫后期,精神障碍是突出的临床表现,这与癫痫发作长时间得不到控制,中枢相关结构功能受损,以及长期服用抗癫痫药物有关,临床表现为谵妄、偏执、幻觉等。智力障碍在难治性癫痫患者中不少见,癫痫反复发作可导致智力水平下降,反复发作的癫痫持续状态对智力的影响更为明显。此外相当一部分难治性癫痫患者本身就有脑部结构损伤,甚至发育不全,都会造成智力障碍。

(二)辅助检查

1.脑电图

脑电图是对难治性癫痫最有效的辅助检查工具。结合多种刺激方法(过度换气、闪光刺激、药物、睡眠等)以及24 h脑电图或视频脑电图的应用,可至少在80%的患者中发现异常放电。异常过度放电在脑电图上表现为棘波、尖波或其他发作性节律波,有助于癫痫灶的定位及原发性和继发性癫痫的鉴别,对癫痫的分型、抗癫痫药物的选择、药物剂量调整、停药指征的判断、外科治疗和预后判断均有较大作用。

2.MRI及磁共振波谱(MRS)

MRI是一项无创性影像学诊断技术,能多方位、多层面显示人体解剖学结构,可帮助确定难治性癫痫的原因。MRS反应机体的代谢信息,主要用于大脑中致痫灶的检测,在颞叶内侧癫痫患者,MRS显示异常病灶的波谱比周围正常组织波谱更为明显,可弥补脑电图在病灶定位上的缺陷。

五、诊断及鉴别诊断

难治性癫痫的临床表现复杂多样,病因不尽相同,诊断时要尽量详细分析各方面的资料,综合判定,以便确定最为有效的治疗方案。诊断一般可参照临床诊断、分型及选药正确,应用了2~3种一线抗癫痫药正规治疗2年以上,剂量合适,血药浓度在有效范围,无不可耐受的不良反应,癫痫发作达每月4次以上。但也要根据不同发作类型而区别考虑。在难治性癫痫的诊断中要遵循如下的思路:认真排除医源性癫痫,患者是癫痫发作还是假性癫痫发作,或者两者合并存在;正确判断癫痫发作类型;是否可以找到明确的病因,对过去的治疗进行系统的回顾,如药物的选择、剂量、不良反应以及血药浓度。对患者的智力、认知水平及心理状态进行评价。

鉴别诊断主要与非痫性发作鉴别。从理论上讲任何一种反复发作的短暂的神经、精神症状（行为）均有可能是痫性发作，但实际情况并非如此。有些行为由于有其特征性，有些则与某些疾病相关，此时与癫痫不难区别。较为复杂的是患者出现某些短暂反复的非痫性发作而被误诊为癫痫发作，特别在婴儿和儿童中多见。对待这些非痫性发作，对患者的年龄、发作的详细表现、发作的时间（睡眠中或觉醒时）、有无基础疾病、诱因等的了解均十分重要，有助于做出鉴别诊断。遇到婴幼儿期出现点头、良性新生儿阵挛、颤抖、擦腿综合征、痉挛性斜颈、屏息发作等，以及一些系统性疾病的发作性症状（如低血糖状态、脑血管病的 TIA），颅后窝畸形和占位病变时的阵发性斜颈或肌张力障碍等，医师有较全面的知识才不至于误诊，另外要注意额叶起源的部分性癫痫常被误诊为假性发作。

六、治疗

（一）治疗原则

目前常用于难治性癫痫的治疗措施包括药物治疗、饮食治疗、迷走神经刺激术、外科治疗、心理治疗等。

（二）治疗方案

1.药物治疗

在对所谓的"难治性癫痫"患者进行药物治疗前，应明确以下问题：癫痫的诊断是否正确？是哪种类型的癫痫？是什么部位及病因导致的癫痫？在此基础上，应制订一个长期的治疗计划。首先要明确用过什么药，剂量多少，用药时间的长短，效果如何，是否进行过血药浓度的监测，血药浓度是否达到有效血药浓度，从而判断哪些药物可能有效，哪些药物可能无效。对于难治性癫痫的治疗，一般应从以下几方面考虑用药。

（1）用大剂量抗癫痫药物，以提高脑内药物浓度：研究表明难治性癫痫的形成可能与多药耐药基因有关，后者导致神经元对抗癫痫药物产生耐受性，脑内抗癫痫药物浓度相对下降。因此，适当加大抗癫痫药物的剂量，可以不同程度地提高脑组织内的药物浓度，从而达到控制癫痫发作的效果。应用大剂量丙戊酸（血药浓度超过 100 mg/L）治疗难治性癫痫，其中32.6％的患者病情得到控制。

（2）联合用药：在一线抗癫痫药物卡马西平、丙戊酸钠、苯妥英钠、巴比妥类、苯二氮䓬类及乙琥胺治疗无效时，临床上常采用多药联合治疗，尤其是对有多种发作类型的癫痫患者，联合用药有时可能取得较满意的疗效。联合用药时应了解各种抗癫痫药物间的相互作用，在原方案中添加药物或从原合用方案中撤除某一种药物都可以引起复杂的血药浓度变化，治疗过程中，应及时注意监测血药浓度。如果不了解联合用药后血药浓度的变化及药物间的相互作用，不及时调整药物的剂量，不会增加疗效，反而会增加药物的不良反应。

一般尽量选择药物间相互作用少或没有药物间相互作用的药物。抗癫痫药物的相互作用主要发生在三个环节。①吸收或排泄的干扰：同时服用苯妥英钠和食物时血药浓度明显减少，因此，服药和进餐至少应相隔 2 h 以上。②药物在血浆蛋白结合部位的竞争：丙戊酸钠、苯妥英钠的蛋白结合率高，可使其他药物从蛋白结合部位替换出来，使这些药物在血中游离浓度增加，导致药理作用或不良反应增加。③药物间的代谢抑制和代谢诱导：例如，乙琥胺能抑制苯妥英钠代谢。苯妥英钠、苯巴比妥、扑米酮等为转氨酶诱导剂，可促进与其合用药物的代谢，降低合用药物的血药浓度；但这些抗癫痫药物无自身诱导作用，对自身的血药浓度无明显影响。而卡马西平也是转氨酶诱导剂,同时具有自身诱导作用,长期使用不仅可导致与其合用药物血浓度的下降,还可使其本身的血药浓度降低。丙戊酸钠为转氨酶抑制剂,与其他抗癫痫药物合用时可升高合用药物的血药浓度。

以药理学为依据,尽量合用不同作用机制的药物。抗癫痫药物可通过结合、灭活不同的离子通道而发挥抗癫痫作用。例如,苯妥英钠、卡马西平、丙戊酸钠、扑米酮、拉莫三嗪可结合、灭活钠离子通道,安定类和苯巴比妥能改变对 GABA 敏感的氯离子通道,乙琥胺和丙戊酸钠改变丘脑神经元 T 型钙通道。如果选择作用机制相同的药物,有时不仅不会增加其疗效,可能还会导致不良反应的增加。因此尽可能合用不同机制的抗癫痫药物。抗癫痫药的有效联合:①卡马西平(苯妥英钠)+丙戊酸钠。②卡马西平(苯妥英钠、丙戊酸钠)+苯巴比妥。③卡马西平(苯妥英钠、丙戊酸钠)+非尔氨酯(或加巴喷丁、拉莫三嗪、氨己烯酸和托吡酯)。

(3)新抗癫痫药物的应用:目前国内外临床应用的新抗癫痫药主要用于难治性癫痫。新抗癫痫药物主要通过以下三个途径发挥抗癫痫效应:①增强 γ-氨基丁酸及其受体的功能,加强中枢抑制功能。②降低中枢兴奋性氨基酸及其受体的功能,降低神经细胞的兴奋性。③作用于离子通道。新抗癫痫药物主要有加巴喷丁(gabapentin,GBP),拉莫三嗪(lamotrigine,LTG),氨己烯酸(vigabatrin,VGB),非尔氨酯(felbamate,FBM),奥卡西平(oxcarbazepine,OCBZ),托吡酯(topiramate,TMP)等。现将主要药物介绍如下。

托吡酯(TMP):广谱抗癫痫新药。化学结构为氨基磺酸取代的单糖,口服吸收快,生物利用度为 80%,达峰浓度时间为 2 h,半衰期为 15 h。托吡酯的作用机制包括阻断电压依赖型钠离子通道;增强 GABA 介导的抑制作用;通过对谷氨酸受体的红藻氨酸/AMPA 亚型的拮抗作用,抑制谷氨酸介导的神经兴奋作用等,并能轻度抑制碳酸酐酶。临床研究表明托吡酯作为广谱抗癫痫新药,用于常规抗癫痫药物或其他新抗癫痫药无效的患者,2/3 患者的发作可得到控制,对婴儿痉挛也有效。

儿童使用托吡酯治疗时,应逐步加大剂量,从 0.5~1.0 mg/(kg・d)开始,每周或两周增加 0.5~1.0 mg/(kg・d),直至 4~8 mg/(kg・d)。对难治性部分性癫痫及 Lennox-Gastaut 综合征,小于 5 岁剂量为 15 mg/(kg・d),大于 5 岁剂量为 10 mg/(kg・d);治疗婴儿痉挛症从 25 mg/d 开始,逐渐加量,最大可用到 24 mg/(kg・d)。托吡酯无严重的不良反应,常见不良反应是疲劳、注意力不集中、词语困难、情绪不稳、厌食、体重降低。可有出汗减少、低热和肾结石,前两者多见于婴幼儿。苯妥英钠、卡马西平可降低托吡酯的血药浓度。

拉莫三嗪(LTG):口服吸收完全,2.5 h 达峰浓度,生物利用度为 100%。蛋白结合率为 55%,大部分由肝脏代谢,半衰期为 24~29 h。拉莫三嗪可能作用于谷氨酸相关的神经递质,通过阻断电压依赖性钠通道而产生抗癫痫作用,类似于苯妥英钠及丙戊酸钠,对反复发作有阻滞作用。拉莫三嗪为广谱抗癫痫药,对所有发作类型均有效,尤其对失神、非典型失神及失张力发作效果好。

儿童单药治疗初始剂量为 2 mg/(kg・d),2 周后加至 5 mg/(kg・d),维持剂量为 5~15 mg/(kg・d)。如果与丙戊酸钠合用,初始剂量为 0.2 mg/(kg・d),每 2 周增加 0.5 mg/(kg・d),维持剂量为 1~5 mg/(kg・d)。不良反应有疲倦、出皮疹、呕吐和发作频率增加,还有复视、共济失调、头痛。皮疹的发生率为较高,达 10%,常发生在用药后 4 周,与丙戊酸钠合用时发生率增加。LTG 不影响其他抗癫痫药的代谢,卡马西平、苯妥英钠、苯巴比妥可使其半衰期缩短为 15 h,而丙戊酸钠可延长其半衰期至 59 h,LTG 与丙戊酸钠合用有联合作用。

加巴喷丁(GBP)：作用机制不清楚，实验显示通过与神经细胞膜上的一种与氨基酸转运有关的肽相结合，影响细胞膜氨基酸的转运和细胞内代谢而起作用。其生物利用度为60%，达峰时间为2～4 h。其不与血浆蛋白结合，主要用于12岁以上儿童及成人的局限型癫痫。儿童最适剂量尚未很好建立，推荐剂量为15～30 mg/(kg·d)。加巴喷丁的不良反应很小，与剂量有关，主要有嗜睡、头昏、共济失调、疲乏等。

氨己烯酸(VGB)：口服吸收快，达峰时间2 h，半衰期6～8 h。作用机制是通过抑制GABA氨基转移酶，增加脑内GABA的浓度而加强抑制作用。VGB早期主要用于成人难治性部分性癫痫，儿童抗痫谱宽些，对儿童部分性发作、全身性发作，对婴儿痉挛症、Lennox-Gastaut综合征都有效。推荐剂量为50～80 mg/(kg·d)，婴儿剂量为50～150 mg/(kg·d)，治疗婴儿痉挛症的剂量为100～200 mg/(kg·d)。不良反应少，有疲倦、多动、出皮疹，个别病例有严重皮疹和血管神经性水肿。VGB对丙戊酸钠、卡马西平血药浓度没有影响，但可降低苯妥英钠血浓度20%～30%。丙戊酸钠可使其半衰期延长。

非尔氨酯(FBM)：口服吸收快，1～4 h达峰浓度，半衰期15～20 h，儿童的半衰期较成人短。作用机制尚不清楚，可能作用于GABA受体，增强GABA作用，降低神经元的兴奋性。FBM对各种类型癫痫都有效，适用于难治性癫痫患者。儿童初始剂量为15 mg/(kg·d)，维持量为15～45 mg/(kg·d)，应定期监测血药浓度。不良反应有再生障碍性贫血、急性重型肝炎，由于该药有此严重的不良反应，故儿童应慎用。FBM与卡马西平合用时，可增加卡马西平的毒性反应，卡马西平剂量要减量30%。

奥卡西平(OCBZ)：与卡马西平的抗癫痫机制相似。推荐剂量儿童30～50 mg/(kg·d)，个体差异较大。不良反应有皮肤过敏、头晕、复视等。

(4)非抗癫痫药的辅助治疗如下。①钙通道阻滞剂：有研究显示，在癫痫发作时，细胞外钙离子浓度立即降低，细胞内钙离子增加，同时神经递质释放也增加，从而提示癫痫发作中，钙离子起着相当重要的作用。目前使用的钙通道阻滞剂主要是可以通过血-脑屏障的尼莫地平和氟桂利嗪，通过阻断L、T型钙离子通道，阻滞钙离子内流发挥抗癫痫作用。②促肾上腺皮质激素(ACTH)及糖皮质激素，作用机制不清楚。外源性ACTH可能通过抑制下丘脑促肾上腺皮质激素释放而发挥作用。新近研究认为ACTH作为抑制性神经递质，可直接作用于GABA受体和苯二氮䓬类受体，或作为一种神经调质，调节神经类固醇和腺嘌呤生成，对GABA间接发挥作用，从而起到抗癫痫作用。ACTH与泼尼松的作用相当，ACTH的推荐剂量为20 U/d，肌内注射或静脉滴注，2周后评价疗效，如果完全控制，则换泼尼松2 mg/(kg·d)，连续2周，如果ACTH无反应，可加量至30～40 U/d，再用4周，如果仍不能控制，则换泼尼松4周，总疗程3～4个月。激素治疗对70%的婴儿痉挛症有效，但有1/3的患儿复发，再次治疗75%有效。③丙种球蛋白。难治性癫痫患儿血清中免疫球蛋白水平低于正常，并伴有IgG亚类缺陷，提示难治性癫痫可能与患者体内自身免疫功能异常有关。丙种球蛋白含有IgG，同时具备免疫增强及免疫抑制的作用。丙种球蛋白的作用机制尚不清楚，推测与增强抗癫痫药物在体内的转运和利用有关。应用大剂量的免疫球蛋白治疗Lennox-Gastaut综合征有一定效果。但也有学者认为丙种球蛋白治疗难治性癫痫没有肯定的疗效。

2.酮食疗法

古书早有记载食物疗法可以治疗癫痫。人们发现饥饿的时候身体内会产生酮体，它可控制癫痫发作。

(1)作用机制:酮食疗法的作用机制并不十分清楚,曾有不少学者提出许多假说,但都不能圆满地解释它抗癫痫的机制,目前尚处于探索阶段。研究提示可能主要通过以下方式,降低神经元的兴奋性,导致癫痫发作的减少和停止。①改变大脑的能量代谢,从而改变了脑的兴奋性。采用酮食治疗,在动物模型的研究发现,脑的各个功能区在发育的不同阶段都有局部糖代谢和 β-羟丁酸(β-hydroxybutyrate,β-OHB)水平的增加,糖原合成及己糖的转变都有改进,从而增加脑内能量储存,提示糖代谢及酮体的形成是脑部获得新功能所必需的。癫痫发作时,脑内葡萄糖过多消耗而摄入减少,脑内能量不足;而此时,血-脑屏障的通透性提高,酮体能迅速通过血-脑屏障补充脑内能量的不足,影响大脑的兴奋性。在癫痫动物模型和患者中均发现酮食治疗后脑内能量明显增加。因此,脑能量的贮存增多可能是奶牛酮病状态下脑组织具有抗痫性的最主要因素,而 β-OHB 和乙酰乙酸酮食具有发挥抗痫性作用的关键性酮体。②引起神经元和神经胶质特征性的改变,减少神经元的兴奋性,减少痫性发作。③引起神经递质功能和突触后传递的改变,使体内兴奋和抑制系统的平衡被破坏,从而破坏了神经元高度的同步化放电,使癫痫发作的频率减少。④引起了充当神经调质、能调节神经元兴奋性的循环因子变化,抑制神经元的兴奋性和同步放电。⑤引起脑部外环境(如水、电解质和 pH)改变,通过神经调节,从而调节中枢神经系统的兴奋性。

(2)适应证:对全身强直-阵挛性发作、肌阵挛性发作、全身强直+失张力发作、复杂部分性发作、全身强直+肌阵挛+失张力发作等多种难治性癫痫有效,对一些难治性癫痫综合征也有效,如 Lennox-Gastaut 综合征。

(3)方法:酮食疗法主要适用于 1～15 岁的儿童,尤其是对 2～5 岁儿童效果明显,1 岁以下的婴儿低血糖的发生率升高,难以坚持。生酮饮食就是食谱中含有较多的脂肪、较少的碳水化合物或基本不含碳水化合物。若按重量计算,蛋白质和碳水化合物之和占 20%,脂肪占 80%。若按热量计算,脂肪占 90%(中链甘油三酯占 50%～70%,其他脂肪占 11%),碳水化合物和蛋白质占 10%。总热量是同龄儿童的 75%,一般为 0.25～0.33 kJ/kg。由于儿童正处于生长发育的阶段,应该保证蛋白质 1 g/kg,液体量保证在 60～65 mL/(kg·d)。

(4)不良反应:进行酮食疗法的开始阶段,患者可出现饥饿和口渴,并可出现抗癫痫药物中毒反应。①结石:结石的发生率约为 5%,儿童一旦发生结石,多有血尿。②低蛋白血症:由于酮食中蛋白质含量较低,儿童处于生长发育的阶段,蛋白质需求量大,故儿童更应注意低蛋白血症。③高脂血症:高脂酮食可能引起血脂水平升高,甘油三酯和高密度脂蛋白的比例也升高。④其他:高尿酸血症、酸中毒、维生素 D 缺乏等。

3.迷走神经刺激治疗

迷走神经刺激作为难治性癫痫的一种新疗法已经越来越多地应用于临床。有研究显示,用迷走神经刺激治疗可使约 35% 的难治性癫痫发作频率减少 50% 以上。在美国和欧洲该疗法已被批准用于治疗年龄超过 12 岁的青少年和成年难治性癫痫患者。

迷走神经刺激治疗难治性癫痫的机制至今尚未完全明确,推测可能通过直接与孤束核及其他相关结构的联系,使癫痫发作阈值提高而产生抗癫痫效应;或通过增加抑制性神经递质的释放和减少兴奋性神经递质的量而发挥抗癫痫作用。此外,神经-内分泌-免疫调节网络在迷走神经刺激治疗中也可能发挥作用。迷走神经刺激使胰岛素分泌增加,后者通过血-脑屏障并对中枢神经系统产生不同作用。迷走神经刺激治疗的常见不良反应是声音嘶哑、咽痛,少数患者可出现咳嗽、呼吸困难。

4.手术治疗

部分难治性癫痫经正规内科治疗确定无效而有明确病灶,可能适用外科治疗,切除痫灶或痫灶源,切断癫痫放电的传播通路等,包括大脑半球切除术,局部、脑叶和多个脑叶切除术,颞叶切除术,胼胝体切开术。但对需要手术的患者应进行严格的术前评估,应用所有可能的诊断技术(包括 CT、MRI、SPECT、PET、脑磁图、深部电极、硬膜下或硬膜外脑电记录等)进行综合性检查以确定致痫灶和选择合适的手术方式。

对于年幼的患者,此类癫痫的难治性比较明确,若能切除病灶,应考虑早期手术以减轻频繁的发作对发育中的大脑的负面作用,并可利用发育期大脑功能的可塑性。

5.中医中药治疗

中医学将难治性癫痫称为癫痫难治证。求治于中医者甚多,癫痫难治证多病程较长,长期的病变过程产生复杂的病理机制,其临床表现较为复杂,病因又常常相互影响或转化,所以各种证类交错互见。或邪实为主,痰、瘀多种实邪同时并存;或本虚为主,"正虚"涉及脾肾等多脏腑功能的减退。脏腑气衰,瘀血、顽痰留滞,是癫痫难治证产生的直接原因。因脏腑气衰,水运不畅,痰浊内停,病程漫长,凝结不化,而为顽痰,阻在脑窍经脉,故豁痰通窍为其重要治法。临床常用熄风以化痰,健脾以化痰,活血以化痰等,药物可选用胆南星、石菖蒲、郁金、礞石、天麻、钩藤、白蒺藜、薏苡仁、白豆蔻等。

癫痫难治证治疗过程较长,病难骤去,风难速熄。平肝风应坚持不懈,多可合用养血柔肝风之法,药用当归、赤芍、白芍等;以及风化痰通络之法,药用天麻、钩藤等,以上诸药均可作为治疗癫痫难治证常用熄风之药。年龄、病灶部位、病因、病程、用药、心理、社会等十分复杂的因素均可直接影响疗效,临床以提高疗效为中心,根据患者情况同时采用多种有效的治疗手段,如针灸、导引、熏蒸、药浴、推拿。

癫痫的治疗(尤其是难治性癫痫的治疗)是一个长时间的实践过程,必须有充分的耐心与爱心,需要细致的临床观察,并辅以生活指导、神经心理学及康复治疗,注重提高患者的生活质量,保证患者相对正常的生活、学习与工作,在这一前提下控制发作或尽量减少发作。

(李漱玉)

第六章

脑血管疾病

第一节 脑 出 血

脑出血(intracerebral hemorrhage,ICH)是指原发性非外伤性脑实质内出血,故又称原发性脑出血或自发性脑出血。脑出血是脑内的血管病变破裂而引起的出血,绝大多数是高血压伴发小动脉微动脉瘤在血压骤升时破裂所致,称为高血压脑出血。主要病理特点为局部脑血流变化、炎症反应,脑出血后脑血肿形成,血肿周边组织受压、水肿、神经细胞凋亡。80％的脑出血发生在大脑半球,20％发生在脑干和小脑。脑出血起病急骤,临床表现为头痛、呕吐、意识障碍、偏瘫、偏身感觉障碍等。在所有脑血管疾病患者中,脑出血占 20％～30％,年发病率为 60/10 万～80/10 万,急性期病死率为30％～40％。该病是病死率和致残率很高的常见疾病。该病常发生于 40～70 岁,其中超过 50 岁的人群发病率最高,达93.6％,但近年来发病年龄有越来越年轻的趋势。

一、病因与发病机制

(一)病因

高血压及高血压合并小动脉硬化是 ICH 的常见病因,约 95％的 ICH 患者患有高血压。其他病因有先天性动静脉畸形或动脉瘤破裂、脑动脉炎血管壁坏死、脑瘤出血、血液病并发脑内出血、烟雾病(moyamoya 病)、脑淀粉样血管病变、梗死性脑出血、药物滥用、抗凝或溶栓治疗等。

(二)发病机制

发病机制尚不完全清楚,与下列因素相关。

1.高血压

持续性高血压引起脑内小动脉或深穿支动脉壁脂质透明样变性和纤维蛋白样坏死,使小动脉变脆,血压持续升高引起动脉壁疝或内膜破裂,导致微小动脉瘤或微夹层动脉瘤。血压骤然升高时血液自血管壁渗出或动脉瘤壁破裂,血液进入脑组织形成血肿。此外,高血压引起远端血管痉挛,导致小血管缺氧坏死、血栓形成、斑点状出血及脑水肿,继发脑出血,可能是子痫时高血压脑出血的主要机制。脑动脉壁中层肌细胞薄弱,外膜结缔组织少且缺乏外层弹力层,豆纹动脉等穿动脉自大脑中动脉近端呈直角分出,受高血压血流冲击易发生粟粒状动脉瘤,使深穿支动脉成为脑出血的主要好发部位,故豆纹动脉外侧支称为出血动脉。

2.淀粉样脑血管病

它是老年人原发性非高血压脑出血的常见病因,好发于脑叶,易反复发生,常表现为多发性脑出血。发病机制不清,可能为血管内皮异常导致渗透性增加,血浆成分包括蛋白酶侵入血管壁,形成纤维蛋白样坏死或变性,导致内膜透明样增厚,淀粉样蛋白沉积,使血管中膜、外膜被淀粉样蛋白取代,弹性膜及中膜平滑肌消失,形成蜘蛛状微血管瘤扩张,当情绪激动或活动诱发血压升高时血管瘤破裂引起出血。

3.其他因素

血液病(如血友病、白血病、血小板减少性紫癜、红细胞增多症、镰状细胞病)患者可因凝血功能障碍引起大片状脑出血。肿瘤内异常新生血管破裂或侵蚀正常脑血管也可导致脑出血。维生素 B_1、维生素 C 缺乏或摄入毒素(如砷)可引起脑血管内皮细胞坏死,导致脑出血,出血灶通常为斑点状而非融合成片。结节性多动脉炎、病毒性和立克次体性疾病等可引起血管床炎症,炎症致血管内皮细胞坏死、血管破裂发生脑出血。脑内小动脉、脑内小静脉畸形破裂可引起血肿,脑内静脉循环障碍和静脉破裂亦可导致出血。血液病、肿瘤、血管炎或静脉窦闭塞性疾病等所致脑出血亦常表现为多发性脑出血。

(三)脑出血后脑水肿的发生机制

脑出血后机体和脑组织局部发生一系列病理生理反应,其中自发性脑出血后重要的继发性病理变化之一是脑水肿。血肿周围脑组织形成水肿带,继而引起神经细胞及其轴突的变性和坏死,成为患者病情恶化和死亡的主要原因之一。目前学者认为,ICH 后脑水肿与占位效应、血肿内血浆蛋白渗出和血凝块回缩、血肿周围继发缺血、血肿周围组织炎症反应、水通道蛋白-4(AQP-4)及自由基级联反应等有关。

1.占位效应

占位效应主要是机械性压力和颅内压增高引起的。巨大血肿可立即产生占位效应,造成周围脑组织损害,并引起颅内压持续增高。早期主要为局灶性颅内压增高,随后发展为弥漫性颅内压增高,而颅内压的持续增高可引起血肿周围组织广泛性缺血,并加速缺血组织的血管通透性改变,引发脑水肿形成。同时,脑血流量降低、局部组织压力增加可促发血管活性物质从受损的脑组织中释放,破坏血-脑屏障,引发脑水肿形成。因此,血肿占位效应虽不是脑水肿形成的直接原因,但可通过影响脑血流量、周围组织压力及颅内压等因素,间接地在脑出血后脑水肿形成机制中发挥作用。

2.血肿内血浆蛋白渗出和血凝块回缩

血肿内血液凝结是脑出血超急性期脑水肿形成的首要条件。在正常情况下,脑组织细胞间隙中的血浆蛋白含量非常低,但在血肿周围组织细胞间隙中却可见血浆蛋白和纤维蛋白聚积,这可导致细胞间隙胶体渗透压升高,使水分渗透到脑组织内形成水肿。此外,血肿形成后血凝块回缩,使血肿腔静水压降低,这也将导致血液中的水分渗透到脑组织间隙形成水肿。凝血连锁反应激活、血凝块回缩(血肿形成后血块分离成 1 个红细胞中央块和 1 个血清包绕区)及纤维蛋白沉积等,在脑出血后脑水肿形成中发挥着重要作用。血凝块形成是脑水肿形成的必经阶段,而血浆蛋白(特别是凝血酶)则是脑水肿形成的关键因素。

3.血肿周围继发缺血

脑出血后血肿周围脑血流量显著降低,而脑血流量的异常降低可引起血肿周围组织缺血。一般脑出血后 $6 \sim 8$ h,血红蛋白和凝血酶释出细胞毒性物质,兴奋性氨基酸释放增多等,细胞内

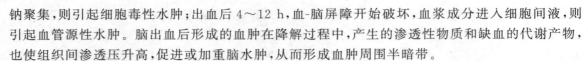

钠聚集,则引起细胞毒性水肿;出血后4~12 h,血-脑屏障开始破坏,血浆成分进入细胞间液,则引起血管源性水肿。脑出血后形成的血肿在降解过程中,产生的渗透性物质和缺血的代谢产物,也使组织间渗透压升高,促进或加重脑水肿,从而形成血肿周围半暗带。

4.血肿周围组织炎症反应

脑出血后血肿周围中性粒细胞、巨噬细胞和小胶质细胞活化,血凝块周围活化的小胶质细胞和神经元中白细胞介素-1(IL-1)、白细胞介素-6(IL-6)、细胞间黏附因子-1(ICAM-1)和肿瘤坏死因子-α(TNF-α)表达增加。临床研究采用双抗夹心酶联免疫吸附试验检测41例脑出血患者脑脊液IL-1和S100蛋白含量发现,急性患者脑脊液IL-1水平显著高于对照组,提示IL-1可能促进了脑水肿和脑损伤的发展。ICAM-1在中枢神经系统中分布广泛。Gong等的研究证明,脑出血后12 h神经细胞开始表达ICAM-1,3 d达高峰,持续10 d逐渐下降;脑出血后1 d时血管内皮开始表达ICAM-1,7 d达高峰,持续2周。表达ICAM-1的白细胞活化后能产生大量蛋白水解酶,特别是基质金属蛋白酶(MMP),促使血-脑屏障通透性增加,血管源性脑水肿形成。

5.水通道蛋白-4(AQP-4)与脑水肿

过去一直认为水的跨膜转运是通过被动扩散实现的,而水通道蛋白(aquaporin,AQP)的发现完全改变了这种认识。现在学者认为,水的跨膜转运实际上是一个耗能的主动过程,是通过AQP实现的。AQP在脑组织中广泛存在,可能是脑脊液重吸收、渗透压调节、脑水肿形成等生理、病理过程的分子生物学基础。迄今已发现的AQP至少存在10种亚型,其中AQP-4和AQP-9可能参与血肿周围脑组织水肿的形成。实验研究脑出血后不同时间点大鼠脑组织AQP-4的表达分布发现,对照组和实验组未出血侧AQP-4在各时间点的表达均为弱阳性,而水肿区从脑出血后6 h开始表达增强,3 d时达高峰,此后逐渐回落,1周后仍明显高于正常组。另外,随着出血时间的推移,出血侧AQP-4表达范围不断扩大,表达强度不断增强,并且与脑水肿严重程度呈正相关。以上结果提示,脑出血能导致细胞内外水和电解质失衡,细胞内外渗透压发生改变,激活位于细胞膜上的AQP-4,进而促进水和电解质通过AQP-4进入细胞内导致细胞水肿。

6.自由基级联反应

脑出血后脑组织缺血缺氧,发生一系列级联反应,造成自由基浓度增加。自由基通过攻击脑内细胞膜磷脂中多聚不饱和脂肪酸和脂肪酸的不饱和双键,直接造成脑损伤发生脑水肿;同时引起脑血管通透性增加,亦加重脑水肿从而加重病情。

二、病理

肉眼所见:脑出血病例尸检时脑外观可见到明显动脉粥样硬化,出血侧半球膨隆肿胀,脑回宽、脑沟窄,有时可见少量蛛网膜下腔积血,颞叶海马与小脑扁桃体处常可见脑疝痕迹,出血灶一般在2~8 cm,绝大多数为单灶,仅1.8%~2.7%为多灶。常见的出血部位为壳核出血,出血向内发展可损伤内囊,出血量大时可破入侧脑室。丘脑出血时,血液常穿破第三脑室或侧脑室,向外可损伤内囊。脑桥和小脑出血时,血液可穿破第四脑室,甚至可经中脑导水管逆行进入侧脑室。原发性脑室出血,出血量小时只侵及单个脑室或多个脑室的一部分;大量出血时全部脑室均可被血液充满,脑室扩张积血形成铸型。脑出血血肿周围脑组织受压,水肿明显,颅内压增高,脑组织可移位。幕上半球出血,血肿向下破坏或挤压丘脑下部和脑干,使其变形、移位和继发出血,并常出现小脑幕疝;如果中线部位下移可形成中心疝;颅内压增高明显或小脑出血较重时均易发生枕骨大孔疝,这些都是导致患者死亡的直接原因。急性期后,血块溶解,含铁血黄素和破坏的脑组织被吞噬细胞清除,胶质增生,小出血灶形成胶质瘢痕,大者形成囊腔,称为中风囊,腔内可见黄色液体。

显微镜观察可分为3期。①出血期:可见大片出血,红细胞多新鲜。出血灶边缘多出现坏死。软化的脑组织,神经细胞消失或呈局部缺血改变,常有多形核白细胞浸润。②吸收期:出血24~36 h即可出现胶质细胞增生,小胶质细胞及来自血管外膜的细胞形成格子细胞,少数格子细胞含铁血黄素。星形胶质细胞增生及肥胖变性。③修复期:血液及坏死组织逐渐被清除,组织缺损部分由胶质细胞、胶质纤维及胶原纤维代替,形成瘢痕。出血灶较小可完全修复,较大则遗留囊腔。血红蛋白代谢产物长久残存于瘢痕组织中,呈现棕黄色。

三、临床表现

(一)症状与体征

1.意识障碍

多数患者发病时很快出现不同程度的意识障碍,轻者可呈嗜睡,重者可昏迷。

2.高颅压征

高颅压征表现为头痛、呕吐。病灶侧头痛重,可见意识蒙眬或浅昏迷者用健侧手触摸病灶侧头部;呕吐多为喷射性,呕吐物为胃内容物,如果合并消化道出血,呕吐物可为咖啡样物。

3.偏瘫

病灶对侧肢体瘫痪。

4.偏身感觉障碍

病灶对侧肢体感觉障碍,主要是痛觉、温度觉减退。

5.脑膜刺激征

脑膜刺激征见于脑出血已破入脑室、蛛网膜下腔及脑室原发性出血之时,可有颈项强直或强迫头位,克尼格征阳性。

6.失语症

优势半球出血者多伴有运动性失语症。

7.瞳孔与眼底异常

瞳孔可不等大、双瞳孔缩小或散大。眼底可有视网膜出血和视盘水肿。

8.其他症状

其他症状有心律不齐、呃逆、呕吐咖啡色样胃内容物、呼吸节律紊乱、体温迅速上升及心电图异常等。脉搏常有力或缓慢,血压多升高,可出现肢端发绀,偏瘫侧多汗,面色苍白或潮红。

(二)不同部位脑出血的临床表现

1.基底节区出血

基底节区出血为脑出血中最多见者,占60%～70%。其中壳核出血最多,约占脑出血的60%,主要是豆纹动脉(尤其是其外侧支)破裂引起;丘脑出血较少,约占10%,主要是丘脑穿动脉或丘脑膝状体动脉破裂引起;尾状核及屏状核等出血少见。虽然各核出血有其特点,但出血较多时均可侵及内囊,出现一些共同症状。现将常见的症状分轻、重两型叙述如下。

(1)轻型:多属于壳核出血,出血量一般为数毫升至30 mL,或为丘脑小量出血,出血量仅数毫升,出血限于丘脑或侵及内囊后肢。患者突然头痛、头晕、恶心呕吐,意识清楚或有轻度障碍,出血灶对侧出现不同程度的偏瘫,亦可出现偏身感觉障碍及偏盲(三偏征),两眼可向病灶侧凝

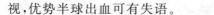

视，优势半球出血可有失语。

（2）重型：多属于壳核大量出血，向内扩展或穿破脑室，出血量可达 30～160 mL；或丘脑较大量出血，血肿侵及内囊或破入脑室。发病突然，意识障碍重，鼾声明显，呕吐频繁，可吐咖啡样胃内容物（由胃部应激性溃疡所致）。丘脑出血病灶对侧常有偏身感觉障碍或偏瘫，肌张力低，可引出病理反射，平卧位时，患侧下肢呈外旋位。但感觉障碍常先于或重于运动障碍，部分病例病灶对侧可出现自发性疼痛。常有眼球运动障碍（眼球向上注视麻痹，呈下视内收状态）。瞳孔缩小或不等大，一般为出血侧散大，提示已形成小脑幕疝；部分病例有丘脑性失语（言语缓慢而不清、重复言语、发音困难、复述差、朗读正常）或丘脑性痴呆（记忆力减退、计算力下降、情感障碍、人格改变等）。如果病情发展，血液大量破入脑室或损伤丘脑下部及脑干，昏迷加深，出现去大脑强直或四肢弛缓，面色潮红或苍白，出冷汗，鼾声大作，中枢性高热或体温过低，甚至出现肺水肿、上消化道出血等内脏并发症，最后多发生枕骨大孔疝而死亡。

2.脑叶出血

脑叶出血又称皮质下白质出血。应用 CT 以后，发现脑叶出血约占脑出血的 15％，发病年龄 11～80 岁，40 岁以下占 30％，年轻人多由血管畸形（包括隐匿性血管畸形）、烟雾病引起，老年人脑叶出血常见于高血压动脉硬化及淀粉样血管病等。脑叶出血以顶叶出血最多见，以后依次为颞叶、枕叶、额叶出血，40％为跨叶出血。脑叶出血除意识障碍、颅内高压和抽搐等常见症状外，还有各脑叶的特异表现。

（1）额叶出血：常有一侧或双侧的前额痛、病灶对侧偏瘫。部分病例有精神行为异常、凝视麻痹、言语障碍和癫痫发作。

（2）顶叶出血：常有病灶侧颞部疼痛；病灶对侧的轻偏瘫或单瘫、深浅感觉障碍和复合感觉障碍；出现体象障碍、手指失认和结构失用症等，少数病例可出现下象限盲。

（3）颞叶出血：常有耳部或耳前部疼痛，病灶对侧偏瘫，但上肢瘫重于下肢，中枢性面、舌瘫可有对侧上象限盲；优势半球出血可出现感觉性失语或混合性失语；可有颞叶癫痫、幻嗅、幻视、兴奋躁动等精神症状。

（4）枕叶出血：可出现同侧眼部疼痛，同向性偏盲和黄斑回避现象，可有一过性黑蒙和视物变形。

3.脑干出血

（1）中脑出血：中脑出血少见，自 CT 应用于临床后，临床已可诊断。轻症患者表现为突然出现复视、眼睑下垂、一侧或两侧瞳孔扩大、眼球不同轴、水平或垂直眼震，同侧肢体共济失调，也可表现大脑脚综合征（Weber 综合征）或红核综合征（Benedikt 综合征）。重者出现昏迷、四肢迟缓性瘫痪、去大脑强直，常迅速死亡。

（2）脑桥出血。占脑出血的 10％左右。病灶多位于脑桥中部的基底部与被盖部之间。患者表现突然头痛，同侧第Ⅵ、Ⅶ、Ⅷ对脑神经麻痹，对侧偏瘫（交叉性瘫痪），出血量大或病情重者常有四肢瘫，很快进入意识障碍，出现针尖样瞳孔，去大脑强直、呼吸障碍，多迅速死亡。可伴中枢性高热、大汗和应激性溃疡等。一侧脑桥小量出血可表现为脑桥腹内侧综合征（Foville 综合征）、闭锁综合征和脑桥腹外侧综合征（Millard-Gubler综合征）。

（3）延髓出血：延髓出血更为少见，突然出现意识障碍，血压下降，呼吸节律不规则，心律失常，轻症病例可呈延髓背外侧综合征（Wallenberg综合征），重症病例常因呼吸心跳停止而死亡。

4.小脑出血

小脑出血约占脑出血的 10%，多见于一侧半球的齿状核部位，小脑蚓部也可发生。发病突然，眩晕明显，频繁呕吐，枕部疼痛，病灶侧共济失调，可见眼球震颤，同侧周围性面瘫，颈项强直等，如果不仔细检查，易误诊为蛛网膜下腔出血。当出血量不大时，主要表现为小脑症状，如病灶侧共济失调、眼球震颤、构音障碍和吟诗样语言，无偏瘫。出血量增加时，还可表现有脑桥受压体征，如展神经麻痹、侧视麻痹以及肢体偏瘫和/或锥体束征。如果病情继续加重，颅内压增高明显，昏迷加深，极易发生枕骨大孔疝而死亡。

5.脑室出血

脑室出血分原发性与继发性两种，继发性系指脑实质出血破入脑室者；原发性指脉络丛血管出血及室管膜下动脉破裂出血，血液直流入脑室者。以前学者认为脑室出血罕见，现已证实其占脑出血的 3%～5%。55% 的患者出血量较少，仅部分脑室有血，脑脊液呈血性，类似蛛网膜下腔出血。临床常表现为头痛、呕吐、项强、克尼格征阳性、意识清楚或一过性意识障碍，但常无偏瘫体征，脑脊液血性，酷似蛛网膜下腔出血，预后良好，可以完全恢复正常；出血量大，全部脑室均被血液充满者，其临床表现符合既往所谓脑室出血的症状，即发病后突然头痛、呕吐、昏迷、瞳孔缩小或时大时小，眼球浮动或分离性斜视，四肢肌张力增大，病理反射阳性，早期出现去大脑强直，严重者双侧瞳孔散大，呼吸深，鼾声明显，体温明显升高，面部充血多汗，预后极差，多迅速死亡。

四、辅助检查

（一）头颅 CT

发病后 CT 平扫可显示近圆形或卵圆形均匀高密度的血肿病灶，边界清楚，可确定血肿部位、大小、形态及是否破入脑室，血肿周围有无低密度水肿带及占位效应（脑室受压、脑组织移位）和梗阻性脑积水等。早期可发现边界清楚、均匀的高度密度灶，CT 值为 60～80 HU，周围环绕低密度水肿带。血肿范围大时可见占位效应。根据 CT 影像估算出血量可采用简单易行的多田计算公式：出血量（mL）=0.5×最大面积长轴（cm）×最大面积短轴（mL）×层面数。出血后 3～7 d，血红蛋白破坏，纤维蛋白溶解，高密度区向心性缩小，边缘模糊，周围低密度区扩大。病后 2～4 周，形成等密度或低密度灶。病后 2 个月左右，血肿区形成囊腔，其密度与脑脊液近乎相等，两侧脑室扩大；增强扫描，可见血肿周围有环状高密度强化影，其大小、形状与原血肿相近。

（二）头颅 MRI/MRA

MRI 的表现主要取决于血肿所含血红蛋白量的变化。发病 1 d 内，血肿呈 T_1 等信号或低信号，T_2 呈高信号或混合信号；第 2～7 天，T_1 为等信号或稍低信号，T_2 为低信号；第 2～4 周，T_1 和 T_2 均为高信号；4 周后，T_1 呈低信号，T_2 为高信号。此外，MRA 可帮助发现脑血管畸形、肿瘤及血管瘤等病变。

（三）数字减影血管造影（DSA）

DSA 对脑叶出血、原因不明或怀疑脑血管畸形、血管瘤、烟雾病和血管炎等患者有意义，尤其血压正常的年轻患者应通过 DSA 查明病因。

（四）腰椎穿刺检查

在无条件做 CT 时，且患者病情不重，无明显颅内高压者可进行腰椎穿刺检查。脑出血者脑脊液压力常升高，若出血破入脑室或蛛网膜下腔，脑脊液多呈均匀血性。有脑疝及小脑出血者应禁做腰椎穿刺检查。

(五)经颅多普勒超声(TCD)

由于 TCD 简单及具有无创性,可在床边进行检查,已成为监测脑出血患者脑血流动力学变化的重要方法。①通过检测脑动脉血流速度,间接监测脑出血的脑血管痉挛范围及程度,脑血管痉挛时其血流速度增大。②测定血流速度、血流量和血管外周阻力可反映颅内压增高时脑血流灌注情况,颅内压超过动脉压时收缩期及舒张期血流信号消失,无血流灌注。③提供脑动静脉畸形、动脉瘤等病因诊断的线索。

(六)脑电图(EEG)

EEG 可反映脑出血患者的脑功能状态。意识障碍可见两侧弥漫性慢活动,病灶侧明显;无意识障碍时,基底节和脑叶出血出现局灶性慢波,脑叶出血靠近皮质时可有局灶性棘波或尖波发放;小脑出血无意识障碍时脑电图多正常,部分患者同侧枕颞部出现慢活动;中脑出血多见两侧阵发性同步高波幅慢活动;脑桥出血患者昏迷时可见 $8\sim12$ Hz α 波、低波幅 β 波、纺锤波或弥漫性慢波等。

(七)心电图

心电图可及时发现脑出血合并心律失常或心肌缺血,甚至心肌梗死。

(八)血液检查

重症脑出血急性期白细胞数可增至 $(10\sim20)\times10^9$/L,并可出现血糖含量升高、蛋白尿、尿糖、血尿素氮含量增加,以及血清肌酶含量升高等,但均为一过性,可随病情缓解而消退。

五、诊断与鉴别诊断

(一)诊断要点

1.一般性诊断要点

(1)急性起病,常有头痛、呕吐、意识障碍、血压升高和局灶性神经功能缺损症状,部分病例有眩晕或抽搐发作。饮酒、情绪激动、过度劳累等是常见的发病诱因。

(2)常见的局灶性神经功能缺损症状和体征包括偏瘫、偏身感觉障碍、偏盲等,多于数分钟至数小时达到高峰。

(3)头颅 CT 扫描可见病灶中心呈高密度改变,病灶周边常有低密度水肿带。头颅 MRI/MRA 有助于脑出血的病因学诊断和观察血肿的演变过程。

2.各部位脑出血的临床诊断要点

(1)壳核出血:①对侧肢体偏瘫,优势半球出血常出现失语。②对侧肢体感觉障碍,主要是痛觉、温度觉减退。③对侧偏盲。④凝视麻痹,呈双眼持续性向出血侧凝视。⑤尚可出现失用、体象障碍、记忆力和计算力障碍、意识障碍等。

(2)丘脑出血。①丘脑型感觉障碍:对侧半身深感觉与浅感觉减退、感觉过敏或自发性疼痛。②运动障碍:出血侵及内囊可出现对侧肢体瘫痪,下肢多重于上肢。③丘脑性失语:言语缓慢而不清、重复言语、发音困难、复述差,朗读正常。④丘脑性痴呆:记忆力减退、计算力下降、情感障碍、人格改变。⑤眼球运动障碍:眼球向上注视麻痹,常向内下方凝视。

(3)脑干出血。①中脑出血:突然出现复视,眼睑下垂;一侧或两侧瞳孔扩大,眼球不同轴,水平或垂直眼震,同侧肢体共济失调,也可表现 Weber 综合征或 Benedikt 综合征;严重者很快出现意识障碍,去大脑强直。②脑桥出血:突然头痛,呕吐,眩晕,复视,眼球不同轴,交叉性瘫痪或偏瘫、四肢瘫等。出血量较大时,患者很快进入意识障碍,出现针尖样瞳孔,去大脑强直,呼吸障碍,并可伴有高热、大汗、应激性溃疡等,多迅速死亡;出血量较少时可表现为一些典型的综合征,如Foville 综合征、Millard-Gubler 综合征和闭锁综合征等。③延髓出血:突然意识障碍,血压下降,呼吸节律不规则,心律失常,继而死亡。轻者可表现为不典型的 Wallenberg 综合征。

(4)小脑出血:①突发眩晕、呕吐、后头部疼痛,无偏瘫。②有眼震,站立和步态不稳,肢体共济失调、肌张力降低及颈项强直。③头颅 CT 扫描显示小脑半球或小脑蚓高密度影及第四脑室、脑干受压。

(5)脑叶出血。①额叶出血:前额痛、呕吐、痫性发作较多见;出现对侧偏瘫、共同偏视、精神障碍;优势半球出血时可出现运动性失语。②顶叶出血:偏瘫较轻,而偏侧感觉障碍显著;对侧下象限盲,优势半球出血时可出现混合性失语。③颞叶出血:表现为对侧中枢性面、舌瘫及上肢为主的瘫痪;对侧上象限盲;优势半球出血时可有感觉性或混合性失语;可有颞叶癫痫、幻嗅、幻视。④枕叶出血:对侧同向性偏盲,并有黄斑回避现象,可有一过性黑蒙和视物变形;多无肢体瘫痪。

(6)脑室出血:①突然头痛、呕吐,迅速进入昏迷或昏迷逐渐加深。②双侧瞳孔缩小,四肢肌张力增大,病理反射阳性,早期出现去大脑强直,脑膜刺激征阳性。③常出现丘脑下部受损的症状及体征,如上消化道出血、中枢性高热、大汗、应激性溃疡、急性肺水肿、血糖含量升高、尿崩症。④脑脊液压力升高,呈血性。⑤轻者仅表现头痛、呕吐、脑膜刺激征阳性,无局限性神经体征。临床上易误诊为蛛网膜下腔出血,需通过头颅 CT 检查来确定诊断。

(二)鉴别诊断

1.脑梗死

脑梗死发病较缓,或病情呈进行性加重;头痛、呕吐等颅内压增高症状不明显;典型病例一般不难鉴别;但脑出血与大面积脑梗死、少量脑出血与脑梗死的临床症状相似,鉴别较困难,常需头颅 CT 鉴别。

2.脑栓塞

脑栓塞起病急骤,一般缺血范围较广,症状常较重,常伴有风湿性心脏病、心房颤动、细菌性心内膜炎、心肌梗死或其他容易产生栓子来源的疾病。

3.蛛网膜下腔出血

蛛网膜下腔出血好发于年轻人,突发剧烈头痛,或呈爆裂样头痛,以颈枕部明显,有的可痛牵颈背、双下肢。呕吐较频繁,少数严重患者呈喷射状呕吐。约 50% 的患者可出现短暂、不同程度的意识障碍,尤以老年患者多见。常见一侧动眼神经麻痹,其次为视神经、三叉神经和展神经麻痹,脑膜刺激征常见,无偏瘫等脑实质损害的体征,头颅 CT 可帮助鉴别。

4.外伤性脑出血

外伤性脑出血是闭合性头部外伤所致,发生于受冲击颅骨下或对冲部位,常见于额极和颞极,外伤史可提供诊断线索,CT 可显示血肿外形不整。

5.内科疾病导致的昏迷

(1)糖尿病昏迷。①糖尿病酮症酸中毒:多数患者在发生意识障碍前数天有多尿、烦渴多饮和乏力,随后出现食欲缺乏、恶心、呕吐,常伴头痛、嗜睡、烦躁、呼吸深快,呼气中有烂苹果味(丙酮)。随着病情进一步发展,出现严重失水,尿量减少,皮肤弹性差,眼球下陷,脉细速,血压下降,至晚期各种反射迟钝甚至消失,嗜睡甚至昏迷。尿糖、尿酮体呈强阳性,血糖和血酮体水平均升高。头部 CT 结果阴性。②高渗性非酮症糖尿病昏迷:起病时常先有多尿、多饮,但多食不明显,或反而食欲缺乏,以致常被忽视。失水随病程进展逐渐加重,出现神经精神症状,表现为嗜睡、幻觉、定向障碍、偏盲、上肢拍击样粗震颤、痫性发作(多为局限性发作)等,最后陷入昏迷。尿糖呈强阳性,但无酮症或较轻,血尿素氮及肌酐水平升高。突出的表现为血糖水平常高至33.3 mmol/L(600 mg/dL)以上,一般为33.3～66.6 mmol/L(600～1 200 mg/dL);血钠水平升高可达155 mmol/L;血浆渗透压显著升高达330～460 mmol/L,一般在350 mmol/L以上。头部CT结果阴性。

(2)肝性昏迷。有严重肝病和/或广泛门体侧支循环,精神紊乱、昏睡或昏迷,明显肝功能损害或血氨升高,扑翼(击)样震颤和典型的脑电图改变(高波幅的δ波,每秒少于4次)等,有助于诊断与鉴别诊断。

(3)尿毒症昏迷。少尿(尿量<400 mL/d)或无尿(尿量<50 mL/d),血尿,蛋白尿,管型尿,氮质血症,水、电解质紊乱和酸碱失衡等。

(4)急性乙醇中毒。①兴奋期:血乙醇浓度达到11 mmol/L(50 mg/dL)即感头痛、欣快、兴奋。血乙醇浓度超过16 mmol/L(75 mg/dL),健谈,饶舌,情绪不稳定,自负,易激怒,可有粗鲁行为或攻击行动,也可能沉默、孤僻;浓度达到22 mmol/L(100 mg/dL)时,驾车易发生车祸。②共济失调期:血乙醇浓度达到33 mmol/L(150 mg/dL)时,肌肉运动不协调,行动笨拙,言语含糊不清,眼球震颤,视力模糊,复视,步态不稳,出现明显共济失调。浓度达到43 mmol/L(200 mg/dL)时,出现恶心、呕吐、困倦。③昏迷期:血乙醇浓度升至54 mmol/L(250 mg/dL)时,患者进入昏迷期,表现昏睡、瞳孔散大、体温降低。血乙醇浓度超过87 mmol/L(400 mg/dL)时,患者陷入深昏迷,心率快,血压下降,呼吸慢而有鼾音,可出现呼吸、循环麻痹而危及生命。实验室检查可见血清乙醇浓度升高,呼出气中乙醇浓度与血清乙醇浓度相当;动脉血气分析可见轻度代谢性酸中毒;电解质失衡,可见低血钾、低血镁和低血钙;血糖水平可降低。

(5)低血糖昏迷。低血糖昏迷是指各种原因引起的重症的低血糖症。患者突然昏迷、抽搐,表现为局灶神经系统症状的低血糖易被误诊为脑出血。化验血糖水平<2.8 mmol/L,推注葡萄糖后症状迅速缓解,发病后72 h复查头部CT结果阴性。

(6)药物中毒。①镇静催眠药中毒:患者有服用大量镇静催眠药史,出现意识障碍和呼吸抑制及血压下降。胃液、血液、尿液中检出镇静催眠药。②阿片类药物中毒:患者有服用大量吗啡或哌替啶的阿片类药物史,或有吸毒史,除了出现昏迷、针尖样瞳孔(哌替啶的急性中毒瞳孔反而扩大)、呼吸抑制"三联征"等特点外,还可出现发绀、面色苍白、肌肉无力、惊厥、牙关紧闭、角弓反张,呼吸先浅而慢,后叹息样或潮式呼吸、肺水肿、休克、瞳孔对光反射消失,死于呼吸衰竭。血、尿阿片类毒物成分定性试验呈阳性。使用纳洛酮可迅速逆转阿片类药物所致的昏迷、呼吸抑制、缩瞳等毒性作用。

(7)CO中毒。①轻度中毒:血液碳氧血红蛋白(COHb)可达10%～20%。患者有剧烈头痛、头晕、心悸、四肢无力、恶心、呕吐、嗜睡、意识模糊、视物不清、感觉迟钝、谵妄、幻觉、抽搐等,口唇黏膜呈樱桃红色。②中度中毒:血液COHb浓度可高达30%～40%。患者出现呼吸困难、意识丧失、昏迷,对疼痛刺激可有反应,瞳孔对光反射和角膜反射可迟钝,腱反射减弱,呼吸、血压和脉搏可有改变。经治疗可恢复且无明显并发症。③重度中毒:血液COHb浓度可达50%以上。深昏迷,各种反射消失。患者可呈去大脑皮质状态(患者可以睁眼,但无意识,不语,不动,不主动进食或大小便,呼之不应,推之不动,肌张力增强),常有脑水肿、惊厥、呼吸衰竭、肺水肿、上消化道出血、休克和严重的心肌损害,出现心律失常,偶尔可发生心肌梗死。有时并发脑局灶损害,出现锥体系或锥体外系损害体征。监测血中COHb浓度可明确诊断。

应详细询问病史,内科疾病导致昏迷者有相应的内科疾病病史,仔细查体,局灶体征不明显;脑出血者则同向偏视,一侧瞳孔散大,一侧出现面部船帆现象,一侧上肢出现扬鞭现象,一侧下肢呈外旋位,血压升高。CT 检查可助鉴别。

六、治疗

急性期的主要治疗原则:保持安静,防止继续出血;积极抗脑水肿,降低颅内压;调整血压;改善循环;促进神经功能恢复;加强护理,防治并发症。

(一)一般治疗

1.保持安静

(1)卧床休息 3～4 周,脑出血发病后 24 h 内,特别是 6 h 内可有活动性出血或血肿继续扩大,应尽量减少搬运,就近治疗。重症需严密观察体温、脉搏、呼吸、血压、瞳孔和意识状态等生命体征变化。

(2)保持呼吸道通畅,头部抬高 15°～30°角,切忌无枕仰卧;疑有脑疝时应把床脚抬高 45°角,意识障碍患者应将头歪向一侧,以利于口腔、气道分泌物及呕吐物流出;痰稠不易被吸出,则要行气管切开,必要时吸氧,以使动脉血氧饱和度维持在 90％以上。

(3)意识障碍或消化道出血者宜禁食 24～48 h。对发病后 3 d,仍不能进食者,应鼻饲以确保营养。过度烦躁不安的患者可适量用镇静药。

(4)注意口腔护理,保持大便通畅,应给留置导尿管的患者做膀胱冲洗以预防尿路感染。加强护理,经常翻身,预防压疮,保持肢体功能位置。

(5)注意水、电解质平衡,加强营养。注意补钾,液体量应控制在 2 000 mL/d 左右,或以尿量加500 mL来估算,对不能进食者鼻饲各种营养品。对于频繁呕吐、胃肠道功能减弱或有严重的应激性溃疡者,应考虑给予肠外营养。如果有高热、多汗、呕吐或腹泻,可适当增加入液量,或静脉滴注 500 mL 10％的脂肪乳,每天 1 次。如需长期采用鼻饲,应考虑胃造瘘术。

(6)脑出血急性期血糖含量升高可以是原有糖尿病的表现或是应激反应。高血糖和低血糖都能加重脑损伤。当患者血糖含量升高超过 11.1 mmol/L 时,应立即给予胰岛素治疗,将血糖控制在8.3 mmol/L以下。同时应监测血糖,若发生低血糖,可用口服或注射葡萄糖纠正低血糖。

2.亚低温治疗

亚低温治疗能够减轻脑水肿,减少自由基的产生,促进神经功能缺损恢复,改善患者预后。降温方法:立即行气管切开,静脉滴注冬眠肌松合剂(500 mL 0.9％的氯化钠注射液＋100 mg 氯丙嗪＋100 mg 异丙嗪),同时用冰毯机降温。行床旁监护仪连续监测体温(T)、心率(HR)、血压(BP)、呼吸(R)、脉搏(P)、血氧饱和度(SPO$_2$)、颅内压(ICP)。直肠温度(RT)维持在 34 ℃～36 ℃,持续 3～5 d。冬眠肌松合剂用量和速度根据患者 T、HR、BP、肌张力等调节。保留自主呼吸,必要时应用同步呼吸机辅助呼吸,维持 SPO$_2$ 在 95％以上,10～12 h将 RT 降至 34 ℃～36 ℃。当 ICP 降至正常后 72 h,停止亚低温治疗。采用每天恢复1 ℃～2 ℃,复温速度不超过0.1 ℃/h。在24～48 h,将患者 RT 复温至36.5 ℃～37 ℃。局部亚低温治疗实施越早,效果越好,建议在脑出血发病6 h内使用,治疗时间最好持续 48～72 h。

(二)调控血压和防止再出血

脑出血患者血压一般较高,甚至比平时更高,这是因为颅内压增高时机体保证脑组织供血的代偿性反应,当颅内压下降时血压亦随之下降,因此一般不应使用降血压药物,尤其是注射利血平等强有力降压剂。目前理想的血压控制水平还未确定,主张采取个体化原则,应根据患者年龄、病前有无高血压、病后血压情况等确定适宜血压水平。但血压过高时,容易增加再出血的危险性,则应及时控制高血压。一般来说,收缩压≥26.7 kPa(200 mmHg),舒张压≥15.4 kPa(115 mmHg)时,应降血压治疗,使血压控制于治疗前原有血压水平或略高水平。收缩压≤24.0 kPa(180 mmHg)或舒张压≤15.3 kPa(115 mmHg)时,或平均动脉压≤17.3 kPa(130 mmHg)时可暂不使用降压药,但需密切观察。收缩压在 24.0～30.7 kPa(180～230 mmHg)或舒张压在 14.0～18.7 kPa(105～140 mmHg)宜口服卡托普利、美托洛尔等降压药,收缩压 24.0 kPa(180 mmHg)以内或舒张压 14.0 kPa(105 mmHg)以内,可观察而不用降压药。急性期过后(约 2 周),血压仍持续过高时可系统使用降压药,急性期血压急骤下降表明病情严重,应给予升压药物以保证足够的脑供血量。

止血剂及凝血剂对脑出血并无效果,但如合并消化道出血或有凝血障碍时仍可使用。消化道出血时,还可经胃管鼻饲或口服云南白药、三七粉、氢氧化铝凝胶和/或冰牛奶、冰盐水等。

(三)控制脑水肿

脑出血后 48 h 水肿达到高峰,维持 3～5 d 逐渐消退。脑水肿可使 ICP 升高和导致脑疝,是影响功能恢复的主要因素和导致早期死亡的主要死因。积极控制脑水肿、降低 ICP 是脑出血急性期治疗的重要环节,必要时可行 ICP 监测。治疗目标是使 ICP 降至 2.7 kPa(20 mmHg)以下。脑灌注压>9.3 kPa(70 mmHg),应首先控制可加重脑水肿的因素,保持呼吸道通畅,适当给氧,维持有效脑灌注,限制液体和盐的入量等。应用皮质类固醇减轻脑出血后脑水肿和降低 ICP,其有效证据不充分;脱水药只有短暂作用,常用 20%的甘露醇、利尿药(如呋塞米)等。

1.20%的甘露醇

20%的甘露醇为渗透性脱水药,可在短时间内使血浆渗透压明显升高,形成血与脑组织间渗透压差,使脑组织间液水分向血管内转移,经肾脏排出,每 8 g 甘露醇可由尿带出水分 100 mL,用药后 20～30 min 开始起效,2～3 h 作用达峰。常用剂量 125～250 mL,6～8 h 1 次,疗程 7～10 d。如果患者出现脑疝征象可快速加压经静脉或颈动脉推注,可暂时缓解症状,为术前准备赢得时间。冠心病、心肌梗死、心力衰竭和肾功能不全者慎用,注意用药不当可诱发肾衰竭和水、盐及电解质失衡。因此,在应用甘露醇脱水时,一定要严密观察患者的尿量、血钾、心功能、肾功能,一旦出现尿少、血尿、无尿时应立即停用。

2.利尿剂

呋塞米注射液较常用,脱水作用不如甘露醇,但可抑制脑脊液产生,用于心、肾功能不全不能用甘露醇的患者,常与甘露醇合用,减少甘露醇的用量。每次 20～40 mg,每天 2～4 次,静脉注射。

3.甘油果糖氯化钠注射液

该药为高渗制剂,通过高渗透性脱水,能使脑水分含量减少,降低颅内压。本品降低颅内压作用起效较缓,持续时间较长,可与甘露醇交替使用。推荐剂量为每次 250～500 mL,每天 1～2 次,静脉滴注,连用 7 d 左右。

4.10%的人血白蛋白

10%的人血白蛋白通过提高血浆胶体渗透压发挥对脑组织脱水降颅压作用,改善病灶局部脑组织水肿,作用持久,适用于低蛋白血症的脑水肿伴高颅压的患者。推荐剂量每次 10～20 g,每天 1～2 次,静脉滴注。该药可增加心脏负担,心功能不全者慎用。

5.地塞米松

地塞米松可防止脑组织内星形胶质细胞肿胀,降低毛细血管通透性,维持血-脑屏障功能。抗脑水肿作用起效慢,用药后 $12\sim36$ h 起效。剂量每天 $10\sim20$ mg,静脉滴注。由于易并发感染或使感染扩散,可促进或加重应激性上消化道出血,影响血压和血糖控制等,临床不主张常规使用,病情危重、不伴上消化道出血者可早期短时间应用。

若药物脱水、降颅压效果不明显,出现颅高压危象时可考虑转外科手术开颅减压。

(四)控制感染

发病早期或病情较轻时通常不需要使用抗生素,老年患者合并意识障碍易并发肺部感染,合并吞咽困难易发生吸入性肺炎,尿潴留或导尿易合并尿路感染,可根据痰液或尿液培养、药物敏感试验等选用抗生素治疗。

(五)维持水、电解质平衡

最好根据中心静脉压(CVP)和肺毛细血管楔压(PCWP)来调整患者液体的输入量,CVP 保持在 $0.7\sim1.6$ kPa($5\sim12$ mmHg)或者 PCWP 维持在 $1.3\sim1.9$ kPa($10\sim14$ mmHg)。无此条件时每天液体输入量可按前 1 天尿量 $+500$ mL 估算。每天补钠 $50\sim70$ mmol/L,补钾 $40\sim50$ mmol/L,糖类 $13.5\sim18$ g。使用液体应以 0.9% 的氯化钠注射液或复方氯化钠注射液(林格液)为主,避免用高渗糖水,若用糖,可按每 4 g 糖加 1 U 胰岛素后再使用。由于患者使用大量脱水药、进食少、合并感染等,极易出现电解质紊乱和酸碱失衡,应加强监护和及时纠正,意识障碍患者可通过鼻饲管补充足够热量的营养和液体。

(六)对症治疗

1.中枢性高热

中枢性高热宜先行物理降温,例如,在头部、腋下及腹股沟区放置冰袋,戴冰帽或睡冰毯等。效果不佳者可用多巴胺受体激动剂,例如,溴隐亭 3.75 mg/d,逐渐加量至 $7.5\sim15.0$ mg/d,分次服用。

2.痫性发作

痫性发作,可静脉缓慢推注(注意患者呼吸)地西泮 $10\sim20$ mg,控制发作后可给予卡马西平片,每次 100 mg,每天 2 次。

3.应激性溃疡

丘脑、脑干出血患者常合并应激性溃疡和引起消化道出血,机制不明,可能是出血影响边缘系统、丘脑、丘脑下部及下行自主神经纤维,使肾上腺皮质激素和胃酸分泌大量增加,黏液分泌减少及屏障功能削弱。常在病后第 $2\sim14$ 天突然发生,可反复出现,表现呕血及黑便,出血量大时常见烦躁不安、口渴、皮肤苍白、湿冷、脉搏细速、血压下降、尿量减少等外周循环衰竭表现。可采取抑制胃酸分泌和加强胃黏膜保护治疗,用 H_2 受体阻滞剂:①雷尼替丁,每次 150 mg,每天 2 次,口服。②西咪替丁, $0.4\sim0.8$ g/d,加入 0.9% 的氯化钠注射液,静脉滴注。③注射用奥美拉唑钠,每次 40 mg,每 12 h 静脉注射 1 次,连用 3 d。还可用硫糖铝,每次 1 g,每天 4 次,口服;或氢氧化铝凝胶,每次 $40\sim60$ mL,每天 4 次,口服。若发生上消化道出血用去甲肾上腺素 $4\sim8$ mg加冰盐水 $80\sim100$ mL,每天 $4\sim6$ 次,口服;云南白药,每次 0.5 g,每天 4 次,口服。保守治疗无效时可在胃镜下止血,须注意呕血引起窒息,并补液或输血维持血容量。

4.心律失常

心房颤动常见,多见于病前后 3 天。心电图复极改变常导致易损期延长,易损期出现的期前

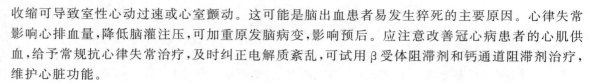

收缩可导致室性心动过速或心室颤动。这可能是脑出血患者易发生猝死的主要原因。心律失常影响心排血量,降低脑灌注压,可加重原发脑病变,影响预后。应注意改善冠心病患者的心肌供血,给予常规抗心律失常治疗,及时纠正电解质紊乱,可试用β受体阻滞剂和钙通道阻滞剂治疗,维护心脏功能。

5.大便秘结

脑出血患者由于卧床等原因,常会出现便秘。用力排便时腹压增大,从而使颅内压升高,可加重脑出血症状。便秘时腹胀不适,使患者烦躁不安,血压升高,亦可使病情加重,故脑出血患者便秘的护理十分重要。便秘可用甘油灌肠剂(支),患者侧卧位插入肛门内 6~10 cm,将药液缓慢注入直肠内 60 mL,5~10 min 即可排便;缓泻剂如酚酞 2 片,每晚口服,亦可用中药番泻叶 3~9 g 泡服。

6.稀释性低钠血症

稀释性低钠血症又称抗血管升压素分泌异常综合征,10%的脑出血患者可发生。因血管升压素分泌减少,尿排钠增多,血钠水平降低,可加重脑水肿,每天应限制水摄入量在 800~1 000 mL,补钠 9~12 g;宜缓慢纠正,以免导致脑桥中央髓鞘溶解症。另有脑耗盐综合征,是心钠素分泌过高导致低钠血症,应输液补钠治疗。

7.下肢深静脉血栓形成

急性脑卒中患者易并发下肢和瘫痪肢体深静脉血栓形成,患肢进行性水肿和发硬,肢体静脉血流图检查可确诊。勤翻身、被动活动或抬高瘫痪肢体可预防;治疗可用肝素 5 000 U,静脉滴注,每天 1 次;或低分子量肝素,每次 4 000 U,皮下注射,每天 2 次。

(七)外科治疗

外科治疗可挽救重症患者的生命及促进神经功能恢复,手术宜在发病后 6~24 h 进行,预后直接与术前意识水平有关,昏迷患者通常手术效果不佳。

1.手术指征

(1)脑叶出血:患者清醒、无神经障碍和小血肿,不必手术,可密切观察和随访。患者意识障碍、大血肿和在 CT 片上有占位征,应手术。

(2)基底节和丘脑出血:大血肿、神经障碍者应手术。

(3)脑桥出血:原则上内科治疗。但对非高血压性脑桥出血(如海绵状血管瘤),可手术治疗。

(4)小脑出血:血肿直径≥2 cm 者应手术,特别是合并脑积水、意识障碍、神经功能缺失和占位征者。

2.手术禁忌证

(1)深昏迷(GCS 3~5 级)或去大脑强直。

(2)生命体征不稳定,如血压过高、高热、呼吸不规则,或有严重系统器质病变。

(3)脑干出血。

(4)基底节或丘脑出血影响到脑干。

(5)病情发展急骤,发病数小时即深昏迷。

3.常用手术方法

(1)小脑减压术:是高血压性小脑出血最重要的外科治疗,可挽救生命和逆转神经功能缺损,病程早期患者处于清醒状态时手术效果好。

(2)开颅血肿清除术:占位效应引起中线结构移位和初期脑疝时外科治疗可能有效。

（3）使用钻孔扩大骨窗血肿清除术。

（4）使用钻孔微创颅内血肿清除术。

（5）使用脑室出血脑室引流术。

（八）早期康复治疗

原则上应尽早开始康复治疗。在神经系统症状不再进展，没有严重精神、行为异常，生命体征稳定，没有严重的并发症时即可开始康复治疗的介入，但需注意康复方法的选择。早期康复治疗对恢复患者的神经功能、提高生活质量是十分有利的。早期对瘫痪肢体进行按摩及被动运动，开始有主动运动时即应根据康复要求按阶段进行训练，以促进神经功能恢复，避免出现关节挛缩、肌肉萎缩和骨质疏松；对失语患者需加强言语康复训练。

（九）加强护理，防治并发症

常见的并发症有肺部感染、上消化道出血、吞咽困难、水及电解质紊乱、下肢静脉血栓形成、肺栓塞、肺水肿、冠状动脉性疾病和心肌梗死、心脏损伤、痫性发作等。脑出血预后与急性期护理有直接关系，合理的护理措施十分重要。

1.体位

头部抬高 $15°\sim30°$，既能保持脑血流量，又能保持呼吸道通畅。切忌无枕仰卧。凡意识障碍患者宜采用侧卧位，头稍前屈，以利于口腔分泌物流出。

2.饮食与营养

营养不良是脑出血患者常见的易被忽视的并发症，应充分重视。重症意识障碍患者急性期应禁食 $1\sim2$ d，静脉补给足够能量与维生素，发病 48 h 后若无活动性消化道出血，可鼻饲流质饮食，应考虑营养合理搭配与平衡。患者意识转清、咳嗽反射良好、能吞咽时可停止鼻饲，应注意喂食时宜取 $45°$ 角半卧位，宜将食物做成糊状，均应选用茶匙喂食流质饮料，喂食出现呛咳可拍背。

3.呼吸道护理

脑出血患者应保持呼吸道通畅和足够通气量，对意识障碍或脑干功能障碍患者应行气管插管，指征是 $PaO_2<8.0$ kPa（60 mmHg）、$PaCO_2>6.7$ kPa（50 mmHg）或有误吸危险。鼓励勤翻身、拍背，鼓励患者尽量咳嗽，咳嗽无力、痰多时可超声雾化治疗，呼吸困难、呼吸道痰液多、经鼻抽吸困难者可考虑气管切开。

4.压疮防治与护理

昏迷或完全性瘫痪患者易发生压疮，预防措施包括定时翻身，保持皮肤干燥、清洁，在骶部、足跟及骨隆起处加垫气圈，经常按摩皮肤及活动瘫痪肢体促进血液循环，皮肤发红可用 70% 的乙醇溶液或温水轻揉，涂以 3.5% 的安息香酊。

七、预后与预防

（一）预后

脑出血的预后与出血量、部位、病因及全身状况等有关。脑干、丘脑及大量脑室出血预后差。脑水肿、颅内压增高及脑疝、并发症及脑-内脏（脑-心、脑-肺、脑-肾、脑-胃肠）综合征是致死的主要原因。患者早期多死于脑疝，晚期多死于中枢性衰竭、肺炎和再出血等继发性并发症。影响本病的预后因素：①年龄较大；②昏迷时间长和程度深；③颅内压高和脑水肿重；④反复多次出血和出血量大；⑤小脑、脑干出血；⑥神经体征严重；⑦出血灶多和生命体征不稳定；⑧伴癫痫发作、去大脑皮质强直或去大脑强直；⑨伴有脑-内脏联合损害；⑩合并代谢性酸中毒、代谢障碍或电解质

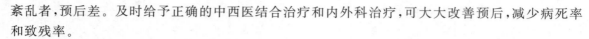

絮乱者,预后差。及时给予正确的中西医结合治疗和内外科治疗,可大大改善预后,减少病死率和致残率。

(二)预防

总的原则是定期体检,早发现、早预防、早治疗。脑出血是多危险因素所致的疾病。研究证明,高血压是最重要的独立危险因素,心脏病、糖尿病是肯定的危险因素。多种危险因素之间存在错综复杂的相关性,它们互相渗透、互相作用、互为因果,从而增加了脑出血的危险性,也给预防和治疗带来困难。目前,我国仍存在对高血压知晓率低、用药治疗率低和控制率低的"三低"现象,恰与我国脑卒中患病率高、致残率高和病死率高的"三高"现象形成鲜明对比。因此,加强高血压的防治宣传教育是非常必要的。在高血压治疗中,对轻型高血压可选用尼群地平和吲达帕胺,对其他类型的高血压则应根据病情选用钙通道阻滞剂、β受体阻滞剂、血管紧张素转化酶抑制剂(ACEI)、利尿剂等联合治疗。

有些危险因素是先天决定的,而且是难以改变甚至不能改变的(如年龄、性别);有些危险因素是环境造成的,很容易预防(如感染);有些是人们生活行为的方式,是完全可以控制的(如抽烟、酗酒);还有些疾病常常是可治疗的(如高血压)。虽然大部分高血压患者接受过降压治疗,但规范性、持续性差,这样非但没有起到降低血压、预防脑出血的作用,反而使血压忽高忽低,易于引发脑出血。所以控制血压除进一步普及治疗外,重点应放在正确的治疗方法上。预防工作不可简单、单一化,要采取突出重点、顾及全面的综合性预防措施,才能有效地降低脑出血的发病率、病死率和复发率。

除针对危险因素进行预防外,日常生活中须注意经常锻炼、戒烟、酒,合理饮食,调理情绪。饮食上提倡"五高三低",即高蛋白质、高钾、高钙、高纤维素、高维生素及低盐、低糖、低脂。锻炼要因人而异,方法灵活多样,强度不宜过大,避免激烈运动。

(李　君)

第二节　蛛网膜下腔出血

蛛网膜下腔出血(subarachnoid hemorrhage,SAH)是指脑表面或脑底部的血管自发破裂,血液流入蛛网膜下腔,伴或不伴颅内其他部位出血的一种急性脑血管疾病。本病可分为原发性、继发性和外伤性。原发性SAH是指脑表面或脑底部的血管破裂出血,血液直接或基本直接流入蛛网膜下腔,称特发性蛛网膜下腔出血或自发性蛛网膜下腔出血(idiopathic subarachnoid hemorrhage,ISAH),占急性脑血管疾病的15%左右,是神经科常见急症之一;继发性SAH则为脑实质内、脑室、硬脑膜外或硬脑膜下的血管破裂出血,血液穿破脑组织进入脑室或蛛网膜下腔;外伤引起的概称外伤性SAH,常伴发于脑挫裂伤。SAH临床表现为急骤起病的剧烈头痛、呕吐、精神或意识障碍、出现脑膜刺激征和血性脑脊液。世界各国SAH的年发病率各不相同,中国的该病年发病率约为5/10万,美国的该病年发病率为6/10万~16/10万,德国的该病年发病率约为10/10万,芬兰的该病年发病率约为25/10万,日本的该病年发病率约为25/10万。

一、病因与发病机制

(一)病因

SAH 的病因很多,以动脉瘤为最常见,包括先天性动脉瘤、高血压动脉硬化性动脉瘤、夹层动脉瘤和感染性动脉瘤等,其他有脑血管畸形、脑底异常血管网、结缔组织病、脑血管炎等。75%~85%的非外伤性 SAH 患者为颅内动脉瘤破裂出血,其中,先天性动脉瘤发病多见于中青年;高血压动脉硬化性动脉瘤为梭形动脉瘤,约占 13%,多见于老年人。脑血管畸形占第 2 位,以动静脉畸形最常见,约占 15%,常见于青壮年。烟雾病、感染性动脉瘤、颅内肿瘤、结缔组织病、垂体卒中、脑血管炎、血液病及凝血障碍性疾病、妊娠并发症均可引起 SAH。近年发现约 15% 的 ISAH 患者的病因不清,即使 DSA 检查也未能发现病因。

1.动脉瘤

近年来,对先天性动脉瘤与分子遗传学的多个研究支持 I 型胶原蛋白 α_2 链基因(COLIA$_2$)和弹力蛋白基因(FLN)是先天性动脉瘤最大的候补基因。颅内动脉瘤好发于大脑动脉环及其主要分支的血管分叉处,其中位于前循环颈内动脉系统者约占 85%,位于后循环基底动脉系统者约占 15%。对此类动脉瘤的研究证实,血管壁的最大压力来自沿血流方向上的血管分叉处的尖部。随着年龄增长,在血压升高、动脉瘤增大、血流涡流冲击和各种危险因素的综合因素作用下,出血的可能性也随之增大。颅内动脉瘤体积的大小与有无蛛网膜下腔出血相关,动脉瘤的直径<3 mm,SAH 的风险小;动脉瘤的直径>7 mm,SAH 的风险高。对于未破裂的动脉瘤,每年发生动脉瘤破裂出血的危险性介于 1%~2%。曾经破裂过的动脉瘤有更高的再出血率。

2.脑血管畸形

脑血管畸形以动静脉畸形最常见,且 90% 以上位于小脑幕上。脑血管畸形是胚胎发育异常形成的畸形血管团,血管壁薄,在有危险因素的条件下易诱发出血。

3.高血压动脉硬化性动脉瘤

长期高血压动脉粥样硬化导致脑血管弯曲多,侧支循环多,管径粗细不均,且脑内动脉缺乏外弹力层,在血压升高、血流涡流冲击等因素影响下,管壁薄弱的部分逐渐向外膨胀形成囊状动脉瘤,极易破裂出血。

4.其他病因

动脉炎或颅内炎症可引起血管破裂出血,肿瘤可直接侵袭血管导致出血。脑底异常血管网形成后可并发动脉瘤,一旦破裂出血可导致反复发生的脑实质内出血或 SAH。

(二)发病机制

蛛网膜下腔出血后,血液流入蛛网膜下腔,淤积在血管破裂相应的脑沟和脑池中,并可下流至脊髓蛛网膜下腔,甚至逆流至第四脑室和侧脑室,引起一系列变化,主要包括:①颅内容积增加。血液流入蛛网膜下腔使颅内容积增加,引起颅内压增高,血液流入量大者可诱发脑疝。②化学性脑膜炎。血液流入蛛网膜下腔后直接刺激血管,使白细胞崩解释放各种炎症介质。③血管活性物质释放。血液流入蛛网膜下腔后,血细胞破坏产生各种血管活性物质(氧合血红蛋白、5-羟色胺、血栓烷 A$_2$、肾上腺素、去甲肾上腺素),刺激血管和脑膜,使脑血管发生痉挛和蛛网膜颗粒粘连。④脑积水。血液流入蛛网膜下腔在颅底或逆流入脑室发生凝固,造成脑脊液回流受阻引起急性阻塞性脑积水和颅内压增高;部分红细胞随脑脊液流入蛛网膜颗粒并溶解,使其阻塞,引起脑脊液吸收减慢,最后产生交通性脑积水。⑤下丘脑功能紊乱。血液及其代谢产物直接刺激下丘脑引起神经内分泌紊乱,引起发热、血糖含量升高、应激性溃疡、肺水肿等。⑥脑-心综合征。急性高颅压或血液直接刺激下丘脑、脑干,导致自主神经功能亢进,引起急性心肌缺血、心律失常等。

二、病理

肉眼可见脑表面呈紫红色,覆盖薄层血凝块;脑底部的脑池、脑桥小脑三角及小脑延髓池等处可见更明显的血块沉积,甚至可将颅底的血管、神经埋没。血液可穿破脑底面进入第三脑室和侧脑室。脑底大量积血或脑室内积血可影响脑脊液循环,出现脑积水,约5％的患者由于部分红细胞随脑脊液流入蛛网膜颗粒并使其堵塞,引起脑脊液吸收减慢而产生交通性脑积水。蛛网膜及软膜增厚,色素沉着,脑与神经、血管间发生粘连。脑脊液呈血性。血液在蛛网膜下腔的分布,按出血量和范围分为弥散型和局限型。前者出血量较多,穹隆面与基底面蛛网膜下腔均有血液沉积;后者血液则仅存于脑底池。40％～60％的脑标本并发脑内出血。出血的次数越多,并发脑内出血的比例越大。并发脑内出血的发生率:第1次约39.6％,第2次约55％,第3次达100％。出血部位随动脉瘤的部位而定。动脉瘤好发于大脑动脉环的血管上,尤其是动脉分叉处,可单发或多发。

三、临床表现

SAH发生于任何年龄,发病高峰多在30～60岁;50岁后,ISAH的危险性有随年龄的增加而升高的趋势。男、女患者在不同的年龄段发病率不同,10岁前男性的发病率较高,男、女患者之比为4∶1;40～50岁时,男、女患者的发病率相等;70～80岁时,男、女患者的发病率之比达1∶10。临床主要表现为剧烈头痛、脑膜刺激征阳性、血性脑脊液。在严重病例中,患者可出现意识障碍,可嗜睡或昏迷。

(一)症状与体征

1.先兆及诱因

先兆通常是不典型头痛或颈部僵硬,部分患者有病侧眼眶痛、轻微头痛、动眼神经麻痹等表现,主要由少量出血造成;70％的患者存在上述症状数天或数周后出现严重出血,但绝大部分患者起病急骤,无明显先兆。常见诱因有过量饮酒、情绪激动、精神紧张、剧烈活动、用力状态等,这些诱因均能增加ISAH的风险。

2.一般表现

出血量大者,当日体温即可升高,可能与下丘脑受影响有关;多数患者于2～3 d体温升高,多属于吸收热;SAH后患者血压升高,1～2周病情趋于稳定后逐渐恢复病前血压。

3.神经系统表现

绝大部分患者有突发持续性剧烈头痛。头痛位于前额、枕部或全头,可扩散至颈部、腰背部;常伴有恶心、呕吐。呕吐可反复出现,系由颅内压急骤升高和血液直接刺激呕吐中枢所致。如呕吐物为咖啡色样胃内容物则提示上消化道出血,预后不良。头痛部位各异,轻重不等,部分患者类似眼肌麻痹型偏头痛。有48％～81％的患者可出现不同程度的意识障碍,轻者嗜睡,重者昏迷,多逐渐加深。意识障碍的程度、持续时间及意识恢复的可能性均与出血量、出血部位及有无再出血有关。

部分患者以精神症状为首发或主要的临床症状,常表现为兴奋、躁动不安、定向障碍,甚至谵妄和错乱;少数可出现迟钝、淡漠、抗拒等。精神症状可由大脑前动脉或前交通动脉附近的动脉瘤破裂引起,大多在病后 1~5 d 出现,但多数在数周内自行恢复。癫痫发作较少见,多发生在出血时或出血后的急性期,国外发生率为 6%~26.1%,国内发生率为 10%~18.3%。在一项 SAH 的大宗病例报道中,大约有 15% 的动脉瘤性 SAH 表现为癫痫。癫痫可为局限性抽搐或全身强直-阵挛性发作,多见于脑血管畸形引起者,出血部位多在天幕上,多由血液刺激大脑皮质所致,患者有反复发作倾向。部分患者由于血液流入脊髓蛛网膜下腔可出现神经根刺激症状,如腰背痛。

4.神经系统体征

(1)脑膜刺激征:为 SAH 的特征性体征,包括头痛、颈强直、克尼格征和布鲁津斯基征阳性。常于起病后数小时至 6 d 出现,持续 3~4 周。颈强直的发生率最高(6%~100%)。另外,应当注意临床上有少数患者可无脑膜刺激征,如老年患者,蛛网膜下腔扩大等老年性改变和痛觉不敏感等因素往往使脑膜刺激征不明显,但意识障碍仍可较明显,老年人的意识障碍可达 90%。

(2)脑神经损害:常见于第 Ⅱ、Ⅲ 对脑神经,其次见于第 Ⅴ、Ⅵ、Ⅶ、Ⅷ 对脑神经,主要由未破裂的动脉瘤压迫或破裂后的渗血、颅内压增高等直接或间接损害引起。少数患者有一过性肢体单瘫、偏瘫、失语,早期出现者多因出血破入脑实质和脑水肿;晚期多由迟发性脑血管痉挛引起。

(3)眼症状:SAH 的患者中,17% 有玻璃体膜下出血,7%~35% 有视盘水肿。视网膜下出血及玻璃体下出血是诊断 SAH 有特征性的体征。

(4)局灶性神经功能缺失:如有局灶性神经功能缺失有助于判断病变部位,如突发头痛伴眼睑下垂,应考虑载瘤动脉可能是后交通动脉或小脑上动脉。

(二)SAH 并发症

1.再出血

在脑血管疾病中,最易发生再出血的疾病是 SAH,国内文献报道再出血率为 24% 左右。再出血的临床表现严重,病死率远远高于第 1 次出血,一般发生在第 1 次出血后 10~14 d,2 周内再发生率占再发病例的 54%~80%。近期再出血的病死率为 41%~46%,甚至更高。再出血多由动脉瘤破裂所致,通常在病情稳定的情况下,突然头痛加剧、呕吐、癫痫发作,并迅速陷入深昏迷,瞳孔散大,对光反射消失,呼吸困难甚至停止。神经定位体征加重或脑膜刺激征明显加重。

2.脑血管痉挛

脑血管痉挛(CVS)是 SAH 发生后出现的迟发性大、小动脉的痉挛狭窄,以后者更多见。典型的血管痉挛发生在出血后 3~5 d,于 5~10 d 达高峰,2~3 周逐渐缓解。在大多数研究中,血管痉挛的发生率为 25%~30%。早期可逆性 CVS 多在蛛网膜下腔出血后 30 min 内发生,表现为短暂的意识障碍和神经功能缺失。70% 的 CVS 在蛛网膜下腔出血后 1~2 周发生,尽管及时干预治疗,但仍有约 50% 有症状的 CVS 患者将会进一步发展为脑梗死。因此,CVS 的治疗关键在预防。血管痉挛发作的临床表现通常是头痛加重或意识状态下降,除发热和脑膜刺激征外,也可表现局灶性的神经功能损害体征,但不常见。尽管导致血管痉挛的许多潜在危险因素已经确定,但 CT 扫描所见的蛛网膜下腔出血灶的数量和部位是最主要的危险因素。基底池内有厚层血块的患者比仅有少量出血的患者更容易发展为血管痉挛。虽然国内外均有大量的临床观察和实验数据,但是 CVS 的机制仍不确定。蛛网膜下腔出血本身或其降解产物中的一种或多种成分可能是导致 CVS 的原因。

CVS 的检查常选择经颅多普勒超声(TCD)和数字减影血管造影(DSA)检查。TCD 有助于血管痉挛的诊断。TCD 血液流速峰值＞200 cm/s 和/或平均流速＞120 cm/s 时能很好地与血管造影显示的严重血管痉挛相符。值得提出的是,TCD 只能测定颅内血管系统中特定深度的血管段。测得数值的准确性在一定程度上依赖于超声检查者的经验。动脉插管血管造影诊断,CVS 较 TCD 更为敏感。对 CVS 患者行血管造影不仅为了诊断,更重要的目的是血管内治疗。动脉插管血管造影为有创检查,价格较高。

3.脑积水

大约 25%的动脉瘤性蛛网膜下腔出血患者由于出血量大、出血速度快,血液大量涌入第三脑室、第四脑室并凝固,使第四脑室的外侧孔和正中孔受阻,可引起急性梗阻性脑积水,导致颅内压急剧升高,甚至出现脑疝而死亡。急性脑积水常发生于起病数小时至 2 周,多数患者在 1～2 d 意识障碍呈进行性加重,神经症状迅速恶化,生命体征不稳定,瞳孔散大。颅脑 CT 检查可发现阻塞上方的脑室明显扩大等脑室系统有梗阻表现,此类患者应迅速进行脑室引流术。慢性脑积水是 SAH 后 3 周至 1 年发生的脑积水,原因可能为蛛网膜下腔出血刺激脑膜,引起无菌性炎症反应形成粘连,阻塞蛛网膜下腔及蛛网膜绒毛而影响脑脊液的吸收与回流,以脑脊液吸收障碍为主,病理切片可见蛛网膜增厚纤维变性,室管膜破坏及脑室周围脱髓鞘改变。Johnston 认为脑脊液的吸收与蛛网膜下腔和上矢状窦的压力差及蛛网膜绒毛颗粒的阻力有关。当脑外伤后颅内压增高时,上矢状窦的压力随之升高,使蛛网膜下腔和上矢状窦的压力差变小,从而使蛛网膜绒毛微小管系统受压甚至关闭,直接影响脑脊液的吸收。脑脊液的积蓄造成脑室内静水压升高,致使脑室进行性扩大。因此,慢性脑积水的初期,患者的颅内压是高于正常值的,脑室扩大到一定程度之后,加大了吸收面,才渐使颅内压下降至正常范围,故临床上称为正常颅压脑积水。但脑脊液的静水压已超过脑室壁所能承受的压力,使脑室不断继续扩大,脑萎缩加重而致进行性痴呆。

4.自主神经及内脏功能障碍

自主神经及内脏功能障碍常由下丘脑受出血、脑血管痉挛和颅内压增高的损伤所致,临床可并发心肌缺血或心肌梗死、急性肺水肿、应激性溃疡。这些并发症被认为是交感神经过度活跃或迷走神经张力过高所致。

5.低钠血症

重症 SAH 常影响下丘脑功能,而导致有关水盐代谢激素的分泌异常。目前,关于低钠血症发生的病因有两种机制,即血管升压素分泌异常综合征(syndrome of inappropriate antidiuretic hormone,SIADH)和脑性耗盐综合征(cerebral salt-wasting syndrome,CSWS)。

SIADH 理论是 1957 年由 Bartter 等提出的。该理论认为,低钠血症产生的原因是各种创伤性刺激作用于下丘脑,引起血管升压素(ADH)分泌过多,或血管升压素渗透性调节异常,丧失了低渗对 ADH 分泌的抑制作用,而出现持续性 ADH 分泌。肾脏远曲小管和集合管重吸收水分的作用增强,引起水潴留、血钠被稀释及细胞外液增加等一系列病理生理变化。同时,促肾上腺皮质激素(ACTH)相对分泌不足,血浆 ACTH 水平降低,醛固酮分泌减少,肾小管排钾保钠功能下降,尿钠排出增多。细胞外液增加和尿、钠丢失的后果是血浆渗透压下降和稀释性低血钠,尿渗透压高于血渗透压,低钠而无脱水,中心静脉压升高的一种综合征。若进一步发展,将导致水分从细胞外向细胞内转移、细胞水肿及代谢功能异常。当血钠水平＜120 mmol/L 时,可出现恶心、呕吐、头痛;当血钠水平＜110 mmol/L 时可发生嗜睡、躁动、谵语、肌张力低下、腱反射减弱或消失甚至昏迷。

但 20 世纪 70 年代末以来,越来越多的学者发现,发生低钠血症时,患者多伴有尿量增多和尿钠排泄量增多,而血中 ADH 并无明显增加。这使得脑性耗盐综合征的概念逐渐被接受。SAH 时,CSWS 的发生可能与脑钠肽(BNP)的作用有关。下丘脑受损时可释放出 BNP,脑血管痉挛也可使 BNP 水平升高。BNP 的生物效应类似心房钠尿肽(ANP),有较强的利钠和利尿反应。CSWS 时可出现厌食、恶心、呕吐、无力、直立性低血压、皮肤无弹性、眼球内陷、心率增快等表现。诊断依据:细胞外液减少,负钠平衡,水摄入与排出率<1,肺动脉楔压<1.1 kPa(8 mmHg),中央静脉压<0.8 kPa(6 mmHg),体重减轻。Ogawasara 提出每天对 CSWS 患者定时测体重和中央静脉压是诊断 CSWS 和鉴别 SIADH 最简单和实用的方法。

四、辅助检查

(一)脑脊液检查

目前,脑脊液(CSF)检查尚不能被 CT 检查所完全取代。由于腰椎穿刺(LP)有诱发再出血和脑疝的风险,在无条件行 CT 检查和病情允许的情况下,或颅脑 CT 所见可疑时才可考虑谨慎施行 LP 检查。均匀一致的血性脑脊液是诊断 SAH 的"金标准",脑脊液压力升高,蛋白含量升高,糖和氯化物水平正常。起初脑脊液中红、白细胞比例与外周血基本一致(700∶1),12 h 后脑脊液开始变黄,2～3 d 因出现无菌性炎症反应,白细胞计数可增加,初为中性粒细胞,后为单核细胞和淋巴细胞。LP 阳性结果与穿刺损伤出血的鉴别很重要。通常是通过连续观察试管内红细胞计数逐渐减少的三管试验来证实,但采用脑脊液离心检查上清液黄变及匿血反应是更灵敏的诊断方法。脑脊液细胞学检查可见巨噬细胞内吞噬红细胞及碎片,有助于鉴别。

(二)颅脑 CT 检查

CT 检查是诊断蛛网膜下腔出血的首选常规检查方法。急性期颅脑 CT 检查快速、敏感,不仅可早期确诊,还可判定出血部位、出血量、血液分布范围及动态观察病情进展和有无再出血迹象。急性期 CT 表现为脑池、脑沟及蛛网膜下腔呈高密度改变,尤以脑池局部积血有定位价值,但确定出血动脉及病变性质仍需借助于数字减影血管造影(DSA)检查。发病距离 CT 检查的时间越短,显示蛛网膜下腔出血病灶部位的积血越清楚。Adams 观察发病当日 CT 检查显示阳性率为 95%,1 d 后阳性率降至 90%,5 d 后阳性率降至 80%,7 d 后阳性率降至 50%。CT 显示蛛网膜下腔高密度出血征象,多见于大脑外侧裂池、前纵裂池、后纵裂池、鞍上池、和环池等。CT 增强扫描可能显示大的动脉瘤和血管畸形。须注意 CT 阴性并不能绝对排除 SAH。

部分学者依据 CT 扫描并结合动脉瘤好发部位推测动脉瘤的发生部位,例如,蛛网膜下腔出血以鞍上池为中心呈不对称向外扩展,提示颈内动脉瘤;外侧裂池基底部积血提示大脑中动脉瘤;前纵裂池基底部积血提示前交通动脉瘤;出血以脚间池为中心向前纵裂池和后纵裂池基底部扩散,提示基底动脉瘤。CT 显示弥漫性出血或局限于前部的出血发生再出血的风险较大,应尽早行 DSA 检查确定动脉瘤部位并早期手术。MRA 作为初筛工具具有无创、无风险的特点,但敏感性不如 DSA 检查高。

(三)数字减影血管造影

确诊 SAH 后应尽早行数字减影血管造影(DSA)检查,以确定动脉瘤的部位、大小、形状、数量、侧支循环和脑血管痉挛等情况,并可协助排除其他病因,如动静脉畸形、烟雾病和炎性血管瘤。大且不规则、分成小腔(为责任动脉瘤典型的特点)的动脉瘤可能是出血的动脉瘤。如果发病之初脑血管造影未发现病灶,应在发病 1 个月后复查脑血管造影,可能会有新发现。DSA 可显示 80% 的动脉瘤及几乎 100% 的血管畸形,而且对发现继发性脑血管痉挛有帮助。脑动脉瘤大多数在 2～3 周再次破裂出血,尤以病后 6～8 d 为高峰,因此对动脉瘤应早检查、早期手术治疗,如果在发病后 2～3 d,脑水肿尚未达到高峰时进行手术则手术并发症少。

(四)MRI 检查

MRI 对蛛网膜下腔出血的敏感性不及 CT。急性期 MRI 检查还可能诱发再出血。但 MRI 可检出脑干隐匿性血管畸形;对直径 3～5 mm 的动脉瘤检出率可达 84%～100%,而由于空间分辨率较差,不能清晰显示动脉瘤颈和载瘤动脉,仍需行 DSA 检查。

(五)其他检查

心电图可显示 T 波倒置、QT 间期延长、出现高大 U 波等异常;血常规、凝血功能和肝功能检查可排除凝血功能异常方面的出血原因。

五、诊断与鉴别诊断

(一)诊断

根据以下临床特点,诊断 SAH 一般并不困难,如突然起病,主要症状为剧烈头痛,伴呕吐;可有不同程度的意识障碍和精神症状,脑膜刺激征明显,少数伴有脑神经及轻偏瘫等局灶症状;辅助检查 LP 发现血性脑脊液,脑 CT 所显示的出血部位有助于判断动脉瘤。

临床分级:一般采用 Hunt-Hess 分级法(表 6-1)或世界神经外科联盟(WFNS)分级(表 6-2)。前者主要用于动脉瘤引起 SAH 的手术适应证及预后判断的参考,对 I ～Ⅲ级应尽早行 DSA,积极做术前准备,争取尽早手术;对 Ⅳ～Ⅴ级先行血块清除术,症状改善后再行动脉瘤手术。后者根据格拉斯哥昏迷评分和有无运动障碍进行分级,即 I 级的 SAH 患者很少发生局灶性神经功能缺损;GCS≤12 分(Ⅳ～Ⅴ级)的患者,不论是否存在局灶神经功能缺损,并不影响其预后判断;对于 GCS 13～14 分(Ⅱ～Ⅲ级)的患者,局灶神经功能缺损是判断预后的补充条件。

表 6-1　Hunt-Hess 分级法

分级	标准
0	未破裂动脉瘤
I	无症状或轻微头痛
Ⅱ	中-重度头痛、脑膜刺激征、脑神经麻痹
Ⅲ	嗜睡、意识混浊、轻度局灶性神经体征
Ⅳ	昏迷、中或重度偏瘫,有早期去大脑强直或自主神经功能紊乱
Ⅴ	深昏迷、去大脑强直,濒死状态

注:凡有高血压、糖尿病、高度动脉粥样硬化、慢性肺部疾病等全身性疾病,或 DSA 呈现高度脑血管痉挛的病例,则向恶化阶段提高 1 级。

表 6-2　SAH 的 WFNS 分级

分级	GCS	运动障碍
I	15	无
Ⅱ	14～13	无

续表

分级	GCS	运动障碍
Ⅲ	14～13	有局灶性体征
Ⅳ	12～7	有或无
Ⅴ	6～3	有或无

注:GCS(Glasgow Coma Scale)为格拉斯哥昏迷评分。

(二)鉴别诊断

1.脑出血

脑出血深昏迷时不易鉴别其与 SAH,但脑出血多有局灶性神经功能缺失体征,如偏瘫、失语,患者多有高血压病史。仔细的神经系统检查及脑 CT 检查有助于鉴别诊断。

2.颅内感染

颅内感染发病较 SAH 缓慢。各类脑膜炎起病初均先有高热,脑脊液呈炎性改变而有别于 SAH。进一步脑影像学检查,脑沟、脑池无高密度增高影改变。脑炎临床表现为发热、精神症状、抽搐和意识障碍,且脑脊液多正常或只有轻度白细胞数升高,只有脑膜出血时才表现为血性脑脊液;脑 CT 检查有助于鉴别诊断。

3.瘤卒中

依靠详细病史(如有慢性头痛、恶心、呕吐)、体征和脑 CT 检查可以鉴别。

六、治疗

主要治疗原则:①控制继续出血,预防及解除血管痉挛,消除病因,防治再出血,尽早采取措施预防、控制各种并发症。②掌握时机尽早行 DSA 检查,如果发现动脉瘤及动静脉畸形,应尽早行血管介入、手术治疗。

(一)一般处理

绝对卧床护理4～6周,避免情绪激动和用力排便,防治剧烈咳嗽,烦躁不安时适当应用止咳剂、镇静剂;稳定血压,控制癫痫发作。对于血性脑脊液伴脑室扩大者,必要时可行脑室穿刺和体外引流,但应掌握引流速度要缓慢。发病后应密切观察 GCS,注意心电图变化,动态观察局灶性神经体征变化和进行脑功能监测。

(二)防止再出血

二次出血是本病的常见现象,故积极进行药物干预对防治再出血十分必要。蛛网膜下腔出血急性期脑脊液纤维素溶解系统活性增强,第 2 周开始下降,第 3 周后恢复正常。因此,选用抗纤维蛋白溶解药物抑制纤溶酶原的形成,具有防治再出血的作用。

1.6-氨基己酸

6-氨基己酸为纤维蛋白溶解抑制剂,可阻止动脉瘤破裂处凝血块的溶解,又可预防再破裂和缓解脑血管痉挛。每次 8～12 g,加入 500 mL 10%的葡萄糖盐水中静脉滴注,每天 2 次。

2.氨甲苯酸

氨甲苯酸又称抗血纤溶芳酸,能抑制纤溶酶原的激活因子,每次200～400 mg,溶于 20 mL 葡萄糖注射液或 0.9%的氯化钠注射液中缓慢静脉注射,每天 2 次。

3.氨甲环酸

氨甲环酸为氨甲苯酸的衍化物,抗血纤维蛋白溶酶的效价强于前两种药物,每次 250～500 mg,加入 250～500 mL 5％的葡萄糖注射液中静脉滴注,每天 1～2 次。

但近年的一些研究显示抗纤溶药虽有一定的防止再出血作用,但同时增加了缺血事件的发生,因此不推荐常规使用此类药物,除非凝血障碍导致出血时可考虑应用。

(三)降颅压治疗

蛛网膜下腔出血可引起颅内压升高、脑水肿,严重者可出现脑疝,应积极进行脱水降颅压治疗,主要选用 20％的甘露醇静脉滴注,每次 125～250 mL,2～4 次/天;呋塞米入小壶,每次 20～80 mg,2～4 次/天;清蛋白 10～20 g/d,静脉滴注。药物治疗效果不佳或疑有早期脑疝时,可考虑脑室引流或颞肌下减压术。

(四)防治脑血管痉挛及迟发性缺血性神经功能缺损

目前学者认为脑血管痉挛引起迟发性缺血性神经功能缺损(delayed ischemic neurologic deficit,DIND)是动脉瘤性 SAH 最常见的死亡和致残原因。钙通道阻滞剂可选择性作用于脑血管平滑肌,减轻脑血管痉挛和 DIND。常用尼莫地平,每天 10 mg(50 mL),以每小时 2.5～5.0 mL 的速度泵入或缓慢静脉滴注,5～14 d 为 1 个疗程;也可选择尼莫地平,每次 40 mg,每天 3 次,口服。国外报道高血压-高血容量-血液稀释(hypertension-hypervolemia-hemodilution,3H)疗法可使大约 70％的患者临床症状得到改善。有数个报道认为与以往相比,"3H"疗法能够明显改善患者预后。增加循环血容量,提高平均动脉压(MAP),降低血细胞比容 (HCT)至 30％～50％,被认为能够使脑灌注达到最优化。必须排除已存在脑梗死、高颅压,并已夹闭动脉瘤后才能应用"3H"疗法。

(五)防治急性脑积水

急性脑积水常发生于病后 1 周内,发生率为 9％～27％。急性阻塞性脑积水患者的脑 CT 显示脑室急速进行性扩大,意识障碍加重,有效的疗法是行脑室穿刺引流和冲洗。但应注意防止脑脊液引流过度,维持颅内压在 2.0～4.0 kPa(15～30 mmHg),因过度引流会突然发生再出血。长期脑室引流要注意继发感染(脑炎、脑膜炎),感染率为 5％～10％。同时常规应用抗生素防治感染。

(六)低钠血症的治疗

SIADH 的治疗原则主要是纠正低血钠和防止体液容量过多。可限制液体摄入量,1 d 液体摄入量<1 000 mL,使体内水分处于负平衡以减少体液过多与尿钠丢失。注意应用利尿剂和高渗盐水,纠正低血钠与低渗血症。当血浆渗透压恢复,可给予 5％的葡萄糖注射液维持,也可用抑制 ADH 药物,地美环素 1～2 g/d,口服。

CSWS 的治疗主要是维持正常水盐平衡,给予补液治疗。可静脉或口服等渗或高渗盐液,根据低钠血症的严重程度和患者的耐受程度单独或联合应用。高渗盐液补液速度以每小时 0.7 mmol/L,24 h<20 mmol/L 为宜。如果纠正低钠血症速度过快可导致脑桥脱髓鞘病,应特别注意。

(七)外科治疗

经造影证实有动脉瘤或动静脉畸形者,应争取手术或介入治疗,根除病因,防止再出血。

1.显微外科

夹闭颅内破裂的动脉瘤是消除病变并防止再出血的最好方法,而且动脉瘤被夹闭,继发性血管痉挛就能得到积极有效的治疗。Hunt-Hess分级Ⅰ～Ⅱ级的患者应在发病后48～72 h早期手术。应用现代技术,早期手术已经不再难以克服。一些神经血管中心富有经验的医师已经建议给低评分的患者早期手术,只要患者的血流动力学稳定,颅内压得以控制即可。对于神经状况分级很差和/或伴有其他内科情况的患者,应该延期手术。对于病情不太稳定、不能承受早期手术的患者,可选择血管内治疗。

2.血管内治疗

选择适合的患者,在其血管内放置Guglielmi可脱式弹簧圈(Guglielmi detachable coils,GDCs),已经被证实是一种安全的治疗手段。近年来,学者一般认为治疗指征为手术风险大或手术治疗困难的动脉瘤。

七、预后与预防

(一)预后

临床常采用Hunt和Kosnik修改的Botterell的分级方案,对预后判断有帮助。Ⅰ～Ⅱ级患者预后佳,Ⅳ～Ⅴ级患者预后差,Ⅲ级患者预后介于前两者之间。

首次蛛网膜下腔出血的病死率为$10\%～25\%$。病死率随着再出血递增。再出血和脑血管痉挛是导致死亡和致残的主要原因。蛛网膜下腔出血的预后与病因、年龄、动脉瘤的部位、瘤体大小、出血量、有无并发症、手术时机选择及处置是否及时、得当有关。

(二)预防

蛛网膜下腔出血病情常较危重,病死率较高,尽管不能从根本上达到预防目的,但对已知的病因应及早积极对因治疗,如控制血压、戒烟、限酒,以及尽量避免剧烈运动、情绪激动、过劳、用力排便、剧烈咳嗽等;对于长期便秘的个体应采取辨证论治思路长期用药(用麻仁润肠丸、芪蓉润肠口服液、香砂枳术丸、越鞠保和丸等);情志因素常为本病的诱发因素,对于已经存在脑动脉瘤、动脉血管夹层或烟雾病的患者,保持情绪稳定至关重要。

不少尸检材料证实,患者生前曾患动脉瘤但未曾破裂出血,说明存在危险因素并不一定完全会出血,预防动脉瘤破裂有着非常重要的意义。应当强调的是,蛛网膜下腔出血常在首次出血后2周再次发生出血且常常危及生命,故对已出血患者积极采取有效措施进行整体调节并及时给予恰当的对症治疗,对预防再次出血至关重要。

（王　　鹏）

第三节　血栓形成性脑梗死

血栓形成性脑梗死主要是脑动脉主干或皮质支动脉粥样硬化导致血管增厚、管腔狭窄闭塞和血栓形成;还可见于动脉血管内膜炎症、先天性血管畸形、真性红细胞增多症及血液高凝状态、血流动力学异常等,这些因素均可致血栓形成,引起脑局部血流减少或供血中断,脑组织缺血、缺氧导致软化坏死,出现局灶性神经系统症状和体征,如偏瘫、偏身感觉障碍和偏盲。大面积脑梗死还有颅内高压症状,严重者可发生昏迷和脑疝。约90%的血栓形成性脑梗死是在动脉粥样硬化的基础上发生的,因此称动脉粥样硬化性血栓形成性脑梗死。

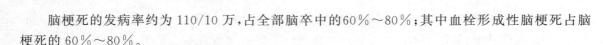

脑梗死的发病率约为 110/10 万,占全部脑卒中的60%~80%;其中血栓形成性脑梗死占脑梗死的 60%~80%。

一、病因与发病机制

(一)病因

1.动脉壁病变

血栓形成性脑梗死最常见的病因为动脉粥样硬化,常伴高血压,与动脉粥样硬化互为因果。其次为各种原因引起的动脉炎、血管异常(如夹层动脉瘤、先天性动脉瘤)等。

2.血液成分异常

真性红细胞增多症、血小板增多症、高脂血症等,都可使血液黏度增大,血液淤滞,引起血栓形成。如果没有血管壁的病变为基础,不会发生血栓。

3.血流动力学异常

在动脉粥样硬化的基础上,当血压下降、血流缓慢、脱水、严重心律失常及心功能不全时,可导致灌注压下降,有利于血栓形成。

(二)发病机制

主要发病机制是动脉内膜深层的脂肪变性和胆固醇沉积,形成粥样硬化斑块及各种继发病变,使管腔狭窄甚至阻塞。病变逐渐发展,则内膜分裂,内膜下出血和形成内膜溃疡。内膜溃疡易发生血栓形成,使管腔进一步狭窄或闭塞。由于动脉粥样硬化好发于大动脉的分叉处及拐弯处,故脑血栓的好发部位为大脑中动脉、颈内动脉的虹吸部及起始部、椎动脉及基底动脉的中下段等。由于脑动脉有丰富的侧支循环,管腔狭窄需达到 80% 以上才会影响脑血流量。逐渐发生的动脉硬化斑块一般不会出现症状,当内膜损伤破裂形成溃疡后,血小板及纤维素等血中有形成分黏附、聚集、沉着,形成血栓。当血压下降、血流缓慢、脱水等,血液黏度增加,致供血减少或促进血栓形成的情况下,即出现急性缺血症状。

病理生理学研究发现,脑的耗氧量约为总耗氧量的 20%,故脑组织缺血缺氧是以血栓形成性脑梗死为代表的缺血性脑血管疾病的核心发病机制。脑组织缺血缺氧将会引起神经细胞肿胀、变性、坏死、凋亡及胶质细胞肿胀、增生等一系列继发反应。脑血流阻断 1 min 后神经元活动停止,缺血缺氧 4 min 即可造成神经元死亡。脑缺血的程度不同,神经元损伤的程度也不同。脑神经元损伤导致局部脑组织及其功能的损害。缺血性脑血管疾病的发病是多方面而且相当复杂的过程,脑缺血损害也是一个渐进的过程,神经功能障碍随缺血时间的延长而加重。目前的研究发现氧自由基的形成、钙离子超载、一氧化氮(NO)和一氧化氮合成酶的作用、兴奋性氨基酸毒性作用、炎症细胞因子损害、凋亡调控基因的激活、缺血半暗带功能障碍等参与了其发生机制。这些机制作用于多种生理、病理过程的不同环节,对脑功能演变和细胞凋亡给予调节,同时也受到多种基因的调节和制约,构成一种复杂的相互调节与制约的网络关系。

1.氧自由基损伤

脑缺血时氧供应下降和 ATP 减少,导致过氧化氢、羟基自由基及起主要作用的氧自由基过度产生和超氧化物歧化酶等清除自由基的动态平衡状态遭到破坏,攻击膜结构和 DNA,破坏内皮细胞膜,使离子转运、生物能的产生和细胞器的功能发生一系列病理生理改变,导致神经细胞、胶质细胞和血管内皮细胞损伤,增加血-脑屏障通透性。自由基损伤可加重脑缺血后的神经细胞损伤。

2.Ca^{2+}超载

研究认为，Ca^{2+}超载及其一系列有害代谢反应是导致神经细胞死亡的最后共同通路。细胞内 Ca^{2+} 超载有多种原因：①在蛋白激酶 C 等的作用下，兴奋性氨基酸（EAA）、内皮素和 NO 等物质释放增加，导致受体依赖性钙通道开放使大量 Ca^{2+} 内流。②细胞内 Ca^{2+} 浓度升高可激活磷脂酶、三磷酸酯醇等物质，使细胞内储存的 Ca^{2+} 释放，导致 Ca^{2+} 超载。③ATP 合成减少，Na^+-K^+-ATP酶功能能降低而不能维持正常的离子梯度，大量 Na^+ 内流和 K^+ 外流，细胞膜电位下降，产生去极化，导致电压依赖性钙通道开放，大量 Ca^{2+} 内流。④自由基使细胞膜发生脂质过氧化反应，细胞膜通透性发生改变和离子运转，引起 Ca^{2+} 内流，使神经细胞内 Ca^{2+} 浓度异常升高。⑤多巴胺、5-羟色胺和乙酰胆碱等水平升高，使 Ca^{2+} 内流和胞内 Ca^{2+} 释放。Ca^{2+} 内流进一步干扰了线粒体氧化磷酸化过程，且大量激活钙依赖性酶类（如磷脂酶、核酸酶及蛋白酶），发生自由基形成、能量耗竭等一系列生化反应，最终导致细胞死亡。

3.一氧化氮（NO）和一氧化氮合成酶的作用

有研究发现，NO 作为生物体内重要的信使分子和效应分子，具有神经毒性和脑保护双重作用，即低浓度 NO 通过激活鸟苷酸环化酶使环鸟苷酸（cGMP）水平升高，扩张血管，抑制血小板聚集、白细胞-内皮细胞的聚集和黏附，阻断 NMDA 受体，减弱其介导的神经毒性作用而起保护作用；而高浓度 NO 与超氧自由基作用形成过氧亚硝酸盐或者氧化产生亚硝酸阴离子，加强脂质过氧化，使 ATP 酶活性降低，细胞蛋白质损伤，且能使各种含铁硫的酶失活，从而阻断 DNA 复制及靶细胞内的能量合成和能量衰竭，亦可通过抑制线粒体呼吸功能实现其毒性作用而加重缺血脑组织的损害。

4.兴奋性氨基酸毒性作用

兴奋性氨基酸（EAA）是广泛存在于哺乳动物中枢神经系统的正常兴奋性神经递质，参与传递兴奋性信息，又是一种神经毒素，以谷氨酸（Glu）和天冬氨酸（Asp）为代表。脑缺血使物质转化（尤其是氧和葡萄糖）发生障碍，使维持离子梯度所必需的能量衰竭和生成障碍。因为能量缺乏，膜电位消失，细胞外液中谷氨酸水平异常升高，导致神经元、血管内皮细胞和神经胶质细胞持续去极化，并有谷氨酸从突触前神经末梢释放。胶质细胞和神经元对神经递质的再摄取一般需耗能，神经末梢释放的谷氨酸发生转运和再摄取障碍，导致细胞间隙 EAA 异常堆积，产生神经毒性作用。EAA 毒性可以直接导致急性细胞死亡，也可通过其他途径导致细胞凋亡。

5.炎症细胞因子损害

脑缺血后炎症级联反应是一种缺血区内各种细胞相互作用的动态过程，是脑缺血后的第二次损伤。在脑缺血后，缺氧及自由基增加等因素均可诱导相关转录因子合成。淋巴细胞、内皮细胞、多形核白细胞和巨噬细胞、小胶质细胞及星形胶质细胞等一些具有免疫活性的细胞均能产生细胞因子，如肿瘤坏死因子（TNF-α）、血小板活化因子（PAF）、白细胞介素（IL）系列、转化生长因子（TGF）-β_1。细胞因子对白细胞有趋化作用，诱导内皮细胞表达细胞间黏附分子（ICAM-1）、P 选择素等，白细胞通过其毒性产物、巨噬细胞作用和免疫反应加重缺血性损伤。

6.凋亡调控基因的激活

细胞凋亡是由体内外某种信号触发细胞内预存的死亡程序而导致的以细胞 DNA 早期降解为特征的主动性自杀过程。细胞凋亡在形态学和生化特征上表现为细胞皱缩，细胞核染色质浓缩，DNA 片段化，而细胞的膜结构和细胞器仍完整。脑缺血后，神经元生存的内外环境均发生变化，多种因素通过激活与调控凋亡相关基因、启动细胞死亡信号转导通路，最终导致细胞凋亡。

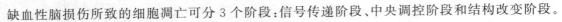

缺血性脑损伤所致的细胞凋亡可分3个阶段：信号传递阶段、中央调控阶段和结构改变阶段。

7.缺血半暗带功能障碍

缺血半暗带（IP）是无灌注的中心（坏死区）和正常组织间的移行区。IP是不完全梗死，其组织结构存在，但有选择性神经元损伤。围绕脑梗死中心的缺血性脑组织的电活动中止，但保持正常的离子平衡和结构上的完整。假如再适当增加局部脑血流量，至少在急性阶段突触传递能完全恢复，即IP内缺血性脑组织的功能是可以恢复的。缺血半暗带是兴奋性细胞毒性、梗死周围去极化、炎症反应、细胞凋亡起作用的地方，使该区迅速发展成梗死灶。缺血半暗带的最初损害表现为功能障碍，有独特的代谢紊乱。主要表现在葡萄糖代谢和脑氧代谢这两方面：①当血流速度下降时，蛋白质合成抑制，启动无氧糖酵解、神经递质释放和能量代谢紊乱。②急性脑缺血缺氧时，神经元和神经胶质细胞由于能量缺乏、K^+释放和谷氨酸在细胞外积聚而去极化，缺血中心区的细胞只去极化而不复极；而IP的细胞以能量消耗为代价可复极，如果细胞外的K^+和谷氨酸增加，这些细胞也只去极化，随着去极化细胞数量的增大，梗死灶范围也不断扩大。

尽管对缺血性脑血管疾病一直进行着研究，但对其病理生理机制尚不够深入，希望随着中西医结合对缺血性脑损伤治疗的研究进展，其发病机制也随之被更深入地阐明，从而更好地为临床和理论研究服务。

二、病理

动脉闭塞6 h以内脑组织改变尚不明显，属于可逆性，8～48 h缺血最重的中心部位发生软化，并出现脑组织肿胀、变软，灰质、白质界限不清。如果病变范围扩大、脑组织高度肿胀，可向对侧移位，甚至形成脑疝。镜下见组织结构不清，神经细胞及胶质细胞坏死，毛细血管轻度扩张，周围可见液体和红细胞渗出，此期为坏死期。动脉阻塞2～3 d，脑组织开始液化，脑组织水肿明显，病变区明显变软，神经细胞消失，吞噬细胞大量出现，星形胶质细胞增生，此期为软化期。3～4周液化的坏死组织被吞噬和移走，胶质增生，小病灶形成胶质瘢痕，大病灶形成中风囊，此期称恢复期，可持续数月至2年。上述病理改变称白色梗死。少数梗死区内，由于血管丰富，于再灌流时可继发出血，呈现出血性梗死或称红色梗死。

三、临床表现

（一）症状与体征

多在50岁以后发病，常伴有高血压；多在睡眠中发病，醒来才发现肢体偏瘫。部分患者先有头昏、头痛、眩晕、肢体麻木、无力等短暂性脑缺血发作的前驱症状，多数经数小时甚至2 d症状达高峰，通常意识清楚，但大面积脑梗死或基底动脉闭塞可有意识障碍，甚至发生脑疝等危重症状。神经系统定位体征视脑血管闭塞的部位及梗死的范围而定。

（二）临床分型

有的根据病情程度分型，例如，完全性缺血性中风，是指起病6 h内病情即达高峰，一般较重，可有意识障碍。还有的根据病程进展分型，例如，进展型缺血性中风，则指局限性脑缺血逐渐进展，数天内呈阶梯式加重。

1.按病程和病情分型

（1）进展型：局限性脑缺血症状逐渐加重，呈阶梯式加重，可持续6 h至数天。

（2）缓慢进展型：在起病后1～2周症状仍逐渐加重，血栓逐渐发展，脑缺血和脑水肿的范围继续扩大,症状由轻变重,直到出现对侧偏瘫、意识障碍,甚至发生脑疝,类似颅内肿瘤,又称类脑瘤型。

(3)大块梗死型:又称爆发型,如颈内动脉或大脑中动脉主干等较大动脉的急性脑血栓形成,往往症状出现快,伴有明显脑水肿、颅内压增高,患者头痛、呕吐,病灶对侧偏瘫,常伴意识障碍,很快进入昏迷,有时发生脑疝,类似脑出血,又称类脑出血型。

(4)可逆性缺血性神经功能缺损(reversible ischemic neurologic deficit,RIND):此型患者症状、体征持续超过 24 h,但在 2～3 周完全恢复,不留后遗症。病灶多数出现于大脑半球半卵圆中心,可能由于该区尤其是非优势半球侧侧支循环迅速而充分地代偿,缺血尚未导致不可逆的神经细胞损害,也可能由于该型是一种较轻的梗死。

2.OCSP 分型

OCSP 分型即英国牛津郡社区脑卒中研究规划(Oxfordshire Community Stroke Project,OCSP)的分型。

(1)完全前循环梗死(TACI):表现为三联征,即完全大脑中动脉(MCA)综合征的表现。①大脑高级神经活动障碍(意识障碍、失语、失算、空间定向力障碍等);②同向偏盲;③对侧 3 个部位(面、上肢和下肢)有较严重的运动和/或感觉障碍。多为 MCA 近段主干,少数为颈内动脉虹吸段闭塞引起的大面积脑梗死。

(2)部分前循环梗死(PACI):有以上三联征中的两个,或只有高级神经活动障碍,或感觉运动缺损较 TACI 局限。提示是 MCA 远段主干、各级分支或 ACA 及分支闭塞引起的中、小梗死。

(3)后循环梗死(POCI):表现为各种不同程度的椎基底动脉综合征——可表现为同侧脑神经瘫痪及对侧感觉运动障碍;双侧感觉运动障碍;双眼协同活动及小脑功能障碍,无长束征或视野缺损等。POCI 为椎基底动脉及分支闭塞引起的大小不等的脑干、小脑梗死。

(4)腔隙性梗死(LACI):表现为腔隙综合征,如纯运动性偏瘫、纯感觉性脑卒中、共济失调性轻偏瘫、手笨拙-构音不良综合征等。病灶大多是基底节或脑桥小穿支病变引起的小腔隙灶。

OCSP 分型方法简便,更加符合临床实际的需要,临床医师不必依赖影像或病理结果即可对急性脑梗死迅速分出亚型,并作出有针对性的处理。

(三)临床综合征

1.颈内动脉闭塞综合征

颈内动脉闭塞综合征指颈内动脉血栓形成,主干闭塞。病史中可有头痛、头晕、晕厥、半身感觉异常或轻偏瘫;病变对侧有偏瘫、偏身感觉障碍和偏盲;可有精神症状,严重时有意识障碍;病变侧有视力减退,有的还有视神经乳头萎缩;病灶侧有霍纳综合征;病灶侧颈动脉搏动减弱或消失;优势半球受累可有失语,非优势半球受累可出现体象障碍。

2.大脑中动脉闭塞综合征

大脑中动脉闭塞综合征指大脑中动脉血栓形成,大脑中动脉主干闭塞,引起病灶对侧偏瘫、偏身感觉障碍和偏盲,优势半球受累还有失语。累及非优势半球可有失用、失认和体象障碍等顶叶症状。病灶广泛,可引起脑肿胀,甚至死亡。

(1)皮质支闭塞:引起病灶对侧偏瘫、偏身感觉障碍,面部及上肢的情况重于下肢,优势半球病变有运动性失语,非优势半球病变有体象障碍。

(2)深穿支闭塞:出现对侧偏瘫和偏身感觉障碍,优势半球病变可出现运动性失语。

3.大脑前动脉闭塞综合征

大脑前动脉闭塞综合征指大脑前动脉血栓形成,大脑前动脉主干闭塞。在前交通动脉以前发生阻塞时,因为病损脑组织可通过对侧前交通动脉得到血供,故不出现临床症状;在前交通动脉分出之后阻塞时,可出现对侧中枢性偏瘫,以面瘫和下肢瘫为重,可伴轻微偏身感觉障碍;可有排尿障碍(旁中央小叶受损)、精神障碍(额极与胼胝体受损)、强握及吸吮反射(额叶受损)等。

(1)皮质支闭塞:引起对侧下肢运动及感觉障碍;轻微共济运动障碍;排尿障碍和精神障碍。

(2)深穿支闭塞:引起对侧中枢性面、舌及上肢瘫。

4.大脑后动脉闭塞综合征

大脑后动脉闭塞综合征指大脑后动脉血栓形成。约70%的患者两条大脑后动脉来自基底动脉,并有后交通动脉与颈内动脉联系交通。有20%～25%的人一条大脑后动脉来自基底动脉,另一条来自颈内动脉;其余的人中,两条大脑后动脉均来自颈内动脉。

大脑后动脉供应颞叶的后部和基底面、枕叶的内侧及基底面,并发出丘脑膝状体及丘脑穿动脉供应丘脑血液。

(1)主干闭塞:引起对侧同向性偏盲,上部视野受损较重,黄斑回避(黄斑视觉皮质代表区为大脑中、后动脉双重血液供应,故黄斑视力不受累)。

(2)中脑水平大脑后动脉起始处闭塞:可见垂直性凝视麻痹、动眼神经麻痹、眼球垂直性歪扭斜视。

(3)双侧大脑后动脉闭塞:有皮质盲、记忆障碍(累及颞叶)、不能识别熟悉面孔症状(面容失认症)、幻视和行为综合征。

(4)深穿支闭塞:丘脑穿动脉闭塞则引起红核丘脑综合征,病侧有小脑性共济失调,意向性震颤。舞蹈样不自主运动和对侧感觉障碍。丘脑膝状体动脉闭塞则引起丘脑综合征,病变对侧偏身感觉障碍(深感觉障碍较浅感觉障碍为重),病变对侧偏身自发性疼痛。轻偏瘫,出现共济失调和舞蹈-手足徐动症。

5.椎基底动脉闭塞综合征

椎基底动脉闭塞综合征指椎-基底动脉血栓形成。椎基底动脉实为连续的脑血管干并有着共同的神经支配,无论是结构、功能还是临床病症的表现,两侧互相影响,实难予以完全分开,故常总称为"椎基底动脉系疾病"。

(1)基底动脉主干闭塞综合征:指基底动脉主干血栓形成。发病虽然不如脑桥出血那么急,但是病情常迅速恶化,出现眩晕、呕吐、四肢瘫痪、共济失调、昏迷和高热等。大多数患者在短期内死亡。

(2)双侧脑桥正中动脉闭塞综合征:指双侧脑桥正中动脉血栓形成,为典型的闭锁综合征,表现为四肢瘫痪、假性延髓性麻痹、双侧周围性面瘫、双眼球外展麻痹、两侧的侧视中枢麻痹。但患者意识清楚,视力、听力和眼球垂直运动正常,所以,患者通过听觉、视觉和眼球上下运动表达意识和交流。

(3)基底动脉尖综合征:基底动脉尖分出两对动脉——小脑上动脉和大脑后动脉,分支供应中脑、丘脑、小脑上部、颞叶内侧及枕叶。血栓性闭塞多发生于基底动脉中部,栓塞性病变通常发生在基底动脉尖。栓塞性病变导致眼球运动及瞳孔异常,表现为单侧或双侧动眼神经部分或完全麻痹、眼球上视不能(上丘受累)、光反射迟钝而调节反射存在(顶盖前区病损)、一过性或持续性意识障碍(中脑或丘脑网状激活系统受累)、对侧偏盲或皮质盲(枕叶受累)、严重记忆障碍(颞叶内侧受累)。如果是中老年人突发意识障碍又较快恢复,有瞳孔改变、动眼神经麻痹、垂直注视障碍,无明显肢体瘫痪和感觉障碍,应想到该综合征的可能。如果还有皮质盲或偏盲、严重记忆障碍,更支持本综合征的诊断,需做头部 CT 或 MRI 检查,若发现有双侧丘脑、枕叶、颞叶和中脑病灶则可确诊。

(4)中脑穿动脉综合征:指中脑穿动脉血栓形成,亦称 Weber 综合征,病变位于大脑脚底,损害锥体束及动眼神经,引起病灶侧动眼神经麻痹和对侧中枢性偏瘫。中脑穿动脉闭塞还可引起 Benedikt 综合征,累及动眼神经髓内纤维及黑质,引起病灶侧动眼神经麻痹及对侧锥体外系症状。

(5)脑桥支闭塞综合征:指脑桥支血栓形成引起的 Millard-Gubler 综合征,病变位于脑桥的腹外侧部,累及展神经核和面神经核及锥体束,引起病灶侧眼球外直肌麻痹、周围性面神经麻痹和对侧中枢性偏瘫。

(6)内听动脉闭塞综合征:指内听动脉血栓形成(内耳卒中)。内耳的内听动脉有两个分支,较大的耳蜗动脉供应耳蜗及前庭迷路下部;较小的耳蜗动脉供应前庭迷路上部,包括外半规管及椭圆囊斑。由于口径较小的前庭动脉缺乏侧支循环,前庭迷路上部对缺血选择性敏感,故迷路缺血常出现严重眩晕、恶心呕吐。若耳蜗支同时受累则有耳鸣、耳聋。耳蜗支单独梗死则会突发耳聋。

(7)小脑后下动脉闭塞综合征:指小脑后下动脉血栓形成,也称 Wallenberg 综合征。表现为急性起病的头晕、眩晕、呕吐(前庭神经核受损)、交叉性感觉障碍,即病侧面部感觉减退、对侧肢体痛觉、温度觉障碍(病侧三叉神经脊束核及对侧交叉的脊髓丘脑束受损),同侧霍纳综合征(下行交感神经纤维受损),同侧小脑性共济失调(绳状体或小脑受损),声音嘶哑、吞咽困难(疑核受损)。小脑后下动脉常有解剖变异,常见不典型临床表现。

四、辅助检查

(一)影像学检查

1.胸部 X 射线检查

胸部 X 射线检查了解心脏情况及肺部有无感染和肿瘤等。

2.CT 检查

CT 检查不仅可确定梗死的部位及范围,还可明确是单发还是多发。在缺血性脑梗死发病 12~24 h,CT 常没有明显的阳性表现。梗死灶最初表现为不规则的稍低密度区,病变与血管分布区一致。常累及基底节区,如为多发灶,亦可连成一片。病灶大、水肿明显时可有占位效应。在发病后 2~5 d,病灶边界清晰,呈楔形或扇形等。1~2 周,水肿消失,边界更清,密度更低。发病第 2 周,可出现梗死灶边界不清楚,边缘出现等密度或稍低密度,即模糊效应;在增强扫描后往往呈脑回样增强,有助于诊断。4~5 周,部分小病灶可消失,而大片状梗死灶密度进一步降低和囊变,后者 CT 值接近脑脊液。

在基底节和内囊等处的小梗死灶(一般在 15 mm 以内)称为腔隙性脑梗死,病灶亦可发生在脑室旁深部白质、丘脑及脑干。

在 CT 排除脑出血并证实为脑梗死后,CT 血管成像(CTA)对探测颈动脉及其各主干分支狭窄的准确性较高。

3.MRI 检查

比起 CT,MRI 检查对病灶的检出敏感性、准确性更高,其无辐射,无骨伪迹,更易早期发现小脑、脑干等部位的梗死灶,并于脑梗死后 6 h 左右便可检测到细胞毒性水肿造成 T_1 和 T_2 加权延长引起的 MRI 信号变化。近年来除常规应用 SE 法的 T_1 和 T_2 加权以影像对比度原理诊断外,更需采用功能性磁共振成像(如 DWI)等进行水平位和冠状位检查,往往在脑缺血发生后 1~1.5 h 便可发现脑组织水含量增加引起的 MRI 信号变化,随即可进一步行磁共振血管成像(MRA)、CT 血管成像(CTA)或数字减影血管造影(DSA)以了解梗死血管部位,为超早期施行动脉内介入溶栓治疗创造条件,有时还可发现血管畸形等非动脉硬化性血管病变。

(1)超早期:脑梗死临床发病后 1 h 内,DWI 便可描出高信号梗死灶,DWI 序列显示暗区。实际上 DWI 显示的高信号灶仅是血流低下引起的缺血灶。随着缺血的进一步发展,DWI 从高信号逐渐转为等信号或低信号,病灶范围渐增大;PWI、FLAIR 及 T_2WI 均显示高信号病灶区。值得注意的是,DWI 对超早期脑干缺血性病灶,在水平位不易发现,而往往在冠状位可清楚显示。

(2)急性期:血-脑屏障尚未明显破坏,缺血区有大量水分子聚集,T_1WI 和 T_2WI 明显延长,T_1WI 呈低信号,T_2WI 呈高信号。

(3)亚急性期及慢性期:由于正血红铁蛋白游离,T_1WI 呈边界清楚的低信号,T_2WI 和 FLAIR 均呈高信号;直至病灶区水肿消除,坏死组织逐渐产生,囊性区形成,脑组织萎缩,FLAIR 呈低信号或低信号与高信号混杂区,中线结构移向病侧。

(二)脑脊液检查

脑梗死患者的脑脊液检查一般正常,大块梗死型患者可有压力升高和蛋白含量升高;出血性梗死时可见红细胞。

(三)经颅多普勒超声

TCD 是诊断颅内动脉狭窄和闭塞的手段之一,对脑底动脉严重狭窄(狭窄＞65％)的检测有肯定的价值。局部脑血流速度改变与频谱图形异常是脑血管狭窄最基本的 TCD 改变。三维 B 超检查可协助发现颈内动脉粥样硬化斑块的大小和厚度,有没有管腔狭窄及严重程度。

(四)心电图检查

心电图检查进一步了解心脏情况。

(五)血液学检查

1.血常规、血沉、抗"O"和凝血功能检查

血常规、血沉、抗"O"和凝血功能检查了解有无感染征象、活动风湿和凝血功能情况。

2.血糖检查

血糖检查了解有无糖尿病。

3.血清脂质检查

检查血清脂质(包括总胆固醇和甘油三酯)水平是否升高。

4.脂蛋白检查

低密度脂蛋白胆固醇(LDL-C)由极低密度脂蛋白胆固醇(VLDL-C)转化而来。通常情况下,LDL-C 从血浆中清除,其所含胆固醇酯由脂肪酸水解,当体内 LDL-C 水平显著升高时,LDL-C 附着到动脉的内皮细胞与 LDL 受体结合,而易被巨噬细胞摄取,沉积在动脉内膜上形成动脉硬化。有一组报道称正常人组 LDL-C(2.051±0.853)mmol/L,脑梗死患者组为

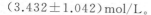

(3.432 ± 1.042)mol/L。

5.载脂蛋白 B

载脂蛋白 B(ApoB)是血浆低密度脂蛋白(LDL)和极低密度脂蛋白(VLDL)的主要载脂蛋白,其含量能精确反映出 LDL 的水平,与动脉粥样硬化(AS)的发生关系密切。在 AS 的硬化斑块中,胆固醇并不是孤立地沉积于动脉壁上,而是以 LDL 整个颗粒形成沉积物;ApoB 能促进沉积物与氨基多糖结合成复合物,沉积于动脉内膜上,从而加速 AS 形成。对总胆固醇(TC)、LDL-C 均正常的脑血栓形成患者,ApoB 仍然表现出较好的差别性。

ApoA-I 的主要生物学作用是激活卵磷脂胆固醇转移酶,此酶在血浆胆固醇(Ch)酯化和 HDL 成熟(即 HDL→HDL$_2$→HDL$_3$)过程中起着极为重要的作用。ApoA-I 与 HDL$_2$ 可逆结合以完成 Ch 从外周组织转移到肝脏。因此,ApoA-I 显著下降时,可形成 AS。

6.血小板聚集功能

近些年来的研究提示血小板聚集功能亢进参与体内多种病理反应过程,尤其是对缺血性脑血管疾病的发生、发展和转归起重要作用。对血小板最大聚集率(PMA)、解聚型出现率(PDC)和双相曲线型出现率(PBC)的研究发现缺血型脑血管疾病 PMA 显著高于对照组,PDC 明显低于对照组。

7.血栓烷 A$_2$ 和前列环素

许多文献强调花生四烯酸(AA)的代谢产物在影响脑血液循环中起着重要作用,其中血栓烷A$_2$(TXA$_2$)和前列环素(PGI$_2$)的平衡更引人注目。脑组织细胞和血小板等质膜有丰富的不饱和脂肪酸,脑缺氧时,磷脂酶 A$_2$ 被激活,分解膜磷脂使 AA 释放增加。AA 在环氧化酶的作用下在血小板和血管内皮细胞生成 TXA$_2$ 和 PGI$_2$。在缺血性脑血管疾病的发生过程中 TXA$_2$ 和 PGI$_2$ 水平改变是原发还是继发的问题,目前还不清楚。TXA$_2$ 大量产生,PGI$_2$ 的生成受到抑制,使正常情况下 TXA$_2$ 与 PGI$_2$ 之间的动态平衡受到破坏。TXA$_2$ 强烈的缩血管和促进血小板聚集作用因失去对抗而占优势,对于缺血性低灌流的发生起着重要作用。

8.血液流变学

缺血性脑血管疾病全血黏度、血浆比黏度、血细胞比容升高,血小板电泳和红细胞电泳时间延长。通过对 133 例脑血管疾病患者进行脑血流(CBF)测定,并将黏度相关的几个变量因素与CBF 做了统计学处理,发现全部患者的 CBF 均低于正常值,证实了血液黏度因素与 CBF 的关系。有学者把血液流变学各项异常作为脑梗死的危险因素之一。

红细胞表面带有负电荷,其所带电荷越少,电泳速度就越慢。有一组报道显示脑梗死组红细胞电泳速度明显慢于正常对照组,说明急性脑梗死患者红细胞表面电荷减少,聚集性强,可能与动脉硬化性脑梗死的发病有关。

五、诊断与鉴别诊断

(一)诊断

(1)血栓形成性脑梗死为中年以后发病。

(2)常伴有高血压。

(3)部分患者发病前有 TIA 史。

(4)常在安静休息时发病,醒后发现症状。

(5)症状、体征可归为某一个动脉供血区的脑功能受损,如病灶对侧偏瘫、偏身感觉障碍和偏盲,优势半球病变还有语言功能障碍。

(6)多无明显头痛、呕吐和意识障碍。

(7)大面积脑梗死有颅内高压症状,头痛、呕吐或昏迷,严重时发生脑疝。

(8)脑脊液检查多属于正常。

(9)发病后 12～48 hCT 出现低密度灶。

(10)MRI 检查可更早地发现梗死灶。

(二)鉴别诊断

1.脑出血

血栓形成性脑梗死和脑出血均为中老年人多见的急性起病的脑血管疾病,必须进行CT/MRI检查予以鉴别。

2.脑栓塞

血栓形成性脑梗死和脑栓塞都属于脑梗死范畴,且均为急性起病,后者多有心脏病病史,或有其他肢体栓塞史,心电图检查可发现心房颤动等,以供鉴别诊断。

3.颅内占位性病变

少数颅内肿瘤、慢性硬膜下血肿和脑脓肿患者可以突然发病,表现局灶性神经功能缺失症状,而易与脑梗死相混淆。但颅内占位性病变常有颅内高压症状和逐渐加重的临床经过,颅脑CT 对鉴别诊断有确切的价值。

4.脑寄生虫病

脑寄生虫病如脑囊虫病、脑型血吸虫病,可在癫痫发作后,急性起病偏瘫。寄生虫的有关免疫学检查和神经影像学检查可帮助鉴别。

六、治疗

《欧洲脑卒中组织(ESO)缺血性脑卒中和短暂性脑缺血发作处理指南》[欧洲脑卒中促进会(EUSI)]推荐所有急性缺血性脑卒中患者都应在卒中单元内接受以下治疗。

(一)溶栓治疗

理想的治疗方法是在缺血组织出现坏死之前,尽早清除栓子,早期使闭塞脑血管再开通和缺血区的供血重建,以减轻神经组织的损害。溶栓治疗脑梗死引起人们的广泛关注。国外早在1958 年即有溶栓治疗脑梗死的报道,由于有脑出血等并发症,益处不大,溶栓疗法一度停止使用。近30 多年来,由于溶栓治疗急性心肌梗死的患者取得了很大的成功,大大减少了心肌梗死的范围,病死率下降20％～50％。溶栓治疗脑梗死又受到了很大的鼓舞。再者,CT 扫描能及时排除颅内出血,可在早期或超早期进行溶栓治疗,因而提高了疗效和减少脑出血等并发症。

1.病例选择

(1)临床诊断符合急性脑梗死。

(2)头颅 CT 扫描排除颅内出血和大面积脑梗死。

(3)治疗前收缩压不宜超过 24.0 kPa(180 mmHg),舒张压不宜超过 14.7 kPa(110 mmHg)。

(4)无出血性素质或出血性疾病。

(5)年龄＞18 岁及年龄＜80 岁。

(6)溶栓最佳时机为发病后 6 h 内,特别是在 3 h 内。

(7)获得患者家属的书面知情同意。

2.禁忌证

(1)病史和体检符合蛛网膜下腔出血。

(2)CT 扫描有颅内出血、肿瘤、动静脉畸形或动脉瘤。

(3)两次降压治疗后血压仍超过 24.0/14.7 kPa(180/110 mmHg)。

(4)过去 30 d 内有手术史或外伤史,3 个月内有脑外伤史。

(5)有血液疾病、出血性素质、凝血功能障碍病史或使用抗凝药物史,凝血酶原时间(PT)>15 s,部分凝血活酶时间(APTT)>40 s,国际标准化比值(INR)>1.4,血小板计数<$100×10^9$/L。

(6)患者脑卒中发病时有癫痫发作。

3.治疗时间窗

前循环脑卒中的治疗时间窗一般在发病后 6 h 内(使用阿替普酶为发病后 3 h 内),后循环闭塞时的治疗时间窗适当放宽到12 h。这一方面是因为脑干对缺血耐受性更强,另一方面是由于后循环闭塞后预后较差,更积极的治疗有可能挽救患者的生命。许多研究者尝试放宽治疗时限,有人认为脑梗死后 12~24 h 早期溶栓治疗有可能对少部分患者有效。但美国脑卒中协会(ASA)和欧洲脑卒中促进会(EUSI)都赞同认真选择在缺血性脑卒中发作后 3 h 内早期恢复缺血脑的血流灌注,才可获得良好的转归。

4.溶栓药物

(1)尿激酶(urokinase):是从健康人新鲜尿液中提取分离,然后进行高度精制而得到的蛋白质,没有抗原性,不引起变态反应。其溶栓特点为不仅溶解血栓表面,而且深入栓子内部,但对陈旧性血栓则难起作用。尿激酶是非特异性溶栓药,与纤维蛋白的亲和力差,常易引起出血并发症。尿激酶的剂量和疗程目前尚无统一标准,剂量波动范围也大。

静脉滴注法:尿激酶每次 100 万~150 万 U,溶于 500~1 000 mL 0.9%的氯化钠注射液,静脉滴注,仅用1 次。另外,还可每次将尿激酶 20 万~50 万 U 溶于 500 mL 0.9%的氯化钠注射液中静脉滴注,每天 1 次,可连用 7~10 d。

动脉滴注法:选择性动脉给药有两种途径。一是超选择性脑动脉注射法,即经股动脉或肘动脉穿刺后,先进行脑血管造影,明确血栓所在的部位,再将导管插至颈动脉或椎基底动脉的分支,直接将药物注入血栓所在的动脉或直接注入血栓处,达到较准确的选择性溶栓作用。在注入溶栓药后,还可立即再进行血管造影了解溶栓的效果。二是采用颈动脉注射法,常规颈动脉穿刺后,将溶栓药注入发生血栓的颈动脉,起到溶栓的效果。动脉溶栓尿激酶的剂量一般是 10 万~30 万 U,有学者报道药物剂量还可适当加大。但急性脑梗死取得疗效的关键是掌握最佳的治疗时间窗,才会取得更好的效果,治疗时间窗比给药途径更重要。

(2)阿替普酶(rt-PA):rt-PA 是第一种获得美国食品药品监督管理局(FDA)批准的溶栓药,特异性作用于纤溶酶原,激活血块上的纤溶酶原,而对血循环中的纤溶酶原亲和力小。因纤溶酶赖氨酸结合部位已被纤维蛋白占据,血栓表面的 α_2-抗纤溶酶作用很弱,但血中的纤溶酶赖氨酸结合部位未被占据,故可被 α_2-抗纤溶酶很快灭活。因此,rt-PA 优点为局部溶栓,很少产生全身抗凝、纤溶状态,而且无抗原性。但 rt-PA 半衰期短(3~5 min),而且血循环中纤维蛋白原激活抑制物的活性高于 rt-PA,会有一定的血管再闭塞,故临床溶栓必须用大剂量连续静脉滴注。rt-PA 治疗剂量是0.85~0.90 mg/kg,总剂量<90 mg,对 10%的剂量给予静脉推注,其余 90%的剂量在 24 h 内静脉滴注。

美国(美国脑卒中学会、美国心脏病协会分会,2019)更新的《急性缺血性脑卒中早期治疗指南》指出,早期治疗的策略性选择,发病接诊的当时第一阶段医师能做的就是3件事:①评价患者。②诊断、判断缺血的亚型。③分诊、介入、外科或内科治疗,0~3 h 的治疗只有一项,就是静脉溶栓,而且推荐使用 rt-PA。

《中国急性缺血性脑卒中诊治指南 2018》[卫生部(现卫健委)疾病控制司、中华医学会神经病学分会,2018 年]建议:①对经过严格选择的发病 3 h 内和 3.0~4.5 h 的急性缺血性脑卒中患者,应积极采用静脉溶栓治疗,首选 rt-PA。使用方法:rt-PA 0.9 mg / kg(最大剂量为 90 mg)静脉滴注,其中 10% 在最初 1 min 内静脉推注,其余持续滴注 1 h,用药期间及用药24 h内应严密监护患者。②如没有条件使用 rt-PA,且发病在 6 h 内,考虑静脉给予尿激酶,应根据适应证和禁忌证严格选择。使用方法:尿激酶 100 万~150 万 U,溶于 100~200 mL 生理盐水中,持续静脉滴注 30 min,用药期间应严密监护患者。③不推荐在临床试验以外使用其他溶栓药物。④特殊情况下,患者溶栓后还需抗凝治疗,应推迟到溶栓 24 h 后开始。

美国《急性缺血性卒中早期管理指南》(美国脑卒中学会、美国心脏病协会分会,2019)关于静脉阿替普酶溶栓的建议:①对于有静脉阿替普酶溶栓适应证的患者,治疗的收益与时间相关,治疗越早开始越好。②对处于溶栓治疗中的患者,医师应该做好针对可能出现的不良反应准备预案,不良反应包括出血并发症和会导致呼吸道阻塞的血管源性水肿。③在是否静脉阿替普酶溶栓的决策过程中,需要权衡潜在的风险及预期的获益。④医师应了解低血糖和高血糖均可表现为急性卒中类似的表现,因此,有必要在给予静脉阿替普酶溶栓之前确认血糖水平。对于那些非血管性卒中患者,静脉阿替普酶溶栓是否获益尚不明确。⑤由于从发病到治疗的时间对结局有重要影响,因此,不应为了做更多的检查而延误静脉阿替普酶溶栓治疗。

治疗的时间窗:①推荐静脉阿替普酶(0.9 mg/kg,最大剂量 90 mg,起始以 10% 的剂量静脉团注超过 1 min,剩余剂量在 60 min 内滴完)用于治疗缺血性卒中发病或距离最后正常时间/基线状态 3 h 内的患者。②推荐静脉阿替普酶(0.9 mg/kg,最大剂量 90 mg,起始以 10% 的剂量静脉团注超过 1 min,剩余剂量在 60 min 内滴完)用于治疗缺血性卒中发病或距离最后正常时间/基线状态 3.0~4.5 h 的患者。③对于醒后卒中或发病时间不明确但距最后正常/基线状态时间>4.5 h 的患者,如果在发现症状 4.5 h 以内,DWI 显示的病灶<1/3 大脑中动脉供血区域并且在 FLAIR 上无明显可见的信号改变,静脉溶栓治疗(0.9 mg/kg,最大剂量 90 mg,起始以 10% 的剂量静脉团注超过 1 min,剩余剂量 60 min 内滴完)是可以获益的。

(二)降纤治疗

降纤治疗可以降解血栓蛋白质,增加纤溶系统的活性,抑制血栓形成或促进血栓溶解。此类药物亦应早期应用,最好是在发病后 6 h 内,但没有溶栓药物严格,特别适应于合并高纤维蛋白原血症者。目前,国内纤溶药物种类很多,现介绍下面几种。

1.巴曲酶

巴曲酶又名东菱克栓酶,能分解纤维蛋白原,抑制血栓形成,促进纤溶酶的生成,而纤溶酶是溶解血栓的重要物质。巴曲酶的剂量和用法:第 1 天 10 BU,第 3 天和第 5 天各将 5~10 BU 稀释于100~250 mL 0.9% 的氯化钠注射液中,静脉滴注 1 h 以上。对治疗前纤维蛋白原在 4 g/L 以上和突发性耳聋(内耳卒中)的患者,首次剂量为 15~20 BU,以后隔天 5 BU,疗程 1 周,必要时可增至 3 周。

2.精纯链激酶

精纯链激酶又名注射用降纤酶,是以我国尖吻蝮蛇(又名五步蛇)的蛇毒为原料,经现代生物技术分离、纯化而精制的蛇毒制剂。本品为缬氨酸蛋白水解酶,能直接作用于血中的纤维蛋白α-链释放出肽 A。此时生成的肽 A 血纤维蛋白体的纤维系统,诱发 t-PA 的释放,增加 t-PA 的活性,促进纤溶酶的生成,使已形成的血栓得以迅速溶解。本品不含出血毒素,因此很少引起出血并发症。剂量和用法:首次 10 U 稀释于 100 mL 0.9％的氯化钠注射液中缓慢静脉滴注,第 2 天10 U,第 3 天5～10 U。必要时可适当延长疗程,1 次5～10 U,隔天静脉滴注 1 次。

3.降纤酶

降纤酶曾用名蝮蛇抗栓酶、精纯抗栓酶和去纤酶。取材于东北白眉蝮蛇蛇毒,是单一成分蛋白水解酶。剂量和用法:急性缺血性脑卒中,首次 10 U,加入 100～250 mL0.9％的氯化钠注射液中静脉滴注,以后每天或隔天 1 次,连用 2 周。

4.注射用纤溶酶

从蝮蛇蛇毒中提取纤溶酶并制成制剂,其原理是利用抗体最重要的生物学特性——抗体与抗原能特异性结合,即抗体分子只与其相应的抗原结合。纤溶酶单克隆抗体纯化技术,就是用纤溶酶抗体与纤溶酶进行特异性结合,从而分离纯化纤溶酶,同时去除蛇毒中的出血毒素和神经毒。剂量和用法:对急性脑梗死(发病后 72 h 内),第 1～3 天每次 300 U,加入 250 mL 5％的葡萄糖注射液或 0.9％的氯化钠注射液中静脉滴注,第 4～14 天每次 100～300 U。

5.安康乐得

安康乐得是马来西亚一种蝮蛇毒液的提纯物,是一种蛋白水解酶,能迅速有效地降低血纤维蛋白原,并可裂解纤维蛋白肽 A,导致低纤维蛋白血症。剂量和用法:2～5 AU/kg,溶于 250～500 mL 0.9％的氯化钠注射液中,6～8 h 静脉滴注完,每天 1 次,连用 7 d。

《中国脑血管病防治指南》建议:①脑梗死早期(特别是 12 h 以内)可选用降纤治疗,对高纤维蛋白血症更应积极降纤治疗。②应严格掌握适应证和禁忌证。

(三)用抗血小板聚集药

抗血小板聚集药又称血小板功能抑制剂。随着对血栓性疾病发生机制认识的加深,发现血小板在血栓形成中起着重要的作用。近年来,抗血小板聚集药在预防和治疗脑梗死方面越来越引起人们的重视。

抗血小板聚集药主要包括血栓烷 A_2 抑制剂(阿司匹林)、ADP 受体拮抗剂(噻氯匹定、氯吡格雷)、磷酸二酯酶抑制剂(双嘧达莫)、糖蛋白(GP)Ⅱb/Ⅲa 受体拮抗剂和其他抗血小板药物。

1.阿司匹林

阿司匹林是一种强效的血小板聚集抑制剂。阿司匹林抗栓作用的机制主要是基于对环氧化酶的不可逆性抑制,使血小板内花生四烯酸转化为血栓烷 A_2(TXA_2)受阻,因为 TXA_2 可使血小板聚集和血管平滑肌收缩。在脑梗死发生后,TXA_2 可增加脑血管阻力、促进脑水肿形成。小剂量阿司匹林可以最大限度地抑制 TXA_2 和最低限度地影响前列环素(PGI_2),从而达到比较理想的效果。国际脑卒中实验协作组和 CAST 协作组两项非盲法随机干预研究表明,脑卒中发病后 48 h 内应用阿司匹林是安全有效的。

阿司匹林预防和治疗缺血性脑卒中的效果不恒定,可能与用药剂量有关。有些研究者认为每天给75～325 mg合适。有学者分别给患者口服阿司匹林 50 mg/d、100 mg/d、325 mg/d 和

1 000 mg/d,进行比较,发现 50 mg/d 即可完全抑制 TXA_2 生成,出血时间从5.03 min延长到6.96 min,100 mg/d,出血时间7.78 min,但 1 000 mg/d,出血时间却缩减至 6.88 min。也有人观察到口服阿司匹林 45 mg/d,尿内 TXA_2 代谢产物能被抑制 95%,而尿内 PGI_2 代谢产物基本不受影响;100 mg/d,则尿内 TXA_2 代谢产物完全被抑制,而尿内 PGI_2 代谢产物保持基线的25%～40%;若用 1 000 mg/d,则上述两项代谢产物完全被抑制。以上实验结果和临床体会提示,阿司匹林100～150 mg/d 合适,既能达到预防和治疗的目的,又能避免发生不良反应。

《中国脑血管病防治指南》建议:①多数无禁忌证的未溶栓患者,应在脑卒中后尽早(最好48 h内)开始使用阿司匹林。②溶栓患者应在溶栓 24 h 后,使用阿司匹林或阿司匹林与双嘧达莫缓释剂的复合制剂。③阿司匹林的推荐剂量为 150～300 mg/d,分2 次服用,2～4 周改为预防剂量(50～150 mg/d)。

2.氯吡格雷

由于噻氯匹定有明显的不良反应,已基本被淘汰,被第二代 ADP 受体拮抗剂氯吡格雷所取代。氯吡格雷和噻氯匹定一样对 ADP 诱导的血小板聚集有较强的抑制作用,对花生四烯酸、胶原、凝血酶、肾上腺素和血小板活化因子诱导的血小板聚集也有一定的抑制作用。与阿司匹林不同的是,它们对 ADP 诱导的血小板第Ⅰ相和第Ⅱ相的聚集均有抑制作用,且有一定的解聚作用。它还可以与红细胞膜结合,降低红细胞在低渗溶液中的溶解倾向,改变红细胞的变形能力。

氯吡格雷和阿司匹林均可作为治疗缺血性脑卒中的一线药物,多项研究说明氯吡格雷的效果优于阿司匹林。氯吡格雷与阿司匹林合用防治缺血性脑卒中,比单用效果更好。氯吡格雷可用于预防颈动脉粥样硬化高危患者急性缺血事件。有文献报道 23 例颈动脉狭窄患者,在颈动脉支架置入术前常规服用阿司匹林 100 mg/d,介入治疗前晚给予负荷剂量氯吡格雷 300 mg,术后服用氯吡格雷 75 mg/d,3 个月后经颈动脉彩超发现,新生血管内皮已完全覆盖支架,无血管闭塞和支架内再狭窄。

氯吡格雷的使用剂量为每次 50～75 mg,每天 1 次。关于它的不良反应,与阿司匹林比较,发生胃肠道出血的风险明显降低,发生腹泻和皮疹的风险略有增加,但明显低于噻氯匹定。主要不良反应有头昏、头胀、恶心、腹泻,偶尔有出血倾向。氯吡格雷禁用于对本品过敏者及近期有活动性出血者。

3.双嘧达莫

双嘧达莫通过抑制磷酸二酯酶活性,阻止环腺苷酸(cAMP)的降解,提高血小板 cAMP 的水平,具有抗血小板黏附聚集的能力。双嘧达莫已作为预防和治疗冠心病、心绞痛的药物,而用于防治缺血性脑卒中的效果仍有争议。欧洲脑卒中预防研究(ESPS)进行随机对照试验,认为双嘧达莫与阿司匹林联合防治缺血性脑卒中,疗效是单用阿司匹林或双嘧达莫的 2 倍,并不会导致更多的出血不良反应。

美国 FDA 最近批准了阿司匹林和双嘧达莫复方制剂用于预防脑卒中。这一复方制剂每片含阿司匹林 50 mg 和缓释双嘧达莫 400 mg。一项单中心大规模随机试验发现,与单用小剂量阿司匹林比较,这种复方制剂可使脑卒中发生率降低 22%,但这项资料的价值仍有争论。

双嘧达莫的不良反应轻而短暂,长期服用可有头痛、头晕、呕吐、腹泻、面红、皮疹和皮肤瘙痒等。

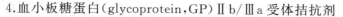

4.血小板糖蛋白(glycoprotein,GP)Ⅱb/Ⅲa受体拮抗剂

GPⅡb/Ⅲa受体拮抗剂是一种新型抗血小板药,其通过阻断GPⅡb/Ⅲa受体与纤维蛋白原配体的特异性结合,有效抑制各种血小板激活剂诱导的血小板聚集,进而防止血栓形成。GPⅡb/Ⅲa受体是一种血小板膜蛋白,是血小板活化和聚集反应的最后通路。GPⅡb/Ⅲa受体拮抗剂能完全抑制血小板聚集反应,是作用最强的抗血小板药。

GPⅡb/Ⅲa受体拮抗剂分3类,即抗体类如阿昔单抗、肽类如依替巴肽和非肽类如替罗非班。这3种药物均获美国FDA批准应用。

该药还能抑制动脉粥样硬化斑块的其他成分,对预防动脉粥样硬化和修复受损血管壁起重要作用。GPⅡb/Ⅲa受体拮抗剂在缺血性脑卒中二级预防中的剂量、给药途径、时间、监护措施及安全性等目前仍在探讨之中。

有报道称对于阿替普酶(rt-PA)溶栓和球囊血管成形术机械溶栓无效的大血管闭塞和急性缺血性脑卒中患者,GPⅡb/Ⅲa受体拮抗剂能够提高治疗效果。阿昔单抗的抗原性虽已减弱,但仍有部分患者可引起变态反应。

5.西洛他唑

西洛他唑可抑制磷酸二酯酶(PDE),特别是PDEⅢ,提高cAMP水平,从而起到扩张血管和抗血小板聚集的作用,常用剂量为每次50～100 mg,每天2次。

为了检测西洛他唑对颅内动脉狭窄进展的影响,Kwan进行了一项多中心双盲随机与安慰剂对照研究,将135例大脑中动脉M1段或基底动脉狭窄有急性症状者随机分为两组,一组接受西洛他唑200 mg/d治疗,另一组给予安慰剂治疗,所有患者均口服阿司匹林100 mg/d,在进入试验和6个月后分别做MRA和TCD,对颅内动脉狭窄程度进行评价。主要转归指标为MRA上有症状颅内动脉狭窄的进展,次要转归指标为临床事件和TCD的狭窄进展。西洛他唑组,45例有症状颅内动脉狭窄者中有3例(6.7%)进展,11例(24.4%)缓解;而安慰剂组15例(28.8%)进展,8例(15.4%)缓解,两组差异有显著性意义。

有症状颅内动脉狭窄是一个动态变化的过程,西洛他唑有可能防止颅内动脉狭窄的进展。西洛他唑的不良反应可有皮疹、头晕、头痛、心悸、恶心、呕吐,偶尔有消化道出血、尿路出血等。

6.三氟柳

三氟柳的抗血栓形成作用是通过干扰血小板聚集的多种途径实现的,如不可逆性抑制环氧化酶(CoX)和阻断血栓素A_2(TXA$_2$)的形成。三氟柳抑制内皮细胞CoX的作用极弱,不影响前列腺素合成。另外,三氟柳及其代谢产物2-羟基-4-三氟甲基苯甲酸可抑制磷酸二酯酶,增加血小板和内皮细胞内cAMP的浓度,增强血小板的抗聚集效应,该药应用于人体时不会延长出血时间。

有研究将2 113例TIA或脑卒中患者随机分组,进行三氟柳(600 mg/d)或阿司匹林(325 mg/d)治疗,平均随访30.1个月,主要转归指标为非致死性缺血性脑卒中、非致死性心肌梗死和血管性疾病死亡的联合终点,结果两组联合终点发生率、各个终点事件发生率和存活率均无明显差异,三氟柳组出血性事件的发生率明显低于阿司匹林组。

7.沙格雷酯

沙格雷酯是5-HT$_2$受体阻滞剂,具有抑制由5-HT增强的血小板聚集作用和由5-HT引起的血管收缩的作用,增加被减少的侧支循环血量,改善周围循环障碍等。口服沙格雷酯后1～5 h即有抑制血小板的聚集作用,可持续4～6 h。口服每次100 mg,每天3次。不良反应较少,可有皮疹、恶心、呕吐和胃部灼热感等。

8.曲克芦丁

曲克芦丁能抑制血小板聚集,防止血栓形成,同时能对抗5-HT、缓激肽引起的血管损伤,增加毛细血管抵抗力,降低毛细血管通透性等。每次 200 mg,每天 3 次,口服;或每次 400~600 mg,加入 250~500 mL 5%的葡萄糖注射液或 0.9%的氯化钠注射液中静脉滴注,每天 1 次,可连用 15~30 d。不良反应较少,偶尔有恶心和便秘。

(四)扩血管治疗

扩张血管药目前仍然是广泛应用的药物,但脑梗死急性期不宜使用,因为脑梗死病灶后的血管处于血管麻痹状态,此时应用血管扩张药,能扩张正常血管,对病灶区的血管不仅不能扩张,还要从病灶区盗血,称"偷漏现象"。因此,血管扩张药应在脑梗死发病 2 周后才应用。常用的扩张血管药有以下几种。

1.丁苯酞

丁苯酞每次 200 mg,每天 3 次,口服。偶尔见恶心,腹部不适,有严重出血倾向者忌用。

2.倍他司汀

倍他司汀每次 20 mg,加入 500 mL 5%的葡萄糖注射液中静脉滴注,每天1次,连用 10~15 d;或每次8 mg,每天3次,口服。有些患者会出现恶心、呕吐和皮疹等不良反应。

3.盐酸法舒地尔注射液

盐酸法舒地尔注射液每次 60 mg(2 支),加入 250 mL 5%的葡萄糖注射液或 0.9%的氯化钠注射液中静脉滴注,每天1次,连用 10~14 d。可有一过性颜面潮红、低血压和皮疹等不良反应。

4.银杏达莫注射液

银杏达莫注射液每次 20 mL,加入 500 mL 5%的葡萄糖注射液或 0.9%的氯化钠注射液中静脉滴注,每天 1 次,可连用14 d。偶尔有头痛、头晕、恶心等不良反应。

5.葛根素注射液

葛根素注射液每次 500 mg,加入 500 mL 5%的葡萄糖注射液或 0.9%的氯化钠注射液中静脉滴注,每天 1 次,连用14 d。少数患者可出现皮肤瘙痒、头痛、头昏、皮疹等不良反应,停药后可自行消失。

6.灯盏花素注射液

灯盏花素注射液每次 20 mL(含灯盏花乙素 50 g),加入 250 mL 5%的葡萄糖注射液或 0.9%的氯化钠注射液中静脉滴注,每天 1 次,连用 14 d。偶有头痛、头昏等不良反应。

(五)用钙通道阻滞剂

钙通道阻滞剂的使用是继 β 受体阻滞剂的使用之后,脑血管疾病治疗中重要的进展之一。正常时细胞内钙离子浓度为 10^{-9} mol/L,细胞外钙离子浓度是细胞内的 10 000 倍。在病理情况下,钙离子迅速内流到细胞内,使原有的细胞内外钙离子平衡破坏,结果:①由于血管平滑肌细胞内钙离子增多,导致血管痉挛,加重缺血、缺氧。②大量钙离子激活 ATP 酶,使 ATP 酶加速消耗,结果细胞内能量不足,多种代谢无法维持。③大量钙离子破坏了细胞膜的稳定性,使许多有害物质释放出来。④神经细胞内钙离子陡增,可加速已经衰竭的细胞死亡。使用钙通道阻滞剂的目的在于阻止钙离子内流到细胞内,阻断上述病理过程。

钙通道阻滞剂改善脑缺血和解除脑血管痉挛的可能机制:①解除缺血灶中的血管痉挛。②抑制肾上腺素能受体介导的血管收缩,增加脑组织葡萄糖利用率,继而增加脑血流量。③有梗死的半球内血液重新分布,缺血区脑血流量增加,高血流区血流量减少,对临界区脑组织有保护作用。几种常用的钙通道阻滞剂介绍如下。

1.尼莫地平

尼莫地平为选择性扩张脑血管作用最强的钙通道阻滞剂。口服,每次 40 mg,每天 3～4 次。注射液,每次24 mg,溶于 1 500 mL 5％的葡萄糖注射液中静脉滴注,开始注射时,1 mg/h,若患者能耐受,1 h 后增至2 mg/h,每天 1 次,连续用药 10 d,以后改用口服。德国 Bayer 药厂生产的尼莫同(Nimotop),每次口服30～60 mg,每天 3 次,可连用 1 个月。开始 2 h 可按照 0.5 mg/h 静脉滴注,如果耐受性良好,尤其血压无明显下降时,可增至 1 mg/h,连用 7～10 d 改为口服。该药规格为尼莫同注射液 50 mL 含尼莫地平 10 mg,一般每天静脉滴注 10 mg。不良反应比较轻微,口服时可有一过性消化道不适、头晕、嗜睡和皮肤瘙痒等。静脉给药可有血压下降(尤其是治疗前有高血压者)、头痛、头晕、皮肤潮红、多汗、心率减慢或心率加快等。

2.尼卡地平

尼卡地平对脑血管的扩张作用强于对外周血管的扩张作用。每次口服 20 mg,每天 3～4 次,连用1～2 个月。可有胃肠道不适、皮肤潮红等不良反应。

3.氟桂利嗪

氟桂利嗪每次 5～10 mg,睡前服。有嗜睡、乏力等不良反应。

4.桂利嗪

桂利嗪每次口服 25 mg,每天 3 次。有嗜睡、乏力等不良反应。

(六)防治脑水肿

大面积脑梗死、出血性梗死的患者多有脑水肿,应给予降低颅压处理,例如,将床头抬高 30°角,避免有害刺激、解除疼痛、适当吸氧和恢复正常体温;有条件行颅内压测定者,脑灌注压应保持在 9.3 kPa(70 mmHg)以上;避免使用低渗和含糖溶液,对脑水肿明显者应快速给予降颅压处理。

1.甘露醇

甘露醇对缩小脑梗死面积与减轻病残有一定的作用。甘露醇除降低颅内压外,还可降低血液黏度、增加红细胞变形性、减少红细胞聚集、减少脑血管阻力、增加灌注压、提高灌注量、改善脑的微循环,还可提高心排血量。每次 125～250 mL,静脉滴注,6 h 1 次,连用 7～10 d。甘露醇治疗脑水肿疗效快、效果好。不良反应:降颅压有反跳现象,可能引起心力衰竭、肾功能损害、电解质紊乱等。

2.复方甘油注射液

复方甘油注射液能选择性脱出脑组织中的水分,可减轻脑水肿;在体内参加三羧酸循环代谢后转换成能量,供给脑组织,增加脑血流量,改善脑循环,因而有利于脑缺血病灶的恢复。每天 500 mL 静脉滴注,每天2 次,可连用 15～30 d。静脉滴注速度应控制在 2 mL/min,以免发生溶血反应。由于要控制静脉滴速,并不能用于急救。有大面积脑梗死的患者有明显脑水肿甚至发生脑疝,一定要应用足量的甘露醇,或同时用或交替用甘露醇与复方甘油,这样可以维持恒定的降颅压作用和减少甘露醇的用量,从而减少甘露醇的不良反应。

3.七叶皂苷钠注射液

七叶皂苷钠注射液有抗渗出、消水肿、增加静脉张力、改善微循环和促进脑功能恢复的作用。每次 25 mg,加入 250～500 mL 5％的葡萄糖注射液或 0.9％的氯化钠注射液中静脉滴注,每天

1 次,连用 10～14 d。

4.手术减压治疗

手术减压治疗主要适用于恶性大脑中动脉(MCA)梗死和小脑梗死。

(七)提高血氧和辅助循环

高压氧是有价值的辅助疗法,在脑梗死的急性期和恢复期都有治疗作用。最近研究提示,脑广泛缺血后,纠正脑的乳酸中毒或脑代谢产物积聚,可恢复神经功能。高压氧向脑缺血区域弥散,可使这些区域的细胞在恢复正常灌注前得以生存,从而减轻缺血缺氧引起的病理改变,保护受损的脑组织。

(八)用神经细胞活化剂

据一些药物实验研究报告,这类药物有一定的营养神经细胞和促进神经细胞活化的作用,但确切的效果,尚待进一步大宗临床验证和评价。

1.胞磷胆碱

胞磷胆碱参与体内卵磷脂的合成,有改善脑细胞代谢的作用,促进意识的恢复。每次 750 mg,加入 250 mL 5%的葡萄糖注射液中静脉滴注,每天 1 次,连用 15～30 d。

2.三磷酸胞苷二钠

三磷酸胞苷二钠的主要药效成分是三磷酸胞苷,该物质不仅能直接参与磷脂与核酸的合成,还间接参与磷脂与核酸合成过程中的能量代谢,有营养神经、调节物质代谢和抗血管硬化的作用。每次 60～120 mg,加入 250 mL 5%的葡萄糖注射液中静脉滴注,每天 1 次,可连用10～14 d。

3.小牛血去蛋白提取物

小牛血去蛋白提取物是一种小分子肽、核苷酸和寡糖类物质,不含蛋白质和致热原。其可促进细胞对氧和葡萄糖的摄取和利用,使葡萄糖的无氧代谢转为有氧代谢,使能量物质生成增多,延长细胞生存时间,促进组织细胞代谢、功能恢复和组织修复。每次 1 200～1 600 mg,加入 500 mL 5%的葡萄糖注射液中静脉滴注,每天1 次,可连用 15～30 d。

4.依达拉奉

依达拉奉是一种自由基清除剂,抑制脂自由基的生成,抑制细胞膜脂质过氧化连锁反应,抑制自由基介导的蛋白质、核酸不可逆的破坏作用,是一种脑保护药物。每次 30 mg,加入 250 mL 5%的葡萄糖注射液中静脉滴注,每天 2 次,连用 14 d。

(九)其他内科治疗

1.调节和稳定血压

急性脑梗死患者的血压检测和治疗是一个存在争议的领域。因为血压偏低会减少脑血流灌注,加重脑梗死。在急性期,患者会出现不同程度的血压升高。原因是多方面的,如脑卒中后的应激反应、膀胱充盈、疼痛及机体对脑缺氧和颅内压升高的代偿反应等,且其升高的程度与脑梗死病灶大小和部位、疾病前是否患高血压有关。脑梗死早期高血压的处理取决于血压升高的程度及患者的整体情况。美国脑卒中学会(ASA)和欧洲脑卒中促进会(EUSI)都赞同:收缩压超过 29.3 kPa(220 mmHg)或舒张压超过 16.0 kPa(120 mmHg),则应给予谨慎缓慢降压治疗,并严密观察血压变化,防止血压降得过低。然而有一些脑血管治疗中心,主张只有在出现下列情况才考虑降压治疗,如合并夹层动脉瘤、肾衰竭、心脏衰竭及高血压脑病时。但在溶栓治疗时,需及时降压治疗,应避免收缩压>24.7 kPa(185 mmHg),以防止继发性出血。降压推荐使用微输液泵静脉注射硝普钠,可迅速、平稳地降低血压至所需水平,也可用乌拉地尔、卡维地洛等。血压过低对脑梗死不利,应适当提高血压。

2.控制血糖

糖尿病是脑卒中的危险因素之一,并可加重急性脑梗死和局灶性缺血再灌注损伤。《欧洲脑卒中组织(ESO)缺血性脑卒中和短暂性脑缺血发作处理指南》[欧洲脑卒中促进会(EUSI)]指出,已证实急性脑卒中后高血糖与大面积脑梗死、皮质受累及其功能转归不良有关,但积极降低血糖水平能否改善患者的临床转归,尚缺乏足够证据。如果没有糖尿病史,只是急性脑卒中后血糖应激性升高,则不必采用降糖措施,只需输液中不用葡萄糖注射液就可降低血糖水平;有糖尿病史的患者必须同时应用降糖药适当控制高血糖;血糖水平超过 10 mmol/L(180 mg/dL)时需降糖处理。

3.心脏疾病的防治

对并发心脏疾病的患者要采取相应防治措施,如果要应用甘露醇脱水治疗,则必须加用呋塞米以减少心脏负荷。

4.防治感染

对有吞咽困难或意识障碍的脑梗死患者,常常容易合并肺部感染,应给予相应抗生素和止咳化痰药物,必要时行气管切开,这样有利于吸痰。

5.保证营养和水、电解质的平衡

特别是对有吞咽困难和意识障碍的患者,应采用鼻饲,保证营养、水与电解质的补充。

6.体温管理

在实验室脑卒中模型中,发热与脑梗死体积增大和转归不良有关。体温升高可能是中枢性高热或继发感染的结果,均与临床转归不良有关。应积极迅速找出感染灶并予以适当治疗,并可使用乙酰氨基酚进行退热治疗。

(十)康复治疗

脑梗死患者只要生命体征稳定,应尽早开始康复治疗,主要目的是促进神经功能的恢复。早期进行瘫痪肢体的功能锻炼和语言训练,防止关节挛缩和足下垂,可采用针灸、按摩、理疗和被动运动等措施。

七、预后与预防

(一)预后

(1)如果得到及时的治疗,特别是能及时在卒中单元获得早期溶栓疗法等系统规范的中西医结合治疗,可提高疗效,减少致残率,30%～50%的患者能自理生活,甚至恢复工作能力。

(2)国外脑梗死病死率为 6.9%～20%,其中颈内动脉系梗死为 17%,椎基底动脉系梗死为18%。秦震等观察随访经 CT 证实的脑梗死 1～7 年的预后,发现:①累计生存率,6 个月为96.8%,12 个月为 91%,2 年为 81.7%,3 年为 81.7%,4 年为 76.5%,5 年为76.5%,6 年为 71%,7 年为 71%。急性期病死率为22.3%,其中颈内动脉系 22%,椎基底动脉系 25%。意识障碍、肢体瘫痪和继发肺部感染是影响预后的主要因素。②累计病死率在开始半年内迅速上升,一年半达高峰。说明发病后一年半不能恢复自理者,继续恢复的可能性较小。

(二)预防

1.一级预防

一级预防是指发病前的预防,即通过早期改变不健康的生活方式,积极主动地控制危险因素,从而达到使脑血管疾病不发生或发病年龄推迟的目的。从流行病学角度看,只有一级预防才能降低人群发病率,所以对于病死率及致残率很高的脑血管疾病来说,重视并加强开展一级预防的意义远远大于二级预防。

对血栓形成性脑梗死的危险因素及其干预管理有下述几方面:服用降血压药物,有效控制高血压,防治心脏病,冠心病患者应服用小剂量阿司匹林,定期监测血糖和血脂,合理饮食和应用降糖药物和降脂药物,不抽烟、不酗酒,对动脉狭窄患者及无症状颈内动脉狭窄患者一般不推荐手术治疗或血管内介入治疗,对重度颈动脉狭窄(狭窄≥70%)的患者在有条件的医院可以考虑行颈动脉内膜切除术或血管内介入治疗。

2.二级预防

脑卒中首次发病后应尽早开展二级预防工作,可预防或降低再次发生率。二级预防有下述几个方面:要对第一次发病机制正确评估,管理和控制血压、血糖、血脂和心脏病,应用抗血小板聚集药物,颈内动脉狭窄的干预与一级预防相同,有效降低同型半胱氨酸水平等。

（王　鹏）

第四节　腔隙性脑梗死

腔隙性脑梗死是指大脑半球深部白质和脑干等中线部位,由直径为 $100\sim400\ \mu m$ 的穿支动脉血管闭塞导致的脑梗死。所引起的病灶为 $0.5\sim15.0\ mm^3$ 的梗死灶。大多由大脑前动脉、大脑中动脉、前脉络膜动脉和基底动脉的穿支动脉闭塞所引起。脑深部穿动脉闭塞导致相应灌注区脑组织缺血、坏死、液化,由吞噬细胞将该处组织去除,形成由增生的星形胶质细胞所包围的囊腔。该病好发于基底节、丘脑、内囊和脑桥的大脑皮质贯通动脉供血区。反复发生多个腔隙性脑梗死,称多发性腔隙性脑梗死。临床引起相应的综合征,常见的有纯运动性轻偏瘫、纯感觉性卒中、构音障碍-手笨拙综合征、共济失调性轻偏瘫和感觉运动性卒中。高血压和糖尿病是主要原因,特别是高血压尤其重要。腔隙性脑梗死占脑梗死的 $20\%\sim30\%$ 。

一、病因与发病机制

(一)病因

真正的病因和发病机制尚未完全清楚,但与下列因素有关。

1.高血压

长期高血压作用于小动脉及微小动脉壁,致脂质透明变性,管腔闭塞,产生腔隙性病变。舒张压升高是多发性腔隙性脑梗死的常见原因。

2.糖尿病

有糖尿病时血浆低密度脂蛋白及极低密度脂蛋白的浓度升高,引起脂质代谢障碍,促进胆固醇合成,从而加速、加重动脉硬化的形成。

3.微栓子（无动脉病变）

各种类型小栓子阻塞小动脉导致腔隙性脑梗死。

4.血液成分异常

血液成分异常（如红细胞增多症、血小板增多症）、高凝状态（如血凝块、血小板聚集颗粒、动脉粥样硬化斑块颗粒）、脂肪或气体等，也可导致发病。

（二）发病机制

腔隙性脑梗死的发病机制还不完全清楚。微小动脉粥样硬化被认为是症状性腔隙性脑梗死常见的发病机制。在高血压患者的粥样硬化斑为 $100\sim400\ \mu m$ 的小动脉中，也能发现动脉狭窄和闭塞。颈动脉粥样斑块，尤其是多发性斑块，可能会导致腔隙性脑梗死；脑深部穿动脉闭塞，导致相应灌注区脑组织缺血、坏死，由吞噬细胞将该处脑组织移走，遗留小腔，因而导致该部位神经功能缺损。

二、病理

腔隙性脑梗死灶呈不规则圆形、卵圆形或狭长形。累及管径 $100\sim400\ \mu m$ 的穿动脉，梗死部位主要在基底节（特别是壳核和丘脑）、内囊和脑桥的白质。大多数腔隙性脑梗死位于豆纹动脉分支、大脑后动脉的丘脑深穿支和基底动脉的旁中央支供血区。阻塞常发生在深穿支的前半部分，因而梗死灶均较小，大多数直径为0.2～15 mm。病变血管可见透明变性、玻璃样脂肪变、玻璃样小动脉坏死、血管壁坏死和小动脉硬化等。

三、临床表现

本病常见于 $40\sim60$ 岁的中老年人。腔隙性脑梗死患者中高血压的发病率约为 75%，糖尿病的发病率为 $25\%\sim35\%$。

（一）症状和体征

临床症状一般较轻，体征单一，一般无头痛、颅内高压症状和意识障碍。由于病灶小，又常位于脑的静区，故许多腔隙性脑梗死在临床上无症状。

（二）临床综合征

Fisher 根据病因、病理和临床表现，将临床综合征归纳为 21 种，常见的有以下几种。

1.纯运动性轻偏瘫（pure motor hemiparesis，PMH）

PMH 最常见，约占 60%，有病灶对侧轻偏瘫，而不伴失语、感觉障碍和视野缺损，病灶多在内囊和脑干。

2.纯感觉性卒中（pure sensory stroke，PSS）

PSS 约占 10%，表现为病灶对侧偏身感觉障碍，也可伴有感觉异常，如麻木、烧灼和刺痛感。病灶在丘脑腹后外侧核或内囊后肢。

3.构音障碍-手笨拙综合征（dysarthric-clumsy hand syndrome，DCHS）

DCHS 约占 20%，表现为构音障碍、吞咽困难，病灶对侧轻度中枢性面、舌瘫，手的精细运动欠灵活，指鼻试验欠稳。病灶在脑桥基底部或内囊前肢及膝部。

4.共济失调性轻偏瘫（ataxic-hemiparesis，AH）

AH 病灶同侧共济失调和病灶对侧轻偏瘫，下肢重于上肢，伴有锥体束征。病灶多在放射冠汇集至内囊处，或脑桥基底部皮质脑桥束受损所致。

5.感觉运动性卒中(sensorimotor stroke,SMS)

SMS少见,以偏身感觉障碍起病,再出现轻偏瘫,病灶位于丘脑腹后核及邻近内囊后肢。

6.腔隙状态

腔隙状态由 Marie 提出,由于多次腔隙性脑梗死后,有进行性加重的偏瘫、严重的精神障碍、痴呆、平衡障碍、大小便失禁、假性延髓性麻痹、双侧锥体束征和类帕金森综合征等。近年,由于有效控制血压及治疗的进步,现在腔隙状态已很少见。

四、辅助检查

(一)神经影像学检查

1.颅脑 CT

非增强 CT 扫描显示基底节区或丘脑呈卵圆形低密度灶,边界清楚,直径为 10～15 mm。由于病灶小,占位效应轻微,一般仅为相邻脑室局部受压,多无中线移位,梗死密度随时间逐渐减小,4 周后接近脑脊液密度,并出现萎缩性改变。增强扫描于梗死后 3 d 至 1 个月可能发生均一或斑块性强化,以 2～3 周明显,待达到脑脊液密度时,则不再强化。

2.颅脑 MRI

MRI 显示比 CT 优越,尤其是对脑桥的腔隙性脑梗死和新旧腔隙性脑梗死的鉴别有意义,增强后能提高阳性率。颅脑 MRI 检查在 T_2W 像上显示高信号,是小动脉阻塞后新的或陈旧的病灶。T_1WI 和 T_2WI 分别表现为低信号和高信号斑点状或斑片状病灶,呈圆形、椭圆形或裂隙形,最大直径常为数毫米,一般不超过 1 cm。急性期 T_1WI 的低信号和 T_2WI 的高信号,常不及慢性期明显,由于水肿存在,病灶看起来常大于实际梗死灶。注射对比剂后,T_1WI 急性期、亚急性期和慢性期病灶显示增强,呈椭圆形、圆形,也可呈环形。

3.CT 血管成像(CTA)、磁共振血管成像(MRA)

CTA、MRA 了解颈内动脉有无狭窄及闭塞程度。

(二)超声检查

经颅多普勒超声(TCD)了解颈内动脉狭窄及闭塞程度。三维B超检查,了解颈内动脉粥样硬化斑块的大小和厚度。

(三)血液学检查

血液学检查了解有无糖尿病和高脂血症等。

五、诊断与鉴别诊断

(一)诊断

(1)中老年人发病,多数患者有高血压病史,部分患者有糖尿病史或 TIA 史。

(2)急性或亚急性起病,症状比较轻,体征比较单一。

(3)临床表现符合 Fisher 描述的常见综合征之一。

(4)颅脑 CT 或 MRI 发现与临床神经功能缺损一致的病灶。

(5)预后较好,恢复较快,大多数患者不遗留后遗症状和体征。

(二)鉴别诊断

1.小量脑出血

小量脑出血均为中老年发病,有高血压和急起的偏瘫和偏身感觉障碍。但小量脑出血头颅

CT 显示高密度灶即可鉴别。

2.脑囊虫病

CT 均表现为低信号病灶。但是,脑囊虫病在 CT 上呈多灶性、小灶性和混合灶性病灶,临床表现常有头痛和癫痫发作,血和脑脊液囊虫抗体阳性,可供鉴别。

六、治疗

(一)抗血小板聚集药物

抗血小板聚集药物是预防和治疗腔隙性脑梗死的有效药物。

1.肠溶阿司匹林(或拜阿司匹林)

肠溶阿司匹林每次 100 mg,每天 1 次,口服,可连用 6～12 个月。

2.氯吡格雷

氯吡格雷每次 50～75 mg,每天 1 次,口服,可连用半年。

3.西洛他唑

西洛他唑每次 50～100 mg,每天 2 次,口服。

4.曲克芦丁

曲克芦丁每次 200 mg,每天 3 次,口服;或每次 400～600 mg,加入 500 mL 5％的葡萄糖注射液或 0.9％的氯化钠注射液中静脉滴注,每天 1 次,可连用 20 d。

(二)钙通道阻滞剂

1.氟桂利嗪

氟桂利嗪每次 5～10 mg,睡前口服。

2.尼莫地平

尼莫地平每次 20～30 mg,每天 3 次,口服。

3.尼卡地平

尼卡地平每次 20 mg,每天 3 次,口服。

(三)血管扩张药

1.丁苯酞

丁苯酞每次 200 mg,每天 3 次,口服。偶尔见恶心、腹部不适,有严重出血倾向者忌用。

2.倍他司汀

倍他司汀每次 6～12 mg,每天 3 次,口服。可有恶心、呕吐等不良反应。

(四)内科病的处理

有效控制高血压、糖尿病、高脂血症等,坚持药物治疗,定期检查血压、血糖、血脂、心电图和有关血液流变学指标。

七、预后与预防

(一)预后

Marie 和 Fisher 认为腔隙性脑梗死一般预后良好,下述几种情况影响本病的预后。

(1)梗死灶的部位和大小:例如,腔隙性脑梗死发生在脑的重要部位——脑桥和丘脑,以及大的和多发性腔隙性脑梗死者预后不良。

(2)有反复 TIA 发作,有高血压、糖尿病和严重心脏病(缺血性心脏病、心房颤动和心脏瓣膜

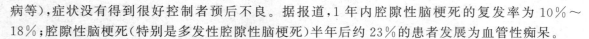

病等),症状没有得到很好控制者预后不良。据报道,1年内腔隙性脑梗死的复发率为10%~18%;腔隙性脑梗死(特别是多发性腔隙性脑梗死)半年后约23%的患者发展为血管性痴呆。

(二)预防

控制高血压、防治糖尿病和TIA是预防腔隙性脑梗死发生和复发的关键。

(1)积极处理危险因素。①血压的调控:长期高血压是腔隙性脑梗死主要的危险因素之一。在降血压药物方面无统一规定应用的药物。选用降血压药物的原则是既要有效和持久地降低血压,又不至于影响重要器官的血流量。可选用钙通道阻滞剂,例如,硝苯地平缓释片,每次20 mg,每天2次,口服;或尼莫地平,每次30 mg,每天1次,口服。也可选用血管紧张素转换酶抑制剂(ACEI),如卡托普利,每次12.5~25 mg,每天3次,口服;或贝拉普利,每次5~10 mg,每天1次,口服。②调控血糖:糖尿病也是腔隙性脑梗死主要的危险因素之一。要积极控制血糖,注意饮食与休息。③调控高血脂:可选用辛伐他汀,每次10~20 mg,每天1次,口服;或洛伐他汀,每次20~40 mg,每天1~2次,口服。④积极防治心脏病:要减轻心脏负荷,避免或慎用增加心脏负荷的药物,注意补液速度及补液量;对有心肌缺血、心肌梗死者应在心血管内科医师的协助下进行药物治疗。

(2)可以较长时期应用抗血小板聚集药物,如阿司匹林、氯吡格雷和中药活血化瘀药物。

(3)生活规律,心情舒畅,饮食清淡,进行适宜的体育锻炼。

(张宝光)

第五节　脑　栓　塞

脑栓塞以前称栓塞性脑梗死,是指来自身体各部位的栓子经颈动脉或椎动脉进入颅内,阻塞脑部血管,中断血流,导致该动脉供血区域的脑组织缺血缺氧而软化坏死及相应的脑功能障碍。临床表现出相应的神经系统功能缺损症状和体征,如急骤起病的偏瘫、偏身感觉障碍和偏盲等。大面积脑梗死还有颅内高压症状,严重时可发生昏迷和脑疝。脑栓塞约占脑梗死的15%。

一、病因与发病机制

(一)病因

按栓子来源不同,脑栓塞可分为心源性脑栓塞、非心源性脑栓塞及来源不明的脑栓塞。心源性栓子占脑栓塞的60%~75%。

1.心源性

风湿性心脏病引起的脑栓塞占整个脑栓塞的50%以上。二尖瓣狭窄或二尖瓣狭窄合并闭锁不全者最易发生脑栓塞,因二尖瓣狭窄时,左心房扩张,血流缓慢瘀滞,又有涡流,易于形成附壁血栓,血流的不规则更易使之脱落成栓子,故心房颤动时更易发生脑栓塞。慢性心房颤动是最常见的脑栓塞形成原因。其他还有心肌梗死、心肌病的附壁血栓,以及产生细菌性心内膜炎时瓣膜上的炎性赘生物脱落等。

2.非心源性

主动脉及发出的大血管粥样硬化斑块和附着物脱落引起的血栓栓塞也是脑栓塞的常见原

因。另外,还有炎症的脓栓、骨折的脂肪栓、人工气胸和气腹的空气栓、癌栓、虫栓和异物栓等。还有来源不明的栓子等。

(二)发病机制

各个部位的栓子通过颈动脉系统或椎动脉系统时,栓子阻塞血管的某一分支,造成缺血、梗死和坏死,产生相应的临床表现;栓子造成远端急性供血中断,该区脑组织发生缺血性变性、坏死及水肿;另外,由于栓子刺激,该段动脉和周围小动脉反射性痉挛,造成该栓塞的动脉供血区的缺血,同时因其周围的动脉痉挛,进一步加重脑缺血损害的范围。

二、病理

脑栓塞的病理改变与脑血栓形成基本相同。但是,有以下几点不同:①脑栓塞的栓子与动脉壁不粘连;而脑血栓形成是在动脉壁上形成的,所以栓子与动脉壁粘连不易分开;②脑栓塞的栓子可以向远端移行,而脑血栓形成的栓子不能;③脑栓塞所致的梗死灶,有60%以上合并出血性梗死;脑血栓形成所致的梗死灶合并出血性梗死较少;④脑栓塞往往为多发病灶,脑血栓形成常为一个病灶。另外,炎性栓子可见局灶性脑炎或脑脓肿,在寄生虫栓子栓塞处可发现虫体或虫卵。

三、临床表现

(一)发病年龄

风湿性心脏病引起者多为中青年,冠心病及大动脉病变引起者多为中老年人。

(二)发病情况

发病急骤,在数秒钟或数分钟之内达高峰,是所有脑卒中发病最快者,少数患者因反复栓塞可在数天内呈阶梯式加重。一般,发病无明显诱因,安静和活动时均可发病。

(三)症状与体征

约4/5的脑栓塞发生于前循环,特别是大脑中动脉,病变对侧出现偏瘫、偏身感觉障碍和偏盲,优势半球病变还有失语。癫痫发作很常见,因大血管栓塞,常引起脑血管痉挛,有部分性发作或全面性发作。椎基底动脉栓塞约占1/5,起病有眩晕、呕吐、复视、交叉性瘫痪、共济失调、构音障碍和吞咽困难等。栓子进入一侧或两侧大脑后动脉有同向性偏盲或皮质盲。基底动脉主干栓塞会导致昏迷、四肢瘫痪,可引起闭锁综合征及基底动脉尖综合征。

心源性栓塞患者有心慌、胸闷、心律不齐和呼吸困难等。

四、辅助检查

(一)胸部X射线检查

胸部X射线检查可发现心脏肥大。

(二)心电图检查

心电图检查可发现陈旧或新鲜心肌梗死、心律失常等。

(三)超声心动图检查

超声心动图检查是评价心源性脑栓塞的重要依据之一,能够显示心脏立体解剖结构,包括瓣膜反流和运动、心室壁的功能和心腔内的肿块。

(四)多普勒超声检查

多普勒超声检查有助于测量血流通过狭窄瓣膜的压力梯度及狭窄的严重程度。彩色多普勒超声血流图可检测瓣膜反流程度并可研究与血管造影的相关性。

(五)经颅多普勒超声(TCD)

TCD 可检测颅内血流情况,评价血管狭窄的程度及闭塞血管的部位,也可检测动脉粥样硬化的斑块及微栓子的部位。

(六)神经影像学检查

头颅 CT 和 MRI 检查可显示缺血性梗死和出血性梗死改变。合并出血性梗死高度支持脑栓塞的诊断,许多患者继发出血性梗死临床症状并未加重,发病 3~5 d 复查 CT 可早期发现继发性梗死后出血。早期脑梗死 CT 难于发现,常规 MRI 的假阳性率较高,MRI 弥散成像(DWI)和灌注成像(PWI)可以发现超急性期脑梗死。磁共振血管成像(MRA)是一种无创伤性显示脑血管狭窄或阻塞的方法,造影特异性较高,数字减影血管造影(DSA)可更好地显示胸血管狭窄的部位、范围和程度。

(七)腰椎穿刺脑脊液检查

脑栓塞引起的大面积脑梗死可有压力增大和蛋白含量增大。出血性脑梗死时可见红细胞。

五、诊断与鉴别诊断

(一)诊断

(1)多为急骤发病。

(2)多数无前驱症状。

(3)一般意识清楚或有短暂意识障碍。

(4)有颈内动脉系统或椎基底动脉系统症状和体征。

(5)腰椎穿刺脑脊液检查结果一般不含血,若有红细胞可考虑出血性脑栓塞。

(6)栓子的来源可为心源性或非心源性,也可同时伴有脏器栓塞症状。

(7)头颅 CT 和 MRI 检查有梗死灶或出血性梗死灶。

(二)鉴别诊断

1.血栓形成性脑梗死

该病与脑栓塞均为急性起病的偏瘫、偏身感觉障碍,但血栓形成性脑梗死发病较慢,短期内症状可逐渐进展,一般无心房颤动等心脏病症状,头颅 CT 很少有出血性梗死灶,以资鉴别。

2.脑出血

脑出血与脑栓塞均为急骤起病的偏瘫,但脑出血多数有高血压、头痛、呕吐和意识障碍,头颅 CT 为高密度灶可以鉴别。

六、治疗

(一)抗凝治疗

对抗凝治疗预防心源性脑栓塞复发的利弊,仍存在争议。有的学者认为,脑栓塞容易发生出血性脑梗死和大面积脑梗死,可有明显的脑水肿,所以在急性期不主张应用较强的抗凝药物,以免引起出血性梗死,或并发脑出血及加重脑水肿。也有学者认为,抗凝治疗是预防随后再发栓塞性脑卒中的重要手段。心房颤动或有再栓塞风险、动脉夹层或动脉高度狭窄的患者,可应用抗凝药物预防再栓塞。栓塞复发的高风险可完全抵消发生出血的风险。常用的抗凝药物有以下几种。

1.肝素

肝素有妨碍凝血活酶形成的作用；能增强抗凝血酶、中和活性凝血因子及纤溶酶；还有消除血小板的凝集作用，通过抑制透明质酸酶的活性而发挥抗凝作用。肝素每次 12 500～25 000 U（100～200 mg），加入 1 000 mL 5％的葡萄糖注射液或 0.9％的氯化钠注射液中，缓慢静脉滴注或微泵注入，以每分钟 10～20 滴为宜，维持48 h，同时第 1 天开始口服抗凝药。

有颅内出血、严重高血压、肝和肾功能障碍、消化道溃疡、急性细菌性心内膜炎和出血倾向者禁用。根据活化部分部分凝血活酶时间（APTT）调整剂量，维持治疗前 APTT 值的 1.5～2.5 倍，及时检测 APTT 及凝血酶原活动度。用量过大，可导致严重自发性出血。

2.那曲肝素钙

那曲肝素钙又名低分子量肝素钙，是一种由普通肝素通过硝酸分解纯化而得到的低分子量肝素钙盐，其平均分子量为 4 500 D。该药被认为是通过抑制凝血酶的生长而发挥作用的，另外，还可溶解血栓和改善血流动力学。对血小板的功能影响明显小于肝素，很少引起出血并发症。因此，那曲肝素钙是一种比较安全的抗凝药。每次 4 000～5 000 U，腹部脐下外侧皮下垂直注射，每天1～2 次，连用 7～10 d，注意不能用于肌内注射。可能引起注射部位出血性瘀斑、皮下瘀血、血尿和过敏性皮疹。

3.华法林

华法林为香豆素衍生物钠盐，通过拮抗维生素 K 的作用，使凝血因子 Ⅱ、Ⅶ、Ⅸ 和 Ⅹ 的前体物质不能活化，在体内发挥竞争性的抑制作用，为一种间接性的中效抗凝剂。第 1 天给予 5～10 mg，口服，第 2 天半量；第 3 天根据复查的凝血酶原时间及活动度结果调整剂量，凝血酶原活动度维持在 25％～40％给予维持剂量，一般维持量为每天 2.5～5.0 mg，可用 3～6 个月。不良反应可有牙龈出血、血尿、发热、恶心、呕吐和腹泻等。

（二）脱水降颅压药物

脑栓塞患者常为大面积脑梗死、出血性脑梗死，常有明显脑水肿，甚至发生脑疝的危险，对此必须立即应用降颅压药物。心源性脑栓塞，应用甘露醇可增加心脏负荷，有引起急性肺水肿的风险。20％的甘露醇每次只能给 125 mL，静脉滴注，每天 4～6 次。为增强甘露醇的脱水力度，同时必须加用呋塞米，每次 40 mg，静脉注射，每天 2 次，可减轻心脏负荷，达到保护心脏的作用，保证甘露醇的脱水治疗；甘油果糖每次250～500 mL，缓慢静脉滴注，每天 2 次。

（三）扩张血管药物

1.丁苯酞

丁苯酞每次 200 mg，每天 3 次，口服。

2.葛根素注射液

葛根素注射液每次 500 mg，加入 250 mL 5％的葡萄糖注射液或 0.9％的氯化钠注射液中静脉滴注，每天 1 次，可连用10～14 d。

3.复方丹参注射液

复方丹参注射液每次 2 支（4 mL）加入 250 mL 5％的葡萄糖注射液或 0.9％的氯化钠注射液中静脉滴注，每天1 次，可连用 10～14 d。

4.川芎嗪注射液

川芎嗪注射液每次 100 mg 加入 250 mL 5％的葡萄糖注射液或 0.9％的氯化钠注射液中静脉滴注,每天 1 次,可连用10～15 d,有脑水肿和出血倾向者忌用。

(四)抗血小板聚集药物

早期暂不应用,特别是已有出血性梗死者急性期不宜应用。急性期过后,为预防血栓栓塞的复发,可较长期应用阿司匹林或氯吡格雷。

(五)原发病治疗

对感染性心内膜炎(亚急性细菌性心内膜炎),在病原菌未培养出来时,给予青霉素每次 320 万～400 万U,加入 250 mL 5％的葡萄糖注射液或 0.9％的氯化钠注射液中静脉滴注,每天 4～6 次;已知病原微生物,对青霉素敏感的首选青霉素,对青霉素不敏感者选用头孢曲松钠,每次 2 g,加入 250～500 mL 5％的葡萄糖注射液中静脉滴注,12 h 滴完,每天 2 次。对青霉素过敏和过敏体质者慎用,对头孢菌素类药物过敏者禁用。对青霉素和头孢菌素类抗生素不敏感者可应用去甲万古霉素,30 mg/(kg·d),分 2 次静脉滴注,每 0.8 g 药物至少加 200 mL 液体,缓慢滴入不少于 1 h,可用4～6 周,24 h 内最大剂量不超过 2 g,此药有明显的耳毒性和肾毒性。

七、预后与预防

(一)预后

脑栓塞急性期病死率为 5％～15％,患者多死于严重脑水肿、脑疝。心肌梗死引起的脑栓塞预后较差,多遗留严重的后遗症。如果栓子来源不消除,半数以上患者可能复发,约 2/3 的患者在 1 年内复发,复发的病死率更高。10％～20％的脑栓塞患者可能在病后 10 d 内发生第 2 次栓塞,病死率极高。栓子较小,症状较轻,及时治疗,神经功能障碍可以部分或完全缓解。

(二)预防

最重要的是预防脑栓塞的复发。目前医师认为,对于心房颤动、心肌梗死和二尖瓣脱垂患者可首选华法林,将其作为二级预防的药物,阿司匹林也有效,但效果低于华法林。华法林的剂量一般为每天2.5～3.0 mg,老年人每天 1.5～2.5 mg,并可采用国际标准化比值(INR)为标准进行治疗,既可获得疗效,又可减少出血的危险性。1993 年,欧洲 13 个国家 108 个医疗中心联合进行了一组临床试验,共入选 1 007 例非风湿性心房颤动发生 TIA 或小卒中的患者,分为3组,一组应用香豆素,一组用阿司匹林,一组用安慰剂,随访2～3 年,计算脑卒中或其他部位栓塞的发生率。结果发现应用香豆素组每年可减少 9％的脑卒中发生率,阿司匹林组减少 4％。前者出血发生率为 2.8％(每年),后者出血发生率为 0.9％(每年)。

关于脑栓塞发生后何时开始应用抗凝剂仍有不同看法。有的学者认为,过早应用可增加出血的危险性,因此建议发病后数周再开始应用抗凝剂。临床研究结果表明,高血压是引起出血的主要危险因素,如果能严格控制高血压,华法林的剂量强度控制在 INR 2.0～3.0,则其出血发生率可以降低。因此,目前华法林可以作为某些心源性脑栓塞的预防药物。

(张宝光)

第六节　颅内静脉系统血栓形成

颅内静脉系统血栓形成(cerebral venous thrombosis,CVT)是多种原因所致的脑静脉回流受阻的一组脑血管疾病,包括颅内静脉窦和脑静脉血栓形成。本病的特点为病因复杂,发病形式多样,诊断困难,容易漏诊、误诊,不同部位的 CVT 虽有其相应表现,但严重头痛往往是最主要的共同症状,80%～90%的 CVT 患者存在头痛。头痛可以单独存在,伴有或不伴有其他神经系统异常体征。以往学者认为,颅内静脉系统血栓形成比较少见,随着影像学技术的发展,更多的病例被确诊。特别是随着 MRI、MRA 及 MRV(磁共振动静脉血管成像)的广泛应用,诊断水平不断提高,此类疾病的检出率较过去显著提高。

本病按病变性质可分为感染性和非感染性两类。感染性者以急性海绵窦和横窦血栓形成多见,非感染性者以上矢状窦血栓形成多见。脑静脉血栓形成大多数由静脉窦血栓形成发展而来,但也有脑深静脉血栓形成(deep cerebral venous systemthrombosis,DCVST)伴发广泛静脉窦血栓形成,两者统称脑静脉及静脉窦血栓形成(cerebral venous and sinus thrombosis,CVST)。

一、病因与发病机制

(一)病因
病因主要分为感染性和非感染性。20%～35%的患者原因尚不明确。

1.感染性

感染性可分为局限性和全身性。局限性因素为头面部的化脓性感染,有面部危险三角区皮肤感染、中耳炎、乳突炎、扁桃体炎、鼻窦炎、齿槽感染、颅骨骨髓炎和脑膜炎等。全身性因素则由细菌性(败血症、心内膜炎、伤寒和结核)、病毒性(麻疹、肝炎、脑炎和人类免疫缺陷病毒)、寄生虫性(疟疾、旋毛虫病)及真菌性(曲霉病)疾病经血行感染所致。头面部感染较常见,常引起海绵窦、横窦和乙状窦血栓形成。

2.非感染性

非感染性可分为局限性和全身性。全身性因素如妊娠、产褥期、口服避孕药、各类型手术后、严重脱水、休克、恶病质、心功能不全、某些血液病(如红细胞增多症、镰状细胞贫血、失血性贫血、白血病和凝血障碍性疾病)、结缔组织病(系统性红斑狼疮、颞动脉炎和韦格纳肉芽肿)、消化道疾病(肝硬化、克罗恩病和溃疡性结肠炎)及静脉血栓疾病等。局限性因素见于颅脑外伤、脑肿瘤、脑外科手术后等。

(二)发病机制
1.感染性因素

对于感染性因素来说,由于解剖的特点,海绵窦和乙状窦是炎性血栓形成易发生的部位。

(1)海绵窦血栓形成:①颜面部病灶,鼻部、上唇和口腔等部位疖肿等化脓性病变破入血液,通过眼静脉进入海绵窦;②耳部病灶,中耳炎、乳突炎引起乙状窦血栓形成后,沿岩窦扩展至海绵窦;③颅内病灶,蝶窦、后筛窦通过筛静脉或直接感染侵入蝶窦壁而后入海绵窦;④颈咽部病灶,沿翼静脉丛进入海绵窦或侵入颈静脉,经横窦、岩窦达海绵窦。

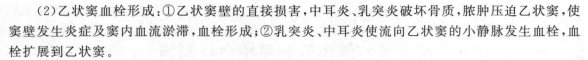

（2）乙状窦血栓形成：①乙状窦壁的直接损害，中耳炎、乳突炎破坏骨质，脓肿压迫乙状窦，使窦壁发生炎症及窦内血流淤滞，血栓形成；②乳突炎、中耳炎使流向乙状窦的小静脉发生血栓，血栓扩展到乙状窦。

2.非感染性因素

非感染性因素有全身衰竭、脱水、糖尿病高渗性昏迷、颅脑外伤、脑膜瘤、口服避孕药、妊娠、分娩、真性红细胞增多症、血液病及其他不明原因等，常导致高凝状态、血流淤滞，容易诱发静脉血栓形成。

二、病理

本病的病理所见是静脉窦内栓子富含红细胞和纤维蛋白，仅有少量血小板，故称红色血栓。随着时间的推移，栓子被纤维组织所替代。血栓性静脉窦闭塞可引起静脉回流障碍，静脉压升高，导致脑组织淤血、水肿和颅内压增高，脑皮质和皮质下出现点、片状出血灶。硬膜窦闭塞可导致严重的脑水肿，脑静脉病损累及深静脉可致基底节和/或丘脑静脉性梗死。感染性者静脉窦内可见脓液，常伴脑膜炎和脑脓肿等。

三、临床表现

近年来的研究认为，从新生儿到老年人均可发生本病，但多见于老年人和产褥期妇女，也可见于长期疲劳或抵抗力下降的患者；男、女均可患病，男、女发病比为 1.5：5.0，平均发病年龄为 37 岁。CVT 临床表现多样，头痛是最常见的症状，约 80% 的患者有头痛。其他常见症状和体征有视盘水肿、局灶神经体征、癫痫及意识改变等。不同部位的 CVT 临床表现有不同特点。

（一）症状与体征

1.高颅压症状

由脑静脉梗阻导致高颅压者，多存在持续性弥漫或局灶性头痛，通常有视盘水肿，还可出现恶心、呕吐、视物模糊或黑蒙、复视及意识水平下降和混乱。

2.脑局灶症状

其表现与病变的部位和范围有关，最常见的症状和体征是运动和感觉障碍，包括脑神经损害、单瘫和偏瘫等。

3.局灶性癫痫发作

局灶性癫痫发作常表现为部分性发作，可能继发于皮质静脉梗死或是扩张的皮质静脉"刺激"皮质所致。

4.全身性症状

全身性症状主要见于感染性静脉窦血栓形成，表现为不规则高热、寒战、乏力、全身肌肉酸痛、精神萎靡、咳嗽、皮下瘀血等感染和败血症症状。

5.意识障碍

意识障碍有精神错乱、躁动、谵妄、昏睡和昏迷等。

（二）常见的颅内静脉系统血栓

1.海绵窦血栓形成

海绵窦血栓形成最常见的是眼眶部、上面部的化脓性感染或全身感染所引起的急性型；由后路（中耳炎）及中路（蝶窦炎）逆行至海绵窦导致血栓形成者多为慢性型，较为少见；非感染性血栓形成更少见。常急性起病,出现发热、头痛、恶心、呕吐和意识障碍等感染中毒症状。疾病初期多累及一侧海绵窦,眼眶静脉回流障碍可致眶周、眼睑、结膜水肿和眼球突出,眼睑不能闭合和眼周软组织红肿;第Ⅲ、Ⅳ、Ⅵ对脑神经及第Ⅴ对脑神经1、2支受累可出现眼睑下垂、眼球运动受限、眼球固定和复视、瞳孔扩大,对光反射消失,前额及眼球疼痛,角膜反射消失等;可并发角膜溃疡,有时因眼球突出而眼睑下垂可不明显。因视神经位于海绵窦前方,故视神经较少受累,视力正常或中度下降。由于双侧海绵窦由环窦相连,故多数患者在数天后会扩展至对侧。病情进一步加重可引起视盘水肿及视盘周围出血,视力显著下降。颈内动脉海绵窦段感染和血栓形成,可出现颈动脉触痛及颈内动脉闭塞的临床表现(如对侧偏瘫和偏身感觉障碍),甚至可并发脑膜炎、脑脓肿等。

2.上矢状窦血栓形成

上矢状窦血栓形成多为非感染性,常发生于产褥期;妊娠、口服避孕药、婴幼儿或老年人严重脱水,以及消耗性疾病或恶病质等情况下也常可发生;少部分也可由感染引起,如头皮或邻近组织感染;偶尔见于骨髓炎、硬膜或硬膜下感染扩散引起上矢状窦血栓形成。

急性或亚急性起病,最主要的临床表现为颅内压增高症状,如头痛、恶心、呕吐、视盘水肿和展神经麻痹,1/3的患者仅表现为不明原因的颅内高压,视盘水肿可以是唯一的体征。上矢状窦血栓形成患者可出现意识-精神障碍,如表情淡漠、呆滞、嗜睡及昏迷。多数患者的血栓累及一侧或两侧侧窦而主要表现为颅内高压。血栓延伸到皮质(特别是运动区和顶叶的静脉)可引起全面性、局灶性运动发作或感觉性癫痫发作,伴偏瘫或双下肢瘫痪。旁中央小叶受累可引起小便失禁及双下肢瘫痪。累及枕叶视觉皮质可发生黑蒙。婴儿可表现喷射性呕吐,颅缝分离,囟门紧张和隆起,囟门周围及额、面、颈、枕等处的静脉怒张和迂曲。老年患者一般仅有轻微头昏、眼花、头痛、眩晕等症状,诊断困难。腰椎穿刺可见脑脊液压力升高,蛋白含量和白细胞数也可升高,磁共振静脉血管造影(MRV)有助于确诊。

3.侧窦血栓形成

侧窦包括横窦和乙状窦。因与乳突邻近,化脓性乳突炎或中耳炎常引起单侧乙状窦血栓形成。侧窦血栓形成常见于感染急性期,婴儿及儿童易受累,约50%的患者是由溶血性链球菌性败血症引起,皮肤、黏膜出现瘀点和瘀斑。一侧形成横窦血栓时可无症状,当波及对侧横窦或窦汇时常有明显症状。侧窦血栓形成的临床表现如下。

(1)颅内压增高:随病情发展而出现颅内压增高,常有头痛、呕吐、复视、头皮及乳突周围静脉怒张、视盘水肿,也可有意识或精神障碍。当血栓经窦汇延及上矢状窦时,颅内压升高得更多,并可出现昏迷、肢瘫和抽搐等。

(2)局灶神经症状:血栓扩展至岩上窦及岩下窦,可出现同侧展神经及三叉神经眼支受损的症状;约1/3患者的血栓延伸至颈静脉,可出现舌咽神经(Ⅸ)、迷走神经(Ⅹ)及副神经(Ⅺ)损害的颈静脉孔综合征,表现为吞咽困难、饮水呛咳、声音嘶哑、心动过缓和患侧耸肩、转颈力弱等神经受累的症状。

(3)感染症状:表现为化脓性乳突炎或中耳炎症状,如发热、寒战和外周血白细胞计数增多,患侧耳后乳突部红肿、有压痛和静脉怒张等。感染扩散可并发化脓性脑膜炎、硬膜外(下)脓肿及小脑、颞叶脓肿。

4.脑静脉血栓形成

(1)脑浅静脉血栓形成:一般症状可有头痛、咳嗽,用力、低头时加重;可有恶心、呕吐、视盘水

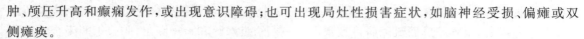

肿、颅压升高和癫痫发作，或出现意识障碍；也可出现局灶性损害症状，如脑神经受损、偏瘫或双侧瘫痪。

（2）脑深静脉血栓形成：多为急性起病，1～3 d 达高峰。因常有第三脑室阻塞而颅内压增高，出现高热、意识障碍和癫痫发作，多有动眼神经损伤、肢体瘫痪、昏迷和去皮质状态，甚至死亡。

四、辅助检查

CVT 缺乏特异性临床表现，仅靠临床症状和体征诊断困难。辅助检查（特别是影像学检查）对诊断的帮助至关重要，并有重要的鉴别诊断价值。

（一）脑脊液检查

脑脊液检查主要是压力升高，早期常规和生化一般正常，中后期可出现脑脊液蛋白含量轻、中度升高。

（二）影像学检查

1.CT 和 CTV

CT 是诊断 CVT 有用的基础步骤，其直接征象是受累静脉内血栓呈高密度影，横断扫描可见与静脉走向平行的束带征；增强扫描时血栓不增强而静脉壁环形增强，呈铁轨影或称空三角征和 δ 征。束带征和空三角征对诊断 CVT 具有重要意义，但出现率较低，束带征的出现率仅 20%～30%，空三角征的出现率约为 30%。继发性 CT 改变主要包括脑实质内不符合脑动脉分布的低密度影（缺血性改变）或高密度影（出血性改变）。国外研究资料表明，颅内深静脉血栓形成 CT 平扫的诊断价值，无论是敏感性还是特异性均显著高于静脉窦血栓形成。应用螺旋 CT 三维重建最大强度投影法（CTV）来显示脑静脉系统，是近年来正在探索的一种方法。与 MRA 相比，CTV 可显示更多的小静脉结构，且具有扫描速度快的特点。与 DSA 相比，CTV 具有无创性和低价位的优势。Rodallec 等认为疑诊 CVT，应首选 CTV 检查。

2.MRI

虽然 MRI 具有识别血栓的能力，但是影像学往往随发病时间不同而相应改变。急性期 CVT 的静脉窦内流空效应消失，血栓内主要含去氧血红蛋白，T_1WI 呈等信号，T_2WI 呈低信号；在亚急性期，血栓内主要含正铁血红蛋白，T_1WI 和 T_2WI 均表现为高信号；在慢性期，血管出现不同程度再通，流空信号重新出现，T_1WI 表现为不均匀的等信号，T_2WI 显示为高信号或等信号。此后，信号强度随时间延长而不断降低。另外，MRI 可显示特征性的静脉性脑梗死或脑出血。但是 MRI 也可能因解剖变异或血栓形成的时期差异出现假阳性或假阴性。

3.磁共振静脉成像（MRV）

MRV 可以清楚地显示静脉窦及大静脉形态及血流状态，CVT 时表现为受累静脉和静脉窦内血流高信号消失或边缘模糊的较低信号及病变以外静脉侧支的形成，但是对于极为缓慢的血流，MRV 易将其误诊为血栓形成，另外与静脉窦发育不良的鉴别有一定的困难，可出现假阳性。如果联合运用 MRI 与 MRV 进行综合判断，可明显提高 CVT 诊断的敏感性和特异性。

4.数字减影血管造影（DSA）

数字减影血管造影是诊断 CVT 的标准检查。CVT 时主要表现为静脉期时受累、静脉或静脉窦不显影或显影不良，可见静脉排空延迟和侧支静脉通路建立，有时 DSA 的结果难以与静脉窦发育不良或阙如相鉴别。DSA 的有创性也使其应用受到一定的限制。

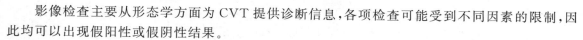

影像检查主要从形态学方面为 CVT 提供诊断信息,各项检查可能受到不同因素的限制,因此均可以出现假阳性或假阴性结果。

5.经颅多普勒超声(TCD)检查

经颅多普勒超声技术对脑深静脉血流速度进行探测,可为 CVT 的早期诊断、病情监测和疗效观察提供可靠、无创、易重复而又经济的检测手段。脑深静脉血流速度的异常增大是脑静脉系统血栓的特征性表现,且不受颅内压增高及脑静脉窦发育异常的影响。在 CVT 早期,当 CT、MRI 和 MRV,甚至 DSA 还未显示病变时,脑静脉血流动力学检测就反映出静脉血流异常。

五、诊断与鉴别诊断

(一)诊断

颅内静脉窦血栓形成的临床表现错综复杂,诊断比较困难。对单纯颅内压增高,伴或不伴神经系统局灶体征者,或以意识障碍为主的亚急性脑病患者,均应考虑到脑静脉系统血栓形成的可能。结合 CTV、MRV 和 DSA 等检查可明确诊断。

(二)鉴别诊断

1.应鉴别仅表现为颅内压增高者与以下疾病

(1)假脑瘤综合征:是一种没有局灶症状,没有抽搐,没有精神障碍,在神经系统检查中除有视盘水肿及其伴有的视觉障碍外,没有其他阳性神经系统体征的疾病;是一种发展缓慢、能自行缓解的良性高颅压症,脑脊液检查没有细胞及生化方面的改变。

(2)脑部炎性疾病:有明确的感染病史,发病较快;多有体温的升高,头痛、呕吐的同时常伴有精神、意识等脑功能障碍,外周血白细胞计数常明显升高;腰椎穿刺脑脊液压力升高的同时,常伴有白细胞数和蛋白含量的明显升高;脑电图多有异常变化。

2.应鉴别海绵窦血栓与以下疾病

(1)眼眶蜂窝织炎:本病多见于儿童,常突然发病,眼球活动疼痛时加重,眼球活动无障碍,瞳孔无变化,角膜反射正常,一般单侧发病。

(2)鞍旁肿瘤:多为慢性起病,MRI 可确诊。

(3)颈动脉海绵窦瘘:无急性炎症表现,眼球突出,并有搏动感,眼部听诊可听到血管杂音。

六、治疗

治疗原则是早诊断、早治疗,针对每一个病例的具体情况给予病因治疗、对症治疗和抗血栓药物治疗。对其他促发因素,必须进行特殊治疗,少数情况下考虑手术治疗。

(一)抗感染治疗

本病的致病原因主要为化脓性感染,因此抗生素的应用是非常重要的。部分静脉窦血栓形成和几乎所有海绵窦血栓形成常有基础感染,可根据脑脊液涂片、常规及生化检查、细菌培养和药敏试验等结果,选择应用相应抗生素或广谱抗生素,必要时手术清除原发性感染灶。因此,应尽可能确定脓毒症的起源部位并针对致病性微生物进行治疗。

(二)抗凝治疗

普通肝素治疗 CVT 已有半个世纪,肝素已被公认是一种有效而安全的首选治疗药物。研究认为,除新生儿不宜使用外,其他脑静脉血栓形成患者只要无肝素使用禁忌证,均应接受肝素治疗。头痛几乎总是 CVT 的首发症状,目前多数主张对孤立性头痛应用肝素治疗。肝素的主要药物学机制是阻止 CVT 的进展,预防相邻静脉发生血栓形成性脑梗死。抗凝治疗的效果远远大于其引起出血的危险性,无论有无出血性梗死,都应使用抗凝治疗。普通肝素的用量和给药途径还不完全统一。原则上应根据血栓的大小和范围,以及有无并发颅内出血综合考虑,一般首剂静脉注射 3 000～5 000 U,而后以 25 000～50 000 U/d 持续静脉滴注,或者 12 500～25 000 U 皮下注射,每 12 h 测定 1 次部分凝血活酶时间(APTT)和纤维蛋白原水平,以调控剂量,使 APTT 延长至原来的 2～3 倍,但不超过 120 s,疗程为 7～10 d。也可皮下注射低分子量肝素(LMWH),可取得与肝素相同的治疗效果,其剂量易于掌握,且引起的出血发病率低,可连用 10～14 d。此后,在监测国际标准化比值(INR)使其控制在 2.5～3.5 的情况下,应服用华法林治疗 3～6 个月。

(三)扩容治疗

对非感染性血栓者,积极纠正脱水,降低血液黏度和改善循环。可应用羟乙基淀粉 40(706 代血浆)、右旋糖酐-40 等。

(四)溶栓治疗

目前,尚无足够证据支持全身或局部溶栓治疗,如果给予合适的抗凝治疗后,患者症状仍继续恶化,且排除其他病因导致的临床恶化,则应该考虑溶栓治疗。脑静脉血栓溶栓治疗采用的剂量差异很大,尿激酶每小时用量可从数万至数十万单位,总量从数十万至上千万单位。阿替普酶用量为 20～100 mg。由于静脉血栓较动脉血栓更易溶解,且更易伴发出血危险,静脉溶栓剂量应小于动脉溶栓剂量,但具体用量的选择应以病情轻重及改变程度为参考。

(五)对症治疗

伴有癫痫发作者给予抗癫痫治疗,但对于所有静脉窦血栓形成的患者是否都要给予预防性抗癫痫治疗尚存争议。对颅内压增高者给予静脉滴注甘露醇、呋塞米和甘油果糖等,同时加强支持治疗,给予 ICU 监护,包括抬高头位、镇静、高度通气、监测颅内压及注意血液黏度、肾功能、电解质等,防治感染等并发症,必要时行去除出血性梗死组织或去骨瓣减压术。

(六)介入治疗

在有条件的医院可进行颅内静脉窦及脑静脉血栓形成的介入治疗,利用静脉内导管溶栓。近年来,采用血管内介入局部阿替普酶溶栓联合肝素抗凝治疗的方法,取得较好疗效。但局部溶栓的操作难度大,应充分做好术前准备,妥善处理术后可能发生的不良事件。

七、预后与预防

(一)预后

CVT 的总体病死率在 6%～33%,预后较差。主要死亡原因是小脑幕疝。影响预后的相关因素包括高龄、急骤起病及局灶症状(如脑神经受损、意识障碍和出血性梗死)等。大脑深静脉血栓的预后不如静脉窦血栓,临床表现最重,病死率最高,存活者的后遗症严重。各种原发疾病中,脓毒症性 CVT 预后最差,产后的 CVT 预后较好,90% 以上的产后 CVT 患者存活。

(二)预防

针对局部及全身的感染性和非感染性因素进行预防。

(1)控制感染:尽早治疗局部和全身感染,包括面部危险三角区的皮肤感染、中耳炎、乳突炎、扁桃体炎、鼻窦炎、齿槽感染及败血症、心内膜炎等。针对感染灶的分泌物及血培养,合理使用抗生素。

（2）保持头面部的清洁卫生，对长时间卧床者，要定时翻身。

（3）对严重脱水、休克、恶病质等，尽早采取补充血容量等治疗。

（4）对高凝状态者，可口服降低血液黏度或抗血小板聚集药物，必要时可给予低分子量肝素等做抗凝治疗。

（5）定期检测血糖、血脂、血常规、凝血因子和血液黏度，防止血液系统疾病引发 CVT。

（张宝光）

第七节　短暂性脑缺血发作

短暂性脑缺血发作（transient ischemic attack，TIA）是指因脑血管病变引起的短暂性、局限性脑功能缺失或视网膜功能障碍。临床症状一般持续 10～20 min，多在 1 h 内缓解，最长不超过 24 h，不遗留神经功能缺失症状，结构性影像学（CT、MRI）检查无责任病灶。凡临床症状持续超过 1 h 且神经影像学检查有明确病灶者不宜称为 TIA。

1975 年，学者曾将 TIA 定义限定为 24 h，这是基于时间（time-based）的定义。2002 年，美国 TIA 工作组提出了新的定义，即局部脑或视网膜缺血引起的短暂性神经功能缺损发作，典型临床症状持续不超过 1 h，且无急性脑梗死的证据。TIA 新的基于组织学（tissue-based）的定义以脑组织有无损伤为基础，更有利于临床医师及时进行评价，使急性脑缺血能得到迅速干预。

流行病学统计表明，15％的脑卒中患者发生过 TIA。不包括未就诊的患者，美国每年 TIA 发作人数估计为 20 万～50 万例。TIA 发生脑卒中率明显高于一般人群，TIA 后第 1 个月内发生脑梗死者占 4％～8％；1 年内发生脑梗死者占 12％～13％；5 年内发生脑梗死者增至 24％～29％。在第 1 年内 TIA 患者发生脑卒中为一般人群的 13～16 倍，TIA 是最严重的"卒中预警"事件，也是治疗干预的最佳时机，频发 TIA 更应以急诊处理。

一、病因与发病机制

（一）病因

TIA 病因各有不同，主要是动脉粥样硬化和心源性栓子。多数学者认为微栓塞或血流动力学障碍是 TIA 发病的主要原因，90％左右的微栓子来源于心脏和动脉系统，动脉粥样硬化是 50 岁以上患者 TIA 的最常见原因。

（二）发病机制

TIA 的真正发病机制至今尚未完全阐明，主要有血流动力学改变学说和微栓子学说。

1.血流动力学改变学说

TIA 的主要原因是血管本身病变。动脉粥样硬化造成大血管的严重狭窄，由于病变血管自身调节能力下降，当一些因素引起灌注压降低时，病变血管支配区域的血流就会显著下降，同时又可能存在全血黏度增大、红细胞变形能力下降和血小板功能亢进等血液流变学改变，促进了微循环障碍的发生，而使局部血管无法保持血流量的恒定，导致相应供血区域 TIA 的发生。血流动力学型 TIA 在大动脉严重狭窄基础上合并血压下降，导致远端一过性脑供血不足症状，当血压回升时症状可缓解。

2.微栓子学说

大动脉的不稳定粥样硬化斑块破裂,脱落的栓子随血流移动,阻塞远端动脉,随后栓子很快发生自溶,临床表现为一过性缺血发作。动脉的微栓子来源最常见的部位是颈内动脉系统。心源性栓子为微栓子的另一个来源,多见于心房颤动、心瓣膜疾病及左心室血栓形成。

3.其他学说

脑动脉痉挛、受压学说,如脑血管受到各种刺激造成痉挛或颈椎骨质增生压迫椎动脉造成缺血;颅外血管盗血学说,如锁骨下动脉严重狭窄,椎动脉脑血流逆行,导致颅内灌注不足。

TIA 常见的危险因素包括高龄、高血压、抽烟、心脏病(冠心病、心律失常、充血性心力衰竭和心脏瓣膜病)、高血脂、糖尿病和糖耐量异常、肥胖、不健康饮食、体力活动过少、过度饮酒、口服避孕药或绝经后雌激素的应用、高同型半胱氨酸血症、抗心磷脂抗体综合征及蛋白 C/蛋白 S 缺乏症等。

二、病理

发生缺血部位的脑组织常无病理改变,但部分患者可见脑深部小动脉发生闭塞而形成的微小梗死灶,其直径常小于 1.5 mm。主动脉弓发出的大动脉、颈动脉可见动脉粥样硬化性改变、狭窄或闭塞。颅内动脉也可有动脉粥样硬化性改变,或可见动脉炎性浸润。另外,可有颈动脉或椎动脉过长或扭曲。

三、临床表现

TIA 多发于老年人,男性患者多于女性患者。发病突然,恢复完全,不遗留神经功能缺损的症状和体征,多有反复发作的病史。持续时间短暂,一般为 10~15 min,颈内动脉系统平均 TIA 持续时间为 14 min,椎基底动脉系统平均 TIA 持续时间为 8 min,每天可有数次发作,发作间期无神经系统症状及阳性体征。颈内动脉系统 TIA 与椎基底动脉系统 TIA 相比,发作频率较少,但更容易进展为脑梗死。

TIA 神经功能缺损的临床表现依据受累的血管供血范围而不同,临床常见的神经功能缺损有以下两种。

(一)颈动脉系统 TIA

颈动脉系统 TIA 最常见的症状为对侧面部或肢体的一过性无力和感觉障碍、偏盲,偏侧肢体或单肢的发作性轻瘫最常见,通常以上肢和面部较重,优势半球受累可出现语言障碍。单眼视力障碍为颈内动脉系统 TIA 所特有,短暂的单眼黑矇是颈内动脉分支——眼动脉缺血的特征性症状,表现为短暂性视物模糊、眼前灰暗感或云雾状。

(二)椎基底动脉系统 TIA

椎基底动脉系统 TIA 的常见症状为眩晕、头晕、平衡障碍、复视、构音障碍、吞咽困难、皮质性盲和视野缺损、共济失调、交叉性肢体瘫痪或感觉障碍。脑干网状结构缺血,双下肢突然失张力,可能造成跌倒。颞叶、海马和边缘系统等部位缺血可能出现短暂性全面性遗忘症,表现为突发的一过性记忆丧失,时间、空间定向力障碍,患者有自知力,无意识障碍,对话、书写和计算能力保留,症状可持续数分钟至数小时。

血流动力学型 TIA 与微栓塞型 TIA 在临床表现上有所区别(表 6-3)。

表 6-3　血流动力学型 TIA 与微栓塞型 TIA 的临床鉴别要点

临床表现	血流动力学型	微栓塞型
发作频率	密集	稀疏
持续时间	短暂	较长
临床特点	刻板	多变

四、辅助检查

治疗的结果与确定病因直接相关,辅助检查的目的就在于确定病因及危险因素。

(一)TIA 的神经影像学表现

普通 CT 和 MRI 扫描正常。MRI 灌注成像(PWI)表现可有局部脑血流降低,但不出现 DWI 的影像异常。TIA 为临床常见的脑缺血急症,要进行快速的综合评估,尤其是 MRI 检查(包括 DWI 和 PWI),以便鉴别脑卒中、确定半暗带、制订治疗方案和判断预后。CT 检查可以排除脑出血、硬膜下血肿、脑肿瘤、动静脉畸形和动脉瘤等临床表现与 TIA 相似的疾病,必要时需行腰椎穿刺以排除蛛网膜下腔出血。CT 血管成像(CTA)、磁共振血管成像(MRA)有助于了解血管情况。梗死型 TIA 的概念是指临床表现为 TIA,但影像学上有脑梗死的证据,早期的 MRI 弥散成像(DWI)检查发现,20%～40% 临床上表现为 TIA 的患者存在梗死灶。但实际上根据 TIA 的新概念,只要出现了梗死灶就不能诊断为 TIA。

(二)血浆同型半胱氨酸检查

血浆同型半胱氨酸(Hcy)浓度与动脉粥样硬化程度密切相关,血浆 Hcy 水平升高是全身性动脉硬化的独立危险因素。

(三)其他检查

TCD 检查可发现颅内动脉狭窄,并且可进行血流状况评估和微栓子检测。血常规和生化检查也是必要的,神经心理学检查可能发现轻微的脑功能损害。双侧肱动脉压、桡动脉搏动、全血和血小板、血脂、空腹血糖及糖耐量、纤维蛋白原、凝血功能、抗心磷脂抗体的检查,心电图、心脏及颈动脉超声、TCD 和 DSA 检查,双侧颈动脉及心脏有无杂音等,有助于发现 TIA 的病因和危险因素、评判动脉狭窄程度、评估侧支循环建立程度和进行微栓子的检测;有条件时应考虑经食管超声心动图检查,可能发现卵圆孔未闭等心源性栓子的来源。

五、诊断与鉴别诊断

(一)诊断

诊断只能依靠病史,根据血管分布区内急性短暂神经功能障碍与可逆性发作特点,结合 CT 排除出血性疾病可考虑 TIA。确立 TIA 诊断后应进一步进行病因、发病机制的诊断和危险因素分析。TIA 和脑梗死之间并没有截然的区别,两者应被视为一个疾病动态演变过程的不同阶段,应尽可能采用"组织学损害"的标准界定两者。

(二)鉴别诊断

鉴别需要考虑其他可以导致短暂性神经功能障碍发作的疾病。

1.局灶性癫痫后出现的 Todd 麻痹

局限性运动性发作后可能遗留短暂的肢体无力或轻偏瘫,持续 0.5～36.0 h 可消除。患者有

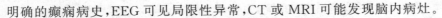

明确的癫痫病史,EEG 可见局限性异常,CT 或 MRI 可能发现脑内病灶。

2.偏瘫型偏头痛

偏瘫型偏头痛多于青年期发病,女性多见,可有家族史,头痛发作的同时或过后出现同侧或对侧肢体不同程度瘫痪,并可在头痛消退后持续一段时间。

3.晕厥

晕厥为短暂性弥漫性脑缺血、缺氧所致,表现为短暂性意识丧失,常伴有面色苍白、大汗和血压下降,EEG 多数正常。

4.梅尼埃病

梅尼埃病发病年龄较轻,发作性眩晕、恶心和呕吐可与椎基底动脉系统 TIA 相似,反复发作常合并耳鸣及听力减退,症状可持续数小时至数天,但缺乏中枢神经系统定位体征。

5.其他

血糖异常、血压异常、颅内结构性损伤(肿瘤、血管畸形、硬膜下血肿和动脉瘤等)及多发性硬化等,也可能出现类似 TIA 的临床症状。临床上,可以依靠影像学资料和实验室检查进行鉴别诊断。

六、治疗

TIA 是缺血性血管病变的重要部分。TIA 既是急症,也是预防缺血性血管病变的最佳和最重要时机。TIA 的治疗与二级预防密切结合,可减少脑卒中及其他缺血性血管事件发生。TIA 症状持续 1 h 以上,应按照急性脑卒中流程进行处理。根据 TIA 病因和发病机制的不同,应采取不同的治疗策略。

(一)控制危险因素

TIA 需要严格控制危险因素,包括调整血压、血糖、血脂和同型半胱氨酸,以及戒烟、治疗心脏疾病、避免大量饮酒、有规律的体育锻炼和控制体重等。已经发生 TIA 的患者或高危人群可长期服用抗血小板药物。肠溶阿司匹林为目前主要的预防性用药之一。

(二)药物治疗

1.抗血小板聚集药物治疗

抗血小板聚集药物阻止血小板活化、黏附和聚集,防止血栓形成,减少动脉-动脉微栓子。

(1)阿司匹林肠溶片:通过抑制环氧化酶减少血小板内花生四烯酸转化为血栓烷 A_2(TXA_2)防止血小板聚集,各国指南推荐的标准剂量不同,我国指南的推荐剂量为 75~150 mg/d。

(2)氯吡格雷(75 mg/d):也是被广泛采用的抗血小板药,通过抑制血小板表面的二磷酸腺苷(ADP)受体阻止血小板积聚。

(3)双嘧达莫:为血小板磷酸二酯酶抑制剂,可将缓释剂与阿司匹林联合使用,效果优于单用阿司匹林。

2.抗凝治疗

对存在心源性栓子的患者给予抗凝治疗。抗凝剂种类很多,肝素、低分子量肝素和口服抗凝剂(如华法林、香豆素)等均可选用,但除低分子量肝素外,其他抗凝剂(如肝素、华法林)应用过程中应注意检测凝血功能,以避免发生出血不良反应。低分子量肝素,每次 4 000~5 000 U,腹部皮下注射,每天 2 次,连用7~10 d,与普通肝素比较,生物利用度好,使用安全。口服华法林6~12 mg/d,3~5 d 改为 2~6 mg/d 维持,目标国际标准化比值(INR)范围为2.0~3.0。

3.降压治疗

血流动力学型 TIA 的治疗以改善脑供血为主,慎用血管扩张药物,除抗血小板聚集、降脂治疗外,需慎重管理血压,避免降压过度,必要时可给予扩容治疗。在大动脉狭窄解除后,可考虑将血压控制在目标值以下。

4.生化治疗

防治动脉硬化及其引起的动脉狭窄和痉挛及斑块脱落的微栓子栓塞造成 TIA。主要用药有维生素 B_1,每次 10 mg,每天 3 次;维生素 B_2,每次 5 mg,每天 3 次;维生素 B_6,每次 10 mg,每天 3 次;复合维生素 B,每次 10 mg,每天 3 次;维生素 C,每次 100 mg,每天 3 次;叶酸,每次 5 mg,每天 3 次。

（三）手术治疗

颈动脉剥脱术(CEA)和颈动脉支架治疗(CAS)适用于症状性颈动脉狭窄 70% 以上的患者,实际操作上应从严掌握适应证。仅为预防脑卒中而让无症状的颈动脉狭窄患者冒险手术不是正确的选择。

七、预后与预防

（一）预后

TIA 可使发生缺血性脑卒中的危险性增加。传统观点是,未经治疗的 TIA 患者约 1/3 发展成脑梗死,1/3 可反复发作,另外 1/3 可自行缓解。但如果经过认真细致的中西医结合治疗应会减少脑梗死的发生比例。一般第一次 TIA 后,10%～20% 的患者在其后 90 d 出现缺血性脑卒中,其中 50% 发生在第一次 TIA 发作后 24～28 h。这预示脑卒中发生率增大的危险因素包括高龄、糖尿病、发作时间超过 10 min、颈内动脉系统 TIA 症状(如无力和语言障碍);椎基底动脉系统 TIA 发生脑梗死的比例较少。

（二）预防

近年来,以中西医结合治疗本病的临床研究证明,在注重整体调节的前提下,病证结合,中医学辨证论治能有效减少 TIA 发作的频率及程度并降低形成脑梗死的危险因素,从而起到预防脑血管病事件发生的作用。

（张宝光）

第八节　皮质下动脉硬化性脑病

皮质下动脉硬化性脑病(subcortical arteriosclerotic encephalopathy,SAE)又称宾斯旺格病(Binswanger disease,BD)。1894 年,该病由 Otto Binswanger 首先报道,临床表现为进行性的智力减退,伴有偏瘫等神经局灶性缺失症状,尸检中发现颅内动脉高度粥样硬化、侧脑室明显增大及大脑白质明显萎缩,而大脑皮质萎缩相对较轻。为有别于当时广泛流行的梅毒引起的麻痹性痴呆,故命名为慢性进行性皮质下脑炎。此后,根据 Alzheimer 和 Nissl 等研究发现其病理的共同特征为较长的脑深部血管的动脉粥样硬化所致的大脑白质弥漫性脱髓鞘病变。1898 年,Alzheimer 称这种病为 Binswanger 病(SD)。Olseswi 将该病称为皮质下动脉硬化性脑病

（SAE）。临床特点为伴有高血压的中老年人进行性智力减退和痴呆；病理特点为大脑白质脱髓鞘而弓状纤维不受累，以及明显的脑白质萎缩和动脉粥样硬化。Rosenbger、Babikian 和 Fisher 等先后报道生前颅脑 CT 扫描发现双侧白质低密度灶，尸检符合本病的病理特征，由此确定了影像学结合临床对本病生前诊断的可能。随着影像技术的临床广泛应用，对本病的临床检出率明显提高。

一、病因与发病机制

（一）病因

1.高血压

Fisher 曾总结 72 例病理证实的 BD 病例，68 例（94%）有高血压病史，90% 以上合并腔隙性脑梗死。高血压引起脑内小动脉和深穿支动脉硬化，管壁增厚及透明变性，导致深部脑白质缺血性脱髓鞘改变，特别是脑室周围白质为动脉终末供血，血管纤细，很少或完全没有侧支循环，极易形成缺血软化、腔隙性脑梗死等病变。因此，高血压、腔隙性脑梗死是 SAE 非常重要的病因。

2.全身性因素

心律失常、心肺功能不全和过度应用降压药等，均可造成脑白质（特别是分水岭区）缺血；心源性或血管源性栓子在血流动力学的作用下可随时进入脑内动脉的远端分支，造成深部白质的慢性缺血性改变。

3.其他疾病

糖尿病、真性红细胞增多症、高脂血症、高球蛋白血症和脑肿瘤等也都能引起广泛的脑白质损害。

（二）发病机制

关于发病机制目前尚有争议。最初多数学者认为本病与高血压、小动脉硬化有关，管壁增厚及脂肪透明变性是其主要发病机制。SAE 的病变主要位于脑室周围白质，此区域由皮质长髓支及白质深穿支动脉供血，两者均为终末动脉，期间缺少吻合支，很少或完全没有侧支循环，故极易导致脑深部白质血液循环障碍，因缺血引起脑白质大片脱髓鞘致痴呆。后来有人提出，SAE 的病理在镜下观察可见皮质下白质广泛的髓鞘脱失，脑室周围、放射冠和半卵圆中心脱髓鞘，而皮质下的弓形纤维相对完好，如果小动脉硬化引起供血不足，根据该区血管解剖学特点，脑室周围白质和弓形纤维均应受损。大脑静脉引流特点为大脑皮质及皮质下白质由浅静脉引流，则大部分白质除弓形纤维外都会受损。由此推测，白质脱髓鞘不是动脉硬化供血不足引起的，而是静脉回流障碍引起的，这样也能解释临床一部分患者没有动脉硬化却发生了 SAE。近来，不少报道称心律失常、心肺功能不全、缺氧、低血压、过度应用降压药、糖尿病、真性红细胞增多症、高脂血症、高球蛋白血症及脑部深静脉回流障碍等都能引起广泛的脑白质脱髓鞘改变，故多数人认为本病为一综合征，是多种能引起脑白质脱髓鞘改变的因素综合作用的结果。

脑室周围白质、半卵圆中心集中了与学习、记忆功能有关的大量神经纤维，故在脑室周围白质、半卵圆中心及基底节区发生缺血时出现记忆改变、情感障碍及行为异常等认知功能障碍。

二、病理

肉眼观察：病变主要在脑室周围区域。①大脑白质显著萎缩、变薄，呈灰黄色、坚硬的颗粒状；②脑室扩大，脑积水；③高度脑动脉粥样硬化。

镜下观察:皮质下白质广泛髓鞘脱失,髓鞘染色透明化,而皮质下的弓形纤维相对完好,胼胝体变薄。白质的脱髓鞘可能有灶性融合,产生大片脑损害。或病变轻重不匀,轻者仅髓鞘水肿性变化及脱落(电镜可见髓鞘分解)。累及区域的少突胶质细胞减少及轴索减少,附近区域有星形细胞堆积。小的深穿支动脉壁变薄,内膜纤维增生,中膜透明素脂质变性,内弹力膜断裂,外膜纤维化,使血管管径变窄(血管完全闭塞少见),额叶尤其明显。电镜可见肥厚的血管壁有胶原纤维增加及基底膜样物质沉着,平滑肌细胞却减少。基底节区、丘脑、脑干及脑白质部位常见腔隙性脑梗死。

三、临床表现

SAE患者临床表现复杂多样。大多数患者有高血压、糖尿病、心律失常、心功能不全等病史,多有一次或数次脑卒中发作史;病程呈慢性进行性或卒中样阶段性发展,通常5～10年;少数可急性发病,可有稳定期或暂时好转。发病年龄多在55～75岁,男、女发病无差别。

(一)智力障碍

智力障碍是SAE最常见的症状,并是最常见的首发症状。

1.记忆障碍

记忆障碍表现近记忆力减退明显或缺失,熟练的技巧退化,失认及失用等。

2.认知功能障碍

反应迟钝,理解力、判断力差等。

3.计算力障碍

计算数字或倒数数字明显减慢或不能。

4.定向力障碍

视空间功能差,外出迷路,不认家门。

5.情绪性格改变

情绪性格改变表现固执、自私、多疑和言语减少。

6.行为异常

行为异常表现为无欲,对周围环境失去兴趣,运动减少,穿错衣服,尿失禁,乃至生活完全不能自理。

(二)临床体征

大多数患者具有逐步发展累加的局灶性神经缺失体征。

1.假性延髓性麻痹

假性延髓性麻痹表现说话不清,吞咽困难,饮水呛咳,伴有强哭强笑。

2.锥体束损害

常有不同程度的偏瘫或四肢瘫,病理征阳性,掌颏反射阳性等。

3.锥体外系损害

四肢肌张力增大,动作缓慢,类似帕金森综合征样的临床表现,平衡障碍,步行不稳,共济失调。

有的患者亦可以腔隙性脑梗死综合征的一个类型为主要表现。

四、辅助检查

(一)血液检查

检查血常规、纤维蛋白原、血脂、球蛋白和血糖等,以明确是否存在糖尿病、红细胞增多症、高脂血症和高球蛋白血症等危险因素。

(二)脑电图

约 60% 的 SAE 患者有不同程度的 EEG 异常,主要表现为 α 波节律消失,α 波慢化,局灶或弥漫性 θ 波、δ 波增加。

(三)影像学检查

1.颅脑 CT 表现

(1)有双侧对称性侧脑室周围弥漫性斑片状、无占位效应的较低密度影,其中一些不规则病灶可向邻近的白质扩展。

(2)放射冠和半卵圆中心内的低密度病灶与侧脑室周围的较低密度灶不连接。

(3)基底节、丘脑、脑桥及小脑可见多发性腔隙灶。

(4)脑室扩大,脑沟轻度增宽。

以往,Goto 将皮质下动脉硬化性脑病的 CT 表现分为 3 型:Ⅰ型病变局限于额角与额叶,尤其是额后部;Ⅱ型病变围绕侧脑室体、枕角及半卵圆中心后部信号,累及大部或全部白质,边缘参差不齐;Ⅲ型病变环绕侧脑室,弥漫于整个半球。Ⅲ型和部分Ⅱ型对本病的诊断有参考价值。

2.颅脑 MRI 表现

(1)有侧脑室周围及半卵圆中心白质散在分布的异常信号(T_1 加权像病灶呈低信号,T_2 加权像病灶呈高信号),形状不规则,边界不清楚,但无占位效应。

(2)基底节区、脑桥可见腔隙性脑梗死灶,矢状位检查胼胝体内无异常信号。

(3)脑室系统及各个脑池明显扩大,脑沟增宽、加深,有脑萎缩的改变。

Kinkel 等将颅脑 MRI 脑室周围高信号(PVH)分为 5 型:0 型未见 PVH;Ⅰ型为小灶性病变,仅见于脑室的前区和后区,或脑室的中部;Ⅱ型为侧脑室周围局灶非融合或融合的双侧病变;Ⅲ型脑室周围 T_2 加权像高信号改变,呈月晕状,包绕侧脑室,且脑室面是光滑的;Ⅳ型弥漫白质高信号,累及大部或全部白质,边缘参差不齐。

五、诊断与鉴别诊断

(一)诊断

(1)有高血压、动脉硬化及脑卒中发作史等。

(2)多数潜隐起病,缓慢进展加重,或呈阶梯式发展。

(3)痴呆是必须具备的条件,而且是心理学测验所证实存在以结构障碍为主的认知障碍。

(4)有积累出现的局灶性神经缺损体征。

(5)影像学检查符合 SAE 改变。

(6)排除阿尔茨海默病、无神经系统症状和体征的脑白质疏松症及其他多种类型的特异性白质脑病等。

（二）鉴别诊断

1.进行性多灶性白质脑病（PML）

PML 是乳头状瘤空泡病毒感染所致，与免疫功能障碍有关。病理可见脑白质多发性不对称的脱髓鞘病灶，镜下可见组织坏死、炎症细胞浸润、胶质增生和包涵体。表现痴呆和局灶性皮质功能障碍，呈急性或亚急性病程，3～6 个月死亡。PML 多见于艾滋病、淋巴瘤、白血病或器官移植后服用免疫抑制剂的患者。

2.阿尔茨海默病（AD）

老年起病隐匿、缓慢，进行性非阶梯性逐渐加重，出现记忆障碍、认知功能障碍、自知力丧失和人格障碍，神经系统阳性体征不明显。CT 扫描可见脑皮质明显萎缩及脑室扩张，无脑白质多发性脱髓鞘病灶。

3.血管性痴呆（VaD）

VaD 是由于多发的较大动脉梗死或多灶梗死后影响了中枢之间的联系而致病，常可累及大脑皮质和皮质下组织，其发生痴呆与梗死灶的体积、部位和数目等有关，绝大多数患者为双侧 MCA 供血区的多发性梗死。MRI 扫描显示为多个大小不等、新旧不一的散在病灶，与本病 MRI 检查的表现（双侧脑室旁、白质内广泛片状病灶）不难区别。

4.单纯脑白质疏松症（LA）

单纯脑白质疏松症（LA）与皮质下动脉硬化性脑病（SAE）患者都有记忆障碍，病因、发病机制均不十分清楚。SAE 所具有的三主症（高血压、脑卒中发作和慢性进行性痴呆），LA 不完全具备，轻型 LA 可能一个也不具备，两者是可以鉴别的。对于有疑问的患者应进一步观察，若随病情的发展，如果出现 SAE 所具有的三主症则诊断明确。

5.正常颅压脑积水（NPH）

NPH 可表现进行性步态异常、尿失禁和痴呆三联征，起病隐匿，病前有脑外伤、蛛网膜下腔出血或脑膜炎等病史，无脑卒中史，发病年龄较轻，腰椎穿刺颅内压正常，CT 可见双侧脑室对称性扩大，第三脑室、第四脑室及中脑导水管明显扩张，影像学上无脑梗死的证据。有时，在 CT 和 MRI 上可见扩大的前角周围有轻微的白质低密度影，很难与 SAE 区别；但 SAE 早期无尿失禁与步行障碍，且 NPH 双侧侧脑室扩大较明显，白质低密度较轻，一般不影响半卵圆心等，不难鉴别。

6.多发性硬化（MS）

MS 为常见的中枢神经系统自身免疫性脱髓鞘疾病。发病年龄多为 20～40 岁；临床症状和体征复杂多变，可确定中枢神经系统中有两个或两个以上的病灶；病程中有两次或两次以上缓解-复发的病史；多数患者可见寡克隆带阳性；诱发电位异常。根据患者的发病年龄、起病及临床经过，不难鉴别 MS 与 SAE。

7.放射性脑病

放射性脑病主要发生于颅内肿瘤放疗后的患者，多见于接受大剂量照射（35 Gy 以上）的脑胶质瘤患者，还可见于各种类型的接受 γ 刀或 X 刀治疗后的颅内肿瘤患者。分为照射后短时间内迅速发病的急性放射性脑病和远期放射性脑病两种类型。临床表现为头疼、恶心、呕吐、癫痫发作和不同程度的意识障碍。颅脑 CT 平扫见照射脑区大片低密度病灶，占位效应明显。主要鉴别点是患者因病进行颅脑放疗发生脑白质脱髓鞘。

8.弓形体脑病

弓形体脑病见于先天性弓形体病患儿,出生后表现为精神和智力发育迟滞,癫痫发作,可合并视神经萎缩、眼外肌麻痹、眼球震颤和脑积水。腰椎穿刺检查脑脊液压力正常,细胞数和蛋白含量轻度升高,严重感染者可分离出病原体。颅脑 CT 见沿双侧侧脑室分布的散在钙化病灶,MRI 扫描见脑白质内多发的片状长 T_1、长 T_2 信号,可合并脑膜增厚和脑积水。血清学检查补体结合试验效价明显升高,间接荧光抗体试验阳性可明确诊断。

六、治疗

多数学者认为 SAE 与血压有关;经观察认为,合理的降压治疗较未合理降压治疗发生 SAE 的时间有显著性差异。本病的治疗原则是控制高血压、预防脑动脉硬化及脑卒中发作,治疗痴呆。

临床观察 SAE 患者多合并有高血压,经合理的降压治疗能延缓病情的进展。降压药物很多,根据患者的具体情况,正确选择药物,规范系统地治疗使血压降至正常范围[18.7/12.0 kPa(140/90 mmHg)以下],或达理想水平[16.0/10.7 kPa(120/80 mmHg)];抗血小板聚集药物是改善脑血液循环,预防和治疗腔隙性脑梗死的有效方法。

(一)双氢麦角碱类

双氢麦角碱类可消除血管痉挛和增加血流量,改善神经元功能。常用双氢麦角碱,每次 0.5~1 mg,每天3 次,口服。

(二)钙通道阻滞剂

钙通道阻滞剂增加脑血流、防止钙超载及自由基损伤。二氢吡啶类,如尼莫地平,每次 25~50 mg,每天3 次,饭后口服;二苯烷胺类,如氟桂利嗪,每次 5~10 mg,每天 1 次,口服。

(三)抗血小板聚集药

抗血小板聚集常用阿司匹林,每次 75~150 mg,每天 1 次,口服。抑制血小板聚集,稳定血小板膜,改善脑循环,防止血栓形成;氯吡格雷的推荐剂量是每天 75 mg,口服,通过选择性抑制二磷酸腺苷(ADP)诱导血小板的聚集;噻氯匹定,每次 250 mg,每天 1 次,口服。

(四)神经细胞活化剂

神经细胞活化剂促进脑细胞对氨基酸磷脂及葡萄糖的利用,增强患者的反应性和兴奋性,增强记忆力。

1.吡咯烷酮类

吡咯烷酮类常用吡拉西坦,每次 0.8~1.2 g,每天 3 次,口服;或茴拉西坦,每次 0.2 g,每天 3 次,口服。可增加脑内三磷酸腺苷(ATP)的形成和转运,增加葡萄糖利用和蛋白质合成,促进大脑半球信息传递。

2.甲氯芬酯

甲氯芬酯可增加葡萄糖利用,兴奋中枢神经系统和改善学习记忆功能。每次 0.1~0.2 g,每天 3~4 次,口服。

3.都可喜

都可喜由萝巴新(为血管扩张剂)和阿米三嗪(呼吸兴奋剂,可升高动脉血氧分压)两种活性物质组成,能升高血氧饱和度,增加供氧改善脑代谢。每次 1 片,每天 2 次,口服。

4.其他

其他有脑活素、胞磷胆碱、三磷酸腺苷（ATP）和辅酶 A 等。

（五）加强护理

对已有智力障碍、精神障碍和肢体活动不便者，要加强护理，以防止意外事故发生。

七、预后与预防

（一）预后

目前，有资料统计本病的自然病程为 1～10 年，平均生存期 5 年，少数患者的生存期可达 20 年。大部分患者在病程中有相对平稳期。预后与病变部位、范围有关，认知功能衰退的过程 呈不可逆进程，进展速度不一。早期治疗预后较好，晚期治疗预后较差。如果发病后大部分时间 卧床，缺乏与家人和社会交流，言语功能和认知功能均迅速减退者，预后较差。主要死亡原因为 全身衰竭、肺部感染、心脏疾病或发生新的脑卒中。

（二）预防

目前，对 SAE 尚缺乏特效疗法，主要通过积极控制危险因素预防 SAE 的发生。

（1）多数学者认为，本病与高血压、糖尿病、心脏疾病、高脂血症及高纤维蛋白原血症等有关， 因此，首先对危险人群进行控制，预防脑卒中发作，选用抗血小板凝集药及改善脑循环、增加脑血 流量的药物。有学者发现，SAE 伴高血压患者，收缩压控制在 18.0～20.0 kPa（135～150 mmHg）可 改善认知功能恶化。

（2）高度颈动脉狭窄者可手术治疗，有助于减少皮质下动脉硬化性脑病的发生。

（3）戒烟、控制饮酒及合理饮食；适当进行体育锻炼，增强体质。

（4）早期治疗：对早期患者给予脑保护和脑代谢药物治疗，临床和体征均有一定改善；特别是 在治疗的同时进行增加注意力和改善记忆力方面的康复训练，可使部分患者的认知功能维持相 对较好的水平。

（韩　玮）

第九节　颈动脉粥样硬化

颈动脉粥样硬化是指双侧颈总动脉、颈总动脉分叉处及颈内动脉颅外段的管壁僵硬，颈动脉 内膜中层厚度（IMT）增加，内膜下脂质沉积，斑块形成及管腔狭窄，最终可导致脑缺血性损害。

颈动脉粥样硬化与种族有关，白种男性老年人颈动脉粥样硬化的发病率最高，在美国约 35％的缺血性脑血管病由颈动脉粥样硬化引起，因此对颈动脉粥样硬化的防治一直是西方国家 研究的热点。我国对颈动脉粥样硬化的研究起步较晚，目前尚缺乏像北美症状性颈动脉内膜切 除试验（NASCET）和欧洲颈动脉外科试验（ECST）等大宗试验数据，但随着诊断技术的发展（如 高分辨率颈部双功超声、磁共振血管造影和 TCD 的应用），人们对颈动脉粥样硬化在脑血管疾 病中重要性的认识水平已明显提高，我国现已开展颈动脉内膜剥脱术及经皮血管内支架形成等 治疗。

颈动脉粥样硬化的危险因素与一般动脉粥样硬化相似，有高血压、糖尿病、高血脂、吸烟、肥胖等。颈动脉粥样硬化引起脑缺血的机制有两点：①动脉-动脉栓塞，栓子可以是粥样斑块基础上形成的附壁血栓脱落，或斑块本身破裂脱落；②血流动力学障碍。人们一直以为血流动力学障碍是颈动脉粥样硬化引起脑缺血的主要发病机制，因此把高度颈动脉狭窄（狭窄＞70%）作为防治的重点，例如，采用颅外-颅内分流术以改善远端供血，但结果并未能降低同侧卒中的发病率，原因是颅外-颅内分流术并未能消除栓子源，仅仅是绕道而不是消除颈动脉斑，不能预防栓塞性卒中。现在学者认为，脑缺血的产生与斑块本身的结构和功能状态密切相关，斑块的稳定性比斑块的体积有更大的临床意义。动脉-动脉栓塞可能是缺血性脑血管病最主要的病因，颈动脉粥样硬化斑块是脑循环动脉源性栓子的重要来源。因此，有必要提高对颈动脉粥样硬化的认识，并在临床工作中加强对颈动脉粥样硬化的防治。

一、临床表现

颈动脉粥样硬化引起的临床症状，主要为 TIA 及脑梗死。

（一）TIA

脑缺血症状多在 2 min 内达高峰，多数持续 2～15 min，仅数秒的发作一般不是 TIA。TIA 持续时间越长（时间＜24 h），遗留梗死灶的可能性越大，称为伴一过性体征的脑梗死，不过在治疗上与传统 TIA 并无区别。

1.运动和感觉症状

运动症状包括单侧肢体无力、动作笨拙或瘫痪。感觉症状为对侧肢体麻木和感觉减退。运动和感觉症状往往同时出现，但也可以是纯运动或纯感觉障碍。肢体瘫痪的程度从肌力轻度减退至完全性瘫痪，肢体麻木可无客观的浅感觉减退。如果出现一过性失语，提示优势半球 TIA。

2.视觉症状

一过性单眼黑蒙是同侧颈内动脉狭窄较特异的症状，患者常描述为"垂直下沉的阴影"，或像"窗帘拉拢"。典型发作持续仅数秒或数分钟，并可反复、刻板发作。若患者有一过性单眼黑蒙伴对侧肢体 TIA，则高度提示黑蒙侧颈动脉粥样硬化狭窄。

严重颈动脉狭窄可引起一种少见的视觉障碍，当患者暴露在阳光下时，病变同侧单眼失明，在回到较暗环境后数分钟或数小时视力才能逐渐恢复。其发生的机制尚未明。

3.震颤

颈动脉粥样硬化可引起肢体震颤，往往在姿势改变、行走或颈部过伸时出现。这种震颤常发生在肢体远端，单侧，较粗大，且无节律性（3～12 Hz），持续数秒至数分钟，发作时不伴意识改变。脑缺血产生肢体震颤的原因也未明。

4.颈部杂音

颈动脉粥样硬化使动脉部分狭窄，血液出现涡流，用听诊器可听到杂音。下颌角处舒张期杂音高度提示颈动脉狭窄。颈内动脉虹吸段狭窄可出现同侧眼部杂音。但杂音对颈动脉粥样硬化无定性及定位意义，仅 50%～60% 的颈部杂音与颈动脉粥样硬化有关，在 45 岁以上人群中，3%～4% 有无症状颈部杂音。过轻或过重的狭窄不能形成涡流，因此常无杂音。当一侧颈动脉高度狭窄或闭塞时，病变对侧也可出现杂音。

（二）脑梗死

颈动脉粥样硬化可引起脑梗死，出现持久性的神经功能缺失，头颅 CT、MRI 扫描可显示大脑中动脉和大脑前动脉供血区基底节及皮质下梗死灶，梗死灶部位与临床表现相符。与其他病

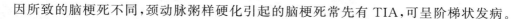

因所致的脑梗死不同,颈动脉粥样硬化引起的脑梗死常先有 TIA,可呈阶梯状发病。

二、诊断

(一)超声检查

超声检查可评价早期颈动脉粥样硬化及病变的进展程度,是一种方便、常用的方法。国外近70%的颈动脉粥样硬化患者经超声检查即可确诊。在超声检查中应用较多的是双功能超声(DUS)。DUS 是多普勒血流超声与显像超声相结合,能反映颈动脉血管壁、斑块形态及血流动力学变化。其测定参数包括颈动脉内膜、IMT、斑块大小及斑块形态,测量管壁内径并计算狭窄程度及颈动脉血流速度。IMT 是反映早期颈动脉硬化的指标,若 IMT≥1 mm,提示有早期动脉硬化。斑块常发生在颈总动脉分叉处及颈内动脉起始段,根据形态分为扁平型、软斑、硬斑和溃疡型。斑块的形态较斑块的体积有更重要的临床意义,不稳定的斑块更易合并脑血管疾病。目前有 4 种方法来计算颈动脉狭窄程度:NASCET 法、ECST 法、CC 法和 CSI 法。采用较多的是NASCET 法:狭窄率=[1-最小残存管径(MRI)/狭窄远端管径(DL)]×100%。依据血流速度增大的程度,可粗略判断管腔的狭窄程度。

随着超声检查分辨率的提高,特别是其对斑块形态和溃疡的准确评价,DUS 在颈动脉粥样硬化的诊断和治疗方法的选择上具有越来越重要的临床实用价值。但 DUS 也有一定的局限性,超声检查与操作者的经验密切相关,其结果的准确性易受人为因素影响。另外,DUS 不易区别高度狭窄与完全性闭塞,而两者的治疗方法截然不同。因此,当 DUS 提示动脉闭塞时,应做血管造影证实。

(二)磁共振血管造影

磁共振血管造影(MRA)是 20 世纪 80 年代出现的一项无创性新技术,检查时不需注射对比剂,对人体无损害。MRA 对颈动脉粥样硬化评价的准确性在 85% 以上,若与 DUS 相结合,则可大大提高无创性检查的精确度。只有 DUS 与 MRA 检查结果不一致时,才需做血管造影。MRA 的局限性在于费用高,对狭窄程度的评价有偏大倾向。

(三)血管造影

血管造影,特别是数字减影血管造影(DSA),仍然是判断颈动脉狭窄的"金标准"。在选择是否采用手术治疗和手术治疗方案时,相当多患者仍需做 DSA。血管造影的特点在于对血管狭窄的判断有很高的准确性。缺点是不易判断斑块的形态。

(四)鉴别诊断

1.椎基底动脉系统 TIA

当患者表现为双侧运动或感觉障碍、眩晕、复视、构音障碍和同向视野缺失时,应考虑是后循环病变而非颈动脉粥样硬化。一些交替性的神经症状(如先左侧然后右侧的偏瘫),往往提示后循环病变、心源性栓塞或弥散性血管病变。

2.偏头痛

25%～35%的缺血性脑血管病伴有头痛,且典型偏头痛发作也可伴发神经系统定位体征,易与 TIA 混淆。两者的区别在于偏头痛引起的定位体征为兴奋性的,如感觉过敏、视幻觉、不自主运动。偏头痛患者常有类似的反复发作史和家族史。

三、治疗

治疗动脉粥样硬化的方法亦适用于治疗颈动脉粥样硬化,如戒烟、加强体育活动、减轻肥胖

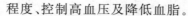

程度、控制高血压及降低血脂。

(一)内科治疗

内科治疗的目的在于阻止动脉粥样硬化的进展,预防脑缺血的发生及预防手术后复发。目前,尚未完全证实内科治疗可逆转和消退颈动脉粥样硬化。

1.抗血小板聚集药治疗

抗血小板聚集药治疗的目的是阻止动脉粥样硬化斑块表面生成血栓,预防脑缺血的发作。阿司匹林是目前使用最广泛的抗血小板药,长期服用可较显著地降低心脑血管疾病发生的危险性。阿司匹林的剂量30～1 300 mg/d均有效。目前没有证据说明大剂量阿司匹林较小剂量更有效,对绝大多数患者而言,50～325 mg/d是推荐剂量。

对阿司匹林治疗无效的患者,一般不主张加大剂量来增强疗效。此时,可选择其他抗血小板聚集药,或改用口服抗凝剂。

2.抗凝治疗

当颈动脉粥样硬化患者抗血小板聚集药治疗无效,或不能耐受抗血小板聚集药治疗时,可采用抗凝治疗。最常用的口服抗凝剂是华法林。

(二)颈动脉内膜剥脱术

对高度狭窄(70%～99%)的症状性颈动脉粥样硬化患者,首选的治疗方法是动脉内膜剥脱术(CEA)。CEA不仅能减少脑血管疾病的发病率,还能降低因反复发作脑缺血而增加的医疗费用。

四、康复

对于无症状性颈动脉粥样硬化,年龄与颈动脉粥样硬化密切相关,被认为是颈动脉粥样硬化的主要危险因素之一。国内一组1 095例无症状人群的DUS普查发现:60岁以下、60～70岁和70岁以上人群,颈动脉粥样硬化的发病率分别是3.7%、24.2%及54.8%。若患者有冠心病或周围血管病,则约1/3的患者一侧颈动脉粥样硬化狭窄程度超过50%。因此,对高龄,特别是具有动脉粥样硬化危险因素的患者,应考虑到无症状性颈动脉粥样硬化的可能,查体时注意有无颈部血管杂音,必要时做相应的辅助检查。

有报道称无症状性颈动脉狭窄的3年卒中危险率为2.1%。从理论上讲,随着病情的发展,无症状性颈动脉粥样硬化(特别是狭窄程度超过50%)的患者,产生TIA、脑梗死等临床症状的可能性增大,欧洲一项针对无症状性颈动脉粥样硬化的研究表明,颈动脉狭窄程度越高,3年卒中危险率增加。

无症状性颈动脉粥样硬化3年卒中危险率仅2.1%,因此对狭窄程度超过70%的无症状患者,是否采用颈动脉内膜剥脱术,目前尚无定论。手术本身有危险性,因此,目前对无症状性颈动脉粥样硬化仍以内科治疗为主,同时密切随访。

(韩　玮)

第十节 脑动脉硬化症

脑动脉硬化症是指在全身动脉硬化的基础上,脑部血管的弥漫性硬化、管腔狭窄及小动脉闭塞,供应脑实质的血流减少,神经细胞变性而引起的一系列神经与精神症状。本病发病年龄大多超过 50 岁。脑动脉硬化的好发部位多处于颈动脉分叉水平,而颈总动脉的起始部很少发生。

一、病因及发病机制

该病病因尚未完全明了,大多数学者认为与下列因素有关。

(一)脂质代谢障碍和内膜损伤

脂质代谢障碍和内膜损伤是动脉粥样硬化最早和最主要的原因。早期病变发生于内膜,大量中性脂肪、胆固醇由浆中移出而沉积于血管壁的内膜上形成粥样硬化斑块。

(二)血流动力学因素的作用

脂质进入和移出内膜的速度经常处于动态的平衡。但在动脉分叉处、弯曲处、动脉成角、转向处或内膜表面不规则时,可影响血液的流层,使血液汹涌而形成旋涡流、湍流,产生高切应力和机械性损伤,致使内膜进一步损伤。血浆中的脂质向损伤的内膜移动占优势,致使高浓度的乳糜微粒及脂蛋白多聚在这一个区域,加速动脉粥样硬化的发生及发展。

(三)血小板聚集作用

近年来应用扫描电子显微镜的研究发现,血小板易在动脉分叉处聚集,血小板与内皮细胞的相互作用而使内膜发生损伤,血小板在内皮细胞损伤处容易黏附,继而聚集,其结果是血小板血栓形成。

(四)高密度脂蛋白与动脉粥样硬化

高密度脂蛋白(HDL)与乳糜微粒(CM)及极低密度脂蛋白(VLDL)的代谢途径有密切关系。学者已发现动脉粥样硬化患者的血清高密度脂蛋白含量降低,故认为高密度脂蛋白含量降低可导致动脉粥样硬化。

(五)高血压与动脉粥样硬化

高血压是动脉粥样硬化的重要因素,患有高血压时,由于血流冲击,动脉壁承受很强的机械压力,可促进动脉粥样硬化的发生和发展。

二、病理生理

动脉硬化早期,在动脉的内膜上出现数毫米大小的黄色脂点或出现数厘米长的黄色脂肪条。病变进一步发展则形成纤维斑块,斑块表面可破溃形成溃疡出血,亦可形成附壁血栓,可使动脉管腔变细甚至闭塞。

三、临床表现

(一)早期

脑动脉粥样硬化发展缓慢,呈进行性加重,早期表现类似神经衰弱,患者有头痛、头胀、头部压紧感,还可有耳鸣、眼花、心悸、失眠、记忆力减退、烦躁及易疲倦等症状,头晕、头昏、嗜睡及精神状态的改变。逐渐出现对各种刺激的感觉过敏,情绪易波动,有时激动、焦虑、紧张、恐惧、多疑,有时又出现对周围事物无兴趣、淡漠及颓丧、伤感,对任何事情感到无能为力、不果断,常伴有自主神经功能障碍,如手足发冷、局部出汗,皮肤划纹征阳性。脑动脉粥样硬化时可引起脑出血,临床上可发生眩晕、昏厥等症状,并可有短暂性脑缺血发作。

(二)进展期

随着病情的进展,患者可出现许多严重的神经精神症状及体征,其临床表现有以下几类。

1.动脉硬化性帕金森病

患者面部缺乏表情,发音低而急促,直立时身体向前弯,四肢强直而肘关节略屈曲,手指震颤而呈搓丸样,步伐小而身体向前冲,称为"慌张步态"。其他症状尚有出汗多、皮脂溢出多、言语障碍、流口水多、吞咽费力等。少数患者晚期可出现痴呆。

2.脑动脉硬化痴呆

患者缓慢起病,呈阶梯性智能减退,早期患者可出现神经衰弱综合征,逐渐出现近记忆力明显减退,而人格、远记忆力、判断力、计算力尚能在一段时间内保持完整。患者情绪不稳,易激惹,喜怒无常,夜间可出现谵妄或失眠,有时出现强哭、强笑或情绪淡漠,最后发展为痴呆。

3.假性延髓性麻痹

其临床特征为构音障碍、吞咽困难、饮水呛咳、面无表情,轻度情绪刺激表现为反应过敏及不能控制的强哭、强笑或哭笑相似而不易分清,这种情感障碍系病变侵犯皮质丘脑阻塞所致。

4.脑神经损害

脑动脉硬化后僵硬的动脉可压迫脑底部的脑神经而使其功能发生障碍,如双鼻侧偏盲、三叉神经痛性抽搐、双侧展或面神经瘫痪,或引起一侧面肌痉挛等症状。

5.脑动脉硬化

神经系统所出现的体征临床上可出现一些原始反射,如强握反射、口舌动作。同时可伴有皮质高级功能的障碍,如语言障碍,吐词困难,对词的短时记忆丧失,命名不能、失用,亦出现体像障碍、皮质感觉障碍、锥体束损害及脑干和脊髓损害的症状。另外,还可出现括约肌功能障碍,如尿潴留或失禁、大便失禁。脑动脉硬化症还可引起癫痫发作,其发作形式可为杰克森(Jackson)发作、钩回发作或全身性大发作。

四、辅助检查

(一)血生化测定

患者血胆固醇含量升高,低密度脂蛋白含量升高,高密度脂蛋白含量降低,血甘油三酯含量升高,血 β-脂蛋白含量升高,90%以上的患者表现为Ⅱ型或Ⅳ型高脂血症。

(二)数字减影

动脉造影可显示脑动脉粥样硬化所造成的动脉管腔狭窄或动脉瘤病变。脑动脉造影显示动脉异常弯曲和伸长。动脉内膜存在动脉粥样硬化斑,使动脉管腔变得不规则,呈锯齿状,最常见于颈内动脉虹吸部,亦可见于大脑中、前、后动脉。

(三)经颅多普勒检查

根据所测颅内血管的血流速度、峰值、频宽、流向,判断出血管有无狭窄和闭塞。

(四)CT 扫描及 MRI 检查

CT 及 MRI 可显示脑萎缩及多发性腔隙性梗死(图 6-1、图 6-2)。

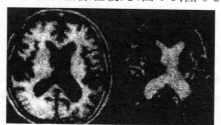

图 6-1 弥漫性脑萎缩 T_1 及 T_2 加权像
注:脑室系统扩大,脑沟池增宽,左侧明显。

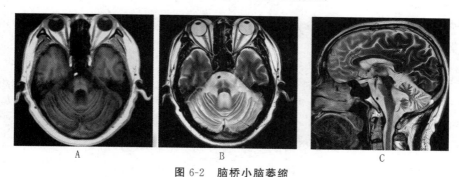

图 6-2 脑桥小脑萎缩
注:$T_1WI(A)$ 和 $T_2WI(B)$ 为横断位,$T_2W(C)$ 为矢状位,脑桥、橄榄、小脑萎缩,脑桥、橄榄腹侧变平,桥前池扩大,四脑室扩张;脑桥见"十字"征(B)。

(五)眼底检查

40%左右的患者有视网膜动脉硬化症,表现为动脉迂曲,动脉直径变细不均,动脉反光增强,呈银丝样改变及动静脉交叉压迹等。

五、诊断

(1)年龄在 45 岁以上。

(2)初发高级神经活动不稳定的症状或脑弥漫性损害症状。

(3)有全身动脉硬化,例如,眼底动脉硬化Ⅱ级以上,颞动脉或桡动脉较硬。

(4)神经系统阳性体征,例如,腱反射不对称,掌颌反射阳性,吸吮反射阳性。

(5)血清胆固醇水平升高。

(6)排除其他脑病。

上述 6 项为诊断脑动脉硬化的最低标准。可根据身体任何部位的动脉硬化症状,例如,头部动脉硬化,精神、神经症状呈缓慢进展,伴以短暂性脑卒中样发作,或有轻重不等的较广泛的神经系统异常。有脑神经、锥体束和锥体外系损害,并排除颅内占位性病变,结合实验室检查可以做出临床诊断。

六、鉴别诊断

应鉴别本病与以下疾病。

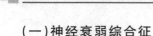

（一）神经衰弱综合征

脑动脉硬化发病多在 50 岁以后，没有明显的精神因素，临床表现以情感脆弱、近记忆减退为突出症状。此外，表现为思维活动迟钝，工作能力下降，眼底动脉硬化及血脂水平明显升高，均可与神经衰弱区别。

（二）阿尔茨海默病

脑动脉硬化症晚期可出现痴呆，故应与阿尔茨海默病区别（表 6-4）。

表 6-4　脑动脉硬化性痴呆与阿尔茨海默病的鉴别

鉴别要点	脑动脉硬化性痴呆	阿尔茨海默病
发病年龄	50～75 岁	70～75 岁
病理改变	多发性脑微梗死灶	脑组织中老年斑与神经纤维缠结
高血压动脉硬化	常有，起决定性作用	或无，不起决定性作用
情感障碍	脆弱，哭笑无常	淡漠，反应迟钝
人格改变	有，相对较完整	早期出现
记忆力	有，近事遗忘	十分突出，远近事记忆均障碍
定向力	有	时间、地点、人物定向均差
智能	选择性或镶嵌性衰退	全面衰退
自知力	保持较久	早期丧失
定位特征	常有，明显	无特异性
进展情况	阶梯或进展	迅速加重而死亡

（三）颅内占位性病变

颅内占位性病变如脑瘤、转移瘤、硬脑膜下血肿。颅内占位性病变常缺乏血管硬化的体征，多伴有进行性颅内压增高及脑脊液蛋白含量高的表现。CT 扫描或 MRI 检查可加以鉴别。

（四）躯体性疾病

躯体性疾病如营养障碍、严重贫血、内分泌疾病、心肺疾病伴缺氧和二氧化碳潴留、肾脏疾病伴尿毒症、慢性充血性心力衰竭、低血糖、脑积水，均应加以鉴别。对以上各种疾病可根据临床特征、辅助检查加以鉴别。

七、治疗

（一）一般防治措施

（1）合理饮食：食用低胆固醇、低动物性脂肪食物，如瘦肉、鱼类、低脂奶类。提倡饮食清淡，多食富含维生素 C（新鲜蔬菜、瓜果）和植物蛋白（豆类及其制品）的食物。

（2）适当的体力劳动和体育锻炼：对预防肥胖，改善循环系统的功能和调整血脂的代谢有一定的帮助，是预防本病的一项积极措施。

（3）生活要有规律：合理安排工作和生活，保持乐观，避免情绪激动和过度劳累，要有充分的休息和睡眠，不吸烟，不饮酒。

（4）积极治疗有关疾病，如高血压、糖尿病、高脂血症、肝肾疾病及内分泌疾病。

（二）降低血脂

高脂血症患者的血脂经用体育疗法、饮食疗法仍不降低，可选用降脂药物治疗。

（1）氯贝丁酯（安妥明）：0.25～0.50 g，每天 3 次，口服。病情稳定后应酌情减量维持。其能降低甘油三酯水平，升高高密度脂蛋白水平。少数患者可出现荨麻疹或肝、肾功能变化，需定期检查肝、肾功能。

（2）二甲苯氧庚酸（吉非贝齐，诺衡）：300 mg，每天 3 次，口服。其效果优于氯贝丁酯，有降低甘油三酯、胆固醇水平，升高高密度脂蛋白水平的作用。不良反应与氯贝丁酯相同。

（3）非诺贝特（普鲁脂芬）：0.1 g，每天 3 次，口服。它是氯贝丁酯的衍生物，血尿半衰期较长，作用较氯贝丁酯强，能显著降低甘油三酯和血浆胆固醇水平，显著升高血浆高密度脂蛋白水平。不良反应较轻，少数病例出现血清谷丙转氨酶及血尿素氮水平暂时性轻度升高，停药后即恢复正常。原有肝、肾功能减退者慎用，孕妇禁用。

（4）普罗布考（丙丁酚）：500 mg，每天 3 次，口服。该药能阻止肝脏中胆固醇的乙酰乙酸生物合成，降低血胆固醇水平。

（5）亚油酸：300 mg，每天 3 次，口服，或亚油酸乙酯 1.5～2.0 g，每天 3 次，口服。其为不饱和脂肪酸，能抑制脂质在小肠的吸收与合成，影响血浆胆固醇的分布，使其较多地向血管壁外的组织中沉积，降低血管中胆固醇的含量。

（6）考来烯胺（消胆胺）：4～5 g，每天 3 次，口服。因其是阴离子交换树脂，服后与胆汁酸结合，断绝胆酸与肠-肝循环，促使肝中胆固醇分解成胆酸，与肠内胆酸一同排到体外，使血胆固醇水平下降。

（7）胰肽酶（弹性酶）：每片 150～200 U，1～2 片，每天 3 次，口服。服 1 周后见效，8 周达高峰。它能水解弹性蛋白及糖蛋白等，能阻止胆固醇沉积在动脉壁上，并能提高脂蛋白脂酶活性，能分解乳糜微粒，降低血浆胆固醇水平。无不良反应。

（8）冠心舒（脑心舒）：20 mg，每天 3 次，口服。其是从猪十二指肠提取的糖胺多糖类药物，能显著地降低血浆胆固醇和甘油三酯水平，促进纤维蛋白溶解，抗血栓形成。对一过性脑缺血发作、脑血栓、椎基底动脉供血不足等有明显疗效。

（9）吡卡酯（血脉宁，安吉宁，吡醇氨酯）：250～500 mg，每天 3 次，口服。6 个月为 1 个疗程。该药能减少血管壁上胆固醇的沉积，减少血管内皮损伤，防止血小板聚集。不良反应较大，有胃肠道反应，少数病例有肝功能损害。

（10）月见草油：1.2～2.0 g，每天 3 次，口服。该药是含亚油酸的新药，为前列腺素前体，具有降血脂、降胆固醇、抗血栓作用。不良反应小，偶尔见胃肠道反应。

（11）多烯康胶丸：每丸 0.3 g 或 0.45 g，每次 1.2～1.5 g，每天 3 次，口服。该药为我国首创的富含二十碳五烯酸（EPA）和二十二碳六烯酸（DHA）的浓缩鱼油。其所含 EPA 和 DHA 达 70%以上，降低血甘油三酯总有效率为 86.5%，降低血胆固醇总有效率为 68.6%，并能显著抑制血小板聚集和阻止血栓形成，长期服用无毒副作用，而且疗效显著。

（12）甘露醇烟酸酯片：400 mg，每天 3 次，口服。该药是我国生产的降血脂、降血压的新药。降血甘油三酯的有效率达 75%，降舒张压的有效率达 93%，使头痛、头晕、烦躁等症状得到改善。

（13）其他有维生素 C、B 族维生素、维生素 E、烟酸等药物。

（三）扩血管药物

扩血管药物可解除血管运动障碍，改善血循环，主要作用于血管平滑肌。

（1）盐酸罂粟碱：可改善脑血流，60～90 mg，加入 500 mL 5%的葡萄糖溶液或右旋糖酐-40 中静脉滴注，每天 1 次，7～10 d 为 1 个疗程。或 30～60 mg，每天 1～2 次，肌内注射。

（2）已酮可可碱：0.1 g，每天 3 次，口服。该药除扩张毛细血管外，还增进纤溶活性，降低红细胞上的脂类水平及黏度，改善红细胞的变形性。

（3）盐酸倍他啶、烟酸、山莨菪碱、血管舒缓素等属于常用扩血管药物。

（四）钙通道阻滞剂

其作用机制：①扩张血管，增加脑血流量，阻滞 Ca^{2+} 跨膜内流。②抗动脉粥样硬化，降低胆固醇。③抗血小板聚集，减低血黏度，改善微循环。④保护细胞，避免脑缺血后神经元细胞膜发生去极化。⑤维持红细胞的变形能力，是影响微循环中血黏度的重要因素。

（1）尼莫地平：30 mg，每天 2～3 次，口服。

（2）尼卡地平：20 mg，每天 3 次，口服，3 d 后逐渐增至每天 60～120 mg，不良反应为少数人思睡、头晕、倦怠、恶心、腹胀等，减量后即可消失，一般不影响用药。而肝、肾功能差和低血压者慎用，颅内出血急性期、妊娠、哺乳期患者禁用。

（3）地尔硫䓬（硫氮䓬酮）：30 mg，每天 3 次，口服。不良反应为面红、头痛、心动过速、恶心、便秘，个别患者转氨酶水平暂时升高。孕妇慎用，心房颤动、心房扑动者禁用。注意不可嚼碎药片。

（4）氟桂利嗪：5～10 mg 或 6～12 mg，每天 1 次，顿服。不良反应为乏力、头晕、嗜睡、脑脊液压力增大，故颅内压增高者禁用。

（5）桂利嗪（脑益嗪）：25 mg，每天 3 次，口服。

（五）抗血小板聚集药物

因为在动脉粥样硬化者体内血小板活性增强，并释放平滑肌增生因子使血管内膜增生，升高血中半胱氨酸水平，导致血管内皮损伤，脂质易侵入内膜，吞噬大量的低密度脂蛋白的单核巨噬细胞，在血管壁内转化为泡沫细胞，而形成动脉粥样硬化病变，所以抗血小板治疗是防治脑血管病的重要措施。

（1）肠溶阿司匹林（乙酰水杨酸）：50～300 mg，每天 1 次，口服，该药是花生四烯酸代谢中环氧化酶抑制剂，能减少环内过氧化物，减少血栓素 A_2 合成。

（2）二十碳五烯酸：1.4～1.8 g，每天 3 次，口服。它在海鱼中含量较高，是一种多烯脂肪酸。在代谢中可与花生四烯酸竞争环氧化酶，减少血栓烷 A 的合成。

（3）银杏叶胶囊（或银杏口服液）：能扩张脑膜动脉和冠状动脉，使脑血流量和冠脉流量增加，并能抗血小板聚集，降血脂及降低血浆黏稠度，达到改善心脑血循环的功能。银杏叶胶囊 2 丸，3 次/天，口服。银杏口服液 10 mL，每天 3 次，口服。

（4）双嘧达莫（潘生丁）：50 mg，每天 3 次，口服。该药能使血小板环磷腺苷水平升高，延长血小板的寿命，抑制血小板聚集，扩张心脑血管等。

（5）藻酸双酯钠：0.1 g，每天 3 次，口服。也可 0.1～0.2 g 静脉滴注。该药具有显著的抗凝血、降血脂、降低血黏度及改善微循环的作用。

（六）脑细胞活化剂

脑动脉硬化时，可引起脑代谢障碍，导致脑功能低下，为了恢复脑功能和改善临床症状，常用以下药物。

（1）胞磷胆碱：0.2～0.5 g，静脉注射或加用 5％～10％的葡萄糖溶液后静脉滴注，5～10 d 为 1 个疗程。或0.1～0.3 g/d，分 1～2 次肌内注射。它能增强与意识有关的脑干网状结构功能，兴奋锥体束，促进受伤的运动功能的恢复，还能增强脑血管的张力及增加脑血流量，增强细胞膜的功能,改善脑代谢。

(2)甲磺酸双氢麦角碱(舒脑宁)1 支(0.3 mg),每天 1 次,肌内注射,或 1 片(2.5 mg),每天 2 次,口服。其为最新脑细胞代谢机能改善剂,能作用于血管运动中枢,抑制血管紧张,促进循环功能,能使脑神经细胞的机能再恢复,促使星状细胞摄取充足的营养素,使氧、葡萄糖等输送到脑神经细胞,从而改善脑神经细胞新陈代谢。

(3)素高捷疗:0.2～0.4 g,每天 1 次,静脉注射,或加入 5％的葡萄糖溶液中静脉滴注,15 d 为 1 个疗程。该药可激发及加快修复过程。在供氧不足的状态下,改善氧的利用率,并促进养分穿透入细胞。提高与能量调节有关的代谢率。

(4)艾地苯醌(雅伴):30 mg,每天 3 次,口服。其能改善脑缺血的脑能量代谢(包括激活脑线粒体、增强呼吸活性、改善脑内葡萄糖利用率),治疗脑功能障碍。

(韩　玮)

第十一节　高血压脑病

高血压脑病(hypertensive encephalopathy,HE)是指血压突然显著升高而引起的一种急性脑功能障碍综合征。该病可发生于各种原因所致的动脉性高血压患者,其发病率约占高血压患者的 5％。发病时血压突然升高,收缩压、舒张压均升高,以舒张压升高为主。临床上出现剧烈头痛、烦躁、恶心呕吐、视力障碍、抽搐、意识障碍甚至昏迷等症状,也可出现暂时性偏瘫、失语、偏身感觉障碍等。本病的特点是起病急、病程短,经及时降低血压,所有症状在数分钟或数天内可完全消失,而不留后遗症,否则可导致严重的脑功能损害,甚至死亡。病理特征:主要是脑组织不同程度的水肿,镜下可出现玻璃样变性,即小动脉管壁发生纤维蛋白样坏死。

本病可发生于各种原因导致的动脉性高血压患者,成人舒张压>18.7 kPa(140 mmHg),儿童、孕妇或产妇血压>24.0/16.0 kPa(180/120 mmHg)可导致发病。新近发病或急速发病的高血压患者可在血压相对较低的水平发生本病,例如,儿童急性肾小球肾炎或子痫患者血压在 21.3/13.3 kPa(160/100 mmHg)左右即可发病。高血压脑病起病急,病死率高,故对其防治的研究显得尤为重要,目前西医治疗高血压脑病已取得了较好的成效。

一、病因与发病机制

(一)病因

(1)原发性高血压,当受情绪或精神影响时,血压迅速升高,可发生高血压脑病。

(2)继发性高血压,包括肾性高血压、嗜铬细胞瘤、原发性醛固酮增多症、皮质醇增多症、某些肾上腺酶的先天缺陷、妊娠高血压、主动脉狭窄等引起的高血压及收缩期高血压。

(3)少部分抑郁症患者在服用单胺氧化酶抑制剂时可发生高血压脑病,吃过多富含酪胺的食物(奶油、干酪、扁豆、腌鱼、红葡萄酒、啤酒等)也可诱发高血压脑病。

(4)急慢性脊髓损伤的患者,因膀胱充盈或胃肠潴留等过度刺激自主神经可诱发高血压脑病。

(5)突然停用高血压药物(特别是停用可乐亭)可导致高血压脑病。

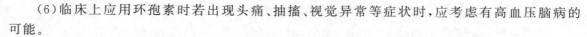

(6)临床上应用环孢素时若出现头痛、抽搐、视觉异常等症状时,应考虑有高血压脑病的可能。

总之,临床上任何原因引起的急进型恶性高血压均可能成为高血压脑病的发病因素。

(二)发病机制

1.脑血管自动调节机制崩溃学说

正常情况下,血压波动时可通过小动脉的自动调节维持恒定的脑血流量,即 Bayliss 效应,此调节范围限制在平均动脉压 8.0～24.0 kPa(60～180 mmHg),在此范围内小动脉会随着血压的波动自动调节保持充足的脑血流量。而当平均动脉压迅速升高达 24.0 kPa(180 mmHg)以上时,可引起其自动调节机制破坏,使脑血管由收缩变为被动扩张,脑血流量迅速增加,血管内压超出脑间质压,血管内液体外渗,迅速出现脑水肿及颅内压增高,从而导致毛细血管壁变性坏死,出现点状出血及微梗死。

2.脑血管自动调节机制过度学说

脑血管自动调节机制过度学说又称小动脉痉挛学说,血压迅速升高,导致 Bayliss 效应过强,小动脉痉挛,血流量反而减少,血管壁缺血变性,通透性增加,血管内液外渗,引起水肿、点状出血及微梗死等。对高血压脑病患者尸检时可见脑组织极度苍白,血管内无血,表明高血压脑病患者的脑血管有显著的痉挛。高血压脑病发生时,还可见身体其他器官发生局限性血管痉挛,也支持小动脉痉挛的看法。

3.脑水肿学说

(1)有学者认为,上述两种机制可能同时存在。血压急剧升高后,先出现脑小动脉广泛的痉挛,继而出现扩张,造成小血管缺血变性,血管内液和血细胞外渗,引起广泛的脑水肿,从而出现点状出血及微血栓形成,甚至继发较大的动脉血栓形成,严重时因脑疝形成而死亡。

(2)高血压脑病是急性过度升高的血压迫使血管扩张,通过动脉壁过度牵伸破坏了血-脑屏障,毛细血管通透性增加,使血浆成分和水分子外溢,细胞外液增加,继发血管源性水肿,导致神经功能缺损。

目前多数学者认为血管自动调节障碍是高血压脑病发病的主要因素。

二、病理

(一)肉眼观察

脑组织不同程度的水肿是高血压脑病的主要病理表现。严重脑水肿者脑的重量可增加20％～30％。脑的外观呈苍白色,脑回变平,脑沟变浅,脑室变小,脑干常因颅内压增高而疝入枕骨大孔,导致脑干发生圆锥形的变形,脑的表面可有出血点,周围有大量的脑脊液外渗,浅表部位动脉、毛细血管及静脉可见扩张。切面呈白色,可见脑室变小、点状及弥散性小出血灶或微小狭长的裂隙状出血灶或腔隙性脑梗死灶。

(二)镜下观察

脑部小动脉管壁发生纤维蛋白样坏死,即玻璃样变性,血管内皮增殖,中层肥厚,外膜增生,血管腔变小或阻塞,形成本病所特有的小动脉病变。毛细血管壁变性或坏死,血-脑屏障结构破坏。血管周围有明显的渗出物,组织细胞间隙增宽,部分神经细胞变性坏死,但胶质细胞增生不多。长期高血压者,还可见到较大的脑动脉壁中层肥大,内膜呈粥样硬化。此外,亦可在皮质及基底节区见到少数胶质细胞肿胀、神经元的缺血性改变及神经胶质的瘢痕形成。

三、临床表现

高血压脑病起病急骤,常因过度劳累、精神紧张或情绪激动诱发,病情发展迅速,急骤加重。起病前常先有动脉压显著升高,并有严重头痛、精神错乱、意识改变、周身水肿等前驱症状,一般经 12～48 h 发展成高血压脑病,严重者仅需数分钟。在出现前驱症状时,患者立即卧床休息,接受适当的降压治疗后,大部分患者的脑病往往可以消失而不发作;若血压继续升高则可转变为高血压脑病。本病的发病年龄与病因有关,平均年龄为 40 岁;急性肾小球性肾炎引起本病者多见于儿童或青年;慢性肾小球肾炎引起者则多见于成年人;恶性高血压在 30～45 岁多见。高血压脑病的症状一般持续数分钟到数小时,长的可达 1～2 个月。若不及时降压或治疗原发病,使脑病症状持续较长时间,可造成不可逆的神经功能损伤,重者可因继发癫痫持续状态、心力衰竭或呼吸障碍而死亡。本病可反复发作,症状可有所不同。

(一)急性期

1.动脉压升高

原已有高血压者,发病时血压再度升高,舒张压往往升高至 16.0 kPa(120 mmHg)以上,平均动脉压常在 20.0～26.7 kPa(150～200 mmHg)。对于妊娠毒血症的妇女或急性肾小球肾炎儿童,发生高血压脑病时,血压波动范围较已有高血压的患者小,收缩压可不高于 24.0 kPa(180 mmHg),舒张压可不高于 16.0 kPa(120 mmHg)。新近起病的高血压患者脑病发作时的血压水平要比久患高血压患者发作时的血压低。

2.颅内压增高

颅内压增高表现为剧烈头痛,呕吐,颈项强直及视盘水肿等颅内高压症;并出现高血压性视网膜病变,表现为眼底火焰状出血和动脉变窄及绒毛状渗出物。脑脊液压力可显著升高,甚至在腰椎穿刺时脑脊液喷射而出,此时腰椎穿刺可促进脑疝的发生,故应慎行。

(1)头痛:为高血压脑病的早期症状,以前额或后枕部为主,咳嗽、紧张、用力时加重。头痛多出现于早晨,程度与血压水平相关,经降压及休息等相应治疗后头痛可缓解。

(2)呕吐:常在早晨与头痛伴发,可以呈喷射性,恶心可以不明显。其原因可能是颅内压增高刺激迷走神经核,也可能是颅内高压、脑内的血液供应不足、延髓的呕吐中枢缺血缺氧。

(3)视盘水肿:指视盘表面和筛板前区神经纤维的肿胀,镜检发现视盘周围毛刺样边界不清,随着水肿的发展,视盘边缘逐渐模糊、充血,颜色呈红色,视盘隆起,常超过 2 个屈光度,生理凹陷消失,视网膜静脉充盈、怒张、搏动消失,颅内压持续升高可出现血管周围点状或片状出血。眼底视网膜荧光照相可见视盘中央及其周边区有异常和扩张的毛细血管网,且有液体漏出。轻度视盘水肿可在颅内压增高几小时内形成,高度视盘水肿一般需要几天的时间,此期患者可出现视力模糊、偏盲或黑蒙等视力障碍症状,可能与枕叶水肿、大脑后动脉或大脑中动脉痉挛有关。颅高压解除之后,视盘水肿即消退。

3.抽搐

抽搐是高血压脑病的常见症状,是颅内高压、脑部缺血缺氧、脑神经异常放电所致,其发生率为 10.5%～41%。表现为发作性意识丧失、瞳孔散大、两眼上翻、口吐白沫、呼吸暂停、皮肤发紫、肢体痉挛,并可有舌头咬破及大小便失禁等。发作多为全身性,也可为局限性,一般持续 1 min 后,痉挛停止。有的患者频繁发作,最后发展为癫痫持续状态,有些患者则因抽搐诱发心力衰竭而死亡。

4.脑功能障碍

(1)意识障碍:表现为兴奋,烦躁不安,继而精神萎靡、嗜睡、神志模糊等。若病情继续进展可在数小时内或1~2 d出现意识障碍加重甚至昏迷。

(2)精神症状:表现强哭、强笑、定向障碍、判断力障碍、冲动行为,甚至谵妄、痴呆等症状。

(3)脑局灶性病变:表现短暂的偏瘫、偏盲、失语、听力障碍和偏身感觉障碍等神经功能缺损症状。

5.阵发性呼吸困难

阵发性呼吸困难可能由呼吸中枢血管痉挛、局部脑组织缺血及局部酸中毒引起。

6.高血压脑病的全身表现

(1)视网膜和眼底改变:视网膜血管出现不同程度的损害,如血管痉挛、硬化、渗出和出血。血管痉挛是视网膜血管对血压升高的自身调节反应;渗出是小血管壁通透性增大和血管内压升高所致;出血则是小血管在高血压作用下管壁破裂的结果。

(2)肾脏和肾功能:持续性高血压可引起肾小动脉和微动脉硬化、纤维组织增生,促成肾大血管的粥样硬化与血栓形成,从而使肾缺血、肾单位萎缩和纤维化。轻者出现多尿、夜尿等,重者导致肾衰竭。若为肾性高血压,血压快速升高后,又可通过肾小血管的功能和结构改变,加重肾缺血,加速肾脏病变和肾衰竭。

(二)恢复期

血压下降至正常后症状消失,辅助检查指标转入正常,一般可在数天内完全恢复正常。

四、辅助检查

(一)血液、尿液检查

高血压脑病本身无特异性的血、尿改变,若合并肾功能损害,可出现氮质血症,血中酸碱度及电解质紊乱,尿中可出现蛋白、白细胞、红细胞、管型等改变。

(二)脑脊液检查

外观正常;多数患者脑脊液压力升高,多为中度升高,少数正常;细胞数一般正常,少数可有少量红细胞、白细胞;蛋白含量多轻度升高,个别可达 1.0 g/L。

(三)脑电图检查

可见弥散性慢波或者癫痫样放电。急性期脑电图可出现两侧同步的尖、慢波,尤以枕部明显。严重的脑水肿可出现广泛严重的慢节律脑电活动波;当出现局灶性脑电波时可能存在局灶病变。脑电图表现可以间接反映高血压脑病的严重程度。

(四)CT、MRI 检查

颅脑 CT 可见脑水肿所致的弥漫性白质密度降低,脑室变小;部分患者的脑干及脑实质内可见弥漫性密度减小,环池狭窄;MRI 显示脑水肿呈长 T_1 与长 T_2 信号;这种信号可以在脑实质或脑干内出现,而且在 FLAIR 不被抑制,而呈更明显的高信号;CT 和 MRI 的这种改变通常在病情稳定后 1 周左右消失。

五、诊断与鉴别诊断

(一)诊断依据

(1)有原发性或继发性高血压等病史,发病前常有过度疲劳、精神紧张、情绪激动等诱发因素。急性或亚急性起病,病情发展快,常在 12~48 h 达高峰;突然出现明显的血压升高,尤以舒张压升高为主,舒张压常大于 16.0 kPa(120 mmHg)。

(2)出现头痛、抽搐、意识障碍、呕吐、视盘水肿、偏瘫、失语、高血压性视网膜病变等症状和体征;眼底显示 3～4 级高血压视网膜病变。

(3)头颅 CT 或 MRI 显示特征性顶枕叶水肿。脑脊液清晰,部分患者的脑脊液压力可能升高,可有少量红细胞或白细胞,蛋白含量可轻度升高;合并尿毒症者的尿中可见蛋白及管型,血肌酐、尿素氮含量可升高。

(4)经降低颅内压和血压后症状可迅速缓解,一般不遗留任何脑损害后遗症。

(5)需排除高血压脑出血、特发性蛛网膜下腔出血及颅内占位性病变。

(二)鉴别诊断

1.高血压危象

(1)指高血压病程中全身周围小动脉发生暂时性强烈痉挛,导致血压急剧升高,引起全身多脏器功能损伤的一系列症状和体征。

(2)出现头痛烦躁、恶心呕吐、心悸气促及视力模糊等症状。伴靶器官病变者可出现心绞痛、肺水肿或高血压脑病。

(3)血压以收缩压显著升高为主,常高于 26.7 kPa(200 mmHg),也可伴有舒张压升高。

2.高血压脑出血

(1)多发生于 50 岁以上的老年人,患者有较长时间的高血压动脉硬化病史。

(2)于体力活动或情绪激动时突然发病,有不同程度的头痛、恶心、呕吐、意识障碍等症状。

(3)病情进展快,几分钟或几小时内迅速出现肢体功能障碍及颅内压增高的症状。

(4)查体有神经系统定位体征。

(5)颅脑 CT 检查可见脑内高密度血肿区。

3.特发性蛛网膜下腔出血

(1)意识障碍常在发病后立即出现,血压升高不明显。

(2)有头痛、呕吐等颅内压增高的症状和脑膜刺激征阳性体征,伴或不伴有意识障碍。

(3)眼底检查可发现视网膜新鲜出血灶。脑脊液压力升高,脑脊液为均匀血性。

(4)脑 CT 可发现在蛛网膜下腔内或出血部位有高密度影。

4.原发性癫痫

(1)无高血压病史,临床症状与血压控制程度无关。

(2)具有发作性、短暂性、重复性、刻板性的临床特点。

(3)出现突发意识丧失、瞳孔散大、两眼上翻、口吐白沫、四肢抽搐等表现。

(4)脑电图见尖波、棘波、尖-慢波或棘慢波等痫样放电。

(5)部分癫痫患者有明显的家族病史。

六、治疗

(一)高血压脑病急性期治疗

主要应降低血压和管理血压,降压药物使用原则应做到迅速、适度、个体化。①发作时应在数分钟至 1 h 使血压下降,原有高血压患者的舒张压应降至 14.7 kPa(110 mmHg)以下,原血压正常者的舒张压应降至 10.7 kPa(80 mmHg)以下,维持 1～2 周,以利于脑血管自动调节功能的恢复。②根据患者的病情及心、肾功能情况选用降压药物,以作用快、有可逆性、无中枢抑制作用、毒性小为原则。③在用药过程中，严密观察血压的变化，避免降压过快、过猛，以防血压骤降而出现休克，导致心、脑、肾等重要靶器官缺血或功能障碍（如失明、昏迷、心绞痛、心肌梗死、脑梗死或肾小管坏死）。④血压降至一定程度时，若无明显神经功能改善甚至加重或出现新的神经症状，应考虑是否有脑缺血的可能，可将血压适当提高。⑤老年人的个体差异大，血压易波动，故用降压药时应从小剂量开始，逐渐加大剂量，使血压缓慢下降。⑥注意血压、意识状态、尿量及尿素氮的变化，如果降压后出现意识障碍加重，尿少，尿素氮水平升高，提示降压不当，应加以调整。⑦一般首选静脉给药，待血压降至适当水平后保持恒定 2～3 d，再逐渐改为口服以巩固疗效。

1.降压药物

（1）硝普钠：能扩张周围血管、降低外周阻力而使血压下降，能减轻心脏前负荷，不增加心率和心排血量；作用快而失效亦快，应在血压监护下使用。硝普钠 50 mg，加入 500 mL 5％的葡萄糖注射液中静脉滴注，滴速为 1 mL/min（开始每分钟按体重 0.5 $\mu g/kg$，根据治疗反应以每分钟 0.5 $\mu g/kg$ 递增，逐渐调整剂量，常用剂量为每分钟按体重 3 $\mu g/kg$，极量为每分钟按体重 10 $\mu g/kg$），每 2～3 分钟测血压一次，根据血压值调整滴速使血压维持在理想水平；该药很不稳定，必须新鲜配制，应在 12 h 内使用。

（2）硝酸甘油：5～10 mg，加入 250～500 mL 5％的葡萄糖注射液中静脉滴注，开始 10 $\mu g/min$，每 5 分钟可增加 5～10 μg，根据血压值调整滴速。硝酸甘油作用迅速，且不良反应小，适于合并冠心病、心肌供血不足和心功能不全的患者使用。因以上两种药降压迅猛，静脉滴注过程中应使用血压监护仪，时刻监测血压，以防血压过度下降。

（3）利血平：通过耗竭交感神经末梢儿茶酚胺的贮藏、降低周围血管阻力、扩张血管而起到降血压作用。该药使用较安全，不必经常监护血压，但药量的个体差异较大，一般从 250～500 mg 剂量开始，而且起效较缓慢，降压力量较弱，不作为首选，可用于快速降压后维持用药。

（4）硫酸镁：有镇静、止痉及解除血管痉挛而降压的作用，可用于各种原因所致的高血压脑病，一般为妊娠高血压综合征所致子痫的首选药物。25％的硫酸镁注射液 10 mL，肌内注射，必要时可每天2～3 次；或将 25％的硫酸镁注射液溶于 500 mL 液体中静脉滴注。但应注意硫酸镁过量会出现呼吸抑制，一旦出现，立即用 10～20 mL 10％的葡萄糖酸钙注射液缓慢静脉注射以对抗。

（5）卡托普利：12.5 mg 舌下含服，无效 0.5 h 后可重复 1～2 次，有一定的降压效果。

（6）尼莫地平：针剂 50 mL，通过静脉输液泵以每小时 5～10 mL 的速度输入，较安全，个别患者使用后降压迅速，输入过程中应使用血压监护仪，根据血压调整输入速度，以防血压过度下降。

2.降低颅内压

要选降低颅内压快的药物。

（1）20％甘露醇：125～250 mL 快速静脉滴注，每 4～6 小时1 次，心、肾功能不全者慎用，使用期间密切监控肾功能的变化，注意监控水、电解质的变化。

（2）甘油果糖：250 mL，每天 1～2 次，滴速不宜过快，以免发生溶血反应，心、肾功能不全者慎用或禁用，其降颅内压持续时间比甘露醇约长 2 h，并无反跳现象，更适用于慢性颅内压增高、肾功能不全或需要较长时间脱水的患者；使用期间需密切监控血常规的变化。

（3）呋塞米：20～40 mg，肌内注射或缓慢静脉滴注，1.0～1.5 h 视情况可重复给药。

3.控制抽搐

首选地西泮注射液，一般用量为 10 mg，缓慢静脉注射，速度应小于 2 mg/min，如果无效可于5 min后使用同一剂量再次静脉注射;或氯硝西泮,成人剂量为1～2 mg,缓慢静脉注射,或将4～6 mg氯硝西泮加入48 mL 0.9%的氯化钠注射液中,通过静脉输液泵输入(每小时4～6 mL),可根据抽搐控制情况调整泵入速度;或苯巴比妥0.1～0.2 g,肌内注射,以后每6～8小时重复注射0.1 g;或10%的水合氯醛30～40 mL,保留灌肠。用药过程应严密观察呼吸等情况。待控制发作后可改口服丙戊酸钠或卡马西平等,维持2～3个月以防复发。

4.改善脑循环和神经营养

由于脑水肿与脑缺血,故在高血压脑病急性期治疗后,可给予改善脑循环和神经营养的药物,如神经细胞活化剂:脑活素、胞磷胆碱等。

5.病因治疗

积极对高血压脑病的原发病进行治疗,对于高血压脑病的控制及恢复尤其重要。

（二）高血压脑病恢复期治疗

将血压控制至理想水平后,可改口服降压剂以巩固治疗,积极防治水、电解质及酸碱平衡失调;有心力衰竭、癫痫、肾炎等病症时,应进行相应处理。

七、预后与预防

（一）预后

预后与以下因素有关。

1.病因

高血压脑病的预后与致病的原因有关,病因成为影响高血压脑病预后的重要因素。因而积极治疗原发病是本病治疗的关键。

2.复发

高血压脑病复发频繁者预后不良,如果不及时处理,则会演变成急性脑血管疾病,甚至死亡。

3.治疗

高血压脑病的治疗重在早期及时治疗,预后一般较好,若耽误治疗时间,则预后不良。发作时病情凶险,但若能得到及时的降压治疗,预后一般较好。

4.并发症

高血压脑病若无并发症则预后较好,若并发脑出血或脑梗死则加重脑部损伤;合并高血压危象,可造成全身多脏器损害,更加重病情,预后不良。

5.降压

血压控制情况直接影响高血压脑病的预后,若降压效果不好,可使脑功能继续受到损伤;若血压降得太低,又可造成脑缺血性损伤,更加重脑损伤。

（二）预防

本病可发生于各种原因导致的动脉性高血压患者,成人舒张压＞18.7 kPa(140 mmHg),儿童、孕妇或产妇血压＞24.0/16.0 kPa(180/120 mmHg),可导致发病。新近发病或急速发病的高血压患者可在血压相对较低的水平发生本病,例如,儿童急性肾小球肾炎或子痫患者血压在21.3/13.3 kPa(160/100 mmHg)左右即可发生。高血压脑病起病急,病死率高,故对其预防显得尤为重要。

(1)控制高血压:积极治疗各种原因导致的高血压,使血压控制在正常水平。

(2)控制体重:所有高血压肥胖者,减轻体重可使血压平均下降约15%。强调低热量饮食必须与体育活动紧密结合,并持之以恒。

(3)饮食方面:限制食盐量,食盐日摄入量控制在 5 g 左右,并提高钾的摄入量,有助于轻、中度高血压患者的血压降低;限制富含胆固醇的食物,以防动脉粥样硬化的发生和发展;避免服用单胺氧化酶抑制剂或进食含酪胺的食物,以防诱发高血压脑病。

(4)增强体质:经常坚持适度体力活动可预防和控制高血压。

(5)积极治疗和控制各种容易引起高血压脑病的因素。

(韩 玮)

第十二节 脑血管畸形

脑血管畸形是一种先天性脑血管发育异常,由胚胎期脑血管芽胚演化而成的一种血管畸形,有多种类型(最常见的是脑动静脉畸形)。

一、脑动静脉畸形

本病是引起自发性蛛网膜下腔出血的一个常见原因。

(一)临床表现

(1)出血:可表现为蛛网膜下腔出血、脑内出血或硬脑膜下出血,多发生于年龄较小的病例。

(2)抽搐:多见于较大的、有大量"脑盗血"的动静脉畸形患者。

(3)进行性神经功能障碍:主要表现为运动或感觉性瘫痪。

(4)头痛:常局限于一侧,类似偏头痛。

(5)智力减退:见于巨大型动静脉畸形,是"脑盗血"严重或癫痫频繁发作所致。

(6)有颅内血管杂音。

(7)眼球突出。

(二)辅助检查

1.头颅 X 线平片检查

一般无异常。

2.头颅 CT 检查

可见局部不规则低密度区,用对比剂增强后在病变部位出现不规则高密度区。

3.头颅 MRI 检查

在 T_1 加权和 T_2 加权像上均表现为低或无信号暗区(流空现象),此为动静脉畸形的特征性表现。

4.头颅核磁血管显像

MRA 显示血管畸形优于 MRI,两者可互相补充。

5.数字减影血管造影

在动脉期摄片中可见到一堆不规则的扭曲血管团,有一根或数根粗大而显影较深的供血动脉,引流静脉早期出现于动脉期摄片上,扭曲扩张,导入颅内静脉窦。病变远侧的脑动脉充盈不良或不充盈。

(三)诊断

青年人有自发蛛网膜下腔出血或脑内出血史时,应想到本病的可能,如果病史中还有局限性或全身性癫痫发作则更应该怀疑本病,可结合头颅 CT、脑血管造影、MRI、TCD、头颅平片等诊断,其中脑血管造影是诊断动静脉畸形最可靠、最重要的方法。

(四)鉴别诊断

(1)颅内动脉瘤:该病发病高峰为 40～60 岁,症状较重。头颅 CT 增强扫描前后阴性较多,与动静脉畸形头颅 CT 见颅内有不规则低密度区不同,可以鉴别。

(2)胶质瘤:患者常表现为神经功能障碍进行性加重,疾病进展快,病程较短。头颅 CT、MRI 检查可见明显的占位。

(3)成血管细胞脑膜瘤和成血管细胞瘤:前者占位效应明显,CT 可见增强的肿瘤。后者很少发生在幕上,周边平滑,多位于缺乏血管的中线位置或中线偏心位置。这些区域通常表现为一个囊状结构,拥有正常的血液循环,与占位效应不相称。

(4)颅内转移瘤:该类患者常可发现原发灶,病情进展快,头颅 CT 及 MRI 检查可见明显的占位征象。

(5)烟雾病:脑血管造影可显示颈内动脉和大脑中动脉有闭塞,大脑前、后动脉可有逆流现象,脑底部有异常血管网,没有早期出现的扩张扭曲的静脉。

(五)治疗

(1)避免剧烈的情绪波动,禁烟、酒,防止便秘,如果已出血,则按蛛网膜下腔出血或脑出血处理。

(2)控制癫痫。

(3)对症治疗。

(4)防止再出血。

二、其他类型脑血管畸形

(一)海绵状血管瘤

本病好发于 20～40 岁成人。临床症状隐袭,最常见的起病症状为抽搐发作,另外有头痛、颅内出血、局部神经功能障碍。CT 和 MRI 是诊断颅内海绵状血管瘤的较好手段。以手术治疗为主。

(二)静脉血管畸形

多见于 30～40 岁的成人,常见症状有癫痫发作、局灶性神经功能障碍和头痛,出血很少见。可依靠 CT、MRI、血管造影诊断。静脉畸形的预后较好,故主张内科治疗,发生严重出血者可考虑手术治疗。

(三)毛细血管扩张症

CT 及 MRI 检查通常不能显示病灶,血管造影时也不能显示扩张的毛细血管,并发出血时上述检查可显示相应的血肿。一般给予对症治疗,若发生严重出血,则可考虑手术治疗。

(四)大脑大静脉畸形

随年龄不同,症状有所不同。新生儿患者的常见症状为心力衰竭,有心动过速、呼吸困难、发绀、肺水肿、肝大及周围性水肿。幼儿患者的常见症状为脑积水,头围增大,颅缝分裂,头部可闻及颅内杂音,并有抽搐发作,患儿心脏可有扩大,有时伴有心力衰竭。对较大儿童及青年,除引起癫痫发作外,尚可引起蛛网膜下腔出血、头痛、智力发育迟钝,也可有发作性昏迷、眩晕、视力障碍、肢体无力等。新生儿及婴幼儿心力衰竭、心脏扩大、头颅增大、颅内可闻及杂音,应想到本病的可能,进一步确诊可行头颅 CT、MRI 和(或)脑血管造影检查。

(韩　玮)

第十三节　颅内动脉瘤

颅内动脉瘤是引起自发性蛛网膜下腔出血最常见的原因。

一、临床表现

(一)发病年龄
发病年龄多在 40~60 岁,女患者多于男患者,比例约为 3:2。

(二)症状
(1)动脉瘤破裂出血:主要表现为蛛网膜下腔出血,但少数出血可发生于脑内或积存于硬脑膜下,分别形成脑内血肿或硬膜下血肿,引起颅内压增高和局灶性脑损害的症状。颅内动脉瘤一旦出血,以后会反复出血,每出一次血,病情加重一些,病死率相应增加。

(2)疼痛:常伴有不同程度的眶周疼痛,成为颅内动脉瘤最常见的首发症状;部分患者表现为三叉神经痛,偏头痛并不多见。

(3)抽搐:比较少见。

(4)下丘脑症状:如尿崩症、体温调节障碍及脂肪代谢紊乱。

(三)体征
(1)动眼神经麻痹是颅内动脉瘤所引起的最常见的症状。可以是不完全的,以眼睑下垂的表现最为突出。

(2)三叉神经的部分麻痹:较常见于海绵窦后部及颈内动脉管内的动脉瘤。

(3)眼球突出:常见于海绵窦部位的颈内动脉瘤。

(4)视野缺损是动脉瘤压迫视觉通路的结果。

(5)颅内血管杂音:不多见,一般限于动脉瘤的同侧,声音很微弱,为收缩期吹风样杂音。

二、辅助检查

(一)腰椎穿刺
腰椎穿刺用于检查有潜在出血的患者,或临床怀疑出血而头颅 CT 蛛网膜下腔未见高密度影患者。

(二)影像学检查
1.头颅 CT 检查

在急性患者,CT 平扫可诊断 90% 以上的出血,并可发现颅内血肿、水肿,脑积水。

2.头颅 MRI 和 MRA 检查

其可提供动脉瘤更多的资料,可作为脑血管造影前的无创伤筛选方法。

（三）脑血管造影检查

脑血管造影在诊断动脉瘤上占据绝对优势，可明确动脉瘤的部位和形状，评价对侧循环情况，发现先天性异常，对诊断和治疗血管痉挛有重要价值。

三、诊断

既往无明确高血压病史，突然出现自发性蛛网膜下腔出血症状时，均应首先怀疑有颅内动脉瘤的可能，患者还有下列情况时，则更应考虑颅内动脉瘤的可能。

（1）有一侧动眼神经麻痹症状。

（2）有一侧海绵窦或眶上裂综合征（即有一侧第Ⅲ、Ⅳ和Ⅵ对脑神经麻痹症状），并有反复大量鼻出血。

（3）有明显视野缺损，但又不属于垂体腺瘤中所见的典型的双颞侧偏盲，且蝶鞍的改变不明显，应考虑颅内动脉瘤的可能，积极行血管造影检查，以明确诊断。

四、鉴别诊断

（一）颅内动脉瘤与脑动静脉畸形的鉴别

颅内动脉瘤与脑动静脉畸形的鉴别如表 6-5 所示。

表 6-5　颅内动脉瘤与脑动静脉畸形的鉴别

鉴别要点	颅内动脉瘤	脑动静脉畸形
年龄	较大，20 岁以下、70 岁以上少见，发病高峰为 40～60 岁	较小，50 岁以上少见，发病高峰 20～30 岁
性别	女患者多于男患者，比例约 3：2	男患者多于女患者，比例为 2：1
出血症状	以蛛网膜下腔出血为主，出血量多，症状较重，昏迷深、持续久、病死率高	蛛网膜下腔出血及脑内出血均较多，脑脊液含血量相对较少，症状稍轻，昏迷较浅而短，病死率稍低
癫痫发作	少见	多见
动眼神经麻痹	多见	少见或无
神经功能障碍	偏瘫、失语较少	偏瘫、失语较多
再出血	相对较多，间隔时间短	较少，间隔时间长
颅内杂音	少见	相对较多
CT 扫描	增强前后阴性者较多，只有在适当层面可见动脉瘤影	未增强时多数可见不规则低密度区，增强后可见不规则高密度区，伴粗大的引流静脉及供血动脉

（二）有动眼神经麻痹的颅内动脉瘤

应鉴别有动眼神经麻痹的颅内动脉瘤与糖尿病、重症肌无力、鼻咽癌、蝶窦炎或蝶窦囊肿、眼肌麻痹性偏头痛、蝶骨嵴内侧或鞍结节脑膜瘤及 Tolosa-Hunt 综合征。

（三）有视觉及视野缺损的颅内动脉瘤

应鉴别有视觉及视野缺损的颅内动脉瘤与垂体腺瘤、颅咽管瘤、鞍结节脑膜瘤和视神经胶质瘤。

（四）后循环上的颅内动脉瘤

应鉴别后循环上的颅内动脉瘤与桥小脑角的肿瘤、小脑肿瘤及脑干肿瘤。

五、治疗

(一)手术治疗

首选手术治疗,由于外科手术技术的不断进步,特别是显微神经外科的发展,以及各种动脉瘤夹的不断完善,其手术效果大为提高,手术的病残率与病死率都降至比其自然病残率及病死率低的程度。因此,只要手术能达到,都可较安全地采用不同的手术治疗。

(二)非手术治疗

颅内动脉瘤的非手术治疗适用于急性蛛网膜下腔出血早期,病情的趋向尚未能明确时;病情严重不允许做开颅手术,或手术需要延迟进行;动脉瘤位于手术不能达到的部位;拒绝手术治疗或等待手术治疗。

1.一般治疗

应持续卧床 4 周。

2.脱水药物

脱水药物主要选择甘露醇、呋塞米等。

3.降压治疗

药物降压须谨慎使用。

4.抗纤溶治疗

抗纤溶治疗可选择 6-氨基己酸(EACA),但对于卧床患者应注意深静脉栓塞的发生。

(韩　玮)

第十四节　血管性认知障碍

认知是机体认识和获取知识的智能加工过程,涉及学习、记忆、语言、思维、精神和情感等一系列随意、心理和社会行为。认知障碍指与上述学习记忆及思维判断有关的大脑高级智能加工过程出现异常,从而引起严重的学习、记忆障碍,同时伴有失语或失用、失认和失行等改变的病理过程。认知的基础是大脑皮质的正常功能,任何引起大脑皮质功能和结构异常的因素均可导致认知障碍。大脑的功能复杂,且认知障碍的不同类型互相关联,即某一方面的认知问题可以引起另一方面或多个方面的认知异常(例如,一个患者若有注意力和记忆方面的缺陷,就会出现解决问题的障碍),因此,认知障碍是脑疾病诊断和治疗中困难的问题之一。脑卒中患者存在定向、视知觉、空间知觉、动作运用、视运动组织和思维操作等广泛的认知功能损害。Hachinski 和 Bowlerl 于 1993 年提出血管性认知障碍(vascular cognitive impairment,VCI)的概念,并被广为接受。

一、认知的脑结构基础

认知的结构基础是大脑皮质。大脑皮质由主区和辅助区组成,对事物的观察、分析与判断及对躯体运动的协调均由主区控制,但主区完成这些功能依赖辅助区对行为和智能进行高层次整合。Brodmann 根据神经细胞的形态特征将大脑皮层分为 52 个功能区(图 6-3)。

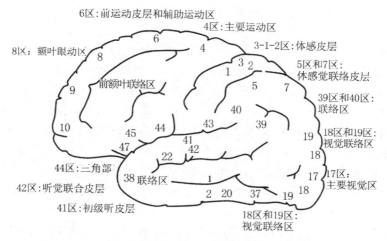

6区：前运动皮层和辅助运动区
4区：主要运动区
8区：额叶眼动区
3-1-2区：体感皮层
前额叶联络区
5区和7区：体感觉联络皮层
39区和40区：联络区
18区和19区：视觉联络区
44区：三角部
17区：主要视觉区
42区：听觉联合皮层
41区：初级听皮层
18区和19区：视觉联络区

图 6-3　Brodmann 大脑皮层分区

近年来,随着影像学、计算机、人工智能、电生理和荧光标记等技术的快速发展及其相互融合,尤其是磁共振成像(MRI)、功能磁共振成像(fMRI)、功能连接磁共振(fcMRI)、正电子发射体层成像(PET)、分子成像等成像技术与光遗传技术及新型的神经环路标记追踪技术的联合使用,预计在不久的将来,对脑结构的认知可达到从更为精细的尺度,更加精确地解析复杂的脑结构和功能。

二、认知障碍的主要表现形式和脑区特征

人脑所涉及的认知功能范畴极其广泛,包括学习、记忆、语言、运动、思维、创造、精神和情感等,因此,认知障碍的表现形式也多种多样,这些表现可单独存在,但多相伴出现。

(一)认知障碍的主要表现形式

1.学习记忆障碍

学习、记忆是一种复杂的动态过程。记忆是处理、贮存和回忆信息的能力,与学习和知觉相关。记忆过程包括感觉输入→感觉记忆→短时记忆→长时记忆→贮存信息的回忆等过程。从信息加工的角度,记忆过程就是对输入信息的编码、储存和提取的过程。根据 E.Kendal 的理论,短时记忆涉及特定蛋白质的磷酸化和去磷酸化平衡,而长时记忆除特定蛋白质的磷酸化改变外,还涉及新蛋白质的合成。在大脑皮质不同部位受损伤时,可引起不同类型的记忆障碍,例如,颞叶海马区受损主要引起空间记忆障碍,而蓝斑、杏仁核等区域受损则主要引起情感记忆障碍等。

2.失语

失语是脑损害所致的语言交流能力障碍。患者在意识清晰、无精神障碍及严重智能障碍的前提下,无视觉及听觉缺损,亦无口、咽和喉等发音器官肌肉瘫痪及共济运动障碍,却听不懂别人及自己的讲话,说不出要表达的意思,不理解亦写不出病前会读、会写的字、句等。传统观念认为,失语只能由大脑皮质语言区损害引起。CT 问世后证实,位于优势侧皮层下结构(如丘脑及基底节)的病变也可引起失语。

3.失认

失认是指脑损害时患者并无视觉、听觉、触觉、智能及意识障碍的情况下,不能通过某一种感觉辨认以往熟悉的物体,但能通过其他感觉通道进行认识。例如,患者看到手表而不知为何物,

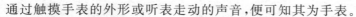
通过触摸手表的外形或听表走动的声音,便可知其为手表。

4.失用

要完成一个复杂的随意运动,不仅需要上、下运动神经元和锥体外系及小脑系统的整合,还须有运动的意念,这是联络区皮层的功能。失用是指发生脑部疾病时患者并无任何运动麻痹、共济失调、肌张力障碍和感觉障碍,也无意识及智能障碍的情况下,不能在全身动作的配合下,正确地使用一部分肢体功能去完成那些本来已经形成习惯的动作,例如,不能按要求做伸舌、吞咽、洗脸、刷牙、划火柴和开锁等简单动作,但患者在不经意的情况下却能自发地做这些动作。一般左侧缘上回是运用功能的皮层代表区,由该处发出的纤维至同侧中央前回,再经胼胝体而到达右侧中央前回。因此,左侧顶叶缘上回病变可产生双侧失用症,从左侧缘上回至同侧中央前回间的病变可引起右侧肢体失用,胼胝体前部或右侧皮层下白质受损时引起左侧肢体失用。

5.其他精神、神经活动的改变

患者常常表现出语多唠叨、情绪多变,有焦虑、抑郁、激越和欣快等精神、神经活动方面的异常改变。

6.痴呆

痴呆是严重认知障碍的一种表现形式,是慢性脑功能不全产生的获得性和持续性智能障碍综合征。智能损害包括不同程度的学习记忆、语言、视空间功能障碍,人格异常及其他认知(概括、计算、判断、综合和解决问题)能力的降低,患者常常伴有行为和情感的异常,这些功能障碍导致患者日常生活、社会交往和工作能力明显减退或完全丧失。

(二)不同脑区损伤时认知障碍的特征

直到20世纪中期,人们一直认为记忆完全依附于感知觉、语言或运动,不可能以一种独立的脑功能定位于脑的特定区域,因而无法用实验进行研究。加拿大神经外科医师Penfield采用损毁性外科手术治疗重症癫痫时,发现电刺激大脑颞叶癫痫发作区神经细胞可使患者清晰地回忆起自己过去的经历,由此提出大脑颞叶可能是记忆的关键部位。后续的研究证明,大脑皮质不同部位受损伤,可引起不同类型的记忆障碍(图6-4)。

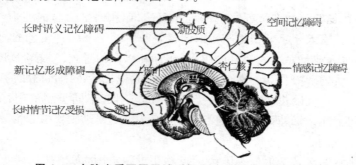

图6-4 大脑皮质不同区域受损导致不同类型的记忆障碍

1.大脑颞叶损伤与近期记忆障碍

大脑颞叶的主要功能是处理听觉信息,颞叶损伤导致陈述性记忆障碍,其特征是最新学到的最容易被遗忘,而远期记忆则通常被保留。

2.海马损伤与空间记忆障碍

海马结构中含大量位置细胞或网格细胞,是人体的定位系统。海马损伤导致空间记忆障碍。

3.额叶损伤与长时情节记忆障碍

情节记忆是一种长时记忆,主要指识记、保持和再现与一定时间、地点及具体情境相联系的事件。额叶主要参与情节记忆相关信息的采集、编码、检索和回忆。额叶受损将使信息难以存入和取出,信息可因"不正确的归档"而被曲解,导致背景或顺序不准确,出现情节记忆扭曲和形成错误的记忆,可见于脑震荡、癫痫、缺血缺氧、脑卒中、手术损伤、外伤和神经退行性疾病。

4.杏仁核损伤与情感记忆障碍

情感记忆的形成和提取涉及两种类型:陈述性记忆和非陈述性记忆。杏仁核主要参与非陈述性记忆的形成及提取过程。重大情感事件可刺激杏仁核,将记忆存储到海马和其他大脑部位。这一点也解释了为何在强烈的情绪下习得的记忆更牢靠。在人类及其他灵长类动物,杏仁核的损毁经常导致情绪低落。选择性损毁杏仁核,猴的母性行为减弱,不照顾甚至虐待自己的幼仔。

5.额颞叶新皮质损伤与长时语义记忆障碍

语义记忆是陈述性记忆的一种类型,将目标、事件、单词及其含义等以知识的形式贮存于新皮质。例如,当我们看到大象的图片,闭上眼睛也会浮现出大象的形象。这种回忆依赖于记忆保持的完整性和连续性,而额颞叶新皮质受损的患者对大象的描述则是片段式和残缺不全的。

6.前额叶损伤与情感障碍

前额叶与精神情感密切相关。在氯丙嗪等抗精神病药物出现之前,前额叶白质切断术常用于治疗比较严重的精神分裂症,但术后许多患者出现情绪变化,且不能有效控制情绪,还表现出情感淡漠。

7.优势大脑半球损伤与语言障碍

人脑的两侧大脑半球在高级功能上各有优势,左脑具有语言、符号、文字和逻辑思维等功能优势,右脑的绘画、音乐和直观、综合及形象思维等功能占优势(图 6-5)。临床研究发现,右利手的人语言中枢位于左半球,只有左半球的损伤才引起语言障碍,因此称左半球为优势半球。

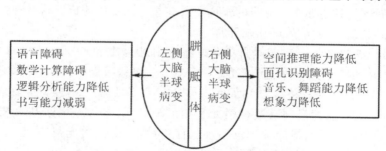

图 6-5　左、右大脑半球病变可能出现的症状

8.优势侧顶叶损伤与失认和空间定位障碍

优势侧顶叶损伤常导致单侧或双侧身体失认和空间定位障碍。

三、认知障碍的发生机制

尽管人类早在 3 000 多年前就对脑的功能有所认识,但长期以来科学家一直没有有效的方法与手段对学习记忆的细胞分子机制进行研究。直到 20 世纪初巴甫洛夫提出条件反射的概念,并以条件反射为客观指标探讨大脑皮质兴奋与抑制过程的活动规律。自此,巴甫洛夫创立的经典条件反射与 Edward Thorndike 所创立的操作性条件反射成为研究学习记忆的客观有效的方法,至今仍被广泛采用。此后,神经生理学、神经形态学、生物物理学和神经药理学的研究者从不同的角度对学习记忆机制进行了探索。1949年,加拿大心理学家Hebb提出突触修饰理论,他设想在学习记忆过程中细胞间的突触发生了某些变化,导致突触连接的增强和传递效能的提高(如在短时记忆时),甚至涉及突触结构的改变(如在长时记忆时)。同时,Lord在脊髓单突触传递通路的研究中发现用破伤风毒素进行强直性刺激后出现增强(PTP),1973年Bliss等在哺乳动物的海马中发现长时程增强现象(LTP)则为突触修饰理论提供了电生理方面的有力证据。20世纪60年代,Kandel在海兔上成功地揭示了习惯化和敏感化这一简单的学习形式的突触机制,首次在细胞和分子水平阐明了学习记忆的神经机制,对哺乳动物记忆活动的研究有极为重要的指导意义。近20年来,由于分子生物学、生物物理学、计算机科学、信息科学和脑功能成像等新兴学科和新技术的迅速发展,科学家们在细胞、分子水平研究脑的功能活动,并取得了突破性进展。

神经元之间联系及其生理活动主要依赖突触的正常结构和功能。当外界环境发生变化时,从神经元到神经环路都可能随之发生适应性变化(可塑性改变),以维持机体稳态。在宏观上表现为脑功能、行为及精神活动的改变,而从细胞分子水平则是神经元突触结构与功能的改变。因此,任何影响突触结构和功能可塑性的有害因素都可能引起认知或学习记忆障碍。突触活动需要大量神经调节物质参与,参与学习记忆的神经递质有乙酰胆碱、儿茶酚胺、5-羟色胺、谷氨酸、γ-氨基丁酸和一氧化氮等;神经肽有生长激素、血管升压素、阿片肽、缩胆囊素和神经肽Y等;近年来,神经营养因子也越来越受到重视。

(一)神经调节分子及相关信号通路异常

神经调节分子种类繁多,包括神经递质及其受体、神经肽和神经营养因子等。这些分子可分别在突触前、突触间隙和突触后发挥作用。

1.神经递质及其受体异常

神经细胞之间的信息传递主要通过神经递质及其相应的受体完成。这些神经递质或受体异常改变可导致不同类型、不同程度的认知异常。

(1)乙酰胆碱缺乏与AD:乙酰胆碱由乙酰辅酶A和胆碱在胆碱乙酰转移酶的作用下生成。神经细胞合成并释放的乙酰胆碱通过M-受体(M-AChR,毒蕈碱受体)和N-受体(N-AChR,烟碱受体)发挥调节作用,M-AChR是G-蛋白偶联受体,N-AChR是配体门控离子通道受体。脑内的胆碱能神经元被分为两类,即局部环路神经元和投射神经元,自Meynert基底核发出的胆碱能纤维投射至皮层的额叶、顶叶、颞叶和视皮层,此通路与学习记忆功能密切相关。AD患者在早期便有Meynert基底区胆碱能神经元减少,导致皮层胆碱乙酰转移酶活性和乙酰胆碱含量显著降低,是AD患者记忆障碍的重要机制之一;精神分裂症者认知障碍的程度与皮层胆碱乙酰转移酶活性呈负相关;给AD和精神分裂症患者使用胆碱酯酶抑制剂或M受体激动剂可改善其记忆缺损。

(2)多巴胺缺乏与PD:多巴胺是以酪氨酸为底物,在酪氨酸羟化酶和多巴脱羧酶的作用下合成的。在PD患者,黑质多巴胺能神经元大量丢失,酪氨酸羟化酶和多巴脱羧酶活性及纹状体多巴胺递质含量明显下降,可表现为智能减退、行为情感异常和言语错乱等高级神经活动障碍。在动物实验中发现,多巴胺过多也可导致动物认知功能的异常改变。多巴胺受体有D_1和D_2受体两大家族,精神分裂症与大脑额叶皮层的D_1受体功能低下和皮层下结构D_2受体功能亢进双重因素有关,因此有人提出用D_1激动和D_2阻断治疗精神分裂症。

（3）去甲肾上腺素水平持续升高与应激性认知功能损伤：去甲肾上腺素是最早被发现的单胺类神经递质，是多巴胺经 β 羟化酶作用生成的产物。在脑内，去甲肾上腺素通过 α_1、α_2 和 β 受体发挥作用。在突触前，α_2 受体通过 Gi 蛋白介导，减少 cAMP 的生成，抑制 cAMP 依赖性蛋白激酶的活性，减少蛋白激酶对 N-型钙离子通道的磷酸化，导致钙离子通道关闭，Ca^{2+} 内流减少，从而对去甲肾上腺素的释放起抑制作用（负反馈调节）；激动 α_2 受体还可抑制在警醒状态下的蓝斑神经元放电。在突触后，α_2 受体激动可引起钾离子通道开放，K^+ 外流增加，神经元倾向超极化而产生抑制效应；而 α_1 受体激活则使钾离子通道功能降低，K^+ 外流减少，神经元去极化产生兴奋效应。学者一般认为，脑中 α_2 受体激动与维持正常的认知功能有关，而 α_1 受体持续、过度激活可致认知异常。在正常警醒状态时，脑细胞含适量去甲肾上腺素，α_2 受体功能占优势，维持正常的认知功能。在应激状态下产生大量去甲肾上腺素，α_1 受体功能占优势，这可能是个体长期处于应激状态更易出现认知功能损伤的机制之一。

（4）谷氨酸含量持续升高与神经细胞的"兴奋性毒性"：在脑内，氨基酸类递质含量最高；其中，谷氨酸在人的大脑皮质中含量为 $9\sim11\ \mu mol/g$，比乙酰胆碱或单胺类递质的含量高 10^3 数量级，比神经肽的含量高 10^6 数量级。谷氨酸不能透过血-脑屏障，脑内的谷氨酸来源于谷氨酰胺和 α-酮戊二酸。谷氨酸是哺乳动物脑内最重要的兴奋性神经递质，借 N-甲基-D-门冬氨酸（NMDA）和非 NMDA 受体起作用。NMDA 受体是配体门控的离子通道型受体，对 Ca^+ 通透性强而对 Na^+ 和 K^+ 的通透性弱，受 Mg^+、甘氨酸和多胺等因素抑制；非 NMDA 受体主要指以海人藻酸（KA）和 α-氨基-3-羟基-5-甲基-4-异噁唑-丙酸（AMPA）为激动剂的 Na^+，K^+ 通透性离子通道型受体。在脑缺血缺氧时，能量代谢障碍可直接抑制细胞质膜上的 Na^+-K^+-ATP 酶活性，使胞外 K^+ 浓度显著升高，神经元去极化，兴奋性递质在突触间隙大量释放而过度激活其受体，使突触后神经元过度兴奋死亡，称为"兴奋性毒性"。AMPA 受体和 KA 受体过度兴奋常引起神经细胞急性渗透性肿胀，可在数小时内发生，以 Na^+ 内流，以及 Cl^- 和 H_2O 被动内流为特征。NMDA 受体过度兴奋介导神经细胞迟发性损伤，可在数小时至数天发生，以持续的 Ca^{2+} 内流为特征。

2.神经肽异常

神经肽异常与认知障碍密切相关。PD 患者脑苍白球和黑质中的 P 物质水平下降 30%～40%，在黑质中胆囊收缩素（CCK）含量下降 30%，在丘脑下部和海马区神经降压肽（NT）含量也下降。血管升压素（VP），血管活性肠肽（VIP）及其受体含量减少与记忆力减退相关，给脑外伤、慢性乙醇中毒及 AD 患者用 VP 可改善其记忆力减退。促甲状腺激素释放激素（TRH）是第一个从丘脑下部分离出来的三肽激素，TRH 可引起行为改变，如兴奋、精神欣快及情绪暴躁。TRH 既可以作为一种神经激素通过受体调节其他递质起作用，又可以作为一种神经递质直接起作用。腺垂体分泌的促肾上腺皮质激素（ACTH）是一种 39 肽激素，其水平改变影响动物的学习记忆、动机行为等。ACTH 影响动物学习和行为的关键分子区域是其分子中第 4～10 位氨基酸残基，该片段能提高大鼠的注意力和记忆力，同时减轻动物的焦虑行为。多发性硬化（MS）患者丘脑下部-垂体-肾上腺皮质（HPA）轴功能紊乱与其反应迟钝、智能低下、重复语言等认知功能障碍显著相关。根据绝经期女性 AD 的发病率高于男性，且经绝后接受雌激素替代疗法者的患病率降低，有人提出性激素代谢紊乱也可能参与认知障碍的发病过程。

3.神经营养因子缺乏

神经元和胶质细胞可合成、分泌大量的神经营养因子，如神经生长因子（NGF）、睫状神经营养因子(CNTF)、脑源性神经营养因子(BDNF)和胶质源性神经营养因子(GDNF)等。这些神经营养因子通过与特定受体结合(即特定信号转导途径),参与调节神经元的存活、突起的生长及其结构和功能的维持。已发现,在多种神经退行性疾病中均有神经营养因子含量的改变,例如,PD患者黑质 NGF、BDNF 和 GDNF 的含量明显降低,离体和在体实验均证明 BDNF、GDNF 和CNTF 对吡啶类衍生物 1-甲基-4-苯基 1,2,3,6-四氢吡啶(MPTP)造成的多巴胺能神经元损伤具有很强的保护作用。图 6-6 总结了神经调节分子及相关信号通路异常与记忆的联系。

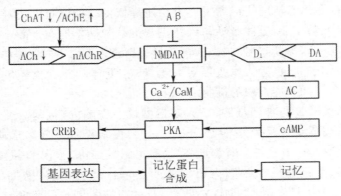

ChAT:乙酰胆碱转移酶;AChE:乙酰胆碱酯酶;ACh:乙酰胆碱;nAChR:N 型乙酰胆碱受体;Aβ:淀粉样蛋白;DA:多巴胺;D₁:多巴胺受体;AC:腺苷酸环化酶;cAMP:环磷酸腺苷;CaM:钙调蛋白;PKA:蛋白激酶 A;CREB:cAMP 反应元件结合蛋白。

图 6-6　神经调节分子及相关信号通路异常与记忆的联系

(二)蛋白质代谢紊乱

各种营养素(包括蛋白质、葡萄糖、脂类和维生素等)的代谢紊乱均可通过特定途径影响认知和学习记忆功能。下面主要阐述蛋白质代谢紊乱与神经细胞的功能及记忆损伤。

1.蛋白质磷酸化失衡

根据 E.Kandel 和 P.Greengard 等的学习记忆模型,传入刺激可通过特定机制增加突触前神经元的递质释放,突触后神经元的信号转导系统传递,导致特定蛋白质磷酸化改变,继而改变离子通道、神经递质的释放及细胞内特定酶或调控分子的活性,从而影响细胞的功能。在这些环节中的任何差错均可导致细胞中蛋白质磷酸化失衡而导致学习记忆功能减退。蛋白质磷酸化反应敏捷且在短时间内保持动态改变,因此,由蛋白质磷酸化改变引起的短期记忆对信息的储存时间较短,信息储存的容量也有限。蛋白质磷酸化失衡在一般情况下主要引起短期记忆缺失。然而,如果神经细胞中长期蛋白质磷酸化失衡也可导致进行性记忆损伤。例如,AD 患者脑中神经细胞骨架 tau 蛋白的持续异常过度磷酸化可导致 tau 蛋白在神经元中大量聚积,引起神经元慢性退行性变性,从而导致进行性记忆丧失。

除磷酸化外,蛋白质的甲基化、乙酰化和泛素化也参与学习记忆的调节。例如,组蛋白(细胞核中与 DNA 结合的碱性蛋白质)的甲基化和去甲基化可改变染色体的结构,调控基因的表达。组蛋白过度去甲基化可导致小鼠记忆障碍,而抑制去甲基化酶的活性可改善小鼠的学习记忆功能。

2.蛋白质合成障碍

与心脏细胞一样,成熟神经元是终末分化细胞。因此,神经细胞的学习记忆功能无法通过神经元的再生而得到补充或完善。神经元可通过增加突触相关蛋白的合成,增加突触可塑性来维持和促进学习记忆功能。其可能机制为,突触在接受反复或高强度刺激后,可通过激活胞质中的蛋白激酶 A 和丝裂原活化蛋白激酶,蛋白激酶转移到细胞核磷酸化并激活 cAMP 反应元件结合蛋白(CREB),CREB 激活可调控大量下游靶基因的表达,促进新蛋白质合成,形成新突触。一般情况下,新蛋白质和新突触可促进形成长期记忆,而突触相关蛋白合成受阻可导致长期记忆缺失。脑内所有神经细胞均表达 CREB,敲除 CREB 基因的小鼠可出现长期记忆障碍和神经元退行性变性。

3.蛋白质异常聚积

脑组织中蛋白质异常聚积可见于一大类神经变性病,如 AD、PD、亨廷顿病(HD)和海绵状脑病等。蛋白质的异常聚积可见于细胞内(如 tau 蛋白、α-突触核蛋白)或细胞外(如 β-淀粉样蛋白)或突触部位(如亨廷顿蛋白),异常聚积的蛋白质可直接堵塞细胞内和细胞间的物质运输或转运,还可引起氧化应激、细胞器(如内质网、线粒体和溶酶体)损伤、蛋白水解酶抑制(加重聚积)、蛋白激酶和磷酸酯酶活性失衡(导致蛋白质磷酸化失衡)等。这些改变可导致神经细胞慢性损伤、退行性变性,最终导致学习记忆功能障碍。

基因变异、蛋白质合成后异常修饰、脑组织慢病毒感染是导致蛋白质构象改变,从而发生异常聚积的主要原因。

(三)突触-神经环路损伤

突触是神经元之间的功能联系部位,正常的突触和神经环路功能是执行学习记忆的保障。神经调节分子失衡,糖、脂和蛋白质代谢紊乱,慢性脑缺血缺氧性损伤等致病因素均通过损伤突触而引起学习记忆障碍。因此,突触-神经环路损伤是认知功能和学习记忆障碍的共同机制。

1.突触可塑性降低

突触可塑性是指在外界刺激下神经元结构和功能的适应性变化。E.Kandel 等提出,突触可塑性是学习记忆的前提,而突触可塑性降低是学习记忆障碍的早期病理表现。突触可塑性的电生理特征是长时程增强(LTP)和长时程抑制(LTD),是研究学习记忆的经典模型。对突触功能的调节涉及突触前、突触间隙和突触后水平(图 6-7)。

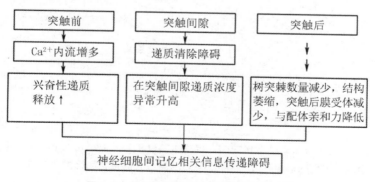

图 6-7　突触功能异常与学习记忆障碍

(1)突触前膜神经递质释放:影响突触前膜递质释放量的关键因素是进入突触前膜的 Ca^{2+} 数量,影响 Ca^{2+} 内流的因素可使突触前递质释放失衡。例如,在脑缺血缺氧时,Ca^{2+} 内流增加使兴奋性神经递质大量释放,可通过"兴奋性毒性"使神经元大量死亡,导致学习记忆障碍。

(2)突触间隙的神经递质清除:突触间隙中神经递质可被突触前膜重新摄取或被酶降解,突触间隙中神经递质的清除异常可干扰神经元之间的信息传递。例如，胆碱酯酶活性增强可导致突触间隙中乙酰胆碱过度降解，乙酰胆碱水平降低，是阿尔茨海默病学习记忆障碍的重要机制，而胆碱酯酶则是该病的主要治疗靶点。

（3）突触后受体及其信号转导异常：突触后异常包括膜受体的数量、受体与配体亲和力、突触后密度、树突棘数量和形态等方面。最近，关于树突棘的研究取得大量成果。成熟树突棘的数量与学习记忆能力呈正相关，而记忆功能受损时可表现出树突棘数量的减少和结构的萎缩。例如，唐氏综合征（一种遗传性智力障碍）患者大脑新皮层和海马区的树突棘密度较低，而脆性X综合征患者虽然有较高的树突棘浓度，但多数树突棘更新速度快，状态不稳定，不能发育为成熟的蘑菇状的树突棘。此外，树突棘形态和数量异常也常见于 AD、朊病毒病、癫痫、抑郁症等神经精神疾病。

2.神经环路功能异常

神经环路是脑内不同性质和功能的神经元通过不同形式在不同水平构成的复杂连接，通过神经细胞的轴突、树突及连接两者的突触，以类似串联、并联、前馈、反馈、正反馈和负反馈等多种形式活动。不同的神经环路似乎负责特定的生理功能，如调节空间记忆、情感记忆。多个神经环路在不同层次的连接则形成更为复杂的神经网络，通过兴奋性与抑制性活动的相互作用和整合，达到对复杂高级功能的调节和控制。

哺乳动物大脑皮质内的神经环路在学习记忆相关疾病的发生发展过程中表现出惊人的结构和功能可塑性。随着新的成像技术及分子生物学方法的开发和应用，研究者可在活体动物中动态观察大脑皮质神经环路的结构和功能变化。大量实验和临床资料证实，海马神经环路与学习记忆功能密切相关。海马位于颞叶内侧面的基底部，是边缘系统的重要组成部分。海马包括CA1、CA2、CA3、CA4 和齿状回等区域，这些区域的神经细胞各自具备独特的突触和神经环路连接，执行复杂的功能。1937 年，Papez 提出了边缘系统参与情绪反应的神经环路，即海马结构→穹隆→下丘脑乳头体→乳头丘脑束→丘脑前核→内囊膝状体→扣带回→海马结构，也称Papez 环（图 6-8）。相关信息可通过 Papez 环多次重复传递而不断加强，最终形成不再依赖于海马的长期记忆。

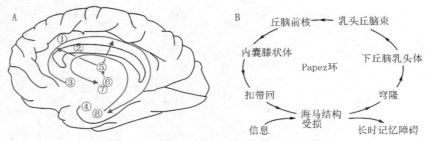

A：①扣带回；②胼胝体；③隔区；④杏仁核；⑤丘脑前核；⑥乳头体；⑦下丘脑；⑧海马。

图 6-8 大脑边缘系统 Papez 环（A）及其与长时记忆障碍的关系（B）

在海马与内嗅皮质之间存在三突触环路，即内嗅皮质→齿状回→CA3→CA1-内嗅皮质（图 6-9），还存在单突触环路，即内嗅皮质→CA1→内嗅皮质。这些环路主要参与空间记忆的形成。

双侧海马损伤可减弱 Papez 环信息传递，导致新的长期记忆形成障碍，但不能抹去损伤前已经形成的记忆。这一现象是 AD 患者的早期临床表现之一。此外，海马结构是人体的定位系统，

AD 患者发病早期便可见内嗅皮质-海马-边缘系统的神经退行性变,导致空间记忆障碍,其典型的临床表现是出门后找不到回家的路线。

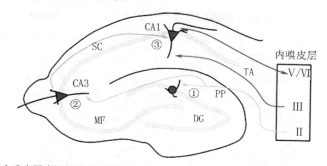

①内嗅皮层来源的穿通纤维-齿状回;②苔藓纤维-CA3;③Shaffer 侧枝-CA1。
PP:穿通通路;MF:苔状纤维;SC:Schaffer 侧枝;TA:Temporoammonic 通路。
图 6-9　海马结构的三突触环路

四、血管性认知障碍

随着对血管性痴呆(vascular dementia,VD)研究的深入,学者逐渐认识到 VD 的概念存在明显的滞后性和局限性。为满足临床需要,Hachinski 等人于 1993 年提出了一个新的概念——血管性认知障碍(vascular cognitive impairment,VCI)。VCI 的概念是学者在重新认识和批判血管性痴呆概念的基础上提出的,是对 VD 研究发展的产物。VCI 是指所有的血管因素导致的从轻度认知障碍到痴呆的一大类综合征,旨在及早发现血管病变导致的认知变化,进行早期干预,以延缓甚至阻止痴呆的发生。VCI 概念的提出是脑血管病和认知功能领域的重大进展,具有重要的临床和社会意义。

(一)血管性痴呆的概念和局限性

1.血管性痴呆的概念来源

痴呆是各种原因导致的持续性、获得性智能损害综合征,脑血管病是痴呆的一个主要原因,长久以来受到广泛关注。Lobe 提出了血管性痴呆的概念。在此前后还有多种 VD 的亚型被提出,使 VD 的临床和研究工作得到广泛的开展。

2.血管性痴呆概念的局限性

随着对血管性痴呆的研究,国际研究小组先后制定并发表了 4 个 VD 诊断标准:2016 年《国际疾病分类第 10 版(ICD-10)VD 诊断标准》、2021 年《美国加利福尼亚阿尔茨海默病诊断和治疗中心(ADDTC)标准》、2011 年《美国国立神经病与卒中研究所/瑞士神经科学研究国际会议(NINDS-AIREN)VD 诊断标准和美国精神障碍诊断和统计手册》、2000 年《第 4 版(DSM-IV)VD 标准》。以上 4 个标准都包括两个要素:痴呆和导致痴呆的脑血管病变。但是随着对 VD 认识的深入,学者逐渐发现这些诊断标准的不足以及存在自身的局限性。

(1)对痴呆的界定:①作为最常见的老年期痴呆类型,阿尔茨海默病(Alzheimer's disease,AD)一直以来是痴呆领域研究的重点,致使其他痴呆的诊断标准都是根据 AD 的神经心理学特征制定的(必须有记忆损害)。受其影响,ICD-10、NINDS-AIREN 和 DSM-IV 3 个 VD 诊断标准也都要求患者存在记忆缺损。但是,由于 VD 和 AD 的病理变化不同,其神经心理学特征存在差别,有些脑血管病患者执行功能损害突出而记忆相对保留,这一要求容易漏诊记忆障碍不明显的

VD 患者,而把伴血管因素的 AD 患者误诊为 VD。②4 个标准均要求记忆和认知障碍损害患者的日常生活能力。此点使大量脑血管病导致的不够痴呆程度的早期认知障碍患者得不到诊断和治疗,错过了干预的最佳时期,提示 VD 概念的严重滞后性。

(2)对脑血管病变的界定:4 个标准都要求患者有明确的脑血管病变证据,如卒中病史、局灶体征、影像学上脑梗死的病灶和/或认知障碍急性起病、阶梯性进展,这一规定使明显的脑血管导致的认知障碍(症状性脑梗死和脑出血等)得到诊断,但是不能包括脑血管病危险因素(如高血压和糖尿病)或慢性隐匿性脑血管病(如皮质下白质缺血、脑动脉硬化)引起的认知障碍或痴呆。

(二)血管性认知障碍的概念和意义

1.血管性认知障碍的概念

鉴于以上 VD 概念的局限性,Hachinski 和 Bowler 提出 VCI 的概念。他们认为,VCI 是一个连续的疾病谱,包括血管原因导致的从脑危险期到智能障碍的各个阶段,强调进行早期防治;建议 VCI 的神经心理学特征不再沿用 AD 的模式;提议进行病因分类并针对病因进行治疗;建议设计简单、标准和不同文化背景间通用的认知筛查量表和复杂精细的测查量表;强调制定客观的支持标准和否定诊断的标准。此后,国内外众多学者对 VCI 的概念进行不断的完善和补充,目前这一概念仍在进一步的完善中。

Hachinski 和 Bowler 建议 VCI 应当分为 3 个阶段。①脑危险期:此期存在血管性认知障碍(VCI)的危险因素。②围症状期:此期发生脑血管病事件,但尚无智能障碍的症状。③症状期:此期有脑血管病事件及相关的智能障碍。此 3 个阶段相互连续,无截然分界。但是,应当说这是一种理想化的分期,鉴于血管危险因素的高发性,第一期要包括大量的正常人群,临床干预和研究存在一定的困难。目前,多把 VCI 分为无痴呆型血管性认知障碍(vascular cognitive impairment no dementia,VCI-ND,患者有血管原因导致的认知障碍,但其严重程度未达痴呆的标准)、血管性痴呆和混合性痴呆(mixed dementia,MD,血管性痴呆和退行性变同时存在)。其中,早期阶段——VCI-ND 强调把重点放在 VCI 的早期诊治上来,使患者在发展为血管性痴呆之前就得到干预治疗,更符合 VCI 提出的意义,受到更多的关注和研究。也有个别文献用 VCI 特指 VCI-ND,或者与 AD 的早期——轻度认知障碍(mild cognitive impairment,MCI)(AD-MCI)对应,将 VCI-ND 称为血管源性轻度认知障碍(vascular-MCI)。

综合国际研究进展,VCI 是指由脑血管病危险因素(如高血压、糖尿病和高血脂)、明显(如脑梗死和脑出血)或不明显的脑血管病(如白质疏松和慢性脑缺血)引起的从轻度认知障碍到痴呆的一大类综合征,涵盖了血管源性认知损害从轻到重的整个发病过程,包括早期的未达到痴呆的血管性认知障碍、血管性痴呆和混合性痴呆 3 期。

2.血管性认知障碍的意义

VCI 概念的提出具有重要的意义:①轻度 VCI 概念强调早期识别和干预血管因素导致的认知障碍,极大地提前了 VD 的诊断,有利于在最有利的时机进行防治,鉴于此类疾病的可防治性,这一概念的提出比 AD 的前期——轻度认知障碍更有临床实用意义。②VCI 囊括了所有与血管因素有关的认知障碍,使各种血管因素或血管疾病引起的各种水平的认知障碍和痴呆得到合理的临床命名和分类,使学者认识、重视并进一步研究和治疗这些疾病。③VCI 的提出推动了神经病学界对血管病变导致的认知障碍进行全面再认识,消除 AD 对 VD 的影响,发展 VCI 自己的诊断和评估体系,使诊断和评估更合理。可以说,VCI 概念的提出是血管性认知领域的一个重大进步,为这一领域开启了一个新的时期。

(三)血管性认知障碍的诊断

正确诊断是有效干预的前提,随着 VCI 的研究,对其诊断取得了一些进展,达成了一些共识,但仍有很多关键问题亟待解决。以下就 VCI 和 VCI 的 3 个阶段(VCI-ND、VD 和 MD)诊断标准的进展和存在的问题及影像学在诊断中的作用进行论述。

1.关于 VCI 诊断标准的共识

与 VD 一致,VCI 的诊断标准应包括 3 个方面:认知障碍、血管因素、认知障碍与血管因素之间的关系。但是目前仍没有公认的 VCI 诊断标准,以下是这一领域的一些共识。

(1)认知障碍的程度和模式:现行的 VD 诊断标准都要求认知障碍达到损害日常生活能力的程度,所以只能发现那些脑组织显著受损的患者,不能够发现血管因素导致的早期轻度认知障碍患者,错过了防治的最佳时期。VCI 概念提出的最重要意义在于强调早期发现,早期干预,所以对认知障碍的界定应当包括从轻微损害到痴呆的任何阶段,尤其注意早期的损害。由于 VCI 患者的认知障碍表现多样,存在明显的异质性,所以对认知障碍模式的界定不应再强调记忆损害。

(2)血管因素及认知障碍与血管因素之间的关系:在血管因素及认知障碍与血管因素之间的关系方面,所有的现用 VD 标准都要求有卒中的证据。DSM-Ⅳ 的标准要求有神经系统局灶体征和实验室提示的脑血管病证据(如皮质或皮质下白质的多发性梗死)。ICD-10 要求有神经系统局灶体征及病史、体检或检查提示的脑血管病证据。ADDTC 很可能 VD 标准要求有两次或多次的缺血性卒中,如果一次卒中,痴呆与卒中之间要有明显的时间关系,并要求影像学上有一处或多处的小脑以外梗死的证据。NINDS-AIREN 很可能 VD 的标准要求有神经系统局灶体征和一定严重程度的脑影像学证据,而且要求痴呆和脑血管病之间有明确的关系,表现:①痴呆发生在明确的卒中后 3 个月内;②突发的认知功能衰退;③波动样、阶梯样进展的认知功能缺损。这些严格的要求虽然提高了诊断的特异性,但是大大降低了敏感性。

临床资料也显示并非所有的 VCI 患者都有明确的卒中病史和神经系统局灶体征,一些类型中认知损害可能慢性起病,进展模式亦多种多样,认知障碍和卒中的关系可能并不明确。研究发现,白质病变在老年人群中比较普遍,白质病变可以导致认知障碍的主诉和客观认知损害,而患者不一定有卒中的发生。

根据临床表现,VCI 的起病形式可以分为两大类:急性或突然起病和慢性或隐袭起病,前者主要是多发梗死性痴呆、关键部位梗死性痴呆或颅内出血导致的痴呆,后者主要由脑小血管病所致。理论上,当腔隙性梗死累及重要的皮质下核团(如丘脑、尾状核)或认知通路时,可以造成急性起病或阶梯样进展,否则可以像 AD 一样,认知障碍缓慢起病,持续进展。突然起病、阶梯样进展、局灶体征及卒中和认知之间明确的时间关系对某些类型并不适用。

Bowler 在现有资料的基础上系统地提出了对 VCI 诊断的建议,涉及对认知的界定、神经心理测查、血管因素等多个方面。建议尽量避免 VD 概念的弊端,强调发现轻度的认知障碍,认知模式不再强调某一认知域。对血管因素的界定也更加宽泛,血管危险因素或者任何类型的脑血管事件都可以是 VCI 的原因;脑血管病的影像学证据、神经系统局灶体征、突发认知障碍、波动性病程及智能障碍和卒中的时间关系都为支持诊断的条件,但并不是诊断所必需。最后他总结:有轻微的认知变化,有轻度的影像学改变,伴有血管危险因素即可以诊断为 VCI。

2.VCI 3 个阶段诊断标准的发展和存在问题

(1)VCI-ND 的诊断标准:目前尚没有统一的 VCI-ND 诊断标准,以下介绍两个大规模研究中使用的标准。

加拿大健康和衰老研究组（CSHA）对 VCI 进行了系列研究，推动了这一领域的发展。研究中采用的 VCI-ND 诊断标准包括以下两点。①认知障碍：有认知障碍但不符合精神障碍诊断与统计手册第 3 修订版（DSM-ⅢR）的痴呆诊断标准（即不同时具备记忆障碍、其他认知障碍和功能损害三点）。包括以下任一项：有记忆障碍，无其他认知域损害，日常功能正常；其他认知域损害，无记忆损害，日常功能正常；有记忆障碍和至少其他一种认知域损害（抽象思维、判断、失语、失用、失认），或者个性改变，但日常功能正常；有记忆障碍和日常能力损害，但无其他认知域损害；有其他认知域和日常能力损害，但无记忆障碍。②认知障碍是血管因素导致的：例如，认知障碍急性起病，阶梯样进展，认知测查显示斑片状皮质功能损害，动脉粥样硬化的证据，局灶性神经系统体征，影像学证据（如果有）。与 Bowler 的建议不同，研究组认为单独血管危险因素不能作为诊断 VCI-ND 的充分条件。

悉尼卒中研究采用的 VCI-ND 标准如下。①认知障碍：要求患者有一个认知域明确损害（认知成绩低于与年龄匹配的已发表常模的第五百分位数）；或者 2 个认知域边缘性损害（认知成绩介于与年龄匹配的已发表常模的第五至第十百分位数之间）；或者有多个认知域损害，但是日常能力缺损未达 VD 标准。②血管因素：伴有足以导致认知障碍的脑血管病影像学证据。

可见，与 VCI 的诊断共识一致，VCI-ND 的标准也不再强调记忆损害，强调发现早期认知损害轻微的患者，对血管因素的界定更加宽泛，力求提高早期诊断的敏感性。

（2）VD 的诊断标准：目前有 4 个国际广泛应用的 VD 诊断标准，但是由于其对痴呆的界定来源于 AD 的特征，对 VD 患者来说并不准确。而且由于对血管因素严格要求，4 个标准的敏感性很低。另外，由于不同的标准对痴呆和血管因素的界定不同，4 个标准间的符合性很差，所以目前需要发展新的 VD 诊断标准。

悉尼卒中研究采用了新的 VD 诊断标准：要求患者有 2 个或 2 个以上认知域明确损害（低于与年龄匹配的已发表常模的第五百分位数），不再要求必须有记忆损害；智能障碍影响日常能力（智能障碍导致两项工具性日常能力损害）。血管因素只要求有影像学上足以导致认知障碍的脑血管病证据，对卒中病史、起病及进展模式不再具体界定，力求增加敏感性。在心脑血管健康认知研究中，也采用了相似的标准。

在对血管性痴呆和小血管性痴呆深入了解的基础上，Román 等发表了皮质下缺血性痴呆的标准。不同于以往的 VD 标准，认知方面首先要求有执行功能障碍，记忆障碍可以很轻；影像学上有一定严重程度的皮质下小血管病变的证据；由于皮质下缺血性痴呆可以缓慢起病、持续进展，所以不要求卒中病史，不要求痴呆与卒中的关系，不要求特定起病及进展模式。

（3）MD 的诊断标准：目前有多个混合性痴呆的诊断标准。ICD-10 要求患者必须同时符合 AD 和 VD 的标准；DSM-Ⅳ要求患者符合 AD 的标准，同时临床或影像学有 VD 的特征；NINDS-AIREN 要求符合 AD 的标准，同时临床或影像学有脑血管病的证据；ADDTC 标准要求符合 VD 的标准，同时伴有其他与痴呆相关的疾病，可见这些标准之间存在着不同甚至矛盾。

由于病理检查的开展和影像学的发展，学者发现 MD 患者远多于既往的报道，估计占痴呆的 20%～40%，强调加强对这一部分患者的研究。随着今后对 MD 工作的进一步开展，需要明确 MD 的临床特征、神经心理特征和影像学特征，并在此基础上制定统一科学的 MD 诊断标准。

3.影像学在 VCI 的诊断中的价值

影像学在 VCI 的诊断中起着重要作用，一些隐匿性脑血管病导致的认知障碍必须依靠影像学诊断。目前存在两个 VD 影像学标准——NINDS-AIREN 很可能 VD 的影像学标准和

Román 等提出的皮质下小血管性痴呆的影像学标准。两个标准都要求病变必须达到一定的严重程度,均认为轻微的脑白质疏松、单个腔隙性梗死不太可能造成明显的认知障碍。但是这些标准的科学性有待考证。

认知障碍与卒中病灶的体积和部位、白质病变的程度、脑萎缩的程度等多种因素有关。早期的研究认为导致 VD 的脑梗死体积需要达到 20 mL,但是后来大量的证据表明某些部位非常小的病灶即可导致认知障碍和痴呆,提示梗死灶的部位与认知变化关系密切。脑白质病变在 VD 和 VCI 患者中普遍存在,并且与认知障碍(尤其是执行功能缺陷)相关,NINDS-AIREN VD 诊断标准认为白质病变累及白质总量的 1/4 及以上可以导致 VD,但是这一规定并没有客观依据。脑萎缩是 AD 的重要特征,但是研究发现血管性认知障碍的患者也存在脑萎缩,Corbett 等研究提示脑室扩大与认知的关系比梗死体积与认知的关系更密切,所以,在 VCI 的诊断中应当注意脑萎缩的作用。虽然有众多研究,关于能够导致认知障碍的最小病变程度(脑梗死、脑白质变性、脑萎缩)仍不能够确定。

可见,目前没有公认的 VCI 诊断标准,但存在以下共识:①对认知障碍不再强调必须有记忆损害;②诊断标准应力求敏感,以期发现早期患者;③对血管因素的界定不能只追求典型表现。但 VCI 和其 3 个阶段(VCI-ND、VD、MD)的诊断标准仍存在既往 VD 标准没有解决的问题:对神经心理学特征如何进行界定;如何准确确定影像学上可以导致认知障碍的梗死灶体积和部位、脑萎缩的程度、白质病变程度(影像学上导致认知障碍的阈值);如何在重视敏感性的同时,保持诊断的特异性。制定客观、科学的 VCI 标准仍需要大量的临床和研究数据。

(四)血管性认知障碍的危险因素及其控制

强调对血管源性认知障碍进行早期干预,以阻止痴呆的发生,鉴于此类疾病的可防治性,临床应当采取积极措施。概括地说,VCI 的防治包括 3 个方面:防治血管危险因素的一级预防、防治卒中的二级预防和治疗认知障碍的三级预防。

明确 VCI 的危险因素并进行早期有效控制是防止 VCI 发生发展的重要环节。VCI 的危险因素很多,可分为 4 类。①人口学因素:老龄、男性、低教育水平。②血管危险因素:高血压、糖尿病、高血脂、心脏病、吸烟。③卒中:卒中病灶的体积、部位、脑白质病变、脑萎缩等。④遗传学因素:Notch3 基因突变等。

1.人口学因素

研究发现年龄是 VCI 的危险因素之一,VCI 的患病率随年龄增长而增大。在欧洲,65～69 岁年龄组 VD 的患病率为 0.3%,90 岁以上人群 VD 的患病率增至 5.2%。我国 55～64 岁年龄组 VD 的患病率为 0.4%,65～74 岁年龄组 VD 的患病率为 0.8%,75～84 岁年龄组 VD 的患病率为 1.8%。加拿大健康和衰老研究组发现,VCI 总患病率及 VCI3 个亚组(VCI-ND、VD、MD)的患病率均随年龄增长而增大,65～74 岁年龄组这 4 项数据分别为 2%、1.4%、0.6% 和 0,75～84 岁年龄组这 4 项数据分别为 8.3%、4.5%、2.4%、1.4%,85 岁以上这 4 项数据分别上升至 13.7%、3.8%、4.8%、5.1%。有研究发现 VD 的患病率并非一直升高,男性的患病率于 85～89 岁出现下降。

VCI 与性别的关系不如 AD 与性别的关系恒定,但多数研究发现男性 VD 的患病率高于女性 VD 的患病率,部分调查则表明两性间 VD 的患病率与年龄有关,85 岁以前男性 VD 的患病率高于女性 VD 的患病率,85 岁以后相反,推测可能和女性患者存活期长于男性有关。还有研究认为两性间 VD 的患病率差异无统计学意义。

低教育水平被反复证明是VCI的危险因素,高学历是保护因素。心血管健康研究组对65岁以上的老年人进行了大规模的横断面研究和随访研究,发现在脑梗死患者中,低教育水平患者认知测验成绩明显差于一般教育水平者,而且新发脑梗死使那些低教育水平患者的认知能力下降更迅速,而在高教育水平的患者中没有明显变化,推测可能和低教育水平患者的认知储备低有关。

种族、职业、经济收入、居住区域作为VCI的危险因素尚未得到一致肯定。由于不同的种族、职业、经济情况、居住区域肯定会影响个人的教育和医疗条件,所以这些因素可能会影响VCI的发病率和患病率。

2.血管因素

高血压、糖尿病、高脂血症、心脏病等是脑血管病的危险因素,常导致脑梗死、脑出血、脑白质变性等病变,也是VCI的肯定危险因素。

Framingham卒中风险预测研究(FSRP)发现,在控制了年龄、性别、教育程度等因素后,血管危险因素(心脏病、高血压、糖尿病、高血脂)与空间记忆力、注意力、组织能力、抽象推理能力等多种认知功能呈负相关。在那些没有脑梗死的患者中,血管危险因素亦可以导致脑容量的降低,引起广泛的认知障碍。

(1)高血压:是脑卒中的持续和独立的危险因素,血压越高,卒中的危险性越大。影像学发现高血压还可以导致广泛的脑白质病变,尤其在老年人中,长期高血压患者患皮质下白质病变和脑室周围白质病变的风险分别是非高血压患者的24.3倍和15.8倍。长期随访研究揭示中年高血压明显升高老年患痴呆和认知障碍的风险。高血压不仅是VCI的独立危险因素,还可与其他危险因素协同作用,显著增加VCI的风险。有效控制血压可明显降低脑卒中及再次卒中的发生率,还可以明显延缓皮质下白质和脑室周围白质的病变速度,提示控制血压对防治VCI的潜在作用。

(2)糖尿病:糖尿病和痴呆普遍存在于老年人中,前瞻性研究发现糖尿病可以引起记忆力、执行功能等认知障碍,增加老年人患痴呆的风险。多项大规模的研究证实糖尿病与VCI密切相关。糖尿病可能通过2个途径影响VCI的发病。①血管病变:糖尿病可以导致大、小血管病变,引起管腔狭窄、阻塞,导致脑缺血和卒中,从而引起认知障碍和痴呆。另外,糖尿病和其他因素形成胰岛素抵抗综合征,共同导致血管病变、卒中和认知障碍。高度糖基化的终末产物还可以影响血管的舒张功能,进一步导致脑灌注异常。②葡萄糖毒性作用:长期高血糖可以通过多元醇通路、非酶性糖基化作用、氨基己糖通路等引起氧自由基活性及抗氧化状态的异常,直接损伤神经元或提高神经元的易损性。

(3)高脂血症:高脂血症是VCI的另一个危险因素,研究发现VD患者的血浆总胆固醇和低密度脂蛋白胆固醇水平明显高于正常对照,而高密度脂蛋白的抗氧化活性明显低于对照组。关于降脂药防治VCI的作用结论并不一致。目前尽管他汀类药物对VCI的作用还不确切,但相当部分的医师支持在VCI的一级和二级预防中使用他汀类药物。

(4)其他血管因素:VCI的其他血管危险因素包括动脉硬化、心脏病、心房颤动、肥胖、高同型半胱氨酸血症、吸烟等。

3.卒中相关因素

卒中是VCI的直接致病因素,研究发现VCI和卒中病灶的体积、部位、脑白质病变程度、脑萎缩等有关。Loeb等人分析了40例多发梗死性痴呆(MID)患者、44例多发梗死无痴呆的患者和30例正常对照的脑CT资料,发现MID患者的脑组织减少更多,痴呆与丘脑和大脑中动脉供血区皮质的病灶关系更密切,而且MID患者的侧脑室体积和蛛网膜下腔体积增大,脑萎缩更明显。Gorelick等对58例MID患者和74例多发梗死但无痴呆患者的CT资料进行分析,发现MID患者的梗死病灶更多,皮质和左侧半球的皮质下病灶更多,脑室体积更大,脑沟更深,白质病变程度更重。

早期,Tomlinson等人报道脑梗死体积至少需要达到20 mL才能导致痴呆,而梗死体积100 mL以上只见于VD患者。后来研究发现VD的梗死灶可以从1 mL至30 mL不等,尤其是丘脑等关键部位很小的卒中病灶(0.01～1.64 mL)即可导致患者的注意力、信息处理速度和记忆障碍。研究发现,当把所有部位的梗死体积总合后,体积和认知测验成绩相关性较弱,但是针对某一部位,病灶容积和认知的相关性增强。所以探讨卒中和VCI的关系,应当对病灶进行综合分析。

皮质下小血管病可以导致腔隙性梗死、白质病变和脑室扩大等病理变化,是VCI的主要危险因素,其导致的痴呆占VD的36%～67%。Corbett等发现腔隙性梗死的数目、白质病变和脑室扩大的严重程度均与认知障碍密切相关。Prins等人对823例老年人进行5.2年的随访,发现皮质下小血管病患者的认知功能随时间明显下降,尤以执行功能和信息处理速度下降显著。Tullberg等人对78例皮质下小血管病患者进行MRI、PET和神经心理测查,发现脑内任何部位的白质病变都可以导致执行功能的异常。但是与卒中病灶相似,目前不能确定可以导致认知障碍的皮质下病变的最低程度。

既往认为脑萎缩是原发性变性痴呆的特征,但是近几年研究发现高血压、短暂性脑缺血发作(TIA)、脑白质变性等血管危险因素或病变都可以导致脑萎缩,脑萎缩普遍存在于VCI患者中,而且与患者的认知障碍相关。Salerno等通过横断面研究发现高血压患者容易发生脑萎缩。Walters等对60例认知正常的首次TIA患者和正常对照进行认知和影像学检查,并于1年后复查,发现TIA患者的脑萎缩率明显高于对照,萎缩与高血压和白质病变密切相关,而且1年后部分患者出现认知下降。研究还发现血管性痴呆患者的年脑萎缩率更高,为1.9%,与AD患者相似。Grau-Olivares等报道腔隙性梗死导致的VCI-ND患者的双侧颞叶、额叶、顶枕交界区、后扣带回、海马和海马旁回较对照组萎缩,提示腔隙性梗死引起的认知障碍不仅与皮质下病变有关,还和皮质的萎缩有关。

可见,任何形式的卒中或缺血病变都可以导致VCI,对卒中进行积极的预防和干预是防治VCI的重要环节。

4.遗传因素

VCI是多种因素共同作用的结果,其中遗传因素在发病中起到一定作用,尤其在某些特殊类型的VCI中,遗传因素可能起决定性作用。VCI的易感基因包括以下两类:①脑血管病易感基因(使患者容易罹患脑血管病);②脑组织对脑血管病的易损性相关基因(影响脑组织对脑血管病所致损伤的反应和修复)。目前对第一类研究较多,其中两个明确的基因是*Notch3*基因和遗传性脑出血伴淀粉样病相关基因。

伴皮质下梗死和白质脑病的常染色体显性遗传性脑动脉病(CADASIL)是*Notch3*基因突变导致的以缺血性卒中发作、皮质下痴呆、偏头痛发作和精神异常为主要临床特征的VCI类型。正常*Notch3*基因编码一种兼有受体和信号传导功能的跨膜蛋白,介导细胞内的信号传导,在细胞分化中发挥重要作用。突变导致蛋白构象发生改变,影响受体和配体之间的相互作用,同时导致同型二聚体或异型二聚体在血管平滑肌细胞内堆积,造成血管平滑肌细胞成熟和分化异常,导致脑低灌注,出现腔隙性脑梗死和大脑白质缺血性脱髓鞘等 CADASIL 的脑内病理改变。

遗传性脑出血伴淀粉样病(HCHWA)是以反复的脑叶出血和痴呆为主要表现的 VCI 类型。HCHWA 与淀粉样前体蛋白(APP)基因突变、胱抑蛋白 C 基因突变等有关,使 β 淀粉样蛋白或半胱氨酸蛋白酶抑制剂 C 过多地沉积于软脑膜和皮质血管,导致脑淀粉样血管病(CAA)。

N5,N10-亚甲基四氢叶酸还原酶(MTHFR)基因 C677T 位突变可引起高同型半胱氨酸血症,血管紧张素转换酶(ACE)基因多态性与高血压及心脑血管疾病密切相关,芳香硫酸醋酶假性缺陷(ASA-PD)基因可影响脑白质的形成,从而可能与 VCI 的发病有一定关系。另外还发现细胞间黏附分子(ICAM-1)的一种基因型(*K469E*)及对氧磷酶(PON)的基因 *Pon2* 等可能与 VD 的发病有关,但是没有得到一致肯定。

对第二类基因研究很少。血小板糖蛋白受体(GP)在血小板的激活、黏附、血栓形成中起到重要作用,参与脑卒中的过程。HPA-3(Baka/Bakb)是一种常见的血小板糖蛋白Ⅱb 受体多态性,Carter 等研究发现 HPA-3aa、ab 基因型比 bb 基因型的预后差,病死率高。他们同时发现 α 纤维蛋白原基因 *Thr312Ala* 多态性亦是影响卒中后的因素,提示这些基因影响了脑组织对卒中的易感性,可能与 VCI 的发病有关。

有些基因兼具第一和第二两种作用。*ApoEε4* 基因型既增加脑出血的风险,又影响卒中患者的预后,故对其与 VCI 的关系研究较多,但是结果仍无定论。Yang 等人对我国汉族 191 例散发 AD 患者、124 例 VD 患者和 218 例正常对照进行研究,发现 *ApoEε4* 基因型增加 VD 的发病风险($OR=1.75, P=0.026$),Pandey 等人同样发现 *ApoEε4* 不仅增加 AD 的风险,还增加 VD 的风险。但是也有多项研究没有发现 *ApoEε4* 和 VD 之间的关系。

可见,VCI 有多种危险因素,这些因素相互交叉,互为因果,共同导致 VCI,临床应当积极寻找可治疗的危险因素进行早期干预,以防止 VCI 的发生和发展。应当进行危险因素控制对 VCI 防治作用的研究,进一步明确控制危险因素的最佳方案和效果,为临床提供指导和依据。

(五)血管性认知障碍的常用治疗方法

1.改善认知障碍

目前,改善 VCI 认知障碍的药物试验都是针对 VD 患者或混合性痴呆患者进行的,涉及的药物非常多,包括抗血小板聚集药、促智药、麦角生物碱类、钙通道阻滞剂、银杏叶提取物、兴奋性氨基酸受体拮抗剂、胆碱酯酶抑制剂等,但是其中很多研究都是基于小样本的,治疗时间短,虽然有些药物显示出一定疗效,已在临床使用,但还没有 FDA 批准的治疗 VCI 认知症状的药物,需要进行更多的随机对照试验提供有关这些药物疗效的可靠证据。

(1)抗血小板聚集药:一项小规模安慰剂对照研究发现抗血小板聚集药物阿司匹林可以改善多发梗死性痴呆患者的认知症状和社会功能,但还缺乏更有力的试验证据。但鉴于对缺血性卒中肯定的预防作用,阿司匹林可能会延缓 VCI 的发展。

用法:口服每天 100~300 mg,每天 1 次。该药的不良反应较少,但部分患者可出现皮疹、荨麻疹、血管神经性水肿、黏膜充血等过敏性反应;严重者可出现黄疸、转氨酶水平升高、肝大、蛋白尿、肾功能不全等肝、肾功能损害。对本品过敏者、有出血症状的消化道溃疡或其他活性出血的患者禁用。

(2)促智药:促智药的主要作用为促进脑神经细胞对氨基酸、磷脂及葡萄糖的利用,提高神经细胞的反应性和兴奋性,临床应用较广泛的为吡咯烷酮类药物。该类药物为 γ-氨基丁酸的衍生物,可促进大脑对磷脂和氨基酸的利用,增加脑内蛋白质的合成,促进大脑多核糖体的合成。此外,还可激活脑细胞内腺苷酸激酶,增加脑内 ATP 的形成和转运,改善脑组织代谢,提高学习与记忆能力。临床常用的药物有吡拉西坦、回拉西坦和奥拉西坦。临床研究结果显示,该类药物可改善 VD、AD、混合型痴呆及不符合痴呆诊断标准的认知功能损害,但有文献总结认为主要以临床总体印象改变为主。

用法:吡拉西坦,口服,成人 800 mg,每天 3 次。回拉西坦,口服,每次 200 mg,每天 3 次。奥拉西坦每次 800 mg,每天 2 次。本类药品的不良反应轻微,偶尔有患者服用后出现口干、食欲缺乏、睡眠不佳,轻微荨麻疹和呕吐等,停药后可自行消失,一般无须特殊处理。

(3)麦角生物碱类药物:麦角生物碱类药物具有阻滞 α 受体、增加环磷酸腺苷(cAMP)的作用,主要扩张脑毛细血管,增加脑供血,改善脑对能量和氧的利用,还可直接兴奋 DA 和 5-HT 受体,促进相关递质的释放,起到增加神经信息传导、改善智能的作用,另外,还可能具有神经保护作用。临床常用的药物有双氢麦角碱、尼麦角林(麦角溴烟酯)、甲磺酸双氢麦角碱。Herrmann 等通过一项随机、双盲、安慰剂对照研究,发现尼麦角林对 MID 患者的认知障碍有改善作用。

用法:口服双氢麦角碱,一次 1~2 mg,每天 3 次。口服尼麦角林,一次 30 mg,每天 1~2 次。口服舒脑宁,一次 2.5 mg,每天 2 次。本类药品毒副作用小,不良反应有恶心、呕吐、面色潮红、皮疹、直立性低血压等。有严重低血压者、心搏过缓者、肾功能减退者及孕妇忌用。

(4)钙通道阻滞剂:钙通道阻滞剂尼莫地平可选择性地作用于脑血管平滑肌,扩张脑血管,增加脑血流量,减少血管痉挛引起的缺血性脑损伤;并具有神经保护和促进记忆,促进智力恢复的作用。但尼莫地平对 VCI 患者认知症状的疗效尚不能完全肯定,虽然多项研究表明尼莫地平可以改善 VD,皮质下小血管病导致的 VD(SVD)和卒中后认知障碍,但一项随机、双盲、安慰剂对照研究没有发现其对 MID 的治疗作用。

用法:口服,每次 20~40 mg,每天 3 次。不良反应为头痛、头晕、面部潮红、胃肠不适、血压下降、心率增快,部分患者可有血小板减少等。低血压、肝功能不全患者慎用。

(5)银杏叶提取物:银杏叶提取物的主要成分是从中药银杏中提取的黄酮类和萜类活性成分。具有较强的自由基清除作用和神经保护作用,可抑制细胞膜脂质过氧化反应,并具有扩张血管、增加血流和抗血栓形成作用。常用药物有银杏叶片(又称金纳多片剂等)和金纳多针剂。研究提示银杏叶提取物对 VD 有一定疗效。

用法:银杏叶片,口服,每次 19.2 mg,每天 3 次。金纳多针剂 20~30 mL,加入 500 mL 生理盐水或葡萄糖溶液中,每天 1 次,静脉滴注,10~15 d 1 个疗程。药物不良反应主要是皮疹、胃肠道不适、头晕、头痛、血压降低。对银杏叶提取物过敏者、孕妇及心力衰竭者禁用,不得与小牛血清合用。

(6)兴奋性氨基酸拮抗剂:美金刚是一种非竞争性 N-甲基-D-天门冬氨酸(NMDA)拮抗剂,可以阻止兴奋性氨基酸的毒性损伤,并且提高认知过程中信号传导的信噪比,改善痴呆患者的认知和行为症状,已经被美国 FDA 批准治疗中重度 AD。有两项大规模、前瞻性、随机、双盲、安慰剂对照研究探讨美金刚对轻中度 VD 的治疗作用,结果发现患者的认知功能较对照组改善,但是总体能力没有差别,不良反应亦无组间差别,提示美金刚对 VD 的认知障碍有效,但疗效较弱,安全性好。

用法:口服,始量为 5 mg/d,第 2 周剂量加到 10 mg/d,第 3 周剂量为 15 mg/d,第 4 周加到维持量 20 mg/d,4 个月为 1 个疗程。不良反应有眩晕、头痛、便秘、头晕、兴奋过度、疲劳、头痛、恶心、癫痫发作。对严重的朦胧状态、肾功能不全、癫痫患者禁忌,避免与苯海索同时使用。

(7)胆碱酯酶抑制剂:目前常用的治疗 AD 患者的胆碱酯酶抑制剂包括多奈哌齐、卡巴拉汀和加兰他敏,这类药物能够抑制脑内的胆碱酯酶对乙酰胆碱的水解,增加脑内乙酰胆碱的水平,改善认知。

2.治疗精神行为症状

精神行为症状在痴呆患者中常见,增加患者的病死率,加重照料者的负担,受到越来越多的关注。世界老年精神病学会把痴呆患者的精神障碍称为"痴呆的行为和精神症状"(BPSD)。BPSD指痴呆患者经常出现的紊乱的知觉、思维内容、心境及行为等,有多种表现形式。精神症状包括幻觉、妄想、淡漠、意志减退、谵妄、抑郁、焦躁等。行为异常包括徘徊、多动、攻击、暴力等。研究发现,VD患者的精神行为症状要重于AD患者,而且和认知及功能相关。及时有效控制VCI患者的BPSD可以延缓病情的发展、提高患者和家属的生活质量。目前改善痴呆的精神行为治疗主要有非药物和药物治疗方法。

(1)改善精神行为症状的非药物治疗:非药物治疗主要包括对患者和照料者的心理干预,是改善BPSD的首选治疗方法。照料者要尊重患者,语言亲切,同时保持环境的安全和相对安静,以避免诱发患者的精神行为症状。在进行非药物治疗前,需要对痴呆患者的行为和情感变化进行分析,确定原因或触发点,以便正确、有的放矢地治疗。研究提示个体化的音乐治疗、运动疗法、回忆疗法、现实定向、环境疗法和香料按摩能对于上述所有与痴呆相关的情感和行为变化(如抑郁、焦虑、不安、情感淡漠及攻击行为)有积极的改善作用。治疗后应该检查治疗效果,对症状进行再评估,以指导下一步治疗。

(2)精神行为症状的药物治疗:药物已经广泛应用于BPSD的治疗,并收到了肯定的疗效。①抑郁:目前应用的抗抑郁药主要有三环类抗抑郁药(TAD)、选择性5-HT再摄取抑制剂(SSRI)和单胺氧化酶抑制剂(MAOI)。三环类抗抑郁药因常有心脏的不良反应,并可引起意识障碍和直立性低血压已较少应用,单胺氧化酶抑制剂不良反应也较大,所以,目前SSRI在痴呆老年人中应用较多,此类药物包括氟西汀、帕罗西汀、西酞普兰、舍曲林等。②焦虑:痴呆中焦虑的治疗研究较抑郁治疗研究少,苯二氮䓬类药物(如地西泮、劳拉西泮)对改善痴呆中的焦虑疗效确切。但是长期服用该类药物可出现耐药性和依赖,因此,临床应用该类药物治疗焦虑应选择短效制剂,且最长疗程不超过4周或间歇应用,也可以同时应用SSRI类药物帕罗西汀,后者2周左右见效,之后停用地西泮类制剂。对于恐怖障碍或惊恐,可试用SSRI类药物。③幻觉、妄想、激越、攻击等精神病性症状:对VD患者的幻觉、妄想、激越、攻击等精神病性症状常选用抗精神病药物治疗。抗精神病药物治疗BPSD的使用原则:低剂量起始;缓慢增量;增量间隔时间稍长;尽量使用最小有效剂量;治疗个体化。传统的抗精神病药物不良反应较大,在老年人中的应用受到限制,目前常用非典型抗精神病药物。常用的非典型抗精神病药物包括利培酮、奥氮平、富马酸喹硫平等。

VCI是一个相对较新的概念,VCI的提出弥补了VD概念的滞后性,体现了早期预防、早期干预痴呆的疾病诊疗新观念,具有重要的临床和社会意义,是目前及今后临床和科研工作的重点。针对VCI的诊断,应当进一步明确VCI及其3个阶段(VCI-ND、VD、MD)的临床、神经心理学和影像学特征,制定适合VCI的分类、分型诊断标准。针对VCI的预防,应当进一步明确其危险因素,通过设计严谨、大规模、前瞻性研究,探讨控制危险因素对防治VCI的作用,建立有效的危险因素控制方案。针对VCI的治疗,应当采用更敏感的疗效判定指标,探讨不同环节药物的疗效或者多种药物的综合疗效,以及对不同VCI类型的效果,建立综合的有效治疗方案。但是由于长期受到AD的影响和VCI具有异质性、复杂性,建立符合VCI的诊疗体系仍需要长期大量的工作,这是医学界面临的挑战,也是一个契机。相信随着研究的深入和完善,VCI的发病将受到有效控制,老年人健康状况将得到更好的保障。

(韩　玮)

第七章

变性疾病

第一节　运动神经元病

运动神经元病(motor neuron disease,MND),是一组主要侵犯上、下运动神经元的慢性变性疾病。病变范围包括脊髓前角细胞、脑干运动神经元、大脑皮质锥体细胞及皮质脊髓束、皮质核束(皮质延髓束)。临床表现为下运动神经元损害所引起的肌萎缩、肢体无力和上运动神经元损害的体征,其中以上、下运动神经元合并受损者为最常见,一般无感觉缺损。这类患者俗称"渐冻人",大多数患者的 MND 发生于 30～50 岁,90%～95%的患者为散发性,5%～10%为家族性,通常呈常染色体显性遗传。年患病率 0.13/10 万～1.40/10 万,男、女患病率之比为(1.2～2.5):1。起病隐袭,进展缓慢。患者常常伴有并发症。

在世界各地 MND 的发病率无多大差别,但是在关岛和日本纪伊半岛例外,当地 MND 的发病率高。MND 的病死率为 0.7/10 万～1.0/10 万。种族、居住环境和纬度与发病无关。

一、病因

本病病因至今尚未明了,为此提出了多种可能的病因学说,涉及病毒感染、环境因素、免疫因素、兴奋性氨基酸(EAA)学说、凋亡学说及遗传因素等,但均未被证实。

(一)病毒感染学说

慢病毒感染学说很早就被提出了,但由于始终无确切证据证明肌萎缩侧索硬化(ALS)患者神经系统内存在慢病毒而几乎被放弃,1985 年后该理论再度被提出。脊髓灰质炎病毒对运动神经元有特殊的选择性,似提示 ALS 可能是一种非典型的脊髓灰质炎病毒感染所致,但至今尚无从患者的脑、脊髓组织及脑脊液中分离出脊髓灰质炎病毒包涵体的报道。亦有人提出,人类免疫缺陷病毒(HIV)可能损害脊髓运动神经元及周围神经引起运动神经元病。在动物试验中,将 ALS 患者脑脊液组织接种至灵长类动物,经长期观察,未能复制出人类 ALS 的病理改变,未能证明 ALS 是慢病毒感染所致。

(二)环境学说

某些金属(如铅、铝和铜)对神经元有一定的毒性。在某些 ALS 的高发地区,水及土壤中的铅含量增多。以铅等金属进行动物中毒试验,发现试验动物可出现类似人类 ALS 的临床及病理改变,只是除有运动神经元损害外,尚有感觉神经等的损害。此外,在有铜/锌超氧化物歧化酶

(Cu/Zn-SOD 即 SOD-1)的基因突变的家族性 ALS(FALS)患者中,由于 SOD 的稳定性下降,体内可能产生过多的 Cu 和 Zn,这些贮积的金属成分可能对神经元有毒性作用。而总的来说,目前尚无足够的证据说明人类 ALS 是由这些金属中毒所致的。

(三)免疫学说

ALS 患者的血及脑脊液中免疫球蛋白异常增多,使人们注意到 ALS 与免疫异常间的关系。Duarte 等还发现,患者血清单克隆免疫球蛋白较正常人明显增多。Zavalishin 等也证实,ALS 患者的血清及脑脊液中有抗神经元结构成分的抗体,且脑脊液中的含量高于血清。目前,研究较多的是 ALS 与抗神经节苷脂抗体间的关系,神经节苷脂为嗜酸性糖脂,是神经细胞的一种成分,对神经元的新陈代谢和电活性起调节作用。据报道,10%～15% 的 ALS 患者存在此抗体,这些患者多为下运动神经元受损明显的患者,且研究显示,此抗体滴度似乎与病情严重程度有关,但不能证实 ALS 与抗体的因果关系。

新近还发现,ALS 患者的血清中尚存在抗钙通道抗体。Smith 等在动物试验中发现,75% 的 ALS 患者的血清 IgG 能与兔 L-型通道蛋白起抗原抗体反应,其强度与 ALS 病程进程呈正相关。Kimura 等发现,ALS 患者的 IgG 能特异性地与电压依赖性钙通道亚单位结合。以上试验都证实了 ALS 患者的血清中存在抗电压依赖性钙通道的抗体,此抗体不仅能影响电压依赖性钙通道,还能改变激动药依赖性钙通道及钙依赖性神经递质的释放。

在细胞免疫方面,有报道称 ALS 患者的 CD3、CD8 及 CD4 与 CD8 的比例异常,但对此方面尚无统一的结论。

(四)兴奋性氨基酸(EAA)学说

兴奋性氨基酸包括谷氨酸、天冬氨酸及其衍生物红藻氨酸(KA)、使君子氨酸(QA)、鹅膏氨酸(IA)和 N-甲基 D-天冬氨酸(NMDA)。兴奋性氨基酸的兴奋毒性可能参与 ALS 的发病。谷氨酸与 NMDA 受体结合可致钙内流,激活一系列蛋白酶和蛋白激酶,使蛋白质的分解和自由基的生成增加,脂质过氧化过程加强,神经元自行溶解。此外,过量钙还可激活核内切酶,使 DNA 裂解及核崩解。ALS 的病变主要局限在运动神经系统可能与谷氨酸的摄取系统有关。

(五)细胞凋亡学说

Tews 等在 ALS 患者的肌肉组织中发现了大量 DNA 片段,大量凋亡促进因子 Bax、ICE 及抗凋亡因子 Bcl-2 的表达,推断程序性细胞死亡在 MND 发病机制中起重要作用,并为以后抗凋亡治疗提供了理论依据。

(六)遗传学说

Siddiqe 等以微卫星 DNA 标记对 6 个 FALS 家系进行遗传连锁分析,将相关基因定位于 21 号染色体长臂。已确认,此区主要包括了 SOD-1、谷氨酸受体亚单位 GluR5、甘氨酰胺核苷酸合成酶和甘氨酰胺核苷酸甲酰转移酶四种催化酶基因,现今学者认为 FALS 的发病与 SOD-1 基因突变关系密切,20%～50% FALS 是 SOD-1 基因突变所致。迄今为止,已经发现 5 种遗传方式、139 种突变类型;其中,大多数是错义突变,少数是无义、插入和缺失突变。非神经元(包括小胶质细胞)的突变在 ALS 中的作用越来越受到重视。

SOD-1 基因突变所致的细胞毒性作用,可能与 SOD-1 的不稳定性有关,它可加速体内毒性物质的聚积,并可能产生对神经细胞的高亲和力,从而加重对神经细胞的损害。但尚不足以解释运动神经元损害及中年后发病等现象。有人提出,SOD-1 基因突变致基因产物的结构改变,使之产生新的蛋白功能,即所谓的"功能的获得"理论,但对这种具有"新"功能的蛋白质的作用尚有待进一步研究。

另外,近年来对神经微丝与 ALS 发病间的研究正逐渐受到重视。Hirano 等曾指出,无论是散发性还是家族性 ALS 的神经元胞体及轴索内均有神经微丝的蓄积。Lee 等动物试验表明,神经微丝轻链基因点突变时,可复制出人类 ALS 的临床病理特征。众所周知,运动神经元较一级神经元大,且轴突极长,所以此细胞内的细胞骨架蛋白对维持运动神经元的正常生存较重要,此骨架蛋白功能异常,似可致运动神经元易损性增加。

Jemeen Sreedharan 及其在英国和澳大利亚的同僚,对英国的一个遗传性 ALS 的大家族进行了分析。他们在一个叫作 TAR DNA binding protein(TDP-43)的相关基因中发现了一种变异,而该变异看来与该疾病有关。研究人员在受 ALS 影响的神经元中发现了团簇状泛素化包涵体,其主要成分就是 TDP-43,这些结果进一步加强了 TDP-43 与该疾病之间的关联性。研究显示,TDP-43 的生长不仅是这种基因导致的不良反应,还可能是造成运动神经元最终死亡的原因。

综上所述,虽然 ALS 的病因有多种学说,但任何一种都不能很好地解释 ALS 的发病特点,可能是几种因素的综合作用,亦不能排除还有其他作用因素的存在。新近研究揭示出 SOD-1、TDP-43 相关基因突变与 FALS 间的联系最具振奋性,为最终揭示 ALS 病因提供了线索。

二、病理

脊髓前角和脑干神经运动核的神经细胞明显减少和变性,脊髓中以颈、腰膨大受损最重,延髓部位的舌下神经核和疑核也易受波及,大脑皮质运动区的巨大锥体细胞(即 Betz 细胞)也可有类似改变,但一般较轻。大脑皮质脊髓束和大脑皮质脑干束髓鞘脱失和变性。脊神经前根萎缩、变性。应用脂肪染色可追踪至脑干和内囊后肢甚至辐射冠,并可见髓鞘退变后反应性巨噬细胞的集结。动眼神经核很少被累及。肌肉表现出神经源性萎缩的典型表现。在亚急性与慢性病例中可看到肌肉内有神经纤维的萌芽,可能是神经再生的证据。

三、临床表现

根据病变部位和临床症状,MND 可分为下运动神经元型(包括进行性脊肌萎缩症和进行性延髓麻痹)、上运动神经元型(原发性侧索硬化症)和混合型(肌萎缩侧索硬化症)。关于它们之间的关系尚未完全清楚,部分患者出现这一单元疾病在不同发展阶段的表现,例如,早期只表现为肌萎缩,以后才出现锥体束症状而呈现为典型的肌萎缩侧索硬化,但也有的患者病程中只有肌萎缩,极少数患者则在病程中只表现为缓慢进展的锥体束损害症状。

(一)肌萎缩侧索硬化症(amyotrophic lateral sclerosis,ALS)

本病起病隐袭,缓慢进展,临床表现为进行性发展的上、下肢肌萎缩、无力、锥体束损害及延髓麻痹,一般无感觉缺损。大多数患者发生于 30~50 岁,男性的发病率较女性的发病率高。多从一侧肢体开始,继而发展为双侧。首发症状为手指活动不灵,精细操作不准确,握力减退,继而手部肌肉萎缩,表现为"爪形手",然后向前臂、上臂和肩胛带肌发展,肌萎缩加重,肢体无力,直至瘫痪。肌萎缩区肌肉有跳动感,与此同时患肢的腱反射亢进,并出现病理反射。上肢受累后不久或同时出现下肢症状,两下肢多同时发病,肌萎缩一般不明显,但腱反射亢进与病理反射较显著,即下肢主要表现为上运动神经元受累的特征。感觉系统客观检查无异常,患者主观有麻木、发凉感。随着病程延长,无力症状扩展到躯干及颈部,最后累及面部及延髓支配肌肉,表现延髓麻痹的临床表现。至疾病晚期,双侧胸锁乳突肌萎缩,患者无力转颈和抬头,多数病例还出现皮质延髓束、皮质脑桥束受累的脑干上运动神经元损害症状,如下颌反射、吸吮反射等亢进。病初一般无膀胱括约肌功能障碍,后期可出现排尿功能异常。呼吸肌受累,导致呼吸困难、胸闷和咳嗽无力,患者多死于肺部感染。

少数不典型病例的首发症状,可从下肢远端开始,以后累及上肢和躯干肌。关岛的查莫罗人及日本纪伊半岛当地人群的肌萎缩侧索硬化常合并帕金森病和痴呆,称帕金森痴呆和肌萎缩侧索硬化复合征。

(二)进行性脊肌萎缩症(progressive spinal muscular atrophy)

运动神经元变性仅限于脊髓前角细胞,而不累及上运动神经元,表现为下运动神经元损害的症状和体征。发病年龄在 20～50 岁,男性较多,隐袭起病,缓慢进展,50 岁以后发病极少见。临床主要表现为上肢远端的肌肉萎缩和无力,严重者出现"爪形手"。再发展至前臂、上臂和肩部肌群的肌萎缩。肌萎缩区可见肌束震颤。肌张力低,腱反射减弱或消失,感觉正常,锥体束征阴性。首发于下肢者少见,本病预后较肌萎缩侧索硬化症好。

(三)原发性侧索硬化

本病仅限于上运动神经元变性而不累及下运动神经元。本病少见,男性患者居多。临床表现为锥体束受损。病变多侵犯下胸段,主要表现为缓慢进行性痉挛性截瘫或四肢瘫,双下肢或四肢无力,肌张力高,呈剪刀步态,腱反射亢进,病理征阳性,无感觉障碍。上肢症状出现得晚,一般不波及颈髓和骶髓,故无膀胱直肠功能障碍。

(四)进行性延髓麻痹(progressive bulbar paralysis)

本病多发病于老年前期,仅表现为延髓支配的下运动神经元受累,大多数患者迟早会发展为肌萎缩侧索硬化症。临床特征表现为构音不良、声音嘶哑、鼻音、饮水呛咳、吞咽困难及流涎等。检查时可见软腭活动和咽喉肌无力,咽反射消失,舌肌明显萎缩,舌肌束颤似蚯蚓蠕动。下部面肌受累可表现为表情淡漠、呆板。如果双侧皮质延髓束受累,可出现假性延髓性麻痹综合征。本病发展迅速,患者通常在 1～2 年,因呼吸肌麻痹或继发肺部感染而死亡。

四、诊断和鉴别诊断

根据发病缓慢隐袭,逐渐进展加重,具有双侧基本对称的上或下、或上下运动神经元混合损害症状,而无客观感觉障碍等临床特征,肌电图呈神经源性损害表现,肌肉活检为失神经性肌萎缩的典型病理改变,并排除了有关疾病后,一般诊断并不困难。

本病脑脊液的压力、成分和动力学检查均属于正常,少数患者蛋白量可有轻度升高。虽有肌萎缩但血清酶学检查(磷酸肌酸激酶、乳酸脱氢酶等)多为正常。部分 MND 患者脑脊液及血中谷氨酸盐水平升高,这可能是谷氨酸盐转运异常所致。这一发现有助于临床对抗谷氨酸盐治疗效果的评价。脑脊液中神经递质相关因子含量降低,细胞色素 c 含量降低,谷氨酸转氨酶含量降低,而胶原纤维酸性蛋白(GFAP)片段含量升高。这些生化改变往往先于临床症状而出现。

患肌的肌电图(EMG)可见纤颤、正尖和束颤等自发电位,运动单位电位的时限宽、波幅高,可见巨大电位,重收缩时运动单位电位的募集明显减少。EMG 检查时应多选择几块肌肉(包括肌萎缩不明显的肌肉)进行检测,胸锁乳突肌、胸段脊肌和舌肌 EMG 对诊断非常重要。腹直肌 EMG 检查本病患者胸段脊髓的临床下运动神经元损害,可提高临床早期诊断率。建立三叉神经颈反射(TCR)检测方法并用于检测 ALS 最早累及的上颈段及延髓区脑干的临床下运动神经元损害,可提高亚临床的检出率。应用运动单位计数的方法和技术对 ALS 病情变化进行动态评估和研究,可客观监测疾病发展的自然过程,定量评估病情进展与治疗的效果。应用单纤维 EMG 技术对早期 ALS 与颈椎病进行鉴别。

脊髓磁共振检查可显示脊髓萎缩。应用弥散张力磁共振成像(difusion tensor imaging,DTI)技术能早期发现 ALS 上运动神经元损害。

五、主要诊断依据

(1)中年后发病,进行性加重。

(2)表现为上、下运动神经元损害的症状和体征。

(3)无感觉障碍。

(4)脑脊液检查无异常。

(5)肌电图呈神经源性损害表现。神经传导速度往往正常。

(6)肌肉活检为失神经性肌萎缩的典型病理改变。

(7)已排除颈椎病、颈髓肿瘤、脊髓空洞症和脑干肿瘤等。

六、诊断标准

Rowland 提出以下诊断标准。

(一)ALS 必须具备的条件

(1)20 岁以后起病。

(2)呈进展性,无明显的缓解期和平台期。

(3)所有患者均有肌萎缩和肌无力,多数有束颤。

(4)肌电图显示广泛失神经。

(二)支持脊髓性肌萎缩(SMA)的条件

(1)有上述的下运动神经元体征。

(2)腱反射消失。

(3)无 Hoffmann 和 Babinski 征。

(4)神经传导速度正常。

(三)支持 ALS 的条件

(1)具备支持脊髓性肌萎缩诊断的下运动神经元体征。

(2)Hoffmann 或 Babinski 征阳性或有膝、踝震挛。

(3)可有假性延髓性麻痹和情感不稳定或强哭强笑。

(4)多为消瘦体型。

(四)有可疑上运动神经元体征的 ALS(即 ALS-PUMNS)

(1)有上述下运动神经元受累体征。

(2)肢体有肌无力和肌萎缩但腱反射保留,有肌肉抽动。

(3)无 Hoffmann 或 Babinski 征或膝、踝震挛。

(五)原发性侧索硬化的诊断标准

(1)必要条件:①成年起病;②无卒中史或支持多发性硬化的缓解复发病史;③家族中无类似病史;④痉挛性截瘫;⑤下肢腱反射亢进;⑥Babinski 征阳性或有踝震挛;⑦无局限性肌无力、肌萎缩及肢体或舌肌束颤；⑧无持续性的感觉异常或肯定的感觉缺失；⑨无痴呆；⑩肌电图无失神经的证据。

（2）符合和支持诊断的条件：①假性延髓性麻痹（吞咽困难、构音障碍）；②上肢的上运动神经元体征（手活动不灵活、轮替动作缓慢笨拙、双臂腱反射活跃、Hoffmann 征阳性）；③痉挛性膀胱症状；④MRI 显示运动皮质萎缩及皮质脊髓束高信号；⑤磁共振光谱（magnetic resonance spectroscope，MRS）有皮质乙酰天门冬氨酸缺失的证据；⑥运动皮质磁刺激显示中枢运动传导损害。

（3）诊断原发性侧索硬化还应注意排除下列疾病：①MRI 排除多发性硬化、后脑畸形、枕骨大孔区压迫性损害、颈椎病性脊髓病、脊髓空洞和多发性脑梗死；②血液检查排除维生素 B_{12} 缺乏、HTLV-1（human T lymphocyte leukemia virus）、肾上腺脑白质营养不良、莱姆病、梅毒和副蛋白血症；③脑脊液检查排除多发性硬化、HTLV-1 感染和神经梅毒。原发性侧索硬化的临床为排除性诊断，确诊要靠尸体解剖。

七、鉴别诊断

（一）颈椎病

颈椎病为中老年人普遍存在的脊椎退行性变，当引起上肢肌萎缩，伴下肢痉挛性肌力弱，且无感觉障碍时，与运动神经元病表现相似，有时鉴别甚为困难。但颈椎病病程十分缓慢，再根据颈椎 X 射线片或颈椎 CT 扫描或脊髓 MRI 上的阳性发现，并与临床症状仔细对比分析，可做出正确判断。

（二）颅颈区畸形

颅底凹陷症等颅颈区畸形，可引起后 4 对脑神经损害，上肢肌萎缩，下肢痉挛性瘫痪，但多早年起病，病程缓慢，常有颈项短、小脑损害症状及感觉障碍，X 线片有相应阳性发现，可做鉴别。

（三）脊髓和枕骨大孔附近肿瘤

颈髓肿瘤可引起一侧或两侧上肢肌萎缩伴痉挛性截瘫，后者还有后 4 对脑神经损害症状，但肿瘤有神经根性刺激症状和感觉障碍，膀胱排尿功能障碍常见，双侧症状往往不对称，脑脊液蛋白增多，可有椎管梗阻表现，脊髓造影和磁共振检查可提供较确切诊断依据。

（四）脊髓蛛网膜炎

颈髓蛛网膜炎可引起上肢肌萎缩和下肢痉挛性瘫痪，但多呈亚急性起病，病情常有反复，双侧症状不对称，感觉障碍弥散而零乱，脑脊液常有异常。

（五）继发于其他疾病的肌萎缩侧索硬化综合征

这些疾病如某些代谢障碍（低血糖等）、中毒（汞中毒等），恶性肿瘤有时也可引起类似肌萎缩侧索硬化症的临床表现；此时，须注意查找原发疾病。

八、治疗

（一）处理原则

MND 为一种神经系统慢性致死性变性疾病，目前尚无将其治愈的方法。在考虑治疗 MND 的具体方案时，可参考美国神经病学会发布的运动神经元病处理原则。

（1）要高度重视患者的决定和自主性，要充分考虑患者及其家属的社会文化心理背景。

（2）给予患者及其家属充分的信息和时间以便做出对各种处理方案的选择，而且这些选择会随病情变化而改变。

（3）医务人员应给予患者连续和完整的医疗和护理。

（二）主要治疗方法

当前的主要治疗包括病因治疗、对症治疗和多种非药物的支持治疗。现阶段治疗研究的发展方向包括神经保护药、抗兴奋毒性药物、神经营养因子、抗氧化和自由基清除剂、干细胞和基因治疗等方面。

（1）维生素 E 和 B 族维生素：口服。

（2）三磷酸腺苷（ATP），100 mg，肌内注射，每天 1 次；辅酶Ⅰ100 U，肌内注射，每天 1 次；胞磷胆碱250 mg，肌内注射，每天 1 次，可间歇应用。

（3）针对肌肉痉挛可用地西泮 2.5～5.0 mg，口服，每天 2～3 次；巴氯芬 50～100 mg/d，分次服。

（4）利鲁唑（力如太）：能延长 MND 患者的存活期，但不能推迟发病时间。它通过 3 种机制发挥抑制作用，即抑制兴奋性氨基酸的释放、抑制兴奋性氨基酸受体受刺激后的反应及维持电压门控钠离子通道的非活动状态。用药方法为 50 mg，每天 2 次，口服，疗程为 1.0～1.5 年。该药的耐受性好，常见不良反应有恶心、乏力和丙氨转氨酶水平升高。

（5）按摩患肢，被动活动。

（6）对吞咽困难者，以鼻饲维持营养和水分的摄入。

（7）呼吸肌麻痹者，以呼吸机辅助呼吸。

（8）防治肺部感染。

（9）干细胞移植：干细胞作为一种具有较强自我更新能力和多向分化潜能的细胞，近年来在神经系统疾病治疗方面引起了医学界的普遍关注。研究发现，把神经干细胞直接移植到成年鼠脊髓损伤部位，可明显减轻脊髓损伤所导致的神经功能缺损。但治疗 MND 是否有效，仍处于试验阶段。

（10）神经营养因子：常用的神经生长因子有碱性成纤维细胞生长因子（bFGF）。bFGF 是一种广谱的神经元保护剂，动物试验表明它可以延缓 MND 的进程，防止肌肉萎缩和运动神经元变性。其他还有胰岛样生长因子-1（IGF-1）、睫状神经营养因子（CNTF）、脑源性神经营养因子（BDNF）、胶质细胞源性神经营养因子（GDNF）、非肽类神经营养因子和神经营养因子-3（NT-3）等。由于神经营养因子的半衰期短，体内生物利用度低，降解快，故应用到人体还受很多因素的限制。

（11）基因工程治疗：特异高产的生长因子基因可以通过肌内注射重组腺病毒转染而到达运动神经元，然后经轴突逆向传输至神经元胞体，并通过注射肌肉的选择来决定基因转至脊髓的特定部位。此方法在动物试验中已取得成功。

（12）超氧化物歧化酶（SOD）：磷脂酰胆碱铜/锌超氧化物歧化酶（PC-SOD）通过清除自由基，而达到延缓 MND 的进程，防止肌肉萎缩和运动神经元变性的作用。

（13）神经一氧化氮合酶抑制药：MND 患者 CNS 中一氧化氮含量升高，SOD 活性下降，因此神经一氧化氮合酶抑制药能推迟发病时间及延缓脊髓运动神经元变性。

（14）免疫治疗：静脉注射免疫球蛋白（IVIG）治疗抗 GM1 抗体阳性的运动神经元综合征。IVIG 含有抗 GM1 独特型抗体，能阻止抗 GM1 与相应抗原的结合，从而达到治疗目的。但也有报道认为其作用机制与此无关。

（15）免疫抑制药治疗：MND 存在免疫功能异常，有自身抗体，属于一种自身免疫性疾病，故免疫抑制药治疗理论上有效,但实践中效果并不令人满意。IL-6 及可溶性 IL-6 受体复合物可激发信号传导成分 gp130 形成同源二聚体,具有神经保护作用。

(16)其他治疗:钙通道阻滞剂、中药、变构蛇神经毒素、拟促甲状腺释放激素 JT-2942 等均可治疗 MND,莨菪类药物的主要作用机制是改善患者的脊髓微循环,国内有报道此疗法效果尚可,但重复性并不理想。

九、病程及预后

本病为一种进行性疾病,但不同类型的患者病程有所不同,即使同一类型患者,其进展快慢亦有差异。肌萎缩侧索硬化症平均病程为 3 年,进展快的甚至起病后 1 年内即死亡,进展慢的病程有时可达 10 年以上。成人型脊肌萎缩症一般发展较慢,病程长达 10 年以上。原发性侧索硬化症临床罕见,一般发展较为缓慢。死亡多是延髓麻痹、呼吸肌麻痹、合并肺部感染或全身衰竭所致。

(王延延)

第二节　阿尔茨海默病

阿尔茨海默病(Alzheimer's disease,AD)是由于脑功能障碍所致获得性、持续性认知功能障碍综合征。老年期痴呆患者具有以下认知领域中至少三项受损:记忆、计算、定向力、注意力、语言、运用、视空间技能、执行功能及精神行为异常,并且其严重程度已影响到患者的日常生活、社会交往和工作能力。

一、老年期痴呆常见的病因

(一)神经系统变性性疾病

包括阿尔茨海默病、额颞叶痴呆、亨廷顿病、帕金森痴呆、进行性核上性麻痹、关岛-帕金森痴呆综合征、脊髓小脑变性、自发性基底节钙化、纹状体黑质变性、异染性脑白质营养不良和肾上腺脑白质营养不良等。

(二)血管性疾病

包括脑梗死、脑动脉硬化(包括腔隙状态和 Binswanger 病)、脑栓塞、脑出血、血管炎症(如系统性红斑狼疮与 Behcet 综合征)、脑低灌注。

(三)外伤

包括外伤后脑病、拳击性痴呆。

(四)颅内占位

包括脑瘤(原发性、继发性)、脑脓肿及硬膜下血肿。

(五)脑积水

包括交通性脑积水(正常颅压脑积水)及非交通性脑积水。

(六)内分泌和营养代谢障碍性疾病

包括甲状腺、肾上腺、垂体和甲状旁腺功能障碍引起的痴呆,低血糖反应、糖尿病、肝性脑病、非 Wilson 肝脑变性、Wilson 病、尿毒症性脑病、透析性痴呆、脂代谢紊乱、卟啉血症、严重贫血、缺氧（心脏病、肺功能衰竭）、慢性电解质紊乱和肿瘤，维生素 B_{12}、维生素 B_6 及叶酸缺乏。

（七）感染

包括艾滋病、真菌性脑膜脑炎、寄生虫性脑膜脑炎、麻痹性痴呆、其他各种脑炎后遗症、亚急性海绵状脑病、Gerstmann-Strausler 综合征和进行性多灶性白质脑病。

（八）中毒

包括乙醇、某些药物（抗高血压药、肾上腺皮质激素类、非固醇类抗感染药、抗抑郁药、锂、抗胆碱制剂、巴比妥类和其他镇静安眠药、抗惊厥药、洋地黄制剂、抗心律失常药物、阿片类药物）中毒。

（九）工业毒物和金属

包括铝、砷、铅、金、铋、锌、一氧化碳、有机溶剂、锰、甲醇、有机磷、汞、二硫化碳、四氯化碳、甲苯类、三氯甲烷。

阿尔茨海默病是一种以认知功能障碍、日常生活能力下降及精神行为异常为特征的神经系统退行性疾病，是老年期痴呆常见的原因之一。其特征性病理改变为老年斑、神经原纤维缠结和选择性神经元与突触丢失。临床特征为隐袭起病及进行性认知功能损害。记忆障碍突出，可有视空间技能障碍、失语、失算、失用、失认及人格改变等，并导致社交、生活或职业功能损害。病程通常为 4～12 年。绝大多数阿尔茨海默病为散发性，约 5％ 的患者有家族史。

二、流行病学

阿尔茨海默病的发病率随年龄增长而逐步上升。欧美国家 65 岁以上老人阿尔茨海默病患病率为 5％～8％，85 岁以上老人患病率高达 47％～50％。我国 60 岁以上人群阿尔茨海默病患病率为 3％～5％。目前我国约有 500 万痴呆患者，主要是阿尔茨海默病患者。预计到 2025 年全球将有 2 200 万阿尔茨海默病患者，到 2050 年阿尔茨海默病患者将增加到 4 500 万。在发达国家阿尔茨海默病已成为居第 4 位的死亡原因。

三、病因学

（一）遗传学因素——基因突变学说

至今已筛选出 3 个阿尔茨海默病相关致病基因和 1 个易感基因，即第 21 号染色体的淀粉样前体蛋白（β amyloid precursor protein，APP）基因、第 14 号染色体的早老素 1（presenilin1，PS-1）基因、第 1 号染色体的早老素 2（presenilin2，PS-2）基因和第 19 号染色体的载脂蛋白 E（apolipoprotein E，apoE）ε4 等位基因。前三者与早发型家族性阿尔茨海默病有关，*apoE*ε4 等位基因是晚发性家族性阿尔茨海默病的易感基因。

（二）非遗传因素

脑外伤、感染、铝中毒、吸烟、高热量饮食、叶酸不足、受教育水平低下及一级亲属中有唐氏综合征等都会增加阿尔茨海默病患病风险。

四、发病机制

目前针对阿尔茨海默病的病因及发病机制有多种学说，如淀粉样变级联假说、tau 蛋白过度磷酸化学说、神经递质功能障碍学说、自由基损伤学说、钙平衡失调学说等。任何一种学说都不

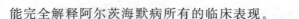

能完全解释阿尔茨海默病所有的临床表现。

（一）淀粉样变级联假说

脑内 β 淀粉样蛋白（β amyloid，Aβ）产生与清除失衡所致神经毒性 Aβ（可溶性 Aβ 寡聚体）聚集和沉积启动阿尔茨海默病病理级联反应，并最终导致 NFT 和神经元丢失。Aβ 的神经毒性作用包括破坏细胞内 Ca^{2+} 稳态、促进自由基的生成、降低钾离子通道功能、增加炎症性细胞因子引起的炎症反应，并激活补体系统、增加脑内兴奋性氨基酸（主要是谷氨酸）的含量等。

（二）tau 蛋白过度磷酸化学说

神经原纤维缠结的核心成分为异常磷酸化的 tau 蛋白。阿尔茨海默病脑内细胞信号转导通路失控，引起微管相关蛋白——tau 蛋白过度磷酸化、异常糖基化及泛素蛋白化，使其失去微管结合能力，自身聚集形成神经原纤维缠结。

（三）神经递质功能障碍学说

脑内神经递质活性下降是重要的病理特征。可累及乙酰胆碱系统（ACh）、兴奋性氨基酸、5-羟色胺、多巴胺和神经肽类等，尤其是基底前脑胆碱能神经元减少，海马突触间隙 ACh 合成、储存和释放减少，谷氨酸的毒性作用增加。

（四）自由基损伤学说

阿尔茨海默病脑内超氧化物歧化酶活性增强，脑葡萄糖-6-磷酸脱氢酶增多，脂质过氧化，造成自由基堆积。后者损伤生物膜，造成细胞内环境紊乱，最终导致细胞凋亡；损伤线粒体造成氧化磷酸化障碍，加剧氧化应激；改变淀粉样蛋白代谢过程。

（五）钙稳态失调学说

阿尔茨海默病患者神经元内质网钙稳态失衡，使神经元对凋亡和神经毒性作用的敏感性增强；改变 APP 剪切过程；导致钙依赖性生理生化反应超常运转，耗竭 ATP，产生自由基，造成氧化损伤。

（六）内分泌失调学说

流行病学研究结果表明，雌激素替代疗法能降低绝经妇女患阿尔茨海默病的危险性，提示雌激素缺乏可能增加阿尔茨海默病的发病率。

（七）炎症反应

神经毒性 Aβ 通过与特异性受体（如糖基化蛋白终产物受体、清除剂受体和丝氨酸蛋白酶抑制剂酶复合物受体）结合，活化胶质细胞。受体分泌补体、细胞因子及氧自由基，启动炎症反应，形成由 Aβ、胶质细胞及补体或细胞因子表达上调等共同构成的一个复杂的炎性损伤网络，促使神经元变性。

五、病理特征

本病的病理特征大体上呈弥散性皮质萎缩，尤以颞叶、顶叶、前额区及海马萎缩明显。脑回变窄，脑沟增宽，脑室扩大。镜下改变包括出现老年斑（senile plaque，SP）、神经原纤维缠结（neural fibrillar ytangles，NFT）、神经元与突触丢失、反应性星形胶质细胞增生、小胶质细胞活化及血管淀粉样变。老年斑主要存在于新皮质、海马、视丘、杏仁核、尾状核、豆状核、Meynert 基底节与中脑。镜下表现为退变的神经轴突围绕淀粉样物质组成细胞外沉积物，形成直径 50～200 μm 的球形结构。主要成分为 Aβ、早老素 1、早老素 2、$α_1$ 抗糜蛋白酶、apoE 和泛素等。神经原纤维缠结主要成分为神经元胞质中过度磷酸化的 tau 蛋白和泛素的沉积物，以海马和内嗅区皮质最为常见。其他病理特征包括海马锥体细胞颗粒空泡变性,轴索、突触异常断裂和皮质动脉及小动脉淀粉样变等。

六、临床表现

本病通常发生于老年或老年前期,隐匿起病,缓慢进展。以近记忆力减退为首发症状,逐渐累及其他认知领域,并影响日常生活与工作能力。早期对生活丧失主动性,对工作及日常生活缺乏热情。病程中可出现精神行为异常,如幻觉、妄想、焦虑、抑郁、攻击、偏执、易激惹、人格改变。最常见的是偏执性质的妄想,如被窃妄想、认为配偶不忠有意抛弃其的妄想。随痴呆进展,精神症状逐渐消失,而行为学异常进一步加剧(如大小便失禁、不知饥饱),最终出现运动功能障碍(如肢体僵硬、卧床不起)。1996 年,国际老年精神病学会公布了一个新的疾病现象术语,即"痴呆的行为和精神症状"(the behavioral and psychological symptoms of dementia,BPSD),来描述痴呆过程中经常出现的知觉、思维内容、心境或行为紊乱综合征。这是精神生物学、心理学和社会因素综合作用的结果。

七、辅助检查

(一)神经影像学检查

头颅 MRI:早期表现为内嗅区和海马萎缩。质子磁共振频谱(^{1}H-megnetic resonance spectroscoper,^{1}H-MRS):对阿尔茨海默病早期诊断具有重要意义,表现为扣带回后部皮质肌醇水平升高。额颞顶叶和扣带回后部出现 N-乙酰门冬氨酸(N-acetylaspartate,NAA)水平下降。SPECT 及 PET:SPECT 显像发现额颞叶烟碱型 AChR 缺失,以及额叶、扣带回、顶叶及枕叶皮质 5-HT 受体密度下降。PET 显像提示此区葡萄糖利用率下降。功能性磁共振成像(functional MRI,fMRI):早期阿尔茨海默病患者在接受认知功能检查时相应脑区激活强度下降或激活区范围缩小和远处部位有代偿反应。

(二)脑脊液蛋白质组学

脑脊液存在一些异常蛋白的表达,如 apoE、tau 蛋白、APP 及 AChE。

(三)神经心理学特点

神经心理学特点通常表现为多种认知领域功能障碍和精神行为异常,以记忆障碍为突出表现,并且日常生活活动能力受损。临床常用的痴呆筛查工具有简明智能精神状态检查量表(mini-mental state examination,MMSE),画钟试验和日常生活能力量表等。痴呆诊断常用记忆测查(逻辑记忆量表或听觉词语记忆测验)、注意力测查(数字广度测验)、言语流畅性测验、执行功能测查(Stroop 色词-干扰测验或威斯康星卡片分类测验)和神经精神科问卷调查。痴呆严重程度评定量表有临床痴呆评定量表(clinical dementia rating,CDR)和总体衰退量表(global deterioration scale,GDS)。总体功能评估常用临床医师访谈时对病情变化的印象补充量表(CIBIC-Plus)。额叶执行功能检查内容包括启动(词语流畅性测验)、抽象(谚语解释、相似性测验)、反应-抑制和状态转换(交替次序、执行-不执行、运动排序测验、连线测验和威斯康星卡片分类测验)。痴呆鉴别常用量表有 Hachinski 缺血量表评分(HIS)及汉密尔顿焦虑、抑郁量表。

1.记忆障碍

记忆障碍是阿尔茨海默病典型的首发症状,早期以近记忆力减退为主。随病情进展累及远记忆力。情景记忆障碍是筛选早期阿尔茨海默病的敏感指标。

2.其他认知领域功能障碍

其他认知领域功能障碍表现为定向力、判断与思维能力、计划与组织能力、熟练运用及社交能力下降。

3.失用

失用包括结构性失用(画立方体)、观念-运动性失用(对姿势的模仿)和失认、视觉性失认(对复杂图形的辨认)、自体部位辨认不能(手指失认)。

4.语言障碍

阿尔茨海默病早期即存在不同程度的语言障碍。核心症状是语义记忆(包括语义启动障碍、语义记忆的属性概念和语义/词类范畴)特异性损害。阿尔茨海默病患者对特定的词类(功能词、内容词、名词、动词等)表现出认知失常,即词类范畴特异性受损。可表现为找词困难、命名障碍和错语等。

5.精神行为异常

阿尔茨海默病病程中常常出现精神行为异常,如出现幻觉、妄想、焦虑、易激惹及攻击。疾病早期往往有较严重的抑郁倾向,随后出现人格障碍、幻觉和妄想,虚构不明显。

6.日常生活活动能力受累

阿尔茨海默病患者由于失语、失用、失认、计算不能,通常不能继续原来的工作,不能继续理财。疾病晚期出现锥体系和锥体外系病变,如肌张力增大、运动迟缓及姿势异常。最终患者可呈强直性或屈曲性四肢瘫痪。

(四)脑电图检查

早期 α 节律丧失及电位降低,常见弥散性慢波,且脑电节律减慢的程度与痴呆严重程度相关。

八、诊断标准

(一)美国《精神障碍诊断与统计手册》第 4 版制定的痴呆诊断标准

(1)多个认知领域功能障碍。①记忆障碍:学习新知识或回忆以前学到的知识的能力受损。②以下认知领域至少有 1 项受损:失语、失用、失认、执行功能损害。

(2)认知功能障碍导致社交或职业功能显著损害,或者较原有水平显著减退。

(3)隐匿起病,认知功能障碍逐渐进展。

(4)同时排除意识障碍、神经症、严重失语及脑变性疾病(额颞叶痴呆、路易体痴呆及帕金森痴呆等)或全身性疾病所引起的痴呆。

(二)阿尔茨海默病临床常用的诊断标准

临床常用的阿尔茨海默病诊断标准有世界卫生组织的国际疾病分类第 10 版(ICD-10)、美国精神疾病诊断和统计手册第 4 版(DSM-Ⅳ-R)、美国国立神经病语言障碍卒中研究所和 AD 及相关疾病协会(NINCDS-ADRDA)等标准及中国精神疾病分类与诊断标准第 3 版(CCMD-3)等,将阿尔茨海默病分为肯定、很可能、可能等不同等级。

1.临床很可能阿尔茨海默病

(1)痴呆:老年或老年前期起病,主要表现为记忆障碍和一个以上其他认知领域功能障碍(失语、失用和执行功能损害),造成明显的社会或职业功能障碍。认知功能或非认知功能障碍进行性加重。认知功能损害不是发生在谵妄状态,也不是由其他引起进行性认知功能障碍的神经系

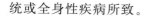

统或全身性疾病所致。

(2)支持诊断：单一认知领域功能进行性损害，如言语(失语症)、运动技能(失用症)、知觉(失认症)的进行性损害；日常生活能力损害或精神行为学异常；有家族史，尤其是有神经病理学或实验室证据；非特异性 EEG 改变如慢波活动增多；头颅 CT 显示有脑萎缩。

(3)排除性特征：突然起病或卒中后起病。病程早期出现局灶性神经功能缺损体征，如偏瘫、感觉缺失、视野缺损、共济失调。起病时或疾病早期出现抽搐发作或步态障碍。

2.临床可能阿尔茨海默病

临床可能阿尔茨海默病有痴呆症状，但没有发现足以引起痴呆的神经、精神或躯体疾病；在起病或病程中出现变异；继发于足以导致痴呆的躯体或脑部疾病，但这些疾病并不是痴呆的病因；在缺乏可识别病因的情况下出现单一的、进行性加重的认知功能障碍。

3.肯定阿尔茨海默病

符合临床很可能痴呆诊断标准，并且有病理结果支持。

根据临床痴呆评定量表、韦氏成人智力量表(全智商)可把痴呆分为轻度、中度和重度痴呆。具体标准有以下几点。

(1)轻度痴呆：虽然患者的工作和社会活动有明显障碍，但仍有保持独立生活能力，并且个人卫生情况良好，判断能力几乎完好无损。全智商 55~70。

(2)中度痴呆：独立生活能力受到影响(独立生活有潜在危险)，对社会和社会交往的判断力有损害，不能独立进行室外活动，需要他人的某些扶持。全智商 40~54。

(3)重度痴呆：日常生活严重受影响，随时需要他人照料，即不能维持最低的个人卫生，患者已变得语无伦次或缄默不语，不能做判断或不能解决问题。全智商 40 以下。

九、鉴别诊断

(一)血管性痴呆

血管性痴呆可突然起病或逐渐发病，病程呈波动性进展或阶梯样恶化。可有多次卒中史，既往有高血压、动脉粥样硬化、糖尿病、心脏疾病、吸烟等血管性危险因素。通常有神经功能缺损症状和体征，影像学上可见多发脑缺血软化灶。每次脑卒中都会加重认知功能障碍。早期记忆功能多正常或仅受轻微影响，但常伴有严重的执行功能障碍，表现为思考、启动、计划和组织功能障碍，抽象思维和情感也受影响；步态异常常见，如步态不稳、拖曳步态或碎步。

(二)皮克病

具有鉴别价值的是临床症状出现的时间顺序。皮克病早期出现人格改变、言语障碍和精神行为学异常，遗忘出现得较晚。影像学上以额颞叶萎缩为特征。约 1/4 的患者脑内存在皮克小体。阿尔茨海默病患者早期出现记忆力、定向力、计算力、视空间技能和执行功能障碍。人格与行为早期相对正常。影像学上表现为广泛性皮质萎缩。

(三)路易体痴呆

路易体痴呆主要表现为波动性持续(1~2 d)认知功能障碍、鲜明的视幻觉和帕金森综合征。视空间技能、近事记忆及注意力受损程度较阿尔茨海默病患者严重。以颞叶、海马、扣带回、新皮质、黑质及皮质下区域广泛的路易体改变为特征性病理改变。病程 3~8 年。路易体痴呆一般对镇静剂异常敏感。

(四)增龄性记忆减退

50岁以上的社区人群约50%存在记忆障碍。此类老年人可有记忆减退的主诉,主要影响记忆的速度与灵活性,但自知力保存,对过去的知识和经验仍保持良好。很少出现计算、命名、判断、思维、语言与视空间技能障碍,且不影响日常生活活动能力。神经心理学测查证实其记忆力正常,无精神行为学异常。

(五)抑郁性神经症

抑郁性神经症是老年期常见的情感障碍性疾病。真性痴呆与假性痴呆的鉴别见表7-1。

表 7-1　真性痴呆与假性痴呆的鉴别

鉴别要点	真性痴呆	假性痴呆
起病	较缓慢	较快
认知障碍主诉	不明确	详细、具体
痛苦感	无	强烈
近事记忆与远事记忆	近事记忆损害比远事记忆严重	丧失同样严重
界限性遗忘	无	有
注意力	受损	保存
典型回答	近似性错误	不知道
对能力的丧失	隐瞒	加以夸张
简单任务	竭力完成	不竭力完成
对认知障碍的补偿	依靠日记、日历设法补偿	不设法补偿
同样困难的任务	普遍完成得差	完成有明显的障碍
情感	不稳定,浮浅	受累
社会技能	早期常能保存	丧失较早,且突出
定向力检查	定向障碍不常见	常答"不知道"
行为与认知障碍严重程度	相称	不相称
认知障碍夜间加重	常见	不常见
睡眠障碍	不常有	有
既往精神疾病史	不常有	常有

抑郁性神经症诊断标准(《中国精神疾病分类方案与诊断标准》,第2版,CCMD-Ⅱ-R)有以下几点。

1.症状

心情低落每天出现,晨重夜轻,持续2周以上,至少有下述症状中的4项:①对日常活动丧失兴趣,无愉快感;精力明显减退,出现无原因的持续疲乏感。②精神运动性迟滞或激越。伴发精神症状,如焦虑、易激惹、淡漠、疑病症、强迫症状或情感解体(有情感却泪流满面地说我对家人无感情)。③自我评价过低,自责,有内疚感,可达妄想程度。④思维能力下降,意志行为减退,联想困难。⑤反复想死的念头或自杀行为。⑥失眠,早醒,睡眠过多。⑦食欲缺乏,体重明显减轻。⑧性欲减退。

2.严重程度

社会功能受损,给本人造成痛苦和不良后果。

3.排除标准

不符合脑器质性精神障碍、躯体疾病与精神活性物质和非依赖性物质所致精神障碍;可存在某些分裂性症状,但不符合精神分裂症诊断标准。

(六)轻度认知功能损害(mild cognitive impairment,MCI)

过去学者多认为MCI是介于正常老化与痴呆的一种过渡阶段,目前认为MCI是一种独立的疾病,患者可有记忆障碍或其他认知领域损害,但不影响日常生活。

(七)帕金森痴呆

帕金森痴呆早期主要表现为帕金森病典型表现,多巴类药物治疗有效。疾病晚期出现痴呆及精神行为学异常(错觉、幻觉、妄想及抑郁等)。帕金森痴呆属于皮质下痴呆,多属于轻中度痴呆。

(八)正常颅压性脑积水

正常颅压性脑积水常见于中老年患者,隐匿性起病。临床上表现为痴呆、步态不稳及尿失禁三联征。无头痛、呕吐及视盘水肿等症。腰椎穿刺脑脊液压力不高。神经影像学检查有脑室扩大的证据。

(九)亚急性海绵状脑病

亚急性海绵状脑病急性或亚急性起病,迅速出现智能损害,伴肌阵挛,脑电图在慢波背景上出现特征性三相波。

十、治疗

由于本病病因未明,至今尚无有效的治疗方法。目前仍以对症治疗为主。

(一)神经递质治疗药物

1.拟胆碱能药物

拟胆碱能药物主要通过抑制AChE活性,阻止ACh降解,提高胆碱能神经元功能。有3种途径加强胆碱能效应:应用ACh前体药物,乙酰胆碱酯酶抑制剂(acetylcholinesterase inhibitor,AChEI)及胆碱能受体激动剂。

(1)补充ACh前体:包括胆碱及卵磷脂。动物试验表明,胆碱和卵磷脂能增加脑内ACh生成,但在阿尔茨海默病患者身上未得到证实。

(2)AChEI为最常用和最有效的药物,通过抑制乙酰胆碱酯酶而抑制乙酰胆碱降解,增加突触间隙乙酰胆碱浓度。第一代AChEI他克林,由于有肝脏毒性和胃肠道反应而导致临床应用受限。第二代AChEI有盐酸多奈哌齐、艾斯能、石杉碱甲、毒扁豆碱、加兰他敏、美曲磷脂等,具有选择性好、作用时间长等优点,是目前治疗阿尔茨海默病的首选药物。①盐酸多奈哌齐是治疗轻中度阿尔茨海默病的首选药物。开始服用剂量为5 mg/d,睡前服用。如果无不良反应,4~6周剂量增加到10 mg/d。不良反应主要与胆碱能作用有关,包括恶心、呕吐、腹泻、肌肉痉挛、胃肠不适、头晕等,大多在使用起始剂量时出现,症状较轻,无肝毒性。②重酒石酸卡巴拉丁用于治疗轻中度阿尔茨海默病,选择性抑制皮质和海马AChE优势亚型-G1,同时抑制丁酰胆碱酯酶,外周胆碱能不良反应少。开始剂量1.5 mg,每天服用2次或3次。如果能耐受,2周后增至6 mg/d。逐渐加量,最大剂量12 mg/d。不良反应包括恶心、呕吐、消化不良和食欲缺乏等,随着治疗的延续,不良反应的发生率降低。③石杉碱甲是我国学者从石杉科石杉属植物蛇足石杉(千层塔)中提取出来的新生物碱,不良反应小,无肝毒性。该药适用于良性记忆障碍、阿尔茨海默病和脑器质性疾病引起的记忆障碍。0.2～0.4 mg/d,分2次口服。④加兰他敏:由石蒜科植物沃氏雪莲花和水仙属植物中提取的生物碱,用于治疗轻中度阿尔茨海默病。推荐剂量为15～30 mg/d,1个疗程8～10周。不良反应有恶心、呕吐及腹泻等。缓慢加大剂量可增强加兰他敏的耐受性。1个疗程8～10周。无肝毒性。⑤美曲丰:属于长效AChEI,不可逆性抑制中枢神经系统乙酰胆碱酯酶。胆碱能不良反应小,主要是胃肠道反应。⑥庚基毒扁豆碱:是毒扁豆碱亲脂性衍生物,属于长效AChEI。毒性仅为毒扁豆碱的1/50,胆碱能不良反应小。推荐剂量40～60 mg/d。

(3)胆碱能受体(烟碱受体或毒蕈碱受体)激动剂:以往研究过的非选择性胆碱能受体激动剂(包括毛果芸香碱及槟榔碱等)因缺乏疗效或兴奋外周M受体而产生不良反应,现已弃用。选择性作用于M_1受体的新药正处于临床试验中。

2.N-甲基-D-天冬氨酸(NMDA)受体拮抗剂

此型代表药物有盐酸美金刚,用于中重度阿尔茨海默病治疗。

(二)以 Aβ 为治疗靶点

未来治疗将以 Aβ 为靶点,将减少脑内 Aβ 聚集和沉积作为药物干预的目标。减少 Aβ 产生、加快清除、阻止其聚集,或对抗 Aβ 的毒性和抑制它所引起的免疫炎症反应与凋亡的方法都成为合理的阿尔茨海默病治疗策略。

此类药物目前尚处于研究阶段。α 分泌酶激动剂不是首选的分泌酶靶点。APPβ 位点 APP 内切酶(beta site amyloid precursor protein cleavage enzyme,BACE)1 和高度选择性 γ 分泌酶抑制剂可能是较好的药物靶点。

1.Aβ 免疫治疗

Aβ42 主动免疫阿尔茨海默病小鼠模型能清除脑内斑块,并改善认知功能。Aβ 免疫治疗的可能机制:抗体 FC 段受体介导小胶质细胞吞噬 Aβ 斑块、抗体介导的淀粉样蛋白纤维解聚和外周 Aβ 沉积学说。轻中度阿尔茨海默病患者 Aβ42 主动免疫Ⅰ期临床试验显示人体较好的耐受性。Ⅱ期临床试验结果提示,Aβ42 主动免疫后患者血清和脑脊液中出现抗 Aβ 抗体。ⅡA 期临床试验部分受试者出现血-脑屏障损伤及中枢神经系统非细菌性炎症。炎症的出现可能与脑血管淀粉样变有关。为了减少不良反应,可采取其他措施将潜在的危险性降到最低,例如,降低免疫剂量,诱发较为温和的免疫反应,降低免疫原的可能毒性,表位疫苗诱发特异性体液免疫反应,或使用特异性被动免疫而不激发细胞免疫反应。通过设计由免疫原诱导 T 细胞免疫反应,就不会直接对 Aβ 发生反应,因此不可能引起传统的 T 细胞介导的自身免疫反应。这种方法比单纯注射完整的 Aβ 片段会产生更多结构一致的 Aβ 抗体,并增强抗体反应。这一假设已经得到 APP 转基因鼠和其他种的动物试验的证实。将 Aβ 的第 16～33 位氨基酸进行部分突变后,可以提高疫苗的安全性。通过选择性地激活针对 β 淀粉样蛋白的特异性体液免疫反应、改进免疫原等方法,避免免疫过程中所涉及的细胞免疫反应,可能是成功研制阿尔茨海默病疫苗的新方法。另外,人源化 Aβ 抗体的被动免疫治疗可以完全避免针对 Aβ 细胞反应。如果出现不良反应,可以停止给药,治疗药物会迅速从身体内被清除。虽然主动免疫能够改善阿尔茨海默病动物的精神症状,但那毕竟只是由淀粉样蛋白沉积引起行为学损伤的模型。Aβ42 免疫对神经元纤维缠结没有任何影响。神经元纤维缠结与认知功能损伤密切相关。

2.金属螯合剂治疗

Aβ 积聚在一定程度上依赖于 Cu^{2+}/Zn^{2+} 的参与。活体内螯合这些金属离子可以阻止 Aβ 聚集和沉积。抗生素氯碘羟喹具有 Cu^{2+}/Zn^{2+} 螯合剂的功能,治疗 APP 转基因小鼠数月后 Aβ

沉积大大减少。相关药物已进入Ⅱ期临床试验。

（三）神经干细胞(nerve stem cell, NSC)移植

神经干细胞移植临床应用最关键的问题是如何在损伤部位定向诱导分化为胆碱能神经元。目前,体内外 NSC 的定向诱导分化尚未被很好地解决,尚处于试验阶段。

（四）tau 蛋白与阿尔茨海默病治疗

以 tau 蛋白为位点的药物研究和开发成为国内、外学者关注的焦点。

（五）非胆碱能药物

长期大剂量吡拉西坦、茴拉西坦或奥拉西坦能促进神经元 ATP 合成,延缓阿尔茨海默病病程,改善命名和记忆功能。银杏叶制剂可改善神经元代谢,减缓阿尔茨海默病进展。双氢麦角碱为 3 种麦角碱双氢衍生物的等量混合物,有较强的 α 受体阻断作用,能改善神经元对葡萄糖的利用,可与多种生物胺受体结合,改善神经递质传递功能。1～2 mg,每天 3 次,口服。长期使用非甾体抗炎药物能降低阿尔茨海默病的发病风险。选择性COX-2抑制剂被提倡用于阿尔茨海默病治疗。辅酶 Q 和单胺氧化酶抑制剂司来吉兰能减轻神经元细胞膜脂质过氧化导致的线粒体 DNA 损伤。他汀类药物能够降低阿尔茨海默病的危险性。钙通道阻滞药尼莫地平可通过调节阿尔茨海默病脑内钙稳态失调而改善学习和记忆功能。神经生长因子和脑源性神经营养因子能够改善学习、记忆功能和促进海马突触重建,减慢残存胆碱能神经元变性,现已成为阿尔茨海默病治疗的候选药物之一。

（六）精神行为异常的治疗

一般选择安全系数高、不良反应少的新型抗精神病药物,剂量通常为成人剂量的 1/4 左右。从小剂量开始,缓慢加量。常用的抗精神病药物有奥氮平(5 mg)、维斯通(1 mg)或思瑞康(50～100 mg),每晚一次服用,视病情而增减剂量。阿尔茨海默病患者伴发抑郁时首先应加强心理治疗,必要时可考虑给予小剂量抗抑郁药。

十一、预后

目前的治疗方法都不能有效遏制阿尔茨海默病的进展。即使治疗,病情仍会逐渐进展,通常病程为4～12 年。患者多死于并发症,如肺部感染、压疮和深静脉血栓形成。加强护理对阿尔茨海默病患者的治疗尤其重要。

十二、康复与护理

康复应以护理和心理支持为主。通过行为治疗矫正患者各种不良行为,如吸烟、饮酒及高盐高脂饮食。对可能迷路的患者,衣兜里放置写有姓名、住址、联系电话等内容的卡片,防止走失。对于已经丧失环境适应能力的患者,应在家里护理,督促和训练进餐、穿衣、洗浴及如厕。同时合理地训练患者的记忆、理解、判断、计算和推理能力。必要时建立家庭病房,医务人员定期指导。医护人员和看护人员要与患者保持融洽的关系,给予患者安慰,取得信赖。鼓励患者参加适宜的社交活动,树立生活信心,消除心境低落和孤单感。

（王延延）

第三节 额颞叶痴呆

额颞叶痴呆(frontotemporal dementia,FTD)是始于中年的进行性痴呆,特点是缓慢发展的性格改变及社会性衰退(包括社会品行极度改变、行为异常)。随后出现智能、记忆和言语功能的损害,偶然伴有淡漠、欣快和锥体外系症状。神经病理学表现是选择性额叶或颞叶萎缩,而神经炎斑及神经纤维缠结的数量未超出正常的老龄化进程中的数量,社交及行为异常的表现出现在明显的记忆损害之前。目前学者认为 FTD 是仅次于阿尔茨海默病和路易体痴呆的一种常见中枢神经系统退行性疾病,FTD 患者约占老年期痴呆人群的 20%。由于对本病的认识不足,诊断上多将其划归在阿尔茨海默病或其他痴呆症群,加上流行病调查资料有限,其诊断率可能远低于实际发病率。各国痴呆的尸检提示 FTD 的患病率为 1%～12%。

FTD 的发病年龄低于阿尔茨海默病,好发于老年前期,以 45～65 岁为多发年龄段。

FTD 可合并运动神经元病(motor neural disease,MND)或帕金森综合征。尽管与额颞叶变性有关的综合征很多,而且组织病理改变也不尽相同,但近年来,已倾向采用 FTD 来概括这一临床综合征。

随着临床研究的进展,研究者提出了额颞叶退行性病变(frontotemporal lobar degeneration,FTLD)这一概念,包括额颞叶痴呆(FTD)、语义性痴呆(SD)和进行性非流畅性失语(PNFA)。

一、病因和发病机制

FTD 的病因及发病机制尚不清楚。研究显示额颞叶痴呆患者与皮克病患者额叶及颞叶皮质 5-HT 能递质减少,推测额颞叶功能减退可能与 5-HT 系统改变有关。脑组织及脑脊液中 DA 释放减少,而未发现胆碱能系统异常。但有报道发现在不具有皮克小体的 FTD 患者的颞叶中,毒蕈碱样乙酰胆碱受体的数量明显减少,尤其是 M1 型受体。与突触前胆碱能神经元受损不同,这种胆碱受体神经元损害更为严重,并且胆碱酯酶抑制剂治疗无效。40%～50% 的患者有阳性家族史。在具有常染色体显性遗传家族的患者中,发现 FTD 与 17 号染色体长臂 17q6-22 有关。

(一)病因和发病机制

在皮克型和微空泡化型中观察到有 *tau* 基因突变,提示这两种病理类型有共同的基因基础。在临床表现为单纯额颞叶痴呆的患者中,观察到 FTD 与 3 号染色体的突变有关,而额颞叶痴呆伴发运动神经元病与 9 号染色体突变有关。其他的危险因素有电抽搐治疗和乙醇中毒。

正常成年人脑表达 6 种 tau 的异构体,这 6 种异构体是由单一基因编码,通过对外显子 2、3 和 10 的可变剪接(alternative splicing)而产生的。外显子 10 的编码决定了 tau 蛋白是含有3个还是 4 个微管结合重复片段(three or four microtubule binding repeats,3R-tau 或 4R-tau)。4R-tau 比 3R-tau具有更强的刺激微管组装的能力,但也更容易被磷酸化而聚集形成双螺旋纤维细丝。在正常人脑中,3R-tau 和4R-tau的表达比例大约是 1,但在某些 17 号染色体连锁性额颞叶痴呆合并帕金森综合征(frontotemporal dementia with Parkinsonismlinked to chromosome17,FTDP-17)的患者,至少发现有 15 种发生在 *tau* 基因上的突变引起 tau 外显子10 的可变剪接失调,导致患者脑中 3R-tau 和 4R-tau 的比例失衡。此外,3R-tau 与 4R-tau 比例失调不仅见于

FTD(3R-tau 多于 4R-tau),还见于进行性核上性麻痹(progressive supranuclear palsy,PSP)(3R-tau 少于 4R-tau)、基底节退行性病(corticobasal degeneration,3R-tau 少于 4R-tau)及 Down 综合征(Down's syndrome,3R-tau 多于 4R-tau)。

常染色体显性遗传家族史的 FTD 患者中有 25%~40%可检测到微管相关蛋白 *tau* 基因突变,包括第 9、10、11、12、13 外显子等位点突变。这种 tau 蛋白异常所致疾病,现又被命名为 tau 蛋白病(tauopa thies),它包括 FTD 和 PSP。但仍有 60%有阳性家族史的 FTD 患者不能发现 *MAPT* 基因存在突变。

Morris 对 22 个常染色体显性遗传的 FTD 的家族进行了 *tau* 基因突变分析,结果表明有半数的家族存在着位于 17q6-22 的 *tau* 基因突变,目前已发现 30 余个突变位点。病理上发现在神经元或胶质细胞有 tau 蛋白沉积的病例中,全部观察到 *tau* 基因突变。而另两个病理上分别表现为泛素沉积和细胞丢失伴空泡化的家族均未观察到 *tau* 基因突变。但由于来源于不同研究小组的报告提示 FTD 的基因突变的多相性,目前在 FTD 的基因突变类型、病理类型和临床类型之间还找不出一致性。

有关 FTD 精神症状神经生物学基质的研究甚少,影像学研究发现,有语言障碍的 FTD 患者左额-颞叶萎缩显著,而那些有行为综合征的 FTD 患者表现为双侧或右侧左额-颞叶病理改变。还有证据表明,攻击行为与 FTD 患者左侧眶额部皮质灌流减少有关。

(二)病理

FTD 脑部大体病理表现为双侧额叶,颞叶前端的局限性萎缩。有时可见纹状体、基底节、桥核、脑神经核和黑质改变,杏仁核与海马的 CA1 区有明显萎缩,而 Meynert 基底节相对完好。光镜下可见萎缩脑叶皮质神经元缺失、微空泡形成、胶质增生和海绵样变,这种改变以皮质Ⅱ层明显。神经元和胶质可见 tau 的沉积,部分神经元胞质内含有均匀的界限清楚的嗜银 Pick 小体,约 15%病理出现 Pick 小体。此外还有其他病理改变,如老年斑、神经原纤维缠结或路易体。FID 的组织学观察分为 3 种主要类型。

1.组织微空泡变类型

该型最常见,占全部病例的 60%,主要以皮层神经元的丢失和海绵样变性或表层神经毡的微空泡化为特征,胶质增生轻微,无肿胀的神经元,残留细胞内无 Pick 小体。边缘系统和纹状体可受累但轻微。

2.Pick 型

Pick 型约占 25%,表现为皮层神经元丢失,伴广泛和明显的胶质细胞增生,细胞微空泡化,残留细胞内可出现 Pick 小体,大多数病例中 tau 蛋白及泛素免疫组化染色阳性,边缘系统和纹状体受累可能比较严重。

3.混合型

混合型约占 15%,患者临床表现为 FTD 伴运动神经元病变,病理上多表现为微空泡化型,极少情况下为 Pick 型,同时伴有运动神经元病的组织病理改变。许多免疫组织化学方法有助于 FTD 的诊断和排除诊断,tau 蛋白抗体免疫组化染色是诊断 FTD 的最基本方法,泛素免疫组化染色也作为常规检查的重要手段,因部分 tau 染色阴性的组织可能会呈现泛素阳性。有些病例泛素染色可显示路易体,此时采用α-共核蛋白(α-synuclein)免疫组化染色可排除路易体痴呆。

由于目前对 FTD 的退行性病变发生及进展的机制并不清楚,对 FTD 的病理诊断有一定的局限性。而且 FTD 众多的临床症群中并不全部具有相应的病理改变。采用病理诊断的手段主要是用于确定病理改变的部位、累及的范围及程度,排除已知的某些疾病,并试图确立与某些症群相关的病理基础,例如,FTD 的去抑制症状与眶额和颞叶前端受累有关,情感淡漠提示病变累及额极及后外侧额叶皮层,刻板性动作的出现与纹状体及颞叶的累及有关,颞叶新皮层(尤其颞叶中下回)的损害与语义性痴呆有关。另外有些研究表明半球病变的非对称性受累可影响其行为学表现,右半球病变与患者社会性行为的异常改变相关。

最近研究发现,FTD 特别是(FTDP-17),呈常染色体显性遗传,在第 17 号染色体上已发现 *tau* 基因编码区和内含子的多个错义和缺失突变,导致 tau 蛋白功能改变、过度磷酸化,形成 FTDP-17 病理性 tau 蛋白,引起了额颞叶痴呆和帕金森综合征表现。FTDP-17 病理性 tau 蛋白等位基因的发现强烈表明病理性 tau 蛋白是神经退行性病变的一个主要原因,或者至少与一些病理心理学表现形式有关。

二、临床表现

(一)症状

行为改变可能是前额皮层和皮层下边缘系统密集连接变化所致,这些区域是产生和调节人类行为特别是情绪和人格特质的脑部重要结构。行为改变是 FTD 的主要症状,称为行为型 FTD 综合征,包括行为脱抑制、产生冲动和粗鲁的社会行为。在行为型 FTD 综合征中,还有各种不同的症状:①脱抑制综合征,脱抑制、随境转移和无目的的活动过多,这些症状与扣带前回额叶和颞叶萎缩有关联。②淡漠综合征,情感淡漠、缺乏活力和意志丧失,发生于额叶广泛萎缩并延续到额颞叶皮质。

由于 FTD 隐袭性起病,渐进性发展,且早期记忆力和空间定向力保留,故早期难以辨认。FTD 最早、最常见的症状是人格和行为的变化。至中晚期,主要临床特征为有明显的性格和行为异常、明显的语言障碍。

1.FTD 早期的临床表现

(1)社会人际交往能力下降:表现为不遵循社会行为道德规范,脱抑制,有放纵自身行为。

(2)个人行为障碍:表现为明显偏离日常行为表现,出现消极,懒惰,或者有时表现为活动过度,如徘徊。

(3)表达能力下降:表现为不能描述个人的症状,在遇上困难时不能表达自己的要求;而记忆和空间定向力早期相对保留。

2.FTD 中晚期的临床表现

(1)情感障碍:情感迟钝,表现为丧失表达感情的能力,例如,不能表达个人的喜怒哀乐,社会情感障碍表现为局促不安,缺乏同情心。

(2)言语障碍:较为明显,表现为表达困难,而模仿能力相对保留。刻板性使用单句、词甚至是某个音节,最后患者多出现缄默状态。

(3)行为障碍:可有刻板性的动作,如不自主搓手、跺脚。使用物品的行为异常表现为"利用行为",即患者仅去抓拿、使用出现在他们视野中的物品,而不管该物品是否合适,例如,患者可能去端眼前的空杯子喝酒。

(4)饮食紊乱:饮食习惯常改变,表现为食欲增加,爱吃甜食。

(5)控制能力削弱:思维僵化,固执,注意力涣散和冲动行为。

(6)Kluve-Buay 综合征:即表现为额叶损害症状,常见摸索行为、抓握反射、口探索症,强迫探索周围物体(抓、摸眼前物体)。

(7)幻觉:与其他痴呆相比,FTD 的幻觉比较少见。

(8)人格改变:表现为不修边幅,不讲卫生。

由于 FTD 患者的认知状态相对正常,空间和时间准确定位可维持很长时间,经常惹是生非,家属因难以忍受他们这种异常行为而前来就诊者较多。这类患者在晚期可出现运动障碍,加之以前与家属成员积怨较多,缺乏照料,往往生活质量不好。

(二)分型

目前的临床分型主要根据早期临床表现,也有根据影像学资料和病理变化分型的。

1.行为型 FTD(behavioral FTD)

行为型 FTD 占 FTD 的 40%～60%。该型以进行性人格特征和行为改变为标记,空间技能和记忆相对保留。患者内省力缺失,不能意识到自己疾病的发展,对自身的人格改变不关心、不苦恼。临床表现为兴趣明显增加或减退,失抑制性,如愚蠢样、无目的活动过度、使用物品的行为异常、不恰当的诙谐,还表现为个人卫生和修饰能力下降。不过,偶尔有患者能够获得或利用艺术或音乐技能,特别是 FTD 的"颞叶变异者"。部分患者表现为刻板、仪式样行为。40%～65% 有冲动行为,情感淡漠、不关心、冷淡、兴趣减退、人际疏远及缺乏同情心也较常见,而抑郁症状相对少见。

失抑制性的 FTD 病理改变主要限于额眶中和颞前区;而淡漠性的病理改变多半在右侧额叶,遍及额叶并向额皮质背外侧延伸;刻板性行为的 FTD 主要病理改变为纹状体变化及皮质(以颞叶为主而非额叶)受累。

2.语义性痴呆(semantic dementia,SD)

有关 SD 的患病比例报道颇不一致,为 6%～40%。SD 以言语障碍为特征,即言语缺乏流畅性,词义丧失,找词时停顿或语义性言语错乱,知觉障碍主要表现为家庭成员脸面再认或物体命名损害。而知觉对比、模仿画图、单词的重复应用、根据音标调整单词的听写能力均保持。SD 总伴有颞叶萎缩,但颞叶萎缩并不是 SD 的唯一病理解释。SD 病理表现可各种各样,有时可合并阿尔茨海默病。

3.原发性进行性失语(primary progressive aphasia,PPA)

PPA 在 FTD 中的比例为 2%～20%,其主要临床症状为慢性、进行性语言功能衰退,找词困难,说话流利性降低(非流利性失语)或踌躇不定,语言理解困难,构音障碍,痴呆发展比较晚。这种发病形式提示为左侧半球语言皮质存在局灶性病损(即左侧额颞叶),但影像学通常并不能发现脑萎缩。这种仅出现语言功能障碍而无明显认知功能衰退证据的病程可长达 10～12 年。PPA 患者的痴呆发生率可能在数年后达到 50% 左右。

需要说明的是,在疾病后期,额颞叶变性、原发性进行性失语、语义性痴呆等,症状多重叠,不易分型。例如,约 16% 的 FTD 是 SD 与 PPA 的混合型。

三、检查

(一)临床检查

神经系统查体一般无局灶性阳性体征,或仅存病理反射。可出现原始反射,如吸吮反射与强握反射,大小便失禁,有低血压及血压不稳等躯体征。部分患者合并帕金森病,可有肌强直及运动减少。部分患者合并有肌萎缩性侧索硬化症,可有该疾病的典型表现。

(二)神经心理学

FTD的神经心理学特征是执行功能受损、持续言语、排序功能障碍、反馈使用不当和额叶测试功能缺陷。表现为额叶相关的功能,如抽象、计划和自我调控行为的严重异常,不能良好完成顺序动作。与阿尔茨海默病患者相比,FTD患者早期即出现判断力、解决问题能力、社会和家庭事务处理能力及自理能力等方面明显降低,建构和计算能力优于阿尔茨海默病患者,概念、空间和运用能力保留完好。所以日常生活能力量表评定(ADL)较阿尔茨海默病患者差,而记忆和计算能力优于阿尔茨海默病患者。在散发型、有家族史无tau基因突变和有tau基因突变的3类FTD中,淡漠在散发型与tau阴性组多见,tau阴性组执行运用障碍更为多见,而抑郁、偏执、妄想等精神症状只见于散发型。

尽管FTD与阿尔茨海默病在症状学上有差异,但对于绝大多数这两种疾病患者来说,要把它们区别开来可能是困难的。那种生前被诊断为阿尔茨海默病,死后在病理学上诊断为FTD的情况并不少见。其原因是那些符合FTD诊断的患者也可能符合NINCDS-ADRDA中阿尔茨海默病的诊断。认知变化指明额叶功能受损,患者表现为注意缺陷,抽象思维贫乏,精神活动转移困难,这些现象可反映在额叶功能损害的神经心理测验中,如威斯康星卡片分类测试(WCST)、伦敦塔测试(tower of London test)或Hanoi塔测试(tower of Hanoi test)、线索标记测试(trail making test)和Stroop测试。

FTD各类亚型的认知损害也有差异,颞叶萎缩严重的FTD患者显示严重的语义记忆损害,而额叶萎缩明显的FTD患者表现为注意和执行功能的缺陷。虽然FTD的记忆障碍发生率较高,但患者通常能保留定向,甚至到了疾病晚期还能够良好地追踪最近某人所发生的事情,他们在顺行性记忆上的损害没有阿尔茨海默病明显。不过,顺行性记忆测试的具体操作有较多的变数,与认知功能测试不同,患者常不能根据"自由回忆"完成测试。在疾病晚期,伴随远期记忆的严重丧失,可发生明显的遗忘。因此,虽然严重遗忘是阿尔茨海默病最初的特征,但是由于FTD的疾病早期阶段就很有可能累及海马和内嗅区,遗忘也存在于许多FTD患者。FTD患者对音素流畅性任务(给予一个特殊的字,然后让受试者在有限的时间内尽可能说出更多词的能力,如给予一个"公"字,可以有公正、公证、公信、公平等)和分类流畅性任务(在有限的时间内,说出归属于某种语义分类的词汇的能力,例如,让患者说出动物的名称,狮、虎、豹等)的执行能力较差,甚至差于阿尔茨海默病患者,但他们又能够较好地进行图片命名、词-图匹配和其他一些语言测验。FTD与阿尔茨海默病最显著的差异是神经心理学结果显示FTD通常保持视觉空间能力。不过,神经心理学测试的操作可能会受到注意缺损、无效的补救策略、不良的组织能力、自我监督的缺乏和兴趣缺乏等因素干扰。

FTD常常会受到优势半球不对称的影响,左脑受损的FTD显示词汇测定时的操作能力较差,右侧FTD显示IQ测试和非词汇评定(如设计流畅性、图片排列)时的操作能力较差,WCST的持续反应增加,概括力下降。

对于FTD,简易精神状态检查(MMSE)不是有用的筛检工具,因为严重受损的FTD患者(甚至在需要护理的时候)会显示正常的26~30的MMSE分值。有的研究发现FTD与阿尔茨海默病之间仅有词汇性顺行性记忆方面的差异。多数研究发现,在应用MMSE评定痴呆的严重性时,阿尔茨海默病患者仅存在非语言性测验(如视觉结构、非词汇性记忆和计算)方面的操作缺陷。总体上,FTD在执行功能和语言功能上的损害比记忆操作更严重,而阿尔茨海默病则相反。FTD具有较好的编码功能,可以通过提示回忆,其记忆下降的速度要慢于阿尔茨海默病。可以根据 WAIS-R 的词汇(vocabulary)、积木图案(block design)亚测试配对联系学习评定鉴别 FTD 与阿尔茨海默病,其精确率达 84%。

(三)神经影像学

Lund 和 Manchester 标准的效度一直以神经影像学为"金标准"来评定,其中与"口部活动过度、社交意识丧失、持续和刻板行为、进行性言语减少及空间定向和行为能力保持"等有关的标准能够成功地区别 FTD 和阿尔茨海默病,但"抑郁/焦虑、疑病、心理僵化、模仿言语、隐袭起病及晚期缄默症"等标准则对 FTD 和阿尔茨海默病的鉴别诊断无帮助。

1.CT/常规 MRI

CT 发现 FTD 有对称或不对称性额颞叶萎缩,而半球后部相对正常,侧脑室可扩大,尾状核头部可见萎缩。根据病程不同,受累区域显示不同程度的萎缩,最终显示"刀片"样改变。不同亚型显示不同的区域萎缩:行为改变者显示右侧额叶萎缩,进行性失语显示优势半球外侧裂周围区域的萎缩。

MRI 在测定脑体积方面比 CT 优越,MRI 对局部脑萎缩的研究具有较好的空间解决能力,几乎没有颅骨伪影,在 FTD 受累的眶额区和颞区更能提供证据,并可用于鉴别 FTD 与阿尔茨海默病。MRI 可发现 FTD 额颞叶的显著萎缩,当然也有例外,如顶叶萎缩。受累皮质下白质 T_2WI 呈现显著增强的信号。FTD 和阿尔茨海默病虽都有多部位的萎缩,但 FTD 在额中部和颞前区的萎缩较阿尔茨海默病明显。

虽然颞中叶萎缩与阿尔茨海默病有关,但 FTD 也能出现颞叶改变。行为型 FTD 在 MRI 的特征是右侧额叶萎缩,或者 FTD 的行为表现可能与右侧额叶萎缩相关。阿尔茨海默病则显示两侧额叶萎缩。

PPA 最常见的结构特征是在 CT 或 MRI 上被描述为左外侧裂周围区域萎缩,更典型的表现是在前外侧裂周围区域。SD 的脑萎缩与之相反,更多地表现在后外侧裂周围区域。或者是颞中叶、颞内侧和颞的两极萎缩,萎缩在颞前叶最明显,颞后叶较轻。左侧颞叶萎缩比右侧颞叶或两侧颞叶更多见。

FTD 海马萎缩的类型和阿尔茨海默病不同,阿尔茨海默病表现为海马均匀性萎缩,而 FTD 表现为前端萎缩。

2.磁共振波谱法

鉴别 FTD 与阿尔茨海默病的另一种有效手段是磁共振波谱法(MRS),MRS 为研究活体人脑内大量精神药物及代谢物提供了有用的方法,使用锂-7MRS 和氟-19MRS 已经获取精神药物对于靶器官(如大脑)的药代动力学和药效动力学特点资料。质子和磷-31MRS 可测量几种重要脑代谢物的脑内浓度,明显提高了人们对大量精神障碍病理生理学的认识。

MRS 对鉴别诊断可提供有价值的资料,MRS 显示 FTD 患者额叶乙酰天冬氨酸、谷氨酸和谷氨酰胺浓度下降比阿尔茨海默病显著,而肌醇浓度上升明显高于阿尔茨海默病患者,提示神经元丧失和胶质增生。MRS 对 FTD 与阿尔茨海默病的鉴别诊断准确率高达 92%。与阿尔茨海默病患者相比,FTD 患者额叶乙酰天冬氨酸浓度下降 28%,谷氨酸和谷氨酰胺浓度下降 16%,肌醇浓度上升 19%。

3.PET/SPECT

功能性影像学显示左侧 Sylvian 区低灌流是 PPA 或 SD 的特征,而行为型 FTD 则表现为右侧或双侧额叶低灌流。PET 检测发现,FTD 患者脑部代谢率降低主要见于额前皮质的背外

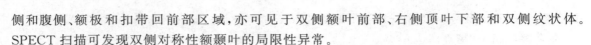

侧和腹侧、额极和扣带回前部区域,亦可见于双侧额叶前部、右侧顶叶下部和双侧纹状体。SPECT 扫描可发现双侧对称性额颞叶的局限性异常。

(四)实验室检查

1.CSF

文献报道中有关 CSF 中 tau 蛋白浓度的结果大相径庭,或明显高于正常人群,明显低于健康对照者。而 Aβ-42 水平虽显著低于对照者,但又显著高于阿尔茨海默病患者。加上 CSF 中 tau 蛋白浓度与 MMSE 评分无关。因此,CSF 中 tau 蛋白和 Aβ-42 水平与 FTD 病情无相关性。CSF 星形细胞中的 S2100β,是一种钙结合蛋白,其浓度的升高可能反映 FTD 有明显的星形胶质细胞增生。但 S2100β 水平与 FTD 发病年龄、病情及病程等均无关。因此,S2100β 也不作为 FTD 的常规检查。

2.组织病理学

FTD 的萎缩皮质处,神经元数量明显减少,残存神经元呈现不同程度的变性、萎缩,其中胞体呈梨形膨大的变性细胞称为皮克细胞,而其胞质内存在与细胞核大小相似、嗜银性球形的包涵体,称为皮克小体。检测皮克小体的最佳标志为 tau 染色抗体,泛素也存在于皮克小体内,但泛素标志与 tau 并不一致。电镜研究皮克小体主要由大量 tau 原纤维杂乱排列形成,对泛素、α-共核蛋白和 ApoE 等抗体也可着色。这些 tau 免疫反应、分散的微丝样物,呈狭窄、不规则卷曲的带状,宽度约 15 nm,交叉空间>150 nm,且周围并无包膜。部分神经胶质细胞内也可发现有皮克小体样包涵物。

(五)电生理

疾病早期脑电图检查常表现为正常,在中晚期可见单侧或双侧额区或颞区出现局灶性电活动减慢,但无特异性诊断价值。大脑检测 P300 和 N400 均显示有认知功能缺损现象。

四、诊断和鉴别诊断

(一)诊断

由于本病临床、病理改变和基因类型之间缺乏一致性,在诊断上有难度。青壮年发病者有时可误诊为精神分裂症或心境障碍,而中老年发病者又容易与其他的变性疾病和系统疾病相混淆。其在症状学上突出的特点为隐袭起病、进展性发展的行为异常和语言障碍。需排除中枢神经系统导致认知和行为异常的其他进行性疾病,如脑血管病性痴呆、帕金森病和进行性舞蹈症等。导致痴呆的系统疾病(如甲状腺功能减退、人类免疫缺陷病毒感染)亦需排除。

既往诊断经典型皮克病必须在脑组织的神经元内观察到皮克小体,但大多数 FTD 并无皮克小体出现,而且皮克小体也可见于其他神经变性病,如皮质基底节变性(CBD)及进行性核上性瘫痪(PSP)等。所以,是否存在皮克小体对于 FTD 的诊断并无肯定价值。

有关 FTD 的诊断标准尚不统一,DSM-Ⅳ 没有单独的额颞叶痴呆诊断。ICD-10 和我国的 CCMD-3虽然没有额颞叶痴呆诊断名称,但标出的皮克病性痴呆实际性质与额颞叶痴呆相似,可供参考。

1.ICD-10 的皮克病性痴呆诊断标准

(1)进行性痴呆。

(2)有突出的额叶症状,伴欣快、情感迟钝、粗鲁的社交行为、脱抑制及淡漠或不能静止。

(3)异常的行为表现常在明显的记忆损害之前出现。

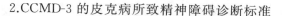

2.CCMD-3的皮克病所致精神障碍诊断标准

有起始于中年(常在50~60岁)的脑变性病导致的精神障碍,先是缓慢发展的行为异常、性格改变,或社会功能衰退,随后出现智能、记忆及言语功能损害,偶尔可伴有淡漠、欣快及锥体外系症状。神经病理学改变为选择性额叶或颞叶萎缩,而老年斑及神经原纤维缠结的数量未超出正常老龄化进程。

(1)符合脑变性病所致精神障碍的诊断标准,在疾病早期记忆和顶叶功能相对完整。

(2)以额叶受损为主,至少有下列3项中的2项:①情感迟钝或欣快;②社交行为粗鲁、不能安静或自控能力差;③失语。

(3)缓慢起病,逐步衰退。

(4)排除阿尔茨海默病、脑血管病所致精神障碍或继发于其他脑部疾病的智能损害。

3.Chow标准

(1)50~60岁时发病(平均56岁)。

(2)以失抑制或犯罪行为起病。

(3)社交意识丧失。

(4)有强迫行为。

(5)精神错乱或冲动(此症也可见于阿尔茨海默病,但以FTD多见)。

(6)心境异常(常为忧郁,有时欣快)。

(7)刻板重复语言。

4.Lund和Manchester标准

(1)核心诊断:①隐袭起病,进行性发展;②早期的社会人际行为能力下降或社交意识丧失;③早期的人际协调行为损害;④早期的情感平淡;⑤早期的内省力丧失。

(2)支持诊断。①行为障碍:个人卫生及修饰能力下降,心理僵化和缺乏灵活性,注意力分散并且不能持久,口部活动过度和进食改变,有持续和刻板行为、利用行为(使用出现在他们视野中的物品)。②言语障碍:言语表达改变(非自发地、节约地讲话),刻板言语,模仿言语,持续言语,晚期缄默症。③生理体征:原始反射,失禁,运动不能、僵直和木僵,血压下降或不稳定。④检查:神经心理学检查提示在没有严重遗忘、失语或空间知觉障碍的情况下额叶明显损害,尽管脑电图检查提示有痴呆证据但常规脑电图正常,结构性或功能性脑影像学检查提示优势半球的前额和颞前回异常。

(3)排除诊断:①突发事件后急性起病;②起病与颅脑外伤有关;③早期出现严重的健忘;④空间定向障碍;⑤讲话呈痉挛性、慌张和缺乏逻辑;⑥肌阵挛;⑦皮层脊髓衰弱;⑧小脑性共济失调症;⑨手足徐动症。

(4)相对排除诊断:①典型慢性酗酒史;②持续高血压;③血管性疾病史(如心绞痛、间歇性跛行);④全身性疾病(如甲状腺功能减退)或物质诱导性疾病等。

此标准可100%鉴别FTD与阿尔茨海默病。早期以个人和社交意识丧失、口部活动过度,以及刻板、重复行为鉴别两种疾病的敏感度为63%~73%,特异度可高达97%~100%。

5.Work Group标准

(1)出现行为或认知缺陷,表现为早期进行性人格改变,以行为调整困难为特征,常导致不合适的反应或活动;表现为早期进行性语言功能改变,以对语言理解异常或严重命名困难及词义异常为特征。

（2）社交或职业功能明显异常，或以往功能水平明显降低。

（3）病程以渐进性发病、持续性进展为特征。

（4）第 1 条症状排除由其他神经系统疾病（如脑血管病）、全身性疾病（如甲状腺功能减退）或物质诱导性疾病等引起。

（5）这些缺陷症状在谵妄状态时不发生。

（6）这些异常不能以精神疾病诊断解释（如忧郁）。

6.Mckhann(2001 年)标准

（1）行为和认知功能的异常表现：①早期进行性人格改变，突出表现为难以调整行为规范，导致经常不适当的反应或行为；②早期进行性语言功能改变，其特点是语言表达困难、赘述或者严重的命名困难及词义理解困难。

（2）标准（1）中①或②列举的异常可以导致社会或者职业功能的严重损害。

（3）逐渐起病，功能持续性下降。

（4）标准（1）中①或②列举的功能障碍不是由其他神经系统疾病（如脑血管病）、系统性原因（如甲状腺功能减退）或者某种物质诱发的。

（5）此类功能障碍不是由谵妄或精神疾病（如躁狂症、抑郁症）引起的。

（二）鉴别诊断

FTD 早期有各种行为异常，易被误诊为阿尔茨海默病、血管性痴呆、精神分裂症、麻痹性神经梅毒、正常压力脑积水、心境障碍及路易体痴呆等。

1.阿尔茨海默病

须鉴别 FTD 和阿尔茨海默病。尽管 FTD 和阿尔茨海默病均可在老年前期发病，但阿尔茨海默病发病率往往随年龄的增加而升高，而 FTD 很少在 75 岁以上发病。FTD 常在疾病的早期出现行为异常，而阿尔茨海默病则很少出现。与 FTD 患者不同，阿尔茨海默病患者早期可保留正常的社会行为，尽管存在记忆障碍，但患者还能通过主观努力克服其记忆缺陷，并保留其在社会的体面。

FTD 行为改变的特点是刻板和饮食行为，以及社会意识丧失，这些症状只发生在 FTD 患者，而不发生在阿尔茨海默病患者。FTD 患者比阿尔茨海默病患者表现出更多的情感淡漠、脱抑制、欣快和异常的动作行为。

随着阿尔茨海默病病情的发展，可出现对某些情况的判断缺陷，比如，借了钱不还，但这常与他们的记忆障碍有关，而不像 FTD 患者带有某种主动性。阿尔茨海默病患者的情感淡漠多发生在个别情况下，而不像 FTD 患者，其情感淡漠是贯穿性的，表现出对他人和社会的漠不关心。另外，阿尔茨海默病患者早期可出现明显的学习和记忆障碍，随着病情的发展，远、近记忆都会丧失。但大多数 FTD 患者早期记忆损害轻微，比如，存在记忆损害的 FTD 患者可回忆近期的某些事件，但当进行记忆测试的时候却不一定得到好的成绩，因为 FTD 虽然在早期记忆和空间定向力相对保留，但因患者注意力高度涣散，常缺乏主动性，可影响到该项检查的结果。另外，FTD 比阿尔茨海默病更有可能出现运动神经元病。

神经影像学方面，SPECT 提示阿尔茨海默病和 FTD 患者均呈额叶低灌注，而采用突触后多巴胺 D_2 受体的配体 SPECT 检查提示 FTD 患者额叶上部区域配体吸收率明显低于阿尔茨海默病，表明在 FTD 患者额叶皮质 DA 系统受损比阿尔茨海默病患者明显严重。这无疑是鉴别这两种病的有效手段。鉴别 FTD 与阿尔茨海默病的另一个有效手段是 MRS，其对 FTD 与阿尔茨海默病的鉴别诊断准确率高达92%。FTD患者额叶乙酰天冬氨酸、谷氨酸和谷氨酰胺浓度下降比阿尔茨海默病患者显著,而肌醇浓度上升明显高于阿尔茨海默病患者。

神经心理学方面,可应用MMSE、CDR测试,FTD患者CDR分值明显低于阿尔茨海默病患者,早期判断力、解决问题能力、社会和家庭事务处理能力及自理能力等就明显降低,而阿尔茨海默病患者的记忆损害最重。

2.血管性痴呆

血管性痴呆病程呈阶梯样进展或波动,生活和工作能力下降,但在个人卫生、修饰和人际交往等方面的能力保持完整。认知损害分布不均匀,例如,记忆损害明显,而判断、推理及信息处理损害轻微,自知力可保持较好。而FTD隐袭性起病,渐进性发展,且早期记忆力和空间定向力保留。社会人际交往能力下降,表达能力下降,情感迟钝,可有刻板性的动作。

3.精神分裂症

FTD患者的情感迟钝,有刻板性的动作,刻板性使用单句,甚至呈缄默状态,不修边幅,不讲卫生,思维僵化,固执,注意力涣散等,可能与精神分裂症相似。但中老年期出现的精神分裂症多以听幻觉、被害或嫉妒妄想症状突出,且生活自理能力基本正常,更无运动神经功能障碍。随着病程的进展,FTD患者的智力下降更能作为鉴别要点。

4.抑郁症

中老年期抑郁症患者多思考困难,反应迟缓,音调低沉,动作笨拙,易与FTD早期伴有忧郁者相混淆。但抑郁症仅表现为词语学习和逻辑记忆的自由回忆及语义流畅的损害。而FTD表现为刻板性使用单句、词,甚至是某个音节。抑郁症患者可通过被鼓励,在短时间内表现出良好的记忆力、注意力和计算力,一般无智能障碍和自我放纵的人格改变。

5.路易体痴呆

FTD至中晚期与路易体痴呆表现相似,有运动功能障碍,加之应用金刚烷胺和左旋多巴/卡比多巴治疗均有一定效果,故有学者认为两组可能系同一组疾病。路易体痴呆患者的皮克小体中α-共核蛋白呈阳性,FTD的皮克小体中α-共核蛋白呈阴性,两者可以区别。海马的齿状颗粒细胞,额、颞叶皮层的中小细胞存在嗜银球形小体,这种嗜银小体同时表达tau和泛素。这不仅有利于皮克小体与路易体的鉴别,也有利于与运动神经元型额颞叶痴呆的泛素阳性、tau阴性的神经细胞包涵物区别。

6.麻痹性神经梅毒

麻痹性神经梅毒(paretic neurosyphilis,PN)又名麻痹性痴呆,是由梅毒螺旋体侵犯大脑引起的一种晚期梅毒的临床表现,5%~10%的梅毒患者可发展成为麻痹性痴呆。该病隐袭起病,发展缓慢。以神经麻痹、进行性痴呆及人格障碍为特点。随后,出现进行性痴呆,常有欣快、夸大、抑郁或偏执等精神病色彩。有不洁性交史、梅毒螺旋体感染可疑史、阿-罗瞳孔,都可考虑麻痹性痴呆。麻痹性神经梅毒血清康华反应强阳性,螺旋体荧光抗体吸附(fluorescent treponema antibody absorption,FTA-ABS)试验中几乎所有神经梅毒患者都呈阳性,可与FTD区别。

7.正常压力脑积水

正常压力脑积水是脑膜或蛛网膜增厚和粘连,阻碍了脑脊液正常循环,特别是在脑基底池或大脑凸面处阻止脑脊液正常流向上矢状窦所引起的。表现为步态共济失调、皮质下痴呆和排尿中断临床三联征。正常压力脑积水虽然有意志缺失、记忆力减退和情感淡漠症状,但早期没有社会人际行为下降或人际协调行为损害。此外,健忘、注意力下降、思维缓慢伴有记忆力缺陷、脑室扩张、腰椎穿刺 CSF 压力正常而无视盘水肿等均是正常压力脑积水的特征。

五、预防和治疗

本病目前尚缺乏特异性治疗,由于此类疾病并不出现阿尔茨海默病的胆碱能递质改变的神经生物化学异常,所以用于治疗阿尔茨海默病的胆碱酯酶抑制剂并不能改善 FTD 的症状。尸检和 PET 的神经生物化学研究表明该病有 5-HT 代谢异常,因此,使用某些选择性 5-羟色胺再摄取抑制剂(SSRIs)对 FTD 的症状可能有效,例如,氟伏沙明、舍曲林、氟西汀和帕罗西汀可改善患者的脱抑制、抑郁、强迫动作和摄食过量等症状。

DA 受体激动剂的应用尚有争议,因为有诱发精神症状的危险。溴隐亭可能改善部分额叶症状,如执行能力和双重任务操作能力。溴隐亭的使用剂量开始为 1.25～2.50 mg,每天 2 次,以后在 2～4 周每隔 3～5 d 增加 2.5～5.0 mg,找到最佳疗效的最小剂量。

对于攻击性行为,推荐使用 5-HT$_2$ 与 D$_2$ 受体比值较高的第二代抗精神病药物,如奥氮平与利培酮。

卡马西平对于 Klver-Bucy 综合征有效。如果出现明显的反应性神经胶质增生,可用抗感染剂治疗。有运动功能障碍者,应用金刚烷胺和左旋多巴/卡比多巴治疗均有一定效果。

神经生长因子可能促进受累神经元的生长、存活和分化,神经肽的作用尚未确定。基因治疗可能有一定前景,干细胞的效果尚需进一步探讨。

FTD 患者的管理主要是通过社会、精神病专家和志愿者构建支持网络,向患者提供日间的、临时休息及最基本的居民护理的设施,以减轻患者家庭的负担。最好是由为老年患者提供服务的精神病机构来收治这类患者,即使是早期发作的痴呆患者或行为损害者还未达到老年期也应收治。

(王延延)

第四节　路易体痴呆

路易体痴呆(dementia with Lewy Bodies,DLB)是一种神经系统变性疾病,临床主要表现为波动性认知障碍、帕金森综合征和以视幻觉为突出代表的精神症状。20 世纪 80 年代前,路易体痴呆的患者报道并不多,直至后来细胞免疫组化方法的诞生使之诊出率大幅度提高。目前在老年人神经变性性痴呆中,它的发病率仅次于阿尔茨海默病。

一、流行病学

一项系统性综述显示,65 岁以上老年人中 DLB 的患病率为 3.6%～7.1%,仅次于阿尔茨海默病和血管性痴呆,男性患者较女性患者略多,发病年龄在 60～80 岁。来自欧洲和日本的研究资料也有相似结果。我国尚无完整流行病学资料。

二、病因与发病机制

路易体痴呆的病因和危险因素尚未明确。本病多为散发,虽然偶尔有家族性发病,但是并没有明确的遗传倾向。

路易体痴呆的发病机制不明确。病理提示路易体中的物质为 α-突触核蛋白和泛素等,异常蛋白的沉积可能导致神经元功能紊乱和凋亡。但是,α-突触核蛋白和泛素的沉积机制仍有疑问。其可能发病机制有以下两种假设。

(一)α-突触核蛋白基因突变

α-突触核蛋白是一种由 140 个氨基酸组成的前突触蛋白,在新皮质、海马、嗅球、纹状体和丘脑中含量较高,基因在第 4 号染色体上。正常情况下 α-突触核蛋白二级结构为 α 螺旋。研究证明,α-突触核蛋白基因突变可导致蛋白折叠错误和排列混乱。纤维状呈凝团状态的 α-突触核蛋白积聚物,与其他蛋白质一起形成了某种包涵物,即通常所说的路易体。α-突触核蛋白基因有 4 个外显子,如 209 位的鸟嘌呤变成了腺嘌呤,即导致氨基酸序列 53 位的丙氨酸被苏氨酸替代,破坏了蛋白的 α 螺旋,而易于形成 β 片层结构,后者参与了蛋白质的自身聚集并形成淀粉样结构。Feany 等采用转基因方法在果蝇身上表达野生型和突变型 α-突触核蛋白,可观察到发育至成年后,表达突变型基因的果蝇表现出运动功能障碍,脑干多巴胺能神经元丢失,神经元内出现路易体等。

(二)*Parkin* 基因突变

泛素-蛋白水解酶系统存在于真核细胞的内质网和细胞质内,主要包括泛素和蛋白水解酶两种物质,它们能高效、高选择性地降解细胞内受损伤的蛋白,避免异常蛋白的沉积,因此发挥重要的蛋白质质量控制作用。在此过程中,受损蛋白必须和泛素结合才能被蛋白水解酶识别,该过程称为泛素化。泛素化需要多种酶的参与,其中有一种酶称为底物识别蛋白(Parkin 蛋白或 E3 酶),该酶由 *Parkin* 基因编码。如果 *Parkin* 基因突变导致底物识别蛋白功能损害或丧失,则上述变异的 α-突触核蛋白不能被泛素化降解而在细胞内聚集,最终引起细胞死亡。

三、病理

1912 年,德国病理学家 Lewy 首先发现路易体。这是一种见于神经元内圆形嗜酸性(HE 染色)的包涵体,它们弥漫分布于大脑皮质,并深入边缘系统(海马和杏仁核等)、黑质或脑干其他核团。20 世纪 80 年代通过细胞免疫染色方法发现路易体内含有泛素蛋白,以后又用抗 α-突触核蛋白抗体进行免疫标记,使诊断率进一步提高。

路易体并不为路易体痴呆所特有,帕金森病等神经退行性疾病均可出现;另外路易体痴呆患者神经元中可能还有以下非特异性变化:神经炎性斑出现、神经原纤维缠结、局部神经元丢失、微空泡变、突触消失、神经递质枯竭等,这些变化在帕金森病和阿尔茨海默病也可见到,但分布和严重程度不一,因此可以鉴别。

四、临床表现

路易体痴呆兼具阿尔茨海默病的认知功能障碍和帕金森病的运动功能障碍,但又有其特点。路易体痴呆的临床表现可归结为 3 个核心症状(波动性认知障碍、帕金森综合征、视幻觉)。

(一)波动性认知障碍

认知功能损害常表现为执行功能和视空间功能障碍,而近事记忆功能早期受损较轻。视空间功能障碍常表现得比较突出,患者很可能在熟悉的环境中迷路,比如,在吃饭的间隙去洗手间,出来后可能无法找到回自己餐桌的路。

相对于阿尔茨海默病渐进性恶化的病程,路易体痴呆的临床表现具有波动性。患者常出现突发而又短暂的认知障碍,可持续几分钟、几小时或几天,之后又戏剧般地恢复。比如,一个患者在和别人正常对话,突然就沉默不语,两眼发直,几小时后突然好转。患者本人对此可有特征性的主观描述"忽然什么都不知道了,如同坠入云里雾里",在此期间患者的认知功能、定向能力、语言能力、视空间能力、注意力和判断能力都有下降。

(二)视幻觉

50%～80%的患者在疾病早期就有视幻觉。视幻觉的内容活灵活现,但不一定是痛苦恐怖的,有时甚至是愉快的幻觉,直至患者乐意接受。早期患者可以分辨出幻觉和实物,比较常见的描述包括在屋子内走动的侏儒和宠物等。视幻觉常在夜间出现。听幻觉、嗅幻觉也可存在,出现听幻觉时患者可能拿着未连线的电话筒畅聊,或者拿着亲友的照片窃窃私语。后期患者无法辨别幻觉,对于旁人否定会表现得很激惹。

(三)帕金森综合征

帕金森综合征主要包括运动迟缓、肌张力增大和静止性震颤。与经典的帕金森病相比,路易体痴呆的静止性震颤常常不太明显。

(四)其他症状

有睡眠障碍、自主神经功能紊乱和性格改变等。快速动眼期睡眠行为障碍被认为是路易体痴呆最早出现的症状。患者在快速动眼期睡眠会出现肢体运动和梦呓。常见的自主神经功能紊乱有直立性低血压、性功能障碍、便秘、尿潴留、多汗、少汗、晕厥、眼干、口干等。自主神经紊乱可能由脊髓侧角细胞损伤所致。常见的性格改变有攻击性增强、抑郁等。

五、辅助检查

(一)实验室检查

路易体痴呆没有特异性的实验室检查方法,因此检查的目的是鉴别诊断。需要进行的检查有血常规、甲状腺功能、维生素 B_{12} 浓度、梅毒抗体、莱姆病抗体、HIV 抗体等。

(二)影像学检查

影像学检查可分为结构影像和功能影像。前者包括 MRI 和 CT,后者包括 SPECT 和 PET。

路易体痴呆在 MRI 和 CT 上没有典型的表现,检查的目的是鉴别其他疾病。MRI 和 CT 可明确皮层萎缩的部位,对于额颞叶痴呆的诊断有一定意义,阿尔茨海默病内侧颞叶皮层萎缩的情况较路易体痴呆常见。MRI 和 CT 尚能反映脑白质情况,出现脑白质病变时应注意鉴别血管性痴呆。

SPECT 和 PET 检查手段可分为多巴胺能示踪显像(^{123}I-FP-CIT,^{18}F-dopa)、脑血流灌注显像(^{99m}Tc-HMPAO/^{99m}Tc-ECD/^{123}I-IMP)和脑代谢显像(^{18}F-FDG PET)等,但这些检查尚在研究中,不能临床推广应用。有研究表明,路易体痴呆患者纹状体的多巴胺能活性降低,而阿尔茨海默病患者纹状体的多巴胺能活性没有变化,故有助于鉴别。还有研究表明,路易体痴呆患者枕叶皮层的代谢率比较低,阿尔茨海默病患者枕叶皮层的代谢率正常,故有一定意义。

(三)神经心理学检查

认知功能障碍主要表现在视空间功能障碍。比如,让患者画钟面,虽然钟面上的数字、时针、分针和秒针一应俱全,但是相互间关系完全是混乱的,数字可能集中在一侧钟面,而时针、分针长短不成比例;又比如,画一幢立体的小屋,虽然各个部件齐全,但是空间关系错误,患者完全不顾及透视关系(图 7-1)。

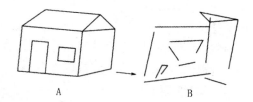

A.正确的小屋图形;B.路易体痴呆患者临摹的图形。

图 7-1　路易体痴呆患者临摹的小屋

六、诊断

路易体痴呆的诊断比较困难,主要依靠病史,没有特异性的辅助检查手段。而且部分患者兼有阿尔茨海默病或帕金森病,因此很难鉴别。

2005 年,McKeith 等报道了一个国际研究小组根据既往标准修改的诊断标准,该标准的主要内容如下。

(一)很可能 DLB 和可能的 DLB 必须具备的症状

(1)进行性认知功能下降,以致明显影响社会或职业功能。

(2)认知功能损害以注意、执行功能和视空间功能损害最明显。

(3)疾病早期可以没有记忆损害,但随着病程发展,记忆障碍越来越明显。

(二)三个核心症状

如果同时具备以下三个特点之二则诊断为很可能的 DLB,如只具备一个,则诊断为可能的 DLB。

(1)有波动性认知功能障碍,患者的注意力和警觉性变化明显。

(2)有反复发作的详细成形的视幻觉。

(3)有自发的帕金森综合征症状。

(三)提示性症状

具备一个或一个以上的以下症状,并且具有一个或一个以上的核心症状,则诊断为很可能的 DLB;无核心症状,但具备一个或一个以上的以下症状可诊断为可能的 DLB;只有以下提示性症状不能诊断很可能的 DLB。

(1)REM 期睡眠障碍。

(2)对抗神经疾病类药物过度敏感。

(3)SPECT 或 PET 提示基底节多巴胺能活性降低。

(四)支持证据(DLB 患者经常出现,但是不具有诊断特异性的症状)

(1)反复跌倒、晕厥或短暂意识丧失。

(2)自主神经功能紊乱(如直立性低血压、尿失禁)。

(3)其他感官的幻觉、错觉。

(4)系统性妄想。

(5)抑郁。

(6)CT 或 MRI 扫描提示颞叶结构完好。

(7)SPECT/PET 提示枕叶皮质的代谢率降低。

(8)心肌造影提示间碘苄胍(MIBG)摄取率降低。

(9)脑电图提示慢波,颞叶出现短阵尖波。

(五)不支持 DLB 诊断的条件

(1)有脑卒中的局灶性神经系统体征或神经影像学证据。

(2)检查提示其他可导致类似临床症状的躯体疾病或脑部疾病。

(3)痴呆严重时才出现帕金森综合征的症状。

(六)对症状发生顺序的要求

对于路易体痴呆,痴呆症状一般早于帕金森综合征或与帕金森综合征同时出现。对于明确的帕金森病患者合并的痴呆,应诊断为帕金森病痴呆(PDD)。如果需要区别 PDD 和 DLB,则应参照"1 年原则",即帕金森症候出现后 1 年内发生痴呆,可考虑 DLB,而 1 年后出现的痴呆应诊断为 PDD。

该标准的敏感度为 75%,特异度为 79%,因此,路易体痴呆的临床诊断的准确性还不是很高。

七、治疗

对路易体痴呆尚无治疗方法,目前的用药主要是对症治疗。路易体痴呆的精神行为症状和锥体外系症状比较突出,针对这两类症状的治疗药物在药理机制上常有矛盾,有时会给治疗带来一定困难。

对于改善认知,目前疗效比较肯定的是胆碱酯酶抑制剂,可作为首选药物,多奈哌齐对改善视幻觉有一定作用,利斯的明对改善淡漠、焦虑、幻觉和错觉有效。当胆碱酯酶抑制剂无效时,可选用新型非典型抗神经疾病药物,如阿立哌唑、氯氮平、喹硫平、舍吲哚,这些药物比较安全。选择性 SSRIs 对改善情绪有一定作用。

经典抗神经疾病药物(如氟哌利多醇和硫利达嗪)可用于阿尔茨海默病,但禁忌用于路易体痴呆。这类药物会加重运动障碍,导致全身肌张力增大,重者可出现抗精神药物恶性综合征而危及生命。左旋多巴可加重视幻觉,并且对帕金森症状改善不明显,故应当慎用。

八、预后

本病预后不佳。寿命预期为 5~7 年,较阿尔茨海默病患者的寿命短。患者最终死因常为营养不良、肺炎、摔伤、压疮等。

(王延延)

第五节　多系统萎缩

多系统萎缩(multiple systematrophy,MSA)是一种少见的散发性、进行性的神经系统变性疾病。起病隐匿,症状多样,表现复杂。主要临床表现为锥体外系、小脑、自主神经和锥体系的损害,并可形成多种组合的临床表现。在 MSA 患者生前有时难以鉴别 MSA 与帕金森病或单纯性自主神经功能衰竭(pure autonomic failure,PAF)。MSA 的概念于 1969 年首先提出,主要涵盖橄榄脑桥小脑萎缩(olivopontocerebellar atrophy,OPCA),Shy-Drager 综合征(Shy-Drager syndrome,SDS)和纹状体黑质变性(striatonigral degeneration,SND)3 种主要临床病理综合征。1989 年,发现少突胶质细胞包涵体(glial cytoplasmic inclusions,GCIs)是 MSA 的共同标志,1998 年,发现 GCIs 主要是由 α-突触核蛋白(α-synuclein)构成的,因此认定本病为一种有共同临床病理基础的单一疾病。

一、病因和病理

病因仍不明确。病理上发现中枢神经系统多部位进行性的神经元和少突胶质细胞的丢失。脊髓内中间外侧柱的节前细胞丧失,可引起直立性低血压、尿失禁和尿潴留。小脑皮层、脑桥核、下橄榄核的细胞丧失,可引起共济失调。壳核和苍白球的细胞丧失可致帕金森综合征表现。除细胞丧失外,还有严重的髓鞘变性和脱失。过去学者认为灰质神经元破坏是导致 MSA 的原因,自从发现了 GCIs 以来,学者认为 MSA 更主要的是累及白质,GCIs 是原发病损还是继发的细胞损害标志仍不清楚。少突胶质细胞中存在大量的 GCIs 是 MSA 的标志之一,可用 Gallyas 银染识别,并且是泛素和 α-突触核蛋白染色阳性,可呈戒指状、火焰状和球形。电镜下,GCIs 由直径 20~30 nm 的纤维丝松散聚集,包绕细胞器。另外,部分神经元中也有泛素和 α-突触核蛋白染色阳性的包涵体。

二、临床表现

MSA 多于中年起病,男性多发,常以自主神经功能障碍首发。据报道,美国、英国和法国的 MSA 发病率分别为(1.9~4.9)/10.0 万、(0.9~8.4)/10.0 万、(0.8~2.7)/10.0 万,国内尚无人群的调查报告。MSA 进展较快,发病后平均存活 6~9 年。根据其临床表现,可归纳如下。

(一)自主神经功能障碍

MSA 患者半数以上以自主神经症状起病,最终 97% 的患者有此类症状。SDS 为主要表现者,直立性低血压是其主要临床表现,即站立 3 min 内收缩压至少下降 2.7 kPa(20 mmHg)或舒张压至少下降 1.3 kPa(10 mmHg),而心率不增加。患者主诉头晕、眼花、注意力不集中、疲乏、口齿不清、晕厥,严重者只能长期卧床。进食后 10~15 min 出现低血压也是表现之一,这是静脉容量改变和压力感受反射障碍所致。60% 的 MSA 患者可同时有直立性低血压和平卧位高血压高于 25.3/14.7 kPa(190/110 mmHg)。其他自主神经症状有尿失禁和尿潴留、出汗减少、勃起功能障碍和射精困难,可有大便失禁。此类患者早期还常有声音嘶哑、睡眠鼾声、喘鸣。晚期患者常可出现周期性呼吸暂停。

(二)帕金森综合征

46% 的 MSA 患者以帕金森综合征起病,最终 91% 的患者有此类症状。运动迟缓和强直多见,震颤少见,但帕金森病特征性的搓丸样静止性震颤极少见。左旋多巴对部分早期年轻患者有效,其对多数患者无效。

(三)小脑功能障碍

5% 的患者以此为首发症状,但最终约半数患者出现共济失调。主要表现为步态不稳、宽基步态、肢体的共济失调以及共济失调性言语。

（四）其他

半数患者有锥体束受损表现，例如，腱反射亢进，巴宾斯基征阳性。神经源性和阻塞性的睡眠呼吸暂停也可发生。

MSA 患者的临床表现多样，但仍有规律可循，可以按不同综合征进行区分。在临床上，以帕金森症状为主者称为 MSA-P，以共济失调为主者称为 MSA-C，以直立性低血压为主者可称为Shy-Drager 综合征。不管何种类型，随疾病发展，均可累及各个系统，患者最终卧床不起，直至死亡。

三、辅助检查

MSA 患者的脑脊液检查正常。肌电图检查，特别是肛周和尿道括约肌的检查可见部分失神经支配。头颅 MRI 可见脑干、小脑有不同程度的萎缩，T_2 加权序列可见脑桥出现"十"字征，以帕金森症样表现的 MSA 患者中，部分可见壳核外侧缘屏状核出现条状高信号。

四、诊断与鉴别诊断

根据缓慢起病，晕厥和直立性低血压、行动缓慢、步态不稳等表现，头颅 MRI 显示脑干小脑萎缩和脑桥"十"字征，可考虑 MSA。但是应鉴别 MSA 与脊髓小脑性共济失调、帕金森病、进行性核上性麻痹及 PAF 等。临床上，MSA 强直多、震颤少，对多巴反应差等，可与帕金森病区别。MSA 患者眼球运动上下视不受限，早期不摔倒，有明显的自主神经功能障碍等，与进行性核上性麻痹相区别。MSA 患者无明确家族史，中年后起病，常伴头昏、喘鸣等，可与脊髓小脑性共济失调相区别。MSA 和 PAF 的鉴别主要依靠临床表现，即随病程延长是否出现中枢神经系统表现。PAF 较为少见，不累及中枢神经系统，仅累及周围的交感和副交感神经，病情进展缓慢，预后较好。

五、治疗

MSA 的病因不明确，其治疗只能是对症处理。对帕金森综合征可给予左旋多巴、多巴胺受体激动剂和抗胆碱能药，但效果不如对帕金森病的效果。对于自主神经功能障碍以缓解症状和提高生活质量为目的。

（一）一般治疗

体位改变要慢，切忌突然坐起或站立。避免诱发血压降低，慎用影响血压药物。采用交叉双腿、蹲位、压迫腹部、前倾等体位或方式可能会预防直立性低血压的发作。穿束腹紧身裤和弹力袜能增加回心血量。在床上头部和躯干较腿部抬高 15°～20°，这种体位可促进肾素释放和刺激压力感受器。增加水和盐分摄入。在进食后低血压者可少食多餐，饭前喝水或咖啡。

（二）药物治疗

多种药物可治疗直立性低血压，但没有一种是理想的。

（1）口服类固醇皮质激素氟氢可的松，0.1～0.4 mg/d，可增加水钠潴留，升高血容量和血压，但应避免过度，防止心力衰竭。对平卧位高血压，要慎用。

（2）米多君（midodrine）是选择性 α 受体激动剂，从每次 2.5 mg，每天 2 次开始，逐步增加至10 mg，每天 2～3 次。

（3）促红细胞生成素 25～50 U/kg 体重，皮下注射，每周 3 次，防治贫血，增加血细胞比容，

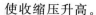

使收缩压升高。

(4)其他如去氨加压素、麻黄碱、吲哚美辛,效果有限。

(5)对平卧位高血压,应选用短效钙通道阻滞剂、硝酸酯类或可乐定等。应避免平躺时喝水、穿弹力袜,头高位多可避免平卧位高血压。

(6)对排尿功能障碍和性功能障碍,可作相应处理。有睡眠呼吸暂停者,可用夜间正压通气。对吸气性喘鸣可能需行气管切开。

(王延延)

第八章

感染性疾病

第一节 脑蛛网膜炎

脑蛛网膜炎又称浆液性脑膜炎、局灶性粘连性蛛网膜炎,是脑的蛛网膜发生炎症。慢性者可粘连或形成囊肿,可引起脑组织损害及脑脊液循环障碍。

本病多数继发于急性或慢性软脑膜感染,以结核最为常见,颅脑外伤、蛛网膜下腔异物刺激、颅外感染也可引起,以蛛网膜急慢性炎症性损害为病理基础。

一、病因

引起本病的主要原因大致包括三方面。

(一)特发性蛛网膜炎

部分患者的病因尚不明确。

(二)继发性蛛网膜炎

既可继发于颅内疾病,又可继发于颅外的疾病,颅内见于蛛网膜下腔出血、急性或慢性脑膜感染、颅脑外伤、脑寄生虫病等;颅外分为局灶性和全身性感染,前者如中耳炎、鼻及鼻窦炎、乳突炎、龋齿、咽喉部感染;后者如结核、流行性感冒、梅毒、流行性腮腺炎、风湿热、伤寒、百日咳、白喉、败血症、疟疾,其中以结核、流行性感冒常见。

(三)医源性蛛网膜炎

其见于诊疗操作过程中所引起的蛛网膜炎,诊疗操作如脑室或髓鞘内药物注射、脑池造影检查、颅脑手术及介入治疗。

二、病理

蛛网膜呈弥漫性或局限性增厚,常与硬脑膜、软脑膜甚至脑组织、脑神经发生粘连。有的形成囊肿,其中含脑脊液。脑蛛网膜炎粘连可以影响脑脊液循环及吸收,从而引起脑室扩大,形成脑积水。镜下见大量的炎性细胞浸润,网状结构层呈现纤维增殖型变化。脑部病变部位主要侵犯大脑半球凸面、脑底部、小脑半球凸面及脑桥小脑角。

三、临床表现

任何年龄均可发病,多见于中年,大多数患者以慢性或亚急性起病,少部分急性发病。根据起病的形式和病变部位不同,临床表现可以分为下列 5 型。

(一)急性弥漫型

主要为急性脑膜炎综合征的表现,但程度较轻,局灶性神经系统体征不明显。症状数天或数周内可改善,或呈波动性发病。

(二)慢性弥漫型

慢性起病,除脑膜炎综合征的表现外,常伴有颅内压增高和脑神经损害的症状。

(三)半球凸面型

常有局限性癫痫、单瘫、偏瘫、失语、感觉障碍、精神及行为异常,临床表现与脑肿瘤相似。此外,还可伴有颅内压增高的症状。

(四)幕上脑底型

病变主要累及视交叉与第二脑室底部。视交叉损害表现为头痛、视力减退或失明、视野缺损,视神经检查可见一侧或两侧视力下降,单侧或双颞侧偏盲,有中心暗点、旁中心暗点或向心性周边视野缩小,眼底可见视神经盘水肿或视神经萎缩。第三脑室底部损害表现为烦渴、尿崩、肥胖、嗜睡、糖代谢异常等。

(五)颅后窝型

病变堵塞第四脑室出口可造成阻塞性脑积水,常表现为颅内高压症、眼球震颤、共济失调及外展神经麻痹。病变累及脑桥小脑角常出现第 Ⅴ、Ⅵ、Ⅶ、Ⅷ 对脑神经损害及小脑体征等。

四、辅助检查

(一)实验室检查

脑脊液:压力正常或增大,细胞数及蛋白含量轻度升高,多数患者完全正常。

(二)影像学检查

CT 和 MRI 显示颅底部脑池闭塞及脑室扩大。脑 MRI 在 T_2 加权像上可见脑表面局部脑脊液贮积与囊肿形成。

(三)放射性核素脑显像

放射性核素脑池扫描可见核素在脑池及蛛网膜颗粒内淤积,吸收延迟。

五、诊断

根据发病前有蛛网膜下腔出血、头部外伤、颅内或颅外感染、脑室内介入治疗史、起病的形式、症状缓解与复发的特点,结合颅脑 CT 或 MRI 影像学改变,可以作出诊断。病因方面在排除继发性和医源性的蛛网膜炎外,应考虑特发性的可能。

六、治疗

(一)病因治疗

对已明确的细菌或结核分枝杆菌感染者必须应用抗生素或抗结核药物治疗。

(二)抗感染治疗

对弥漫性蛛网膜炎患者可应用肾上腺皮质激素治疗,例如,地塞米松 5～10 mg/d,静脉滴注,连用7～14 d。

(三)抗粘连治疗

解除粘连可用糜蛋白酶 5 mg 或胰蛋白酶 5～10 mg,肌内注射,每天 1 次。对严重粘连的患者可髓鞘内注射糜蛋白酶或地塞米松,每周一次。对药物治疗无效者可根据病情进行蛛网膜粘连松解术。

(四)颅内高压处理

有颅内高压,应给予高渗性脱水剂,如 20% 的甘露醇、甘油果糖。经药物治疗无效、脑积水进行性加重或颅内压增高脑疝形成的早期患者,可施行脑脊液分流术。

(五)手术治疗

造成明显压迫症状的蛛网膜囊肿,可考虑手术摘除。

(李　杰)

第二节　结核性脑膜炎

结核性脑膜炎(tuberculous meningitis,TBM)是由结核分枝杆菌侵入蛛网膜下腔引起的软脑膜、蛛网膜非化脓性慢性炎症病变。在肺外结核中有 5%～15% 的患者累及神经系统,其中以结核性脑膜炎最为常见,约占神经系统结核的 70%。TBM 的主要临床表现有低热、头痛、呕吐、脑膜刺激征。TBM 在任何年龄均可发病,多见于青少年。艾滋病患者、营养不良者、接触结核传染源者、精神病患者,老人、乙醇中毒者是患病的高危人群。自 20 世纪 60 年代推广卡介苗接种后,本病的发病率显著降低。近年来,因结核分枝杆菌的基因突变、抗结核药物研制相对滞后等,结核病的发病率及死亡率逐渐升高。

一、病因与发病机制

TBM 是由结核分枝杆菌感染所致。结核分枝杆菌可分为 4 型:人型、牛型、鸟型、鼠型。前两型对人类有致病能力,其他两型致病者甚少。90% 的结核分枝杆菌的原发感染灶发生于肺部。当机体防御功能发生障碍时,或结核分枝杆菌数量多,毒力大、机体不能控制其生长繁殖时,则可通过淋巴系统、血行播散进入脑膜、脑实质等部位。

TBM 的发病通常有以下两个途径。

(一)原发性扩散

结核分枝杆菌由肺部、泌尿生殖系统、消化道等原发结核灶随血流播散到脑膜及软脑膜下种植,形成结核结节,在机体免疫力降低等因素诱发下,病灶破裂蔓延及软脑膜、蛛网膜及脑室。形成粟粒性结核或结核瘤病灶,最终导致 TBM。

(二)继发性扩散

结核分枝杆菌从颅骨或脊椎骨结核病灶直接进入颅内或椎管内。

TBM 的早期由于引起脑室管膜炎、脉络丛炎,导致脑脊液分泌增多,可并发交通性脑积水;由于结核性动脉内膜炎或全动脉炎,可发展成类纤维性坏死或完全干酪样化,导致血栓形成,发生脑梗死而偏瘫等。

二、临床表现

本病可发生于任何年龄,约 80% 的病例在 40 岁以前发病,儿童约占全部病例的 20%。TBM 的临床表现与年龄有关,年龄越小者早期症状越不典型,儿童可以呈急性发病,发热、头痛、呕吐明显,酷似化脓性脑膜炎;艾滋病或特发性 $CD4^+$ 细胞减少者合并 TBM 时无反应或低反应的改变,临床症状很不典型;老年 TBM 患者的头痛及呕吐症状、颅内高压症和脑脊液改变不典型,但结核性动脉内膜炎引起脑梗死的较多。一般起病隐匿,症状轻重不一,早期表现多为所谓"结核中毒症状",随病情进展,脑膜刺激征及脑实质受损症状明显。

(一)症状与体征

1.结核中毒症状

低热或高热,头痛,盗汗,食欲缺乏,全身倦怠无力,精神萎靡不振,情绪淡漠或激动不安等。

2.颅内高压征和脑膜刺激征

发热、头痛、呕吐及脑膜刺激征是 TBM 早期常见的临床表现,常持续 1～2 周。早期由于脑膜、脉络丛和室管膜炎症反应,脑脊液生成增多,蛛网膜颗粒吸收下降,形成交通性脑积水,颅内压轻至中度增高;晚期蛛网膜、脉络丛和室管膜粘连,脑脊液循环不畅,形成完全或不完全梗阻性脑积水,颅内压明显增高,出现头痛、呕吐、视盘水肿,脉搏和呼吸减慢,血压升高。神经系统检查有颈强直,克尼格征阳性,布鲁津斯基征阳性,但婴儿和老人的脑膜刺激征可不明显;颅内压明显增高者可出现视盘水肿、意识障碍,甚至发生脑疝。

3.脑实质损害症状

常在发病 4～8 周出现,可由脑实质炎症或血管炎引起脑梗死;结核瘤、结核结节等可致抽搐、瘫痪、精神障碍及意识障碍等。偏瘫多为结核性动脉炎使动脉管腔狭窄、闭塞引起脑梗死所致;四肢瘫可能由于基底部浓稠的渗出物广泛地浸润了中脑的动脉,引起缺血、双侧大脑中动脉或双侧颈内动脉梗死。不自主运动常由丘脑下部或纹状体血管炎症所致,但较少见。急性期可表现为轻度谵妄状态,定向力减退,甚至出现妄想、幻觉、焦虑、恐怖或木僵状态,严重者可致深昏迷。晚期可有智力减退,行为异常。部分患者临床好转后,尚可遗留情感不稳、发作性抑郁等。

4.脑神经损害症状

20.0%～31.3% 的 TBM 因渗出物刺激及挤压、粘连等引起脑神经损害,以单侧或双侧视神经、动眼神经、展神经多见,引起复视、斜视、眼睑下垂、眼外肌麻痹、一侧瞳孔散大、视力障碍等;也可引起面神经瘫痪、吞咽及构音障碍等。

(二)临床分期

1.前驱期

多为发病后 1～2 周。开始常有低热、盗汗、头痛、恶心、呕吐、情绪不稳、易激动、便秘、体重下降等。儿童患者常有性格的改变,例如,以往活泼愉快的儿童,变得精神萎靡、易怒、好哭、睡眠不安等。

2.脑膜炎期

多为发病后 2～4 周。颅内压增高使头痛加重,呕吐变为喷射状,部分患者有恶寒、高热、严重头痛,轻度意识障碍,可见脑神经麻痹(多为轻瘫,按出现的概率由高至低排列依次为展神经、动眼神经、三叉神经、滑车神经、面神经、舌咽神经、迷走神经、副神经、舌下神经),脑膜刺激征与颈项强直明显,深反射活跃。克尼格征与布鲁津斯基征阳性,嗜睡与烦躁不安相交替,可有癫痫发作。婴儿前囟可饱满或膨隆,眼底检查可发现脉络膜上血管附近有圆形或长圆形灰白色,有外围黄色的结核结节及视盘水肿。随病程进展,颅内压增高日渐严重,出现脑脊液循环、吸收障碍,发生脑积水。脑血管炎症所致脑梗死累及大脑动脉导致偏瘫及失语等。

3.晚期

多在发病后 4 周以上。以上症状加重,脑功能障碍日渐严重,昏迷加重,可有较频繁的去大脑强直或去皮质强直性发作,大小便失禁,常有弛张高热、呼吸不规则或潮式呼吸,血压下降,四肢肌肉松弛,反射消失,严重者可因呼吸中枢及血管运动中枢麻痹而死亡。

(三)临床分型

1.浆液型

浆液型即浆液性结核性脑膜炎,是由邻近结核病灶引起但未发展成具有明显症状的原发性自限性脑膜反应。主要病变是脑白质水肿。可出现轻度头痛、嗜睡和脑膜刺激征,脑脊液淋巴细胞数轻度升高,蛋白含量正常或稍高,糖含量正常。有时脑脊液完全正常。呈自限性病程,一般1 个月左右即自然恢复。本型只见于儿童。

2.颅底脑膜炎型

局限于颅底,常有多脑神经损害,部分病例呈慢性硬脑膜炎表现。

3.脑膜脑炎型

早期未及时抗结核治疗,患者脑实质损害,出现精神症状、意识障碍、颅内压增高、肢体瘫痪等。

三、辅助检查

(一)血液检查

1.血常规检查

血常规检查大多正常,部分病例在发病初期白细胞数轻、中度增加,中性粒细胞增多,红细胞沉降率增快。

2.血液电解质

部分患者伴有血管升压素异常分泌综合征,可出现低钠血症和低氯血症。

(二)免疫检查

半数患者皮肤结核分枝杆菌素试验为阳性。小儿阳性率可达 93%,但晚期病例、使用激素后则多数阴性;前者往往揭示病情严重,机体免疫反应受到抑制,预后不良,故阴性不能排除结核。卡介苗皮肤试验(皮内注射 0.1 mL 冻干的卡介苗新鲜液)24~48 h 出现直径 5 mm 以上硬丘疹为阳性,其阳性率可达 85%。

(三)脑脊液检查

1.常规检查

(1)性状:疾病早期脑脊液不一定有明显改变,当病程进展时脑脊液压力升高,可达 3.9 kPa(400 mmH_2O)以上,晚期可因炎症粘连、椎管梗阻而压力偏低,甚至出现"干性穿刺";脑脊液外观无色透明,或呈磨玻璃样的混浊,静置 24 h 后约 65% 出现白色网状薄膜。后期有的可呈黄变,偶尔因渗血或出血而呈橙黄色。

(2)细胞数:脑脊液白细胞数呈轻到中度升高至 $(50\sim500)\times10^6$/L,细胞以淋巴细胞为主。

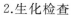

2.生化检查

（1）蛋白质：脑脊液蛋白含量中度升高,通常达 1～5 g/L,晚期患者有椎管阻塞,脑脊液蛋白含量可高达 10～15 g/L,脑脊液呈黄色,一般病情越重,蛋白含量越高。

（2）葡萄糖：脑脊液中葡萄糖含量多明显降低,常在 1.65 mmol/L 以下。在抽取脑脊液前1 h 应在采血的同时测定血糖,脑脊液中的葡萄糖含量约为血糖含量的 1/2～2/3（脑脊液中葡萄糖含量正常值为45～60 mmol/L）,如果 TBM 患者经过治疗后脑脊液糖含量仍低于 1.1 mmol/L,提示预后不良。

（3）氯化物：正常脑脊液氯化物含量 120～130 mmol/L,较血氯水平高,为血中的 1.2～1.3 倍。脑脊液中的氯化物容易受到血氯含量波动的影响,氯化物含量降低常见于结核性脑膜炎、细菌性脑膜炎等,尤以 TBM 最为明显。

值得注意的是,TBM 时脑脊液的常规和生化改变与机体的免疫反应性有关,无反应或低反应者,往往 TBM 的病理改变明显,而脑脊液的改变并不明显,例如,艾滋病患者伴 TBM 时即可如此。

3.脑脊液涂片检查细菌

常用脑脊液 5 mL 经 3 000 转/分钟离心 30 min,沉淀涂片,找结核分枝杆菌。方法简便、可靠,但敏感性较差,镜检阳性率较低（20%～30%）,薄膜涂片反复检查阳性率稍高（57.9%～64.6%）。

4.脑脊液结核分枝杆菌培养

脑脊液结核分枝杆菌培养是诊断结核感染的"金标准",但耗时长且阳性率低（10%左右）。结核分枝杆菌涂片加培养阳性率可达80%,但需2～5 周;涂片加培养再加豚鼠接种的阳性率可达 80%～90%。

5.脑脊液酶联免疫吸附试验（ELISA）

可检测脑脊液中的结核分枝杆菌可溶性抗原和抗体,敏感性和特异性较强,但病程早期阳性率仅为 16.7%;如用亲和素-生物素复合 ELISA（ABC-ELISA）测定脑脊液的抗结核抗体,阳性率可达 70%～80%;ELISA 测定中性粒细胞集落因子的阳性率可达 90% 左右。随着病程延长,阳性率增加,也存在假阳性的可能。

6.脑脊液聚合酶链反应（PCR）检查

早期诊断率高达 80%,应用针对结核分枝杆菌 DNA 的特异性探针可检测出痰液和脑脊液中的小量结核分枝杆菌,用分子探针可在 1 h 查出结核分枝杆菌。本法操作方便,敏感性高,但特异性不强,假阳性率高。

7.脑脊液腺苷脱氨酶（ADA）的检测

TBM 患者脑脊液中 ADA 显著增加,一般多超过 10 U/L,提示细胞介导的免疫反应升高,区别于其他性质的感染,特别在成人的价值更大。

8.脑脊液免疫球蛋白测定

TBM 患者脑脊液免疫球蛋白含量多升高,一般以 IgG、IgA 含量升高为主,IgM 含量也可升高。病毒性脑膜炎仅 IgG 含量升高,化脓性脑膜炎为 IgG 及 IgM 含量升高,故有助于与其他几种脑膜炎。

9.脑脊液淋巴细胞转化试验

该方法即[3]H 标记胸腺嘧啶放射自显影法。测定在结核菌素精制蛋白衍化物刺激下,淋巴细胞转化率明显升高,具有特异性,有早期诊断意义。

10.脑脊液乳酸测定

正常人脑脊液乳酸(CSF-LA)测定为 10～20 mg/dL，TBM 患者的测定值明显升高，抗结核治疗数周后才降至正常。此项测定有助于 TBM 的鉴别诊断。

11.脑脊液色氨酸试验

阳性率可达 95％～100％。方法：取脑脊液 2～3 mL，加浓盐酸 5 mL 及 2％的甲醛溶液 2 滴，混匀后静置 4～5 min，再慢慢沿管壁加入 0.06％的亚硝酸钠溶液 1 mL，静置 2～3 min，如果两液接触面出现紫色环则为阳性。

12.脑脊液溴化试验

即测定血清与脑脊液中溴化物的比值。正常比值为 3∶1，发生结核性脑膜炎时比值明显下降，接近1∶1。

13.脑脊液荧光素钠试验

用 10％的荧光素钠溶液 0.3 mL/kg，肌内注射，2 h 后采集脑脊液标本，在自然光线下与标准液比色，如果含量＞0.000 03％为阳性，阳性率较高。

(四)影像学检查

1.X 线检查

胸部 X 线检查如发现肺活动性结核病灶有助于本病的诊断。头颅 X 线片可见颅内高压的现象，有时可见蝶鞍附近的基底部和侧裂处有细小的散在性钙化灶。

2.脑血管造影

其特征性改变为脑底部中小动脉的狭窄或闭塞。血管狭窄与闭塞的好发部位为颈内动脉虹吸部和大脑前、中动脉的近端，还可出现继发性侧支循环建立。脑血管造影异常率占半数以上。

3.CT 检查

可发现脑膜钙化、脑膜强化、脑梗死、脑积水、软化灶、脑实质粟粒性结节和结核瘤、脑室扩大、脑池改变及脑脓肿等改变。

4.MRI 检查

可显示脑膜强化，以及坏死、结节状强化物、脑室系统扩大、积水、视交叉池及环池信号异常；脑梗死主要发生在大脑中动脉皮质区与基底节；结核瘤呈大小不等的圆形信号，T_2WI 上中心部钙化呈低信号，中心部为干酪样改变则呈较低信号，其包膜呈低信号，周围水肿呈高信号，化脓性呈高信号，T_1WI 显示低信号或略低信号。

(五)脑电图检查

TBM 脑电图异常率为 11％～73％。成人 TBM 早期多为轻度慢波化，小儿可为高波幅慢波，严重者显示特异性、广泛性 0.5～3.0 c/s 慢波。炎症性瘢痕可出现发作性棘波、尖波或棘(尖)慢综合波或局限性改变。随治疗后症状好转，脑电图亦有改善，且脑电图一般先于临床症状改善。

四、诊断与鉴别诊断

(一)诊断

根据结核病史或接触史，呈亚急性或慢性起病，常有发热、头痛、呕吐、颈项强直和脑膜刺激征，脑脊液淋巴细胞数增多，糖含量降低，颅脑 CT 或 MRI 有脑膜强化，就要考虑到 TBM 的可能性。脑脊液的抗酸杆菌涂片、结核分枝杆菌培养和 PCR 检测可做出 TBM 的诊断。

(二)鉴别诊断

婴幼儿、老年人、艾滋病患者、特发性 $CD4^+$ 降低者 TBM 临床表现往往不典型或抗结核治疗效果不好,需要鉴别这些 TBM 与下列疾病。

1.新型隐球菌性脑膜炎

呈亚急性或慢性起病,脑脊液改变与 TBM 类似。新型隐球菌性脑膜炎患者的颅内高压特别明显,脑神经损害出现比 TBM 晚,脑脊液糖含量降低特别明显。临床表现及脑脊液改变酷似结核性脑膜炎,但新型隐球菌性脑膜炎起病更缓,病程长,可能有长期使用免疫抑制药及抗肿瘤药史,精神症状比结核性脑膜炎重,尤其是视力下降最为常见。新型隐球菌性脑膜炎多无结核中毒症状,脑脊液涂片墨汁染色可找到隐球菌。临床上可与结核性脑膜炎并存,应予注意。

2.化脓性脑膜炎

重症 TBM 临床表现与化脓性脑膜炎相似,脑脊液细胞数大于 $1\,000\times10^6/L$,分类以中性粒细胞为主,需要鉴别重症 TBM 与化脓性脑膜炎。脑脊液乳酸含量大于 300 mg/L 有助于化脓性脑膜炎的诊断;反复腰椎穿刺、细菌培养、治疗试验可进一步明确诊断。

3.病毒性脑膜炎

发病急、早期脑膜刺激征明显,高热者可伴意识障碍,1/3 的患者首发症状为精神症状。脑脊液无色透明,无薄膜形成,糖及氯化物含量正常。虽然 TBM 早期或轻型病例脑脊液改变与病毒性脑膜炎相似,但后者 4 周左右明显好转或痊愈,病程较 TBM 短,可资鉴别。

4.脑膜癌

脑脊液可以出现细胞数及蛋白含量升高、糖含量降低,容易与 TBM 混淆。但多数患者颅内高压的症状明显,以头痛、呕吐、视盘水肿为主要表现,病程进行性加重,脑脊液细胞检查可发现肿瘤细胞,颅脑 CT/MRI 检查或脑膜活检有助于明确诊断。

五、治疗

TBM 的抗结核治疗应遵循早期、适量、联合、全程和规范治疗的原则,并积极处理颅内高压、脑水肿、脑积水等并发症。

(一)一般对症处理

应嘱患者严格卧床休息,精心护理,加强营养支持疗法,注意水、电解质平衡;注意给意识障碍或瘫痪患者变换体位,防止肺部感染及压疮的发生。

(二)抗结核治疗

治疗原则是早期、适量、联合、全程和规范用药。遵循治疗原则进行治疗是提高疗效、防止复发和减少后遗症的关键。只要患者的临床症状、体征及辅助检查高度提示本病,即使抗酸染色阴性亦应立即开始抗结核治疗。选择容易通过血-脑屏障的药物,联合应用杀菌作用强、毒性低的药物。在症状、体征消失后,仍应维持用药 1.5～2.0 年。

常用抗结核药物:主要的一线抗结核药物的用量(儿童和成人)、用药途径及用药时间见表 8-1。

1.异烟肼(isoniazid,INH)

异烟肼可抑制结核分枝杆菌 DNA 合成,破坏菌体内酶活性,干扰分枝菌酸合成,对细胞内、外结核分枝杆菌均有杀灭作用,易通过血-脑屏障,为首选药。主要不良反应有周围神经病、肝损害、精神异常和癫痫发作。为了预防发生周围神经病,用药期间加用维生素 B_6。

表 8-1　主要的一线抗结核药物

药物	儿童日用量	成人日用量	用药途径	用药时间
异烟肼	10～20 mg/kg	600 mg,每天 1 次	静脉注射,口服	1～2 年
利福平	10～20 mg/kg	450～600 mg,每天 1 次	口服	6～12 个月
吡嗪酰胺	20～30 mg/kg	1 500 mg/d,500 mg,每天 3 次	口服	2～3 个月
乙胺丁醇	15～20 mg/kg	750 mg,每天 1 次	口服	2～3 个月
链霉素	20～30 mg/kg	750 mg,每天 1 次	肌内注射	3～6 个月

2.利福平(rifampicin,RFP)

杀菌作用与异烟肼相似,较链霉素强,主要在肝脏代谢,经胆汁排泄。RFP 与细菌的 RNA 聚合酶结合,干扰 mRNA 的合成,对细胞内、外的结核分枝杆菌均有杀灭作用,其不能透过正常的脑膜,只部分通过炎症性脑膜,是治疗结核性脑膜炎的常用药物。维持 6～12 个月,与异烟肼合用时,对肝脏有较大的毒性作用,故在服药期间,注意肝功能情况,有损害迹象即应减少剂量。利福喷汀是一种长效的利福平衍生物,不良反应较利福平少,成人口服 600 mg,每天 1 次。

3.吡嗪酰胺(pyrazinamide,PZA)

PZA 为烟酰胺的衍生物,具有抑菌和杀菌作用。PZA 对吞噬细胞内的结核分枝杆菌杀灭作用较强,作用机制是干扰细菌内的脱氢酶,产生细菌对氧利用障碍。酸性环境有利于发挥抗菌作用,pH 5.5 时杀菌作用最强,与异烟肼或利福平合用,可防止耐药性的产生,并可增强疗效。能够自由通过正常和炎症性脑膜,是治疗 TBM 的重要抗结核药物,与其他抗结核药无交叉耐药性。主要用于对其他抗结核药产生耐药的病例。常见不良反应有肝损害、关节炎(高尿酸所致,表现为肿胀、强直、活动受限)、眼和皮肤黄染等。

4.乙胺丁醇(ethambutol,EMB)

乙胺丁醇是一种有效的口服抗结核药,通过与结核分枝杆菌内的二价锌离子络合,干扰多胺和金属离子的功能,影响戊糖代谢和脱氧核糖核酸、核苷酸的合成,抑制结核分枝杆菌的生长,杀菌作用较吡嗪酰胺强,经肾脏排泄。对生长繁殖状态的结核分枝杆菌有杀灭作用,对静止状态的细菌几乎无影响。其在治疗中的主要作用是"防止结核分枝杆菌发生抗药性"。因此,本品不宜单独使用,应与其他抗结核药合用。主要不良反应有视神经损害、末梢神经炎、变态反应等。

5.链霉素(streptomycin,SM)

SM 为氨基糖苷类抗生素,仅对吞噬细胞外的结核分枝杆菌有杀灭作用,为半效杀菌药。主要通过干扰氨酰基-tRNA 和核蛋白体 30S 亚单位结合,抑制 70S 复合物的形成,抑制肽链延长、蛋白质合成,致细菌死亡。此药虽不易透过血-脑屏障,但对炎症性脑膜易透过,故适用于 TBM 的急性炎症反应时期。用药期间密切观察链霉素的毒性反应(第Ⅷ对脑神经损害如耳聋、眩晕、共济失调及肾脏损害),一旦发现,及时停药。

抗结核治疗选用药物的注意事项:①药物的抗结核作用是杀菌还是抑菌作用;②作用于细胞内还是细胞外;③能否通过血-脑屏障;④对神经系统及肝、肾的毒性反应;⑤治疗 TBM 的配伍。

药物配伍常用方案:以往的标准结核化学治疗(简称化疗)方案是在 12～18 个月的疗程中每天用药。而目前多主张采用两阶段疗法(强化阶段和巩固阶段)和短程疗法(6～9 个月)。

世界卫生组织(WHO)建议应至少选择 3 种抗结核药物联合治疗,常用异烟肼、利福平和吡嗪酰胺,对耐药菌株需加用第 4 种药,如链霉素或乙胺丁醇。对利福平不耐药菌株,总疗程 9 个月已足够；利福平耐药菌株需连续治疗 18～24 个月。目前常选用的方案有 4HRZS/14HRE（即强化阶段的 4 个月联用异烟肼、利福平、吡嗪酰胺及链霉素，巩固阶段的 14 个月联用异烟肼、利福平及乙胺丁醇），病情严重尤其是伴有全身血行结核时可选用 6 HRZS/18HRE（即强化阶段的 6 个月联用异烟肼、利福平、吡嗪酰胺及链霉素，巩固阶段的 18 个月联用异烟肼、利福平及乙胺丁醇）进行化疗。由于中国人为异烟肼快速代谢型，成年患者 1 d 剂量可加至 900～1 200 mg，但应注意保肝治疗，防止肝损害，并同时给予维生素 B_6 以预防该药导致的周围神经病。因乙胺丁醇有视神经毒性作用，尽量不用于儿童。因为链霉素对听神经有影响，应尽量不用于孕妇。因抗结核药物常有肝、肾功能损害，用药期间应定期复查肝、肾功能。

近年来，国内外关于耐药结核分枝杆菌的报道逐年增加，贫困、健康水平低下、不规则或不合理的抗结核治疗、疾病监测和公共卫生监督力度的削弱是导致结核分枝杆菌耐药的主要原因。目前全世界有 2/3 的结核病患者处于发生耐多药结核病（MDR-TB）的危险之中。病程提示有原发耐药或通过治疗发生继发耐药时，应及时改用其他抗结核药物。WHO 耐多药结核病治疗指南规定：根据既往用药史及耐药性测定结果，最好选用 4～5 种药物，其中至少选用 3 种从未用过的药物，如卷曲霉素（CPM）、氟喹诺酮类药（如左氧氟沙星）、帕司烟肼（Pa）、利福喷汀、卡那霉素。可在有效的抗结核治疗基础上，加用各种免疫制剂（如干扰素、白介素-2）进行治疗，以提高疗效。

（三）辅助治疗

1.糖皮质激素

在有效抗结核治疗中，肾上腺皮质激素具有抗感染、抗中毒、抗纤维化、抗过敏及减轻脑水肿作用，与抗结核药物合用可提高对 TBM 的疗效和改善预后，因此对于脑水肿引起颅内压增高、伴局灶性神经体征和蛛网膜下腔阻塞的重症 TBM 患者，随机双盲临床对照结果显示，诊断明确的 TBM 患者，在抗结核药物联合应用的治疗过程中宜早期合用肾上腺皮质激素药物，以小剂量、短疗程、递减的方法使用。常用药物：地塞米松静脉滴注，成人剂量为 10～20 mg/d，情况好转后改为口服泼尼松 30～60 mg/d，临床症状和脑脊液检查明显好转，病情稳定时开始减量，一般每周减量 1 次，每次减量2.5～5.0 mg，治疗 6～8 周，总疗程不宜超过 3 个月。

2.维生素 B_6

为减轻异烟肼的毒性反应，一般加用维生素 B_6 30～90 mg/d，口服，或 100～200 mg/d，静脉滴注。

3.降低脑水肿和控制抽搐

出现颅内压增高者应及早应用甘露醇、呋塞米或甘油果糖治疗，以免发生脑疝；抽搐者，止痉可用地西泮、苯妥英钠等抗癫痫药。

4.鞘内注射

重症患者在全身用药时可加用鞘内注射，提高疗效。多联合应用小剂量的异烟肼与地塞米松。药物鞘内注射的方法：异烟肼 50～100 mg，地塞米松 5～10 mg，一次注入，每周 2～3 次。待病情好转，脑脊液正常，则逐渐停用。为减少蛛网膜粘连，可用糜蛋白酶 4 000 U、透明质酸酶 1 500 U，鞘内注射。但脑脊液压力较高者慎用。抗结核药物的鞘内注射有加重脑和脊髓的蛛网膜炎的可能性，不宜常规应用，应从严掌握。

（四）后遗症的治疗

对蛛网膜粘连所致脑积水，可行脑脊液分流术。脑神经麻痹、肢体瘫痪者，可针灸、理疗，加强肢体功能锻炼。

（李　杰）

第三节　急性细菌性脑膜炎

急性细菌性脑膜炎引起脑膜、脊髓膜和脑脊液化脓性炎性改变，又称急性化脓性脑膜炎，多种细菌（如流感嗜血杆菌、肺炎链球菌、脑膜炎双球菌或脑膜炎奈瑟菌）为常见的引起急性脑膜炎者。

一、临床表现

（一）一般症状和体征

呈急性或暴发性发病，病前常有上呼吸道感染、肺炎和中耳炎等其他系统感染。患者的症状、体征可因具体情况而不同，成人多见发热、剧烈头痛、恶心、呕吐和畏光、颈强直、克尼格征和布鲁津斯基征等，严重时出现不同程度的意识障碍，如嗜睡、精神错乱或昏迷。患者出现脑膜炎症状前，如果患有其他系统较严重的感染性疾病，并已使用抗生素，但所用抗生素剂量不足或不敏感，患者可能只以亚急性起病的意识水平下降为脑膜炎的唯一症状。

婴幼儿和老年人患细菌性脑膜炎时脑膜刺激征可表现不明显或完全缺如，婴幼儿临床只表现发热、易激惹、昏睡和喂养不良等非特异性感染症状，老年人可因其他系统疾病掩盖脑膜炎的临床表现，应高度警惕，须腰椎穿刺方可确诊。

脑膜炎双球菌可导致暴发型脑膜炎，是因脑部微血管先痉挛后扩张，大量血液聚积和炎性细胞渗出，导致严重脑水肿和颅内压增高。暴发型脑膜炎的病情进展极为迅速，患者于发病数小时内死亡。华-佛综合征发生于 $10\%\sim20\%$ 的患者，表现为融合成片的皮肤瘀斑、休克及肾上腺皮质出血，多合并弥散性血管内凝血（DIC），皮肤瘀斑首先见于手掌和脚掌，可能是免疫复合体沉积的结果。

（二）非脑膜炎体征

可发现紫癜和瘀斑，被认为是脑膜炎双球菌感染疾病的典型体征，发现心脏杂音应考虑心内膜炎的可能，应进一步检查，特别是蜂窝织炎、鼻窦炎、肺炎、中耳炎和化脓性关节炎、面部感染患者血培养发现肺炎球菌和金黄色葡萄球菌时更应注意。

（三）神经系统并发症

细菌性脑膜炎病程中可出现局限性神经系统症状和体征。

1.神经麻痹

炎性渗出物在颅底积聚和药物毒性反应可造成多数脑神经麻痹，特别是前庭耳蜗损害，多见于展神经和面神经。

2.脑皮质血管炎性改变和闭塞

表现为轻偏瘫、失语和偏盲，可于病程早期或晚期脑膜炎性病变过程结束时发生。

3.癫痫发作

局限和全身性发作皆可见。局限性脑损伤、发热、低血糖、电解质紊乱(如低血钠)、脑水肿和药物的神经毒性(如青霉素和亚胺培南),均可能为其原因。癫痫发作在疾病后期脑膜炎经处理已控制的情况下出现,则意味着患者有继发性并发症。

4.急性脑水肿

细菌性脑膜炎可出现脑水肿和颅内压增高,严重时可导致脑疝。颅内压增高必须积极处理,如给予高渗脱水剂,抬高头部,过度换气和必要时脑室外引流。

5.其他

脑血栓形成和颅内静脉窦血栓形成,硬膜下积脓和硬膜下积液,脑脓肿形成甚或破裂。长期的后遗症有神经系统功能异常,10%～20%的患者还可出现精神和行为障碍以及认知功能障碍。少数儿童患者还可遗留发育障碍。

二、诊断要点

(一)诊断

根据患者呈急性或暴发性发病,表现为高热、寒战、头痛、呕吐、皮肤瘀点或瘀斑等全身性感染中毒症状,颈强直及出现克尼格征等,可伴动眼神经、展神经和面神经麻痹,严重病例出现嗜睡、昏迷等不同程度的意识障碍,脑脊液培养发现致病菌方能确诊。

(二)辅助检查

1.血常规

白细胞增多和核左移,红细胞沉降率增高。

2.血培养

应作为常规检查,常见病原菌感染阳性率可达75%,若在使用抗生素2 h内腰椎穿刺,脑脊液培养不受影响。

3.腰椎穿刺和脑脊液检查

本检查是细菌性脑膜炎诊断的"金指标",可判断严重程度、预后及观察疗效,腰椎穿刺对细菌性脑膜炎几乎无禁忌证,相对禁忌证包括严重颅内压增高、意识障碍等;典型脑脊液为脓性或混浊外观,细胞数(1 000～10 000)×10^6/L,早期中性粒细胞占85%～95%,后期以淋巴细胞及浆细胞为主;蛋白含量升高,可达1～5 g/L,糖含量降低,氯化物含量常降低,致病菌培养阳性,革兰染色阳性率达60%～90%,有些病例早期脑脊液离心沉淀物可发现大量细菌,特别是流感杆菌和肺炎球菌。

4.头颅 CT 或 MRI 等影像学检查

早期影像学检查可将急性细菌性脑膜炎与其他疾病鉴别,后期可发现脑积水(多为交通性)、静脉窦血栓形成、硬膜下积液或积脓、脑脓肿等。

三、治疗方案及原则

(一)一般处理

一般处理包括降温、控制癫痫发作、维持水及电解质平衡等,低钠可加重脑水肿,处理颅内压增高和抗休克治疗,出现 DIC 应及时给予肝素化治疗。应立即采取血化验和培养,保留输液通路,头颅 CT 检查排除颅内占位病变,立即行诊断性腰椎穿刺。当脑脊液检查结果支持化脓性脑

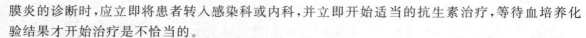

膜炎的诊断时,应立即将患者转入感染科或内科,并立即开始适当的抗生素治疗,等待血培养化验结果才开始治疗是不恰当的。

(二)抗生素选择

表 8-2 中的治疗方案可供临床医师选择,具体方案应由感染科医师决定。

表 8-2　治疗细菌性脑膜炎的抗生素选择

人群	常见致病菌	首选方案	备选方案
新生儿<1 个月	B 或 D 组链球菌、肠杆菌科、李斯特菌	氨苄西林＋庆大霉素	氨苄西林＋头孢噻肟或头孢曲松
婴儿 1～3 个月	肺炎链球菌、脑膜炎球菌、流感杆菌、新生儿致病菌	氨苄西林＋头孢噻肟或头孢曲松＋地塞米松	氯霉素＋庆大霉素
婴儿>3 个月,儿童<7 岁	肺炎链球菌、脑膜炎球菌、流感杆菌	头孢噻肟或头孢曲松＋地塞米松＋万古霉素	氯霉素＋万古霉素或头孢吡肟替代头孢噻肟
儿童 7～17 岁和成人	肺炎链球菌、脑膜炎球菌、李斯特菌、肠杆菌科	头孢噻肟或头孢曲松＋氨苄西林＋万古霉素	青霉素过敏者用氯霉素＋TMP/SMZ
儿童 7～17 岁和成人(对肺炎链球菌抗药发生率高组)		万古霉素＋三代头孢＋利福平	氯霉素(非杀菌)
HIV 感染	成人方案＋梅毒、李斯特菌、隐球菌、结核分枝杆菌	病原不清时用成人方案＋抗隐球菌治疗	
外伤或神经外科手术	金黄色葡萄球菌、革兰阴性菌、肺炎链球菌	万古霉素＋头孢他啶(假单胞菌属加用静脉＋鞘内庆大霉素)＋甲硝唑(厌氧菌)	万古霉素＋美罗培南

(三)脑室内用药

脑室内使用抗生素的利弊尚未肯定,一般情况下不推荐使用,某些特殊情况(如脑室外引流、脑脊液短路术或脑积水)下,药代动力学及药物分布改变,可考虑脑室内给药。脑室内应用抗生素的剂量参考表 8-3。

表 8-3　脑室内应用抗生素的剂量

抗生素	指征	每天剂量
万古霉素	对苯甲异噁唑青霉素抗药	5～20 mg(或 5～10 mg/48 h)
庆大霉素	革兰阴性菌严重感染	2～8 mg(典型剂量 8 mg/d)
氨基丁卡霉素	对庆大霉素抗药	5～50 mg(典型剂量 12 mg/d)

(四)皮质类固醇的应用

为预防神经系统后遗症(如耳聋),可在应用抗生素前或同时应用类固醇激素治疗。治疗小儿流感杆菌脑膜炎前可给予地塞米松,0.15 mg/kg,每 6 h 一次,共 4 d;或 0.4 mg/kg,每 12 h 一次,共 2 d。

(李　杰)

第四节 流行性脑脊髓膜炎

　　流行性脑脊髓膜炎简称流行性脑膜炎或"流脑",是由脑膜炎双球菌引起的急性化脓性脑脊髓膜炎,具有发病急、变化多、传播快、流行广、危害大、死亡率高等特点。本病在临床上以突起发热、头痛、呕吐、皮肤黏膜瘀点、脑膜刺激征阳性以及脑脊液呈化脓性改变为主要特征。严重者可出现感染性中毒性休克及脑实质损害,并危及生命。脑膜炎的主要病变部位在软脑膜和蛛网膜,表现为脑膜血管充血、炎症、水肿,可引起颅内压升高。暴发型脑膜脑炎病变主要在脑实质,引起脑组织充血、坏死、出血及水肿,颅内压显著升高,严重者发生脑疝而死亡。

　　流行病学调查表明,本病可见于世界各国,呈散发或大、小流行,儿童发病率高。世界各大洲年发病率在 1/10 万～10/10 万,全世界年新发流脑病例 30 万～35 万人,病死率为 5％～10％。从流脑的发病趋势看,发展中国家发病率高于发达国家发病率,非洲撒哈拉以南的地区有"流脑流行带"之称,在流行年度可高达400/10 万～800/10 万。我国发病率低于 1/10 万,病死率在6％以下,呈周期性流行,一般3～5 年为小流行,7～10 年为大流行。近年来,由于我国流动人口的增加,城镇发病年龄组发生变化,流行年发病人群在向高龄组转移。

一、病因与发病机制

(一)病因

　　脑膜炎双球菌自鼻咽部侵入人体后,其发展过程取决于人体与病原菌之间的相互作用。如果人体健康且免疫力正常,则可迅速将病菌消灭或人成为带菌者;如果机体缺乏特异性杀菌抗体,或者细菌的毒力强,病菌则从鼻咽部侵入血流形成菌血症或败血症,随血液循环再侵入脑脊髓膜而形成化脓性脑脊髓膜炎。学者目前认为先天性或获得性 IgM 缺乏或减少,补体 C3 或 C3～C9 缺乏易引起发病,甚至是反复发作或呈暴发型。此外,有人认为特异性 IgA 增多及其与病菌形成的免疫复合物亦是引起发病的因素。

　　脑膜炎双球菌属于奈瑟菌属,为革兰染色阴性双球菌,菌体呈肾形或豆形,多成对排列,或四个相连。该菌的营养要求较高,用血液琼脂或巧克力培养基,在 35 ℃～37 ℃、含 5％～10％的 CO_2,pH 7.4～7.6 环境中易生长。低于 32 ℃或高于 41 ℃,不能生长。传代 16～18 h 细菌生长旺盛,抗原性最强。该菌含自溶酶,如果不及时接种易溶解死亡。该菌对外界环境抵抗力弱,不耐热,在温度高于56 ℃及干燥环境中极易死亡。其对寒冷有一定的耐受力,对一般消毒剂敏感,例如,被漂白粉、乳酸等作用 1 min 死亡,被紫外线照射 15 min 死亡。

　　该菌的荚膜多糖是分群的依据,分为 A、B、C、D、X、Y、Z、29E、W135、H、I、K、L13 个菌群。此外,尚有部分菌株不能被上述菌群抗血清所凝集,被称为未定群,在带菌者分离的脑膜炎双球菌中占 20％～50％,一般无致病能力。根据细菌壁脂蛋白多糖成分不同,还可进一步分成不同血清亚群。其中,A、B、C 群常见,占 90％以上,C 群的致病力最强,B 群的致病力次之,A 群的致病力最弱。国内调查显示,流行期间 A 群带菌率与流脑发病呈平行关系,是主要流行菌株。但近年来流脑流行菌群的变迁研究结果显示,中国流脑患者及健康人群携带菌株中,C 群流脑菌株的比例呈上升趋势,流脑流行菌群正在发生从 A 群到 C 群的变化,C 群流脑在中国已经逐渐成

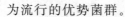

为流行的优势菌群。

（二）发病机制

如果人体健康或有免疫力，脑膜炎双球菌从鼻咽部进入人体后，大多数情况下只在鼻咽部生长繁殖，而无临床症状（带菌状态）。部分患者可出现上呼吸道轻度炎症，出现流涕、咽痛、咳嗽等症状，而获得免疫力。如果人体免疫力低下、一时性下降或病菌毒力强，细菌可经鼻咽部黏膜进入毛细血管和小动脉，侵入血液循环，部分感染者表现为暂时性菌血症，出现皮肤黏膜出血点，仅极少数患者缺乏特异性抗体，细菌通过自身荚膜多糖所具有的抗吞噬屏障作用避免自身被宿主清除，发展为败血症并出现迁徙性病灶，如脑膜炎、关节炎、心肌炎、心包炎、肺炎，其中脑膜炎最多见。

引起脑膜炎和暴发型脑膜炎的主要物质是细菌释放的内毒素和肽聚糖。内毒素导致血管内皮细胞、巨噬细胞、星形细胞和胶质细胞损伤，使其产生大量的细胞因子、血管脂类和自由基等炎症介质，使血-脑屏障的通透性增大，引起脑膜的炎症反应。同时，这些炎症介质可引起脑血管循环障碍，导致脑血管痉挛、缺血及出血。内毒素还可以引起休克和DIC，还可因皮肤、内脏广泛出血，造成多器官衰竭。严重脑水肿时，脑组织向小脑幕及枕骨大孔突出形成脑疝，出现昏迷加深、瞳孔变化及呼吸衰竭。

二、临床表现

本病可发生于任何年龄，5岁以下儿童容易罹患，2岁左右的婴幼儿患病率比较高，但近年来青年人发病的也不少见，因此，应高度警惕，加强防范。发病一般从冬末春初开始，4月份达到高峰，5月下旬发病者逐步减少，冬春季节为流行高峰期。急性或暴发性发病，病前常有上呼吸道感染史，潜伏期多为2～3 d。临床上病情常复杂多变，轻重不一。

（一）症状与体征

1.症状

症状有发热、头痛、肌肉酸痛、食欲缺乏、精神萎靡等毒血症症状；幼儿啼哭吵闹、烦躁不安等。重者剧烈头痛、恶心，呕吐呈喷射样等，意识障碍表现为谵妄、昏迷等。

2.体征

主要表现有脑膜刺激征，如颈项强直、角弓反张、克尼格征和布鲁津斯基征阳性。

（二）临床分型与分期

根据临床表现分为普通型、暴发型、轻型和慢性败血症型。

1.普通型

普通型占90%左右。病程经过分为4期。

（1）前驱期：大多数患者可无任何症状，部分患者有低热、咽喉疼痛、鼻咽黏膜充血、分泌物增多及咳嗽，少数患者常在唇周及其他部位出现单纯疱疹。此期采取鼻咽拭子做培养可以发现脑膜炎双球菌阳性，前驱期可持续1～2 d。

（2）败血症期：患者常无明显前驱症状，突然出现寒战、高热，伴头痛、肌肉酸痛、食欲减退及精神萎靡等毒血症症状；幼儿则啼哭吵闹、烦躁不安、皮肤感觉过敏及惊厥等。半数以上患者的皮肤黏膜可见瘀点或瘀斑，严重者瘀点或瘀斑成片，散在于全身皮肤。危重患者的瘀斑迅速扩大，中央坏死或形成大疱，多数患者于1～2 d发展为脑膜炎期。

（3）脑膜炎期：症状多与败血症期症状同时出现，除持续高热和毒血症症状外，以中枢神经系统症状为主;大多数患者于发病后 24 h 左右出现脑膜刺激征,如颈后疼痛、颈项强直、角弓反张、克尼格征和布鲁津斯基征阳性,1～2 d 患者进入昏迷状态。此期持续高热,头痛剧烈,呕吐频繁,皮肤感觉过敏,怕光,狂躁及惊厥、昏迷等。

婴幼儿发病常不典型,除高热、拒乳、烦躁及啼哭不安外,脑膜刺激征可阙如,但惊厥、腹泻及咳嗽较成人多见,由于颅内压增高,可有前囟突出,但有时往往因呕吐频繁、高热失水而反见前囟下陷,给临床诊断带来一定困难,应加以鉴别。多数患者通常在 2～5 d 进入恢复期。

(4)恢复期:经治疗后体温逐渐降至正常,皮疹开始消退,症状逐渐好转,神经系统检查正常,约 10% 的患者出现口唇疱疹,患者一般在 1～3 周痊愈。

2.暴发型

少数患者起病急骤,病情凶险,如果不及时抢救,常于 24 h 之内死亡。病死率高达 50%,婴幼儿可达 80%。

(1)休克型:本型多见于儿童。突起高热、头痛、呕吐,精神极度萎靡。常在短期内全身出现广泛瘀点、瘀斑,且迅速融合成大片,皮下出血,或继以大片坏死。面色苍灰,唇周及指端发绀,四肢厥冷,皮肤呈花纹样,脉搏细速,血压明显下降。脑膜刺激征大都阙如,易并发 DIC。脑脊液大多清亮,细胞数正常或轻度增加,血液及瘀点培养常为阳性。若不及时抢救多在 24 h 内死亡。

(2)脑膜脑炎型:亦多见于儿童。除具有严重的中毒症状外,患者频繁惊厥,迅速陷入昏迷;有阳性锥体束征及两侧反射不等;血压持续升高,部分患者出现脑疝,如小脑扁桃体疝入枕骨大孔内,压迫延髓,此时患者昏迷加深,瞳孔先缩小,很快散大;双侧肌张力增大或肌强直,上肢多内旋,下肢伸展呈去大脑强直状态;呼吸不规则,快慢深浅不匀,或为抽泣样,或为点头样,或为潮式,此类呼吸常提示呼吸有突然停止的可能。

(3)混合型:是本病最严重的一型,病死率常高达 80%,兼有两种暴发型的临床表现,常同时或先后出现。

3.轻型

轻型多出现于流行性脑脊髓膜炎流行后期,起病较缓,病变轻微,临床表现为低热、轻微头痛及咽痛等上呼吸道症状,皮肤可有少数细小出血点,有脑膜刺激征,脑脊液多无明显变化,咽拭子培养可有病原菌。

4.慢性败血症型

本型不多见,多发于成人,病程迁延数周或数月。临床表现为间歇性发热,反复出现寒战、高热,皮肤有瘀点、瘀斑,少数患者脾大,关节疼痛多见,发热时关节疼痛加重呈游走性。也可发生化脓性脑膜炎、心内膜炎或肾炎导致病情恶化。

三、辅助检查

(一)血常规

白细胞总数明显增多,一般在 $20×10^9$/L 左右,高者可达 $40×10^9$/L 或以上。以中性粒细胞增多为主,有时高达 90% 以上,核左移,有时出现类白血病反应。并发 DIC 者的血小板减少。

(二)脑脊液检查

脑脊液检查是诊断流脑的重要依据。对颅内压增高的患者,腰椎穿刺时要慎重,穿刺时不宜将针芯全部拔出,而应缓慢放出少量脑脊液做检查。穿刺后患者应平卧 6～8 h,以防引起脑疝。必要时先给予脱水剂。

在病程初期可见脑脊液压力升高，外观仍清亮，稍后则混浊似脓样，细胞数、蛋白质含量和葡萄糖含量尚无变化，白细胞数常达 $1\,000\times10^6/L$ 以上，以中性粒细胞为主。在典型的脑膜炎期，压力明显升高，外观呈混浊米汤样或脓样，白细胞数常明显升高，绝大多数为中性粒细胞。蛋白质含量显著升高，葡萄糖含量明显降低，有时甚或测不出，氯化物含量降低。如果临床上表现为脑膜炎而病程早期脑脊液检查正常，则应于 $12\sim24\,h$ 再复查脑脊液，以免漏诊。

(三)细菌学检查

1.涂片检查

涂片检查包括皮肤瘀点和脑脊液沉淀涂片检查。做皮肤瘀点检查时，用针尖刺破瘀点上的皮肤，挤出少量血液和组织液涂于载玻片上，革兰染色后镜检，阳性率为 $60\%\sim80\%$。此法简便易行，是早期诊断的重要方法之一；脑脊液沉淀涂片染色，有脑膜炎症状的患者阳性率为 50%，无症状患者阳性率小于 25%。

2.细菌培养

抽取患者静脉血 $5\,mL$ 进行血培养，做皮肤瘀点刺出液或脑脊液培养，阳性率约为 30%。应在使用抗菌药物前进行检测，有阳性结果可确诊，还可进行分群鉴定，应同时做药物敏感试验。

(四)血清免疫学检查

1.抗原测定

测定细菌抗原的主要免疫学试验有对流免疫电泳、乳胶凝集试验、金黄色葡萄球菌 A 蛋白协同凝集试验、酶联免疫吸附试验或免疫荧光法、反向被动血凝试验等，其用以检测血液、脑脊液或尿液中的荚膜多糖抗原。一般在病程 $1\sim3\,d$ 可出现阳性。抗原测定较细菌培养阳性率高，方法简便、快速、敏感、特异性强，有助于早期诊断。

2.抗体测定

测定抗体的免疫学试验有间接血凝试验(indirect hemagglutination test，IHT)，杀菌抗体试验及放射免疫分析法(radioimmunoassay，RIA)检测，阳性率约 70%。固相放射免疫分析法(SPRIA)可定量检测 A 群脑膜炎双球菌特异性抗体，阳性率高达 90%，明显高于其他方法，但因抗体升高较晚，故不能作为早期诊断指标。如果恢复期血清效价是急性期的 4 倍以上，则有诊断价值。

(五)其他实验室检查

1.奈瑟菌属鉴定

用专有酶进行快速鉴定的 APINH 系统，鉴定奈瑟菌属细菌的时间已由 $48\,h$ 缩短到 $4\,h$，是比较快速的一种鉴定方法。

2.放射免疫分析法(RIA)检测脑脊液微球蛋白

此项检测更敏感，早期脑脊液检查尚正常时此项检测结果即可升高，恢复期可正常，故有助于早期诊断、鉴别诊断、病情检测及预后判断。

3.核酸检测

应用 PCR 检测患者急性期血清或脑脊液中脑膜炎双球菌的 DNA 特异片段是更敏感的方法，且不受早期抗生素治疗的影响。常规 PCR 的特异性为 95%，敏感性为 100%，可用于可疑性流脑病例的快速诊断，但仍有许多局限性；而荧光定量 PCR 更具有常规 PCR 无法比拟的优点。

(六)影像学检查

1.颅脑 CT 扫描

早期或轻型脑膜炎，CT 可无异常表现。若持续感染，CT 平扫可显示基底池、纵裂池和蛛网膜下腔密度轻度增大,原因是脑膜血管增生,炎症渗出。脑室变小、蛛网膜下腔消失,可能是脑皮质充血和白质水肿引起弥漫性脑肿胀。由于脑膜血管充血和血-脑屏障破坏,脑膜和脑皮质在静脉注射对比剂后可以有异常的带状或脑回样强化。CT检查还有助于发现化脓性脑膜炎的并发症和后遗症。

2.颅脑MRI扫描

其对脑膜炎的早期非常敏感,早期炎症表现为病灶边界不清、范围较大的T_1WI低信号、T_2WI高信号。可见斑片状不均匀轻度强化。脑膜炎早期表面的炎症波及脑膜,局部脑膜有强化;后期呈T_1WI稍高信号,T_2WI稍低信号。

(七)脑电图检查

以弥漫性或局限性异常慢波化背景活动为特征,少数有棘波、棘慢综合波,某些患者脑电图可正常。

四、诊断与鉴别诊断

(一)诊断

(1)本病在冬春季节流行,多见于儿童,大流行时成人亦不少见。

(2)突起高热、头痛、呕吐,出现皮肤黏膜瘀点、瘀斑(在病程中增多并迅速扩大),脑膜刺激征阳性,当患者迅速出现脑实质损害或感染性休克临床症状时提示暴发型,应引起重视。

(3)血常规中白细胞计数明显升高,脑脊液检查及细菌学检查阳性即可确诊,免疫学检查阳性率较高,有利于早期诊断。

(二)鉴别诊断

1.流行性乙型脑炎

夏秋季流行,发病多集中于7月、8月、9月,有蚊虫叮咬史,起病后脑实质损害严重,惊厥、昏迷较多见,皮肤一般无瘀点。脑脊液早期清亮,晚期微混浊,细胞数多在$(100\sim500)\times10^6/L$,很少超过$1\,000\times10^6/L$,中性多核细胞占多数,以后淋巴细胞占多数;蛋白质含量稍增加,糖含量正常或略高,氯化物含量正常。确诊有赖于双份血清补体结合试验、血凝抑制试验等,以及脑组织分离病毒。

2.虚性脑膜炎

某些急性严重感染(如伤寒、大叶性肺炎,以及其他细菌所致的败血症)患者有显著毒血症时,可产生神经系统症状及脑膜刺激征,脑脊液除压力升高外,一般无其他变化。

3.病毒性脑膜炎

多种病毒可引起脑膜炎,多于2周内恢复。脑脊液检查,外观正常,白细胞数多在$1\,000\times10^6/L$以内,一般在$50\times10^6/L$至$100\times10^6/L$或$200\times10^6/L$之间,淋巴细胞达$90\%\sim100\%$。糖及氯化物含量正常,蛋白含量稍增加。涂片及细菌培养检查无细菌。外周血白细胞计数不高。

4.中毒性痢疾

发病急,一开始即有高热,抽搐发生得较早,有些患者有脓血便,如果无大便,可用生理盐水灌肠后,留取粪便标本镜检,可发现脓细胞。

5.结核性脑膜炎

多有结核史,可能发现肺部结核病灶,起病缓慢,伴有低热、盗汗、消瘦等症状,无瘀点和疱疹。结核菌素试验阳性,脑脊液的细胞数为数十至数百个,以淋巴细胞为主。脑脊液在试管内放

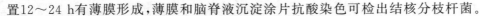

置12～24 h有薄膜形成,薄膜和脑脊液沉淀涂片抗酸染色可检出结核分枝杆菌。

6.其他化脓性脑膜炎

患者身体其他部位可同时存在化脓性病灶或出血点。脑脊液混浊或为脓性,白细胞数多在 $2\,000\times10^6$/L以上,有大量脓细胞,涂片或细菌培养检查可发现致病菌。确切的诊断有赖于脑脊液、血液细菌学和免疫学检查。

7.流行性腮腺炎脑膜脑炎

多有接触腮腺炎患者的病史,多发生在冬春季节,注意检查腮腺是否肿胀。临床上有先发生脑膜脑炎后出现腮腺肿大者,如果腮腺肿胀不明显,可做血和尿淀粉酶测定。

五、治疗

流行性脑脊髓膜炎的西医治疗以大剂量磺胺嘧啶、青霉素、头孢菌素类、氯霉素等抗菌治疗为主,并注意抗休克、纠正血压、纠正酸中毒、减轻脑水肿、止痉等对症治疗。

(一)一般治疗

必须强调早期诊断,就地住院隔离治疗。保持病室环境安静,室内空气流通。患者卧床休息,饮食以高热量、富于营养的流质或半流质为宜。对昏迷不能进食的患者,可适当静脉输入液体,注意纠正水、电解质及酸碱平衡紊乱,使每天尿量保持在1 000 mL以上。对昏迷者应加强口腔和皮肤黏膜的清洁护理,防止压疮、呼吸道感染、泌尿系统感染及角膜溃疡发生。密切观察血压、脉搏、体温、意识、瞳孔、呼吸等生命体征的变化。

(二)抗生素

一旦高度怀疑脑膜炎双球菌感染,应在30 min内给予抗生素治疗,做到早期足量应用抗生素,病情严重者可联合应用两种以上抗菌药物。

1.青霉素

青霉素在脑脊液中的浓度为血液浓度的10%～30%,大剂量静脉滴注使脑脊液内迅速达到有效杀菌浓度。维持时间长达4 h以上。迄今未发现耐青霉素菌株。青霉素剂量:儿童每天20万～40万 U/kg,成人每天20万 U/kg,分次静脉滴注,每次可用320万～400万 U,静脉滴注,每8 h 1次;疗程5～7 d。不宜行鞘内注射青霉素,因可引起发热、肌肉颤搐、惊厥、脑膜刺激征、呼吸困难、循环衰竭等严重不良反应。

2.磺胺药

磺胺嘧啶易透过血-脑屏障,在脑脊液中的浓度较高,是治疗普通型的常用药物。但本药对败血症期患者疗效欠佳,有较大的不良反应,一般用于对青霉素过敏者、轻症患者或流行期间大面积治疗者。常用量为成人6～8 g/d,儿童75～100 mg/(kg・d),分4次口服,首次加倍。由于原药在偏酸性的尿液中易析出结晶,可损伤肾小管而引起结晶尿、血尿、腰痛、少尿、尿闭,甚至尿毒症,故应用时给予等量碳酸氢钠及足量水分(使成人每天尿量保持在1 200 mL以上)。注意血尿、粒细胞减少、药物疹及其他毒性反应的发生。对病情较重,或频繁呕吐,不能口服的患者,可用20%的磺胺嘧啶钠注射液50 mg/kg稀释后静脉滴注或静脉推注,病情好转后改为口服。疗程为5～7 d。也可选用磺胺甲基嘧啶、磺胺二甲基嘧啶或磺胺甲噁唑,疗程5～7 d,重症患者的疗程可适当延长。停药以临床症状消失为指标,不必重复腰椎穿刺。如果菌株对磺胺药敏感,患者于用药后1～2 d体温下降,神志转为清醒,脑膜刺激征于2～3 d减轻而逐渐消失。若用药后一般情况及脑膜刺激征在1～2 d无好转或加重,可能为耐磺胺药菌株引起,改用其他抗生素,必要时重复腰椎穿刺及再次脑脊液常规培养、做药物敏感试验。近年来,脑膜炎双球菌耐磺胺药菌株不断增加,故提倡改青霉素为首选药物。

3.氯霉素

氯霉素易透过血-脑屏障,在脑脊液中的浓度为血液浓度的 30%～50%,适用于青霉素过敏和不宜用磺胺药的患者,或病情危重需要用两种抗菌药物及原因未明的化脓性脑膜炎患者。脑膜炎双球菌对其非常敏感,剂量为成人 2～3 g/d,儿童 40～50 mg/(kg·d),分次口服或肌内注射,疗程 5～7 d。重症患者可联合应用青霉素、氯霉素。使用氯霉素应密切注意其不良反应,尤其对骨髓的抑制,新生儿、老人慎用。

4.氨苄西林

氨苄西林对脑膜炎双球菌、流感嗜血杆菌和肺炎链球菌均有较强的抗菌作用,故适用于病原菌尚未明确的 5 岁以下的流脑患儿。剂量:肌内注射,每天按体重 50～100 mg/kg,分 4 次给药;静脉滴注或静脉注射,每天按体重 100～200 mg/kg,分 2～4 次给药,疗程 5～7 d。该药的不良反应与青霉素相仿,变态反应较常见,大剂量氨苄西林静脉给药可发生抽搐等神经系统毒性症状,应予以注意。

5.第三代头孢菌素

此类药物对脑膜炎双球菌抗菌活性强,易透过血-脑屏障,不良反应少,适用于病情危重,且又不能使用青霉素 G 或氯霉素的患者。

(1)头孢曲松钠:抗菌活性强,对青霉素过敏或耐药的重症患者可选用。成人和 12 岁以上儿童 2～4 g/d,不超过 12 岁儿童 75～100 mg/(kg·d),分 1～2 次静脉滴注或静脉注射,疗程 5～7 d。

(2)头孢噻肟钠:常用量成人 2～6 g/d,儿童 50～100 mg/(kg·d),分 2～3 次静脉滴注或静脉注射。成人严重感染者每 6～8 h 2～3 g,1 d 最高剂量不超过 12 g,疗程 5～7 d。

(三)控制脑水肿

头部降温以防治脑水肿。及时控制减轻脑水肿的关键是早期发现颅内压增高,及时脱水治疗,防止脑疝。

1.甘露醇

20%甘露醇 125 mL 静脉滴注,每天 4～6 次。对于有脑疝先兆者,用甘露醇 250 mL 快速静脉滴注或静脉推注,可同时交替合用呋塞米,每次 20～40 mg,直到颅内高压症状好转。

2.甘油果糖

10%甘油果糖 250 mL,每天 1～2 次,静脉滴注。

3.七叶皂苷钠

将 20～25 mg 七叶皂苷钠加入 250 mL 5%的葡萄糖注射液中静脉滴注,每天 1 次。七叶皂苷钠有抗感染、抗渗出、增加静脉张力、降低水肿及改善微循环的作用。在用药过程中,应注意循环血容量的补充,可使患者保持轻度脱水状态。为减轻毒血症,降低颅内压,加强脱水疗效,可同时应用糖皮质激素。

4.人血白蛋白

5～10 g,每天 1～2 次,静脉滴注。

(四)呼吸衰竭治疗

吸氧,吸痰,给予洛贝林、尼可刹米、二甲弗林、哌甲酯等呼吸中枢兴奋剂。呼吸停止时应立即行气管插管或气管切开，进行间歇正压呼吸。

（五）抗休克治疗

休克患者的变化十分迅速。抗休克治疗必须抢时间，抓关键，全力以赴地采用各种措施，力求改善微循环功能，恢复正常代谢。患者面色青灰、皮肤湿冷、有花斑，发绀，眼底动脉痉挛，血压下降，呈休克状态时，可应用微循环改善剂。大量反复应用有颜面潮红、躁动不安、心率增快、尿潴留等不良反应。

1.补充血容量

有效血容量不足是感染性休克的突出问题，只有及时补足血容量，改善微循环和每搏输出量，才能力争短时期内改善微循环，逆转休克。静脉快速滴注右旋糖酐-40，每天 500～1 000 mL。然后根据休克纠正程度、血压、尿量、中心静脉压等，加用平衡液、葡萄糖氯化钠注射液。可根据先盐后糖、先快后慢的原则，见尿补钾，适时补充血浆、清蛋白等胶体溶液。

2.扩容改善微循环

（1）山莨菪碱（654-2）：每次 10～20 mg，静脉注射；儿童每次0.5～1.0 mg/kg，每 15～30 min 注射 1 次。直至血压上升、面色红润、四肢转暖、眼底动脉痉挛缓解，可延长至 0.5～1.0 h 注射 1 次；待血压稳定、病情好转后改为 1～4 h 注射 1 次。

（2）东莨菪碱：成人每次用量 1 mg，儿童为每次 0.01～0.02 mg/kg，静脉注射，10～30 min 注射 1 次，减量方法同上。

（3）阿托品：每次 0.03～0.05 mg/kg，以 0.9%氯化钠注射液稀释静脉注射，每 10～30 min 注射 1 次，减量方法同上。

在经上述处理后，如果休克仍未纠正，可应用血管活性药物，一般首选多巴胺，剂量为每分钟 2～6 μg/kg，根据血压情况调整速度和浓度。其他还有酚妥拉明 5～10 mg 或酚苄明每次 0.5～1.0 mg/kg，加入液体内缓慢静脉滴注。

应用上述药物后，若动脉痉挛有所缓解，而血压仍有波动或不稳定，可给予间羟胺 20～30 mg静脉滴注或与多巴胺联合应用。

3.抗凝治疗

经积极抗休克治疗，病情未见好转，临床疑有 DIC，皮肤黏膜出血点即使未见增加，也应考虑有 DIC，应做有关凝血及纤溶的检查，并开始肝素治疗；若皮肤瘀点不断增多，且有融合成瘀斑的趋势，不论有无休克，均可应用肝素治疗，每次剂量为 0.5～1.0 mg/kg，静脉推注或加于100 mL溶液内缓慢静脉滴注，以后每 4～6 h 可重复 1 次，一般 1～2 次即可。用肝素时应做试管法凝血时间测定，使凝血时间控制在正常的 2 倍左右（15～30 min）。用肝素后可输新鲜血液以补充被消耗的凝血因子。如果有继发纤溶征象，可试用 4～6 g 6-氨基己酸加入 100 mL 10%的葡萄糖注射液内静脉滴注，或 0.1～0.2 g 氨甲苯酸加入 10%的葡萄糖注射液内静脉滴注或静脉注射。低凝、消耗伴纤溶亢进则应输新鲜全血、血浆、维生素 K 等，以补充被消耗的凝血因子。

（六）糖皮质激素

糖皮质激素有抗炎、抗过敏、抗休克、减轻脑水肿、降颅内压等作用，对重症流脑患者可大剂量、短疗程、冲击应用。该类药可增强心肌收缩力，解除细菌内毒素造成的血管痉挛，从而减轻外周血管阻力，稳定细胞的溶酶体膜和减轻毒血症，并可抑制血小板凝集，对感染中毒性休克合并DIC 者也有一定作用。常用量：地塞米松，成人 10～20 mg，儿童按 0.2～0.5 mg/(kg·d)，分 1～2 次静脉滴注；氢化可的松100～500 mg/d，静脉滴注。病情控制后迅速减量停药。用药不得超过 3 d。

（七）对症治疗

1.镇静止痛

高热、头痛明显者,可用解热镇痛药,如阿司匹林或吲哚美辛。对痫性发作者给予地西泮、氯硝西泮、苯妥英钠、卡马西平及丙戊酸钠治疗等。

2.纠正酸中毒

感染中毒性休克往往伴有严重酸中毒,如果不及时纠正,可使病情恶化和加重,可用 5% 的碳酸氢钠注射液(儿童每次 3 mL/kg;成人轻症 200～500 mL/d,危重者可用 500～800 mL/d),静脉滴注。也可先给总量的 1/3～1/2,以后根据病情及实验室检查结果酌情补充。

3.强心药物

对心功能不全或心力衰竭者应及时给予洋地黄类强心药物,例如,将 0.2～0.4 mg 毛花苷 C 加入 20 mL 0.9% 的氯化钠注射液中,缓慢静脉注射。

（李　杰）

第五节　单纯疱疹病毒性脑炎

神经系统病毒感染性疾病的临床分类较多,依据发病及病情进展速度可分为急性和慢性病毒感染,根据病原学中病毒核酸特点可分为 DNA 病毒感染和 RNA 病毒感染两大类,具有代表性的人类常见的神经系统病毒有单纯疱疹病毒、巨细胞病毒、柯萨奇病毒等。单纯疱疹病毒性脑炎(HSE)也称急性出血坏死性脑炎,是由Ⅰ型单纯疱疹病毒(HSV-Ⅰ)感染引起的急性脑部炎症,是最常见的一种非流行性中枢神经系统感染性疾病,是成年人群中散发性、致命性脑炎的最常见病因。病毒通常潜伏于三叉神经半月节内,当机体免疫功能降低时,潜伏的病毒再激活,沿轴突入脑而发生脑炎。病变主要侵犯颞叶内侧面、扣带回、海马回、岛叶和额叶眶面。

一、诊断

（一）临床表现

无明显季节性和地区性,无性别差异。

(1)急性起病,部分患者可有口唇疱疹病史。

(2)前驱症状有卡他、咳嗽等上呼吸道感染症状及头痛、高热等,体温可达 40 ℃。

(3)神经系统症状多种多样,常有人格改变、记忆力下降、定向力障碍、出现幻觉或妄想等精神症状,重症病例可有不同程度意识障碍,如嗜睡、昏睡、昏迷,且意识障碍多呈进行性加重。

(4)局灶性神经功能受损症状多两侧明显不对称,如偏瘫、偏盲,常有不同形式的癫痫发作,严重者呈癫痫持续状态,全身强直阵挛性发作;也可有扭转、手足徐动或舞蹈样多动等多种形式锥体外系表现。肌张力增大,腱反射亢进,可有轻度的脑膜刺激征,重者还可表现为去脑强直发作或去皮质状态。

(5)出现脑膜刺激征,重症者可见去大脑强直。

(6)颅内压增高,甚至脑疝形成。

(二)辅助检查

(1)血中白细胞和中性粒细胞计数升高,红细胞沉降率加快。

(2)脑脊液压力升高,细胞数增加,最多可达 $1\ 000\times10^6$/L,以淋巴细胞和单核细胞占优势;蛋白质含量轻、中度升高,一般低于 1.5 g/L;糖和氯化物含量一般正常。

(3)脑组织活检或脑脊液中检出单纯疱疹病毒颗粒或抗原,或者血清、脑脊液中抗体滴度升高至原来的4倍以上,可确诊本病。

(4)EEG 早期即出现异常,有与病灶部位一致的异常波,如呈弥漫性高波幅慢波,最有诊断价值的为左右不对称、以颞叶为中心的周期 2～3 Hz 同步性放电。

(5)影像学改变:CT 多在起病后 6～7 d 显示颞叶、额叶边界不清的低密度区,有占位效应,其中可有不规则的高密度点、片状出血影,增强后可见不规则线状影。MRI 早期在 T_2 加权像上可见颞叶和额叶底面周围边界清楚的高信号区。

(三)诊断依据

(1)急性起病,有发热、脑膜刺激征、脑实质局灶性损害症状。

(2)以意识障碍、精神紊乱等颞叶综合征为主。

(3)脑脊液压力增高,细胞数轻中度增加,最多可达 $1\ 000\times10^6$/L,以淋巴细胞和单核细胞占优势;蛋白质含量轻、中度升高,一般低于 1.5 g/L;糖和氯化物含量一般正常。EEG 出现以颞叶为中心的、左右不对称、2～3 Hz 周期同步性弥漫性高波幅慢波,最有诊断价值。头颅 CT 扫描可在颞叶、额叶出现边界不清的低密度区,有占位效应,其中可有不规则的高密度点、片状出血影,增强后可见不规则线状影。MRI 扫描早期在 T_2 加权像上可见颞叶和额叶底面周围边界清楚的高信号区。

(4)确诊需做血和脑脊液的病毒学及免疫学检查。

(四)鉴别诊断

1.结核性脑膜炎

亚急性起病,中毒症状重,脑膜刺激症状明显。特异性脑脊液改变:外观无色透明或混浊呈磨玻璃状,放置数小时后可见白色纤维薄膜形成,直接涂片可找到结核分枝杆菌。脑脊液压力正常或升高,细胞数增至(11～500)$\times10^6$/L,以淋巴细胞为主,糖和氯化物含量降低,氯化物含量低于109.2 mmol/L,葡萄糖含量低于2.2 mmol/L,蛋白含量多中度升高,抗结核治疗有效。

2.化脓性脑膜炎

起病急,感染症状重,好发于婴幼儿、儿童和老年人。常有颅内压增高、脑膜刺激症状、脑实质受累表现。血常规显示白细胞数升高,中性粒细胞数升高。脑电图表现为弥漫性慢波。脑脊液白细胞数增多,常在(1～10)$\times10^9$/L,蛋白含量升高,糖和氯化物含量降低,脑脊液细菌培养和细菌涂片可检出病原菌。

3.新型隐球菌性脑膜炎

以头痛剧烈、视力下降为主要临床表现,无低热、盗汗等结核毒血症的症状,脑脊液墨汁染色阳性和真菌培养可资鉴别。

4.其他病毒引起的中枢神经系统感染

其他如巨细胞病毒性脑炎,亚急性或慢性起病,出现意识模糊、记忆力减退、情感障碍、头痛等症状和体征,血清、脑脊液的病毒学和免疫学检查可明确具体的病毒型别。

二、治疗

(一)治疗原则

及早、足量、足程应用抗病毒治疗,抑制炎症,降颅压,积极对症和全身支持治疗,防止并发症等。

(二)治疗方案

(1)抗病毒治疗:应选用广谱、高效、低毒药物。常选用阿昔洛韦,30 mg/(kg·d),分3次静脉滴注,连用14～21 d;或选用更昔洛韦,5～10 mg/(kg·d),静脉滴注,连用10～14 d。当临床表现提示单纯疱疹病毒性脑炎时,即应给予阿昔洛韦治疗,不必等待病毒学结果而延误治疗。

(2)免疫治疗:能控制炎症反应和减轻水肿,可早期、大量和短程给予糖皮质激素,临床上多用地塞米松10～20 mg/d,每天1次,静脉滴注,连用10～14 d,而后改为口服泼尼松30～50 mg,晨起顿服,病情稳定后每3 d减量5～10 mg,直至停止。病情严重时可采用甲泼尼龙冲击疗法,用量500～1 000 mg,静脉滴注,每天1次,连续3 d,而后改为泼尼松30～50 mg,口服,每天上午1次,以后每3～5 d减量5～10 mg,直至停止。还可选用干扰素或转移因子等。

(3)针对高热、抽搐、精神错乱、躁动不安、颅内压增高等症状可分别给予降温、抗癫痫、镇静和脱水降颅内压等相应处理。

(4)应注意保持营养、水及电解质平衡、呼吸道通畅等全身支持治疗,并防治各种并发症。

(5)恢复期可采用理疗、按摩、针灸等促进肢体功能恢复。

(李　杰)

第六节　新型隐球菌性脑膜炎

一、概述

新型隐球菌性脑膜炎是由新型隐球菌感染所致,是中枢神经系统最常见的真菌感染。本病发病率虽很低,但病情重,病死率高,且临床表现与结核性脑膜炎颇为相似,常易误诊。

隐球菌是机会致病菌,接触鸽子排泄物是发生新型隐球菌病的主要原因,但只有当宿主免疫力低下时才会致病,该病常见于全身性免疫缺陷性疾病、慢性衰竭性疾病,如获得性免疫缺陷综合征(AIDS)、淋巴肉瘤、网状细胞肉瘤、白血病、霍奇金病、多发性骨髓瘤、结节病、结核病、糖尿病、肾病及红斑狼疮。

二、临床表现

本病通常起病隐袭,多呈亚急性或慢性起病,急性起病仅占10%,进展缓慢。多见于30～60岁,多见于免疫功能低下或缺陷患者,男性患者较多,鸽子饲养者的患病率较一般人群的患病率高。5%～10%的AIDS患者可发生隐球菌性脑膜炎。几乎所有的患者均有肺部感染,但由于症状短暂、轻微,临床易被忽略。

本病典型表现为间歇性头痛、呕吐及不规则低热,常见脑膜刺激征,如颈强直、克尼格征,可见意识障碍、痫性发作及精神障碍等。发热仅见于半数病例,头痛可为持续性或进行性加重,大多数患者可出现脑内压增高、视盘水肿和小脑受累症状、体征。由于脑底部蛛网膜下腔渗出明显,蛛网膜粘连常引起多数脑神经(如听神经、面神经及动眼神经)受损,可因脑室系统梗阻出现脑积水。少数患者以精神症状(如烦躁不安、人格改变、记忆减退及意识模糊)为主,偶尔可因大脑、小脑或脑干的较大肉芽肿引起偏瘫、失语和共济失调等局灶性神经体征,少见症状有视物模糊、眼球后疼痛、复视和畏光等。约15%的患者无脑膜炎症状、体征。

新型隐球菌感染可引起遍及全脑的隐球菌结节,结节大至肉眼见到,小至显微镜下方可见,炎性反应较轻。隐球菌结节聚积于视神经可引起视神经萎缩,较大的隐球菌结节可出现颅内占位病变症状,隐球菌结节偶尔见于脑室内、脊髓、脊髓硬膜外或硬膜下等。

本病通常呈进行性加重,平均病程为6个月,偶尔见几年内病情反复缓解和加重者。本病预后不良,无并发症的新型隐球菌性脑膜炎病死率为40%,未经抗真菌治疗的患者病死率高达87%,但极个别患者可自愈。

三、诊断要点

(一)诊断

根据患者隐袭起病,呈慢性病程,具有真菌感染的条件,例如,患者鸽子饲养者、免疫缺陷患者;以间歇性头痛、呕吐及不规则低热等起病,出现脑膜刺激征、颅内压增高、精神障碍、意识障碍、痫性发作、脑神经损害和局灶性神经体征等;脑脊液压力增大,淋巴细胞数增多,蛋白含量升高和糖含量降低等,脑脊液墨汁染色检出隐球菌,可确诊。

(二)辅助检查

1.脑脊液检查

脑脊液压力升高,高于1.96 kPa(200 mmH$_2$O)。淋巴细胞计数增多,为(10~500)×10^6/L。蛋白含量升高和糖含量降低。

2.脑脊液隐球菌检查

脑脊液中检出隐球菌是确诊的关键,脑脊液经离心沉淀后沉渣涂片,作印度墨汁染色,隐球菌检出率可达30%~50%。Sabouraud琼脂培养基培养或动物接种发现隐球菌具有确诊价值。

3.影像学检查

头颅CT或MRI检查可发现脑膜炎和脑膜脑炎的各种原发和继发的影像学表现,较有特征的是见到扩张的Virchow-Robin腔、凝胶状假性囊肿和脉络丛肉芽肿;非特异性表现如弥漫性脑水肿、弥漫性脑膜强化、脑实质低密度灶、交通性或梗阻性脑积水、脑实质或室管膜钙化。偶尔可见到脑实质内低密度病灶,有增强现象,是隐球菌性肉芽肿的表现。25%~50%的隐球菌性脑膜炎患者的头颅CT可无任何变化。

四、治疗方案及原则

(一)抗真菌治疗

1.单独两性霉素B治疗

两性霉素B目前仍是治疗中枢神经系统隐球菌感染最有效的药物。两性霉素无口服制剂,只能静脉给药。也可经小脑延髓池、侧脑室或椎管内给药,或经Ommaya储液鼓做侧脑室或鞘内注射。

单独应用时多从小剂量开始,突然给予大剂量或有效剂量可使病情恶化,成人开始用药,一般每天静脉给 0.30~0.75 mg/kg,逐渐增加至每天 1.0~1.5 mg/kg,按患者寒战、发热和恶心的反应大小决定增长的量和速度。当达到支持剂量时,因该药半衰期较长可改为隔天 1 次。其间应按临床反应和有无毒副作用,特别是肾的毒性反应来调节剂量。血清肌酐浓度升高至 221 μmol/L(2.5 mg/dL)时应减量或停药,直至肝功能改善。治疗 1 个疗程的用药总剂量远比每次用药的单剂量大小重要,前者是治疗成败的决定因素。治疗中枢神经系统感染,成人用药总剂量至少 2 g。两性霉素的毒副作用较多。该药不良反应多且严重,最常见的是肾脏毒性、低血钾和血栓形成性静脉炎,此外还可引起高热、寒战、头痛、呕吐、血压下降、氮质血症等,偶尔可出现心律失常、惊厥、血尿素氮水平升高、白细胞或血小板计数减少等。阿司匹林、抗组胺药物,输血和暂时降低给药剂量,是控制不良反应的有效手段。

2.合并用药

两性霉素 B[0.3 mg/(kg·d) 开始,逐渐增量,总剂量 2~3 g]与口服氟胞嘧啶[100 mg/(kg·d)]合并使用是较理想的治疗方案。比单纯使用一种药物的治疗有效率和改善率皆高,复发病例较少,不良反应减少。疗效观察要依赖脑脊液的改变,合并治疗 2~4 周,当脑脊液转变为正常后,可改为氟康唑治疗,剂量为 400~800 mg/d[10 mg/(kg·d),口服或静脉滴注],疗程为 1~3 个月。若同时服用苯妥英钠,应检测肝功能。

（二）手术治疗

脑和脊髓肉芽肿压迫脑室系统导致梗阻性脑积水和颅内压增高,药物治疗常难奏效,可行骨片减压术,脑积水者可行侧脑室穿刺引流术或侧脑室分流减压术。

（三）对症及全身支持疗法

颅内压增高者可用脱水剂(如 20%的甘露醇、甘油果糖和呋塞米)降颅压治疗,预防脑疝,保护视神经。因病程长,病情重,机体慢性消耗很大,须注意患者的全身营养,防治肺部感染及泌尿系统感染等,应注意水、电解质平衡,进行全面护理。

（李 杰）

第七节 脑囊虫病

囊虫病又称猪囊尾蚴病,是猪带状绦虫蚴虫(囊尾蚴)寄生于人体所致的寄生虫病。囊虫寄生于脑内称为脑囊虫病,占囊虫病的 50%~70%,是人类严重的脑疾病,导致颅内压升高、癫痫发作及智能衰退等,严重者致死。囊虫病在拉丁美洲、非洲和亚洲的一些地区是地方性流行病。我国囊虫病主要流行于东北、华北、西北地区,是最常见的中枢神经系统寄生虫感染,也是东北地区症状性癫痫常见的病因之一。我国首都医科大学宣武医院曾经收集数万例脑囊虫病进行严格的临床流行病学研究,在国际上产生较大的影响;魏岗之教授系统地指导了这些研究。

一、病因及发病机制

人是猪带绦虫的终末宿主,猪带绦虫病患者是囊虫病的唯一传染源。传播有自体感染和异体感染两种形式。常见的传播途径是摄入被虫卵污染的食物,或因卫生习惯不良而摄入虫卵;少见的传播方式是肛-口转移形成自身感染或绦虫节片逆行入胃,虫卵进入十二指肠内孵化,逸出六钩蚴,蚴虫经血液循环分布于全身并发育成囊尾蚴,不少囊尾蚴寄生在脑内。食用受感染的猪肉一般不能感染囊尾蚴,但可引起绦虫感染。

脑囊虫病的临床表现和病理变化因囊虫的寄生部位、数目、死活及局部组织反应程度而异,寄生于中枢神经系统的囊虫以大脑皮质为主,病灶多发生在灰质、白质的交界处,是临床癫痫发作的病理基础。囊尾蚴囊液中含有较高浓度的异体蛋白,虫体溶解后释放入脑组织可产生明显的炎症反应,导致局部脓肿并在脑内形成石灰小体。寄生于第四脑室的带蒂囊虫结节可引起脑室活瓣性阻塞,导致脑积水;寄生于软脑膜引起蛛网膜炎,寄生于颅底的葡萄状囊虫易破裂,引起囊虫性脑膜炎,炎症性脑膜粘连造成第四脑室正中孔与侧孔阻塞,发生脑积水,亦可出现交通性脑积水。颅内大量囊虫寄生或脑积水均可引起颅内压升高。

颅内寄生囊尾蚴可破坏脑组织防御功能,乙型脑炎患者对囊尾蚴易感。尸检发现约 1/3 的乙型脑炎病例合并脑囊虫病,尸检发现其他疾病合并脑囊虫病仅为 0.04%~0.46%。

二、病理

脑组织寄生的典型包囊大小为 5~10 mm,有薄壁包膜或多个囊腔,由数百个囊尾蚴组成的粟粒样包囊在儿童患者中最常见。脑膜包囊可导致脑脊液淋巴细胞持续性增多。脑实质包囊内存活的蚴虫很少引起炎症反应,通常在感染后数年蚴虫死后才出现明显的炎症反应,同时表现相应临床症状。

三、临床表现

脑组织内囊虫病灶呈播散性和随机性分布,使临床表现复杂多变。北京宣武医院总结了近 15 年诊治的 2 600 例脑囊虫病的临床表现,精神症状和智能下降占 14%,颅内压升高占 62.1%,脑脊液炎症改变占 8.1%,发热 34 例,脑膜刺激征 9 例。该病常见癫痫发作,颅内压升高导致头痛、视盘水肿、脑膜炎症状和体征等。目前国内脑囊虫病的临床分型尚无统一标准,以下分型可供参考。

(一)根据临床症状与病变部位综合分型

1.癫痫型

该型约占脑囊虫病的 34%。囊虫主要寄生在大脑皮质,癫痫发作为主要表现,发作形式与囊虫寄生的部位有关,同一患者可有多种发作形式。通常神经系统局灶体征较少。临床分析表明,脑囊虫病以癫痫为首发症状者约占 50%。70% 以上的脑囊虫患者发生癫痫。癫痫是许多病例主要或唯一的临床表现。来自流行区新发癫痫的中青年人高度提示脑囊虫病。脑囊虫病发热不常见。

2.颅内高压型

该型约占脑囊虫病的 47.7%。大量囊虫寄生于脑皮质和白质,引起严重脑水肿,表现头痛、呕吐、视盘水肿和意识障碍。多数患者颅内压升高可呈缓解与复发,有弥漫性脑水肿者可随时发生脑疝。视盘水肿随颅内压波动,不能单纯依据视盘水肿消长判定疗效。

3.脑膜炎型

囊虫主要寄生于脑蛛网膜下腔、皮质表浅部、软脑膜和脑池中,表现脑膜炎或脑膜脑炎,或蛛网膜粘连引起的梗阻性脑积水、脑神经受累。临床可因病程长、反复迁延,误诊为结核性脑膜炎。

4.脑室型

该型约占脑囊虫病的 7%。囊虫寄生于脑室内,第四脑室内囊虫最多,占 60%～80%,其次为侧脑室,第三脑室及中脑导水管中少见。脑室内囊虫一般为单发,多发少见。囊虫漂浮于脑室的脑脊液中或黏附于脑室壁和脉络丛,阻碍脑脊液环流和吸收,第四脑室的囊虫突然阻塞正中孔,使脑脊液环流受阻,颅内压突然升高,引起突发性头痛、眩晕、呕吐、眼球震颤和意识障碍等,称为布龙征。

5.混合型

大量囊虫寄生于脑内各个部位,脑实质广泛受累,出现癫痫发作,精神症状(如幻觉、迫害妄想)和智力减退,颅底蛛网膜粘连引起颅内压升高、脑积水和脑神经受损等。

(二)单纯根据病变部位分型

1.脑实质型

该型的临床症状与包囊位置有密切关系。皮质包囊引起部分性或全面性癫痫发作,突然或缓慢出现偏瘫、感觉缺失、偏盲和失语等。小脑包囊可引起共济失调,少数病例血管受损可引发卒中。极少数患者的额叶、颞叶中分布着许多包囊,可发生痴呆。感染初期发生急性弥漫性脑炎,引起意识障碍的罕见。

2.蛛网膜型

脑膜包囊破裂引起头痛、交通性脑积水和脑膜炎等。包囊在基底池转化为葡萄状后不断扩大,引起阻塞性脑积水,脊髓蛛网膜受累引起蛛网膜炎和蛛网膜下腔完全阻塞。

3.脑室型

第四脑室内包囊可形成球状活瓣,突然阻塞正中孔,导致布龙征,少数患者无任何前驱症状而突然死亡。常见蛛网膜下腔粘连引起阻塞性脑积水。

4.脊髓型

该型非常罕见,在颈胸段出现髓外硬膜外损害。

四、辅助检查

(一)脑脊液检查

颅内压正常或轻度升高,淋巴细胞增多,嗜酸性粒细胞增多,严重脑膜炎病例中,脑脊液中的细胞数明显增多,蛋白含量升高,糖含量降低。

(二)免疫学检查

常用 ELISA 和免疫印迹法检测囊虫抗体,也可用补体结合试验、间接血凝试验等。用猪带绦虫提取糖蛋白抗原和纯化糖蛋白抗原检测猪带绦虫抗体较可靠,文献报道脑内 2 个以上囊或增强病灶的特异性接近 100%,敏感性为 94%～98%,单个病灶的阳性率不到 50%,只有钙化灶敏感性较低。魏岗之等用糖蛋白抗原血清酶联免疫电泳转印技术(EITB)诊断脑囊虫病,血清特异性为 93%,敏感性为 98%;脑脊液特异性为 90%,脑脊液的敏感性较血清低。用 ELISA 检测血清囊虫抗体在流行区广泛应用,最近研究证明有大量假阳性及假阴性结果,脑实质囊虫或非活动性囊虫感染可出现假阴性,其他肠虫感染可出现假阳性;用 ELISA 检测脑脊液中的囊虫抗体特异性较好,达 95%,敏感性为 87%。

(三)神经影像学检查

CT 可见脑实质内直径<1 cm 的低密度包囊,有时发现囊尾蚴头节影,脑积水、脑室扩大及

阻塞部位;可见弥散性或环形增强,周围炎性水肿为环形增强带,常见幕上多发钙化点(图 8-1)。MRI 在 T_1WI 显示包囊为边界清楚的低信号,显示 T_2WI 高信号(图 8-2)。

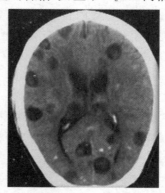

图 8-1 脑囊虫病患者的脑 CT 图像

注:该图像显示双侧顶叶多个环形高密度结节病灶,中间呈等密度影,周围见稍低密度水肿带。

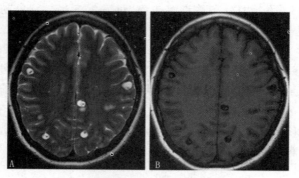

图 8-2 脑囊虫病患者的脑 MRI 图像

在 T_1WI 和 T_2WI 横轴位的大脑皮质、皮质下和白质区均可见数个散在的大小为 0.5～1.5 cm 的囊虫病灶,周围无细胞水肿和组织破坏(双侧额顶叶可见多发的、大小不一的结节状 T_1 低信号、T_2 高信号,有的可见囊腔内有头节,囊腔偏小,周围未见明显水肿)。

(四)皮下结节病理活检

该项检查可确诊体囊虫,为脑囊虫病的诊断提供重要依据。

五、诊断及鉴别诊断

(1)诊断:根据在流行病区居住,有食痘猪肉史或肠绦虫病史,有不明原因癫痫发作、脑膜炎,颅内压升高,智力减退等,查体时皮下扪及硬的圆形或椭圆形结节,应考虑脑囊虫病的可能。血清囊虫抗体试验、皮下结节活检和头部 CT、MRI 检查有助于诊断。

(2)2000 年 8 月在秘鲁利马举行的研讨会上,专家小组对脑囊虫病的诊断提出了更严密的修订标准(表 8-4),包括绝对标准、主要标准、辅助标准及流行病学标准等。

绝对标准是脑囊虫病的确诊标准;主要标准高度提示诊断,但不能单独证实诊断;辅助标准是该病常见的表现但并非特异性表现;流行病学标准是支持该病诊断的间接证据。根据以上标准可做出确定诊断或可能诊断。

表 8-4　脑囊虫病的修订诊断标准

诊断的类型	标准
确定诊断	1.一个绝对标准
	2.两个主要标准加一个辅助标准及一个流行病学标准
可能诊断	1.一个主要标准加两个辅助标准
	2.一个主要标准加一个辅助标准和一个流行病学标准
	3.三个辅助标准加一个流行病学标准

　　绝对标准:①脊髓或大脑病变部位活检发现寄生虫,组织切片看到头节带有吸盘和钩,或有寄生膜,可确诊脑囊虫病,钙化囊尾蚴不能作为诊断依据;②CT 或 MRI 检查显示脑实质、蛛网膜下腔或脑室系统中带头节的特异性囊性病变;③镜检直接看到视网膜下寄生虫(因视网膜被认为是中枢神经系统一部分),包囊通常位于黄斑区,视网膜下囊虫病属于脑囊虫病,但不包括眼前房囊虫病。

　　主要标准:①神经影像学可见典型带头节的囊性病变及多种特征性表现,如无头节囊性损害、单个或多发增强环形改变及圆形钙化;②用血清酶联免疫电泳转移印迹实验(EITB)检测猪绦虫的糖蛋白抗原、抗体呈阳性;③小的单个增强病灶自然消失或转为钙化,可确诊脑囊虫病,须注意用类固醇治疗后影像学病灶消失不是脑囊虫病的特征;④用阿苯达唑或吡喹酮治疗后脑内囊性病灶消失或变为钙化结节是脑囊虫病有力的诊断证据。

　　辅助标准:①神经影像学提示脑囊虫病病灶,有脑积水或软脑膜异常增强等非特异性表现,脑室囊虫和室管膜炎通常引起不对称脑积水,蛛网膜炎引起侧脑室及第三、第四脑室扩张,常伴基底部软脑膜异常增强,须与结核性或真菌性脑膜炎、脑脊膜癌病等区别,脑脊液检查很有意义;②癫痫、局灶性神经损害、颅内压升高和智能衰退等提示脑囊虫病;③ELISA 检测脑脊液中的囊虫抗体或囊虫抗原呈阳性;④癫痫发作患者如果有软组织钙化或触及皮下囊虫,高度提示脑囊虫病,但对脑以外的囊虫病仅可提供间接证据。

　　流行病学标准:包括出生地、居住地及旅行史。由于脑囊虫病是从人类绦虫携带者获得感染的,应搜索与绦虫感染者密切接触史,通常是家庭接触史。流行病学资料可支持临床、放射学及免疫学检查提示的脑囊虫病诊断。应治疗绦虫携带者并排除传染源。

　　(3)鉴别诊断:注意区别脑实质囊虫与原发性癫痫、低分化星形细胞瘤、脑转移瘤、结核性或隐球菌脑膜炎等,区别蛛网膜下腔囊虫病与先天性蛛网膜囊肿、表皮样瘤等。流行病史和辅助检查为鉴别重点。神经影像学检查显示单个或多发环形或结节样增强病灶,高度提示脑囊虫病,但不能确诊,因结核瘤、脑脓肿、细菌性肉芽肿及脑原发肿瘤或转移瘤等可有相似的影像学表现。CT 常见的脑实质钙化点,在代谢性疾病、血管畸形、颅内肿瘤、先天性畸形及多种感染性疾病中也可出现。肖镇祥等分析 56 例误诊脑囊虫病,患者中颅内占位病变或脑肿瘤 14 例,结核性脑膜炎 10 例,散发性脑炎 9 例,脑血栓形成 3 例,其他疾病 12 例,提示脑囊虫病的临床确诊需非常慎重。

六、治疗

(一)对症治疗

　　对脑囊虫病伴癫痫,可用抗癫痫药控制发作,对颅内压升高和头痛,应给予降颅压对症治疗。

原则上应首先对症治疗,控制伴发症状一周后,再用杀虫药治疗。

(二)药物治疗

临床常用药物包括吡喹酮和阿苯达唑。

1.吡喹酮

吡喹酮为异喹吡嗪衍生物,是广谱抗寄生虫药。口服后在肠道内迅速吸收,用药 $50\sim$ 60 min,血药浓度达高峰,可通过血-脑屏障,代谢产物多从尿排出。药物进入体内,穿破囊尾蚴囊壁而进入囊虫体内,破坏囊尾蚴头节,使囊泡肿胀,囊液混浊,体积增大,发生坏死和钙化。在体外 3 min 内可杀死囊虫头节,最低有效浓度是 0.1 μg/mL。治疗时囊尾蚴崩解,释放毒素和异体蛋白到脑组织中,可引起较强烈的反应。成人每疗程总剂量为 0.2 g/kg,应从小量开始,最初剂量为 0.2 g/d,分 2 次口服,根据用药反应逐渐加量,每天剂量不超过 1.8 g,达到总剂量为 1 个疗程。囊虫数量少的患者和病情较轻者加量可较快,囊虫数量多的患者和病情较重者加量宜缓慢,治疗 2～3 个月再进行第二个疗程的治疗,共治疗 3～4 个疗程。国内报道好转率为 95.2%,国外报道治愈率可达 50%～70%。初次用药应严密观察,以防导致颅内压升高和引起脑疝。

2.阿苯达唑

阿苯达唑也称丙硫咪唑,是广谱、高效和安全的抗寄生虫药。口服后在胃肠道吸收,用药1～1.5 h 血液浓度达高峰。该药可通过血-脑屏障,胃肠道内浓度可维持 3 d。药物在体内迅速代谢为丙硫咪唑酮的亚砜,抑制虫体对葡萄糖的摄取,导致虫体糖原耗竭,抑制延胡索酸还原酶系统,阻碍 ATP 生成,虫体丧失能量供应,不能生存发育。一般服药后 3 周囊虫开始死亡,虫体在脑内死亡过程缓慢,一般不引起强烈反应,但可引起头痛、呕吐等颅内压升高的症状。成人每疗程总剂量为 0.3 g/kg,与吡喹酮相似,应从小剂量开始,0.2 g/d,分 2 次口服,根据用药反应逐渐增量,剂量不超过 1.8 g/d,达到总剂量为 1 个疗程,1 个月后再进行第二个疗程,共治疗 3～5 个疗程。好转率可达 98%。用药后死亡囊尾蚴偶尔可引起严重急性炎症反应和脑水肿,导致颅内压急骤升高和引起脑疝,用药过程中须严密监测,同时给予糖皮质激素或脱水剂治疗。阿苯达唑与吡喹酮的作用机制不同,可交替使用,提高疗效。经前瞻性比较,可能阿苯达唑稍优。

(三)手术治疗

对单个病灶的囊虫和脑室(特别是第四脑室)内囊虫,手术摘除效果最佳。对脑积水可行脑脊液分流术,对脊髓外囊虫也可手术治疗,对髓内囊虫以药物治疗,对眼内囊虫可手术取虫。

(李　杰)

第八节　神经梅毒

一、概述

神经梅毒是由梅毒螺旋体侵及脑膜、脑或脊髓所致的神经病变。

二、临床表现

由于梅毒螺旋体侵入脑和脊髓的部位、时间不同,表现为无症状性梅毒、脑膜血管梅毒和脑实质性梅毒 3 种类型。

(一)无症状性神经梅毒

该类型指患者有感染史,梅毒血清反应和脑脊液检查均异常,但无临床症状。该类型的发病率约占全部梅毒病例的 30%。无症状性神经梅毒在感染后 2 年内脑脊液异常达高峰,然后有 2 个后果,一是发展成为有症状的神经梅毒,二是感染逐渐好转,脑脊液恢复正常。

(二)脑膜血管梅毒

该类型多半在原发感染后数月至数年发生。最常见的是在原发感染后 1 年内同时出现皮疹和脑膜刺激症状。此期可有脑神经麻痹。脑膜感染可引起小血管炎、局灶性神经体征。临床表现类似动脉硬化性脑卒中发作,突然起病,并逐步进展,出现偏瘫、交叉瘫或难以定位的多处损害。发病前数周或数月患者常有头痛和人格改变。患有脑膜血管梅毒的男性多于女性。脊膜受累可出现横贯性脊髓炎表现。

(三)实质性梅毒

该类型包括脑和脊髓实质梅毒。前者称为"麻痹性痴呆",后者称为"脊髓痨"。罕有偏瘫、偏盲、视神经萎缩、动眼神经麻痹、腱反射消失、巴宾斯基征呈阳性等局灶神经损害的证据。

脊髓痨患者表现为下肢电击样或刀割样疼痛、进展性共济失调、腱反射消失、深感觉障碍及大小便失禁。

神经系统检查可见下肢膝和跟腱反射消失、音叉振动觉和关节位置觉受损以及瞳孔异常。此外,还可有肌肉无力、萎缩,肌张力低,视神经萎缩,视力丧失,脑神经麻痹以及夏科氏关节病。

三、诊断要点

(一)病史和体检

(1)患者有不洁性生活史。

(2)患者有脑膜或局灶性神经损害症状和体征,或有多处难以用一个部位定位的病损。

(二)实验室检查

1.脑脊液检查

脑脊液中的白细胞数为 $(2\sim3)\times10^8/L$(200～300/mm³),以淋巴细胞为主,蛋白含量升高,糖和氯化物的含量正常。

2.血清学检查

(1)非特异性抗体试验:称为梅毒反应素试验,反应素是心磷脂、卵磷脂和胆固醇的复合物。该复合物作为抗原,是原始的补体结合试验,华康反应(Wassermann-Kolmer reaction),性病研究试验(venereal disease research laboratory,VDRL)和快速血浆反应素试验(rapid plasma regain,RPR)的基础,但特异性差。

(2)特异性抗体试验:有密螺旋体抗体荧光吸收试验(fluorescent treponemal antibody-absorption,FTA-ABS)和密螺旋体微血凝试验(microhemaglution assay for treponema pallidum,MHA-TP)。血浆 FTA-ABS 呈阳性对诊断梅毒的特异性极高,但其阳性不能诊断是否有活动性梅毒。

另外,FTA-ABS 的敏感性极高,不能用于脑脊液检查,这是因为采取脑脊液时,不能避免的外伤导致极微量血污染脑脊液(1 mL 脑脊液中有 0.8 μL 血),即可造成脑脊液假阳性反应。因此,计算主要组织相容性抗原(major histocompatibility antigen,MHA)指数和 MHA-IgG 指数能校正此偏差。因 MHA 指数和 MHA-IgG 指数只代表中枢神经系统产生的抗钩端螺旋体抗体,对诊断神经梅毒有更高的特异性。

MHA 指数=脑脊液的 MHA 滴度×清蛋白(mg/dL)/脑脊液清蛋白(mg/dL)×10³

MHA-IgG 指数=[MHA-IgG 滴度(脑脊液)/总 IgG(脑脊液)]÷[MHA-IgG 滴度(血清)/总IgG(血清)]

神经梅毒的实验室诊断依据:①血清 RPR 和血清 FTA-ABS 或 MHA-TP 呈阳性;②脑脊液 VDRL 试验呈阳性;③脑脊液白细胞增多,伴有或不伴有蛋白质含量升高;④MHA 指数≥100,MHA-IgG 指数≥3。

(三)影像学检查

头颅 CT 和 MRI 对脑膜血管梅毒可见脑膜增强效应,对脑膜血管梅毒可见皮质下或皮质梗死。

四、治疗方案及原则

对脑膜血管梅毒应当积极治疗,常用药物为大剂量青霉素。水溶性青霉素,(1 200~2 400)×10⁴ U/d,静脉给药,共用 2 周,或 240×10⁴ U 水溶性青霉素,肌内注射,每天 1 次,合并口服丙磺舒,每天 2 g,共 2 周。

青霉素过敏者可使用四环素或红霉素,皆为每次 500 mg,口服,每天 4 次,连续服用 4 周;或多西环素(强力霉素)每次100 mg,每天 4 次,共 4 周。

青霉素治疗可出现皮疹或全身性变态反应。大剂量青霉素治疗可出现 Jarisch-Herxheimer 反应,常发生在青霉素治疗后 1~2 h。麻痹性痴呆和脊髓痨患者更常见。类固醇皮质激素的应用可预防该反应的发生。

治疗后应 3 个月查 1 次血清试验。在 6~12 个月脑脊液检查仍异常,则需 2 年后再复查。如果3 年后患者的症状有改善,临床症状和体征无变化,脑脊液和血清试验正常,则神经系统检查和脑脊液检查可停止。

出现下列情况应再次治疗:①临床症状和体征恶化,而能排除其他原因,特别是脑脊液白细胞数持续升高;②在 6 个月后脑脊液白细胞计数仍不正常;③首次治疗不满意。

对脑实质梅毒患者除给予症状治疗外,还应使用青霉素治疗。

(李　杰)

第九章

运动障碍性疾病

第一节　帕　金　森　病

帕金森病（Parkinson disease，PD）也称为震颤麻痹（paralysis agitans，shaking palsy），是一种常见的神经系统变性疾病，临床上特征性表现为静止性震颤、运动迟缓、肌强直及姿势步态异常。病理特征是黑质多巴胺能神经元变性缺失和路易（Lewy）体形成。

一、研究史

本病的研究已有 200 多年的历史。1817 年，英国医师 James Parkinson 发表了经典之作《震颤麻痹的论述》（*An Essay on the Shaking Palsy*），报告了 6 例患者，首次提出震颤麻痹一词。在此之前也有零散资料介绍过多种类型瘫痪性震颤疾病，但未确切描述过 PD 的特点。中国医学对本病早已有过具体描述，但由于传播上的障碍，未被世人所知。在 Parkinson 之后，Marshall Hall 在《神经系统讲座》一书中报道一例患病 28 年的偏侧 PD 患者的尸检结果，提出病变位于四叠体区。随后 Trousseau 描述了被 Parkinson 忽视的体征肌强直，还发现随疾病进展可出现智能障碍、记忆力下降和思维迟缓等。夏科关节详细描述 PD 患者的语言障碍、步态改变及智力受损等特点。Lewy 发现 PD 患者黑质细胞有奇特的内含物，后称为路易体，认为是 PD 的重要病理特征。

瑞典 Arvid Carlsson 确定兔脑内含有 DA，而且纹状体内 DA 占脑内 70%，提出 DA 是脑内独立存在的神经递质。他因发现 DA 信号转导在运动控制中作用，成为 2000 年诺贝尔生理学或医学奖的得主之一。奥地利 Hornykiewicz 发现 6 例 PD 患者纹状体和黑质部 DA 含量显著减少，认为 PD 可能由于 DA 缺乏所致，推动了抗帕金森病药物左旋多巴（L-dopa）的研制。Cotzias 等首次用 L-dopa 口服治疗本病获得良好疗效。Birkmayer 和 Cotzia 分别将苄丝肼和卡比多巴与左旋多巴合用治疗 PD，使左旋多巴的用量减少 90%，不良反应明显减轻。到 1975 年西拉吲哚和美多芭两种左旋多巴复方制剂上市，逐渐取代了左旋多巴，成为当今治疗 PD 有效的药物之一。

Davis 等发现，注射非法合成的麻醉药品能产生持久性帕金森病。美国 Langston 等证明化学物质 1-甲基-4-苯基-1，2，3，6-四氢吡啶（MPTP）引起的 PD。1996 年，意大利 PD 家系研究发现编码 α-突触核蛋白（α-synuclein）基因突变，20 世纪 90 年代末，美国和德国两个研究组先后报

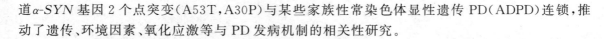

道α-SYN基因2个点突变（A53T,A30P）与某些家族性常染色体显性遗传PD（ADPD）连锁,推动了遗传、环境因素、氧化应激等与PD发病机制的相关性研究。

二、流行病学

世界各国PD的流行病学资料表明,从年龄分布上看,大部分国家帕金森患者群发病率及患病率随年龄增长而增加,50岁以上发病率约为500/100 000,60岁以上发病率约为1 000/100 000;白种人发病率高于黄种人发病率,黄种人发病率高于黑种人发病率。

我国进行的PD流行病学研究,选择北京、西安及上海3个相隔甚远的地区,在79个乡村和58个城镇,通过分层、多级、群体抽样选择29 454个年龄≥55岁的老年人样本,应用横断层面模式进行帕金森病患病率调查。依据标准化的诊断方案,确认277人罹患PD,显示65岁或以上的老人PD患病率为1.7%,估计中国年龄在55岁或以上的老年人中约170万人患有帕金森病。这一研究提示,中国PD患病率相当于发达国家的水平,修正了中国是世界上PD患病率最低的国家的结论。预计随着我国人口的老龄化,未来我国正面临着大量的PD病例,将承受更大的PD负担。

三、病因及发病机制

特发性帕金森病的病因未明。研究显示,农业环境（如杀虫剂和除草剂的使用）以及遗传因素等是PD较确定的危险因素。居住在农村或橡胶厂附近、饮用井水、从事田间劳动、在化学工业品厂工作等也可能是危险因素。吸烟与PD发病间存在负相关,被认为是保护因素,但吸烟有众多危害性,不能因PD的"保护因素"而提倡吸烟。饮茶和喝咖啡者PD的患病率也较低。

本病的发病机制复杂,可能与下列因素有关。

（一）环境因素

例如,20世纪80年代初美国加州一些吸毒者因误用MPTP,出现酷似原发性PD的某些病理变化、生化改变、症状和药物治疗反应,给猴注射MPTP也出现相似效应。鱼藤酮为脂溶性,可穿过血-脑屏障,研究表明鱼藤酮可抑制线粒体复合体Ⅰ的活性,导致大量氧自由基和凋亡诱导因子产生,使DA能神经元变性。与MPP$^+$结构相似的百草枯及其他吡啶类化合物也被证明与PD发病相关。利用MPTP和鱼藤酮制作的动物模型已成为PD试验研究的有效工具。锰剂和铁剂等也被报道参与了PD的发病。

（二）遗传因素

流行病学资料显示,10%～15%的PD患者有家族史,呈不完全外显的常染色体显性或隐性遗传,其余为散发性PD。目前已定位13个PD的基因位点,分别被命名为PARK 1-13,其中9个致病基因已被克隆。

1.常染色体显性遗传性帕金森病致病基因

常染色体显性遗传性帕金森病致病基因包括α-突触核蛋白基因（PARK1/PARK4）、UCH-L1基因（PARK5）、LRRK2基因（PARK8）、GIGYF2基因（PARK11）和HTRA2/Omi基因（PARK13）。

（1）α-突触核蛋白基因（PARK1）定位于4号染色体长臂4q21～23,α-突触核蛋白可能升高DA能神经细胞对神经毒素的敏感性,α-突触核蛋白基因A la53Thr和A la39Pro突变导致α-突触核蛋白异常沉积,最终形成路易体。

（2）富亮氨酸重复序列激酶2基因（*PARK8*），是目前为止帕金森病患者中突变频率最高的常染色体显性帕金森病致病基因，与晚发性 PD 相关。

（3）*HTRA2* 也与晚发性 PD 相关。

（4）泛素蛋白 C 末端羟化酶-L1（UCH-L1）为 *PARK5* 基因突变，定位于 4 号染色体短臂 4p14。

2.常染色体隐性遗传性帕金森病致病基因

常染色体隐性遗传性帕金森病致病基因包括 *Parkin* 基因（*PARK2*）、*PINK1* 基因（*PARK6*）、*DJ-1* 基因（*PARK7*）和 *ATP13A2* 基因（*PARK9*）。

（1）*Parkin* 基因定位于 6 号染色体长臂 6q25.2～27，基因突变常导致 Parkin 蛋白功能障碍，酶活性减弱或消失，造成细胞内异常蛋白质沉积，最终导致 DA 能神经元变性。*Parkin* 基因突变是早发性常染色体隐性家族性帕金森病的主要病因之一。

（2）*ATP13A2* 基因突变在亚洲人群中较为多见，与常染色体隐性遗传性早发性帕金森病相关，该基因定位在 1 号染色体，包含 29 个编码外显子，编码 1 180 个氨基酸的蛋白质，属于三磷酸腺苷酶的 P 型超家族，主要利用水解三磷酸腺苷释能驱动物质跨膜转运，*ATP13A2* 蛋白的降解途径主要有 2 个：溶酶体通路和蛋白酶体通路。蛋白酶体通路的功能障碍是导致神经退行性病变的因素之一，蛋白酶体通路 E3 连接酶 *Parkin* 蛋白的突变可以导致 PD 的发生。

（3）*PINK1* 基因最早在 3 个欧洲帕金森病家系中发现，该基因突变分布广泛，在北美、亚洲及中国台湾地区均有报道，该基因与线粒体的融合、分裂密切相关，且与 *Parkin*、*DJ-1* 和 *Htra2* 等的致病基因间存在相互作用，提示其在帕金森病发病机制中发挥重要作用。

（4）DJ-1 蛋白是氢过氧化物反应蛋白，参与机体氧化应激。*DJ-1* 基因突变后 DJ-1 蛋白功能受损，增加氧化应激反应对神经元的损害。*DJ-1* 基因突变与散发性早发性帕金森病的发病有关。

3.细胞色素 P4502D6 相关基因和某些线粒体 DNA 突变

细胞色素 P4502D6 相关基因和某些线粒体 DNA 突变可能是 PD 发病易感因素之一，可能使 P450 酶活性下降，使肝脏解毒功能受损，易造成 MPTP 等毒素对黑质纹状体损害。

（三）氧化应激与线粒体功能缺陷

氧化应激是 PD 发病机制的研究热点。自由基可使不饱和脂肪酸发生脂质过氧化，形成脂质过氧化物（LPO），后者可氧化损伤蛋白质和 DNA，导致细胞变性死亡。PD 患者由于 B 型单胺氧化酶（MAO-B）活性增大，可产生过量 OH·，破坏细胞膜。在氧化的同时，黑质细胞内 DA 氧化产物聚合形成神经黑色素，与铁结合产生 Fenton 反应可形成 OH·。在正常情况下细胞内有足够的抗氧化物质，如脑内的谷胱甘肽（GSH）、谷胱甘肽过氧化物酶（GSH-PX）和超氧化物歧化酶（SOD），因而 DA 氧化产生自由基不会产生氧化应激，保证免遭自由基损伤。PD 患者黑质部还原型 GSH 降低和 LPO 增加，铁离子（Fe^{2+}）浓度增高和铁蛋白含量降低，使黑质成为易受氧化应激侵袭的部位。近年发现线粒体功能缺陷在 PD 发病中起重要作用。对 PD 患者线粒体功能缺陷的认识源于对 MPTP 作用机制研究，MPTP 通过抑制黑质线粒体呼吸链复合物 I 的活性导致 PD。体外试验证实 MPTP 活性成分 MPP^+ 能造成 MES 23.5 细胞线粒体膜电势（$\Delta\Psi m$）下降，氧自由基生成增加。PD 患者黑质线粒体复合物 I 的活性可降低 32%～38%，复合物 I 活性降低使黑质细胞对自由基损伤敏感性显著增加。在多系统萎缩及进行性核上性麻痹患者黑质中未发现复合物 I 活性改变，表明 PD 黑质复合物 I 活性降低可能是 PD 相对特异性改变。PD

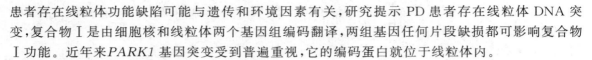

患者存在线粒体功能缺陷可能与遗传和环境因素有关,研究提示 PD 患者存在线粒体 DNA 突变,复合物 I 是由细胞核和线粒体两个基因组编码翻译,两组基因任何片段缺损都可影响复合物 I 功能。近年来 PARK1 基因突变受到普遍重视,它的编码蛋白就位于线粒体内。

(四)免疫及炎性机制

Abramsky 提出 PD 发病与免疫/炎性机制有关。研究发现 PD 患者的细胞免疫功能降低,白细胞介素-1(IL-1)活性降低明显。PD 患者脑脊液(CSF)中存在抗 DA 能神经元抗体。细胞培养发现,PD 患者的血浆及 CSF 中的成分可抑制大鼠中脑 DA 能神经元的功能及生长。采用立体定向技术将 PD 患者血 IgG 注入大鼠一侧黑质,黑质酪氨酸羟化酶(TH)及 DA 能神经元明显减少,提示可能有免疫介导性黑质细胞损伤。许多环境因素(如 MPTP、鱼藤酮、百草枯、铁剂)诱导的 DA 能神经元变性与小胶质细胞激活有关,小胶质细胞是脑组织主要的免疫细胞,在神经变性疾病发生中小胶质细胞不但简单地"反应性增生",而且参与了整个病理过程。小胶质细胞活化后可通过产生氧自由基等促炎因子,对神经元产生毒性作用。DA 能神经元对氧化应激十分敏感,而活化的小胶质细胞是氧自由基产生的主要来源。此外,中脑黑质是小胶质细胞分布最为密集的区域,决定了小胶质细胞的活化在 PD 发生发展中有重要作用。

(五)年龄因素

PD 主要发生于中老年,40 岁以前很少发病。研究发现自 30 岁后黑质 DA 能神经元、酪氨酸羟化酶(TH)和多巴脱羧酶(DDC)活力减弱,纹状体 DA 递质逐年减少,DA 的 D_1 和 D_2 受体密度减小。然而,罹患 PD 的老年人毕竟是少数,说明生理性 DA 能神经元退变不足以引起 PD。只有黑质 DA 能神经元减少 50% 以上,纹状体 DA 递质减少 80% 以上,临床才会出现 PD 症状,老龄只是 PD 的促发因素。

(六)泛素-蛋白酶体系统功能异常

泛素-蛋白酶体系统(ubiquitin-proteasome system,UPS)可选择性减少细胞内的蛋白质,在细胞周期性增殖及凋亡相关蛋白的降解中发挥重要作用。Parkin 基因突变常导致 UPS 功能障碍,不能降解错误折叠的蛋白,错误折叠蛋白的过多异常聚集则对细胞有毒性作用,引起氧化应激增强和线粒体功能损伤。应用蛋白酶体抑制剂已经构建成模拟 PD 的细胞模型。

(七)兴奋性毒性作用

应用微透析及高压液相色谱(HPLC)检测发现,由 MPTP 制备的 PD 猴模型纹状体中兴奋性氨基酸(谷氨酸、天门冬氨酸)含量明显升高。若细胞外间隙谷氨酸浓度异常升高,过度刺激受体可对中枢神经系统(CNS)产生明显毒性作用。动物试验发现,脑内注射微量谷氨酸可导致大片神经元坏死,谷氨酸兴奋性神经毒作用是通过 N-甲基-D-天冬氨酸受体(N-methyl-D-aspartic acid receptor,NMDA)介导的,与 DA 能神经元变性有关。谷氨酸可通过激活 NMDA 受体产生一氧化氮(NO)损伤神经细胞,并释放更多的兴奋性氨基酸,进一步加重神经元损伤。

(八)细胞凋亡

PD 发病过程存在细胞凋亡及神经营养因子缺乏等。细胞凋亡是 PD 患者 DA 能神经元变性的基本形式,许多基因及其产物通过多种机制参与 DA 能神经元变性的凋亡过程。此外,多种迹象表明多巴胺转运体和囊泡转运体的异常表达与 DA 能神经元的变性直接相关。神经细胞自噬、钙稳态失衡可能也参与 PD 的发病。

目前,大多数学者认同 PD 并非由单一因素引起,是由遗传、环境因素、免疫/炎性因素、线粒体功能衰竭、兴奋性氨基酸毒性、神经细胞自噬及老化等多种因素通过多种机制共同作用所致。

四、病理及生化病理

(一)病理

PD 的主要病理改变是含色素神经元变性、缺失,黑质致密部 DA 能神经元最显著。镜下可见神经细胞减少,黑质细胞黑色素消失,黑色素颗粒游离散布于组织和巨噬细胞内,伴不同程度的神经胶质增生。正常人黑质细胞随年龄增长而减少,80 岁时黑质细胞从原有的 42.5 万个减至 20 万个,PD 患者的黑质细胞少于 10 万个,出现症状时 DA 能神经元丢失 50% 以上,蓝斑、中缝核、迷走神经背核、苍白球、壳核、尾状核及丘脑底核等可见轻度改变。

残留神经元胞浆中出现嗜酸性包涵体路易体(Lewy body)是本病重要的病理特点。路易体是细胞质蛋白质组成的玻璃样团块,中央有致密核心,周围有细丝状晕圈。一个细胞有时可见多个大小不同的路易体,见于约 10% 的残存细胞,黑质明显,苍白球、纹状体及蓝斑等亦可见,α-突触核蛋白和泛素是路易体的重要组分。α-突触核蛋白在许多脑区含量丰富,多集中于神经元突触前末梢。在小鼠或果蝇体内过量表达 α-突触核蛋白可产生典型的 PD 症状。尽管 α-突触核蛋白基因突变仅出现在小部分家族性 PD 患者中,但该基因表达的蛋白是路易体的主要成分,提示它在 PD 发病过程中起重要作用。

(二)生化病理

PD 最显著的生物化学特征是脑内 DA 含量减少。DA 和乙酰胆碱(ACh)为纹状体两种重要神经递质,功能相互拮抗,两者平衡对基底节环路活动起重要的调节作用。脑内 DA 递质通路主要为黑质-纹状体系,黑质致密部 DA 能神经元自血流摄入左旋酪氨酸,在细胞内酪氨酸羟化酶(TH)作用下形成左旋多巴,经多巴脱羧酶(DDC)、DA,通过黑质纹状体束,DA 作用于壳核、尾状核突触后神经元,最后被分解成高香草酸(HVA)。由于特发性帕金森病 TH 和 DDC 减少,使 DA 生成减少。单胺氧化酶 B(MAO-B)抑制剂减少神经元内 DA 分解代谢,增加脑内 DA 含量。儿茶酚-氧位-甲基转移酶(COMT)抑制剂减少左旋多巴外周代谢,维持左旋多巴稳定血浆浓度(图 9-1),可用于 PD 治疗。

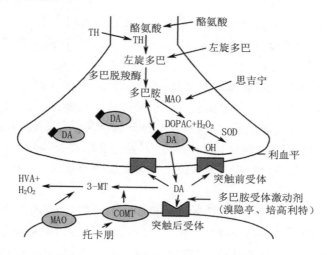

DOPAC:二羟基苯乙酸;3-MT:3-甲基组胺;HVA:高香草酸;H_2O_2:过氧化氢。

图 9-1　多巴胺的合成和代谢

PD 患者黑质 DA 能神经元变性丢失,黑质纹状体 DA 通路变性,纹状体 DA 含量显著降低(>80%),使 ACh 系统功能相对亢进,是导致肌张力增大、动作减少等运动症状的生化基础。此外,中脑-边缘系统和中脑-皮质系统 DA 含量亦显著减少,可能导致智能减退、行为情感异常、言语错乱等高级神经活动障碍。DA 递质减少程度与患者症状的严重度一致,病变早期 DA 更新率增加(突触前代偿),DA 受体失神经后出现超敏现象(突触后代偿),临床症状可能不明显(代偿期),随疾病的进展可出现典型 PD 症状(失代偿期)。基底节其他递质或神经肽如去甲肾上腺素(NE)、5-羟色胺(5-HT)、P 物质(SP)、脑啡肽(ENK)、生长抑素(SS),它们也有变化。

五、临床表现

帕金森病通常在 40~70 岁发病,60 岁后发病率升高,在 30 多岁前发病者少见,男性略多。起病隐匿,发展缓慢,主要表现为静止性震颤、肌强直、运动迟缓和姿势步态异常等,症状出现孰先孰后可因人而异。首发症状以震颤最多见(60%~70%),其次为步行障碍(12%)、肌强直(10%)和运动迟缓(10%)。症状常自一侧上肢开始,逐渐波及同侧下肢、对侧上肢与下肢,呈"N"字形的进展顺序(65%~70%);25%~30%的病例可自一侧的下肢开始,两侧下肢同时开始极少见,不少病例疾病晚期症状仍存在左右差异。

(一)静止性震颤

常为 PD 的首发症状,多由一侧上肢远端(手指)开始,逐渐扩展到同侧下肢及对侧肢体,上肢震颤幅度较下肢明显,下颌、口唇、舌及头部常最后受累。典型表现为静止性震颤,拇指与屈曲示指呈搓丸样动作,节律 4~6 Hz,静止时出现,精神紧张时加重,随意动作时减轻,睡眠时消失;常伴交替旋前与旋后、屈曲与伸展运动。令患者活动一侧肢体(如握拳或松拳),可引起另一侧肢体出现震颤,该试验有助于发现早期轻微震颤。少数患者(尤其是 70 岁以上发病者)可能不出现震颤。部分患者可合并姿势性震颤。

(二)肌强直

锥体外系病变导致屈肌与伸肌张力同时增大,关节被动运动时始终保持阻力增大,似弯曲软铅管,称为铅管样强直,如果患者伴有震颤,检查者感觉在均匀阻力中出现断续停顿,如同转动齿轮,称为齿轮样强直,是肌强直与静止性震颤叠加所致。这两种强直与锥体束受损的折刀样强直不同,后者可伴腱反射亢进及病理征。

以下的临床试验有助于发现轻微的肌强直:①令患者运动对侧肢体,被检肢体肌强直可更明显;②头坠落试验,患者取仰卧位,快速撤离头下枕头时头常缓慢落下,而非迅速落下;③令患者把双肘置于桌上,使前臂与桌面呈垂直位,两臂及腕部肌肉尽量放松,此时正常人腕关节与前臂约呈 90°屈曲,PD 患者腕关节或多或少保持伸直,好像竖立的路标,称为"路标现象"。老年患者肌强直可能引起关节疼痛,是由肌张力增大使关节血供受阻导致的。

(三)运动迟缓

运动迟缓表现为随意动作减少,包括始动困难和运动迟缓,因肌张力增大、姿势反射障碍出现一系列特征性运动障碍症状,例如,起床、翻身、步行和变换方向时运动迟缓,面部表情肌活动减少,常双眼凝视,瞬目减少,呈面具脸;手指精细动作(如扣纽扣、系鞋带)困难,书写时字越写越小,称为写字过小征等;口、咽、腭肌运动障碍,使讲话缓慢,语音低沉单调,流涎等,严重时吞咽困难。

(四)姿势步态异常

患者四肢、躯干和颈部肌强直呈特殊屈曲体姿,头部前倾,躯干俯屈,上肢肘关节屈曲,腕关节伸直,前臂内收,指间关节伸直,拇指对掌。下肢髋关节与膝关节均略弯曲,随疾病进展姿势障碍加重,晚期自坐位、卧位起立困难。早期下肢拖曳,逐渐变为小步态,起步困难,起步后前冲,越走越快,不能及时停步或转弯,称为慌张步态,行走时上肢摆动减少或消失;因躯干僵硬,转弯时躯干与头部连带小步转弯,与姿势平衡障碍导致重心不稳有关。患者害怕跌倒,遇小障碍物也要停步不前。

(五)非运动症状

PD 的非运动症状包括疾病早期常出现的嗅觉减退、快速眼动期睡眠行为障碍、便秘等症状。

(1)嗅觉缺失经常出现在运动症状前,是 PD 的早期特征,嗅觉检测作为一种可能的生物学标记物检测方法,有助于将来对 PD 高危人群的识别。

(2)抑郁症在 PD 患者中常见,约占患者的 50%,多为疾病本身的表现,患者可能同时伴有 5-羟色胺递质功能减退;通常应用 5-羟色胺再摄取抑制剂(如舍曲林 50 mg、西酞普兰 20 mg)治疗可改善。运动症状好转常可使抑郁症状缓解。

(3)快速眼动期睡眠行为障碍(RBD)可见于 30% 的 PD 患者,20%～38% 的 RBD 患者可能发展为 PD。与正常人相比,RBD 患者存在明显的嗅觉障碍、颜色辨别力及运动速度受损。功能影像学显示特发性 RBD 患者的纹状体内多巴胺转运体减少,RBD 可能是 PD 的早期标志物,其确切的病理基础尚不清楚,可能与蓝斑下核及脚桥核等下位脑干病变有关。

(4)便秘是 PD 患者的常见症状,具有顽固性、反复性、波动性及难治性等特点。便秘可能与肠系膜神经丛的神经元变性导致胆碱能功能降低、胃肠道蠕动减弱有关,此外,抗胆碱药等抗帕金森病药物可使蠕动功能下降,加重便秘。

(5)其他症状:皮脂腺、汗腺分泌亢进引起脂颜、多汗,交感神经功能障碍导致直立性低血压等;部分患者晚期出现轻度认知功能减退或痴呆、视幻觉等,通常不严重。

(六)辅助检查

(1)PD 患者的 CT、MRI 检查通常无特征性异常。

(2)生化检测:高效液相色谱-电化学法(HPLC-EC)检测患者 CSF 和尿中高香草酸(HVA)含量降低,放射免疫分析法(放免法)检测 CSF 中生长抑素含量降低。血及脑脊液常规检查无异常。

(3)基因及生物标志物:对家族性 PD 患者可采用 DNA 印迹技术、PCR、DNA 序列分析等检测基因突变。采用蛋白组学等技术检测血清、CSF、唾液中 α-突触核蛋白、DJ-1 等潜在的早期 PD 生物学标志物。

(4)超声检查可见对侧中脑黑质的高回声(图 9-2)。

(5)功能影像学检测:①DA 受体功能显像,PD 纹状体 DA 受体,主要是 D_2 受体功能发生改变,PET 和 SPECT 可动态观察 DA 受体,SPECT 较简便经济,特异性 D_2 受体标记物 123I Iodo-benzamide (123I-IBZM)合成使 SPECT 应用广泛。②DA 转运体(dopa-mine transporter,DAT)功能显像(图 9-3),纹状体突触前膜 DAT 可调控突触间隙中 DA 有效浓度,使 DA 对突触前和突触后受体发生时间依赖性激动,早期 PD 患者 DAT 功能较正常下降 31%～65%,应用 123I-β-CIT PET 或 99mTc-TRODAT-1 SPECT 可检测 DAT 功能,用于 PD 早期和亚临床诊断。③神经递质功能显像，^{18}F-dopa 透过血-脑屏障入脑，多巴脱羧酶将^{18}F-dopa 转化为^{18}F-DA，PD 患者纹状体区^{18}F-dopa 放射性聚集较正常人明显减弱，提示多巴脱羧酶活性降低。

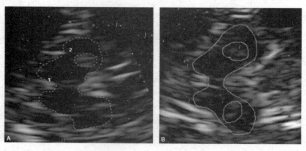

A.偏侧帕金森病患者对侧中脑黑质出现高回声；B.双侧帕金森病患者两侧中脑黑质出现高回声。

图 9-2　帕金森病的超声表现

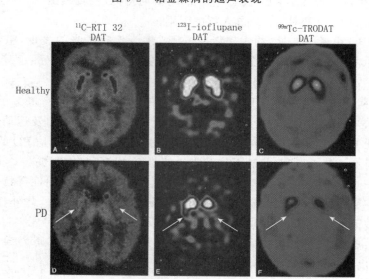

图 9-3　帕金森病患者的脑功能影像

注：显示帕金森病患者的纹状体区 DAT 活性降低。

（6）药物试验：目前临床已很少采用。

左旋多巴试验：①试验前 24 h 停用左旋多巴、多巴胺受体激动剂、抗胆碱药、抗组胺药；②试验前 30 min 和试验开始前各进行 1 次临床评分；③早 8～9 时患者排大小便，然后口服 375～500 mg多巴丝肼；④服药45～150 min 按 UPDRS-Ⅲ量表测试患者的运动功能；⑤病情减轻为阳性反应。

多巴丝肼弥散剂试验：药物吸收快，很快达到有效浓度，代谢快，用药量较小，可短时间（10～30 min）内确定患者对左旋多巴反应。对 PD 诊断、鉴别诊断及药物选择等有价值。

阿扑吗啡试验：①②项与左旋多巴试验相同；③皮下注射阿扑吗啡 2 mg；④用药后 30～120 min,测试患者的运动功能，病情减轻为阳性反应，如果为阴性，可分别隔 4 h 用 3 mg、5 mg或10 mg阿扑吗啡重复试验。

六、诊断及鉴别诊断

(一)诊断

英国帕金森病协会脑库(UKPDSBB)临床诊断标准(表 9-1)及中国帕金森病诊断标准均依据中老年发病,缓慢进展性病程,必备运动迟缓及至少具备静止性震颤、肌强直或姿势步态异常中的一项,结合对左旋多巴治疗敏感即可作出临床诊断。联合嗅觉、经颅多普勒超声及功能影像(PET/SPECT)检查有助于早期发现临床前帕金森病。帕金森病的临床与病理诊断符合率约为 80%。

表 9-1　英国帕金森病协会脑库临床诊断标准

包括标准	排除标准	支持标准
·运动迟缓(随意运动启动缓慢,伴随重复动作的速度和幅度进行性减少) ·至少具备以下中的一项:肌强直;4~6 Hz 静止性震颤;不是视力、前庭或本体感觉障碍导致的姿势不稳	·有反复卒中病史,伴随阶梯形进展的 PD 症状 ·有反复脑创伤病史 ·有明确的脑炎病史 ·有动眼危象 ·在服用抗精神病类药物过程中出现症状 ·一个以上的亲属发病 ·病情持续好转 ·起病 3 年后仍仅表现单侧症状 ·核上性凝视麻痹 ·有小脑病变体征 ·疾病早期严重的自主神经功能紊乱 ·早期严重的记忆、语言和行为习惯紊乱的痴呆 ·Babinski 征阳性 ·CT 扫描显示脑肿瘤或交通性脑积水 ·大剂量左旋多巴治疗无效(排除吸收不良导致的无效) ·有 MPTP 接触史	确诊 PD 需具备以下 3 个或 3 个以上的条件: ·单侧起病 ·静止性震颤 ·疾病逐渐进展 ·持久性症状不对称,以患侧受累更重 ·左旋多巴治疗有明显疗效(70%~100%) ·有严重的左旋多巴诱导的舞蹈症 ·左旋多巴疗效持续 5 年或更长时间 ·临床病程 10 年或更长时间

(二)鉴别诊断

需鉴别 PD 与其他原因引起的帕金森综合征(表 9-2)。在所有帕金森综合征中,约 75% 为原发性帕金森病,约 25% 为其他原因引起的帕金森综合征。

表 9-2　帕金森病与帕金森综合征的分类

类型	疾病或病因
1.原发性	·原发性帕金森病 ·少年型帕金森综合征
2.继发性(后天性、症状性)帕金森综合征	·感染:脑炎后、慢病毒感染 ·药物:神经安定剂(吩噻嗪类及丁酰苯类)、利血平、甲氧氯普胺、α-甲基多巴、锂剂、氟桂利嗪、桂利嗪 ·毒物:MPTP 及其结构类似的杀虫剂和除草剂、一氧化碳、锰、汞、二硫化碳、甲醇、乙醇 ·血管性:多发性脑梗死、低血压性休克 ·创伤:拳击性脑病 ·其他:甲状旁腺功能异常、甲状腺功能减退、肝脑变性、脑瘤、正压性脑积水

类型	疾病或病因
3.遗传变性性帕金森综合征	常染色体显性遗传路易体病、亨廷顿病、肝豆状核变性、Hallervorden-Spatz 病、橄榄脑桥小脑萎缩、脊髓小脑变性、家族性基底节钙化、家族性帕金森综合征伴周围神经病、神经棘红细胞增多症、苍白球黑质变性
4.多系统变性（帕金森叠加征群）	进行性核上性麻痹、Shy-Drager 综合征、纹状体黑质变性、帕金森综合征-痴呆-肌萎缩性侧索硬化复合征、皮质基底节变性、阿尔茨海默病、偏侧萎缩-偏侧帕金森综合征

1.继发性帕金森综合征

有明确的病因可寻，如感染、药物、中毒、脑动脉硬化、创伤。继发于甲型脑炎（昏睡性脑炎）后的帕金森综合征目前罕见。多种药物均可导致药物性帕金森综合征，一般是可逆的。在拳击手中偶尔见头部创伤引起的帕金森综合征。老年人基底节区多发性腔隙性梗死可引起血管性帕金森综合征，患者有高血压、动脉硬化及卒中史，步态障碍较明显，震颤少见，常伴锥体束征。

2.伴发于其他神经变性疾病的帕金森综合征

不少神经变性疾病具有帕金森综合征表现。这些神经变性疾病各有其特点，有些为遗传性，有些为散发的，除程度不一的帕金森症状外，还有其他症状，如不自主运动、垂直性眼球凝视障碍（见于进行性核上性麻痹）、直立性低血压（Shy-Drager 综合征）、小脑性共济失调（橄榄脑桥小脑萎缩）、出现较早且严重的痴呆（路易体痴呆）、角膜色素环（肝豆状核变性）、皮质复合感觉缺失、锥体束征和失用、失语（皮质基底节变性）等。此外，所伴发的帕金森病症状经常以强直、少动为主，静止性震颤很少见，对左旋多巴治疗不敏感。

3.需鉴别早期患者与原发性震颤、抑郁症、脑血管病

（1）原发性震颤较常见，约 1/3 的患者有家族史，在各年龄期均可发病，姿势性或动作性震颤为唯一的表现，无肌强直和运动迟缓，饮酒或用普萘洛尔后震颤可显著减轻。

（2）抑郁症可伴表情贫乏、言语单调、随意运动减少，但无肌强直和震颤，抗抑郁药治疗有效。

（3）早期帕金森病症状限于一侧肢体，患者常主诉一侧肢体无力或不灵活，若无震颤，易误诊为脑血管病，询问原发病和仔细体检易于鉴别。

七、治疗原则

帕金森病的治疗原则是采取综合治疗，包括药物治疗、手术治疗、康复治疗、心理治疗等，目前应用的所有治疗手段，只能改善症状，不能阻止病情发展。其中药物治疗是首选的主要的治疗手段。

八、药物治疗

（一）药物治疗原则

应从小剂量开始，缓慢递增，以较小剂量达到较满意的疗效。治疗应考虑个体化特点，用药选择不仅要考虑病情特点，还要考虑患者的年龄、就业状况、经济承受能力等因素。药物治疗的目标是延缓疾病进展、控制症状，并尽可能延长症状控制的年限，同时尽量减少药物不良反应和并发症。

(二)保护性治疗

目的是延缓疾病发展,改善患者症状。原则上,PD一旦被诊断就应及早进行保护性治疗。目前临床应用的保护性治疗药物主要是单胺氧化酶B型(MAO-B)抑制剂。曾报道司来吉兰＋维生素E疗法(deprenyl and tocopherol an-tioxidation therapy of parkinsonism,DATATOP)可推迟使用左旋多巴、延缓疾病发展约9个月,可用于早期轻症PD患者;但司来吉兰的神经保护作用仍未有定论。多巴胺受体激动剂和辅酶Q_{10}也可能有神经保护作用。

(三)症状性治疗

选择药物的原则如下。

1.老年前期(年龄<65岁),且不伴智能减退

可以选择:①多巴胺受体激动剂;②MAO-B抑制剂司来吉兰,或加用维生素E;③复方左旋多巴＋儿茶酚-氧位-甲基转移酶(COMT)抑制剂;④金刚烷胺和/或抗胆碱药;震颤明显而其他抗帕金森病药物效果不佳时,可试用抗胆碱药;⑤复方左旋多巴:一般在①、②、④方案治疗效果不佳时加用。在某些患者,如果出现认知功能减退,或因特殊工作之需,需要显著改善运动症状,复方左旋多巴也可作为首选。

2.老年期(年龄≥65岁)或伴智能减退

首选复方左旋多巴,必要时可加用多巴胺受体激动剂、MAO-B抑制剂或COMT抑制剂。尽可能不用苯海索,尤其老年男性患者,除非有严重震颤,并明显影响患者的日常生活或工作能力时。

(四)治疗药物

1.抗胆碱药

抑制ACh的活力,可提高脑内DA的效应和调整纹状体内的递质平衡,临床常用盐酸苯海索(安坦,artane)。该药对震颤和强直有效,对运动迟缓疗效较差,适于震颤明显、年龄较轻的患者。常用1~2 mg口服,每天3次。该药改善症状短期效果较明显,但常见口干、便秘和视物模糊等不良反应,偶尔见神经精神症状。闭角型青光眼及前列腺肥大患者禁用。因苯海索有较多的不良反应,中国指南建议尽可能不用,尤其是老年男性患者。

2.金刚烷胺

促进神经末梢DA释放,阻止再摄取,可轻度改善少动、强直和震颤等。起始剂量50 mg,每天2~3次,1周后增至100 mg,每天2~3次,一般不超过300 mg/d,老年人不超过200 mg/d。药效可维持数月至一年。不良反应较少,如不安、意识模糊、下肢网状青斑、踝部水肿和心律失常等,肾功能不全、癫痫、严重胃溃疡和肝病患者慎用,哺乳期妇女禁用。

3.左旋多巴(L-dopa)及复方左旋多巴

PD患者迟早要用到左旋多巴治疗。左旋多巴可透过血-脑屏障,被脑DA能神经元摄取后脱羧变为DA,改善症状,对震颤、强直、运动迟缓等运动症状均有效。由于95%以上的左旋多巴在外周脱羧成为DA,仅约1%通过血-脑屏障进入脑内,为减少外周不良反应,增强疗效,多用左旋多巴与外周多巴脱羧酶抑制剂(DCI)按4∶1制成的复方左旋多巴制剂,用量较左旋多巴减少3/4。

(1)复方左旋多巴剂型:包括标准片、控释片、水溶片等。

标准片:多巴丝肼由左旋多巴与苄丝肼按4∶1组成,多巴丝肼250为左旋多巴200 mg加苄丝肼50 mg,多巴丝肼125为左旋多巴100 mg加苄丝肼25 mg;国产多巴丝肼胶囊成分与多巴

丝肼相同。息宁 250 和息宁 125 是由左旋多巴与卡比多巴按 4：1 组成。

控释片：有多巴丝肼液体动力平衡系统和息宁控释片。①多巴丝肼液体动力平衡系统：剂量为 125 mg，由左旋多巴 100 mg 加苄丝肼 25 mg 及适量特殊赋形剂组成。口服后药物在胃内停留时间较长，药物基质表面先形成水化层，通过弥散作用逐渐释放，在小肠 pH 较高的环境中逐渐被吸收。多种因素可影响药物的吸收，如药物溶解度、胃液与肠液的 pH、胃排空时间。不应同时服用本品与制酸药。②息宁控释片：左旋多巴 200 mg 加卡比多巴 50 mg，制剂中加用单层分子基质结构，药物不断溶释，达到缓释效果，口服后 120～150 min 达到血浆峰值浓度；片中间有刻痕，可分为半片服用。

水溶片：弥散型多巴丝肼，剂量为 125 mg，由左旋多巴 100 mg 加苄丝肼 25 mg 组成。其特点是易在水中溶解，吸收迅速，很快达到治疗阈值浓度。

(2)用药时机：何时开始复方左旋多巴治疗尚有争议，长期用药会产生疗效减退、症状波动及异动症等运动并发症。一般应根据患者年龄、工作性质、症状类型等决定用药。年轻患者可适当推迟使用，患者因职业要求不得不用左旋多巴时应与其他药物合用，减少复方左旋多巴剂量。年老患者可早期选用左旋多巴，因发生运动并发症机会较少，对合并用药耐受性差。

(3)用药方法：从小剂量开始，根据病情逐渐增量，用最低有效量维持。

标准片：复方左旋多巴开始用 62.5 mg(1/4 片)，每天 2～4 次，根据需要逐渐增至 125 mg，每天 3～4 次；最大剂量一般不超过 250 mg，每天 3～4 次；空腹(餐前 1 h 或餐后 2 h)用药疗效好。

控释片：优点是减少服药次数，有效血药浓度稳定，作用时间长，可控制症状波动；缺点是生物利用度较低，起效缓慢，标准片转换成为控释片时每天剂量应相应增加并提前服用；适用于症状波动或早期轻症患者。

水溶片：易在水中溶解，吸收迅速，10 min 起效，作用维持时间与标准片相同，该剂型适用于有吞咽障碍或置鼻饲管、清晨运动不能、有"开-关"现象和剂末肌张力障碍患者。

(4)运动并发症及其他药物不良反应：主要有周围性和中枢性两类，前者为恶心、呕吐、低血压、心律失常(偶见)；后者有症状波动、异动症和精神症状等。对前者的不良反应可以通过小剂量开始渐增剂量、餐后服药、加用多潘立酮等避免或减轻。后者的不良反应都在长期用药后发生，一般经过 5 年治疗后，约 50% 患者会出现症状波动或异动症等运动并发症。具体处理详见本节运动并发症的治疗。

4.DA 受体激动剂

DA 受体包括 5 种类型，D_1 受体和 D_2 受体亚型与 PD 治疗关系密切。DA 受体激动剂作用：①直接刺激纹状体突触后 DA 受体，不依赖于多巴脱羧酶将左旋多巴转化为 DA 发挥效应；②血浆半衰期(较复方左旋多巴)长；③推测可持续而非波动性刺激 DA 受体，预防或延迟运动并发症发生；PD 早期单用 DA 受体激动剂有效，若与复方左旋多巴合用，可提高疗效，减少复方左旋多巴用量，且可减少或避免症状波动或异动症的发生。

(1)适应证：PD 后期患者用复方左旋多巴治疗产生症状波动或异动症，加用 DA 受体激动剂可减轻或消除症状，减少复方左旋多巴用量。疾病后期黑质纹状体 DA 能系统缺乏多巴脱羧酶，不能把外源性左旋多巴脱羧转化为 DA，用复方左旋多巴无效，用 DA 受体激动剂可能有效。发病年纪轻的早期患者可单独应用，应从小剂量开始，逐渐增量至获得满意疗效。不良反应与复方左旋多巴相似，症状波动和异动症的发生率低，直立性低血压和精神症状的发生率较高。

（2）该类药物有两种类型：麦角类和非麦角类。目前大多推荐非麦角类 DA 受体激动剂，尤其是年轻患者病程初期。这类长半衰期制剂能避免对纹状体突触后膜 DA 受体产生"脉冲"样刺激，从而预防或减少运动并发症的发生。麦角类 DA 受体激动剂可导致心脏瓣膜病和肺胸膜纤维化，多不主张使用。

麦角类：①溴隐亭为 D_2 受体激动剂，开始剂量为 0.625 mg/d，每隔 3～5 d 增加 0.625 mg，通常治疗剂量为 7.5～15.0 mg/d，分 3 次口服；不良反应与左旋多巴类似，错觉和幻觉常见，精神病病史患者禁用，相对禁忌证包括近期心肌梗死、严重周围血管病和活动性消化性溃疡等。②α-二氢麦角隐亭，2.5 mg，每天 2 次，每隔 5 d 增加 2.5 mg，有效剂量为 30～50 mg/d，分 3 次口服。参考剂量转换比例为吡贝地尔：普拉克索：溴隐亭：α-二氢麦角隐亭100：1：10：60。③卡麦角林是所有 DA 受体激动剂中半衰期最长的（70 h），作用时间最长，适于 PD 后期长期应用复方左旋多巴产生症状波动和异动症患者，有效剂量为 2～10 mg/d，平均 4 mg/d，只需每天 1 次，较方便。④利舒脲具有较强的选择性 D_2 受体激动作用，对 D_1 受体作用很弱。按作用剂量比较，其作用为溴隐亭的 10～20 倍，但作用时间短于溴隐亭；其半衰期（$t_{1/2}$）短（平均2.2 h），该药为水溶性，可静脉或皮下输注泵应用，主要用于因复方左旋多巴治疗出现明显的"开-关"现象者；治疗须从小剂量开始，0.05～0.10 mg/d，逐渐增量，平均有效剂量为 2.4～4.8 mg/d。

非麦角类：被美国神经病学学会、运动障碍学会以及我国帕金森病治疗指南推荐为一线治疗药物。①普拉克索：为新一代选择性 D_2、D_3 受体激动剂，开始剂量为 0.125 mg，每天 3 次，每周增加 0.125 mg，逐渐加量至 0.5～1.0 mg，每天 3 次，最大不超过 4.5 mg/d；服用左旋多巴的 PD 晚期患者加服普拉克索可改善左旋多巴不良反应，对震颤和抑郁有效。②罗匹尼罗：用于早期或进展期 PD，开始 0.25 mg，每天 3 次，逐渐加量至 2～4 mg，每天 3 次，症状波动和异动症的发生率低，常见意识模糊、幻觉及直立性低血压。③吡贝地尔（泰舒达缓释片）：为缓释型选择性 D_2、D_3 受体激动剂，对中脑-皮质和边缘叶通路 D_3 受体有激动效应，改善震颤作用明显，对强直和少动也有作用；初始剂量为 50 mg，每天 1 次，第 2 周增至 50 mg，每天 2 次，有效剂量为150 mg/d，分 3 次口服，最多不超过 250 mg/d。④罗替戈汀：为一种透皮贴剂，有 4.5 mg/10 cm²、9 mg/20 cm²、13.5 mg/30 cm²、18 mg/40 cm²等规格；早期使用4.5 mg/10 cm² 规格，以后视病情发展及治疗反应可增大剂量，均每天 1 贴；治疗 PD 的优势为可连续、持续释放药物，消除首关效应，提供稳态血药水平，避免对 DA 受体脉冲式刺激，减少口服药治疗突然"中断"状态，减少服左旋多巴等药物易引起运动波动、"开-关"现象等。⑤阿扑吗啡：为 D_1 和 D_2 受体激动剂，可显著减少"关期"状态，对症状波动，尤其"开-关"现象和肌张力障碍疗效明显，采取笔式注射法给药后 5～15 min 起效，有效作用时间 60 min，每次给药 0.5～2.0 mg，每天可用多次，便携式微泵皮下持续灌注可使患者每天保持良好运动功能；也可经鼻腔给药。

5.单胺氧化酶 B（MAO-B）抑制剂

抑制神经元内 DA 分解，增加脑内 DA 含量。合用复方左旋多巴有协同作用，减少左旋多巴约 1/4 用量，延缓"开-关"现象。MAO-B 抑制剂中的司来吉兰（丙炔苯丙胺）2.5～5.0 mg，每天 2 次，因可引起失眠，不宜傍晚服用。不良反应有口干、胃纳少和直立性低血压等，胃溃疡患者慎用。该药可与左旋多巴合用，亦可单独应用，可缓解 PD 症状，也可能有神经保护作用。第二代 MAO-B 抑制剂雷沙吉兰已投入临床应用，其作用优于第一代司来吉兰，对各期 PD 患者症状均有改善作用，也可能有神经保护作用；其代谢产物为一种无活性非苯丙胺物质氨基茚满，安全性较第 1 代 MAO-B 抑制剂好。唑尼沙胺原为抗癫痫药，偶然发现应用唑尼沙胺 300 mg/d，在有效控制癫痫的同时,可显著改善 PD 症状,抗 PD 机制证实为抑制 MAO-B 活性。

6.儿茶酚-氧位-甲基转移酶(COMT)抑制剂

COMT 是由脑胶质细胞分泌的参与 DA 分解酶之一。COMT 抑制剂通过抑制脑内、脑外 COMT 活性,提高左旋多巴生物利用度,显著改善左旋多巴疗效。COMT 抑制剂本身不会对 CNS 产生影响,在外周主要阻止左旋多巴被 COMT 催化降解成 3-氧甲基多巴。须与复方左旋多巴合用,单独使用无效,用药次数一般与复方左旋多巴次数相同。该药主要用于中晚期 PD 患者的"剂末"现象、"开-关"现象等症状波动的治疗,可使"关期"时限缩短,"开期"时限增加,也推荐用于早期 PD 患者初始治疗,希望通过持续性 DA 能刺激,推迟出现症状波动等运动并发症,但尚有待进一步研究证实。

(1)恩他卡朋:亦名珂丹,是周围 COMT 抑制剂,100～200 mg,口服;可提高 CNS 对血浆左旋多巴的利用度,提高血药浓度,增强左旋多巴疗效,减少临床用量;该药耐受性良好,主要不良反应是胃肠道症状,尿色变浅,但无严重肝功能损害报道。

(2)托卡朋:亦名答是美,100～200 mg,口服;该药是治疗 PD 安全有效的辅助药物,不良反应有腹泻、意识模糊、转氨酶水平升高,偶尔有急性重症肝炎报道,应注意肝脏毒副作用,用药期间须监测肝功能。

7.腺苷 A_{2A} 受体阻断剂

腺苷 A_{2A} 受体在基底节选择性表达,与运动行为有关。多项证据表明,阻断腺苷 A_{2A} 受体能够减轻 DA 能神经元的退变。

伊曲茶碱是一种新型腺苷 A_{2A} 受体阻断剂,可明显延长 PD 患者"开期"症状,缩短"关期",具有良好的安全性和耐受性,临床上已用于 PD 治疗。

(五)治疗策略

1.早期帕金森病治疗(Hoehn&Yahr Ⅰ～Ⅱ级)

疾病早期若病情未对患者造成心理或生理影响,应鼓励患者坚持工作,参与社会活动和医学体疗(关节活动、步行、平衡及语言锻炼、面部表情肌操练、太极拳等),可暂缓用药。若疾病影响患者的日常生活和工作能力,应开始症状性治疗。

2.中期帕金森病治疗(Hoehn&Yahr Ⅲ级)

若在早期阶段首选 DA 受体激动剂、司来吉兰或金刚烷胺/抗胆碱药治疗的患者,发展至中期阶段时症状改善往往已不明显,此时应添加复方左旋多巴治疗;若在早期阶段首选小剂量复方左旋多巴治疗患者,应适当增加剂量,或添加 DA 受体激动剂、司来吉兰或金刚烷胺,或 COMT 抑制剂。

3.晚期帕金森病治疗(Hoehn&Yahr Ⅳ～Ⅴ级)

晚期帕金森病临床表现极复杂,有药物不良反应因素。对晚期患者的治疗,一方面继续力求改善运动症状,另一方面需处理伴发的运动并发症和非运动症状。

(六)运动并发症的治疗

运动并发症(如症状波动和异动症)是晚期 PD 患者的治疗中最棘手的问题,需要调整药物剂量、用法等治疗方案及手术治疗(主要是脑深部电刺激术)。

1.症状波动的治疗

症状波动有 3 种形式。

(1)疗效减退或剂末恶化:指每次用药的有效作用时间缩短,症状随血液药物浓度发生规律性波动,可增加每天服药次数或增加每次服药剂量或改用缓释剂,也可加用其他辅助药物。

(2)"开-关"现象:指症状在突然缓解("开期")与加重("关期")之间波动,"开期"常伴异动症;多见于病情严重者,发生机制不详,与服药时间、血浆药物浓度无关;处理困难,可试用 DA 受体激动剂。

(3)冻结现象:患者行动踌躇,可发生于任何动作,突出表现是步态冻结,推测是情绪激动使细胞过度活动,增加去甲肾上腺素能介质输出所致;如果冻结现象发生在复方左旋多巴剂末期,伴 PD 其他体征,增加复方左旋多巴单次剂量可使症状改善;如果发生在"开期",减少复方左旋多巴剂量,加用 MAO-B 抑制剂或 DA 受体激动剂或许有效,部分患者经过特殊技巧训练也可改善。

2.异动症的治疗

异动症(abnormal involuntary movements,AIMs)又称为运动障碍,常表现为舞蹈-手足徐动症样、肌张力障碍样动作,可累及头面部、四肢及躯干。

(1)异动症常见的 3 种形式:①剂峰异动症或改善-异动症-改善(improvement-dyskinesia-improvement,I-D-I),常出现在血药浓度高峰期(用药 1～2 h),与用药过量或 DA 受体超敏有关,减少复方左旋多巴单次剂量可减轻异动症,晚期患者治疗窗较窄,减少剂量虽有利于控制异动症,但患者往往不能进入"开期",故减少复方左旋多巴剂量时需加用 DA 受体激动剂。②双相异动症或异动症-改善-异动症(dyskinesia-improvement-dyskinesia,D-I-D),剂峰和剂末均可出现,机制不清,治疗困难,可尝试增加复方左旋多巴每次剂量或服药次数,或加用 DA 受体激动剂。③肌张力障碍,常表现为足或小腿痛性痉挛,多发生于清晨服药前,可睡前服用复方左旋多巴控释剂或长效 DA 受体激动剂,或起床前服用弥散型多巴丝肼或标准片;发生于剂末或剂峰的肌张力障碍可相应增减复方左旋多巴用量。

(2)不常见的异动症也有 3 种形式:①反常动作,可能是情绪激动使神经细胞产生或释放 DA,引起少动现象短暂性消失;②少动危象,患者较长时间不能动,与情绪改变无关,是 PD 严重的少动类型,可能由纹状体 DA 释放耗竭所致;③出没现象,表现出没无常的少动,与服药时间无关。

(七)非运动症状的治疗

帕金森病的主要非运动症状包括精神障碍、自主神经功能紊乱、感觉障碍等。

1.精神障碍的治疗

PD 患者的精神症状表现形式多种多样,如生动梦境、抑郁、焦虑、错觉、幻觉、欣快、轻躁狂、精神错乱及意识模糊等。治疗原则是首先考虑依次逐减或停用抗胆碱药、金刚烷胺、DA 受体激动剂、司来吉兰等抗帕金森病药物;若采取以上措施患者仍有症状,可将复方左旋多巴逐步减量;对经药物调整无效的严重幻觉、精神错乱、意识模糊可加用非典型抗精神病药,如氯氮平、喹硫平。氯氮平被 B 级推荐,可减轻意识模糊和精神障碍,不阻断 DA 能药效,可改善异动症,但需定期监测粒细胞;喹硫平被 C 级推荐,不影响粒细胞数;奥氮平不被推荐用于 PD 精神症状的治疗(B 级推荐)。抑郁、焦虑、痴呆等可为疾病本身表现,用药不当可能加重。精神症状常随运动症状波动,"关期"出现抑郁、焦虑,"开期"伴欣快、轻躁狂,改善运动症状常使这些症状缓解。有较重的抑郁症、焦虑症,可用 5-羟色胺再摄取抑制剂。对认知障碍和痴呆可应用胆碱酯酶抑制剂,如石杉碱甲、多奈哌齐、利斯的明或加兰他敏。

2.自主神经功能障碍治疗

自主神经功能障碍常见便秘、排尿障碍及直立性低血压等。增加饮水量和高纤维含量食物对大部分便秘患者有效,停用抗胆碱药,必要时应用通便剂;排尿障碍患者需减少晚餐后摄水量,可试用奥昔布宁、莨菪碱等外周抗胆碱药;直立性低血压患者应增加盐和水摄入量,睡眠时抬高头位,穿弹力裤,从卧位站起宜缓慢,α肾上腺素能激动剂米多君治疗有效。

3.睡眠障碍

睡眠障碍较常见,主要为失眠和快速眼动期睡眠行为障碍,可应用镇静安眠药。失眠若与夜间帕金森病运动症状相关,睡前需加用复方左旋多巴控释片。若伴不宁腿综合征(RLS)睡前加用DA受体激动剂,如普拉克索或复方左旋多巴控释片。

九、手术及干细胞治疗

(1)中晚期PD患者常不可避免地出现药物疗效减退及严重并发症,通过系统的药物调整无法解决时可考虑选择性手术治疗。苍白球损毁术的远期疗效不尽如人意,可能有不可预测的并发症,临床已很少施行。

目前,推荐深部脑刺激疗法(deep brain stimulation,DBS),优点是定位准确、损伤范围小、并发症少、安全性高和疗效持久等,缺点是昂贵。适应证:①原发性帕金森病,病程5年以上;②服用复方左旋多巴曾有良好疗效,目前疗效明显下降或出现严重的运动波动或异动症,影响生活质量;③排除痴呆和严重的精神疾病。

(2)细胞移植:将自体肾上腺髓质或异体胚胎中脑黑质细胞移植到患者纹状体,纠正DA递质缺乏,改善PD运动症状,目前已很少采用。采用酪氨酸羟化酶(TH)、神经营养因子(如胶质细胞源性神经营养因子和脑源性神经营养因子)基因治疗,以及干细胞(包括骨髓基质干细胞、神经干细胞、胚胎干细胞和诱导性潜能干细胞)移植治疗在动物试验中显示出良好疗效,已进行少数临床试验也显示一定的疗效。随着基因治疗的目的基因越来越多,基因治疗与干细胞移植联合应用可能是将来发展的方向。

十、中医、康复及心理治疗

中药或针灸和康复治疗作为辅助手段对改善症状可起到一定作用。对患者进行语言、进食、走路及各种日常生活训练和指导,在房间和卫生间设扶手,提供防滑橡胶桌垫、大把手餐具等,可提高生活质量。适当运动(如打太极拳)对改善运动症状和非运动症状可有一定的帮助。教育与心理疏导也是PD治疗中不容忽视的辅助措施。

十一、预后

PD是慢性进展性疾病,目前尚无根治方法。多数患者发病数年仍能继续工作,也可能较快进展而致残。疾病晚期可因严重肌强直和全身僵硬,终至卧床不起。死因常为肺炎、骨折等并发症。

(张宝光)

第二节 特发性震颤

特发性震颤(ET)又称原发性震颤,是一种常见的运动障碍性疾病,呈常染色体显性遗传,以姿势性和/或动作性震颤为主要特征,一般双上肢受累,但一侧重。病程多缓慢进展或不进展,呈良性过程,故又称良性震颤。

一、临床表现

(1)特发性震颤在人群中的患病率和发病率差别很大,各年龄组均可发病,但发病率随年龄增长而显著增加,发病没有性别差异,近半数患者有阳性家族史。

(2)起病隐匿,常从一侧上肢起病,很快累及对侧,很少累及下肢,大约30%的患者可累及头颈部,双上肢震颤多有不对称。

(3)震颤是唯一的临床表现,以姿势性和动作性震颤为主,震颤频率一般为每秒4～12次,初为间断性,情绪激动、饥饿、疲劳时加重,入睡后消失,但随着病程延长,可以变为持续性。体检除姿势性或动作性震颤外无其他阳性体征,有时可引出受累肢体齿轮感,为震颤所致。

二、辅助检查

本病实验室指标及头部影像学检查无特异表现。

三、诊断及分级

临床发现姿势性震颤或动作性震颤,有阳性家族史,饮酒后减轻,不伴其他神经系统症状和体征,应考虑特发性震颤的可能。

(一)诊断

美国运动障碍学会和世界震颤研究组织特发性震颤诊断标准如下。

1.核心诊断标准

(1)有双手及前臂的动作性震颤。

(2)除齿轮现象外,不伴有神经系统其他体征。

(3)仅有头部震颤,不伴肌张力障碍。

2.次要诊断标准

(1)病程超过3年。

(2)有阳性家族史。

(3)饮酒后震颤减轻。

3.排除标准

(1)伴有其他神经系统体征,或在震颤发生前不久有外伤史。

(2)有药物、焦虑、抑郁、甲亢等引起的生理亢进性震颤。

(3)有精神性(心因性)震颤病史。

(4)突然起病或分段进展。

(5)原发性直立性震颤。

(6)仅有位置特异性震颤或目标特异性震颤,包括职业性震颤和原发性书写震颤。

(7)仅有言语、舌、颏或腿部震颤。

(二)分级

美国国立卫生研究院特发性震颤研究小组临床分级如下。

0级:无震颤。

1级:很轻微的震颤(不易发现)。

2级:易于发现的、幅度低于 2 cm 的、无致残性的震颤。

3级:明显的、幅度 2～4 cm 的、有部分致残性的震颤。

4级:严重的、幅度超过 4 cm 的、致残性的震颤。

四、鉴别诊断

(一)帕金森病

根据帕金森病特征性的静止性震颤及肌强直和动作迟缓等其他症状体征可以鉴别。但特发性震颤患者合并帕金森病的发生率显著高于正常人群,常在稳定病程数年至数十年出现其他震颤外的体征而确诊。

(二)直立性震颤

表现为站立时躯干和下肢的姿势性震颤,坐下或行走时减轻,也可累及上肢。

(三)生理性或全身疾病所致震颤

如甲亢、肾上腺疾病、药物性、中毒性,根据相应病史和辅助检查可排除。

(四)其他神经系统疾病所致震颤

例如,小脑病变为意向性震颤,伴有共济失调等体征。其他神经系统疾病均不以震颤为唯一症状。

五、治疗

症状轻微,不影响功能活动或社交的可不予治疗。所有治疗措施对头部震颤效果均不佳。

(一)饮酒

多数患者在少量饮酒后震颤可暂时缓解。

(二)β-肾上腺素受体阻滞剂

能减轻震颤幅度但对震颤频率无影响,疗效的个体差异极大。一般采用普萘洛尔 60～90 mg/d,或阿罗洛尔 10～30 mg/d,分次服,最大剂量不超过 30 mg/d。相对禁忌证:心力衰竭,二度至三度房室传导阻滞,哮喘,糖尿病患者有低血糖倾向时。

(三)其他

其他包括苯二氮䓬类、氯氮平、碳酸酐酶抑制剂等治疗,局部注射 A 型肉毒毒素治疗等,可有部分疗效。

（侯东锋）

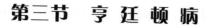

第三节 亨廷顿病

亨廷顿病(huntington disease,HD)又称亨廷顿舞蹈症、大舞蹈病,于1842年由Waters首先报道,1872年由美国医师George Huntington系统描述而得名,是一种常染色体显性遗传的基底节和大脑皮质变性疾病,临床上以隐匿起病、缓慢进展的舞蹈症、精神异常和痴呆为特征。本病呈完全外显率,受累个体的后代中50%发病。该病可发生于所有人种,白种人发病率最高,我国较少见。

一、病因及发病机制

本病的致病基因$IT15$位于4p16.3,基因的表达产物为约含3 144个氨基酸的多肽,命名为Huntington,在$IT15$基因5′端编码区内的三核苷酸(CAG)重复序列拷贝数异常增多。拷贝数越多,发病年龄越早,临床症状越重。在Huntington内,$(CAG)n$重复编码一段长的多聚谷氨酰胺功能区,故学者认为本病可能是获得了一种毒性功能所致。

二、病理及生化改变

(一)病理改变

主要位于纹状体和大脑皮质,黑质、视丘、视丘下核、齿状核亦可轻度受累。大脑皮质突出的变化为皮质萎缩,特别是第3、第5和第6层神经节细胞丧失,合并胶质细胞增生。尾状核、壳核神经元大量变性、丢失。投射至外侧苍白球的纹状体传出神经元(含γ-氨基丁酸与脑啡肽,参与间接通路)较早受累,是引起舞蹈症的基础;随疾病进展,投射至内侧苍白球的纹状体传出神经元(含γ-氨基丁酸与P物质,参与直接通路)也被累及,是导致肌强直及肌张力障碍的原因。

(二)生化改变

纹状体传出神经元中γ-氨基丁酸、乙酰胆碱及其合成酶明显减少,多巴胺浓度正常或略增加,与γ-氨基丁酸共存的神经调质脑啡肽、P物质亦减少,生长抑素和神经肽Y增加。

三、临床表现

本病好发于30～50岁,5%～10%的患者于儿童和青少年发病,10%于老年发病。患者的连续后代中有发病提前倾向,即早发现象,父系遗传的早发现象更明显,绝大多数有阳性家族史。起病隐匿,缓慢进展。无性别差异。

(一)锥体外系症状

以舞蹈样不自主运动最常见、最具特征性。通常为全身性,程度轻重不一。典型表现为手指弹钢琴样动作和面部怪异表情,累及躯干可产生舞蹈样步态,可合并手足徐动症及投掷症。随着病情进展,舞蹈样不自主运动可逐渐减轻,而肌张力障碍及动作迟缓、肌强直、姿势不稳等帕金森综合征渐趋明显。

(二)精神障碍及痴呆

精神障碍可表现为情感、性格、人格改变及行为异常,如抑郁、激惹、幻觉、妄想、暴躁、冲动、反社会行为。患者常表现出注意力减退、记忆力降低、认知障碍及智能减退,呈进展性加重。

(三)其他

快速眼球运动(扫视)常受损。可伴癫痫发作,舞蹈样不自主运动大量消耗能量可使体重明显下降,常见睡眠和/或性功能障碍。晚期出现构音障碍和吞咽困难。

四、辅助检查

(一)基因检测

CAG 重复序列拷贝数增加,大于 40 具有诊断价值。该检测若结合临床特异性高、价值大,几乎所有的病例可通过该方法确诊。

(二)电生理及影像学检查

EEG 呈弥漫性异常,无特异性。CT 及 MRI 扫描显示大脑皮质和尾状核萎缩,脑室扩大。MRI 的 T_2 加权像显示壳核信号增强。MRI 波谱(MRS)显示大脑皮质及基底节乳酸水平升高。^{18}F-脱氧葡萄糖 PET 检测显示尾状核、壳核代谢明显降低。

五、诊断及鉴别诊断

(一)诊断

根据发病年龄,慢性进行性舞蹈样动作、精神症状和痴呆,结合家族史可诊断本病,基因检测可确诊,还可发现临床前期病例。

(二)鉴别诊断

应鉴别本病与小舞蹈病、良性遗传性舞蹈症、发作性舞蹈手足徐动症、老年性舞蹈症、肝豆状核变性、迟发性运动障碍及棘状红细胞增多症并发舞蹈症。

六、治疗

目前尚无有效治疗措施,对舞蹈症状可选用以下 2 类药物。

(一)多巴胺受体阻滞剂

氟哌啶醇 1~4 mg,每天 3 次;氯丙嗪 12.5~50.0 mg,每天 3 次;奋乃静 2~4 mg,每天 3 次;硫必利 0.1~0.2 g,每天3 次;以及哌咪清等。均应从小剂量开始,逐渐增加剂量,用药过程中应注意锥体外系不良反应。

(二)中枢多巴胺耗竭剂

贝那替秦 25 mg,每天 3 次。

七、预后

本病尚无法治愈,病程 10~20 年,平均 15 年。

(侯东锋)

第四节　风湿性舞蹈症

风湿性舞蹈症曾称小舞蹈病,由 Sydenham(1684 年)首先描述,是风湿热在神经系统的常见

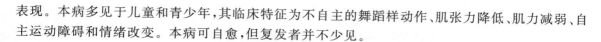

表现。本病多见于儿童和青少年,其临床特征为不自主的舞蹈样动作、肌张力降低、肌力减弱、自主运动障碍和情绪改变。本病可自愈,但复发者并不少见。

一、病因与发病机制

本病的发病与 A 组 β-溶血性链球菌感染有关,属于自体免疫性疾病。约 30％的病例在风湿热发作或多发性关节炎后 2～3 个月发病,通常无近期咽痛或发热史,部分患者咽拭子培养 A 组溶血性链球菌阳性;血清可检出抗神经元抗体,与尾状核、丘脑底核等部位神经元抗原起反应,抗体滴度与本病的转归有关,提示可能与自身免疫反应有关。本病好发于围青春期,女性患者多于男性患者,一些患者在怀孕或口服避孕药时复发,提示该病与内分泌改变也有关系。

二、病理

病理改变主要是黑质、纹状体、丘脑底核及大脑皮质可逆性炎性改变和神经细胞弥漫性变性,神经元丧失和胶质细胞增生。有的病例可见散在动脉炎、栓塞性小梗死。90％的尸解病例可发现风湿性心脏病证据。

三、临床表现

(一)发病年龄及性别
发病年龄多在 5～15 岁,女患者多于男患者,男、女患者之比约为 1∶3。

(二)起病形式
大多数为亚急性或隐匿起病,少数可急性起病。大约 1/3 的病例舞蹈症状出现前 2～6 个月有 β-溶血性链球菌感染史,曾有咽喉肿痛、发热、多关节炎、心肌炎、心内膜炎、心包炎、皮下风湿结节或紫癜等临床症状和体征。

(三)早期症状
早期症状常不明显,不易被察觉。患儿表现为情绪不稳、焦虑不安、易激动、注意力分散、学习成绩下降、动作笨拙、步态不稳、手中物品时常坠落,行走摇晃不稳等。其后症状日趋明显,表现为舞蹈样动作和肌张力改变等。

(四)舞蹈样动作
常常可急性或隐匿出现,常为双侧性,可不规则,变幻不定,突发骤止,约 20％的患者可偏侧或甚至更为局限。在情绪紧张和做自主运动时加重,安静时减轻,睡眠时消失。常在 2～4 周加重,3～6 个月自行缓解。

(1)面部最明显,表现挤眉、弄眼、噘嘴、吐舌、扮鬼脸等,变幻莫测。

(2)肢体表现为一种快速的、不规则、无目的的不自主运动,常起于一肢,逐渐累及一侧或对侧,上肢比下肢明显,上肢各关节交替伸直、屈曲、内收等动作,下肢步态颠簸、行走摇晃、易跌倒。

(3)躯干表现为脊柱不停地弯、伸或扭转,呼吸也可变得不规则。

(4)头颈部的舞蹈样动作表现为摇头耸肩或头部左右扭转。伸舌时很难维持,舌部不停地扭动,软腭或其他咽肌的不自主运动可致构音、吞咽障碍。

(五)体征
(1)肌张力及肌力减退,膝反射常减弱或消失。肢体软弱无力,与舞蹈样动作、共济失调一起构成小舞蹈病的三联征。

(2)旋前肌征：肌张力和肌力减退导致当患者举臂过头时，手掌旋前。

(3)舞蹈症手姿：当手臂前伸时，因张力过低而呈腕屈、掌指关节过伸，伴手指弹钢琴样小幅舞动。

(4)挤奶妇手法，或称盈亏征：若令患者紧握检查者第二、第三手指，检查者能感到患者的手时紧时松，握力不均，时大时小。

(5)约 1/3 的患者有心脏病征，包括风湿性心肌炎、二尖瓣回流或主动脉瓣关闭不全。

(六)精神症状

可有失眠、躁动、不安、精神错乱、幻觉、妄想等精神症状，称为躁狂性舞蹈症。有些病例精神症状可与躯体症状同样显著，以致呈现舞蹈性精神病。随着舞蹈样动作消除，精神症状很快缓解。

四、辅助检查

(一)血清学检查

白细胞计数增加，红细胞沉降率加快，C 反应蛋白效价提高，黏蛋白增多，抗链球菌溶血素"O"滴度增加；由于小舞蹈病多发生在链球菌感染后 2～3 个月，甚至 6～8 个月，故不少患者发生舞蹈样动作时链球菌血清学检查结果常为阴性。

(二)咽拭子培养

检查可见 A 组溶血型链球菌。

(三)脑电图

无特异性，常为轻度弥漫性慢活动。

(四)影像学检查

部分患者头部 CT 扫描可见尾状核区低密度灶及水肿，MRI 显示尾状核、壳核、苍白球增大，T_2 加权像显示信号增强，PET 可见纹状体呈高代谢改变，但症状减轻或消失后可恢复正常。

五、诊断

凡学龄期儿童有风湿病史和典型舞蹈样症状，结合实验室及影像学检查通常可以诊断。

六、鉴别诊断

常见舞蹈症鉴别要点见表 9-3。

表 9-3　常见舞蹈症鉴别要点

鉴别项目	风湿性舞蹈症	亨廷顿病	肝豆状核变性	偏侧舞蹈症
病因	风湿性	常染色体显性遗传	遗传性铜代谢障碍	脑卒中、脑瘤
发病年龄	大多数为 5～15 岁	30 岁以后	儿童、青少年	成年
临床特征	全身或偏侧不规则舞蹈，动作快	全身舞蹈、手足徐动、动作较慢	偏侧舞蹈样运动	有不完全偏瘫
	肌张力低、肌力减退	慢	角膜色素环	
	情绪不稳定，性格改变	进行性痴呆	精神障碍	
	可有心脏受损征象		肝脏受损征	

续表

鉴别项目	风湿性舞蹈症	亨廷顿病	肝豆状核变性	偏侧舞蹈症
治疗	抗链球菌感染(青霉素)	用氯丙嗪、氟哌啶醇	口服 D-青霉胺排铜	治疗原发病
	用肾上腺皮质激素		口服硫酸锌减少铜吸收	对症用氟哌啶醇
	用氟哌啶醇、氯丙嗪、苯巴比妥		对症用氟哌啶醇	

七、治疗

(一)一般处理

急性期应卧床休息,保持环境安静,避免强光或其他刺激,给予足够的营养支持。

(二)病因治疗

确诊本病后,无论病症轻重,均应使用青霉素或其他有效抗生素治疗,10～14 d 为 1 个疗程。同时给予水杨酸钠或泼尼松,症状消失后再逐渐减量至停药,目的是最大限度地防止或减少本病复发,并控制心肌炎、心瓣膜病的发生。

1.抗生素

青霉素:首选 $(4\sim8)\times10^5$ U,每天 1～2 次,2 周为 1 个疗程,也可用红霉素、头孢菌素类药物治疗。

2.阿司匹林

0.1～1.0 g,每天 4 次,小儿按 0.1 g/kg 计算,症状控制后减量,维持 6～12 周。

3.激素

风湿热症状明显时,泼尼松每天 10～30 mg,分 3～4 次口服。

(三)对症治疗

(1)首选氟哌啶醇,0.5 mg 开始,每天口服 2～3 次,以后逐渐加量。

(2)氯丙嗪,12.5～50.0 mg,每天 2～3 次。

(3)苯巴比妥,0.015～0.030 g,每天 2～4 次。

(4)地西泮,2.5～5.0 mg,每天 2～4 次。

八、预后

本病预后良好,可完全恢复而无任何后遗症状,大约 20% 的病例死于心脏并发症,35% 的病例数月或数年后复发。个别病例舞蹈症状持续终身。

(侯东锋)

第五节　肝豆状核变性

一、概述

肝豆状核变性又称 Wilson 病(WD),是以铜代谢障碍为特征的常染色体隐性遗传病。编码蛋白（ATP7B酶）的 *WD* 基因（位于 $13q^{14.3}$）突变，导致血清铜蓝蛋白合成不足及胆管排铜障碍，血清自由态铜浓度升高，并在肝、脑、肾等器官沉积，出现相应的临床症状和体征。本病好发于青少年，临床表现为铜代谢障碍引起的肝硬化、基底节变性等多脏器病损。该病是全球性疾病，世界范围的患病率约为 30/100 万，我国的患病率及发病率远高于欧美。

二、临床表现

（一）肝症状

以肝病作为首发症状者占 40%～50%，儿童患者约 80% 发生肝脏症状。肝脏受累程度和临床表现存在较大差异，部分患者表现为肝炎症状，如倦怠、乏力、食欲缺乏，或无症状的转氨酶水平持续升高；大多数患者表现为进行性肝大，继而进展为肝硬化、脾大、脾功能亢进，出现黄疸、腹水、食管静脉曲张及上消化道出血等；一些患儿表现为暴发性肝衰竭伴有肝铜释放入血而继发的 Coombs 阴性溶血性贫血。也有不少患者并无肝大，甚至肝缩小。

（二）神经系统症状

以神经系统症状为首发的患者占 40%～59%，其平均发病年龄比以肝病首发者大 10 岁左右。铜在脑内的沉积部位主要是基底节区，故神经系统症状突出表现为锥体外系症状。最常见的症状是以单侧肢体为主的震颤，逐渐进展至四肢，震颤可为意向性、姿位性或几种形式的混合，振幅可细小或较粗大，也有不少患者出现扑翼样震颤。肌张力障碍常见，累及咽喉部肌肉可导致言语不清、语音低沉、吞咽困难和流涎；累及面部、颈、背部和四肢肌肉引起动作缓慢僵硬、起步困难、肢体强直，甚至引起肢体和/或躯干变形。部分患者出现舞蹈样动作或指划动作。WD 患者的少见症状是周围神经损害、括约肌功能障碍、感觉症状。

（三）精神症状

精神症状的发生率为 10%～51%。最常见为注意力分散，导致学习成绩下降、失学。还有情感障碍，如暴躁、欣快、兴奋、淡漠、抑郁；行为异常，如生活懒散、动作幼稚、偏执，少数患者甚至自杀；还有幻觉、妄想等。极易被误诊为精神分裂症、躁狂抑郁症等精神疾病。

（四）眼部症状

具有诊断价值的是铜沉积于角膜后弹力层而形成的 Kayser-Fleischer（K-F）环，呈黄棕色或黄绿色，以角膜上、下缘最为明显，宽约 1.3 mm，严重时呈完整的环形。应行裂隙灯检查予以肯定和早期发现。在 7 岁以下患儿中此环少见。

（五）肾症状

肾功能损害主要表现为肾小管重吸收障碍，出现血尿（或镜下血尿）、蛋白尿、肾性糖尿、氨基酸尿、磷酸盐尿、尿酸尿、高钙尿。部分患者还会发生肾钙质沉积症和肾小管性酸中毒。持续性氨基酸尿可见于无症状患者。

（六）血液系统症状

血液系统症状主要表现为急性溶血性贫血，推测可能与肝细胞破坏致铜离子大量释放入血，引起红细胞破裂有关。还有继发于脾功能亢进所致的血小板、粒细胞、红细胞减少，以鼻出血、齿龈出血、皮下出血为临床表现。

（七）骨骼肌肉症状

2/3 的患者出现骨质疏松，还有较常见的是骨及软骨变性、关节畸形、X 形腿或 O 形腿、病理性骨折、肾性佝偻病等。少数患者发生肌肉症状，主要表现为肌无力、肌痛、肌萎缩。

（八）其他

其他病变包括皮肤色素沉着、皮肤黝黑，以面部和四肢伸侧较为明显；鱼鳞癣、指甲变形。内分泌紊乱如葡萄糖耐量异常、甲状腺功能减退、月经异常、流产等。少数患者可发生急性心律失常。

三、诊断要点

（一）诊断

任何患者,特别是 40 岁以下者发现有下列情况应怀疑 WD,须进一步检查。

（1）有其他病因不能解释的肝脏疾病、持续血转氨酶水平升高、持续性氨基酸尿、暴发重型肝炎合并溶血性贫血。

（2）有其他病因不能解释的神经系统疾病,特别是锥体外系疾病、精神障碍。

（3）家族史中有相同或类似疾病的患者,特别是先证者的近亲,如同胞、堂或表兄弟姐妹。

（二）鉴别诊断

对疑似患者应进行下列检查,以排除或肯定 WD 的诊断。

1.实验室检查

对所有疑似患者都应进行下列检查。

（1）血清铜蓝蛋白（ceruloplasmin,CP）:CP 浓度降低是诊断 WD 的重要依据之一。成年人 CP 正常值为 $270\sim370$ mg/L（$27\sim37$ mg/dL）,新生儿的血清 CP 浓度为成年人的 1/5,此后逐年增长,至 $3\sim6$ 岁时达到成年人水平。$96\%\sim98\%$ 的 WD 患者 CP 浓度降低,其中 90% 以上显著降低（0.08 g/L 以下）,甚至为零。杂合子的 CP 值多在 $0.10\sim0.23$ g/L,但 CP 正常不能排除该病的诊断。

（2）尿铜:尿铜浓度升高也是诊断 WD 的重要依据之一。正常人的尿铜排泄量为 $0.047\sim0.550$ $\mu mol/24$ h（$3\sim35$ $\mu g/24$ h）。未经治疗的 WD 患者的尿排铜量可略高于正常人甚至达正常人的数倍至数十倍,少数患者也可正常。

（3）肝铜量:肝铜测定是诊断 WD 最重要的生化证据,但肝脏穿刺为创伤性检查,目前尚不能作为常规的检测手段。

（4）血清铜:正常成人血清铜浓度为 $11\sim22$ $\mu mol/L$（$70\sim140$ $\mu g/dL$）,90% 的 WD 患者血清铜浓度降低,低于 9.4 $\mu mol/L$（60 $\mu g/dL$）有诊断价值。须注意,肾病综合征、严重营养不良和失蛋白肠病也可出现血清铜浓度降低。

2.影像学检查

颅脑 CT 扫描多显示双侧对称的基底节区、丘脑密度降低,多伴有不同程度的脑萎缩。MRI 扫描多于基底节、丘脑、脑干等处出现长 T_1、长 T_2 异常信号,约 34% 伴有轻度至中度脑萎缩,以神经症状为主的患者 CT 及 MRI 的异常率显著高于以肝症状为主的 WD 患者。影像学检查虽无定性价值,但有定位及排除诊断的价值。

（三）诊断标准

（1）肝、肾病史:肝、肾病征和/或锥体外系病征。

（2）铜生化异常:主要是 CP 浓度显著降低（CP 浓度＜0.08 g/L）;肝铜浓度升高（237.6 $\mu g/g$ 肝干重）;血清铜浓度降低（低于 9.4 $\mu mol/L$）;24 h 尿铜浓度升高（高于 1.57 $\mu mol/24$ h）。

（3）K-F 环阳性。

(4)有阳性家族史。

(5)基因诊断。

符合(1)、(2)、(3)或(1)、(2)、(4)可确诊 WD;符合(1)、(3)、(4)而 CP 浓度正常或略低者为不典型 WD(此种情况少见);符合上述(1)~(4)中的 2 条,很可能是 WD,若符合(2)、(4),可能为症状前患者,此时可参考脑 MRI 改变、肝脏病理改变、四肢骨关节改变等。

基因诊断虽然是"金标准",但因 WD 的突变已有 200 余种,因此基因检测目前仍不能作为常规检测方法。

四、治疗方案及原则

(一)治疗目的

(1)排除积聚在体内组织过多的铜。

(2)减少铜的吸收,防止铜在体内再次积聚。

(3)对症治疗,减轻症状,减少畸形的发生。

(二)治疗原则

1.早期和症状前治疗

越早治疗越能减轻或延缓病情发展,尤其是症状前患者。应强调本病是唯一有效治疗的疾病,但应坚持终身治疗。

2.药物治疗

(1)螯合剂:①右旋青霉胺是首选的排铜药物,尤其是以肝脏症状为主者。以神经症状为主的患者服用青霉胺后 1~3 个月症状可能恶化,而且有37%~50%的患者症状会加重,且其中又有 50%不能逆转。使用前须行青霉素皮试,阴性者方可使用。青霉胺用作开始治疗时剂量为15~25 mg/kg,宜从小剂量开始,逐渐加量至治疗剂量。然后根据临床表现和实验室检查指标决定逐渐减量至理想的长期维持剂量。本药应在进餐前2 h服用。青霉胺促进尿排铜效果肯定,10%~30%的患者发生不良反应。青霉胺的不良反应较多,如发热、皮疹、胃肠道症状、多发性肌炎、肾病、粒细胞减少、血小板计数降低、维生素 B_6 缺乏、自身免疫疾病(类风湿关节炎和重症肌无力等)。补充维生素 B_6 对预防一些不良反应有益。②曲恩汀或三乙撑四胺双盐酸盐的排铜效果不如青霉胺,但不良反应少于青霉胺。250 mg,每天4 次,于餐前 1 h 或餐后 2 h 服用。本药最适合用于不能使用青霉胺的 WD 患者。但国内暂无供应。③其他排铜药物包括二巯基丙醇(因不良反应大已少用)、二巯基丁二酸钠(Na-DMS)、二巯基丁二酸胶囊、二巯基丙磺酸钠(DMPS)等重金属离子螯合剂。

(2)阻止肠道对铜吸收和促进排铜的药物:①锌制剂的排铜效果低于和慢于青霉铵,但不良反应少,是用于 WD 维持治疗和症状前患者治疗的首选药物;也可作为其他排铜药物的辅助治疗。常用的锌剂有硫酸锌、醋酸锌、甘草锌、葡萄糖酸锌等。应饭后服锌剂,不良反应有胃肠道刺激、口唇及四肢麻木、烧灼感。锌剂(以醋酸锌为代表)的致畸作用被 FDA 定为 A 级,即无风险。②四硫钼酸铵(ammonium tetrathiomolybdate,TTM)能在肠道内与蛋白和铜形成复合体排到体外,可替代青霉胺用于驱铜治疗,但国内无药。

(3)对症治疗:非常重要,应积极进行。对神经系统症状(特别是锥体外系症状)、精神症状、肝病、肾病、血液和其他器官的病损,应给予相应的对症治疗。脾大合并脾功能亢进者应行脾切除手术;对晚期肝衰竭患者肝移植是唯一有效的治疗手段。

3.低铜饮食治疗

避免摄入高铜食物,如贝类、虾蟹、动物内脏和血、豆类、坚果类、巧克力、咖啡,勿用铜制炊具;可给予高氨基酸或高蛋白饮食。

(侯东锋)

第六节　肌张力障碍

肌张力障碍是主动肌和拮抗肌收缩不协调或过度收缩引起的以肌张力异常动作和姿势为特征的运动障碍疾病,在锥体外系疾病中较为多见,仅次于帕金森病。根据病因可分为特发性和继发性;按肌张力障碍发生部位可分为局限性、节段性、偏身性和全身性;依起病年龄可分为儿童型、少年型和成年型。

一、病因及发病机制

特发性扭转性肌张力障碍至今病因不明,可能与遗传有关,可为常染色体显性(30%～40%外显率)、常染色体隐性或X连锁隐性遗传,显性遗传的缺损基因DYT1已定位于9号常染色体长臂9q32-34,编码一种ATP结合蛋白扭转蛋白A,有些病例可发生在散发基础上。环境因素(如创伤或过劳)可诱发特发性肌张力障碍基因携带者发病,例如,口-下颌肌张力障碍病前有面部或牙损伤史,一侧肢体过劳可诱发肌张力障碍,如书写痉挛、乐器演奏家痉挛、打字员痉挛和运动员肢体痉挛。

继发性肌张力障碍是纹状体、丘脑、蓝斑、脑干网状结构等病变所致,如肝豆状核变性、核黄疸、神经节苷脂沉积症、苍白球黑质红核色素变性、进行性核上性麻痹、特发性基底节钙化、甲状旁腺功能低下、中毒、脑血管病变、脑外伤、脑炎、药物(左旋多巴、吩噻嗪类、丁酰苯类、甲氧氯普胺)诱发。

二、病理

特发性扭转痉挛可见非特异性病理改变,包括壳核、丘脑及尾状核小神经元变性,基底节脂质及脂色素增多。继发性扭转痉挛病理学特征随原发病不同而异;痉挛性斜颈、Meige综合征、书写痉挛和职业性痉挛等局限性肌张力障碍病理上无特异性改变。

三、临床类型及表现

(一)扭转痉挛

扭转痉挛是全身性扭转性肌张力障碍,以四肢、躯干或全身剧烈而不随意的扭转动作和姿势异常为特征。发作时肌张力增高。扭转痉挛中止后肌张力正常或减弱,故也称变形性肌张力障碍。按病因可分为特发性和继发性。

1.特发性扭转性肌张力障碍

儿童期起病的肌张力障碍,通常有家族史,出生及发育正常,多为特发性。症状常自一侧或两侧下肢开始,逐渐进展至广泛不自主扭转运动和姿势异常,导致严重功能障碍。

2.继发性扭转性肌张力障碍

成年期起病的肌张力障碍多为散发，可查到病因。症状常自上肢或躯干开始，约20%的患者最终发展为全身性肌张力障碍，一般不发生严重致残。体检可见异常运动、姿势，如手臂过度旋前、屈腕、指伸直、腿伸直和足跖屈内翻，躯干过屈或过伸等，以躯干为轴扭转最具特征性；可出现扮鬼脸、痉挛性斜颈、睑痉挛、口-下颌肌张力障碍等，缺乏其他神经系统体征。

(二)局限性扭转性肌张力障碍

特发性扭转性肌张力障碍的某些特点可孤立出现，如痉挛性斜颈、睑痉挛、口-下颌肌张力障碍、痉挛性发音困难(声带)和书写痉挛。有家族史的患者可作为特发性扭转性肌张力障碍顿挫型，无家族史可代表成年发病型的局部表现，但成人发病的局限性肌张力障碍也可有家族性基础。为常染色体显性遗传，与18p31基因(*DYT7*)突变有关。

1.痉挛性斜颈

痉挛性斜颈是胸锁乳突肌等颈部肌群阵发性不自主收缩引起颈部向一侧扭转，或阵发性倾斜，是锥体外系器质性疾病之一。少数痉挛性斜颈属于精神性(心因性、癔症性)斜颈。

(1)本病可见于任何年龄组，但以中年人最为多见，女性患者多于男性患者。早期常为发作性，最终颈部持续地偏向一侧，一旦发病常持续终身，起病18个月内偶尔自发缓解。药物治疗常不满意。

(2)起病多缓慢(癔症性斜颈例外)，颈部深、浅肌群均可受累，但以一侧胸锁乳突肌和斜方肌受损症状较突出。患肌因痉挛收缩触诊有坚硬感，久之可发生肥大。

(3)一侧胸锁乳突肌受累，头颈偏转向健侧；双侧胸锁乳突肌病变，则头颈前屈；双侧斜方肌病变，则头后仰。症状可因情绪激动而加重，头部得到支持时症状可减轻，睡眠时症状消失。

(4)癔症性斜颈常在受精神刺激后突然起病，症状多变，经暗示治疗后可迅速好转。

2.Meige综合征

Meige综合征主要累及眼肌和口、下颌肌肉，表现睑痉挛和口-下颌肌张力障碍，两者都可作为孤立的局限性肌张力障碍出现，为Meige综合征不完全型，如两者合并出现为完全型。

(1)睑痉挛表现：不自主眼睑闭合，痉挛持续数秒至数分钟。多为双眼起病，少数由单眼起病逐渐波及双眼，精神紧张、阅读、注视时加重，讲话、唱歌、张口、咀嚼和笑时减轻，睡眠时消失。

(2)口-下颌肌张力障碍表现：不自主张口闭口、撇嘴、咧嘴、噘嘴和缩拢口唇、伸舌扭舌等。严重者下颌脱臼，牙齿磨损以至脱落，撕裂牙龈，咬掉舌和下唇，影响发声和吞咽等，讲话、咀嚼可触发痉挛，触摸下颌或压迫颏下部痉挛可减轻，睡眠时痉挛消失。

3.书写痉挛

执笔书写时手和前臂出现肌张力障碍姿势，表现握笔如握匕首、手臂僵硬、手腕屈曲、肘部不自主地向外弓形抬起、手掌面向侧面等，但做其他动作正常。本病也包括其他职业性痉挛，如弹钢琴、打字痉挛，以及使用螺丝刀或餐刀痉挛等。药物治疗通常无效，让患者学会用另一只手完成这些任务是必要的。

4.手足徐动症

手足徐动症也称指痉症，指以肢体远端为主的缓慢、弯曲、蠕动样不自主运动，极缓慢的手足徐动也可导致姿势异常，需与扭转痉挛区别。前者不自主运动主要位于肢体远端，后者主要侵犯颈肌、躯干肌及四肢的近端肌，以躯干为轴的扭转或螺旋样运动是其特征。本病症可见于多种疾病引起的脑损害，如基底节大理石样变性、脑炎、产后窒息、早产、胆红素脑病、肝豆状核变性。

四、诊断及鉴别诊断

(一)诊断

首先应确定患者是否为肌张力障碍,然后区分是特发性肌张力障碍还是继发性肌张力障碍。通常,前者的发病年龄较小,可有遗传家族史,除肌张力障碍外,常无其他锥体系或锥体外系受损的症状和体征。从病史的详细询问和体格检查、相关的辅助检查(如脑脊液检查、血和尿化验、神经影像及电生理学检查)中未找到继发性脑和/或脊髓损害的证据,基因分析有助于确定诊断。而继发性肌张力障碍与之相反,除发病年龄较大外,以局限性肌张力障碍多见,体格检查、辅助检查可发现许多继发的原因及脑、脊髓病理损害证据。常见肌张力障碍疾病临床特征见表 9-4。

表 9-4　常见肌张力障碍疾病临床特征的鉴别

鉴别要点	扭转痉挛	Miege 综合征	痉挛性斜颈	迟发性运动障碍
发病年龄及性别	儿童期发病,多见于成年男性	50 岁以后发病,女性患者多于男性患者	青年、中年发病	服用氟哌啶醇、氯丙嗪数年后发病,多见于老年及女性患者
临床特征	面肌、颈肩肌、呼吸肌快速抽动,短促而频繁,具有刻板性	面肌眼睑肌、唇肌、舌肌、颈阔肌强直性痉挛	颈部肌肉的痉挛抽动、偏斜及伸屈	面肌、口肌、体轴肌、肢体肌的强直性痉挛
	紧张时加剧,安静时轻,入睡后消失	用手指触摸下颌减轻,行走、强光、阅读时加重,睡眠时消失	行动时加剧,平卧时减轻,入睡后消失,患肌坚硬、肥大	随意运动,情绪紧张、激动时加重,睡眠中消失
治疗	用地西泮、氯硝西泮	用氟哌啶醇	用苯海索、左旋多巴	停服抗精神病药应缓慢
	用小剂量氟哌啶醇	用苯海索、左旋多巴	用氟哌啶醇	
	心理治疗	局部注射肉毒毒素	局部注射肉毒毒素	用利血平、氯硝西泮、氯氮平
			手术治疗	

(二)鉴别诊断

(1)面肌痉挛:常为一侧眼睑或面肌的短暂抽动,不伴口-下颌不自主运动,可与睑痉挛或口-下颌肌张力障碍区别。

(2)僵人综合征:需与肌张力障碍区别,前者表现为发作性躯干肌(颈脊旁肌和腹肌)和四肢近端肌僵硬和强直,明显限制患者主动运动,且常伴疼痛,在自然睡眠后肌僵硬完全消失,休息和肌肉放松时肌电图检查均出现持续运动单位电活动,不累及面肌和肢体远端肌。

(3)颈部骨骼肌先天性异常所致先天性斜颈(患者年龄较小,由颈椎先天缺如或融合、胸锁乳突肌血肿、炎性纤维化所致),局部疼痛刺激引起的症状性斜颈及癔症性斜颈,需与痉挛性斜颈区别。但前组都存在明确原因,同时能检出引致斜颈的异常体征,可资鉴别。

五、治疗

(一)特发性扭转性肌张力障碍

药物治疗可部分改善异常运动。

1.左旋多巴

左旋多巴对一种多巴反应性肌张力障碍有明显的效果,对其他类型的肌张力障碍也有一定的效果。

2.抗胆碱药

苯海索 20 mg,口服,每天 3 次,可控制症状。

3.镇静剂

能有效地缓解扭转痉挛,并能降低肌张力,部分患者有效。地西泮 5～10 mg 或硝西泮5.0～7.5 mg,或氯硝西泮 2～4 mg,口服,每天 3 次。

4.多巴胺受体阻滞剂

能有效地控制扭转痉挛和其他多动症状,但不能降低肌张力。氟哌啶醇 2～4 mg 或硫必利0.1～0.2 g,口服,每天 3 次。继发性肌张力障碍者需同时治疗原发病。

(二)局限性肌张力障碍

(1)药物治疗基本与特发性扭转性肌张力障碍的药物治疗相同。

(2)肉毒毒素 A:局部注射是目前可行的最有效疗法,产生数月的疗效,可重复注射。注射部位选择痉挛最严重的肌肉或肌电图显示明显异常放电的肌群,例如,痉挛性斜颈,可选择胸锁乳突肌、颈夹肌、斜方肌等三对肌肉中的四块作多点注射;睑痉挛和口-下颌肌张力障碍,分别选择眼裂周围皮下和口轮匝肌多点注射;书写痉挛,注射受累肌肉有时会有帮助。剂量应个体化,通常在注射后 1 周开始显效,每疗程不超过 8 周,疗效可维持3～6 个月,3～4 个月可以重复注射。每疗程总量为 200 U 左右。其最常见的不良反应为下咽困难、颈部无力和注射点的局部疼痛。

(三)手术治疗

对重症病例和药物治疗无效的患者可采用手术治疗。主要手术方式包括副神经和上颈段神经根切断术,部分病例可缓解症状,但可复发;也可用立体定向丘脑腹外侧核损毁术或丘脑切除术,对偏侧肢体肌张力障碍可能有效。有些患者用苍白球脑深部电刺激术有效。

六、预后

约 1/3 的患者最终会发生严重残疾而被限制在轮椅或床上,儿童起病者更可能出现这种情况,另1/3 的患者轻度受累。

(侯东锋)

第七节　迟发性运动障碍

迟发性运动障碍(TD)是长期服用多巴胺能阻滞药物所致的一种累及面、舌、唇、躯干、四肢的不自主运动。迟发性运动障碍是一种特殊而持久的锥体外系反应,主要见于长期服用大剂量抗精神病药物的患者。

一、临床表现

(1)多发生于老年,尤其是女性患者。各种抗精神病药物均可引起,常见氟奋乃静、三氟拉嗪和氟哌啶醇等含氟的精神病药物引起,多出现在服用抗精神病药物 2 年以后。

(2)不自主、有节律的重复刻板式运动,最早期的症状是舌震颤和流涎,老年人口部运动具有

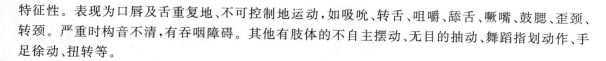

特征性。表现为口唇及舌重复地、不可控制地运动,如吸吮、转舌、咀嚼、舔舌、噘嘴、鼓腮、歪颈、转颈。严重时构音不清,有吞咽障碍。其他有肢体的不自主摆动、无目的抽动、舞蹈指划动作、手足徐动、扭转等。

二、辅助检查

本病辅助检查无特殊表现。

三、诊断

有服用抗精神病药物史,运动障碍发生于服药过程中或停药后 3 个月内,运动障碍特征为节律性、异常、刻板重复的不自主运动。

四、鉴别诊断

需鉴别本病与药源性帕金森综合征、亨廷顿病、肌张力障碍。

五、治疗

对本病无特效治疗方法。一旦确诊应及时减量或停用致病的药物,或换用锥体外系不良反应较少的药物。可能有部分疗效的药物有以下几种。

(一)抗组胺药

异丙嗪 25～50 mg,每天 3 次,或每天肌内注射 1 次,连续 2 周。

(二)作用于多巴胺能系统的药物

多巴胺能耗竭剂(如丁苯喹嗪、利血平)可有短期效果。可用利血平 0.25 mg,每天 1～3 次。碳酸锂 0.25 mg,每天 1～3 次,可降低多巴胺受体的敏感性。

(三)作用于乙酰胆碱的药物

抗胆碱药物(如苯海索)可加重本病,故应停用。试用拟胆碱药物如二甲胺乙醇 100～500 mg/d,使用 2 周后运动功能可明显减轻。

(四)作用于 γ-氨基丁酸系统的药物

有学者认为用 γ-氨基丁酸增效剂(如丙戊酸钠、卡马西平、地西泮)可能有效。

(五)其他

其他如抗焦虑药物,可稳定患者的情绪,从而达到治疗目的。

(侯东锋)

第十章

脊髓疾病

第一节　急性脊髓炎

急性脊髓炎通常指急性非特异性脊髓炎,是局限于数个脊髓节段的急性非特异性炎症,为横贯性脊髓损害。病因多为病毒性感染或疫苗接种后的自身免疫反应。病理上以病变区域神经元坏死、变性、缺失和血管周围神经髓鞘脱失,炎性细胞浸润,胶质细胞增生等为主要变化。而由外伤、压迫、血管、放射、代谢、营养、遗传等非生物源性引起的脊髓损害称为脊髓病。

一、病因与发病机制

病因未明,可能大部分病例是病毒感染或疫苗接种后引起的自身免疫反应。1957 年,在亚洲流感流行后,世界各地的急性脊髓炎的发病率均升高,故有人推测本病与流感病毒感染有关。但研究发现,患者脑脊液中抗体正常,神经组织中亦未能分离出病毒。不少研究资料提示,许多患者病前有病毒感染史或疫苗接种史。故该病有可能是病毒感染或疫苗接种所诱发的一种自身免疫性疾病。

二、病理

脊髓炎症可累及脊髓全长的任何节段,但以胸段为主(74.5%),其次为颈段(12.7%)和腰段(11.7%),以 $T_{3\sim5}$ 段最常受累。受累脊髓肿胀、质地变软,软脊膜充血或有炎性渗出物,脊髓断面可见病变脊髓软化,边缘不光整,变为灰色或红黄色,灰质、白质间分界不清。显微镜下可见软膜和脊髓血管扩张、充血,血管周围是以淋巴细胞和浆细胞为主的炎症细胞浸润;灰质内神经细胞肿胀,尼氏小体溶解,甚至细胞溶解、消失;白质内髓鞘脱失,轴突变性,大量吞噬细胞和神经胶质细胞增生。脊髓严重破坏时,可软化形成空腔。轻症或者早期患者,病变仅累及血管周围,出现血管周围的炎性细胞渗出和髓鞘脱失,小胶质细胞增生并吞噬类脂质而成为格子细胞,散在于病灶之中。病情严重和晚期者,常可见溶解区的星形胶质细胞增生,并随病程延长逐渐形成纤维瘢痕,脊髓萎缩。

三、临床表现

(1)任何年龄均可发病,但好发于青壮年,无性别差异。

（2）各种职业均可发病，以农民居多。

（3）全年可散在发病，以冬春及秋冬相交时较多。

（4）病前 1～2 周常有上呼吸道感染症状，或有疫苗接种史。以劳累、受凉、外伤等为诱因。

（5）本病起病较急，半数以上患者的症状在 2～3 d 发展到高峰。

（6）首发症状为双下肢麻木且无力、病变相应部位的背痛、病变节段的束带感以及病变以下的肢体瘫痪、感觉缺失和大小便障碍。

（7）病变可累及脊髓的几个节段，最常侵犯胸段，尤其是 $T_{3～5}$ 段，颈髓、腰髓次之。也有部分病例受累的脊髓节段呈上升性过程，可累及颈段或延髓，出现呼吸困难，为病变的严重状态。

（8）病变平面以下无汗，出现皮肤水肿、干燥和指甲松脆等自主神经症状。

（9）急性脊髓炎急性期表现为脊髓休克。休克期一般为 2～4 周。表现为瘫痪肢体肌张力降低，腱反射消失，病理反射引不出，尿潴留（无张力性神经性膀胱）。休克期后肌张力增大，腱反射亢进，肌力开始恢复，病理反射出现，感觉平面逐渐下降，膀胱充盈 300～400 mL 即自动排尿（反射性神经性膀胱）。

四、辅助检查

（1）急性期周围血中白细胞总数正常或轻度升高。

（2）脑脊液动力学检查提示椎管通畅，少数病例因脊髓严重水肿，蛛网膜下腔部分梗阻。脑脊液外观无色、透明，白细胞数正常或有不同程度的升高，以淋巴细胞为主。蛋白质含量正常或轻度升高，脊髓严重水肿出现明显椎管梗阻时蛋白质含量可明显升高（高达 2 g/L 以上）。糖与氯化物含量正常。

（3）影像学检查（如脊柱 X 线检查、脊髓 CT 或 MRI 检查）通常无特异性改变。若脊髓严重肿胀，MRI 可见病变部位脊髓增粗等改变。

（4）视觉诱发电位、脑干诱发电位检查有助于排除脑干和视神经早期损害的证据。MRI 能早期区别脊髓病变性质、范围，是确诊急性脊髓炎最可靠的措施，亦是早期诊断多发性硬化的可靠手段。

五、诊断和鉴别诊断

根据起病急、病前有感染史或疫苗接种史及有截瘫、传导束型感觉障碍和大小便功能障碍等症状，结合脑脊液检查，一般不难诊断。但需要鉴别急性脊髓炎与下列疾病。

（一）视神经脊髓炎

视神经脊髓炎为多发性硬化的一种特殊类型。除有脊髓炎的表现外，还有视力下降等视神经炎的表现或视觉诱发电位的异常。视神经症状可在脊髓炎的表现之前或之后出现。有些多发性硬化的首发症状为横贯性脊髓损害，但病情通常有缓解及复发，并可相继出现其他多灶性体征，如复视、眼球震颤和共济失调等。

（二）感染性多发性神经根炎

病前常有呼吸道感染，全身症状轻，起病急，逐渐进展，数天至数周疾病达到高峰，无背痛，无脊柱压痛，表现为对称性的下肢或四肢软瘫，反射消失，近端重于远端，感觉障碍为末梢样感觉障碍，呈手套、袜套样，无感觉平面，无膀胱直肠功能障碍，脑脊液蛋白-细胞分离，脊髓造影正常。

(三)脊髓出血

脊髓出血多由外伤或脊髓血管畸形引起。起病急骤并伴有剧烈背痛,出现肢体瘫痪和括约肌障碍,可呈血性脑脊液。MRI有助于诊断,脊髓血管造影可发现血管畸形。

(四)梅毒性脊髓炎

通常伴视神经萎缩和阿-罗瞳孔。疼痛是本病患者常见的主诉。血清和脑脊液梅毒检查可确定诊断。

(五)周期性瘫痪

有多次发作史,且多在饱食后发病,表现为对称弛缓性瘫痪,无感觉和括约肌障碍,短时间内(数小时至数天)可自行缓解,部分病例发病时血钾水平降低,心电图有低钾改变,补钾后症状缓解。

(六)急性脊髓压迫症

脊柱结核、脊柱转移性癌等,可由于病变椎体被破坏后突然塌陷而出现急性症状。其表现为有原发病史,局部脊椎压迫或有变形,椎管阻塞,脑脊液蛋白明显增多,CT或MRI或脊柱X线检查均有助于鉴别。

(七)急性硬脊膜外脓肿

有身体其他部位化脓性感染史,如细菌性心内膜炎、皮肤疖肿、扁桃体化脓等;有根痛、发热等感染征象;有局限性脊柱压痛、椎管阻塞、脑脊液蛋白质增多等表现。影像学检查如MRI有助于诊断。

六、治疗

(一)药物治疗

1.激素治疗

急性期应用激素治疗对减轻水肿有帮助,可短程使用糖皮质激素,例如,甲泼尼龙0.5～1.0 g、氢化可的松100～300 mg或地塞米松10～20 mg,静脉滴注,每天1次,10～20 d为1个疗程,如果病情稳定,在逐渐减量的同时给予促肾上腺皮质激素(ACTH)12.5～25 U/d,静脉滴注,连用3～5 d,或者可改为泼尼松40～60 mg/d,顿服,每周减量1次,5～6周内逐渐停用。同时,应注意给予适当的抗生素预防感染,补充足够的钾盐和钙剂,加强支持疗法以保证足够的水和热能的供应,预防各种并发症。

2.20%的甘露醇

有报道称该药可使病变早期脊髓水肿减轻,并可清除自由基,减轻脊髓损害,对脊髓炎治疗有效。20%的甘露醇每次1～2 g/kg,每天2或3次,连用4～6 d。

3.细胞活化剂和维生素的应用

将辅酶A、三磷酸腺苷、肌苷、胰岛素、氯化钾等加入葡萄糖溶液内组成能量合剂,静脉滴注,每天1次,10～20 d为1个疗程;大剂量B族维生素(如维生素B_1、维生素B_6、维生素B_{12})及维生素C等能加速周围神经的增生,促进神经功能的恢复,多被常规应用。胞磷胆碱、醋谷胺也有类似作用,也可用来促进脊髓功能的恢复。

4.抗生素的应用

应根据感染部位和可能的感染菌选择足量有效的抗生素,尽快控制感染,以免加重病情。

5.其他药物

干扰素、转移因子、聚肌胞可调节机体免疫力,对伴有神经痛者可给予卡马西平等对症治疗。

(二)并发症的处理

(1)对高颈位脊髓炎有呼吸困难者应尽早行气管切开或人工辅助呼吸。

(2)注意及时治疗泌尿系统或呼吸道感染,以免加重病情。

(三)血液疗法

1.全血输入疗法

目前很少应用该疗法,其适合于合并贫血的患者。

2.血浆输入疗法

静脉输入 200～300 mL 健康人血浆,每周 2 或 3 次,可提高患者的免疫力,改善脊髓血液供应,改善营养状态及减轻肌肉萎缩。

3.血浆交换疗法

使用血浆分离机,将患者的血浆分离出来弃除,再选择健康人的血浆、清蛋白、羧甲淀粉及生理盐水等替换液予以补充,可减轻免疫反应,促进神经肌肉功能的恢复。每天 1 次,7 d 为 1 个疗程。可用于应用激素治疗无效的患者,亦可用于危重患者的抢救。

4.紫外线照射充氧自体血回输疗法(光量子疗法)

将患者自体血经紫外线照射后回输,可提高血氧含量,有利于脊髓功能的恢复,增强机体的免疫功能。但是否有效尚有争议。

(四)高压氧治疗

高压氧可提高血氧张力,增加血氧含量,改善和纠正病变脊髓缺氧性损害,促进有氧代谢和侧支循环的建立,有利于病变组织的再生和康复。每天 1 次,20～30 d 为 1 个疗程。

(五)康复治疗

早期宜进行被动活动、按摩等康复治疗。部分肌力恢复时,应鼓励患者主动活动,加强肢体锻炼,促进肌力恢复。瘫痪肢体应尽早保持功能位置,如仰卧、下肢伸直、略外展,以防止肢体屈曲挛缩,纠正足下垂。

七、预后

本病的预后与下列因素有关。

(1)病前有无先驱症状:凡有发热等上呼吸道感染等先驱症状的患者,预后较好。

(2)脊髓受损程度:部分性或单一横贯损害的患者,预后较好;上升性和弥漫性脊髓受累者,预后较差。

(3)并发压疮、尿路感染或肺部感染者预后较差。这 3 种并发症不仅影响预后,还常常是脊髓炎致命的主要原因。

(4)若无严重并发症,患者通常在 3～6 个月恢复生活自理。其中 1/3 的患者基本恢复,只遗留轻微的感觉运动障碍;另有 1/3 的患者能行走,但步态异常,尿频、便秘,有明显感觉障碍;还有 1/3 的患者将持续瘫痪,伴有尿失禁。

(唐智勇)

第二节　脊髓蛛网膜炎

　　脊髓蛛网膜炎是蛛网膜的一种慢性炎症过程,在某些因素的作用下蛛网膜增厚,与脊髓、脊神经根粘连(或形成囊肿)阻塞椎管,或通过影响脊髓血液循环而导致脊髓功能障碍。发病率较高,与椎管内肿瘤发病率接近。发病年龄多为 30～60 岁,男性患者多于女性患者,受累部位以胸段多见,颈段及腰骶段少见。

一、病因和发病机制

　　有继发于某些致病因素的反应性非化脓性炎症。

(一)感染性

　　有原发于脊柱附近或椎管内的疾病,如脊柱结核、硬膜外脓肿和脑脊髓膜炎,也有继发于全身疾病(如流感、伤寒、结核和产褥感染)的。有报道称,结核性脑膜炎引起者最多见。

(二)外伤性

　　这类病因如脊柱外伤、脊髓损伤、反复腰椎穿刺。

(三)化学性

　　这类病因如神经鞘内注入药物(抗癌药、链霉素等)、脊髓造影使用的碘油、麻醉药及其他化学药剂。

(四)脊柱或者脊髓本身的病变

　　这类病因如椎管内肿瘤、蛛网膜下腔出血、椎间盘突出及脊椎病,均可合并脊髓蛛网膜炎。

(五)其他

　　其他如脊髓空洞症、脊柱脊髓的先天性畸形。

二、病理

　　蛛网膜位于硬脊膜与软脊膜之间,本身无血管供应,故缺乏炎症反应能力。但在病原刺激下,血管丰富的硬脊膜和软脊膜发生活跃的炎症反应,进入慢性期后,引起蛛网膜的纤维增厚,并使蛛网膜与硬脊膜和软脊膜发生粘连。

　　虽可发生于脊髓任何节段,但以胸腰段多见,病变部位的蛛网膜呈乳白色、混浊,并有不规则不对称增厚,以后成为坚韧的瘢痕组织,可与脊髓、软膜、神经根和血管发生粘连,伴有血管增生。根据病变发展情况分为 3 种类型:局限型(仅局限于 1～2 个节段)、弥漫型(有多个节段呈散在分布)、囊肿型(粘连及增厚的蛛网膜形成囊肿)。

三、临床表现

　　(1)发病前约 45.6% 的患者有感染及外伤史。

　　(2)多为慢性起病且逐渐缓慢进展,但也有少数是迅速或亚急性起病。

　　(3)病程由数月至数年不等,最长者 10 年,症状常有缓解,故病情可有波动。

　　(4)由于蛛网膜的增厚和粘连及形成囊肿对脊髓、神经根和血管的压迫也为不对称和不规

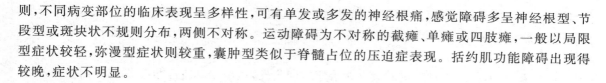

则,不同病变部位的临床表现呈多样性,可有单发或多发的神经根痛,感觉障碍多呈神经根型、节段型或斑块状不规则分布,两侧不对称。运动障碍为不对称的截瘫、单瘫或四肢瘫,一般以局限型症状较轻,弥漫型症状则较重,囊肿型类似于脊髓占位的压迫症表现。括约肌功能障碍出现得较晚,症状不明显。

四、实验室检查

(一)腰椎穿刺

脑脊液压力正常或者低于正常压力。弥漫型和囊肿型可引起椎管阻塞,奎肯试验可表现为完全阻塞、不完全阻塞、通畅或时而阻塞时而通畅。脑脊液呈淡黄色或无色透明;脑脊液蛋白含量升高,甚至脑脊液流出后可自动凝固,称弗洛因综合征,蛋白含量升高的程度与椎管内阻塞的程度不一致,与病变节段无明显关系;细胞数接近正常或增多(以淋巴细胞为主);往往呈现蛋白-细胞分离现象。

(二)X线检查

脊柱平片多无异常,或同时存在增生性脊椎炎及腰椎横突退化等改变。

(三)椎管造影

见椎管腔呈不规则狭窄,碘水呈点滴和斑块状分布,囊肿型则显示杯口状缺损。碘油造影因其不能被吸收而本身就是造成脊髓蛛网膜炎的病因之一,故不宜使用。

(四)MRI

MRI能明确囊肿的性质、部位、大小,并能了解病灶对周围重要组织的损害情况。

五、诊断

引起脊髓蛛网膜炎的病因较多,临床上对能够明确病因的不再作出脊髓蛛网膜炎的诊断,仅对难以明确病因,符合神经症状和病理表现的才作出该诊断。但该类病变的临床诊断比较困难,误诊率也较高。脊髓蛛网膜炎的主要有以下特点。

(1)发病前有感冒、受凉、轻伤或劳累病史,在上述情况下出现症状或者症状加重。

(2)有脊髓后根激惹症状。单侧或双侧上肢根痛明显,手或前臂可有轻度肌肉萎缩及病理反射。

(3)病程中症状有缓解和加重,呈波动性表现。该特点有助于和椎管内肿瘤区别。

(4)脊髓症状多样:病变侵犯范围广而不规则,病变水平的确定往往比较困难,且病变平面以下感觉障碍的分布不规律,如果病变不完全局限于椎管内,可出现脑神经损害的表现,有时可有助于诊断脊髓蛛网膜炎。

(5)脑脊液检查:蛋白含量升高,脑脊液呈现蛋白-细胞分离现象,以及奎肯试验中椎管通畅性的变化支持脊髓蛛网膜炎的诊断。

(6)脊髓碘水造影:往往有椎管腔呈不规则狭窄,碘水呈点滴和斑状分布,囊肿型则显示杯口状缺损的特征性改变。

六、治疗

(一)非手术治疗

确定诊断后,首先考虑非手术治疗,但目前的治疗方法效果仍不十分理想。对早期、轻症病例,经过治疗可以使症状消失或减轻。保守治疗可选用肾上腺皮质激素(静脉滴注或口服)、血管扩张药、B族维生素等,积极治疗原发病(抗感染或抗结核治疗等)及对于神经功能损害给予康复治疗。

(1)激素:虽然椎管内注射皮质激素能治疗蛛网膜炎,但由于其本身也是引起蛛网膜炎的原因之一,临床上多采用口服或静脉滴注的方法。氢化可的松每天 $100\sim200$ mg 或地塞米松 $10\sim20$ mg,$2\sim4$ 周逐渐减量、停药。必要时重复使用。

(2)抗生素:有急性感染使症状加重时可考虑使用。

(3)40%的乌洛托品液静脉注射,5 mL,每天 1 次,$10\sim20$ d 为 1 个疗程。10%的碘化钾溶液口服或 10%的碘化钾溶液静脉注射,10 mL,每天 1 次,$8\sim10$ d 为 1 个疗程。

(4)维生素:如维生素 B_1、维生素 B_{12}、烟酸。

(5)玻璃酸酶(透明质酸酶):玻璃酸酶的作用可能是它能溶解组织的渗出物及粘连,因而有利于改善脑脊液的吸收和循环;有利于抗结核药物的渗出液;解除了对血管的牵拉,使其更有效地输送营养。每次用玻璃酸酶 500 U,稀释于 1 mL 注射用水中,鞘内注射,每周 1 次。结核性脑膜炎患者脑脊液蛋白含量 >3 g/L,疑有椎管梗阻,则用氢化可的松 $25\sim50$ mg 或地塞米松 $0.5\sim1.0$ mg,玻璃酸酶 $750\sim1\,500$ U,鞘内注射,每 2 周 1 次,10 次为 1 个疗程。

(6)理疗:如碘离子导入疗法。

(7)放射疗法:此法对新生的纤维组织有效应,对陈旧的纤维组织作用较小。一般使用小剂量放射线照射,不容许使用大到足以引起正常组织任何损害的剂量,并须注意照射面积的大小及其蓄积量。

(8)蛛网膜下腔注气:有人认为此法有一定疗效。每次注气 $10\sim20$ mL,最多 50 mL,每隔 $5\sim14$ d 注气 1 次,8 次为 1 个疗程。

(9)针刺、按摩、功能锻炼。

(二)手术治疗

多数学者指出,手术治疗仅限于局限性粘连及有囊肿形成的病例。有急性感染征象或脑脊液细胞明显增多时,则不宜手术。手术中切除椎板后,应首先观察硬脊膜搏动是否正常,有无肥厚。切开硬脊膜时应注意保持蛛网膜的完整,根据观察所得病变情况,进行手术操作。术后强调采用综合治疗,加强护理,防止并发症的发生,并积极促进神经功能的恢复。诊断为囊肿型者可行囊肿摘除术,弥漫性或脑脊液细胞增多明显者不宜行手术治疗,因可加重蛛网膜的粘连。

(唐智勇)

第三节　脊髓空洞症

脊髓空洞症是一种慢性进行性的脊髓变性疾病,是不同原因导致在脊髓中央管附近或后角底部胶质增生或空洞形成的疾病。空洞常见于颈段,某些病例的空洞向上扩展到延髓和脑桥(称为延髓空洞症),或向下延伸至胸髓甚至腰髓。空洞侵及周围的神经组织而引起受损节段的分离性感觉障碍、下运动神经元瘫痪,以及长传导束功能障碍与营养障碍。

一、病因和发病机制

脊髓空洞症与延髓空洞症的病因和发病机制目前尚未完全明确,概括起来有以下 4 种学说。

(一)脑脊液动力学异常

早在 1965 年,Gardner 等人认为由于第四脑室出口区先天异常,正常脑脊液循环受阻,从而使得由脉络膜丛的收缩搏动产生的脑脊液压力搏动波通过第四脑室向下不断冲击,导致脊髓中央管逐渐扩大,最终形成空洞。支持这一学说的证据是脊髓空洞症常伴发颅颈交界畸形。其他影响正常脑脊液循环的病损(如第四脑室顶部四周软脑膜的粘连)也可伴发脊髓空洞症。通过手术解决颅颈交界处先天性病变后,脊髓空洞症所引起的某些症状可以获得改善。但是这种理论不能解释某些无第四脑室出口处阻塞或无颅颈交界畸形的脊髓空洞症,也不能解释空洞与中央管之间并无相互连接的病例。也有人认为传送到脊髓的搏动压力波太小,难以形成空洞。因此,他们认为空洞的形成是受压力的影响,脑脊液从蛛网膜下腔沿着血管周围间隙(Virchow-Robin间隙)或其他软脊膜下通道进入脊髓内所造成。

(二)先天发育异常

由于胚胎期神经管闭合不全或脊髓中央管形成障碍,在脊髓实质内残留的胚胎上皮细胞缺血、坏死而形成空洞。支持这一学说的证据是脊髓空洞症常伴发其他先天性异常,如颈肋、脊柱后侧突、脊椎裂、脑积水、Klippel-Feil 二联征(两个以上颈椎先天性融合)、先天性延髓下疝(Arnold-Chiari畸形)、弓形足等。临床方面也不断有家族发病的报道。但该学说的一个最大缺陷在于空洞壁上从未发现过胚胎组织,故难以形成定论。

(三)血液循环异常

该学说认为脊髓空洞症是继发于血管畸形、脊髓肿瘤囊性变、脊髓损伤、脊髓炎伴中央软化、蛛网膜炎等而发生的。引起脊髓血液循环异常,产生髓内组织缺血、坏死、液化,形成空洞。

(四)继发于其他疾病

临床上屡有报道,脊髓空洞症继发于脊柱或脊髓外伤、脊髓内肿瘤、脊髓蛛网膜炎、脊髓炎及脑膜炎等疾病。因脊髓中央区是脊髓前后动脉的交界区,侧支循环差,外伤后该区易坏死、软化、形成空洞,常由受伤部的脊髓中央区(后柱的腹侧,后角的内后方)起始并向上延伸。脊髓内肿瘤囊性变可造成脊髓空洞症。继发性脊髓蛛网膜炎患者可能有炎症粘连、局部缺血和脑脊液循环障碍,脑脊液从蛛网膜下腔沿血管周围间隙进入脊髓内,使中央管扩大形成空洞。发生脊髓炎时由于炎症区脱髓鞘、软化、坏死,严重时坏死区有空洞形成。

目前,多数学者认为脊(延)髓空洞症不是单一病因所造成的一个独立病种,而是由多种致病因素造成的综合征。

二、病理

空洞较大时病变节段的脊髓可增大,但软膜并不增厚。空洞内有清亮液体填充,其成分多与脑脊液相似。有的空洞内含黄色液体,其蛋白含量升高,连续切片观察,空洞最常见于颈膨大,常向胸髓扩展,腰髓较少受累。偶尔见多发空洞,但互不相通。典型的颈膨大空洞多先累及灰质前连合,然后向后角扩展,呈"U"字形分布,可对称或不对称地侵及前角,继而压迫脊髓白质。空洞在各平面的范围可不相同,组织学改变在空洞形成早期,其囊壁常不规则,有退变的神经胶质和神经组织。如果空洞形成较久,其周围有胶质增生及肥大星形细胞,形成致密的囊壁(1～2 mm

厚,部分有薄层胶原组织包绕)。当空洞与中央管交通时,部分空洞内壁可见室管膜细胞覆盖。

空洞亦可发生在延髓,通常呈纵裂状,有时仅为胶质瘢痕而无空洞。延髓空洞有下列3种类型:①裂隙从第四脑室底部舌下神经核外侧向前侧方伸展,破坏三叉神经脊束核、孤束核及其纤维。②裂隙从第四脑室中缝扩展,累及内侧纵束。③空洞发生在锥体和下橄榄核之间,破坏舌下神经纤维。上述改变以①、②型多见,③型罕见。延髓空洞多为单侧,伸入脑桥者较多,伸入中脑者罕见。延髓空洞尚可侵犯网状结构,第Ⅹ、Ⅺ、Ⅻ脑神经及核,前庭神经下核至内侧纵束的纤维,脊髓丘系以及锥体束等。

脑桥空洞常位于顶盖区,可侵犯第Ⅵ、Ⅶ脑神经核和中央顶盖束。

Barnett 等根据脊髓空洞症的病理改变及可能机制,将其分为4型。

(1)脊髓空洞伴孟氏孔阻塞和中央管扩大:①伴Ⅰ型 Chiari 畸形;②伴颅后窝囊肿、肿瘤、蛛网膜炎等造成孟氏孔阻塞。

(2)脊髓空洞不伴孟氏孔阻塞(自发型)。

(3)继发性脊髓空洞:脊髓肿瘤(常为髓内)、脊髓外伤、脊蛛网膜炎、硬脊膜炎、脊髓压迫致继发性脊髓软化。

(4)真性脊髓积水,常伴脑积水。

三、临床表现

发病年龄通常为20～30岁,偶尔发生于儿童期或成年以后,文献中最小年龄为3岁,最大为70岁。男性与女性患者的比例为3:1。

(一)脊髓空洞症

病程进行缓慢,最早出现的症状常呈节段性分布,首先影响上肢。当空洞逐渐扩大时,由于压力或胶质增生的作用,脊髓白质内的长传导束也被累及,在空洞水平以下出现传导束型功能障碍。两个阶段之间可以间隔数年。

1.感觉症状

由于空洞时常始于中央管背侧灰质的一侧或双侧后角底部,最早症状常是单侧的痛觉、温度觉障碍。如果病变侵及前连合,可有双侧的手部、臂部尺侧或一部分颈部、胸部的痛觉、温度觉丧失,而触觉及深感觉完整或相对地正常,称为分离性感觉障碍。患者常在手部发生灼伤或刺、割伤后才发现痛觉、温度觉的缺损。以后痛觉、温度觉丧失范围可以扩大到两侧上肢、胸、背部,呈短上衣样分布。如向上影响到三叉丘脑束交叉处,可以造成面部痛觉、温度觉减退或消失,包括角膜反射消失。许多患者在痛觉、温度觉消失区域内有自发性的中枢痛。晚期后柱及脊髓丘脑束也被累及,造成病变水平以下痛觉、温度觉、触觉及深感觉的感觉异常及不同程度的障碍。

2.运动障碍

前角细胞受累后,手部小肌肉及前臂尺侧肌肉萎缩,软弱无力,且可有肌束颤动,逐渐波及上肢其他肌肉、肩胛肌及一部分肋间肌。腱反射及肌张力减弱。以后在空洞水平以下出现锥体束征、肌张力增大及腱反射亢进、腹壁反射消失、Babinskin 征呈阳性。空洞内如果出血,病情可突然恶化。空洞如果在腰骶部,则在下肢部位出现上述的运动及感觉症状。

3.营养性障碍及其他症状

关节的痛觉缺失引起关节磨损、萎缩和畸形,关节肿大,活动度增加,运动时有摩擦音而无痛觉,称为夏科(Charcot)关节。在痛觉消失区域,表皮的烫伤及其他损伤可以造成顽固性溃疡及瘢痕形成。皮下组织增厚、肿胀及异样发软,伴有局部溃疡及感觉缺失,甚至指、趾末端发生无痛性坏死、脱失,称为 Mervan 综合征。颈胸段病变损害交感神经通路时,可产生颈交感神经麻痹(Horner)综合征。病损节段可有出汗功能障碍,出汗过多或出汗减少。晚期可以有神经源性膀胱及大便失禁现象。脊柱侧凸、后突畸形、脊柱裂、弓形足等属于常见。

(二)延髓空洞症

由于延髓空洞常不对称,症状和体征通常为单侧型。累及疑核可造成吞咽困难及口吃、软腭与咽喉肌无力、悬雍垂偏斜;舌下神经核受影响时造成伸舌偏向患侧,同侧舌肌萎缩伴有肌束颤动;面神经核被累及时可出现下运动神经元型面瘫;三叉神经下行束受累时造成同侧面部感觉呈中枢型痛觉、温度觉障碍;侵及内侧弓状纤维则出现半身触觉、深感觉缺失;如果前庭小脑通路被阻断可引起眩晕,可能伴有步态不稳及眼球震颤;有时也可能出现其他长传导束征象,但后者常与脊髓空洞症同时存在。

四、辅助检查

(一)腰椎穿刺及奎肯试验

一般无异常发现。如果空洞较大则偶尔可导致脊腔部分梗阻引起脑脊液蛋白含量升高。

(二)X 线检查

可发现骨骼夏科关节、颈枕区畸形及其他畸形。

(三)延迟脊髓 CT 扫描(DMCT)

即在蛛网膜下腔注入水溶性阳性对比剂,延迟一定时间,分别在注射后 6 h、12 h、18 h 和 24 h 再行脊髓 CT 检查,可显示出高密度的空洞影像。

(四)磁共振成像(MRI)

MRI 是诊断本病最准确的方法。不仅因为其为无创伤检查,更因其能多平面、分节段获得全椎管轮廓,可在纵、横断面上清楚地显示出空洞的位置及大小、累及范围、与脊髓的对应关系等,以及是否合并 Arnol-Chiari 畸形,以鉴别空洞是继发性还是原发性的,有助于选择手术适应证和设计手术方案。

(五)肌电图

上肢萎缩肌肉有失神经表现,但在麻木的手部,感觉传导速度仍正常,是因为病变位于后根神经节的近端。

五、诊断与鉴别诊断

(一)诊断

成年期发病,起病隐袭,缓慢发展,临床表现为节段性分布的分离性感觉障碍、手部和上肢的肌肉萎缩以及皮肤和关节的营养障碍。如果合并其他先天性缺陷,则不难作出诊断。MRI 检查可确诊。

(二)鉴别诊断

须鉴别本病与下列疾病。

1.脊髓内肿瘤

可以类似脊髓空洞症,尤其是位于下颈髓时。但肿瘤病变节段短,进展较快,膀胱功能障碍

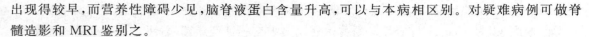

出现得较早,而营养性障碍少见,脑脊液蛋白含量升高,可以与本病相区别。对疑难病例可做脊髓造影和 MRI 鉴别之。

2.颈椎骨关节病

可出现手部及上肢的肌肉萎缩,但根痛常见,感觉障碍为呈根性分布而非节段性分布的分离性感觉障碍。可行颈椎摄片,必要时做 CT 和 MRI 检查可明确诊断。

3.肌萎缩性侧索硬化症

它不容易与脊髓空洞症相混淆,因为它不引起感觉异常或感觉缺失。

4.脑干肿瘤

脊髓空洞症合并延髓空洞症时,需要与脑干肿瘤区别。脑干肿瘤好发于 5～15 岁儿童,病程较短,开始常为脑桥下段症状而不是延髓症状,临床表现为展神经、三叉神经麻痹,且可有眼球震颤等;其后随肿瘤长大而有更多的脑神经麻痹症状,出现交叉性瘫痪。如果有双侧脑干肿瘤则出现双侧脑神经麻痹及四肢瘫。疾病后期可出现颅内压力增高等,可与延髓空洞症区别。

5.麻风

虽可有上肢肌萎缩与麻木,但无分离性感觉障碍,所有深、浅感觉均消失,且常可摸到粗大的周围神经(如尺神经、桡神经及臂丛神经干),有时可见到躯干上有散在的脱色素斑、手指溃疡等,不难鉴别。

六、治疗

本病目前尚无特殊疗法,可从以下几方面着手。

(一)支持治疗

一般对症处理,如给予镇痛药、B 族维生素、三磷酸腺苷、辅酶 A、肌苷等。痛觉消失者应防止烫伤或冻伤。加强护理,辅助按摩,被动运动,针刺治疗等,防止关节挛缩。

(二)放疗

对脊髓病变部位进行照射,可缓解疼痛,可用深部 X 线疗法或放射性核素[131]碘疗法,以后者较好。方法有以下几种。

1.口服法

先用复方碘溶液封闭甲状腺,然后空腹口服钠[131]碘溶液 $1.85 \times 10^6 \sim 7.4 \times 10^6$ Bq,每周服 2 次,总量 1.85×10^7 Bq 为1个疗程,2～3 个月后重复疗程。

2.椎管注射法

按常规做腰椎穿刺,取头低位 15°,穿刺针头倾向头部,注射无菌钠[131]碘溶液 $1.48 \times 10^4 \sim 3.7 \times 10^4$ Ci/mL,每 15 天 1 次,共 3 或 4 次。

(三)手术治疗

对 Chairi 畸形、扁平颅底、第四脑室正中孔闭锁等情况可采用手术矫治。凡空洞/脊髓的比值超过 30% 者,有手术指征。手术的目的如下。

(1)纠正伴同存在的颅骨及神经组织畸形。

(2)椎板及枕骨下减压。

(3)对张力性空洞,可行脊髓切开和空洞-蛛网膜下腔分流术或空洞-腹膜腔分流术。

七、预后

本病进展缓慢,如能早期治疗,部分患者症状可有不同程度缓解。少数患者可停止进展,迁延数年至数十年无明显进展。部分患者进展至瘫痪而卧床不起,易发生并发症,预后不良。

(唐智勇)

第四节 脊髓压迫症

脊髓压迫症是一组椎管内或椎骨占位性病变引起的脊髓受压综合征,随病变进展出现脊髓半切综合征和横贯性损害及椎管梗阻,脊神经根和血管可不同程度受累。

一、病因及发病机制

常见病因为肿瘤(起源于脊髓组织或邻近结构)、炎症(脊髓非特异性炎症、脊柱结核、椎管内结核瘤、硬脊膜内外的脓肿、寄生虫肉芽肿、脊髓蛛网膜炎形成的脓肿)、脊髓外伤(脊柱骨折、脱位、椎管内血肿形成)、脊柱退行性病变(椎间盘突出)、先天性疾病(颅底凹陷)。

脊髓压迫症的症状可由机械压迫、血液供应障碍及占位病变直接浸润破坏等引起。机械压迫是肿瘤或其他占位性结构急性或慢性压迫脊髓及其血管所致。脊髓受压后,脊髓表面静脉怒张,血液中蛋白质渗出,脑脊液蛋白质含量升高。

二、临床表现

脊髓肿瘤是脊髓压迫症最常见的原因。一般起病隐袭,进展缓慢,逐渐出现神经根刺激症状到脊髓部分受压,再到脊髓横贯性损害的表现。急性压迫较少见。

(一)神经根症状

通常为髓外压迫的最早症状,表现为刺痛、灼烧痛或刀割样疼痛。后根受累时,相应的皮肤分布区会表现感觉过敏,可有束带感。前根受累时则可出现相应节段性肌萎缩、肌束颤动及反射消失。

(二)感觉障碍

病变对侧水平以下痛觉、温度觉减退或缺失。晚期表现为脊髓横贯性损害。

(三)运动障碍

一侧锥体束受压,引起病变以下同侧肢体痉挛性瘫痪;两侧锥体束受压,则两侧肢体痉挛性截瘫。

(四)反射异常

受压节段因前根、前角或后根受损害而出现相应节段的腱反射减弱或消失。脊髓休克期时,各种反射均消失,病理反射也不出现。

(五)自主神经功能障碍

大小便障碍在髓内肿瘤早期出现,髓外肿瘤多在后期才发生。

(六)脊膜刺激症状

脊柱局部自发痛、叩击痛,活动受限。

三、诊断

首先明确脊髓损害为压迫性还是非压迫性;再确定脊髓受压部位及平面,进而分析压迫是位于髓内、髓外硬膜内还是硬膜外及压迫的程度;最后研究压迫性病变的病因及性质。

四、治疗

本病的治疗原则是尽早除去压迫脊髓的病因,故手术治疗常是唯一有效的方法。急性压迫者更应抓紧时机,力争在起病 6 h 内减压。对硬脊膜外脓肿应紧急手术,并给予足量抗生素。脊柱结核在根治术的同时进行抗结核治疗。良性肿瘤一般可经手术彻底切除。恶性肿瘤难以完全切除者,经椎板减压可获得短期症状缓解,晚期或转移瘤可做放疗、化疗。对脊髓出血以支持治疗为主,一般不采取手术治疗,如果出血是血管畸形所致,可选择行血管造影明确部位,考虑外科手术或介入治疗。

应积极进行瘫痪肢体的康复治疗及功能训练,长期卧床者应防止泌尿系统感染、压疮、肺炎和肢体挛缩等并发症。

(唐智勇)

第五节　脊髓血管疾病

脊髓血管疾病远较脑血管疾病少见,但脊髓内结构紧密,很小的血管损害就可出现明显的症状。脊髓血管疾病包括脊髓缺血、椎管内出血及脊髓血管畸形等。

一、病因和发病机制

缺血性脊髓血管病的病因很多(表 10-1),既有原发性的脊髓血管病变,也有继发性的脊髓血管病变,还有全身疾病所致的等。脊髓梗死通常发生在脊髓前动脉供血区,以中胸段、下颈段多见。病损水平出现根痛,短时间内即可发生截瘫,痛觉、温度觉缺失,大小便障碍,而深感觉保留,称为脊髓前动脉综合征。脊髓后动脉左、右各一支,极少闭塞。

表 10-1　缺血性脊髓血管病的病因

病因类型	常见例子
原发性血管病变	动脉硬化、血栓形成、血管炎、胶原病等
继发性血管压迫	椎间盘突出、椎管狭窄、硬膜外脓肿、硬膜外肿瘤、脊髓内肿瘤、结核性脊膜炎等
脊髓血管栓塞	心脏病、潜水病、脂肪栓塞
全身性血液循环障碍	低血压、心力衰竭、恶性贫血、心肌梗死、阿-斯综合征、心搏骤停
静脉系统闭塞	静脉瘤、血栓性静脉炎
医源性因素	大动静脉畸形手术、大动脉血管造影

椎管内出血包括硬膜外出血、硬膜下出血、脊髓内出血和脊髓蛛网膜下腔出血。病因包括外伤、血液病、抗凝治疗、血管畸形、脊髓肿瘤内的出血等。

脊髓血管畸形很少见，可引起脊髓受压、脊髓出血或椎管内出血，侵犯髓内、硬膜下或硬膜外。脊髓血管畸形常伴同节段的其他血管畸形，如皮肤血管瘤、椎体血管畸形。

二、病理

脊髓对缺血的耐受性较大，轻度间歇性供血不足不会造成脊髓明显的病理改变。脊髓动脉血栓形成早期可见病灶处充血水肿。以后可发生脊髓前部或后部的梗死，范围可涉及几个甚至十几个脊髓节段。脊髓梗死后大体可见脊髓前动脉呈节段性或区域性闭塞，动脉颜色变浅。早期脊髓充血水肿，晚期皱缩变小，色素沉着。镜下所见：脊髓软化灶中心部坏死，周围有胶质细胞增生。神经细胞变性，髓鞘崩溃。脊髓软化的类型有单侧前角软化，双侧前角软化，单侧前、侧索软化，脊髓前动脉区软化。

脊髓出血可形成血肿压迫脊髓。

三、临床表现

(一)缺血性病变

1.脊髓短暂性缺血发作

与短暂性脑缺血发作相同，脊髓也可发生短暂性缺血发作，其发病机制和脑相同。表现为脊髓间歇性跛行，又分典型间歇性跛行和非典型间歇性跛行。典型间歇性跛行即行走一段距离后出现单侧或双侧下肢沉重、乏力甚至瘫痪，休息后可缓解，有的还伴轻度锥体束征和括约肌功能障碍，间歇期上述症状消失。非典型间歇性跛行，其表现为非行走诱发的发作性肢体无力或瘫痪，反复发作，可自行缓解。在运动和饱食后容易诱发，这是因为脊髓的血液过多地进入肌肉和内脏血管。

2.脊髓梗死

脊髓梗死一般发生在脊髓前动脉供血区，以中胸段、下颈段多见，病损水平的相应部位出现根痛，短时间内即发生截瘫，痛觉、温度觉缺失，大小便障碍，深感觉保留，称脊髓前动脉综合征。脊髓后动脉左右各一支，极少闭塞，即使发生，因有良好的侧支循环而症状较轻且恢复较快。其临床表现为急性根痛，病变水平以下同侧肢体深感觉缺失，痛觉、温度觉和肌力保存。

3.脊髓血管栓塞

脊髓血管栓塞不常见，与脑血管栓塞有相同病因，临床症状有根痛、下肢单瘫或截瘫和括约肌功能障碍等。转移性肿瘤所致的脊髓血管栓塞，由于伴脊髓和椎管内广泛转移，病程进展较迅速。此外，脊髓血管栓塞由于常与脑栓塞同时发生，故临床症状易被脑部症状所掩盖。

(二)椎管内出血

硬膜外出血、硬膜下出血、脊髓内出血均可表现为骤起剧烈的局部背痛和急性横贯性损害。硬膜下血肿比硬膜外血肿少见。脊髓蛛网膜下腔出血表现为急剧的颈、背痛，脑膜刺激征和截瘫等。如果仅为脊髓表面的血管破裂所致则可能只有背痛而无脊髓受压表现。脊髓实质内出血的临床症状极为严重，患者有些可在数小时至数天死亡，存活者的病情也比脊髓梗死严重。

(三)脊髓血管畸形

脊髓血管畸形分为动脉性、静脉性和动静脉性，前两者是很罕见的，多数为动静脉畸形。病变多见于胸膜段,其次为中胸段,颈段少见。临床特点是突然发病与症状反复出现,多数患者以急性疼痛发病,40%～50%的患者以躯干或下肢的某个部位的疼痛为首发症状。约1/3的患者有感觉障碍。疼痛和感觉障碍均呈根性分布。此外,还有不同程度的截瘫,括约肌功能障碍,也有少数患者以脊蛛网膜下腔出血为首发症状。动静脉畸形症状的周期性加剧与妊娠有关,可能是妊娠期内分泌改变或静脉压升高所致。

四、辅助检查

(一)腰椎穿刺和奎肯试验

对脊髓血管病的诊断非常重要,椎管内出血者脑脊液压力增大,血肿形成可造成椎管不同程度的阻塞,蛛网膜下腔出血则脑脊液呈均匀血性。

(二)脊髓影像学检查

椎管造影、CT和MRI可显示血肿的部位及范围。选择性脊髓血管造影可显示血管畸形的部位和类型或闭塞的血管。

五、诊断和鉴别诊断

诊断较困难,尤其是缺血性病变。依据临床表现,出血者多有外伤史,缺血者与血压波动有密切关系。脑脊液、脊髓影像等检查有助于明确病因和病变程度。

应鉴别脊髓间歇性跛行与马尾性间歇性跛行和血管性间歇性跛行病。

(1)马尾性间歇性跛行是由腰椎管狭窄所致,故常有腰骶区疼痛,行走后症状加重,休息后症状减轻或消失,腰前屈时症状可减轻,后仰时则症状加重,感觉症状比运动症状重,有间歇性垂足等。

(2)血管性间歇性跛行系由下肢动脉发生血栓性脉管炎或微栓子反复栓塞所致,其临床症状为下肢间歇性疼痛、无力苍白,表面皮肤温度低、足背动脉搏动减弱或消失,彩色多普勒超声检查有助于鉴别。

六、治疗

(1)缺血性脊髓血管病的治疗原则与缺血性脑血管病相似,但应注意对因治疗,对低血压者应纠正血压,对占位及压迫性病变应行手术切除或减压性手术治疗,对各种结缔组织病的血管炎所致的脊髓梗死,应使用糖皮质激素治疗。加强护理和康复也很重要。

(2)各种类型的椎管内出血的一般治疗和脑内出血相同。患者需要绝对卧床休息和使用各种止血药(与脑蛛网膜下腔出血的止血药相同)。发现椎管完全梗阻时应紧急做椎板切除术,以减轻脊髓压力,恢复脊髓功能。如果硬膜外或硬膜下血肿,应紧急手术以清除血肿。如果脊髓蛛网膜下腔出血有大量血块聚积,应急诊行椎板减压,彻底清除血块。对脊髓血管畸形导致的脊髓出血应尽快手术治疗。对各种导致出血倾向的内科疾病所致的脊髓出血需要积极治疗原发病。

(3)脊髓动静脉畸形如果已经影响脊髓功能,是进行显微外科手术的适应证,显微外科手术可切除畸形血管。但是本病预后差,应尽可能早期诊断,早期手术。也可以通过动脉导管进行高选择性放射介入治疗,将血管畸形进行栓塞治疗。

(4)一般治疗:截瘫患者应注意防治并发症,如压疮和尿路感染。

(唐智勇)

第六节　脊髓亚急性联合变性

脊髓亚急性联合变性（SCD）是维生素 B_{12} 缺乏导致的神经系统变性疾病，病变主要累及脊髓后索、侧索及周围神经。

一、病因及发病机制

本病的发生与维生素 B_{12} 缺乏密切相关。维生素 B_{12} 是人核蛋白合成及髓鞘形成必需的辅酶，其缺乏引起髓鞘合成障碍导致神经病变。正常人维生素 B_{12} 的日需求量仅为 $1\sim2\ \mu g$，摄入的维生素 B_{12} 必须与胃底腺壁细胞分泌的内因子结合成稳定复合物，才不被肠道细菌利用，而在回肠远端吸收。唾液中 R 蛋白、转运维生素蛋白与维生素 B_{12} 的结合、转运有关。维生素 B_{12} 摄入、吸收、结合及转运的任何环节发生障碍均可引起人体内维生素 B_{12} 的缺乏。内因子分泌先天性缺陷、叶酸缺乏、萎缩性胃炎、胃大部切除术后、小肠原发性吸收不良、回肠切除及血液中运转钴胺蛋白缺乏等导致维生素 B_{12} 吸收不良是引起本病的常见原因。

二、临床表现

（1）多在中年以后发病，无性别差异，隐袭起病，缓慢进展。

（2）多数患者在出现神经系统症状之前有贫血、倦怠、腹泻等病史，伴有血清维生素 B_{12} 减少。

（3）临床主要表现为双下肢无力、发硬及动作笨拙、步行不稳、有踩棉花感，随后出现脚趾感觉异常、麻木、疼痛等。双下肢不完全痉挛性瘫痪。可伴有周围神经病变。

（4）体格检查：可见双下肢振动觉、位置觉障碍，Romberg 征阳性。可有肢体肌张力增大，腱反射亢进，病理征阳性。

（5）实验室检查：周围血常规及骨髓细胞学检查提示巨幼细胞贫血。血清中维生素 B_{12} 含量降低。

三、诊断

（1）中年以后隐袭起病。

（2）双下肢无力，走路不稳，有踩棉花感，肢体麻木。

（3）出现脊髓后索、侧索及周围神经受损的症状和体征。

（4）血清中维生素 B_{12} 含量降低，伴有恶性贫血。

四、治疗

主要针对病因治疗脊髓亚急性联合变性。纠正或治疗导致维生素 B_{12} 缺乏的原因和疾病，例如，纠正营养不良，改善膳食结构，给予富含 B 族维生素的食物，如粗粮、蔬菜和动物肝脏，并应戒酒；治疗肠炎、胃炎等导致吸收障碍的疾病。本病一旦诊断应尽快开始治疗，如果治疗不及时，发病后 $2\sim3$ 年病情不断加重直至死亡。

(一)病因治疗

(1)一旦确诊或拟诊本病,应立即给予大剂量维生素 B_{12} 治疗,否则会发生不可逆的神经损伤,常用剂量为维生素 B_{12} 500~1 000 μg,每天 1 次,肌内注射,连续 2~4 周;然后以相同日剂量,每周给药 2~3 次,维持治疗 2~3 个月,改为维生素 B_{12} 500 μg,口服,每天 2 次,总疗程为 6 个月。维生素 B_{12} 吸收障碍者需终生用药,与维生素 B_1 和维生素 B_6 联用效果更佳。

(2)贫血患者可合用铁剂,可选硫酸亚铁,每次 0.3~0.6 g,每天 3 次,口服;或 10%的枸橼酸铁胺溶液,每次 10 mL,每天 3 次,口服。有恶性贫血者,建议加用叶酸,每次 5~10 mg,每天 3 次,口服,与维生素 B_{12} 共同使用。不宜单独应用叶酸治疗,否则会导致神经精神症状加重。

(3)胃液中缺乏游离胃酸的萎缩性胃炎患者,可服用胃蛋白酶合剂或饭前服稀盐酸合剂,每次 10 mL,每天 3 次。

(二)康复治疗

加强瘫痪肢体的功能锻炼。

（唐智勇）

第十一章

周围神经疾病

第一节 三叉神经痛

一、概述

三叉神经痛是指原因未明的三叉神经分布范围内的突发性、短暂性、反复性及刻板性的剧烈的疼痛。

三叉神经痛常见于中年女性。该病的发病率为 5.7/10 万～8.1/10 万。患病率为 45.1/10 万。

二、病因及发病机制

三叉神经痛的病因及发病机制目前还不清楚。

(一)周围病变学说

有的学者根据手术、尸体解剖或 MRA 检查的资料,发现很多三叉神经痛的患者在三叉神经入脑桥的地方有异常的血管网压迫,刺激三叉神经根,从而产生疼痛。

(二)中枢性学说

根据患者的发作具有癫痫发作的特点,学者认为患者的病变在中枢神经系统,是与面部疼痛有关的丘脑-皮质-三叉神经脊束核的刺激性病变所致。

(三)短路学说

三叉神经进入脑桥有一段无髓鞘区,受血管压迫等因素的作用,可以造成无髓鞘的神经纤维紧密地结合,在这些神经纤维之间形成假性"突触",相邻神经纤维之间的传入、传出冲动之间发生"短路"(传入、传出的冲动由于"短路",都可以成为传入的信号),冲动叠加,容易达到神经元的痛阈,诱发疼痛。

三、病理

有关三叉神经痛的病理报道很少。有的研究发现,患者的三叉神经节细胞有变性,轴突有增生,其髓鞘有节段性的脱失等。

四、临床表现

(一)发病情况

常见于 50 岁左右的女性患者,男、女患者的比例为 1:3。

(二)疼痛部位

三叉神经一侧的下颌支疼痛最为常见,其次是上颌支、眼支。部分患者可以累及两支(多为下颌支和上颌支)甚至三支。有的学者提出,如果疼痛区域在三叉神经第一支,尤其是单独影响三叉神经第一支的,诊断三叉神经痛要特别慎重。

(三)疼痛特点

疼痛具有突发性、短暂性、反复性及刻板性的特点。发作前没有先兆,突然发作,发作常常持续数秒,很少超过 2 min,每次发作的疼痛性质及部位固定,疼痛的程度剧烈,患者难以忍受,疼痛的性质常常为电击样、刀割样。

(四)伴随症状

疼痛发作时可伴有面部潮红、流泪、结膜充血。

(五)疼痛的扳机点

患者疼痛的发作常常由触摸、刺激(如说话、咀嚼、洗脸、刷牙)口角、面颊、鼻翼等部位诱发。

(六)诱发因素

因为吞咽动作能诱发疼痛,所以可摄取流食。与舌咽神经痛不同,因睡眠中吞咽动作不能诱发疼痛,故睡眠中不出现疼痛发作。温暖时不易疼痛发作,故温水浴可预防疼痛发作,也有的患者愿在洗浴中进食。

(七)体征

神经系统检查没有异常的神经系统体征(除刺激"扳机点"诱发疼痛)。

五、诊断及鉴别诊断

(一)诊断

根据患者的临床表现,尤其是三叉神经痛的发作特点,诊断并不困难。但是要鉴别原发性三叉神经痛与继发性三叉神经痛(表 11-1)。继发性三叉神经痛有以下特点:①疼痛的程度常常不如原发性三叉神经痛剧烈,尤其是在起病的初期;②疼痛往往为持续性隐痛、阵痛,阵发性加剧;③有神经系统的阳性体征(尤其是角膜反射的改变、同侧面部的感觉障碍及三叉神经运动支的功能障碍)。常见的继发性三叉神经痛的病因:鼻咽癌颅内转移、听神经瘤、胆脂瘤及多发性硬化等。

表 11-1　原发性三叉神经痛与继发性三叉神经痛的鉴别

	原发性三叉神经痛	继发性三叉神经痛
病因	不明	鼻咽癌颅内转移、听神经瘤、胆脂瘤等
疼痛程度	剧烈	较轻,常为钝痛
疼痛的范围	局限	常累及整个半侧面部
疼痛的持续时间	短暂	持续性痛
扳机点	有	没有
神经系统体征	无	有

（二）鉴别诊断

应鉴别三叉神经痛与以下几种疾病。

1.颞下颌关节综合征

常常为一侧面部的疼痛，以颞下颌关节处更重，颞下颌关节活动可以诱发、加重疼痛。患者张口受限，颞下颌关节有压痛。

2.牙痛

很多三叉神经痛的患者被误诊为牙痛，有的甚至拔了多颗牙。牙痛常常为持续性，进食冷、热食品可以诱发、加重疼痛。

3.舌咽神经痛

该病的发作特点及疼痛的性质与三叉神经痛极其相似，但是疼痛的部位有很大的不同。舌咽神经痛的疼痛部位在舌后部及咽部，说话、吞咽及刺激咽部可以诱发疼痛，所以，常有睡眠中疼痛发作。

4.颞动脉炎

颞动脉炎常常见于老年男性，疼痛为一侧颞部的持续性跳痛、胀痛，常常伴有低热、乏力、精神差等全身症状。查体可见患侧颞动脉僵硬，呈"竹筷"样改变。经激素治疗症状可以缓解、消失。

5.偏头痛

该病的发病率远较三叉神经痛的发病率高。该病常常见于青年女性，疼痛发作前常常有前驱症状，主要表现为乏力、注意力不集中、精神差等。约65%的患者有先兆症状，主要有视觉的先兆，表现为闪光、暗点、视野的改变等。疼痛表现为一侧头部跳痛，发作以后，疼痛的程度渐进加重，持续数小时到 72 h。发作时患者常常有自主神经功能障碍的表现。

六、治疗

（一）药物治疗

目前，三叉神经痛还没有有效的治疗方法。用药物控制疼痛的程度及发作的频率仍为首选的治疗方法。药物治疗的原则：个体化原则，从小剂量开始用药，尽量单一用药并适时注意药物的不良反应。

常用的药物有以下几种。

1.卡马西平

由于卡马西平的半衰期为 12～35 h，故理论上可以每天只服 2 次。常常从小剂量开始：0.1 g，每天 2 次，3～5 d 根据患者症状控制的程度来决定加量。每次加 0.1 g（早、晚各 0.05 g），直到疼痛控制为止。卡马西平每天的用量不要超过 1.2 g。

卡马西平常见的不良反应：头昏、共济运动障碍。女性中不良反应的发生率更高。长期用药要注意检测血常规及肝功能的变化。此外，卡马西平可以引起过敏，导致剥脱性坏死性皮炎，所以，用药的初期一定要观察有无皮疹。孕妇忌用。

卡马西平是目前报道的治疗三叉神经痛的有效率最高的药物，据国内外的报道其有效率可达70%～80%。

2.苯妥英钠

苯妥英钠也可以作为治疗三叉神经痛的药物，但是有效率远较卡马西平低。据国内外文献报道,其有效率为 20%～64%。剂量为 0.1 g,口服,每天 3 次。效果不佳时可增加剂量,通常每天增加 0.05 g。最大剂量不超过 0.6 g。

苯妥英钠的常见不良反应有头昏、共济运动障碍、肝功能损害及牙龈增生等。

3.托吡酯

托吡酯系一种多重机制的新型抗癫痫药物。近年来,国内外有文献报道,在用以上两种经典的治疗三叉神经痛的药物治疗无效时,可以选用该药。通常可以从 50 mg,每天 2 次开始,3～5 d 症状控制不明显可以加量,每天加 25 mg,观察 3～5 d,直到症状控制为止。每天的最大剂量不要超过250～300 mg。

托吡酯的不良反应极少。常见的不良反应有头昏、食欲下降及体重减轻。国内外有报道,有的患者用药以后出现出汗障碍。

4.氯硝西泮

该药通常作为备选用的药物。4～6 mg/d。常见的不良反应为头昏、嗜睡、共济运动障碍,尤其在用药的前几天。

5.氯甲酰氮䓬

300 mg/d,分 3 次餐前 30 min 口服,无效时可增加到 600 mg。该药的不良反应发生率高,常见的不良反应有困倦、蹒跚、药疹和粒细胞数减少等。有时可见肝功能损害。应用该药治疗应每2 个月进行一次血液检查。

6.中(成)药

例如,野木瓜片(七叶莲),每次 3 片,每天 4 次。据临床观察,该药单独使用治疗三叉神经痛的有效率不高,但是可以作为以上药物治疗的辅助治疗药物。此外,还有痛宁片,每次 4 片,每天 3 次。

7.常用的方剂

(1)麻黄附子细辛汤加味:麻黄、川芎、附子各 20～30 g,细辛、荆芥、蔓荆子、菊花、桃仁、石膏、白芷各 12 g,全蝎 10 g。

(2)面痛化解汤:珍珠母 30 g,丹参 15 g,川芎、当归、赤芍、秦艽、钩藤各 12 g,僵蚕、白芷各 10 g,红花、羌活各 9 g,防风 6 g,甘草 5 g,细辛 3 g。

(二)非药物治疗

三叉神经痛的"标准(经典)"治疗为药物治疗,但以下情况下可以考虑非药物治疗:经应用各种药物正规的治疗(足量、足疗程)无效,患者不能耐受药物的不良反应,患者坚决要求不用药物治疗。非药物治疗的方法很多,主要原理是破坏三叉神经的传导。常用的方法有以下几种。

1.神经阻滞(封闭)治疗

该方法是用一些药物(如无水乙醇、甘油、酚),选择地注入三叉神经的某一支或三叉神经半月神经节内。现在由于影像技术的发展,在放射诱导下,可以较准确地将药物注射到三叉神经半月节,达到治疗的作用。由于甘油注射维持时间较长,故目前多采用甘油半月神经节治疗。采用神经阻滞(封闭)治疗的方法,患者面部的感觉通常能保留,没有明显的并发症。但是复发率较高,尤其是 1 年以后。

2.其他三叉神经半月神经节毁坏术

用射频热凝、伽马刀治疗等。这些方法的远期疗效目前尚未肯定。

3.手术治疗

（1）周围支切除术：通常只适用于三叉神经第一支疼痛的患者。

（2）显微的三叉神经血管减压术：这是目前被大家接受的一种手术治疗方法。该方法具有创伤小、安全、并发症少（尤其是对触觉及运动功能的保留）及有效率高的特点。

（3）三叉神经感觉神经根切断：该方法的止痛疗效确切。

（4）三叉神经脊束切断术：目前射线（X刀、伽马刀等）治疗在三叉神经痛的治疗中因其微创、安全、疗效好越来越受到大家的重视。

4.经皮穿刺微球囊压迫（percutaneous microballoon compression，PMC）

自 Mullan 等 1983 年首次报道使用经皮穿刺微球囊压迫治疗三叉神经痛的技术以来，至今已有大量学者报道他们采用该手段所取得的临床结果。学者一般认为，PMC 与当代使用的微血管减压手术及射频热凝神经根切断术在成功率、并发症及复发率方面都有明显的可比性。其优点是操作简单、安全性高，尤其对于高龄或伴有严重疾病不能耐受较大手术者是首选方法。其简要的方法：丙酚诱导气管内插管全身麻醉。在整个治疗过程中监测血压和心率。患者取仰卧位，使用 14 号穿刺针进行穿刺，皮肤进入点为口角外侧 2 cm 及上方 0.5 cm。在荧光屏指引下调正方向直至进入卵圆孔。应避免穿透卵圆孔。撤除针芯，放入带细不锈钢针芯的 4 号 Fogarty Catheter 直至其尖端超过穿刺针尖 12～14 cm。去除针芯，在侧位 X 线下用 Omnipaque 对比剂充盈球囊直至突向颅后窝。参考周围的骨性标志（斜坡、蝶鞍、岩骨）检查和判断球囊的形状及位置；必要时排空球囊并重新调整导管位置，直至乳头突向颅后窝的理想的梨形出现。球囊充盈容量为 0.4～1.0 mL，压迫神经节 3～10 min 后，排空球囊，撤除导管，手压穿刺点 5 min。该方法具有疗效确切、方法简单及不良反应少等优点。

（李漱玉）

第二节　特发性面神经炎

一、概述

特发性面神经炎是指原因未明的、茎乳突孔内面神经非化脓性炎症引起的、急性发病的面神经麻痹。发病率为 20/10 万～42.5/10 万，患病率为 258/10 万。

二、病因与病理生理

病因未明。可能因受到风寒、病毒感染或自主神经功能障碍，局部血管痉挛致骨性面神经管内的面神经缺血、水肿、受压而发病。

三、诊断步骤

（一）病史采集要点

1.起病情况

急性起病，数小时至 4 d 达到高峰。

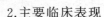

2.主要临床表现

多数患者在洗漱时感到一侧面颊活动不灵活,口角漏水,面部歪斜,部分患者病前有同侧耳后或乳突区疼痛。

3.既往病史

病前常有受凉或感冒、疲劳的病史。

(二)体格检查要点

(1)一般情况好。

(2)查体可见一侧周围性面瘫的表现:病侧额纹变浅或消失,不能皱额或蹙眉,眼裂变大,闭眼不全或不能,试闭目时眼球转向外上方,露出白色巩膜,称贝耳现象;鼻唇沟变浅,口角下垂,示齿时口角歪向健侧,鼓腮漏气,吹口哨不能,食物常滞留于齿颊之间。

(3)鼓索神经近端病变,可有舌前2/3味觉减退或消失,唾液减少。

(4)镫骨肌神经病变,出现舌前2/3味觉减退或消失与听觉过敏。

(5)膝状神经节病变,除上述表现外还有乳突部疼痛,耳郭和外耳道感觉减退,外耳道或鼓膜出现疱疹,见于带状疱疹引起的膝状神经节炎,称Hunt综合征。

(三)门诊资料分析

根据急性起病,典型的周围性面瘫症状和体征,可以作出诊断。但是必须排除中枢性面神经麻痹、耳源性面神经麻痹、脑桥病变、吉兰-巴雷综合征等。

(四)进一步检查项目

(1)如果疾病演变过程或体征不符合特发性面神经炎,可行颅脑CT/MRI、腰穿脑脊液检查,以利于鉴别诊断。

(2)病程中的电生理检查可对预后做出估计。

四、诊断对策

(一)诊断要点

急性起病,出现一侧周围性面瘫的症状和体征可以诊断。

(二)鉴别诊断要点

1.中枢性面神经瘫

局限于下面部的表情肌瘫痪,而上面部的表情肌运动(如闭目、皱眉)正常,且常伴有肢体瘫痪等症状,不难鉴别。

2.吉兰-巴雷综合征

可有周围性面瘫,但多为双侧性,可以很快出现其他颅神经损害,有对称性四肢弛缓性瘫痪、感觉和自主神经功能障碍,脑脊液呈蛋白-细胞分离。

3.耳源性面神经麻痹

多并发中耳炎、乳突炎、迷路炎等,有原发病的症状和体征,头颅或耳部CT或X线片有助于鉴别。

4.后颅窝病变

如肿瘤、感染、血管性疾病,起病相对较慢,有其他脑神经损害和原发病的表现,颅脑MRI对明确诊断有帮助。

5.莱姆病

莱姆病是由蜱传播的螺旋体感染性疾病,可有面神经和其他脑神经损害,可为单侧或双侧,伴有多系统损害表现,如皮肤红斑、血管炎、心肌炎、脾大。

6.其他

其他如结缔组织病、各种血管炎、多发性硬化、局灶性结核性脑膜炎,可有面神经损害,伴有原发病的表现,要注意鉴别。

五、治疗对策

(一)治疗原则

减轻面神经水肿和压迫,改善局部循环,促进功能恢复。

(二)治疗计划

1.药物治疗

(1)皮质类固醇:起病早期 1～2 周应用,有助于减轻水肿。泼尼松 30～60 mg/d,连用 5～7 d逐渐减量。地塞米松 10～15 mg/d,静脉滴注,1 周后改口服渐减量。

(2)神经营养药:可酌情选用维生素 B_{12}(每次 500 μg,隔天 1 次,肌内注射),维生素 B_1(每次 100 mg,每天1 次,肌内注射),地巴唑(30 mg/d,口服)等。

(3)抗病毒治疗:对疑似病毒感染所致的面神经麻痹,应尽早使用阿昔洛韦(1～2 g/d),连用10～14 d。

2.辅助疗法

(1)保护眼睛:采用消炎性眼药水或眼药膏点眼,戴眼罩等预防暴露性角膜炎。

(2)物理治疗:如红外线照射、超短波透热治疗。

(3)运动治疗:可采用增强肌力训练、自我按摩等治疗。

(4)针灸和低脉冲电疗:一般在发病 2～3 周应用,以促进神经功能恢复。

3.手术治疗

病后 1 年以上仍不能恢复者,可酌情施行面-舌下神经或面-副神经吻合术。

(三)治疗方案的选择

对于药物治疗和辅助疗法,可以数种联用,以期促进神经功能恢复。应在水肿消退后再选用针灸和低脉冲电疗。恢复不佳者可考虑手术治疗。

六、病程观察及处理

治疗期间定期复诊,记录体征的变化,调整激素等药物的使用。鼓励患者自我按摩,配合治疗,早日康复。

七、预后评估

70%的患者在 1～2 个月可完全恢复,20%的患者基本恢复,10%的患者恢复不佳,再发者约占0.5%。少数患者可遗留面肌痉挛、面肌联合运动、耳颞综合征和鳄泪综合征等后遗症状。

(李潄玉)

第三节 面肌痉挛

一、概述

面肌痉挛又称面肌抽搐，以一侧面肌阵发性不自主抽动为表现。发病率约为 64/10 万。

二、病因与病理生理

病因未明。多数学者认为面肌痉挛是面神经行程的某一部位受到刺激或压迫导致异位兴奋或为突触传导所致，邻近血管压迫较多见。

三、诊断步骤

(一)病史采集要点

1.起病情况

慢性起病，多见于中老年人，多见于女性。

2.主要临床表现

从眼轮匝肌的轻微间歇性抽动开始，逐渐扩散至口角、一侧面肌，严重时可累及同侧颈阔肌。疲劳、精神紧张可使症状加剧，入睡后抽搐停止。

3.既往病史

少数患者有面神经炎病史。

(二)体格检查要点

(1)一般情况：好。

(2)神经系统检查可见一侧面肌阵发性不自主抽搐，无其他阳性体征。

(三)门诊资料分析

根据典型的临床表现和无其他阳性体征，可以作出诊断。

(四)进一步检查项目

在必要时可行下列检查。

(1)肌电图：可见肌纤维震颤和肌束震颤波。

(2)脑电图检查：结果正常。

(3)极少数患者的颅脑 MRI 可以发现小血管对面神经的压迫。

四、诊断对策

(一)诊断要点

一侧面肌阵发性抽动、无神经系统阳性体征可以诊断。

(二)鉴别诊断要点

1.继发性面肌痉挛

炎症、肿瘤、血管性疾病、外伤等均可出现面肌痉挛，但常常伴有其他神经系统阳性体征，不难鉴别,颅脑 CT/MRI 检查可以帮助明确诊断。

2.部分运动性发作癫痫

面肌抽搐幅度较大,多伴有头颈、肢体的抽搐。脑电图可有癫痫波发放,颅脑 CT/MRI 可有阳性发现。

3.睑痉挛-口下颌肌张力障碍综合征

多见于老年女性,双侧眼睑痉挛,伴有口舌、面肌、下颌和颈部的肌张力障碍。

4.舞蹈症

可出现双侧性面肌抽动,伴有躯干、四肢的不自主运动。

5.习惯性面肌抽搐

多见于儿童和青少年,为短暂的面肌收缩,常为双侧,可由意志力短时控制,发病和精神因素有关。肌电图和脑电图正常。

6.功能性眼睑痉挛

多见于中年以上女性,局限于双侧的眼睑,不累及下半面部。

五、治疗对策

(一)治疗原则
消除痉挛,病因治疗。

(二)治疗计划

1.药物治疗

药物治疗可用抗癫痫药或镇静药。

(1)卡马西平:开始每次 0.1 g,每天 2~3 次,口服,逐渐增加剂量,最大量不能超过 1.2 g/d。

(2)巴氯芬:开始每次 5 mg,每天 2~3 次,口服,以后逐渐增加剂量至30~40 mg/d,最大量不超过 80 mg/d。

(3)氯硝西泮,0.5~6 mg/d;维生素 B_{12},每次 500 μg,每天3次,口服,可酌情选用。

2.A 型肉毒毒素(BTXA)注射治疗

本法是目前最安全有效的治疗方法。BTXA 作用于局部胆碱能神经末梢的突触前膜,抑制乙酰胆碱囊泡的释放,减弱肌肉收缩力,缓解肌肉痉挛。根据受累的肌肉可注射于眼轮匝肌、颊肌、颧肌、口轮匝肌、颏肌等,不良反应有注射侧面瘫、视蒙、暴露性角膜炎等。疗效可维持 3~6 个月,复发可重复注射。

3.面神经梳理术

通过手术对茎乳孔内的面神经主干进行梳理,可缓解症状,但有不同程度的面瘫,数月后可能复发。

4.面神经阻滞

可对面神经主干或分支注射乙醇、维生素 B_{12} 等以缓解症状。伴有面瘫,复发后可重复治疗。

5.微血管减压术

通过手术将面神经和相接触的微血管隔开以解除症状,并发症有面瘫、听力下降等。

(三)治疗方案的选择
对于早期症状轻的患者可先药物治疗,效果欠佳可用 BTXA 局部注射治疗,无禁忌也可考虑手术治疗。

六、病程观察及处理

定期复诊,记录治疗前后的痉挛强度分级的评分(0 级,无痉挛;1 级,外部刺激引起瞬目增多;2 级,轻度,眼睑面肌轻微颤动,无功能障碍;3 级,中度,痉挛明显,有轻微功能障碍;4 级,重度,严重痉挛和功能障碍,如行走困难、不能阅读)变化,评估疗效。

七、预后评估

本症一般不会自愈,积极治疗疗效满意,BTXA 注射治疗的有效率高达 95% 以上。

（李漱玉）

第四节　舌咽神经痛

舌咽神经痛是一种出现于舌咽神经分布区的阵发性剧烈疼痛。疼痛的性质与三叉神经痛相似,本病病例远较三叉神经痛少见,两者比例为 1:(70～85)。

一、病因及发病机制

原发性舌咽神经痛的病因迄今不明。可能为舌咽及迷走神经的脱髓鞘性病变引起舌咽神经的传入冲动与迷走神经之间发生"短路"所致。轻微的触觉刺激即可通过"短路"传入中枢,中枢传出的脉冲也可通过"短路"再传入中枢,这些脉冲达到一定总和时,即可激发上神经节及岩神经节、神经根而产生剧烈疼痛。随着近年来神经血管减压术的开展,医师发现舌咽神经痛患者椎动脉或小脑后下动脉压迫于舌咽及迷走神经上,解除压迫后症状缓解,这些患者的舌咽神经痛可能与血管压迫有关。造成舌咽神经根部受压的原因可能有多种,除血管因素外,还有小脑脑桥角周围的慢性炎症刺激,致蛛网膜炎性改变,逐渐增厚,使血管与神经根相互紧靠,促成神经受压的过程。因为神经根部受增厚蛛网膜的粘连,动脉血管也受其粘连发生异位而固定于神经根部敏感区,致使神经受压而缺乏缓冲余地,引起神经的脱髓鞘改变。

继发性原因可能是小脑脑桥角或咽喉部肿瘤,颈部外伤,茎突过长、茎突舌骨韧带骨化等压迫刺激舌咽神经。

二、临床表现

舌咽神经痛多于中年起病,男、女发病率无明显区别,左侧发病率高于右侧发病率,偶尔有双侧发病者。表现为发作性一侧咽部、扁桃体区及舌根部针刺样剧痛,突然开始,持续数秒至数十秒,发作期短,但疼痛难忍,可反射到同侧舌面或外耳深部,伴有唾液分泌增多的表现。说话,反复吞咽,舌部运动,触摸患侧咽壁、扁桃体、舌根及下颌角均可引起发作。用 2% 的丁卡因麻醉咽部,可暂时减轻或止住疼痛。

按疼痛的部位一般可分为 2 型。①口咽型:疼痛区始于咽侧壁、扁桃体、软腭及舌后 1/3,而后放射到耳区,此型最为多见。②耳型:疼痛区始于外耳、外耳道及乳突,或介于下颌角与乳突之间,很少放射到咽侧,此型少见。

疼痛程度轻重不一,有如电击、刀割、针刺,发作短暂,间歇期由数分钟到数月不等,少数患者的间歇期甚至长达 2～3 年。一般发作期越来越短,痛的时间越来越长。严重时可放射到头顶和枕背部。个别患者发生昏厥,可能由颈动脉窦神经过敏引起心脏停搏所致。

神经系统检查无阳性体征。

三、诊断

根据疼痛发作的性质和特点不难做出本病的临床诊断。有时为了进一步明确诊断,可刺激扁桃体窝的"扳机点",观察能否诱发疼痛;或用 1% 的丁卡因喷咽后壁、扁桃体窝等处,如果能遏止发作,则可以证实诊断。如果经喷上述药物后,舌咽处的疼痛虽然消失,但是耳痛仍然保留,则可封闭颈静脉孔,若能收效,说明不仅为舌咽神经痛,还有迷走神经的耳后支参与。

临床表现呈持续性疼痛或有神经系统阳性体征,应当考虑为继发性舌咽神经痛,需要进一步检查明确病因。

四、鉴别诊断

临床上应鉴别舌咽神经痛与三叉神经痛、喉上神经痛、蝶腭神经痛及颅底、鼻咽部和小脑脑桥角肿瘤等病变引起的继发性舌咽神经痛。

(一)三叉神经痛

两者的疼痛性质与发作情况完全相似,部位亦毗邻,三叉神经第三支疼痛时易与舌咽神经痛相混淆。两者的鉴别点为三叉神经痛位于三叉神经分布区、疼痛较浅表,"扳机点"在睑、唇或鼻翼;说话、洗脸、刮胡须可诱发疼痛发作。舌咽神经痛位于舌咽神经分布区,疼痛较深在,"扳机点"多在咽后壁、扁桃体窝、舌根;咀嚼、吞咽等动作常诱发疼痛发作。

(二)喉上神经痛

喉深部、舌根及喉上区间歇性疼痛,可放射到耳区和牙龈,说话和吞咽可以诱发,在舌骨大角间有压痛点。用 1% 的丁卡因涂抹梨状窝区及舌骨大角处,或用 2% 的普鲁卡因封闭神经,均能完全抑制疼痛,可与舌咽神经痛鉴别。

(三)蝶腭神经节痛

此病的主要临床表现是鼻根、眼眶周围、牙齿、颜面下部及颞部阵发性剧烈疼痛,其性质似刀割、烧灼及针刺样,并向颌、枕及耳部等放射。每天发作数次至数十次,每次持续数分钟至数小时不等。疼痛发作时多伴有流泪、流涕、畏光、眩晕和鼻塞等,有时伴有舌前 1/3 味觉减退。疼痛发作无明显诱因,也无"扳机点"。用 1% 的丁卡因麻醉中鼻甲后上蝶腭神经节处,5～10 min 后疼痛即可消失为本病特点。

(四)继发性舌咽神经痛

颅底、鼻咽部及小脑脑桥角肿物或炎症等病变均可引起舌咽神经痛,但多呈持续性痛伴有其他颅神经障碍及神经系统局灶体征。X 线颅底拍片、头颅 CT 扫描及 MRI 等影像学检查有助于寻找病因。

五、治疗

(一)药物治疗

卡马西平为最常用的药物,苯妥英钠也常用来治疗舌咽神经痛,其他的镇静止痛药物(安定、

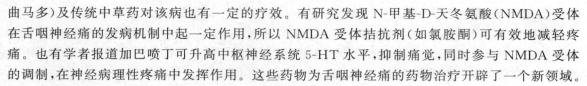

曲马多)及传统中草药对该病也有一定的疗效。有研究发现 N-甲基-D-天冬氨酸(NMDA)受体在舌咽神经痛的发病机制中起一定作用,所以 NMDA 受体拮抗剂(如氯胺酮)可有效地减轻疼痛。也有学者报道加巴喷丁可升高中枢神经系统 5-HT 水平,抑制痛觉,同时参与 NMDA 受体的调制,在神经病理性疼痛中发挥作用。这些药物为舌咽神经痛的药物治疗开辟了一个新领域。

(二)封闭疗法

维生素 B_{12} 和地塞米松等周围神经封闭偶有良效。有人用 95% 的乙醇或 5% 的酚甘油于颈静脉孔处行舌咽神经封闭。但舌咽神经与颈内动脉、静脉、迷走神经、副神经等相邻,封闭时易损伤周围神经血管,故应慎用。

(三)手术治疗

对发作频繁或疼痛剧烈者,若保守治疗无效可考虑手术治疗。常用的手术方式有以下几种。

1.微血管减压术(MVD)

国内外学者行血管减压术治疗本病收到了良好的效果,因此有学者认为采用神经血管减压术是最佳治疗方案。可保留神经功能,避免了神经切断术所致的病侧咽部干燥、感觉消失和复发之弊端。

2.经颅外入路舌咽神经切断术

术后复发率较高,建议对不能耐受开颅的患者试用这种方法。

3.经颅舌咽神经切断术

如果术中探查没有明显的血管压迫神经,则可选用舌咽神经切断术。

4.经皮穿刺射频热凝术

在 CT 引导下可大大减少其并发症的发生。另外舌咽神经传入纤维在脑桥处加入了三叉神经的下支,开颅在此毁损可阻止舌咽神经痛的传导通路。

六、预后

舌咽神经痛如果未得到治疗,一般不会自然好转,疼痛发作次数频繁,持续时间越来越少,严重影响患者的生活及工作。

(李漱玉)

第五节　前庭蜗神经疾病

前庭蜗神经包括蜗神经和前庭神经,两者通常一起讨论。

一、蜗神经疾病

(一)病因

各种急、慢性迷路炎,药物中毒(链霉素、新霉素、庆大霉素等),颞骨、内耳外伤,噪声,听神经炎,脑膜炎,蛛网膜炎,脑桥小脑角肿瘤,脑桥病变,动脉硬化症,神经衰弱,遗传因素和全身性疾病(贫血和高血压等)等。

(二)临床表现

最常见的症状是耳鸣、听觉过敏和耳聋(听力减退或丧失)。根据耳鸣和耳聋的特点可鉴别传导性和神经性。低音调耳鸣(轰轰声、嗡嗡声、飞机声)通常是传导器的病变。高音调耳鸣(吱吱声、蝉鸣声、鸟叫声)常为感音器的病变。神经性耳聋听力障碍的共同特点是以高音频率为主,气导大于骨导,Weber试验偏向健侧。

(三)治疗

首先是病因治疗。其他对症治疗包括应用B族维生素、扩血管药物及能量合剂等。还可行针灸治疗,有严重的听力障碍应佩戴助听器。

二、前庭神经疾病

前庭神经的功能是调节机体平衡和对各种加速度的反应。当前庭功能受到异常刺激和功能障碍时,可出现一系列的症状和体征。

(一)病因

病因包括迷路炎、内耳眩晕病、迷路动脉血液供应障碍及药物中毒,脑桥小脑角肿瘤和脑桥小脑角蛛网膜炎,听神经炎和前庭神经元炎,各种原因所致的脑干病变,心血管系统的病变等。

(二)临床表现

1.眩晕

患者感觉自身或外界物体旋转或晃动(或称为运动幻觉),常伴有眼球震颤和共济失调以及迷走神经的刺激症状,如面色苍白、恶心和呕吐、出汗及血压脉搏的变化,严重时可出现晕厥。

2.眼球震颤

通常为自发性眼球震颤,由快相和慢相组成,快相代表眼球震颤的方向。前庭周围性眼球震颤多为水平性,而且伴有明显的眩晕,闭眼后症状并不能减轻。

3.自发性肢体偏斜

表现为站立不稳或向一侧倾倒。肢体偏斜的方向与前庭周围神经病变侧和眼球震颤的慢相是一致的;而前庭中枢性损害,三者的方向是不定的。

(三)诊断和鉴别诊断

首先,应确定病变是否位于前庭神经,前庭神经损害的部分患者通常伴有听力障碍。其次,根据眩晕的性质和伴发症状、自发性眼球震颤的特点、肢体倾倒的方向,以及各种前庭功能试验的结果鉴别是前庭周围性病变还是中枢性病变。再次,结合以上临床特点和借助于各种辅助检测手段对病变进行进一步的定性诊断或病因诊断。

(四)治疗

1.病因治疗

根据不同的病因采取针对性的治疗,例如,行手术切除肿瘤;有炎症,进行抗感染治疗;有缺血性病变,用扩张血管药物等。

2.对症治疗

(1)使用常规剂量的各种安定剂和镇静剂。

(2)使用常规剂量的抗组胺类药物,如盐酸苯海拉明、氯苯那敏、异丙嗪。

(3)对伴有严重呕吐的患者可肌内注射东莨菪碱0.3 mg,或阿托品0.5 mg。

(4)使用维生素、谷维素等。

（李漱玉）

第六节　前庭神经元炎

前庭神经元炎亦称为病毒性迷路炎、流行性神经迷路炎或急性迷路炎,常发生于上呼吸道感染后数天之内,临床特征为急性起病的眩晕、恶心、呕吐、眼球震颤和姿势不平衡。炎症仅限局于前庭系统,耳蜗和中枢神经系统均属于正常,是一种不伴有听力障碍的眩晕病。

一、病因及发病机制

病因目前仍不明确,学者通常认为,前庭神经元炎患者发病前常有感染病史。Shimizu 等在 57 例前庭神经元炎病例中测定血清各种病毒抗体水平,26 例显示病毒抗体效价升高到原来的 4 倍以上,故推断此病与病毒感染有直接关系。Chen 等经研究认为前庭神经元炎主要影响前庭神经上部,其支配外半规管和前半规管,而后半规管和球囊的功能受前庭神经下部支配而不受影响。Goebel 等以解剖标本作研究认为,前庭神经上部的骨道相对较长,其和小动脉通过相对狭窄的通道,使前庭神经上部更易受到侵袭和可能引起迷路缺血性损害。

另外,亦有报道认为,前庭神经遭受血管压迫或蛛网膜粘连,甚至可因内听道狭窄引起前庭神经缺氧变性而发病。有学者认为,糖尿病可引起前庭神经元变性萎缩,导致眩晕反复发作。

二、病理生理

病理学研究显示,一些前庭神经元炎患者前庭神经切断后,可发现前庭神经有孤立或散在的退行性变和再生现象,神经纤维减少,节细胞空泡形成,神经内胶原沉积物增加。

三、临床表现

(1)本病多发生于中年人,两性发病率无明显差异。

(2)起病突然,病前有发热、上呼吸道感染或尿路感染病史,多为腮腺炎、麻疹及带状疱疹病毒引起。

(3)临床表现以眩晕最突出,头部转动时眩晕加剧,眩晕多于晚上睡醒时突然发作,数小时达到高峰,伴有恶心、呕吐,可持续数天或数周,多无耳鸣、耳聋,有报道称约 30% 的病例有耳蜗症状;严重者倾倒、恶心、呕吐、面色苍白。可以一家数人患病,亦有集体发病呈小流行现象。该病一般可以自愈,可能为仅有一次的发作,或在过了 12～18 个月有几次后续发作;每次后续发作都不太严重,持续时间较短。

(4)病初有明显的自发性眼震,多为水平性和旋转性,快相向健侧。

(5)前庭功能检查显示单侧或双侧反应减弱,部分病例痊愈后前庭功能恢复正常。

四、辅助检查

(1)眼震电图(ENG)可以客观记录一侧前庭功能丧失的情况,但 ENG 并非必要,因在急性期自发性眼震等客观体征有助于病变定侧,患者也难于耐受检查。

(2)可行听力检查排除听力损害。

（3）头颅磁共振（MRI），特别要注意内听道检查以排除其他诊断的可能性，如桥小脑角肿瘤、脑干出血或梗死。必要时行增强扫描。

五、诊断

根据感染后突然起病，剧烈眩晕，站立不稳，头部活动时加重，不伴耳鸣、耳聋；前庭功能检查显示单侧或双侧反应减弱，无耳蜗功能障碍；无其他神经系异常症状、体征；预后良好，可诊断。

六、鉴别诊断

（一）内耳眩晕病

该病又称梅尼埃病，为一种突然发作的非炎性迷路病变，具有眩晕、耳聋、耳鸣及眼震等临床特点，有时有患侧耳内闷胀感等症状。多为单耳发病，男、女发病率无明显差异，患者多为青壮年，60岁以上老人发病罕见，近年亦有儿童病例报告。眩晕有明显的发作期和间歇期。发作时患者常不敢睁眼、恶心、呕吐、面色苍白、出汗甚至出现腹泻、血压偏低等一系列症状。本病病因学说甚多，如变态反应、内分泌障碍、维生素缺乏及精神神经因素等引起自主神经功能紊乱，因而使血管神经功能失调，毛细血管渗透性增加，导致膜迷路积水，蜗管及球囊膨大，刺激耳蜗及前庭感受器时，引起耳鸣、耳聋、眩晕等一系列临床症状。该病的间歇期长短不一，从数月到数年，每次发作和程度也不一样。而听力随着发作次数的增加而逐渐减退，最后导致耳聋。

（二）位置性眩晕

眩晕发作常与特定的头位有关，无耳鸣、耳聋。中枢性位置性眩晕，常伴有特定头位的垂直性眼震，且常无潜伏期，反复试验可反复出现，呈相对无疲劳现象。外周性位置性眩晕又称良性阵发性位置性眩晕，为常见的前庭末梢器官病变；亦称为管石症或耳石症；多数病例发病并无明显诱因，而可能的诱因则多见于外伤；眼震常有一定的潜伏期，呈水平旋转型，多次检查可消失或逐渐减轻，属于疲劳性。预后良好，能够自愈。

（三）颈源性眩晕

该病由颈部疾病所致的眩晕。其特征是既有颈部疾病的表现，又有前庭及耳蜗系统受累的表现，此类患者冷热试验一般均为正常。其病因可能为颈椎病、颈部外伤、枕大孔畸形、后颈部交感神经综合征。颈椎病是椎动脉颅外段血流受阻的主要原因。由于颈椎骨刺及退行性关节炎、椎间盘病变，椎动脉受压，转颈时更易受压。若动脉本身已有粥样硬化，而对侧椎动脉无法代偿即出现症状。眩晕与头颈转动有关，可伴有枕部头痛、猝倒、视觉闪光、视野缺失及上肢麻痛。颈椎核磁共振检查可以协助诊断。

（四）药物中毒性眩晕

以链霉素最常见。其他有新霉素、卡那霉素、庆大霉素、万古霉素、多黏菌素B、奎宁、磺胺类等药物。有些药物性损害主要影响前庭部分，但多数对前庭与耳蜗均有影响。链霉素中毒引起的眩晕通常于疗程第四周出现，也有短至4d者。在行走、头部转动或转身时眩晕更为明显。于静止、头部不动时症状明显好转或消失。前庭功能检查多无自发性眼震，闭目难立征阳性。变温试验显示双侧前庭功能均减退或消失。如果伴耳蜗损害，尚有双侧感音性耳聋。眩晕消失缓慢，需数月甚或1～2年，前庭功能更难恢复。

（五）桥小脑角肿瘤

桥小脑角肿瘤特别是听神经瘤，早期可出现轻度眩晕、耳鸣、耳聋。病变进一步发展可出现邻近颅神经受损的体征,如病侧角膜反射减退、面部麻木、复视、周围性面瘫、眼震、同侧肢体共济失调。至病程后期,还可出现颅内压增高症状。诊断依据单侧听力渐进性减退、耳鸣,听力检查为感音性耳聋,伴同侧前庭功能早期消失,邻近颅神经(Ⅴ、Ⅶ、Ⅷ)中有一支受累应怀疑为听神经瘤。头颅核磁共振检查可以协助诊断。

七、治疗

临床治疗原则是急性期的对症治疗、皮质激素治疗和早期前庭康复治疗。一项小规模的对照研究发现治疗前庭神经炎,皮质激素比安慰剂更有效。最近的一项临床研究比较了甲泼尼龙、阿昔洛韦和甲泼尼龙＋阿昔洛韦三种治疗方法的疗效,结果表明,甲泼尼龙可明显改善前庭神经炎的症状,抗病毒药物无效,两者联合无助于提高疗效。

临床常用治疗方法如下。

(1)一般治疗:卧床休息,避免头、颈部活动和声光刺激。

(2)对症处理:对于前庭损害而产生的眩晕症状应给予镇静、安定剂,眩晕、呕吐剧烈者可肌内注射盐酸异丙嗪(12.5～25 mg)或地西泮(10～20 mg),每 4～6 h 1 次。症状缓解不明显者,可酌情重复上述治疗。对长时间呕吐者,必要时行静脉补液和电解质以作补充和支持治疗。

(3)糖皮质激素:可用地塞米松 10～15 mg/d,7～10 d;或服泼尼松 1 mg/(kg·d),顿服或分 2 次口服,连续 5 d,以后 7～10 d 逐渐减量。注意补钾、补钙、保护胃黏膜。

(4)维生素 B_1 100 mg,肌内注射,每天 1 次;维生素 B_{12} 500 μg,肌内注射,每天 1 次。治疗 2 周后改为口服。

(5)前庭康复治疗:前庭神经炎的恢复往往需要数周的时间,患者越早开始前庭康复锻炼,功能恢复就越快、越完全。前庭康复锻炼的目的是加速前庭康复的进程,并改善最终的康复水平。前庭康复计划一般包括前庭-眼反射的眼动训练和前庭-脊髓反射的平衡训练。早期眼震存在,患者应尝试抑制各方向的凝视眼震。眼震消失后,开始头眼协调练习。患者应尝试平衡练习和步态练习。症状好转后应加运动中的头动练习,开始慢,逐渐加快。前庭康复锻炼每天至少 2 次,每次数分钟,只要患者能够耐受,应尽可能多进行锻炼,并少用抗晕药物。

（李漱玉）

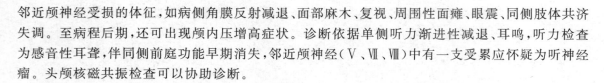

第七节　多发性脑神经损害

一、概述

多发性脑神经损害是指单侧或双侧、同时或先后两条以上脑神经受损而出现功能障碍,因解剖部位的关系和病变部位的不同组合成多发脑神经损害的综合征。

二、病因与病理生理

病因是多种多样的,有炎症性疾病、感染后免疫功能障碍、脱髓鞘疾病、肿瘤、中毒、外伤、代谢性疾病等。

三、诊断步骤

(一)病史采集要点

1.起病情况

病因不同,起病的急缓是不同的,炎症、外伤或血管病起病急,肿瘤的起病较慢,渐进发展。

2.既往病史

注意有无感染、肿瘤、化学物接触、代谢性疾病等,以期发现病因。

(二)主要临床表现和体格检查要点

脑神经受损的不同组合形成不同的综合征,将分别描述。

1.福斯特-肯尼迪综合征

嗅神经和视神经受损。表现为病侧嗅觉丧失、视神经萎缩,对侧视盘水肿。该综合征多见于嗅沟脑膜瘤或额叶底部肿瘤。

2.海绵窦综合征

动眼神经、滑车神经、展神经和三叉神经眼支受损。表现为病侧眼球固定、眼睑下垂、瞳孔散大、直间接对光反射和调节反射消失,眼和额部麻木疼痛,角膜反射减弱或消失,眼睑和球结膜水肿及眼球突出。该综合征见于感染、海绵窦血栓形成、海绵窦肉芽肿、动静脉瘘或动脉瘤等。

3.眶上裂综合征

动眼神经、滑车神经、展神经和三叉神经眼支受损。表现为病侧眼球固定、上睑下垂、瞳孔散大、光反射和调节反射消失,眼裂以上皮肤感觉减退、角膜反射减弱或消失,眼球突出。该综合征见于眶上裂骨折、骨膜炎或邻近肿瘤等。

4.眶尖综合征

视神经、动眼神经、滑车神经、展神经和三叉神经眼支受损。表现为眶上裂综合征+视力障碍。该综合征见于眶尖骨折、炎症或肿瘤等。

5.岩骨尖综合征

三叉神经和展神经受损。表现为病侧眼球外展不能、复视,颜面部疼痛。该综合征见于乳突炎、中耳炎、肿瘤或外伤等。

6.小脑脑桥角综合征

三叉神经、外展神经、面神经、听神经受损,病变大时可以累及脑干、小脑或后组脑神经。表现为病侧颜面部感觉减退,角膜反射减弱或消失,周围性面瘫,听力下降,眼震,眩晕和平衡障碍,小脑性共济失调。该综合征最多见于听神经瘤,还可见于炎症、血管瘤等。

7.Avellis 综合征

迷走神经和副神经受损。表现为声音嘶哑,吞咽困难,病侧咽反射消失,向对侧转颈无力,病侧耸肩无力。该综合征见于局部肿瘤、炎症、血管病或外伤等。

8.Jackson 综合征

迷走神经、副神经和舌下神经受损。表现为声音嘶哑、吞咽困难、病侧咽反射消失,向对侧转颈无力、病侧耸肩无力,病侧舌肌瘫痪、伸舌偏向病侧。该综合征见于局部肿瘤、炎症、血管病或外伤等。

9.Tapia 综合征

迷走神经和舌下神经(结状神经节以下的末梢)受损。表现为声音嘶哑,病侧舌肌瘫痪,伸舌偏向病侧。该综合征多见于局部外伤。

10.颈静脉孔综合征

舌咽神经、迷走神经和副神经受损。表现为病侧声带和咽部肌肉麻痹出现声嘶,吞咽困难,咽反射消失,向对侧转颈无力,病侧耸肩无力。该综合征见于局部肿瘤、炎症等。

11.枕髁-颈静脉综合征

舌咽神经、迷走神经、副神经和舌下神经受损。表现为病侧 Vernet 综合征＋舌肌瘫痪和萎缩。该综合征见于颅底枪弹伤、局部炎症、肿瘤等。

12.腮腺后间隙综合征

舌咽神经、迷走神经、副神经和舌下神经受损。表现与 Collet-Sicard 综合征相同,可有同侧 Horner 征。该综合征见于局部肿瘤、炎症、外伤等。

(三)门诊资料分析

详细的病史询问和认真的体检有助于明确病变范围和可能的原因。

(四)进一步检查项目

进行局部 X 线摄片、颅脑 CT/MRI 检查,必要时做脑脊液检查,有助于了解病变部位、范围、性质和病因。

四、诊断对策

根据临床症状和体征,明确受损的脑神经范围,结合病史和相应的检查以作出诊断,并尽量进行病因诊断。

五、治疗对策

主要是针对病因治疗。存在感染时要抗感染治疗,肿瘤、外伤或血管瘤可以选择手术治疗,脱髓鞘性疾病可予糖皮质激素治疗,代谢性疾病要重视原发病的治疗。

六、预后评估

不同的病因可以有不同的预后。

(李漱玉)

第八节　急性炎性脱髓鞘性多发性神经病

吉兰-巴雷综合征(Guillain-Barré syndrome,GBS)是一种由多种因素诱发,通过免疫介导而引起的自身免疫性脱髓鞘性周围神经病,原称格林-巴利综合征。1916 年,Guillain、Barré、Strohl 报道了 2 例急性瘫痪的士兵,表现运动障碍、腱反射消失、肌肉压痛、感觉异常,无客观感觉障碍,并首次提出该病会出现脑脊液蛋白-细胞分离现象,经病理检查发现与 1859 年 Landry 报道的"急性上升性瘫痪"的病理改变非常相似。因此,该病被称为兰兑-吉兰-巴雷-斯特尔综合征。

急性炎性脱髓鞘性多发性神经病(acute inflammatory demyelinating polyneuropathy,AIDP)是最早被认识的经典 GBS,也是当今世界多数国家最常见的一种类型,又称急性炎性脱髓鞘性多发性神经根神经炎、急性感染性多发性神经根神经炎、急性感染性多发性神经病、急性特发性多发性神经根神经炎、急性炎性多发性神经根炎。病理特点是周围神经炎症细胞浸润、节段性脱髓鞘。临床主要表现为对称性弛缓性四肢瘫痪,可累及呼吸肌致呼吸肌麻痹而危及生命;脑脊液呈蛋白-细胞分离现象等。

GBS 在世界各地均有发病,其发病率在多数国家是 0.4/10 万～2.0/10 万。多数学者报道 GBS 发病无季节倾向,但我国河北省石家庄地区多发生于夏、秋季,并有数年一次流行趋势,或出现丛集发病。

一、病因与发病机制

有关 GBS 的病因及发病机制目前仍不十分明确,但经研究已取得较大进展。

(一)病因

1.感染因素

流行病学资料提示发病前的前驱非特异性感染是促发 GBS 的重要因素。例如,Hutwitz 报道 1 034 例 GBS,约 70% 的患者在发病前 8 周内有前驱感染因素,其中呼吸道感染占 58%,胃肠道感染占 22%,二者同时感染占 10%。前驱感染的主要病原体:①空肠弯曲菌。Rhodes 首先注意到 GBS 与空肠弯曲菌感染有关。Hughes 提出空肠弯曲菌感染常与急性运动轴索性神经病有关。在我国和日本,42%～76% 的 GBS 患者血清中空肠弯曲菌特异性抗体增多。空肠弯曲菌是革兰阴性微需氧弯曲菌,是引起人类腹泻的常见致病菌之一,感染潜伏期为 24～72 h,腹泻开始为水样便,以后出现脓血便,高峰期为 24～48 h,约 1 周恢复。GBS 患者常在腹泻停止后发病。②巨细胞病毒是欧洲和北美洲地区 GBS 的主要前驱感染病原体。研究证明巨细胞病毒感染与严重感觉型 GBS 有关,发病症状严重,常出现呼吸肌麻痹,脑神经及感觉神经受累多见。③其他病毒,如 E-B 病毒、肺炎支原体、乙型肝炎病毒(HBV)、带状疱疹病毒、单纯疱疹病毒、麻疹病毒、流行性感冒病毒、腮腺炎病毒、柯萨奇病毒、甲型肝炎病毒。新近研究又发现流感嗜血杆菌、幽门螺杆菌等感染与 GBS 发病有关。人类免疫缺陷病毒与 GBS 的关系也越来越受到关注。但是,研究发现人群中经历过相同病原体前驱感染,仅有少数人发生 GBS,流行病学调查发现,许多人即使感染了空肠弯曲菌也不患 GBS,提示感染因素不是唯一的病因,GBS 可能还与遗传易感性个体差异有关。

2.遗传因素

目前,学者认为 GBS 是具有某种易感基因的人群感染后引起的自身免疫性疾病。国外学者报道 GBS 与人类白细胞抗原(HLA)基因分型(如 *HLA-DR3*、*DR2*、*DQBI*、*B35*)相关联;李春岩等对 31 例 AIDS、33 例急性运动轴索性神经病(AMAN)患者易感性与人白细胞抗原(HLA)-A、B 基因分型的关系进行研究,发现 *HLA-A33* 与 AIDP 易患性相关联;*HLA-B15*、*B35* 与 AMAN 易患性相关联;郭力等发现 *HLA-DR16* 和 *DQ5* 与 GBS 易患性相关,而且不同 GBS 亚型 HLA 等位基因分布不同。还发现在 GBS 患者携带 *TNF2* 等位基因频率、*TNF1/2* 和 *TNF2/2* 的基因频率都显著高于健康对照组,说明携带 *TNF2* 等位基因的个体较不携带者发生 GBS 的危险性增加,编码 *TAFa* 基因位于人类 6 号染色体短臂上(6p21 区),HLA-Ⅲ类基因区内,因 *TAFa* 基因多个位点具有多态性,转录起始位点为上游第 308 位(−308 位点),故提示 *TAFa* 基因启动子-308G-A 的多态性与 GBS 的遗传易感性相关。所以,患者遗传素质可能决定个体对 GBS 的易感性。

3.其他因素

有报道称患者发病前有疫苗接种史、外伤史、手术史等，还有人报道因其他疾病用免疫抑制剂治疗发生 GBS 的，也有患有其他自身免疫性疾病者合并 GBS 的报道。

(二)发病机制

目前，主要针对其自身免疫机制进行了较深入研究。

1.分子模拟学说

如果感染的微生物或寄生虫等生物因子的某些抗原成分的结构与宿主自身组织的表位相似或相同，便可通过交叉反应启动自身免疫性疾病的发生，这种机制在免疫学称为"分子模拟"。该学说是目前解释 GBS 与感染因子之间关系的主要理论依据。机体感染细菌或病毒后，由于它们与机体神经组织有相同的表位，针对感染原的免疫应答的同时，发生错误的免疫识别，通过抗原抗体交叉反应导致自身神经组织的免疫损伤，则引起 GBS 的发生。例如，空肠弯曲菌的菌体外膜上脂多糖(LPS)结构与人类周围神经神经节苷脂的结构相似，当易患宿主感染空肠弯曲菌后，产生保护性免疫反应消除感染的同时，也发生错误的免疫识别，激活了免疫细胞产生抗神经结苷脂自身抗体，攻击有共同表位的周围神经组织，导致周围神经纤维髓鞘脱失，干扰神经传导，而形成 GBS 的临床表现。又如，研究发现，乙型肝炎表面抗原(HBsAg)分子的氨基酸序列中有一段多肽与人类及某些实验动物的周围神经髓鞘碱性蛋白分子的氨基酸序列中某段多肽完全相同，以此段多肽来免疫动物，可引起实验动物的周围神经病；某些个体感染了 HBV，HBsAg 分子中的某段多肽，刺激机体免疫系统产生细胞免疫及体液免疫应答，以攻击、排斥此段多肽；因人的周围神经髓鞘碱性蛋白分子中有与此段多肽完全相同的多肽段，于是机体发生错误的免疫识别，也启动攻击周围神经髓鞘碱性蛋白分子中的此段多肽的自身免疫，导致周围神经髓鞘脱失而发生 GBS。

2.实验性自身免疫性神经炎(EAN)动物模型研究

通过注射、口服或吸入抗原致敏，免疫细胞被动转移诱发等造成自身免疫性神经炎。例如，用牛 P2 蛋白免疫 Lewis 大鼠可诱发典型自身免疫性神经炎。其病理表现为周围神经、神经根节段性脱髓鞘及炎症反应，在神经根的周围可见到单核细胞及巨噬细胞浸润，自主神经受累，严重者可累及轴索。把自身免疫性神经炎大鼠抗原特异性细胞被动转移给健康 Lewis 大鼠，经4～5 d 潜伏期可发生自身免疫性神经炎。自身免疫性神经炎与 GBS 的临床表现及病理改变相似，均提示 GBS 是一种主要以细胞免疫为介导的疾病。但研究发现，将 P2 抗体(EAN 动物的血清)直接注射到健康动物的周围神经亦可引起神经传导阻滞及脱髓鞘，提示体液因子也参与免疫病理过程。

3.细胞因子与 GBS 发病的研究

细胞因子在 GBS 发病中起至关重要的作用。①干扰素-γ(IFN-γ)是主要由 Th_1 细胞分泌的一种多效性细胞因子，能显著增加抗原呈递细胞表达等作用，与神经脱髓鞘有关。因病毒感染，伴随产生的干扰素-γ，引起血管内皮细胞、巨噬细胞、施万细胞的 MHC-Ⅱ型抗原表达。活化的巨噬细胞可直接吞噬或通过分泌炎症介质引起髓鞘脱失，是致病的关键性因子。②肿瘤坏死因子-α(TNF-α)是由巨噬细胞和抗原激活的 T 细胞分泌，是引起炎症、自身免疫性组织损伤及选择性损害周围神经髓鞘的介质。GBS 患者急性期血清 TNF-α 浓度升高，且升高的程度与病变的严重程度相关，当患者康复时血清 TNF-α 浓度亦恢复正常。③白细胞介素-2(IL-2)是由活化的 T 细胞分泌，能刺激 T 细胞增殖分化，激活 T 细胞合成更多的 IL-2 及 IFN-γ、TNF-α 等细胞因子,促发炎症反应。④白细胞介素-12(IL-12)是由活化的单核/巨噬细胞、B细胞等产生的,IL-12诱导CD4$^+$T细胞分化为Th1细胞并使其增殖,合成IFN-γ、TNF-α、IL-2等,使促炎细胞因子合成增加;同时IL-12抑制CD4$^+$T细胞分化为Th2细胞而合成IL-4、IL-10,使IL-4、IL-10免疫下调因子合成减少。IL-12在GBS中的致病作用可能是使IFN-γ、TNF-α、IL-2等炎细胞因子合成增加,使IL-4、IL-10免疫下调因子合成减少,最终促使神经脱髓鞘、轴索变性而发病。⑤白细胞介素-6(IL-6)是由T细胞或非T细胞产生的一种多功能的细胞因子。IL-6的一个主要的生物学功能是促使B细胞增殖、分化并产生抗体。IL-6对正常状态的B细胞无增殖活性,但可促进病毒感染的B细胞增殖,促进抗体产生。在GBS发病过程中IL-6激发B细胞,产生致病的抗体。⑥白细胞介素-18(IL-18)主要由单核巨噬细胞产生,启动免疫级联反应,使各种炎症细胞、细胞因子及其炎症介质释放,进入周围神经组织中引起一系列免疫病理反应,导致髓鞘脱失。总之,这一类细胞因子(TNF-α、IFN-γ、IL-2、IL-6、IL-12、IL-18等)是促炎因子,与GBS发病及病情加重有关。

另一类细胞因子对GBS具有调节免疫、减轻炎症性损害、终止免疫病理反应、促进髓鞘修复等作用。①白细胞介素-4(IL-4)是由Th2分泌的一种B细胞生长因子和免疫调节剂,可下调Th1细胞的活性,在疾病的发展中起免疫调节作用,可抑制GBS的发生。②白细胞介素-10(IL-10)是由Th2分泌的,能抑制Th1细胞、单核/巨噬细胞合成TNF-a、TNF-γ、IL-2等致炎因子,是一种免疫抑制因子,有助于脱髓鞘的修复,则GBS患者的症状减轻。③白细胞介素-13(IL-13)是由活化的Th2细胞分泌的,具有免疫抑制和免疫调节作用,能抑制单核巨噬细胞产生多种致炎因子和趋化因子,从而具有显著抗炎作用。④干扰素-β(IFN-β)是由成纤维细胞产生的,具有抗病毒、抗细胞增殖和免疫调节作用,能减轻组织损伤,有利于疾病的恢复。故IL-4、IL-10、IL-13、TGF-β等是抑炎细胞因子,与GBS临床症状缓解有关。

总之,细胞因子在GBS的发病过程中起至关重要的作用,促炎症细胞因子(如TNF-α、IFN-γ、IL-2、IL-6、IL-12、IL-18)与GBS发病及病情加重有关,对GBS的发病起促进作用;抑炎症细胞因子(IL-4、IL-10、IL-13、TGF-β等)可下调炎症反应,有利于机体的恢复。促炎症细胞因子和抑炎症细胞因子在人体内的平衡情况影响着GBS的发生、发展和转归。

目前研究较公认的是某些有易感基因的人群感染(如空肠弯曲菌感染)后,经过一段潜伏期,机体产生有抗原成分(如抗空肠弯曲菌)的抗体后发生交叉反应,抗体作用于靶位导致神经组织脱髓鞘和功能改变而致GBS。李海峰报道IgM型CM1抗体与CJ近期感染有关,CJ感染后可通过CM1样结构发生交叉反应导致神经组织结构和功能的改变。李松岩报道CM1IgG抗体与AMAN及AIDP均相关。该抗体的产生机制可能为病原菌CJ及其脂多糖具有与人类神经节苷脂类似的结构,因而针对细菌的免疫反应产生了自身抗体,抗体攻击神经组织髓鞘,致使髓鞘破坏而引起发病。研究发现,在髓鞘裂解处及神经膜上有IgG、IgM和C$_3$的沉积物,而血清中补体减少。补体C$_3$水平降低提示补体参与免疫过程,该抗原抗体反应同时在补体参与及细胞因子的协同作用下发生GBS。

综上所述,GBS的发病,感染为始动因素,细胞免疫介导、细胞因子网络之间的调节紊乱和体液免疫等共同参与导致免疫功能障碍,促使周围神经髓鞘脱失而发生自身免疫性疾病。

二、临床表现

半数以上的患者在发病前数天或数周有感染史,以上呼吸道及胃肠道感染较为常见,或有其他病毒感染性疾病,或有疫苗接种史、手术史等。多以急性或亚急性起病。一年四季均可发病,但以夏、秋季(6～10月约占75.4%)为多发季;男、女均可发病,男、女患者之比1.4:1;任何年龄均可发病,但以30岁以下者最多。国内报道儿童期和青少年期为GBS发病的两个高峰。

(一)症状与体征

1.运动障碍

首发症状常为双下肢无力,从远端开始逐渐向上发展,四肢呈对称性弛缓性瘫痪,下肢情况重于上肢,近端情况重于远端,亦有远端情况重于近端者。轻者尚可行走,重者四肢完全性瘫痪,肌张力低,腱反射减弱或消失,部分患者有轻度肌萎缩。长期卧床可出现失用性肌萎缩。GBS患者呈单相病程,发病4周后肌力开始恢复,一般无复发-缓解。急性重症患者对称性肢体无力,在数天内肢体无力从下肢上升至躯干、上肢或累及支配肋间及膈肌的神经,导致呼吸肌麻痹,称为Landry上升性麻痹,表现除四肢弛缓性瘫痪外有呼吸困难、说话声音低、咳嗽无力、缺氧、发绀,严重者可因完全性呼吸肌麻痹,而丧失自主呼吸。

2.脑神经损害

舌咽-迷走神经受损较为常见,表现吞咽困难、饮水呛咳、构音障碍、咽反射减弱或消失等;其次是面神经受损,表现为周围性面瘫;动眼神经亦可受累,表现眼球运动受限;三叉神经受累,表现为张口困难及面部感觉减退。总的来说,单发脑神经受损较少,多与脊神经同时受累。

3.感觉障碍

发病后多有肢体感觉异常,如麻木、蚁行感、烧灼感、针刺感及不适感。客观感觉障碍不明显,或有轻微的手套样、袜套样四肢末端感觉障碍,少数人有位置觉障碍及感觉性共济失调。常有Lasègue征阳性及腓肠肌压痛。

4.自主神经障碍

皮肤潮红或苍白,多汗,四肢末梢发凉,血压升高或降低,心动过速或过缓,尿潴留或尿失禁等。

5.其他

少数患者有精神症状,或有头疼、呕吐、视盘水肿,或有一过性下肢病理征,或有脑膜刺激征等。

(二)GBS变异型

1.急性运动轴索性神经病(AMAN)

免疫损伤主要的靶位是脊髓前根和运动神经纤维的轴索,导致轴索损伤,或免疫复合物结合导致轴索功能阻滞,病变多集中于周围神经近段或末梢,髓鞘相对完整无损,无明显的炎症细胞浸润,多伴有血清抗神经节苷脂GM1、GM1b、GD1a或Ga1Nac-CD1a抗体滴度升高。

AMAN的病因及发病机制不清,目前学者认为其与空肠弯曲菌感染有关。据报道美国GBS发病前空肠弯曲菌感染率为4%,英国GBS发病前空肠弯曲菌感染率为26%,日本GBS发病前空肠弯曲菌感染率为41%,中国GBS发病前空肠弯曲菌感染率为51%或66%。病变以侵犯神经远端为主,主要临床表现为肢体瘫痪,无感觉障碍症状,病情严重者发病后迅速出现四肢瘫痪,伴有呼吸肌受累。早期出现肌萎缩者,预后相对不好。年轻患者神经功能恢复较好。本型流行病学特点是儿童多见,夏、秋季多见,农村多见。

2.急性运动感觉性轴索型神经病(AMSAN)

急性运动感觉性轴索型神经病(AMSAN)也称暴发轴索型GBS。免疫损伤主要的靶位在轴

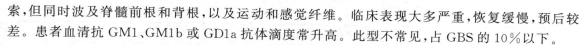

索,但同时波及脊髓前根和背根,以及运动和感觉纤维。临床表现大多严重,恢复缓慢,预后较差。患者血清抗 GM1、GM1b 或 GD1a 抗体滴度常升高。此型不常见,占 GBS 的 10% 以下。

3.Miller-Fisher 综合征(MFS)

Miller-Fisher 综合征(MFS)简称 Fisher 综合征。此型约占 5%,以急性或亚急性发病。临床表现以眼肌麻痹、共济失调和腱反射消失三联征为特点,无肢体瘫,若伴有肢体肌力减低也极轻微。部分电生理显示受累神经同时存在髓鞘脱失、炎症细胞浸润和轴索传导阻滞,患者常有血清抗 GQ1b 抗体滴度增高。MFS 呈单相性病程,病后 2～3 周或数月内大多数患者可自愈。

4.复发型急性炎性脱髓鞘性多发性神经根神经病

复发型急性炎性脱髓鞘性多发性神经根神经病是 AIDP 患者数周至数年后复发,5%～9% 的 AIDP 患者有 1 次以上的复发。复发后治疗仍有效。但恢复不如第 1 次完全,有少数复发患者呈慢性波动性进展病程,变成慢性型 GBS。

5.纯感觉型吉兰-巴雷综合征

表现为四肢对称性感觉障碍和疼痛,感觉性共济失调,伴有肢体无力,电生理检查符合脱髓鞘性周围神经病,病后 5～14 个月肌无力恢复良好。

6.多数脑神经型吉兰-巴雷综合征

多数脑神经型吉兰-巴雷综合征是 GBS 伴多数运动性脑神经受累。

7.全自主神经功能不全型吉兰-巴雷综合征

全自主神经功能不全型吉兰-巴雷综合征是以急性或亚急性发作的单纯全自主神经系统功能失调综合征,病前有感染史。表现为全身无汗、口干、皮肤干燥、便秘、排尿困难、直立性低血压、阳痿等,无感觉障碍和瘫痪。病程呈单相性,预后良好。

(三)常与多种疾病伴发

1.心血管功能紊乱

GBS 患者可伴有心律失常,心电图 ST 段改变;血压升高或降低;并发心肌炎、心源性休克等。经追踪观察,随神经功能恢复心电图变化也随之好转。学者认为是交感神经脱髓鞘或交感神经节的病损所致;还有学者认为是血管活性物质儿茶酚胺和肾上腺素水平升高所致。因心功能障碍可致心搏骤停,故对重症 GBS 患者要进行心功能监护。

2.甲状腺功能亢进症

甲状腺功能亢进症是与 GBS 伴发还是继发于 GBS 尚不清楚,两者均与自身免疫功能失调有关,故伴发可能性大。

3.流行性出血热

有报道流行性出血热与 GBS 伴发。GBS 是感染后激发免疫反应致周围神经脱髓鞘病;流行性出血热是由汉坦病毒感染的自然疫源性疾病,尚未见 GBS 感染该病毒的报道,有待进一步观察研究。

4.其他

临床报道还有 GBS 与钩端螺旋体病、伤寒、支原体肺炎、流行性腮腺炎、白血病、神经性肌强直、低血钾、多发性肌炎等伴发,都有待临床观察研究。

(四)临床分型

《中华神经精神科杂志》编委会召开 GBS 研讨会,会议以 Asbury 发表的标准,结合国情制定我国 GBS 临床分型标准(表 11-2)。

表 11-2　GBS 的临床分型

类型	表现
轻型	四肢肌力 3 度以上,可独立行走
中型	四肢肌力 3 度以下,不能独立行走
重型	第Ⅸ、Ⅹ对脑神经和其他脑神经麻痹。不能吞咽,同时四肢无力到瘫痪,活动时有轻度呼吸困难,但不需要气管切开行人工呼吸
极重型	在数小时至 2 d,发展到四肢瘫痪,吞咽不能,呼吸机麻痹,必须立即气管切开行人工呼吸,伴有严重心血管功能障碍或暴发型并入此型
再发型	数月(4～6 个月)至 10 多年可有多次再发,轻重如上述症状,应加倍注意,情况往往比首发重,可有轻型至极重型症状
慢性型或慢性炎症脱髓鞘多发性神经病	由两月至数月乃至数年缓慢起病,经久不愈,脑神经受损少,四肢肌肉萎缩明显,脑脊液蛋白含量持续升高
变异型	纯运动型 GBS,感觉型 GBS,多脑神经型 GBS,纯自主神经功能不全型 GBS,其他还有 Fisher 综合征、少数 GBS 伴一过性锥体束征和伴小脑共济失调等

三、辅助检查

(一)脑脊液检查

1.蛋白-细胞分离

病初期蛋白含量与细胞数均无明显变化,1 周后蛋白含量开始升高,病后 4～6 周达高峰,最高可达 10 g/L,一般为 1～5 g/L。蛋白含量高低与病情不呈平行关系。在疾病过程中,细胞数多为正常,有少数可轻度升高,表现蛋白-细胞分离现象。

2.免疫球蛋白含量升高

脑脊液中 IgG、IgM、IgA 含量明显升高,可出现寡克隆 IgG 带,阳性率在 70% 以上。

(二)血液检查

1.血常规

白细胞数多正常,部分患者中等多核白细胞数增多,或核左移。

2.外周血

T 淋巴细胞亚群异常,急性期患者抑制 T 细胞(Ts)减少,辅助 T 细胞(Th)与 Ts 数量之比升高。

3.血清免疫球蛋白含量升高

血清中 IgG、Ig M、IgA 等含量均明显升高。

(三)电生理检查

1.肌电图

约 80% 的患者神经传导速度减慢,运动神经传导速度减慢更明显,常有神经传导潜伏期延长,F 波的传导速度减慢。临床症状消失后,神经传导速度仍可减慢,可持续几个月或更长时间。此项检查可预测患者的预后情况。

2.心电图

多数患者的心电图正常,部分患者出现 ST 段降低、T 波低平、窦性心动过速,以及心肌劳

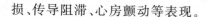

损、传导阻滞、心房颤动等表现。

四、诊断与鉴别诊断

（一）诊断

根据如下表现,典型病例诊断并不困难:①儿童与青少年多发;②病前多有上呼吸道或胃肠道感染或疫苗接种史;③急性或亚急性起病;④表现双下肢或四肢无力,对称性弛缓性瘫痪,腱反射减弱或消失;⑤可有脑神经受损;⑥多有感觉异常;⑦脑脊液有蛋白-细胞分离现象等。

《中华神经精神科杂志》编委会召开 GBS 研讨会,会议以 Asbury 发表的标准,结合国情制定我国 GBS 诊断标准(表 11-3)。

表 11-3　GBS 的基本诊断标准

序号	标准
(1)	进行性肢体力弱,基本对称,少数也可不对称,轻则下肢无力,重则四肢瘫,包括躯体瘫痪、延髓性麻痹、面肌以至眼外肌麻痹,最严重的是呼吸肌麻痹
(2)	腱反射减弱或消失,尤其是远端腱反射常消失
(3)	起病迅速,病情呈进行性加重,常在数天至一两周达高峰,到第 4 周停止发展,稳定,进入恢复期
(4)	感觉障碍主诉较多,客观检查相对较轻,可呈手套样、袜子样感觉异常或无明显感觉障碍,少数有感觉过敏,神经干压痛
(5)	脑神经受损以舌咽神经、迷走神经、面神经多见,其他脑神经也可受损,但视神经、听神经几乎不受累
(6)	可合并自主神经功能障碍,如心动过速、高血压、低血压、血管运动障碍、出汗多,可有一时性排尿困难等
(7)	病前 1~3 周约半数有呼吸道、肠道感染,不明原因发热、水痘、带状疱疹、腮腺炎、支原体、疟疾等,或淋雨受凉、疲劳、创伤、手术等
(8)	发病后 2~4 周进入恢复期,也可迁延至数月才开始恢复
(9)	脑脊液检查,白细胞数常少于 $10 \times 10^6/L$,1~2 周蛋白含量升高,呈蛋白-细胞分离现象,如果细胞数超过 $10 \times 10^6/L$,以多核为主,则需排除其他疾病。细胞学分类以淋巴细胞、单核细胞为主,并可出现大量吞噬细胞
(10)	电生理检查,病后可出现神经传导速度明显减慢,F 反应近端神经干传导速度减慢

（二）鉴别诊断

1.多发性周围神经病

(1)缓慢起病。

(2)感觉神经、运动神经、自主神经同时受累,远端受累重于近端。

(3)无呼吸肌麻痹。

(4)无神经根刺激征。

(5)脑脊液正常。

(6)多能查到病因,如代谢障碍、营养缺乏、药物中毒,或有重金属及化学药品接触史等。

2.低钾型周期麻痹

(1)急性起病,四肢瘫痪,近端重、远端轻,下肢重、上肢轻。

(2)有反复发作史或家族史,病前常有过饱、过劳、饮酒史。

(3)无脑神经损害,无感觉障碍。

(4)脑脊液正常。

(5)发作时可有血清钾水平低。

(6)心电图出现 Q-T 间期延长,ST 段下移,T 波低平或倒置,可出现宽大的 U 波或 T 波、U 波融合等低钾样改变。

(7)补钾后症状迅速改善。

3.全身型重症肌无力

(1)四肢无力,晨轻夕重,活动后加重,休息后症状减轻。

(2)无感觉障碍。

(3)常有眼外肌受累,表现上眼睑下垂、复视等。

(4)新斯的明试验或疲劳试验阳性。

(5)肌电图重复刺激波幅降低。

(6)脑脊液正常。

4.急性脊髓炎

(1)先驱症状为发热。

(2)急性起病,数小时或数天达高峰。

(3)脊髓横断性损害,有明显的节段性感觉平面,有传导束性感觉障碍,脊髓休克期后应出现上单位瘫。

(4)括约肌症状明显。

(5)脑脊液多正常,或有轻度的细胞数和蛋白含量增多。

5.急性脊髓灰质炎

患者常未服或未正规服用脊髓灰质炎疫苗。①起病时常有发热;②急性肢体弛缓性瘫痪多为节段性,瘫痪肢体多明显不对称;③无感觉障碍,肌萎缩出现得较早;④脑脊液蛋白含量和细胞数均增多;⑤肌电图呈失神经支配现象,运动神经传导速度可正常,或有波幅降低。

6.多发性肌炎

(1)常有发热、皮疹、全身不适等症状。

(2)全身肌肉广泛受累,以近端多见,表现酸疼无力。

(3)无感觉障碍。

(4)血常规白细胞计数增多,血沉快。

(5)血清肌酸激酶、醛缩酶和谷丙氨酸氨基转移酶水平明显升高。

(6)肌电图示肌源性改变。

(7)病理活检示肌纤维溶解断裂,炎细胞浸润,毛细血管内皮细胞增厚。

7.血卟啉病

(1)急性发作性弛缓性瘫痪。

(2)急性腹痛伴有恶心、呕吐。

(3)有光感性皮肤损害。

(4)尿呈琥珀色,暴露在日光下呈深黄色。

8.肉毒中毒

(1)有进食物史,如食用家制豆腐乳、豆瓣酱后发病,且与同食者一起发病。

(2)有眼肌麻痹、吞咽困难、呼吸肌麻痹、心动过缓等。

(3)肢体瘫痪轻。

（4）感觉无异常。

（5）脑脊液正常。

9.脊髓肿瘤

（1）起病缓慢。

（2）常有单侧神经根痛，后期可双侧持续痛。

（3）早期一般来说病侧肢体无力，后期双侧受损或出现脊髓横断性损害。

（4）腰椎穿刺椎管梗阻。

（5）脊髓 MRI 检查可显示占位性病变。

五、治疗

（一）一般治疗

由于 GBS 病因及发病机制不清，目前尚无特效治疗，但 GBS 的病程自限，如能精心护理及给予恰当的支持治疗，一般预后良好。急性期患者需要及时住院观察病情变化，GBS 最严重和危险的情况是发生呼吸肌麻痹，所以要严密监控患者的自主呼吸；新入院患者病情尚未得到有效控制，尤其需要观察有无呼吸肌麻痹的早期症状，应询问患者呼吸是否费力，有无胸闷、气短，能否吞咽及咳嗽等；观察患者的精神状态、面色改变等可了解其呼吸情况。其他工作：①加强口腔护理，常拍背，有痰要及时吸痰，或体位引流，清除口腔内分泌物，保持呼吸道畅通，预防呼吸道感染；②对重症患者应进行心肺功能监测，发现病情变化，及时处置，如果呼吸肌麻痹则及时抢救，尽早使用呼吸器是减少病死率的关键；③有吞咽困难者应尽早鼻饲，防止食物流入气管内而窒息或引起肺部感染；④对瘫痪肢体要保持功能位，适当进行康复训练，防止肌肉萎缩，促进瘫痪肢体的功能恢复；⑤定时翻身，要经常按摩受压部位，改善局部的血液循环，预防压疮。

（二）呼吸肌麻痹抢救

呼吸肌麻痹表现：①患者说话声音低，咳嗽无力；②呼吸困难或矛盾呼吸（当肋间肌麻痹时吸气时腹部下陷）。

1.呼吸肌麻痹的处理

当患者有轻度呼吸肌麻痹时，首先是口腔护理，及时清除口腔内分泌物，湿化呼吸道，用蒸汽吸入或超声雾化，每天 2～4 次。每次 20 min，可降低痰液黏稠度，有利于痰液的排出。对重症 GBS 患者要床边监护，每 2 h 测量呼吸量，当潮气量＜1 000 mL 时或患者连续读数字不超过 4 时，说明换气功能不好，患者已血氧不足、二氧化碳潴留，需及时插管行人工呼吸。

2.应用人工呼吸机的指标

（1）患者呼吸浅、频率快、烦躁不安等，四肢末梢轻度发绀，缺氧。

（2）检测二氧化碳分压达 8.0 kPa（60 mmHg）以上。

（3）氧分压低于 6.5 kPa（50 mmHg）或动脉 pH 在 7.3 及以下时，均提示缺氧和二氧化碳潴留，要尽快使用人工辅助呼吸纠正乏氧。

3.停用人工呼吸机的指征

（1）患者的神经系统症状改善，呼吸功能恢复正常。

（2）平静呼吸时矛盾呼吸基本消失。

（3）肺通气功能维持正常生理需要。

（4）肺部炎症基本控制。

(5)血气分析结果正常。

(6)间断停用呼吸器,无缺氧现象。

(7)已达 24 h 以上的正常自主呼吸。

4.气管切开插管的指征

(1)GBS 患者发生呼吸肌麻痹。

(2)伴有舌咽神经、迷走神经受累。

(3)伴有肺部感染,患者咳嗽无力,呼吸道分泌物排出有困难时,应及时行气管切开,保持呼吸道畅通。气管切开后要严格执行气管切开护理规范。

5.拔管指征

(1)患者有正常的咳嗽反射。

(2)能自行咳出口腔内痰液。

(3)深吸气时无矛盾呼吸。

(4)肺部炎症已控制。

(5)吞咽功能已恢复。

(6)血气分析结果正常。

(三)静脉注射免疫球蛋白

(1)免疫球蛋白治疗 GBS 的机制有多种解释:①通过 IgG 的 Fc 段封闭靶细胞 Fc 受体,阻断抗原刺激和自身免疫反应。②通过 IgG 的 Fab 段结合抗原,防止产生自身抗体,或与免疫复合物中抗原结合,更易被巨噬细胞清除。③中和循环中的抗体,可影响 T 细胞、B 细胞的分化及成熟,抑制白细胞免疫反应及炎症细胞因子的产生等。

(2)临床应用指征:①急性进展期不超过 2 周,且独立行走不足 5 m。②使用其他疗法后,病情仍继续恶化。③已用 IVIG 治疗,病情仍继续加重者或 GBS 复发。④病程超过4周,可能为慢性炎性脱髓鞘性多发性神经病。

(3)推荐用量:人免疫球蛋白制剂 400 mg/(kg·d),开始速度要慢,40 mL/h,以后逐渐增加至100 mL/h,静脉滴注,5 d 为 1 个疗程。该治疗见效快,不需要复杂设备,用药安全,故已推荐为重型 GBS 患者的一线用药。

(4)不良反应有发热、头痛、肌痛、恶心、呕吐、皮疹及短暂性肝功能异常等,经减慢滴速或停药即可消失。偶尔见变态反应、溶血、肾衰竭等。不良反应发生率在 1%～15%,通常低于 5%。

(5)禁忌证:免疫球蛋白过敏、高球蛋白血症、先天性 IgA 缺乏。

(四)血浆置换

血浆置换疗法可清除患者血中的有害物质,特别是髓鞘毒性抗体及致敏的淋巴细胞、抗原-免疫球蛋白的免疫复合物、补体等,从而减轻和避免神经髓鞘的损害,改善和缓解临床症状,并缩短患者从恢复到独立行走的时间,缩短患者使用呼吸机辅助呼吸的时间,能明显降低重症的病死率。按40～50 mL/kg 体重计算或1～1.5 倍血浆容量计算每次交换血浆量,血容量恢复主要依靠 5%的人血白蛋白。从患者静脉抽血后分离血细胞和血浆,弃掉血浆,将洗涤过的血细胞与5%的人血白蛋白重新输回患者体内。轻度、中度和重度患者每周应分别做 2 次、4 次和 6 次。不良反应有血容量减少、心律失常、心肌梗死、血栓、出血、感染及局部血肿等。血浆置换疗法的缺点是昂贵及费时等。

禁忌证:严重感染、心律失常、心功能不全和凝血功能异常。

(五)糖皮质激素

目前,关于糖皮质激素对 GBS 的治疗作用及疗效的意见尚不一致,有的学者认为急性期应用糖皮质激素治疗无效,不能缩短病程和改善预后,甚至推迟疾病的康复和增加复发率。也有报道称应用甲泼尼龙治疗轻、中型 GBS 效果较好,减轻脱髓鞘程度,改善神经传导功能;重型 GBS 患者肺部感染率较高,还合并应激性上消化道出血者,不主张应用。临床诊疗指南:规范的临床试验未能证实糖皮质激素治疗 GBS 的疗效,应用甲泼尼龙冲击治疗 GBS 也没有发现优于安慰剂对照组。因此,AIDP 患者不宜首先推荐应用大剂量糖皮质激素治疗。

糖皮质激素不良反应:①大剂量甲泼尼龙冲击治疗能升高血压,平均动脉压升高 $1.7\sim3.6$ kPa($12\sim27$ mmHg)。②静脉滴注速度过快可出现心律失常。③有精神症状,如语言增多、欣快。④其他不良反应有上消化道出血、血糖水平升高、面部潮红、踝部水肿等。

(六)神经营养剂

神经营养药可促进周围损害的神经修复和再生,促进神经功能的恢复。常用 B 族维生素、辅酶 A、ATP、细胞色素 C、肌苷、胞磷胆碱等。

(七)对症治疗

1.呼吸道感染

重型 GBS 患者易合并呼吸道感染,如果有呼吸道感染,除加强护理,及时清除呼吸道分泌物外,还要应用有效足量的抗生素控制呼吸道炎症。

2.心律失常

重型 GBS 患者出现心律失常,多由机械通气、肺炎、酸碱平衡失调、电解质紊乱、自主神经功能障碍等引起。首先明确引起心律失常的病因,再给予相应的处理。

3.尿潴留、便秘

尿潴留,可缓慢加压按摩下腹部排尿。应鼓励患者多进食新鲜蔬菜、水果,多饮水,每天早、晚按摩腹部,促进肠蠕动以防便秘。

4.心理护理

因突然发病,进展又快,四肢瘫,或不能讲话,患者会很紧张、恐惧、焦虑、悲观,心理负担很重,医务人员要鼓励开导患者,让其树立信心,消除不良情绪,配合治疗。

(八)康复治疗

GBS 是周围神经脱髓鞘疾病,肌肉出现失神经支配,肌肉萎缩,所以对四肢瘫痪的患者要尽早开始康复治疗,可明显改善神经功能。鼓励肌力在Ⅲ级以上者进行主动运动锻炼。肌力在0～Ⅱ级者,支具固定,保持肢体关节功能位,同时做被动运动训练和按摩,其作用是保持和增加关节活动度,防止关节挛缩变形、肌肉萎缩及足下垂,改善局部血液循环,有利于瘫痪肢体的恢复。另外,还要进行日常生活能力的训练、复合动作训练及作业(即职业)训练等。康复治疗的效果与疾病的严重程度、病程、坚持训练等有关。从患者就诊开始,早期治疗的同时就要注意早期康复治疗。康复治疗不是一朝一夕之事,要鼓励患者持之以恒、循序渐进地坚持功能练习。

(李漱玉)

第九节　慢性炎性脱髓鞘性多发性神经病

慢性炎性脱髓鞘性多发性神经病(chronic inflammatory demyelinating polyneuropathy,CIDP)又叫慢性吉兰-巴雷综合征,是一种慢性病程进展的,临床表现与 AIDP 相似的自身免疫性周围神经脱髓鞘疾病。CIDP 发病率较 AIDP 低。

一、病因及发病机制

本病发病机制未明,与 AIDP 相似而不相同。CIDP 患者体内可发现 β-微管蛋白抗体和髓鞘结合糖蛋白抗体,却未发现与 AIDP 发病密切相关的针对空肠弯曲菌及巨细胞病毒等感染因子免疫反应的证据。

二、病理

炎症反应不如 AIDP 明显,周围神经的供血血管周围可见单核细胞浸润,神经纤维水肿,节段性髓鞘脱失,髓鞘重新形成。施万细胞再生后呈"洋葱头样"改变,轴索损伤也常见。

三、临床表现

起病隐匿,男、女发病率相似,各年龄组均可发病。病前少见前驱感染,起病缓慢,并逐步进展达 2 个月以上。少数患者呈亚急性起病。主要临床表现为对称性肢体远端或近端无力,大多自远端向近端发展,近端受累较重。一般不累及延髓肌致吞咽困难,呼吸困难更为少见。感觉障碍常见的主诉有麻木、刺痛、紧束、烧灼或疼痛感,客观检查可见感觉丧失,不能识别物体,不能完成协调动作,肢体远端重。查体可见四肢肌力减退,肌张力低,伴或不伴肌萎缩,四肢腱反射减低或消失,四肢末梢性感觉减退或消失,腓肠肌可有压痛,克尼格征可呈阳性。

四、辅助检查

(一)CSF 检查

与 AIDP 相似,可见蛋白-细胞分离,蛋白含量波动于 0.75～2 g/L,病情严重程度与 CSF 蛋白含量呈正相关。少数 CIDP 患者蛋白含量正常,少数患者可出现寡克隆 IgG 区带。

(二)电生理检查

早期行 EMG 检查有神经传导速度减慢,F 波潜伏期延长,提示脱髓鞘病变,发病数月后30%的患者可有动作电位波幅减低提示轴索变性。

(三)腓肠神经活检

反复节段性脱髓鞘与再生形成的"洋葱头样"提示 CIDP。

五、诊断及鉴别诊断

(一)诊断

根据中华医学会神经病学分会的意见,诊断 CIDP 的必需条件如下。

1.临床检查

(1)一个以上肢体的周围性进行性或多发性运动、感觉功能障碍,进展期超过 2 个月。

(2)四肢腱反射减弱或消失。

2.电生理检查神经传导速度(NCV)

显示近端神经节段性脱髓鞘,必须具备以下 4 条中的 3 条。

(1)2 条或多条运动神经传导速度减慢。

(2)1 条或多条运动神经(如腓神经、尺神经或正中神经)部分性传导阻滞或短暂离散。

(3)2 条或多条运动神经远端潜伏期延长。

(4)2 条或多条运动神经刺激 10~15 次 F 波消失或最短 P 波潜伏期延长。

3.病理学检查

神经活检显示脱髓鞘与髓鞘再生并存。

4.CSF 检查

(1)若 HIV 阴性,细胞数$<10 \times 10^6$/L;若 HIV 阳性,细胞数$>50 \times 10^6$/L。

(2)性病筛查实验(venereal disease research laboratories,VDRL)阴性。

(二)鉴别诊断

应注意鉴别 CIDP 与以下疾病。

(1)多灶性运动神经病是以运动神经末端受累为主的进行性周围神经病,临床表现为慢性非对称性肢体远端无力,以上肢为主,感觉正常。

(2)进行性脊肌萎缩也为缓慢进展病程,但运动障碍不对称分布,有肌束震颤,无感觉障碍。神经电生理检查显示 NCV 正常,EMG 可见纤颤波及巨大电位。

(3)遗传性运动感觉性神经元病一般有遗传家族史,常合并手足残缺、色素性视网膜炎等,确诊需依靠神经活检。

(4)代谢性周围神经病有原发病的症状和体征。

六、治疗

许多免疫治疗方法都可以用于 CIDP,并可获得较好疗效。

(一)糖皮质激素

绝大多数 CIDP 患者对激素疗效肯定。临床应用泼尼松 100 mg/d,连用 2~4 周,再逐渐减量,大多数患者 2 个月内出现肌力改善。地塞米松 40 mg/d,静脉滴注,连续 4 d。然后 20 mg/d,共 12 d,再 10 mg/d,又 12 d。共 28 d 为 1 个疗程,治疗 6 个疗程后症状可见缓解。

(二)血浆交换(PE)和静脉注射免疫球蛋白(IVIG)

PE 每周行 2~3 次,约 3 周起效,短期疗效好。半数以上患者大剂量 IVIG 治疗有效,一般用 IVIG 0.4 g/(kg·d),连续 5 d,或 1.0 g/(kg·d),连用 2 d,可重复使用。IVIG 和 PE 短期疗效相近,与大剂量激素合用疗效更好。

(三)免疫抑制剂

以上治疗无效可试用免疫抑制剂,如环磷酰胺、硫唑嘌呤、环孢素 A,可能有效。

（李漱玉）

第十节　坐骨神经痛

坐骨神经痛是一种主要表现为沿坐骨神经走行及其分布区(即臀部、大小腿后外侧和足外侧部)的阵发性或持续性的疼痛。多为单侧疼痛。多见于男性,尤其是成年人。坐骨神经痛为周围神经系统常见疾病之一,可由很多原因引起。一般可分为原发性坐骨神经痛和继发性坐骨神经痛。原发性坐骨神经痛即坐骨神经炎,临床较少见。继发性坐骨神经痛多见,可由脊椎病变、椎管内病变、盆腔内病变、骨和关节疾病、糖尿病及臀部药物注射的位置不当等引起。本病常可影响或严重影响工作和学习。

一、病因病理

寒邪入侵腰腿局部是本病的主要病因。寒为阴邪,其性凝滞,气血为寒邪所阻,不通则痛,故腰腿局部疼痛是本病的主要症状。寒主收引,因此经脉拘急,肢体屈伸不利。

寒邪易伤人之阳气。阳虚则可导致气血凝滞。瘀血阻滞脉络,不通则痛,故临床表现为痛痹。

腰为肾之府,膝为筋之府,肝主筋。若素体肝肾亏虚,或久病肝肾失养,轻则易引起腰腿部疼痛,重则导致局部肌肉萎缩。

亦有感受湿热之邪,侵入筋膜,或风寒湿痹久郁化热,灼伤筋肉,导致热痹或湿热痹。

二、诊断

(一)症状

1.疼痛

疼痛主要为沿臀部、大腿后面向腘窝、小腿外侧直至踝部、足底部的放射痛,多呈持续性、阵发性加剧。活动时加重,休息时减轻。为了减轻疼痛,患者常采取特殊体位,站立时身体略向健侧倾斜,用健侧下肢持重,病侧下肢在髋关节、膝关节处微屈,造成脊椎侧凸,凸向健侧。取坐位时将全身重量依靠于健侧坐骨粗隆,患肢屈曲。取卧位时向健侧卧,并将患肢屈曲。行走时患肢髋关节处轻度外展外旋,膝关节处稍屈曲,足尖、足掌着地而足跟不敢着地。变动体位时,往往不能及时自如地活动。

2.麻木

患肢足背外侧和小腿外侧可能有轻微感觉减退。

3.肢体无力

主要表现在大腿的伸髋、小腿的屈曲以及足的外翻动作。

(二)体征

1.压迫痛

可能在以下5个区域内找到敏感的压痛点。①脊椎旁点:第4、5腰椎棘突旁3 cm处。②臀中点:坐骨结节与股骨大粗隆之间。③腘窝点:腘窝横线上2～3 cm处。④腓肠肌点:位于小腿后面中央。⑤踝点:外踝后方。

2.牵引痛

牵拉坐骨神经可产生疼痛。通常用直腿抬高试验,即在整个下肢伸直状态下向上抬高患肢,若患者抬高不过 70°角,则为阳性。

3.反射

跟腱反射减低或消失,膝反射正常。

(三)病因诊断

根据坐骨神经痛的特有症状及体征,诊断并不困难。但病因诊断则不易。以下为几种较常见的疾病。

(1)腰脊神经根炎:其疼痛常波及股神经或双下肢。可由腰部外伤、病灶感染、结核病、风湿病及病毒感染引起。

(2)腰椎间盘突出:起病突然。常有明显外伤史。疼痛剧烈,卧床后可减轻。相应的椎间隙和椎旁可有压痛、腰椎曲度改变、腰肌痉挛、Lasegue 征强阳性。X 线片可显示椎间隙变窄。

(3)硬膜外恶性肿瘤:疼痛剧烈。往往可找到原发病。X 线片可能发现骨质破坏。

(4)马尾蜘蛛膜炎:疼痛较轻,进展缓慢。可依靠脊髓碘油造影确诊。

(5)马尾良性肿瘤:疼痛剧烈,范围广泛。夜间疼痛加剧。脑脊液有改变。部分患者可出现视盘水肿等颅内压增高的表现。

(6)盆腔炎:疼痛较轻。有妇科体征。化验血液可见白细胞数增多、血沉加速。

(7)妊娠时往往可因盆腔充血或胎儿压迫引起坐骨神经痛,疼痛较轻,体征可能阙如,休息后疼痛减轻,分娩后疼痛消失。

(8)潮湿或受凉引起坐骨神经痛:体征局限,一般无牵引痛。

(9)臀部注射引起坐骨神经痛:疼痛出现在注射后不久,症状可轻可重。检查注射部位可发现错误。

(四)不典型的原发性坐骨神经痛和所有继发性坐骨神经痛

对不典型的原发性坐骨神经痛和所有继发性坐骨神经痛,均应作 X 线检查,包括腰骶椎、骨盆、骶髂关节、髋关节。需要时,也应详细检查腹腔和盆腔,必要时也可作腰椎穿刺和奎肯施泰特试验。如果怀疑蛛网膜下腔梗阻,可作椎管碘油造影检查。

三、鉴别诊断

对于类风湿关节炎、结核、肿瘤、脊柱畸形等引起的症状性坐骨神经痛可根据病史、血沉、X 线检查或腰穿查脑脊液等与坐骨神经痛作鉴别。

髋关节或骶髂关节疾病患者的跟腱反射正常,无感觉改变,髋关节或骶髂关节活动时疼痛明显,Patrick征阳性。根据病史及检查即可与坐骨神经痛作鉴别。必要时可行 X 线摄片以明确诊断。

四、并发症

本病病程久者,可并发脊柱侧弯、跛行及患肢肌肉萎缩。

五、治疗

(一)病因治疗

(1)腰椎间盘突出是坐骨神经痛最常见的病因。一般可先进行牵引或推拿治疗,若无效或大块椎间盘突出,产生脊髓或神经根较严重压迫,则应及时行椎间盘摘除术。

(2)对马尾圆锥肿瘤、腹后部或盆腔肿瘤等,应及时手术摘除。

(3)妊娠合并坐骨神经痛,休息后疼痛减轻,不必采取特殊治疗。

(4)邻近组织炎症所致者,可根据不同情况采用抗感染或抗结核治疗。

(二)对症治疗

(1)急性发作期应卧床休息,绝对睡硬板床。

(2)可选用索米痛片、阿司匹林、保泰松、抗炎松、吲哚美辛等止痛药。

(3)维生素 B_1 100 mg,每天 1～2 次,肌内注射。维生素 B_{12} 100～250 mg,每天 1 次,肌内注射。

(4)封闭疗法:用 1％～2％的普鲁卡因或利多卡因行坐骨神经封闭,可获一定疗效。若在上述溶液中加入醋酸可的松 25 mg,可增强疗效。

(5)肾上腺皮质激素:可以减轻炎症反应,在炎症急性期、创伤、蛛网膜粘连等情况下可以使用。一般用泼尼松 5～10 mg,每天3 次;或醋酸可的松 25 mg,肌内注射,每天 1 次。

(6)理疗:短波透热疗法、离子透入法等,有助于止痛。

(三)其他治疗

针灸、电针、针刀、射频消融、推拿,已被证实有较好的疗效。

(李漱玉)

第十一节 多发性周围神经病

一、概述

多发性周围神经病旧称末梢性神经炎,是肢体远端的多发性神经损害,主要表现为四肢末端对称性的感觉、运动和自主神经障碍。

二、病因

引起周围神经病的病因很多。

(一)感染性

此类病因有病毒、细菌、螺旋体感染等。

(二)营养缺乏和代谢障碍

各种营养缺乏,如慢性乙醇中毒、B 族维生素缺乏、营养不良;各种代谢障碍,如糖尿病、肝病、尿毒症、淀粉样变性、血卟啉病。

(三)毒物

此类病因有工业毒物、重金属、药物等。

(四)感染后或变态反应

此类病因有血清注射或疫苗接种。

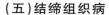

（五）结缔组织病

此类病因有系统性红斑狼疮、结节性多动脉炎、巨细胞性动脉炎、硬皮病、类风湿关节炎等。

（六）肿瘤

此类病因有淋巴瘤、肺癌、多发性骨髓瘤等。

三、病理

周围神经炎的主要病理过程是轴突变性和节段性髓鞘脱失。轴突变性可原发于轴突或细胞体的损害，并可引起继发的髓鞘崩解；恢复缓慢，常需数月至 1 年或更久。节段性髓鞘脱失可见于急性感染性多发性神经炎、白喉、铅中毒等，损害施万细胞使髓鞘呈节段性破坏。恢复迅速，使原先裸露的轴突恢复功能。

四、诊断步骤

（一）病史采集要点

1.起病情况

根据病因的不同，病程可有急性、亚急性、慢性、复发性等。该病可发生于任何年龄。多数患者呈数周至数月的进展病程，进展时由肢体远端向近端发展，缓解时由近端向远端发展。

2.主要临床表现

主要临床表现大致相同，出现肢体远端对称性的感觉、运动和自主神经功能障碍。

3.既往病史

注意询问是否有可能致病的因素，如感染、营养缺乏、代谢性疾病、化学物质接触史、肿瘤病史、家族史。

（二）体格检查要点

一般情况尚可，可能有原发病的体征，如发热、多汗、消瘦。高级神经活动无异常。

1.感觉障碍

有四肢远端对称性深浅感觉障碍。肢体远端有感觉异常，如刺痛、蚁走感、灼热感、触痛。检查可发现四肢末梢有手套-袜套型的深浅感觉障碍，病变区皮肤可有触痛。

2.运动障碍

四肢远端对称性下运动神经元性瘫痪。肢体远端对称性无力，其程度可从轻瘫至全瘫，可有垂腕、垂足的表现。受累肢体肌张力减小，病程久可出现肌萎缩。上肢以骨间肌、蚓状肌、大鱼际肌、小鱼际肌为明显，下肢以胫前肌、腓骨肌为明显。

3.反射异常

上、下肢的腱反射常减弱或消失。

4.自主神经功能障碍

自主神经功能障碍呈对称性异常，肢体末梢的皮肤菲薄、干燥、变冷、苍白或发绀，少汗或多汗，指（趾）甲粗糙、松脆等。

（三）门诊资料分析

从症状和体征（末梢型感觉障碍、下运动神经元性瘫痪和自主神经功能障碍等临床特点）可诊断为多发性周围神经病。

根据详细的病史询问，了解相关的病因、病程、特殊症状等，以利于综合判断。

1.药物性

呋喃类(如呋喃妥因)和异烟肼引起的多发性周围神经病最常见,均为感觉-运动型。呋喃类可引起感觉、运动和自主神经联合受损,疼痛明显。大剂量或长期服用异烟肼干扰了维生素 B_6 代谢而致病,常见双下肢远端感觉异常或减退,浅感觉可达胸部,深感觉以振动觉改变最常见,合用维生素 B_6(剂量为异烟肼的 1/10)可以预防。

2.中毒性

如果群体发病应考虑重金属或化学品中毒,需检测血、尿、头发、指甲等的重金属含量。

3.糖尿病性

表现为感觉型、运动型、自主神经型或混合型,以混合型最常见,通常感觉障碍较重,早期出现主观感觉异常,损害主要累及小感觉神经纤维,以疼痛为主,夜间尤甚;累及大感觉纤维可引起感觉性共济失调,可发生无痛性溃疡和神经源性骨关节病。某些病例以自主神经损害为主,部分患者出现近端肌肉非对称性肌萎缩。

4.尿毒症性

该类型约占透析患者的一半,典型症状与远端性轴索病相同,大多数为感觉-运动型,初期多表现感觉障碍,下肢的感觉障碍较上肢出现得早且严重,夜间发生感觉异常及疼痛加重,透析后可好转。

5.营养缺乏性

贫血、烟酸、维生素 B_1 缺乏等,见于慢性乙醇中毒、慢性胃肠道疾病、妊娠和手术后等。

6.肿瘤

可以是感觉型或感觉-运动型,前者以四肢末端开始,呈上升性,自觉强烈不适及疼痛,伴深、浅感觉减退或消失,运动障碍较轻;后者呈亚急性经过,恶化和缓解反复出现,可在癌症原发症状前期或后期发病,约半数患者的脑脊液蛋白增多。

7.感染后

吉兰-巴雷综合征、疫苗接种后多发性神经病可能为变态反应。白喉性多发性神经病是白喉外毒素作用于血神经屏障较差的后根神经节和脊神经根,见于病后 8～12 周,为感觉-运动性,数天或数周可恢复。麻风性多发性神经病潜伏期长,起病缓慢,周围神经增粗并可触及,可发生大疱、溃烂和指骨坏死等营养障碍。

8.POEMS 综合征

POEMS 综合征是一种累及周围神经的多系统病变,多中年以后起病,男性较多见,起病隐袭、进展慢。依照症状、体征可有如下表现。①多发性神经病:呈慢性进行性感觉-运动性多神经病,脑脊液蛋白质含量升高。②脏器肿大:肝、脾大,周围淋巴结肿大。③内分泌病:男性出现阳痿、女性化乳房,女性出现闭经、痛性乳房增大和溢乳,可合并糖尿病。④M 蛋白:血清蛋白电泳出现 M 蛋白,尿检可有本-周蛋白。⑤皮肤损害:因色素沉着变黑,并有皮肤增厚与多毛。⑥水肿:视盘水肿,胸腔积液,腹水,下肢凹陷性水肿。⑦骨骼改变:可在脊柱、骨盆、肋骨和肢体近端发现骨硬化性改变,为本病的影像学特征,也可有溶骨性病变,骨髓检查可见浆细胞增多或骨髓瘤。

9.遗传性疾病

有遗传性运动感觉性神经病(HMSN)、遗传性共济失调性多发性神经病(Refsum 病)、遗传性淀粉样变性神经病等,起病隐袭,进展缓慢,周围神经对称性、进行性变性导致四肢无力,下肢

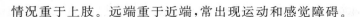

情况重于上肢。远端重于近端,常出现运动和感觉障碍。

10.其他

某些疾病(如动脉硬化、肢端动脉痉挛病、系统性红斑狼疮、结节性多动脉炎、硬皮病、风湿病)可致神经营养血管闭塞,为感觉-运动性表现,有时早期可有主观感觉异常。代谢性疾病(如血卟啉病、巨球蛋白血症)也影响周围神经,多为感觉-运动性。血卟啉病以运动损害为主,双侧对称性近端为重的四肢瘫痪。1/3～1/2的病例伴有末梢型感觉障碍。

(四)进一步检查项目

1.神经传导速度和肌电图

如果仅有轻度轴突变性,传导速度尚可正常;当有严重轴突变性及继发性髓鞘脱失时传导速度变慢,肌电图呈去神经性改变;节段性髓鞘脱失而轴突变性不显著时,传导速度变慢,肌电图可正常。

2.血生化检查

根据病情,可检测血糖水平、维生素 B_{12} 水平、尿素氮水平、肌酐水平、甲状腺功能、肝功能等。

3.免疫学检查

对疑有免疫疾病者,可做免疫球蛋白、类风湿因子、抗核抗体、抗磷脂抗体等检测。

4.可疑中毒者

对可疑中毒者,可根据病史做相关毒物或重金属、药物的血液浓度检测。

5.脑脊液检查

大多数无异常发现,少数患者可见脑脊液蛋白量升高。

6.神经活检

对不能明确诊断或疑为遗传性的患者,可行腓神经活检。

五、诊断对策

(一)诊断要点

根据患者临床表现的特点,即以四肢远端为主的对称性下运动神经元性瘫痪、末梢型感觉障碍和自主神经功能障碍,可以临床诊断。注意临床工作时要认真询问病史,掌握不同病因所致的多发性周围神经病的特殊临床表现,有助于病因的诊断。肌电生理检查和神经肌肉活检对诊断很有帮助;神经传导速度测定,有助于亚临床型的早期诊断,并可区别轴索变性和节段性脱髓鞘改变。

(二)鉴别诊断要点

1.亚急性联合变性

早期表现类似于多发性周围神经病,随着病情进展逐渐出现双下肢软弱无力、步态不稳,双手动作笨拙;肌张力增大、腱反射亢进、锥体束征阳性和感觉性共济失调是其与多发性周围神经病的主要鉴别点。

2.周期性瘫痪

周期性瘫痪为周期性发作的短时期的肢体近端弛缓性瘫痪,无感觉障碍,发作时血清钾浓度低于3.5 mmol/L,心电图呈低钾改变,补钾后症状改善,不难鉴别。

3.脊髓灰质炎

肌力降低常为不对称性,多数仅累及一侧下肢的一至数个肌群,呈节段性分布,无感觉障碍,肌萎缩出现得早;肌电图可明了损害部位。

六、治疗对策

(一)治疗原则

消除病因,积极治疗原发病,改善周围神经的营养代谢,对症处理。

(二)治疗计划

1.消除病因

根据不同的病因采取针对性强的措施,以消除或阻止其病理性损害。重金属和化学品中毒应立即脱离中毒环境,避免继续接触有关毒物;急性中毒可大量补液,促使利尿、排汗和通便等,加速排出毒物。重金属(如铅、汞、锑、砷)中毒,可用二巯基丙醇、依地酸钙钠等结合剂;如果砷中毒,可用二巯基丙醇3 mg/kg肌内注射,每4~6 h 1次,2~3 d改为每天2次,连用10 d;铅中毒,用二巯丁二酸钠1 g/d,加入500 mL5%的葡萄糖液中静脉滴注,5~7 d为1个疗程,可重复2~3个疗程;或用依地酸钙钠1 g,稀释后静脉滴注,3~4 d为1个疗程,停用2~4 d重复应用,一般用3~4个疗程。

对各种疾病所致的多发性周围神经病,要积极治疗原发病。有糖尿病,控制好血糖;有尿毒症,行血液透析或肾移植;黏液水肿用甲状腺素;有结缔组织病、SLE、硬皮病、类风湿关节病、感染后神经病,在血清注射或疫苗接种后,可应用皮质类固醇治疗;有麻风病,用砜类药;有肿瘤,行手术切除,也可使多发性神经病缓解。

2.改善神经的营养代谢

营养缺乏和代谢障碍可能是病因,或在其发病机制中起重要作用,在治疗中必须予以重视并纠正。应用大剂量B族维生素有利于神经损伤的修复和再生,地巴唑、加兰他敏也有促进神经功能恢复的作用,还可使用神经生长因子、神经节苷脂等。

3.对症处理

急性期应卧床休息,疼痛可用止痛剂、卡马西平、苯妥英钠等;恢复期可用针灸、理疗和康复治疗,以促进肢体功能恢复;护理重症患者时要定期为其翻身,保持肢体功能位,防止挛缩和畸形。

(孙 婷)

第十二节 多灶性运动神经病

多灶性运动神经病为仅累及运动神经的脱髓鞘性神经病,是一种免疫介导的、以肢体远端为主的、非对称性的、慢性进展的、以运动障碍为主要表现的慢性多发性单神经病,电生理特点为持续性、节段性、非对称性运动神经传导阻滞,免疫球蛋白及环磷酰胺治疗有效。

一、病因及病理

学者一般认为本病为自身免疫性疾病,20%~84%的患者血中有抗神经节苷脂(GM₁)抗体,并且抗体的滴度与临床表现平行,病情进展与复发时升高,使用免疫抑制剂后,随该抗体水平

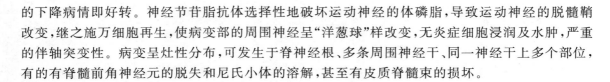

的下降病情即好转。神经节苷脂抗体选择性地破坏运动神经的体磷脂,导致运动神经的脱髓鞘改变,继之施万细胞再生,使病变部的周围神经呈"洋葱球"样改变,无炎症细胞浸润及水肿,严重的伴轴突变性。病变呈灶性分布,可发生于脊神经根、多条周围神经干、同一神经干上多个部位,有的有脊髓前角神经元的脱失和尼氏小体的溶解,甚至有皮质脊髓束的损坏。

二、临床表现

本病多见于 20～50 岁的男性,在儿童及老年人中亦可见到,男、女患者比例为 4∶1。大多数慢性起病,病情缓慢进展,中间可有不同时段的"缓解",在缓解期病情相对稳定,病程可达几年或几十年,少数人也可急性或亚急性起病,病情进展较快,但很快又进入慢性病程。临床表现以运动障碍为主,主要临床特点如下。

(一)运动障碍

呈进行性缓慢加重的肌肉无力,并且无力的肌肉大多数伴有肌束颤动和肌肉痉挛,晚期出现肌萎缩。肌无力多从上肢远端开始,逐渐累及下肢,肌无力分布与周围神经干或其分支的支配范围一致,正中神经、桡神经、尺神经支配的肌肉最易受累;脑神经支配的肌肉及呼吸肌一般不受累。

(二)腱反射

受累的肌肉腱反射减弱,一部分正常,个别甚至亢进,无锥体束征。

(三)感觉障碍不明显

受损的神经干分布区可出现一过性疼痛或感觉异常,客观检查无感觉减退。

三、辅助检查

(一)血清学检查

血清肌酸磷酸激酶水平轻度升高,20％～84％的患者抗 GM_1 抗体阳性。

(二)脑脊液检查

一般正常,极少数患者蛋白水平有轻微的一过性升高。

(三)神经电生理检查

运动神经传导速度测定表现:节段性、非对称性、持续性的传导阻滞,复合肌肉动作电位,近端较远端波幅及面积下降 50％以上,时限增加＜30％,感觉神经传导速度正常。

(四)神经活检

病变段神经脱髓鞘复髓鞘,"洋葱球"样形成,施万细胞增殖,无炎症细胞浸润。

(五)MRI 检查

可发现传导阻滞段的周围神经呈灶性肿大。

四、诊断

主要根据临床特点(典型的肌无力特征、感觉大致正常)及典型的神经电生理特征(节段性、非对称性和持续性的传导阻滞等)诊断,抗 GM_1 抗体滴度升高,神经活检的特征性改变有助于确定诊断。

五、鉴别诊断

(一)慢性吉兰-巴雷综合征(CIDP)

本病有客观的持久的感觉障碍,肌无力的同时不伴有肌束震颤及肌肉痉挛,腱反射减弱或消失,脑脊液蛋白水平明显升高,可持续 12 周,免疫激素治疗效果良好。血中无抗 GM_1 抗体。

(二)运动神经元病

该病影响脊髓前角运动细胞和锥体束,临床表现为肌无力及肌萎缩,可累及脑神经,无感觉障碍,腱反射亢进,锥体束征阳性。而 MMN 无锥体束征,病灶与周围神经支配区一致,血中可出现抗 GM_1 抗体,运动神经传导阻滞特点可以鉴别。

六、治疗

(一)静脉注射免疫球蛋白

用量 0.4 g/(kg·d)(具体用法见 GBS 的治疗),连用 5 d 为 1 个疗程,用药数小时至 7 d 即开始见效,90% 的患者肌力在用药 2 周内明显提高,运动神经传导速度明显改善,疗效可维持3~6 周,药效过后即复发,因此,需要根据病情复发的规律,定期维持治疗。免疫球蛋白不能使抗 GM_1 抗体滴度降低。

(二)环磷酰胺

可先给大剂量治疗,而后以 1~3 mg/(kg·d)的剂量维持治疗,85% 的患者症状改善,血清抗 GM_1 抗体滴度下降。

以上两种方法同时使用,可减少静脉注射免疫球蛋白的用量,减少复发,但明显萎缩的肌肉对治疗反应差。因部分患者经上述治疗后,原有症状好转的同时仍有新病灶的产生,所以目前学者认为,上述治疗只是改善症状,不能阻止新病灶的产生,病情仍处于缓慢进展状态。

(三)糖皮质激素及血浆置换

基本无效,糖皮质激素甚至可加重病情。

七、预后

本病为缓慢进行性病程,病程可达几十年,94% 的患者始终能够保持工作能力。

(孙　婷)

第十三节　周围神经肿瘤

周围神经肿瘤的分类目前尚无理想的标准,命名及译名纷乱。本节介绍临床常见的起源于神经外胚叶肿瘤(如神经鞘瘤、单发神经纤维瘤、多发神经纤维瘤病、神经源性纤维肉瘤、嗜铬细胞瘤及由多种组织组成的球瘤),非新生性肿瘤损伤性神经瘤及跖神经瘤等。

一、神经鞘瘤

神经鞘瘤又名神经膜瘤、雪旺氏细胞瘤、神经瘤。其起源于具有施万细胞特征的双基底膜的一种细胞,是发生于周围神经系统,生长缓慢,孤立性生长的良性肿瘤。多见于周围神经及其分支上,以脑神经第Ⅷ对听神经最多见,听神经瘤是颅内肿瘤最多见的一种,约占颅内肿瘤的90%,其次见于脊神经背根,还可见于三叉神经、面神经、舌咽神经、迷走神经、副神经和舌下神经。

肿瘤多为实质性,包膜完整,将载瘤神经纤维推向一旁,不侵犯神经纤维束,切面比较一致,均匀光滑,颜色灰红,内含较多胶原间质,可见厚壁供血动脉。囊性者内含黄色黏稠液,可自行凝固。镜检可见为薄层纤维包膜包裹的典型神经鞘膜细胞,分为两种:安东尼氏A型细胞为梭形细胞,含丰富的嗜伊红细胞浆,界限不清,胞核长形或椭圆形,呈栅栏状排列。安东尼氏B型细胞,细胞较小,胞浆稀疏,碱性染色呈蓝色,界限明显,胞核小,呈圆形。

本病多见于成年人,病情缓慢,可经几年到十几年。随病情进展,肿瘤体积增大,压迫神经纤维束,受累神经支配区出现感觉异常,也可出现运动障碍,腱反射改变。当肿瘤位置表浅时,在体表神经径路上,可扪及梭形肿块,随神经横向活动,压迫肿瘤可产生向肢体远端部放射痛。

本病据症状体征较易诊断。颅内及椎管内者需进一步检查。治疗以手术切除为原则,效果较好。

二、单发神经纤维瘤

单发神经纤维瘤起源于周围神经鞘膜细胞,是一种生长缓慢的良性肿瘤,多位于皮下、皮内。病理可见瘤体质地略硬,无包膜形成,分界清楚,切面可见漩涡状纤维。镜下见肿瘤由增生的神经鞘膜细胞和成纤维细胞组成。神经轴索穿越其中,并扭曲变形,伴网状纤维、胶原纤维、疏松黏液样基质。部分肿瘤,尤其位于关节附近的可恶变。

宜手术切除,对离断的神经纤维行对端吻合术。

三、多发神经纤维瘤病

多发神经纤维瘤病亦称神经纤维瘤病或神经纤维瘤,在1882年由Von Recklinghausen正式命名并全面阐述,是一种少见遗传病。临床特点为皮肤大量的牛奶咖啡色斑以及发生在周围神经的多发性纤维瘤。发病率为4/10万。

约50%的患者有家族史。该病属常染色体显性遗传,同一家族患同病者可有不同表现。散发病例可由基因突变引起。病损基因位于17q11.2带或22q11-q13.1带。发病机制可能是神经嵴分化异常或神经生长因子生成过多、活性增强,致使神经细胞异常增生,肿瘤形成。

肿瘤通常为良性,生长缓慢,3%~4%发生恶变,瘤体大小不一,形态各异,无明显界限,镜下可见基本由神经鞘膜细胞组成,胞核排列形成栅栏状,也可有来自神经束膜和外膜的中胚层细胞。

发病年龄10~70岁,平均年龄20岁,男性患者多于女性患者。本病可累及多个系统、多个器官。早期可见牛奶咖啡色斑,边缘规则,界限清楚,表面光滑,好发于被衣服遮盖部位,躯干、腋窝多见,形状、大小和数目不一。若有6个或6个以上直径超过1.5 cm的牛奶咖啡色斑可确定本病。皮肤纤维瘤、纤维软瘤沿神经干分布,如珠样结节,甚至丛状神经纤维瘤伴皮肤、皮下组织过度增生,引起表面皮肤或肢体弥漫性肿大,称神经纤维瘤性象皮病。有随年龄增长而进展趋势。30%~40%的患者出现神经系统病变,如椎管内肿瘤、颅内听神经瘤,脑脊膜膨出,约30%的骨骼异常,可出现脊柱弯曲,四肢长骨弓状畸形等。此外,可见虹膜上粟粒状棕黄色圆形小结节等。

据家族史及各系统的临床表现,辅助检查可诊断。治疗方面,孤立的、生长速度快的和压迫神经的肿瘤均应手术治疗,恢复神经功能。

四、神经纤维肉瘤

神经纤维肉瘤又称恶性神经膜瘤、恶性雪旺氏鞘瘤和神经源性肉瘤。往往由神经纤维瘤病恶变导致,起源于神经鞘膜。

肿瘤呈白色、灰色或紫红色,质硬,切开可见坏死及黏液样物。镜下显示瘤细胞呈梭形、多角形,核深染,排列呈栅状或杂乱,原浆丰富,可见瘤巨细胞。

发病年龄在20~50岁不等,临床特征是存在多年的肿瘤多迅速增长,引起受累神经分布区的感觉、运动、腱反射异常,好发于膝、腹股沟、臀、股和肩胛等处的大神经干。

因手术治疗后易复发及远处或多发转移,故应及早行根治手术。此类肿瘤对放疗不敏感。

五、嗜铬细胞瘤

嗜铬细胞瘤起源于肾上腺髓质、颈动脉体、交感神经节和颈静脉球组织内的嗜铬颗粒细胞。最多见于肾上腺髓质,称嗜铬细胞瘤。临床可出现高血压及糖尿。起源于颈动脉体的肿瘤称颈动脉体瘤,位于颈部颈动脉窦及其分叉处,体积增大后可产生压迫症状,如相应神经功能缺损、脑血管供血不足,动脉造影可见瘤内血供丰富。治疗以手术切除为主。

六、损伤性神经瘤

损伤性神经瘤又称假性神经瘤、截肢神经瘤或神经再生疤痕。多发生于神经被切断或碾伤后,由再生的神经轴索形成缠结,并与增生的神经鞘膜细、纤维细胞和致密胶原纤维形成肿块。常呈梭形,与周围组织粘连,有压痛,多见于残肢端,是残肢痛的原因。可采用封闭治疗疼痛,如果疼痛剧烈,可将该瘤松解后埋入邻近组织,减少受压,个别患者可切断相应脊神经后根以止痛。

七、跖神经瘤

跖神经瘤又称足底神经瘤、摩顿氏神经瘤或局限性跖间神经炎,是跖神经趾间分支局限性退行性变伴周围组织增生的结果。病因可与外伤及遭受机械压迫有关,以致影响局部神经及供应血管。多见于中年以上妇女的第3、第4趾之间,非真正肿瘤。

治疗以手术切除为原则,术后神经机能不受影响。

八、球瘤

球瘤又名神经血管肿瘤,起源于皮肤真皮层内的神经血管肌球小体的肿瘤,为良性,全身皮肤都可发生。

球瘤引起剧烈的自发性疼痛,压痛明显,界限清楚。肿瘤多位于手足指(趾)甲下,严重时可将指甲挺起。

治疗采用手术切除,一般无复发。

(孙 婷)

第十四节 POEMS 综合征

POEMS 综合征又称 Crow-Fukase 综合征。本病为多系统受累的疾病,临床上以多发性神经炎(polyneuropathy)、脏器肿大(organomegaly)、内分泌病(endocrinopathy)、M 蛋白(M protein)、皮肤损害(skin changes)为主要表现。将这五大临床表现的每一个英文单词首字母,组合成缩写词,命名为 POEMS 综合征。因 Crow 于 1956 年首先报道骨髓瘤伴发该综合征的临床表现,Fukase 于1968 年将其作为一个综合征提出来,故又称为 Crow-Fukase 综合征。

一、病因及病理

病因不完全清楚,目前学者多认为该病与浆细胞瘤、自身免疫有关。浆细胞瘤分泌毒性蛋白,对周围神经及垂体和垂体-下丘脑结构产生免疫损害,从而导致周围神经损害、内分泌和皮肤的改变。自身免疫异常,导致浆细胞产生异常免疫球蛋白,从而损害多系统,形成 POEMS 综合征。

二、临床表现

该病多见于青壮年男性,男、女患者比例为 2∶1。起病或急或缓,从发病到典型临床表现出现的时间不一,数月至数年不等。首发临床表现不一,有时不典型,病程的不同时期表现复杂多变,病情进行性加重。主要临床表现可归纳如下。

(一)慢性进行性多发性神经病

其见于所有患者,大多为首发症状,表现为从远端开始的肢体对称性逐渐加重的感觉、运动障碍。感觉障碍表现为向心性发展的"手套-袜套"状感觉减退,下肢肌无力较上肢重,很快出现肌萎缩,腱反射减弱,后期消失,脑神经主要表现为视盘水肿,其支配的肌肉很少瘫痪,自主神经功能障碍主要表现为多汗,个别人在疾病的后期可出现括约肌功能障碍。

(二)脏器肿大

主要表现为肝、脾肿大,一般为轻、中度肿大,中等硬度。胰腺肿大亦十分常见,个别人可出现心脏扩大,一部分患者可出现全身淋巴结肿大。在病后期小部分患者可出现肝硬化,门静脉高压,一般不出现脾功能亢进。

(三)皮肤改变

大部分病例在病后 30 d 左右即可出现明显的皮肤发黑,暴露部位明显,乳晕呈黑色,皮肤增厚、粗糙和多毛。也可出现红斑、皮疹和硬皮病样改变。皮肤改变有时为首发症状。

(四)内分泌紊乱

明显的改变为雄性激素水平降低,而雌激素水平降低不明显,有的患者雌激素水平轻微升高,血清催乳素水平升高,从而出现男性乳房发育和阳痿,男性女性化;女性乳房增大、溢乳和闭经。胰岛素分泌不足,可导致血糖水平升高,其中合并糖尿病的人数占总人数的 28%。甲状腺功能减退,T_3、T_4 水平降低,约占全部患者的 24%。

（五）血中 M 蛋白阳性

血中 M 蛋白多为 IgG，其次为 IgA，国外报道血中 M 蛋白阳性可见于一半以上的患者，国内报道不足 50%。

（六）水肿

疾病的早期即可出现水肿，中期水肿明显加重，最初眼睑及双下肢出现水肿，腹水、胸腔积液和心包积液几乎见于全部中期患者，积液量中等，有时是患者首次就诊的原因。有的患者出现腹水的同时可出现腹痛。

（七）其他

本病可引起广泛的血管病变，包括大、中、小动脉血管及微血管、静脉等病变，主要表现为闭塞性血管病，多发生在脑血管、腹腔的静脉，心血管偶尔可受累，表现为脑梗死、腹腔的静脉血栓形成及心绞痛等。疾病的中后期可出现低热、盗汗、体重下降、消瘦、杵状指等。

三、辅助检查

（一）血常规

贫血，血沉增快。

（二）尿液检查

可有本-周蛋白。

（三）血清学检查

血清蛋白电泳可呈现 M 蛋白，但其水平升高不明显。

（四）脑脊液检查

脑脊液压力增大，蛋白水平轻、中度升高，细胞数正常，个别人可有轻微增加。

（五）内分泌检查

血 T_3、T_4 水平降低，血雄性激素水平降低，血清催乳素水平升高，胰岛素水平降低等。

（六）骨体检查

可见浆细胞增生，或可出现骨髓瘤表现。

（七）肌电图

显示神经源性损害、周围神经传导速度减慢，神经活检为轴索变性及节段性脱髓鞘，间质可见淋巴细胞和浆细胞浸润。

（八）X 线检查

可见骨硬化、溶骨病灶，骨硬化常见，主要累及盆骨、肋骨、股骨和颅骨等。

四、诊断

本病表现复杂，诊断主要依靠症状，Nakaniski 提出 7 个方面的诊断标准。

（1）有慢性进行性多发性神经病。

（2）皮肤改变。

（3）全身水肿。

（4）内分泌紊乱。

（5）脏器肿大。

（6）M 蛋白出现。

(7)视盘水肿,脑脊液蛋白水平升高。

其他可有低热、多汗;慢性多发性神经病见于所有患者,M蛋白是该病的主要原因,所以这两项为必备条件,具备这两项后,如果再加上其他一项临床表现即可确诊。

五、鉴别诊断

(一)吉兰-巴雷综合征

该病有肢体对称性的运动障碍,从下肢开始,脑脊液有蛋白-细胞分离现象,但不具有内脏肿大、M蛋白出现、皮肤改变等多系统的改变。

(二)肝硬化

肝硬化主要表现为肝脾肿大、腹水和食管静脉曲张等门静脉高压表现,可有脾功能亢进,虽可并发周围神经损害,但无M蛋白出现、骨髓瘤或髓外浆细胞瘤、皮肤改变等多系统表现。

(三)结缔组织病

结缔组织病表现为多脏器、多系统损害,可有低热、血沉快、皮肤改变和肌炎等,但同时出现周围神经病变及脏器肿大、水肿者不常见,也不出现M蛋白。

六、治疗

本病无特效治疗方法,治疗的远期效果很不理想,病情反复加重。常用的治疗手段如下。

(一)免疫抑制剂

(1)泼尼松30～80 mg,每天或隔天1次口服,病情缓解后减量,改为维持量维持。

(2)环磷酰胺100～200 mg,每天1次。

(3)硫唑嘌呤100～200 mg,每天1次。

泼尼松效果差时,联合环磷酰胺或硫唑嘌呤,如联合使用效果仍差,可加服或改服他莫昔芬,1次10～20 mg,一天3次,可提高疗效。

(二)神经营养药物

针对末梢神经炎可使用B族维生素,口服,维生素B_1 30 mg,每天3次,维生素B_{12} 500 μg,每天3次,也可使用神经生长因子,适量肌内注射。

(三)对症治疗

血糖升高的,可使用胰岛素,根据血糖水平及反应效果适量皮下注射。甲状腺功能减退者,口服甲状腺素片,根据T_3、T_4水平调整用量。水肿者,适量使用利尿剂,胸腔积液及腹水多时,穿刺抽水,改善症状。对重危患者,可应用血浆置换法,除去M蛋白。

(四)化疗

对有浆细胞瘤或骨髓瘤的患者,进行有效的化疗,可迅速缓解症状。

七、预后

本病经免疫抑制剂治疗,多数患者症状可暂时缓解,但停药即复发,即使维持用药,病情亦反复加重。有报告称5年生存率为60%,个别患者可存活10年以上,对药物反应好的生存期长,说明生存期与药物的反应有关。

（孙　婷）

第十二章

自主神经系统疾病

第一节 雷 诺 病

雷诺病是由肢端小血管痉挛性或功能性闭塞引起的局部缺血现象,常见于青年女性,多由局部受寒或情绪激动所诱发,以阵发性四肢末端(以手指为主)对称性间歇发白与发绀、感觉异常为临床特征,伴有指(趾)疼痛。

继发于其他疾病的肢端动脉痉挛现象,称为雷诺现象。它常见于自体免疫性疾病,如硬皮病、皮肌炎、系统性红斑狼疮、类风湿关节炎、结节性动脉炎,亦可见于脊髓空洞症、前斜角肌综合征、铅或砷中毒性周围神经病患者。

一、临床表现

大多数患者仅累及手指,近1/2的患者可同时累及足趾,仅累及足趾的病例极少。某些病例可累及鼻尖、外耳、面颊、胸部、舌、口唇及乳头。

临床表现有间歇性的肢端血管痉挛伴有疼痛及感觉障碍,典型临床发作可分为3期。

(一)缺血期

当环境温度降低或情绪激动时,两侧手指或足趾、鼻尖、外耳突然变白、僵冷。在肢端温度降低的同时,皮肤出冷汗,常伴有蚁走感、麻木感或疼痛感,每次发作的频率及时限各异,常持续数分钟至数小时。

(二)缺氧期

在缺氧期有感觉障碍及皮肤温度降低,但肢端青紫或呈蜡状,有疼痛,延续数小时至数天,然后消退或转入充血期。

(三)充血期

动脉充血,温度上升,皮肤潮红,然后恢复正常。也可开始发作时皮肤即出现青紫而无苍白或苍白后即转为潮红。某些病例在皮肤苍白或青紫之后即代之以正常色泽。经过多次发作,晚期指尖偶尔有溃疡或坏疽,肌肉及骨质可有轻度萎缩。

体格检查除指(趾)发凉,有时可发现手部多汗外,其余正常。桡动脉、尺动脉、足背动脉及胫后动脉搏动均存在。

临床上常用 Taylor-Pelmear 分期来表示雷诺现象发作的频率、程度和累及的范围(表 12-1)。

在疾病早期,仅有 1～2 个手指受累,后期可有多个手指受累并累及足趾。拇指因血供丰富常不受累。

表 12-1 雷诺现象的 Taylor-Pelmear 分期

分期	程度	表现
0		无发作
1	轻	偶发,累及一个或多个指尖
2	中	偶发,累及一个或多个指尖及指中部(极少累及指底部)
3	重	常发,累及大多数手指的全部
4	极重	表现与 3 期相同,伴指尖皮肤损害和可能的坏疽

二、实验室检查

(一)激发试验

(1)冷水试验:把指(趾)浸入 4 ℃冷水中 1 min,3/4 的患者可诱发颜色变化。

(2)握拳试验:两手握拳 90 s 后,于弯曲状态松开手指,部分患者可出现发作时的颜色改变。

(3)将全身暴露于寒冷环境,同时将手浸于 10 ℃～15 ℃水中,发作的阳性率更高。

(二)血管无创性检查

应用激光多普勒血流仪、应变计体积描记法等测定在寒冷刺激时手指的收缩压等。

(三)指动脉造影

分别在冷刺激前后做指动脉造影,如果发现血管痉挛,可于动脉内注射盐酸妥拉唑林后再次造影,了解血管痉挛是否缓解。造影可以显示动脉管腔变小,严重者可见动脉内膜粗糙,管腔狭窄,偶尔见动脉闭塞。

(四)微循环检查

可用显微镜或检眼镜观察甲皱毛细血管。雷诺病患者的甲皱毛细血管正常。继发性雷诺现象者可见毛细血管数减少,管径及形态均异常。此项检查异常者提示继发性雷诺现象,对雷诺病无诊断意义。

(五)其他

红细胞沉降率应作为常规检查,如果异常则支持继发性雷诺现象。

三、诊断

雷诺病的诊断标准:①发作由寒冷或情感刺激诱发;②双侧受累;③一般无坏疽,即使仅限于指尖皮肤;④无其他引起血管痉挛发作疾病的证据;⑤病史超过 2 年。

四、治疗

尽量减少肢体暴露在寒冷中的机会,加强锻炼,提高机体的耐寒能力,避免精神紧张,树立治疗信心。

(一)一般治疗

保持患部的温暖,不仅限于手足,注意全身保暖,冬季外出和取冷冻物品时应戴手套,最好戴并指手套,穿保暖厚袜,进行温水浴。保护皮肤,用乳膏防止皮肤干裂。在使用去污剂或刺激性

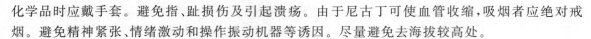

化学品时应戴手套。避免指、趾损伤及引起溃疡。由于尼古丁可使血管收缩,吸烟者应绝对戒烟。避免精神紧张、情绪激动和操作振动机器等诱因。尽量避免去海拔较高处。

(二)药物治疗

在一般治疗无效,血管痉挛发作影响患者的日常生活或工作,出现指(趾)营养性病变时,应考虑药物治疗。雷诺病和雷诺现象的治疗以血管痉挛期治疗为主。

1.钙通道阻滞剂

此类药物能使血管扩张,增加血流量,为目前最常用的药物。

(1)硝苯地平:治疗的首选药物,主要作用为扩张周围血管,抗血小板,可使指端血管痉挛的发作次数明显减少。个别患者发作可完全消失。用法:每次 10～20 mg,每天 3 次,口服。常见的不良反应是面部发红、发热、头痛、踝部水肿、心动过速。可使用缓释剂以减轻不良反应。因不良反应停药者,在严重血管痉挛发作时可临时舌下含服硝苯地平。因不良反应不能使用硝苯地平缓释剂时,用伊拉地平和氨氯地平,但维拉帕米无效。因不良反应必须减少药量时,可联合使用钙通道阻滞剂和一般血管扩张剂,可使用较小剂量,疗效较好。

(2)地尔硫䓬:每次 30～120 mg,每天 3 次,口服,连用 2 周。不良反应轻,但疗效不显著。

(3)尼莫地平:每次 40 mg,每天 3 次,口服。

(4)氟桂利嗪:每次 5 mg,每天 1 次,睡前口服。

2.血管扩张剂

此类药物长期以来作为治疗用药的主要选择,疗效尚好,对病情严重的患者疗效不甚理想。

(1)草酸萘呋胺:5-羟色胺受体阻滞剂,具有较轻的周围血管扩张作用,可缩短发作持续时间及减轻疼痛。用法:每次 0.2 g,每天 3 次,口服。

(2)烟酸肌醇:可缩短发作持续时间及减少发作次数,但服药 3 个月后疗效才明显。用法:每次0.6 g,每天 3 次,口服。

(3)利血平:儿茶酚胺耗竭剂,每次 0.25 mg,每天 1 次,口服;也可动脉内给药,但疗效并不优于口服。

(4)盐酸妥拉唑林:每次 25～50 mg,每天 3 次,口服。若局部疼痛或溃疡形成,用药后无不良反应,可加量至每次 100 mg,每天 3 次,口服,或 25～100 mg,每天 1 次肌内注射。

(5)盐酸胍乙啶:每天 10～50 mg,每天 1 次,口服。

(6)盐酸酚苄明:每次 10～30 mg,每天 3～4 次,口服。

(7)己酮可可碱:每次 0.4 g,每天 3 次,口服。该药具有改善血液流变学的作用,可改善继发性雷诺现象,不作为常规治疗用药。

(8)哌唑嗪:每天 2～8 mg,口服。

(9)甲基多巴:可用于痉挛明显或踝部水肿者,从小剂量开始,成人每次 0.25 g,每天 2～3 次,口服。

(10)罂粟碱:每次 30～60 mg,每天 3 次口服,或把 60～90 mg 罂粟碱加入 250～500 mL 6%的羟乙基淀粉或右旋糖酐-40,静脉滴注,每天 1 次,7～10 次为 1 个疗程。

(11)氢化麦角碱:0.5 mg 舌下含服,每天 3～4 次,或 0.3～0.6 mg,每天 1 次肌内注射。

(12)硝酸甘油软膏:局部应用。

不论对雷诺病还是雷诺现象,β受体阻滞剂、可乐定、麦角制剂均为禁止使用的药物,因为这些药物可使血管收缩,并可诱发或加重症状。

3.前列腺素

前列环素（PGI₂）和前列地尔（PGE₁）具有较强的血管扩张和抗血小板聚集的作用，对难治者疗效较好，缺点是需静脉用药且不稳定。

（1）伊洛前列素：每分钟每千克体质量 $1\sim2$ ng，间歇滴注。每次静脉滴注 $5\sim12$ h，每天 1 次，$3\sim5$ d 为 1 个疗程；对大多数患者疗效可持续 6 周到半年。此药目前作为治疗的次选用药。

（2）前列地尔：$1\sim2$ mL（$5\sim10$ μg）$+10$ mL 生理盐水（或 5% 的葡萄糖注射液），缓慢静脉推注，或直接入小壶，缓慢静脉滴注。

4.其他

严重坏疽继发感染者应配合抗生素治疗。巴比妥类镇静药及甲状腺素能减轻动脉痉挛。对伴发硬皮病的严重患者可静脉输入右旋糖酐-40。

（三）充血期治疗

此期主要通过调整自主神经药物及中药来治疗，常用药物有 B 族维生素药物、谷维素等。

（四）手术治疗

对病情严重、难治性病例，可考虑交感神经切除术。对上肢病变者行上胸交感神经切除术，有效率为 50%～60%，但常于 6 个月到 2 年复发，由于疗效较差及少汗等不良反应，目前已不主张用此法治疗。对下肢病变者行腰交感神经切除术，有效率超过 80%，疗效持续更长，值得推荐。另外，还可行指（趾）交感神经切除术，疗效尚待观察。

（五）条件反射和生物反馈治疗

患者双手置于 43 ℃水中，身体暴露于 0 ℃的环境下，每天约 30 min。治疗后，患者在暴露于寒冷环境时的手指温度明显高于正常人，并且主观感觉症状改善，疗效持续 9～12 个月。有多种生物反馈疗法可用于治疗雷诺现象，一般情况下病情都有改善，且无不良反应，值得试用。

（六）血浆置换

对严重病例可以考虑进行血浆置换治疗。

（七）预防发作

应注意手足保暖，防止受寒，常做手部按摩，促进血液循环和改善肢端营养状况。有条件可做理疗，冷、热水交替治疗，光疗，直流电按摩等。

（八）其他治疗

其他治疗如肢体负压治疗，原理为负压使肢体血管扩张，克服了血管平滑肌收缩，动脉出现持续扩张。

五、预后

预后相对良好，约 15% 的患者自然缓解，30% 的患者逐渐加重。长期持续动脉痉挛可致动脉器质性狭窄而不可逆，但极少（低于 1%）需要截指（趾）。

（孙　婷）

第二节 红斑性肢痛症

红斑性肢痛症为一种少见的阵发性血管扩张性疾病。其特征为肢端皮肤温度升高,皮肤潮红、肿胀,产生剧烈的灼热痛,尤以足底、足趾为著,环境温度升高时,灼痛加剧。

一、病因

该病原因未明,多见于青年男女,是一种原发性血管疾病。可能是中枢神经、自主神经紊乱,使末梢血管运动功能失调,肢端小动脉极度扩张,造成局部血流障碍,局部充血。当血管内张力增加,压迫或刺激邻近的神经末梢时,则产生临床症状。应用 5-羟色胺拮抗剂治疗该病获得良效,因而认为该病可能是一种末梢性 5-羟色胺被激活的疾病。有人认为该病是前列腺素代谢障碍性疾病,患者的皮肤潮红、灼热及阿司匹林治疗有效,皆可能与之有关。营养不良与严寒气候均是主要的诱因。对毛细血管血流的研究显示这些微小血管对温度的反应增强,毛细血管内压力增加和毛细血管明显扩张。

二、临床表现

主要的症状多见于肢端,尤以双足的症状最为常见。症状表现为足底、足趾的红、热、肿、痛。疼痛为阵发性的,非常剧烈,如烧灼、针刺,夜晚发作次数较多,在发作之间仍有持续性钝痛。温热、行动、肢端下垂或长时间站立,皆可引起或加剧发作。晚间入寝时,患者常因足温暖而发生剧痛,把双足露在被外可减轻疼痛。若用冷水浸足、休息或将患肢抬高,灼痛可减轻或缓解。

由于皮内小动脉及毛细血管显著扩张,肢端的皮肤发红及充血,轻压可使红色暂时消失。患部皮肤温度升高,有灼热感,有轻微指压性水肿。皮肤感觉灵敏,患者不愿穿袜或戴手套。患处多汗。屡次发作后,可发生肢端皮肤与指甲变厚或溃破,偶尔见皮肤坏死,但一般无感觉及运动障碍。

三、诊断

注意肢端阵发性的红、肿、热、痛四大症状,病史中有受热时疼痛加剧、局部冷敷后疼痛减轻的表现。大多数病例的诊断并不困难。

四、鉴别诊断

应鉴别该病与闭塞性脉管炎、红细胞增多症、糖尿病性周围神经炎、轻度蜂窝织炎等。鉴别的要点在于动脉阻塞或患有周围神经炎时,受累的足部是冷的。雷诺病是功能性血管间歇性痉挛性疾病,通常有苍白或发绀的阶段,受累的指、趾呈寒冷、麻木或感觉减退。对脊髓结核、亚急性脊髓联合变性、脊髓空洞症患者,可发现肢端感觉异常。

五、治疗

患者应注意营养,发作时将患肢抬高及施行冷敷可使症状暂时减轻。患者应穿着透气的鞋子,不要受热,避免任何足以引起血管扩张的局部刺激。

(1)对症止痛,口服小剂量阿司匹林,每次 0.3 g,每天 1～2 次,可使症状显著减轻;也可服用索米痛片、可卡因、肾上腺素及其他止痛药物,达到暂时止痛的效果。近年来应用 5-羟色胺拮抗剂,如美西麦角,每次 2 mg,每天3 次,或苯噻啶,每次 0.5 mg,每天 1～3 次,常可获完全缓解。

(2)应用 B 族维生素药物,也有人主张短期以肾上腺皮质激素冲击治疗。

(3)对患肢用 10 mL 1%的利多卡因和 0.25%的丁卡因混合液,另加 10 mL 生理盐水稀释后做踝上部环状封闭及穴位注射,对严重者可用该混合液做骶部硬膜外局部封闭,亦有一定的效果。必要时施行交感神经阻滞术。

六、预后

该病常很顽固,往往屡次复发与缓解,不能治愈;但也有良性类型,对治疗的反应良好。至晚期皮肤、指甲变厚,甚至有溃疡形成,但不伴有任何致命或丧失肢体功能的并发症。

(孙 婷)

第三节 面偏侧萎缩症

面偏侧萎缩症为一种单侧面部组织的营养障碍性疾病,其临床特征是一侧面部各种组织慢性进行性萎缩。

一、病因

该病的原因尚未明了。由于部分患者伴有包括霍纳综合征在内的颈交感神经障碍的症状,学者一般认为该病和自主神经系统的中枢性或周围性损害有关。其他关于该病病因的学说涉及局部或全身性感染、三叉神经炎、结缔组织病、遗传等。起病多在儿童、少年期,一般在 10～20 岁,但无绝对年限。女性患者较多。

二、病理

面部病变部位的皮下脂肪和结缔组织最先受累,然后牵涉皮肤、皮下组织、毛发和皮脂腺,病变最重者侵犯软骨和骨骼。受损部位的肌肉因所含的结缔组织与脂肪消失而缩小,但肌纤维并不受累,且保存其收缩能力。面部以外的皮肤和皮下组织、舌部、软腭、声带、内脏等也偶尔被涉及。同侧颈交感神经可有小圆细胞浸润。部分患者伴有大脑半球的萎缩,可能是同侧、对侧或双侧的。个别患者伴发偏身萎缩症。

三、临床表现

起病隐袭。萎缩过程可以在面部任何部位开始,以眼眶上部、颧部较为多见。起始点常呈条状,略与中线平行,皮肤皱缩,毛发脱落,称为"刀痕"。病变缓慢地发展到半个面部,偶然波及头盖部、颈部、肩部、对侧面部,甚至身体的其他部分。病区皮肤萎缩、皱褶,常伴脱发,色素沉着,毛细血管扩张,汗分泌增加或减少,唾液分泌减少,颧骨、额骨等下陷,与健区皮肤界限分明。部分患者呈现瞳孔变化,虹膜色素减少,眼球内陷或突出,有眼球炎症、继发性青光眼、面部疼痛、轻度病侧感觉减退、内分泌障碍等。面偏侧萎缩症患者常伴有身体某部位的皮肤硬化。仅少数伴有临床癫痫发作或偏头痛,约半数的脑电图记录有阵发性活动。

四、病程

发展的速度不定。大多数病例在进行数年至十余年趋向缓解,但伴发的癫痫可能继续。

五、诊断

当患者出现典型的单侧面部萎缩,而肌力量不受影响时,不难诊断。仅在最初期可能和局限性硬皮病混淆。头面部并非后者的好发部位,面偏侧萎缩症的"刀痕"式分布也可帮助鉴别。

六、治疗

目前的治疗尚限于对症处理。有人用 5 mg 氢溴酸樟柳碱与 10 mL 生理盐水混合,做面部穴位注射,对轻症有一定疗效。还可采取针灸、理疗、推拿等。对有癫痫、偏头痛、三叉神经痛、眼部炎症的患者应给予相应的治疗。

(孙 婷)

第四节 自发性多汗症

正常人在生理情况下排汗过多,可见于运动、处于高温环境、情绪激动及进食辛辣食物时。另一类排汗过多可为自发性,在炎热季节可加重,这种出汗多常呈对称性,且以头颈部、手掌、足底处为明显。

一、病因

多数自发性多汗症的病因不明。临床常见到下列情况。

(1)局限性及全身性多汗症:常发生于神经系统的某些器质性疾病,例如,丘脑、内囊、纹状体、脑干等处损害时,可见偏身多汗。某些偏头痛、脑炎后遗症亦可见之。此外,小脑、延髓、脊髓、神经节、神经干的损伤、炎症及交感神经系统的疾病,均可引起全身或局部多汗。头部一侧多汗,一般是因为炎症、肿瘤、动脉瘤等刺激一侧颈交感神经节。神经症患者因大脑皮质兴奋与抑制过程的平衡失调,亦可表现自主神经系统的不稳定性,而有全身或一侧性过多出汗。

(2)先天性多汗症:往往局限于腋部、手掌、足趾等处,皮肤经常处于湿冷状态,可能与遗传因素有关。该症见于一些遗传性综合征,如脱发-多汗-舌状角膜浑浊综合征(Spanlang-Tappeiner 综合征)、家族性自主神经失调症(Riley-Day 综合征)。

(3)多种内科疾病有促使全身汗液分泌过多的情况,这些内科疾病如结核病、伤寒、甲状腺功能亢进、糖尿病、肢端肥大症、肥胖症及铅的慢性中毒。

二、临床表现

多数病例表现为阵发性、局限性多汗,亦有泛发性、全身性多汗,或偏侧性及两侧对称性多汗。汗液分泌量不定,常在皮肤表面结成汗珠。气候炎热、剧烈运动或情绪激动时排汗加剧。依多汗的形式可有以下几种。

(一)全身性多汗

全身性多汗表现周身易出汗,在外界或内在因素刺激时加剧。患者的皮肤因汗液多,容易发生汗疹及毛囊炎等并发症。全身性多汗见于甲状腺功能亢进、脑炎后遗症、下丘脑损害后等。

(二)局限性多汗

局限性多汗好发于头、颈、腋部及肢体的远端,尤以掌、跖部易发生,通常对称地发生于两侧,有的仅发生于一侧或身体的某一小片部位。有些患者的手部及足底经常流冷汗,尤其在情绪紧张时,汗珠不停地渗流。有些患者的手、足部皮肤除湿冷以外,又呈苍白色或青紫色,偶尔发生水疱及湿疹样皮炎。有些患者仅有过多的足汗,汗液分解放出臭味,有时起泡或脱屑,角化层增厚。腋部、阴部也容易多汗,可同时发生臭汗症。多汗患者的帽子及枕头可以经常被汗水中的油脂所污染。截瘫患者在病变水平以上常有出汗过多,颈交感神经刺激产生局部头面部多汗。

(三)偏身多汗

偏身多汗表现为身体一侧多汗,除临床常遇到卒中后遗偏瘫患者有偏瘫侧肢体多汗外,常无明显的神经体征。自主神经系统检查可见多汗侧皮温偏低,皮肤划痕试验可呈阳性。

(四)耳颞综合征

一侧脸的颞部发红,伴局限性多汗症。患者进食酸的、辛辣的食物刺激味觉后,引起反射性出汗。某些患者伴流泪。这些刺激味觉所致的出汗情况同样见于颈交感神经丛、耳大神经和舌神经的支配范围。颈交感性味觉性出汗常见于胸出口部位病变手术后。上肢交感神经切除后数周或数年,约1/3的患者发生味觉性出汗。

三、诊断

根据临床病史、症状及客观检查,诊断并不困难。

四、治疗

治疗以消除病因为主。有时根据患者的情况,可以应用下列方法。

(一)局部用药

对局限性多汗,特别是以四肢远端或颈部多汗为主者,可用3‰~5‰的甲醛溶液局部擦拭,或用0.5‰的醋酸铝溶液浸泡,每天1次,每次15~20 min。全身性多汗者可口服抗胆碱能药物,如阿托品、颠茄合剂、溴丙胺太林。对情绪紧张的患者,可给氯丙嗪、地西泮等。有人采用5‰~10‰的硫酸锌等收敛剂局部外搽,亦有暂时效果。足部多汗患者,应该每天洗脚及换袜,必要时擦干皮肤后用25‰的氯化铝溶液擦拭,疗效较好。

(二)物理疗法

可应用自来水做离子透入法,每周2~3次,有效果后每月1~2次维持,可获得疗效。有人曾提出对严重的掌、跖多汗症患者,可试用深部X线照射局部皮肤,每次1 Gy,每周1~2次,总量为8~10 Gy。

(三)手术疗法

对经过综合内科治疗而无效的局部性顽固性多汗症患者,可考虑交感神经切除术。术前应先做普鲁卡因交感神经节封闭,以测试疗效。封闭后未见效果者,一般不宜手术。

(孙　婷)

第五节　进行性脂肪营养不良

进行性脂肪营养不良是一种罕见的脂肪组织代谢障碍性疾病。主要临床表现为进行性的皮下脂肪组织消失或消瘦,起病于脸部,继而影响颈、肩、臂及躯干。该病进展缓慢。多数患者于5~10岁起病,女性患者较为常见。

一、病因

病因尚不明,且无家族因素。学者一般认为该病是自主神经的节后交感神经障碍,可能与下丘脑的病变有关,因下丘脑对促性腺激素、促甲状腺激素及其他内分泌腺有调节作用,并与节后交感神经纤维及皮下脂肪细胞在解剖学联系上极为密切。起病前可有急性发热病史、内分泌缺陷,如甲状腺功能亢进症、垂体功能不足、间脑炎。而损伤、精神因素、月经及妊娠可为诱因。

二、临床表现

患者面部消瘦,面部表现为两侧颊部及颞颥部凹入,眼眶深陷,皮肤松弛,失去正常弹性,以后发展到颈、肩、臂、胸、腹部,常呈对称性。有些患者脂肪组织的进行性消失仅局限于面部,或半侧面部、半侧躯体。有时可合并局限的脂肪组织增生、肥大。臀部、髋部仍有丰富的脂肪沉着,表现特殊肥胖。但手、足部常不受影响。

可并发其他病变,如自主神经系统功能的异常,表现为血管性头痛、神经过敏、出汗异常、皮温异常、心动过速、腹痛、呕吐、精神及性格改变等。该病也可并发其他障碍,如糖尿病、高脂血症、肝和脾肿大、肾脏病变。个别患者合并内分泌功能障碍,如生殖器发育不全、甲状腺功能异常、女性月经异常及多尿症。基础代谢大都正常。多数患者在1~2年病情进展较快,6年后进展自行停止,保持原状不变,少数达10年而后静止。肌肉、骨质、毛发、乳腺及汗腺均正常。患者无肌力障碍,多数患者的体力不受影响。活组织检查显示皮下脂肪组织消失。也有部分患者的血脂水平低于正常值。

三、诊断

依据脂肪组织消失而肌肉、纤维、皮、骨质正常,即可诊断。

四、鉴别诊断

(一)面偏侧萎缩症
该病表现为一侧面部进行性萎缩,皮肤、皮下组织及骨质全部受累。

（二）局限型肌营养不良（面-肩-肱型）

面肌消瘦伴肌力软弱，而皮下脂肪仍有保留。

五、治疗

目前，对进行性脂肪营养不良尚无特殊治疗。若把纯胰岛素针剂直接注入萎缩区，有些患者的局部脂肪组织逐渐增长，恢复正常形态。有些患者在注意休息和营养，并做按摩和体疗后可重新获得失去的脂肪。可试用一般强壮剂、各种维生素。如果病变比较局限或出于职业上的需要，可以进行局部脂肪埋植或注射填充剂等整形手术。

（孙　婷）

第六节　神经源性直立性低血压

神经源性直立性低血压是一组原因未明的周围交感神经或中枢神经系统变性病变，直立性晕厥为其最突出的表现。

一、诊断

直立性低血压是直立耐受不良的主要原因之一。主要临床表现由器官低血流灌注引起。脑血流灌注不足表现（头晕、眩晕、视物模糊、眼前发黑、无力、恶心、站立不稳、步态蹒跚、面色苍白、出冷汗、意识水平下降或丧失等）最为突出和常见，可合并肌肉灌注不足表现（枕、颈、肩、臂部疼痛或不适），心脏灌注不足表现（心绞痛），脊髓灌注不足表现（跛行或跌跤），肾脏灌注不足表现（少尿）等。虚弱、嗜睡和疲倦亦为其常见表现症状。神经源性直立性低血压通常在患者从平卧位改为站立位后 30～60 s 出现，部分患者可在站立后 15 s 内出现或延迟至 30 min 后出现；一般持续短暂时间，然后消失，亦可迅速发展为晕厥；一般在晨间较为严重；体位突然改变、摄入过多食物、环境温度高、洗热水澡、用力排便或排尿、饮酒、服用扩血管药物等常可诱发或加重直立性低血压。

有关诊断直立性低血压的标准尚未完全统一，目前采用较多的直立性低血压的诊断标准如下：患者从平卧位改为站立位后，动脉收缩压下降 2.7 kPa（20 mmHg）以上，或舒张压下降 1.3 kPa（10 mmHg）以上，且伴有脑血流灌注不足的表现。

如果症状提示直立性低血压，但初步检查不能确诊，应在患者早晨离床站立时或进食后测量血压。一次测量直立时血压没有明显下降并不足以排除直立性低血压。

临床上对诊断直立性低血压最有帮助的检查是倾斜试验。患者平卧于电动试验床上，双足固定，待心血管功能稳定后，升高床头 45°～60°或使床直立，适时测量患者的心率和血压，可以比较准确地反映患者对体位改变的代偿功能。

直立耐受不良指站立时出现脑血流灌注不足或自主神经过度活动的表现（心悸、震颤、恶心、晕厥等），转为卧位后相应症状减轻或消失。血管迷走性晕厥、体位性心动过速综合征、直立性低血压等均以直立耐受不良为主要表现，因此诊断神经源性直立性低血压首先应与血管迷走性晕厥和体位性心动过速综合征等区别。与神经源性直立性低血压患者比较，体位性心动过速综合征患者的交感神经过度活动表现(震颤、焦虑、恶心、出汗、肢端血管收缩等)突出,卧位变直立位时心率明显增加,而血压下降不明显。

需把神经源性直立性低血压与继发性直立性低血压区别。神经源性直立性低血压常见于中年男性,起病隐匿,早期患者症状较轻,直立相当长的时间后才出现症状,且较轻微;直立时不伴明显心率增加和血浆去甲肾上腺素的改变;随着病情发展,症状逐渐加重以致不能连续站立1～2 h;严重者于直立位时立即出现晕厥,需长期卧床。直立性低血压亦可继发于糖尿病性自主神经病变、血容量不足等。继发性直立性低血压患者除有相应原发疾病的表现外,头晕、晕厥等脑供血不足症状出现得较急,伴有直立时心率明显加快,随着原发疾病的好转,脑供血不足等症状亦随着好转。一种或多种继发性直立性低血压的因素可同时存在于神经源性直立性低血压患者身上,使低血压症状加重。

二、病理生理

人体全身静脉有70%的血容量,心、肺有15%的血容量,全身动脉有10%的血容量,而毛细血管只有5%的血容量。因此,体内绝大部分血容量是在低压系统内,包括全身静脉、肺循环等。当人体从卧位变为直立位时,由于重力的效应及循环调节作用,500～700 mL(7～10 mL/kg)的血液快速转移至盆部和双下肢。血液的重新分布通常在2～3 min完成。静脉回流减少导致心室充盈减少,可使心排血量下降约20%,每搏输出量下降20%～50%,导致动脉血压下降。

正常情况下,动脉血压的急剧改变会启动体内心血管系统的代偿机制,可分别刺激心肺的容量感受器及位于主动脉弓与颈动脉窦的压力感受器。冲动经迷走神经及舌咽神经传至延髓的血压调节中枢,经中枢整合后,提高交感神经的兴奋性并降低副交感神经的兴奋性,效应器部位的去甲肾上腺素及肾素水平提高,引起静脉及小血管收缩,心率加快,心脏收缩力提高以及肾脏水钠潴留,同时激活肾素-血管紧张素-醛固酮系统。当这些代偿机制健全时,一般直立后收缩压有轻度下降(0.7～1.3 kPa),而舒张压有轻微提高(0.4～0.7 kPa),心率加快,可达5～20次/分钟。下肢的骨骼肌与单向静脉瓣的共同作用阻止血液反流,驱使血液回流至心脏。下肢骨骼肌收缩可产生12.0 kPa的驱动力,在站立或运动时可以保证血液回流。

以上代偿机制的任何一个环节出现功能紊乱,都可以导致直立后血压明显下降。根据引起直立性低血压的不同病理生理机制,直立性低血压可分为以下类型:①慢性、进行性、不可逆的直立性低血压,通常是中枢或外周神经系统的进行性、退化性的病变引起的,这一类直立性低血压的病理主要是中枢性血管的进行性、不可逆的损害,或者是部分或全部交感神经受到损害,此型直立性低血压最常见的原因是自主神经功能紊乱或衰竭。②急性、一过性、可逆性的直立性低血压,通常有短暂的外源性因素作用,如低血容量、麻醉、外科手术、制动、药物影响。在直立性低血压患者中,此类患者占大多数。此类型直立性低血压患者,尽管交感神经系统未受损害,但有功能上的失调,例如,下肢静脉α肾上腺素能受体功能下降,而β肾上腺素能受体的功能正常,导致被动性血管扩张。

由交感神经节后神经元病变引起者,副交感神经系统相对完整,中枢神经系统亦不受影响,临床表现性为单纯自主神经功能衰竭(pure autonomic failure,FAF),其特点为直立时头昏、头晕、晕厥、视物模糊、全身无力、发音含糊及共济失调。患者采取卧位时血压正常,但站立时则收缩压及舒张压较快地下降3.0～5.0 kPa(20～40 mmHg)。在昏厥发作时,除早期患者偶尔有心率代偿性加快外,一般发作时无心率的变化,也无苍白、出汗和恶心等先兆表现。可伴有无汗、勃起功

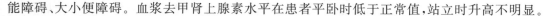

能障碍、大小便障碍。血浆去甲肾上腺素水平在患者平卧时低于正常值，站立时升高不明显。

由胸段脊髓侧角细胞变性引起者，病变常波及基底核、橄榄核、脑桥和小脑。其自主神经功能障碍表现与由交感神经节后神经元病变引起者无差别，但随时间推移，该病变患者常出现帕金森综合征、小脑症状和锥体束征等，此时称为多系统萎缩（multiple system atrophy，MSA）。安静时，该病变患者的血浆去甲肾上腺素水平正常，但站立时不升高，对注射去甲肾上腺素的敏感性反应正常。

三、治疗

直立性低血压的治疗并非一定要使血压恢复正常，而是要减轻因血流灌注不足而出现的症状。因此，原则上在有症状时才有必要治疗。通过病因治疗，继发性直立性低血压患者多可自行恢复。原发性直立性低血压因无明确病因，以对症支持等综合治疗为主，而疾病的发展进程则由其存在的基础疾病来决定。通过教育让患者了解疾病及其治疗措施，对争取患者配合、达到治疗效果最大化有重要作用。

认识和消除可加重原发性直立性低血压症状的因素是首要步骤。引起继发性直立性低血压的原因均可合并存在于原发性直立性低血压，因此对明确诊断的原发性直立性低血压患者，应注意搜寻和消除这些可加重直立性低血压的因素。

物理治疗是直立性低血压的基础治疗，维持或恢复血容量、使用拟交感性药物促进血管收缩为一线治疗措施，使用血管升压素类似物、重组促红细胞生成素、咖啡因等为一线治疗措施的补充。α肾上腺素受体阻滞剂、β肾上腺素受体阻滞剂、生长抑素及其类似物、二羟基苯丝氨酸、双氢麦角碱、多巴胺拮抗剂、乙酰胆碱酯酶抑制剂等对直立性低血压可能有效，临床研究结果尚未一致。

（一）物理治疗

物理治疗的目标是提高循环血容量和防止静脉淤血。提高患者对体位改变的耐受性。常见措施：①改善饮食习惯，应少食多餐。患者进餐后 2 h 以内避免进行过度活动，进餐后最好坐或躺一会儿，尤其是在早餐后（因更易诱发直立性低血压）。避免喝浓茶，戒酒。②加强肢体活动或锻炼。在床上进行双下肢锻炼，可防止下肢肌肉丧失适应性。当患者的双下肢垂于床边时，应间歇运动双下肢。③促进静脉回流。站立时，间歇踮脚尖或双下肢交替负重，可通过肌肉收缩，促进静脉回流。穿高至腰部的下肢弹力袜，以利于静脉回流，站立时使用，平卧后则取下。鼓励患者进行深而慢的呼吸运动，避免过度用力，因为过度用力可增加胸腔压力而影响静脉回流。④从卧位到坐位和立位时缓慢变换体位，减轻相应的症状。⑤夜间睡眠时，抬高上身（15°～30°）睡眠可激活肾素-血管紧张素-醛固酮系统，减少夜尿，保持血容量，并降低夜间高血压。⑥保持病室温度，不宜过高。避免直接日晒、洗热水澡、睡眠时用电热毯等。

独立按治疗计划训练和用生物反馈增强的行为训练，可以减少症状出现的次数和减轻症状。对病情严重者，可以在药物治疗的同时附加倾斜训练，这样通过有规律地训练直立体位性适应过程，可以完善和改善自主性反射。

（二）增加血容量

适度增加血容量有助于缓解症状，但有时可诱发卧位高血压。除有充血性心力衰竭外，均不应限制钠盐的摄入，此类患者在低钠饮食时，体内保留钠的能力不足，若无禁忌，高盐饮食（每天 12～14 g）和增加饮水量（每天 2～5 L）有一定效果。

口服肾上腺皮质激素类药——α-氟氢可的松可增加水钠潴留,有一定治疗效果。开始每天 0.1~0.3 mg,口服,之后可根据血压调整剂量,每天的剂量可达 1.0 mg。有卧位高血压、心肾功能不全者慎用。

吲哚美辛每天 75~150 mg,分 3 次口服,可抑制肾上腺髓质前列腺素(PGA$_2$ 和 PGE$_2$)合成,减少血液在外周血管的积聚。使用时注意保护胃黏膜。

(三)促血管收缩

米多君亦名甲氧胺福林,为 α 受体激动剂,每次口服 10 mg,每天 3 次,可增加站立时的收缩压,明显改善起立时头昏、头晕、晕厥等症状,是目前治疗直立性低血压效果最好的药物。不良反应有立毛反应、尿潴留和卧位时高血压等。

口服盐酸麻黄碱,每次 25 mg,每天 3~4 次;或服用苯异丙胺,每次 10~20 mg,每天 2~3 次,有一定效果。服用单胺氧化酶抑制剂(如异烟肼、呋哺唑酮)可促使交感神经末梢释放去甲肾上腺素,并抑制其重吸收,常使血压升高,病情严重者可同时应用酪胺治疗,但治疗期间,必须每天早、晚测量血压。屈昔多巴(L-DOPS)为去甲肾上腺素的前体,每次口服 100 mg,每天 3 次,可提高平均动脉压、舒张压及局部血流量,但有高热的患者禁用。

合并低血浆去甲肾上腺素的重症患者可口服肾上腺素,剂量从 15 mg、每天 3 次开始,逐渐增加剂量到 30~45 mg,每天 3 次。剂量大时常见不良反应有失眠、食欲降低、肢体震颤、快速心律失常等。

(四)其他治疗

对伴有贫血的患者,使用重组促红细胞生成素 50 U/kg,每周 3 次,连用 6~10 周,可明显改善起立时头昏、头晕、晕厥等症状和贫血。使用血管升压素类似物——去氨加压素乙酸盐 5~40 μg,经鼻喷雾或口服 100~800 μg 可防止夜尿、体质量丧失和减轻夜间体位性血压下降。咖啡因可以通过阻滞血管扩张性腺苷受体减轻直立性低血压患者的餐后低血压,用量为每天100~250 mg,口服。

卧位高血压常伴随原发性直立性低血压,给治疗带来困难。大多数直立性低血压患者耐受连续的卧位高血压而无不良效应,高血压导致的器官损害亦不常见。用短效降压药物可以降低卧位高血压。

盐酸哌甲酯 10~20 mg,早晨及中午各服 1 次,可提高大脑的兴奋性。复方左旋多巴可改善锥体外系症状,开始剂量为每次 125 mg,每天 2 次,逐渐增加到每次 250 mg,每天 3~4 次,随时根据患者的反应调整剂量。

(孙　婷)

第七节　间脑病变

间脑由丘脑、丘脑底、下丘脑、膝状体及第三脑室周围结构所组成,是大脑皮质与各低级部位联系的重要结构。"间脑病变"一词一般用于与间脑有关的自主神经功能障碍,精神症状,体质量变化、体温调节、睡眠-觉醒节律、性功能、皮肤等异常和反复发作性的综合征,脑电图中可有特征性变化。

一、病因和病理

引起间脑病变最主要的原因为肿瘤,如颅咽管瘤、垂体瘤或丘脑肿瘤。其次是感染、损伤、中毒和血管疾病等。据文献报告160例的综合性统计中,肿瘤占52%,炎症(如脑膜炎、脑炎、蛛网膜炎)占20%,再次为血管病变、颅脑损伤等。少数病因不明。

在动物实验中,破坏第三脑室的底部达1/4可不发生任何症状,破坏下丘脑后部达2/3,则可引起恶病质而导致死亡。

二、临床表现

间脑病变的临床表现极为复杂,基本可分为定位性症状和发作性症状两大方面。

(一)定位性症状

1.睡眠障碍

睡眠障碍是间脑病变的突出症状之一。下丘脑后部病变时,大部分患者有睡眠过多现象,即嗜睡,但少数患者失眠。当下丘脑后区大脑脚受累时,则表现为发作性嗜睡病和猝倒症等。常见的临床类型如下。

(1)发作性睡病:表现为发作性的不分场合的睡眠,持续数分钟至数小时,睡眠性质与正常人相似。这是间脑特别是下丘脑病变中最常见的一种表现形式。

(2)异常睡眠症:发作性睡眠过多,每次发作时可持续睡眠数天至数周,但在睡眠发作期,患者常可被喊醒吃饭、小便等,饭后又睡,其睡眠状态与正常相同。

(3)发作性嗜睡-强食症:患者不可控制地出现发作性睡眠,每次睡眠持续数小时至数天,醒后暴饮暴食,食量数倍于常量,且极易饥饿。患者多数肥胖,但无明显的内分泌异常。数月至数年反复发作一次,发作间并无异常。起病多在10~20岁,男性较多,成年后可自愈。

2.体温调节障碍

下丘脑病变产生的体温变化,可表现如下特征。

(1)低热:体温一般维持于37.3℃~37.8℃,很少超过39℃。如果连续测量几天体温,有时可发现体温的曲线是多变性的。这种24 h体温曲线有助于了解温度调节障碍。

(2)体温过低:下丘脑的前部和邻近的隔区可能与身体的散热有关,体温主要通过皮肤血管扩张和排汗(副交感神经)调节,而下丘脑的后侧部则可能与保热和产热有关。故当下丘脑前部或灰结节区病变时,散热发生障碍,这时很容易使体温过高;而下丘脑后侧部病变时产热机制减弱或消失,常可引起体温过低。

(3)高热:下丘脑视前区两侧急性病变,体温常很快升高,甚至死亡后仍然有很高体温。神经外科手术或急性颅脑损伤影响该区域时,往往在12 h内出现高热,但肢体是冰冷的,躯干温暖,有些患者甚至心率及呼吸保持正常。高热时服解热剂无效,体表冷敷及给氯丙嗪降温反应良好。但是下丘脑占位性病变,可因破坏区域极广而没有体温的明显变化;可因下丘脑肿瘤选择性地破坏而引起体温持久升高,脑桥中脑血管性病变也可出现高热。

3.尿崩症

下丘脑的病变损害视上核、室旁核或视上核-垂体束,均常发生血管升压素分泌过少,可引起尿崩症。各种年龄均可得病,但以10~20岁多见,男性患者稍多于女性患者。起病可骤可缓。主要症状有多尿(失水)、口渴、多饮。每昼夜排尿总量常在6 L以上,可超过10 L,尿比重低,低

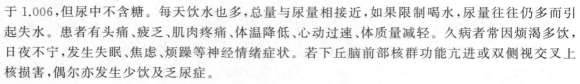

于 1.006，但尿中不含糖。每天饮水也多，总量与尿量相接近，如果限制喝水，尿量往往仍多而引起失水。患者有头痛、疲乏、肌肉疼痛、体温降低、心动过速、体质量减轻。久病者常因烦渴多饮，日夜不宁，发生失眠、焦虑、烦躁等神经情绪症状。若下丘脑前部核群功能亢进或双侧视交叉上核损害，偶尔亦发生少饮及乏尿症。

4.善饥

下丘脑病变引起过分饥饿较烦渴症状少见。善饥症状出现于额叶双侧病变（包括大脑皮质弥散性疾病及双侧前额叶切除）后。轻度善饥症状见于接受激素治疗的及少数精神分裂症患者。这些患者不能估计食欲。在强食症中，表现过分饥饿，伴周期性发作性睡眠过度等症状，常归因于下丘脑病变。双额叶病变时，偶尔发生善饥，表现为贪食、吃不可食用的东西，同时有视觉辨别功能丧失、攻击行为及性活动增加等症状。

5.性功能和激素代谢障碍性功能异常

患者表现出性欲减退，儿童病例有发育迟缓或早熟，青春期后女性月经周期改变或闭经，男性有精子形成障碍甚至勃起功能障碍。Bauer 分析 60 例下丘脑病变，有 24 例发育早熟，19 例为性功能减退。常用下丘脑脊髓纤维及下丘脑垂体纤维通过神经体液的调节紊乱来解释此种障碍。若下丘脑的乳头体、灰结节部附近患有肿瘤，则来自结节漏斗核的下丘脑垂体纤维受阻，能影响腺垂体的促性腺激素的释放，使内分泌发生异常。下丘脑的脊髓纤维可调节脊髓各中枢活动，改变性功能。成人脑底部肿瘤刺激下丘脑前方或腹内侧区时，偶尔发生性欲过旺。

闭经-溢乳综合征的主要机制是催乳素分泌过多，高催乳素血症抑制下丘脑促性腺激素释放激素的分泌。该病常由肿瘤（垂体肿瘤等）、下丘脑与垂体功能障碍或服用多巴胺受体阻滞剂等因素所致。有间脑病时激素代谢的改变以 17-酮类固醇类最明显。因 17-酮类固醇类是许多肾上腺皮质激素和性激素的中间代谢产物，正常人每昼夜排出量为 10～20 mg，某些患者可升高到 20～40 mg。17-羟皮质固醇的测定结果可有很大的波动性，排出量可以升高达 14 mg。

6.脂肪代谢障碍

肥胖是由下丘脑后方病变累及腹内侧核或结节附近所致，常伴有性器官发育不良症，称肥胖性生殖不能性营养不良综合征。继发性肥胖者常为下丘脑部肿瘤或垂体腺瘤压迫下丘脑所致，其次为下丘脑部炎症所致。原发性肥胖者多为男性儿童，起病往往颇早，有肥胖和第二性征发育不良，但无垂体功能障碍。肥胖为逐渐进展性，后期表现极其明显，脂肪分布以面部、颈及躯干最显著，其次为肢体的近端。皮肤细软，手指细尖，常伴有骨骼过长现象。

消瘦在婴儿多见，往往由下丘脑肿瘤或其他病变引起，如果肿瘤破坏双侧视交叉上核、下丘脑外侧区或前方，均可发生厌食症，吞咽不能，体质量减轻。成人有轻度体质量下降，乏力，极端恶病质常提示有垂体损害。垂体性恶病质（Simmond 综合征）的特征为体质量减轻、厌食、皮肤萎缩、毛发脱落、肌肉软弱、怕冷、心跳缓慢、基础代谢率降低等。该综合征亦发生于急性垂体病变，如头颅外伤、肿瘤、垂体切除术后。垂体性恶病质反映腺垂体促甲状腺素、促肾上腺皮质激素及促性腺激素的损失。近年来研究发现，下丘脑还能分泌多种释放因子（主要是由蛋白质或多肽组成的），调节腺垂体各种内分泌激素的分泌功能，因此单纯下丘脑损伤时，可以出现许多代谢过程的紊乱。

7.糖、蛋白质代谢及血液其他成分的改变

下丘脑受损时，血糖水平往往升高或降低。当下丘脑受急性损伤或刺激时，可产生高血糖，但血清及小便中的酮体往往是阴性。在动物实验中，损伤下丘脑视上核或破坏室旁核时，能引起低血糖及增加胰岛素敏感性。蛋白质代谢障碍表现为血浆蛋白中清蛋白减少,球蛋白增多。用电泳法观察,发现球蛋白中 α_2 球蛋白含量的上升比较明显,β 部分降低。有间脑疾病时血中钠含量一般处于较低水平,血溴测定结果常升高。也可以发生真性红细胞增多症,在无感染情况下也可出现中性粒细胞增多的情况。

8.胃、十二指肠溃疡和出血

在人及动物的急性下丘脑病变中,可伴有胃、十二指肠溃疡及出血。在下丘脑的前方及下行至延髓中的自主神经纤维上的任何部位有急性刺激性病变,均可引起胃和十二指肠黏膜出血和溃疡形成。对产生黏膜病变的原理有两种意见,一种认为交感神经血管收缩纤维麻痹,可发生血管扩张,而导致黏膜出血;另一种认为迷走神经活动过度使胃肠道肌肉发生收缩,引起局部缺血与溃疡形成。

消化性溃疡常发生于副交感神经过度紧张的人。颅内手术后并发胃十二指肠溃疡的发生率不高。根据颅内病变(脑瘤、血管病变)352 例尸检病例报告,有上消化道出血及溃疡的占 12.5%,内科病例(循环、呼吸系统病变等)中非颅内病变的有 1 580 例,伴上消化道出血及溃疡的占 6%,显然以颅内病变合并上消化道出血的比率高。上海市仁济医院神经科对 298 例脑出血、鞍旁及鞍内肿瘤病例进行统计,有上消化道出血的仅占 6%,发病率偏低。

9.情绪改变

动物实验中见到多数双侧性下丘脑病损的动物有较为重要的不正常行为。研究指出,下丘脑的情绪反应不仅决定于丘脑与皮质关系,当皮质完整时,刺激乳头体、破坏下丘脑的后腹外核及视前核有病变均可引起下丘脑的情绪反应。主要的精神症状包括兴奋、病理性哭笑、定向力障碍、幻觉及激怒等。

10.自主神经功能症状

下丘脑前部及灰结节区为副交感神经调节,下丘脑后侧部为交感神经调节。下丘脑病变时自主神经是极不稳定的,心血管方面的症状常是波动性的,患者血压大多偏低,或有位置性低血压,但较少有血压升高现象。一般下丘脑后方及腹内核病变或有刺激时,血压升高,心率加快,呼吸加快,胃肠蠕动和分泌抑制,瞳孔扩大;下丘脑前方或灰结节区发生刺激性病变,则血压降低,心率减慢,胃肠蠕动及分泌增加,瞳孔缩小。但新的研究指出,在视上核及室旁核或视前区类似的神经垂体有较高浓度的血管升压素及催产素,说明下丘脑前方也可引起高血压。若整个下丘脑有病变则血压的改变更为复杂、不稳。伴有心率、脉搏减慢,有时出现冠状动脉供血不足,呼吸浅而慢,两侧瞳孔大小不对称,偶尔引起排尿障碍,常有心脏、胃肠、膀胱区的不适感,因结肠功能紊乱,偶尔有大便溏薄、便秘与腹泻交替出现的情况。

(二)发作性症状

常以间脑性癫痫为主要表现。所谓间脑性癫痫发作,实为下丘脑疾病所引起的阵发性自主神经系统功能紊乱综合征。发作前患者多先有情绪波动、食欲改变(增加或减退)、头痛、打呵欠、恐惧不安和心前区不适。发作时面色潮红或苍白,流涎,流泪,多汗,战栗,血压骤然升高,瞳孔散大或缩小,眼球突出,体温上升或下降,脉速,呼吸变慢,有尿意感及各种内脏不适感,间或有意识障碍和精神改变等。发作后全身无力、嗜睡或伴有呃逆。每次发作持续数分钟到数小时。有的则突然出现昏迷,甚至心脏停搏而猝死。总之,每个患者的发作有固定症状和刻板的顺序,而患者的症状和症状出现的顺序很少相同。

三、检查

(一)脑脊液检查

除占位病变有压力升高及炎性病变,有白细胞数增多外,一般均属于正常。

(二)X 线头颅正侧位摄片

偶尔有鞍上钙化点,蝶鞍扩大,有后床突破坏情况,必要时行血管造影及 CT 脑扫描。

(三)脑电图

在脑电图上能见到 14 Hz 的单向正相棘波或弥散性异常,阵发性发放的、左右交替的高波幅放电有助于诊断。

四、诊断

下丘脑病变的病因较多,临床症状表现不一,诊断较难,必须注意详细询问病史,并结合神经系统检查及辅助检查,细致地分析考虑。时常发现下丘脑病理的改变很严重,而临床症状不明显;亦有下丘脑病理改变不明显,而临床症状很严重。必须指出,在亚急性或慢性的病变中,自主神经系统具有较强的代偿作用。因此不要忽略详细的自主神经系统检查,如出汗试验、皮肤划痕试验、皮肤温度测定、眼心反射、直立和卧倒试验及药物肾上腺素试验,以测定自主神经的功能状况。脑电图的特征性改变有助于确定诊断。

五、治疗

(一)病因治疗

首先要区别肿瘤或炎症。肿瘤引起者应根据手术指征进行开颅切除或深度 X 线治疗。若为炎症,应先鉴别炎症性质为细菌性还是病毒性,然后选用适当的抗生素、激素及中药等治疗。若是损伤和血管性病变所致,则应根据具体情况,采用手术、止血或一般支持治疗。对非炎症性的慢性退行性的下丘脑病变,一般以对症治疗、健脑和锻炼身体为主。

(二)特殊治疗

(1)下丘脑病变,若以嗜睡现象为主,则让患者口服中枢兴奋药物,如苯丙胺、哌甲酯、甲氯芬酯。

(2)对尿崩症采用血管升压素替代治疗。常用的神经垂体制剂有下列三种:①垂体加压素以鞣酸盐油剂(又名尿崩停注射剂)的作用时间为最长,肌内注射,每次 0.5~1 mL,可维持 7~10 d;②神经垂体粉剂(尿崩停鼻烟剂),可由鼻道给药,成人每次 30~40 mg,作用时间为 6~8 h,颇为方便;③氢氯噻嗪,若患者对尿崩停类药物有抗药性、过敏性或不能耐受注射,可以该药代替。

(3)对病变引起腺垂体功能减退者,可补偿周围内分泌腺(肾上腺、甲状腺、性腺)分泌不足,用合并激素疗法。若有电解质紊乱可考虑合用去氧皮质酮或甘草。

(4)间脑性癫痫发作,可采用苯妥英钠、地西泮或氯氮䓬等口服治疗。精神症状较明显的患者可口服氯丙嗪。对有垂体功能低下的患者,须注意出现危象。

(5)若颅内压升高,用脱水剂,例如,氨苯蝶啶 50 mg,每天 3 次,口服;氢氯噻嗪 25 mg,每天 3 次,口服;20%的甘露醇 250 mL,静脉滴注。

(三)对症治疗

如果患者的血压偶有升高,心跳快,可给适量降压剂,必要时让其口服适量普萘洛尔。对发热者可用阿司匹林、氯丙嗪、苯巴比妥、地西泮、甲丙氨酯等或物理降温。如果患者合并胃及十二指肠出血,可应用适量的止血剂,如酚磺乙胺及氨甲苯酸。对神经症状明显者,应采取综合疗法,患者要增强体质锻炼,如做广播操、打太极拳,适当地休息,适量服用吡拉西坦或健脑合剂等。对失眠者晚间用适量的催眠剂,白天也可用适量的镇静剂,对头痛严重者也可用镇痛剂。

(孙　婷)

第八节　血管迷走性晕厥

晕厥是指突然发作的短暂的意识丧失,同时伴有肌张力的降低或消失,持续几秒至几分钟自行恢复,其实质是脑血流量的暂时减少。晕厥可由心血管疾病、神经系统疾病及代谢性疾病等引起,临床根据病史、体格检查、辅助检查,还有晕厥不能找到原因。血管迷走性晕厥是多发于青少年时期不明原因晕厥中最常见的,据统计,有 40% 以上的晕厥属于此类。

血管迷走性晕厥是指各种刺激通过迷走神经介导反射,导致内脏和肌肉小血管扩张及心动过缓,表现为动脉低血压伴有短暂的意识丧失,能自行恢复,而无神经定位体征的一种综合征。

一、发病机制

虽然 Lewis 提出血管迷走性晕厥这一诊断已近 70 年,但至今人们对其病因及发病机制尚未完全阐明。目前多数学者认为,其基本病理生理机制是由于自主神经系统的代偿性反射受到抑制,而不能对长时间的直立体位保持心血管的代偿反应。正常人直立时,由于重力的作用,血液聚集在肢体较低的部位,头部和胸部的血液减少,静脉回流减少,使心室充盈,位于心室内的压力感受器失去负荷,向脑干中枢传入冲动减少,反射性地引起交感神经兴奋性增加和副交感神经活动减弱。通常表现为心率加快,收缩压轻微降低和舒张压升高。而血管迷走性晕厥的患者对长时间的直立体位不能维持代偿性的心血管反应。有研究报道,血管迷走性晕厥患者的循环血液中儿茶酚胺的水平和心脏肾上腺素能神经的张力持续增加,导致心室相对排空的高收缩状态,进而过度刺激左心室下后壁的机械感受器,使向脑干发出的迷走冲动突然增加,诱发与正常人相反的反射性心动过缓和外周血管扩张,导致严重的低血压和心动过缓,引起脑灌注不足、脑低氧和晕厥。

另外,研究发现,神经内分泌调节也参与了血管迷走性晕厥的发病机制,包括肾素-血管紧张素-醛固酮系统、儿茶酚胺、5-羟色胺、内啡肽及一氧化氮等,但其确切机制还不清楚。

二、临床表现

血管迷走性晕厥多见于学龄期儿童,患者中女孩多于男孩。通常表现为立位或从坐位起立时突然发生晕厥。起病前患者可有短暂的头晕、注意力不集中、面色苍白、视觉和听觉下降、恶心、呕吐、出大汗、站立不稳等先兆症状,严重者可有 $10\sim20$ s 的先兆。如能警觉此先兆而及时躺下,症状可缓解或消失。初时心跳常加快,血压尚可维持,以后心跳减慢,血压逐渐下降,收缩压较舒张压下降明显,故脉压缩小,当收缩压下降至 10.7 kPa(80 mmHg)时,可出现意识丧失数秒或数分钟,少数患者可伴有尿失禁,醒后可有乏力、头昏等不适,严重者醒后可有遗忘、精神恍惚、头痛等症状,持续 1~2 d 症状消失。发作时查体可见血压下降、心跳缓慢、瞳孔扩大等体征。发作间期常无阳性体征。有研究发现,血管迷走性晕厥可诱发张力性阵挛样运动,可被误诊为癫痫。高温、通风不良、劳累及各种慢性疾病可诱发该病。

三、辅助检查

长期以来,明确神经介导的血管迷走性晕厥的诊断一直是间接、费时而且昂贵的,并且常常没有明确的结果。直立倾斜试验是近年来发展起来的一种新型检查方法,对血管迷走性晕厥的诊断起到决定性的作用。其阳性反应为试验中患者由卧位改为倾斜位后发生晕厥并伴血压明显下降或心率下降。

直立倾斜试验对血管迷走性晕厥的诊断机制尚未完全明确。正常人在直立位、倾斜位时,由于回心血量减少,心室充盈不足,有效搏出量减少,从动脉窦和主动脉弓压力感受器传入血管运动中枢的抑制性冲动减弱,交感神经张力升高,引起心率加快,使血压维持在正常水平。血管迷走性晕厥患者的此种自主神经代偿性反射受到抑制,不能维持正常的心率和血压,加上处于直立位、倾斜位时心室容量减少,交感神经张力增加,特别是在伴有异丙肾上腺素的正性肌力作用时,充盈不足的心室收缩明显增强,此时,刺激左心室后壁的感受器,激活迷走神经传入纤维,冲动传入中枢,引起缩血管中枢抑制,而舒血管中枢兴奋,导致心动过缓和/或血压降低,使脑血流量减少,引起晕厥。有人认为抑制性反射引起的心动过缓是由迷走神经介导的,而阻力血管扩张和容量血管收缩引起的低血压是交感神经受到抑制的结果。此外,Fish 认为血管迷走性晕厥是激活 Bezold-Jarisch 反射所致。

直立倾斜试验的方法尚无一致标准,归纳起来有以下 3 种常用方法。

(一)基础倾斜试验

试验前 3 d 停用一切影响自主神经功能的药物,试验前 12 h 禁食。患者仰卧 5 min,记录动脉血压、心率及心电图,然后站立于倾斜板床(倾斜角度为 60°)上,直至出现阳性反应或完成 45 min 试验。在试验过程中,从试验开始即刻及每 5 min 测量血压、心率及 Ⅱ 导联心电图 1 次,若患者有不适症状,可随时监测。对于阳性反应患者立即终止试验,并置患者于仰卧位,直至阳性反应消失,并准备好急救药物。

(二)多阶段异丙肾上腺素倾斜试验

试验前的准备及监测指标与基础倾斜试验相同。试验分 3 个阶段进行,每阶段患者先平卧 5 min,进行药物注射(异丙肾上腺素),待药物作用稳定后,再倾斜到 60°,持续 10 min 或至出现阳性反应。上一阶段若为阴性,则依次递增异丙肾上腺素的浓度,其顺序为 0.02~0.04 μg/(kg·min)、0.05~0.06 μg/(kg·min)及 0.07~0.10 μg/(kg·min)。

(三)单阶段异丙肾上腺素倾斜试验

实验方法与多阶段异丙肾上腺素倾斜试验相同,但仅从第三阶段开始。

直立倾斜试验阳性结果的判断标准如下。

患者在倾斜过程中出现晕厥或晕厥先兆(头晕并经常伴有以下一种或一种以上症状,包括视觉、听觉下降,恶心,呕吐,出大汗,站立不稳)的同时伴有以下情况之一:①舒张压<6.7 kPa(50 mmHg)和/或收缩压<10.7 kPa(80 mmHg)或平均压下降 25% 以上;②窦性心动过缓(4~

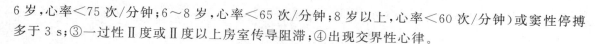

6岁,心率<75次/分钟;6~8岁,心率<65次/分钟;8岁以上,心率<60次/分钟)或窦性停搏多于3 s;③一过性Ⅱ度或Ⅱ度以上房室传导阻滞;④出现交界性心律。

四、诊断及鉴别诊断

对于反复晕厥发作的患者,经过详细地询问病史,了解发作时的症状与体征,再通过必要的辅助检查(如心电图、脑电图、生化检查和直立倾斜试验)不难诊断,但要与以下疾病进行区别。

(一)心源性晕厥

该病是由心脏疾病引起的心排血量突然降低或排血暂停,导致脑缺血所引起的。该病多见于严重的主动脉瓣或肺动脉瓣狭窄、心房黏液瘤、急性心肌梗死、严重的心律失常、Q-T间期延长综合征等疾病。通过仔细询问病史、体格检查、心电图改变等易于鉴别。

(二)过度换气综合征

过度焦虑和癔症发作可引起过度换气,导致二氧化碳减少,肾上腺素释放,呼吸性碱中毒,脑血管阻力增加,脑血流量减少。发作之初,患者有胸前区压迫感、气闷、头晕、四肢麻木、发冷、手足抽搐、神志模糊等。症状可持续10~15 min,发作与体位无关,血压稍降,心率加快,不伴有面色苍白,亦不因躺下而缓解。当患者安静后发作即终止,并可因过度换气而诱发。

(三)低血糖症晕厥

该病常有饥饿史或使用降糖药的病史,主要表现为乏力、出汗、有饥饿感,进而出现晕厥和神志不清。晕厥发作缓慢,发作时血压和心率多无改变,可无意识障碍,化验结果显示血糖降低,静脉注射葡萄糖可迅速缓解症状。

(四)癫痫

对于表现为惊厥样晕厥发作的血管迷走性晕厥患者要注意与癫痫区别,通过做脑电图、直立倾斜试验的检查不难区别。

(五)直立调节障碍

该病患者表现为由卧位到直立位的瞬间或直立时间稍长可出现头晕、眼花、胸闷不适等症状,严重者可有恶心、呕吐,甚至晕倒,不需要治疗就能迅速清醒,恢复正常。可通过直立试验、直立倾斜试验等加以鉴别。

(六)癔症性晕厥

该病发作前有明显的精神因素。发作时患者神志清楚,有屏气或过度换气,四肢挣扎乱动,双目紧闭,面色潮红。脉搏、血压均正常,无病理性神经体征,发作持续数分钟至数小时,发作后情绪不稳,会晕倒,但缓慢进行,不会受伤。患者常有类似发作史,易于与血管迷走性晕厥区别。

五、治疗

血管迷走性晕厥的治疗有多种方法,要因人而异。

(1)一般治疗:医务人员要耐心、细致地告诉患者及其家属要正确认识该病的性质,并要求患者避免可能诱发血管迷走性晕厥的因素(如过热的环境和脱水),告诉患者在有发作先兆时要立即坐下或躺倒,对于只有一次或少数几次发病的患者可进行观察治疗。

(2)药物治疗:对于反复发作且发作前无任何先兆症状和症状严重的患者,可选用下列药物治疗。①β受体阻滞剂(如美托洛尔)已用于预防并被认为有效,因为其负性变力作用可阻缓突然的机械受体的激活,美托洛尔的剂量为1~4 mg/(kg·d),分2次口服;②丙吡胺因其具有负性变力作用和抗迷走作用而常常有效,剂量一般为 3～6 mg/(kg・d),分 4 次口服;③氢溴酸东莨菪碱剂量为每次 0.006 mg/kg,口服。

(3)对于心脏抑制型、混合型表现的患者,可考虑心脏起搏治疗。

(孙　婷)

第九节　家族性自主神经功能失调症

家族性自主神经功能失调是以神经功能障碍、特别是自主神经失调为特征的一种先天性疾病,于1949 年由 Riley-Day 等首先报道,因此又被称为 Riley-Day 综合征。它是主要发生于犹太人的一种少见的常染色体隐性遗传病。

一、病因和机制

该病的确切病因不明。该病系常染色体隐性遗传,具有家族性,其发病可能与儿茶酚胺代谢异常有关,由于多巴胺-β-羟化酶的活力降低,使多巴胺转变为去甲肾上腺素的过程发生障碍。研究指出,患者尿中的去甲肾上腺素、肾上腺素代谢产物香草酰扁桃酸(VMA)减少,高香草酸(HVA)增多,这可能是由于体内儿茶酚胺代谢异常,去甲肾上腺素及其衍生物形成有障碍。此外,副交感神经有去神经现象,患者表现无泪液,静脉内注射醋甲胆碱反应降低。病理变化主要表现为丘脑背内侧核、颈髓与胸髓侧灰质细胞、背根神经节及交感神经节的异常改变,脑干网状结构变性,蝶腭神经节、睫状神经节的神经细胞异常;此外,脊髓脊柱、脊根、脊丘束等有脱髓鞘改变,少数患者有脊髓交感神经节的色素变性。

二、临床表现

该病为一种少见的家族性疾病,男、女均可罹患,患者出生后即有自主神经系统功能障碍。

(一)血压不稳定

情感刺激可诱发血压显著升高,易发生直立性低血压,血压经常突然变动。

(二)消化系统症状

患者出生后不会吸奶,年龄大些可有吞咽困难、食物反流、周期性呕吐、发作性腹痛。

(三)神经精神方面

患者说话晚,有构音障碍,情绪不稳,感情呆滞,运动性共济失调,反射消失,有时有神经病性关节病,脊柱后凸,有进行性半侧颜面萎缩症。

(四)泪液缺乏

患者反射性泪液减少,50%的患者有角膜溃疡,角膜知觉消失。

(五)呼吸道症状

3/4 的患者有呼吸道反复感染和肺炎(可为大叶性或散在性),为单侧或双侧,皆由咽部吸入感染所致。

(六)舌

患者缺乏味蕾和蕈状乳头,流涎。

（七）体温调节异常

患者常有原因不明发热、出汗。

（八）皮肤

患者的皮疹及皮色异常。

（九）躯体

患者发育缓慢，身材矮小，体质量较轻，常合并脊柱侧弯和足外翻。

（十）对交感及副交感药物反应异常

注射组胺后常无疼痛及皮肤潮红。患者对醋甲胆碱和去甲肾上腺素过度反应。将醋甲胆碱滴于球结膜后可引起瞳孔缩小。

（十一）实验室检查

尿中高香草酸（HVA）和香草扁桃酸比例升高，尿中 VMA 和 3-甲氧基-4 羟基苯乙二醇（HMPG）减少，尿中和脑脊液中 HVA 增加，血清中多巴胺-B-羟化酶活性降低。

三、诊断

根据上述植物性神经功能紊乱的症状及体征，结合实验室检查可诊断。脑电图、骨关节X线检查等可能有助于诊断。

四、鉴别诊断

（一）急性自主神经病

急性起病，临床表现为视力模糊，瞳孔对光及调节反射异常，出汗少，无泪液，直立性低血压，尿潴留等。多数病例在数月或数周后自行恢复。2.5％的醋甲胆碱滴液常引起瞳孔缩小，而皮内注射组胺后反应正常。

（二）Sjögren 综合征

主要特征为泪液、唾液分泌明显减少，表现为干燥性角膜炎，口腔干燥，黏膜干裂，腮腺肿大，伴有类风湿性关节炎，皮肤干燥无汗，胃酸缺乏，肝、脾肿大等。

五、治疗

该病无有效的治疗方法。主要为对症处理和预防感染，可行缝睑术，但应注意麻醉有高度危险。

六、预后

总体预后较差。因肺炎、呕吐发作、脱水、癫痫、小儿尿毒症、肺水肿等，患者多在儿童期死亡。若早期诊断，及时预防并发症，不少患者可以生存至成年期。

（孙　婷）

第十三章

神经肌肉接头和肌肉疾病

第一节 重症肌无力

一、概述

重症肌无力(myasthenia gravis,MG)是主要由抗体介导、细胞免疫依赖、补体参与、主要累及神经肌肉接头突触后膜、表现为骨骼肌波动性疲劳的自身免疫性疾病。该病约85％由乙酰胆碱受体(AChR)抗体致病,在余下约15％的 AChR 抗体阴性患者中,20％～50％由骨骼肌特异性受体酪氨酸激酶(MuSK)抗体致病,其余很少数由低密度脂蛋白受体相关蛋白 4(LRP4)抗体或其他尚未清楚的致病抗体引起的神经肌肉接头传递障碍致病。该病的自发缓解率低,治疗主要以免疫抑制及清除抗体为主。全球范围的患病率为(1.7～10.4)/100 000。国外报道女性发病者较男性更多。国内男、女发病比例基本相同,早发型女性较多,晚发型男性较多。男、女性发病均呈双峰现象。国外报道女性发病高峰年龄段为 20～24 岁和 70～75 岁,男性发病高峰为 30～34 岁和 70～74 岁。约85％的 MG 患者合并胸腺异常,其中 70％为伴生发中心形成的胸腺增生,15％合并胸腺瘤。

二、临床特点

MG 呈慢性缓解复发病程,主要表现为波动性骨骼肌无力(主要因乙酰胆碱耗竭),即休息后可缓解的病态疲劳,典型患者表现为晨轻暮重。多数患者在起病 1～3 年达到病情高峰。发病可从一组肌肉无力开始,在数年内逐步累及其他肌群。累及眼外肌可表现为眼睑下垂、视物模糊或视物成双,眼球各向运动受限(各眼外肌不一定均被累及),重者眼球固定。交替性眼睑下垂有诊断意义。50％～70％的眼肌型 MG(OMG)在 2 年内会进展至全身型 MG(GMG),也有 10％～16％的 OMG 一直限定在眼肌不继续进展。累及延髓肌可表现为吞咽困难、构音障碍。近端肢体骨骼肌累及较远端肢体骨骼肌累及常见,但部分患者也可出现远端为主或无明显倾向性的表现。累及颈伸肌还可出现抬头困难。累及膈肌及呼吸肌可出现呼吸费力,重者呼吸衰竭。MuSK-MG 常引起肌萎缩,AChR-MG 晚期可出现肌萎缩。儿童首次发病多仅累及眼肌,约25％的患儿有望在 2 年内自发缓解。

上述为 MG 的共性,而了解 MG 的"个性"(即各种分型及组合)对制定治疗策略至关重要。

不同的个体 MG 特定的分期、分型特点对各种治疗的反应及预后往往不一。MG 的分型主要表现如下。①早发型 MG：发病年龄≤50 岁（也有文献以 40 岁或 60 岁作为临界点），以女性多见，多合并胸腺增生，血清 AChR 抗体阳性常见。②晚发型 MG：发病年龄＞50 岁，以男性多见，一般无胸腺增生或胸腺瘤，血清 AChR 抗体阳性常见。③伴胸腺瘤 MG：发病年龄多大于 50 岁，儿童较少，多见于抗 AChR 抗体阳性患者，可能同时合并其他副肿瘤综合征表现。该型常合并其他自身免疫病，约 25% 的患者可出现各种非运动症状，如单纯红细胞再生障碍性贫血、斑秃、免疫缺陷症、视神经脊髓炎、边缘性脑炎、心肌炎、味觉障碍等。部分患者检测肌联蛋白抗体及兰尼碱受体抗体阳性。病情多呈中到重度，预后相对差。④AChR-MG：此型的临床表现多样，可包括早发、晚发，有或无胸腺瘤，眼肌型或全身型等。⑤MuSK-MG：患者多为年轻女性（年龄＜40 岁），部分患者可急性起病并迅速进展。几乎无胸腺异常，目前国际上仅报道发现了 1 例 MuSK-MG 合并胸腺瘤的个例；好累及的神经肌肉接头部位与 AChR-MG 不太一样，常累及面部、延髓、颈部、呼吸肌，易（早期）出现呼吸肌无力，四肢力量相对较轻，且不够对称。很少伴眼肌受累。⑥血清学双阴性（AChR 抗体和 MuSK 抗体均为阴性）MG，发病年龄无特异性，可有胸腺增生，该类患者可能有低亲和性 AChR 抗体而不能被现有技术检测到。⑦OMG，我国最常见的发病类型，其中约 50% 的眼肌型 MG 患者血清中 AChR 抗体为阳性，极少检测到抗 MuSK 抗体。⑧LRP4-MG：可见于血清血双阴性 MG 中，近几年才发现，报道有限，部分病例可合并胸腺异常。

三、诊断

正确的诊断是合理治疗的前提，因为一旦确诊即需长期治疗，且某些药物可能带来多种不良反应风险，部分患者还需切除胸腺。诊断 MG 应基于典型的临床表现（如受累骨骼肌病态疲劳、症状波动、晨轻暮重），结合药物诊断试验和神经电生理结果综合分析。诊断价值较高的检测包括疲劳试验（Jolly 试验）、血清抗体检测、神经电生理检测、抗乙酰胆碱酯酶抑制剂药物诊断试验。①疲劳试验（Jolly 试验）阳性。②乙酰胆碱受体抗体（AChR-Ab），敏感度：约 85% 的全身型 MG 阳性，50%～60% 的眼肌型 MG 阳性；特异度：如果 AChR 抗体阳性，无论是 GMG 还是 OMG，均有 99% 可能罹患 MG。③MuSK 抗体，约 40% 的 AChR 抗体阴性 MG 可检测出 MuSK 抗体阳性。④重复神经刺激减幅范围＞10%（诊断 GMG 的重要依据）。⑤单纤维肌电图异常。⑥新斯的明试验或依酚氯铵试验阳性。应注意，MG 诊断需基于临床，单独的实验室结果不能诊断。虽然 AChR 抗体特异度较高，但如果检测使用酶联免疫吸附法，可信度不如非放射免疫法高，甚至可出现假阳性。AChR 抗体阳性或 MuSK 抗体阳性偶见于 MG 以外的其他疾病，尤其以后者稍多见。对不典型的 MG 进行活检，需注意兼顾 MuSK-MG 好累及的部位取材，这部分患者四肢取材阳性率往往不如 AChR-MG 高。近几年报道了部分 AChR 抗体及 MuSK 抗体均为阴性的患者可检测出 LRP4 抗体，有望将来在临床开展研究。

四、治疗

（一）治疗目标

虽然 MG 病情变化多，波动性大，且病程较长，但是是一种可治性的慢性病，如果治疗得当，许多患者的症状可以减轻，甚至可以达到临床或药物缓解。应鼓励患者树立信心，以更好地长期治疗。治疗目标：缓解症状，恢复或保持日常生活能力，减少和预防复发，早期延缓进展至全身

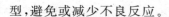

型,避免或减少不良反应。

MG 治疗思路大致可分下面几方面:①治疗前评估(诊断、分型、量表评分);②选取治疗方案;③避免加重 MG 的用药;④该病非常讲究个体化治疗,应根据不同的分型、病程、药物不良反应、治疗意愿、经济状况制订治疗策略。

(二)治疗策略

MG 治疗主要分以下几部分:①增加乙酰胆碱传导;②短期免疫调节治疗,PE 或 IVIG;③免疫抑制治疗;④非药物治疗;⑤采用胸腺切除术;⑥治疗并发症;⑦对其他类型(包括难治性 MG、MG 危象等)进行治疗;⑧药物相互作用;⑨未来分子靶向治疗。

按治疗阶段可分短期、中期、长期治疗,可联合在 MG 的不同阶段使用。短期治疗可弥补中、长期治疗起效慢的缺点。长期联用免疫抑制剂往往可产生协同或序贯作用,不但效果更佳,而且有助于减少单药的用量和不良反应。①短期治疗:MG 往往易进展加重,需尽快诱导缓解。可选择的药物和方法:抗乙酰胆碱酯酶药(溴吡斯的明)、PE、IVIG。②中期治疗:此法数周至数月改善症状,数月至数年才可能达到最佳疗效。包括使用各种免疫抑制剂,如激素及磷酸酶抑制剂(如环孢素 A 和他克莫司)。③长期治疗:数月甚至几年才起效,但可明显改善病情最终转归,且不良反应较少。包括采用胸腺切除术以及一些免疫抑制剂,如硫唑嘌呤、霉酚酸酯。

1.增加乙酰胆碱传导

胆碱酯酶抑制剂为 MG 一线治疗用药,通过抑制乙酰胆碱酯酶的功能,抑制乙酰胆碱在神经肌肉接头处的分解,进而改善神经肌肉传导。该药主要用于 AChR-MG,尤其是新发的 MG 反应较好,也可用于病情较轻的 MG(如 OMG、儿童及青少年 MG),作为单药治疗。该药可减轻多数患者的症状,但不能改变 MG 的病理过程,且仅少数患者单用该药症状可完全消失。而多数患者需在此基础上加用免疫抑制剂。MuSK-MG 对其反应较差,可能与此型患者抗体聚集的部位不同有关,部分 MuSKMG 病例呈 ACh 高反应性,标准剂量下即可出现肌肉痉挛甚至胆碱能危象。

最常用的药物为溴吡斯的明,通常 15~30 min 起效,药效持续 3~6 h,存在个体差异。起始用量:30~60 mg,间隔 4~6 h 1 次,每天 4~6 次,可逐渐增至 60~90 mg,间隔 3 h 1 次。通常白天剂量不会超过 120 mg。如果剂量过大,或超过 120 mg,反而可能引起肌无力加重。夜间或晨起无力,可夜间或起床前服长效溴吡斯的明 180 mg。长效溴吡斯的明不能用于白天的常规治疗,因药物吸收及反应可能相差较大。可能的不良反应:机体过多的乙酰胆碱积聚,终板膜电位发生长期去极化,复极化过程受损,造成胆碱神经先兴奋后抑制,产生一系列毒蕈碱样、烟碱样症状。其中以毒蕈碱样症状常见:消化道高反应性,如胃痛、腹泻、口腔及上呼吸道分泌液增加,偶尔有心动过缓。可以抗胆碱药对抗上述反应,如阿托品(避免长期使用),也可选用洛哌丁胺或格隆溴铵。烟碱样中毒症状包括肌肉震颤、痉挛和紧缩感等。

注射剂有新斯的明、溴新斯的明,应用于诊断试验、吞咽或呼吸困难及 MG 危象(亟须改善肌无力时)。新斯的明每次 1~1.5 mg,与阿托品 0.5 mg 肌内注射。

注意事项:①通常多数 MG 患者使用乙酰胆碱酯酶抑制剂后病情可获得部分改善,但使用后数周至数月效果逐渐减弱。②该药主要用于轻、中度患者,病情严重的患者对该药反应欠佳。③症状前治疗,如吞咽困难,可饭前 30 min 服用。④长期应用患者对此类药物敏感性降低,药量增加,不良反应更为明显。⑤如果单用溴吡斯的明病情逐渐好转,则可逐渐撤药,如果效果不佳,则加用免疫抑制剂(一般先试用激素)联合治疗;如溴吡斯的明联合激素治疗疗效较好,撤药时应先停用溴吡斯的明,随后再逐渐减少激素用量。同理,联合应用溴吡斯的明与其他药。⑥女性月经期病情加重者可增加剂量。⑦其他的此类替代药可考虑麻黄碱(25 mg,每天 2 次),该药与溴吡斯的明作用于突触后膜不同,可改善突触前膜乙酰胆碱的释放,但应注意避免过量使用或滥用。该药有诱发猝死和心肌梗死的报道。⑧3,4-二氨基吡啶仅对部分先天性 MG 有效,不建议用于自身免疫性 MG。

2.短期免疫调节治疗

(1)PE:PE 可清除 MG 体内的致病抗体,起效快,用于治疗病情较重、急剧加重或出现 MG 危象,或胸腺切除术前有中度及以上无力的患者。此外,国外报道就治疗 MG 危象而言,PE 可能较 IVIG 稍好。

用法:每次交换 2~3 L 血浆,隔天 1 次(或每周 3 次),直至症状明显改善(通常 5~6 次血浆置换治疗后)。通常治疗后第 1 周症状即开始改善,并持续 1~3 个月。

缺点:①疗效持续时间短,治疗后 1 周抗体可开始反弹,故还需加用免疫抑制治疗;②通常需深静脉置管,从而增加感染风险(可致 MG 加重)。血浆置换不应用于 MG 的长期治疗。

(2)丙种球蛋白:IVIG 的疗效大致与血浆置换相当。可能的机制:MG 的特异抗体结合(但无法持续作用),加速已存在的抗体凋亡,抑制补体结合等。可同样适用于治疗病情较重或出现 MG 危象的患者,或胸腺切除术前有中度无力的患者;还适用于病情不算重但迫切想改善病情的患者;还可用于激素治疗早期以弥补激素起效较慢的缺点。但对病情较轻(如 OMG)或病情较平稳的患者与常规用药相比,无显著效果,目前国外指南不推荐将其用于该人群。用法:单疗程总剂量 2 g/kg,可连用 5 d[400 mg/(kg·d)]。间隔数周或 1 个月后可重复使用,至少使用 3 个月。通常治疗数天后病情开始改善,并持续数周至数月。部分病情较重的病例,可考虑每周治疗。可能的不良反应:感冒药症状最常见,如头痛、肌痛、发热、恶性、呕吐,还可引起皮疹,亦有报道称极少数病例引起无菌性脑炎。可检测 IgA,如 IgA 浓度偏低,提示用药后过敏风险较高。此外合并肾功能不全的患者接受 IVIG 治疗过程中有一定发展为肾衰竭的可能,故需注意监测肾功能。IVIG 还可能引起脑卒中,有高凝状态或明显动脉粥样硬化的患者应避免使用。可通过治疗前激素治疗(如静脉注射 5 mg 地塞米松)减少不良反应,如果治疗过程中出现不适,可适当减慢输液速度(通常在治疗前 30 min 减速,如无不适可增速),如果无法耐受需停用。

上述两种药费用均较高,各有利弊,可综合个体病例情况选用。

3.免疫抑制剂

如果免疫抑制剂方案选取得当,大多数患者可获得较佳的改善,许多患者治疗后可恢复日常工作、生活。AChR-MG 与 MuSKMG 都对免疫抑制剂反应较好。目前常用的有激素、硫唑嘌呤、环孢霉素、他克莫司、霉酚酸酯、甲氨蝶呤、环磷酰胺等。选用何种药物或如何联用,需根据患者个体情况、疾病分型、病程阶段、可能的不良反应等全盘考虑。在服用激素基础上添加免疫抑制剂还有助于激素的减量。

(1)肾上腺皮质激素:肾上腺皮质激素对多数患者疗效较佳,但长期使用可能出现一系列不良反应,现多主张联合其他免疫抑制剂使用,长期治疗的最低剂量需兼顾疗效及不良反应。可能的机制:改变淋巴细胞的迁移,抑制细胞因子和白介素生成,通过各种途径减少抗体生成。大致可分两种治疗方案:①小剂量递增维持疗法,较安全,常用于门诊患者。国外指南通常将该激素方案作为主要推荐,还主张对住院患者短期免疫调节治疗,在迅速诱导缓解基础上联合该疗法,但该法费用较高。最初剂量 15~20 mg/d,每 2~3 d 逐渐增量 5~10 mg,直至 60 mg/d。如果患者老年体弱或并发症较多,逐渐增量速度可减慢,可每1~2周增加10 mg。达到最佳剂量后,可连用1~3个月或直到观察到患者的症状有明显改善。后逐渐减量至隔天服用,以减少不良反应,同时可减少内源性肾上腺功能抑制。此疗程从小剂量递增至最后隔天服用,可能耗时数月。使用该法需注意:起效较慢,可能对病情较轻的患者适用,如使用其他免疫抑制剂效果欠佳的OMG或轻度GMG;在隔天服用的间隔天,可添加更小剂量的激素(通常每月不超过10 mg),以预防症状波动。②中剂量冲击,逐渐减量维持疗法。国外文献称其为"大剂量冲击法"。该法可更快诱发缓解。1.5 mg/(kg·d),治疗2周,随后转换成隔天疗法(如隔天100 mg),维持上述剂量直至肌力恢复正常或症状明显改善出现一个平台期。随后逐渐减量,每2~3周减5 mg,一直减至隔天20 mg。此后,每4周减量2 mg,至维持无明显症状反复的最低剂量。该法的缺点是部分患者冲击4~10 d(多数在第1周内)可发生症状加重(常见于原有延髓肌和呼吸肌受累的患者),甚至可进展至MG危象,故推荐开始阶段住院治疗。③大剂量冲击。该法使肌无力加重的概率更高,国内使用较多。起始阶段应在ICU病房或有辅助呼吸器条件下进行。国内指南建议:甲泼尼龙1 000 mg/d,静脉注射3 d,然后改为500 mg/d,静脉注射2 d;或地塞米松10~20 mg/d,静脉注射1周;随后改为泼尼松龙1 mg/kg/d,早晨顿服。症状缓解后,维持4~16周逐渐减量,每2~4周减5~10 mg,至20 mg后每4~8周减5 mg,直至隔天服用最低有效剂量。糖皮质激素剂量换算关系为氢化可的松20 mg=可的松25 mg=醋酸泼尼松龙5 mg=甲泼尼龙4 mg=地塞米松0.75 mg。

可能的不良反应:糖尿病、高血压病、肥胖、水钠潴留、白内障、青光眼、胃肠道症状、精神症状、骨质疏松、无菌性股骨头坏死,抑制垂体促肾上腺皮质激素分泌,伤口愈合延迟等。长期服用尤其易合并严重的不良反应,应定期复诊,故对不能定期复诊或依从性不佳的患者,不推荐激素治疗。服用激素应注意管理以下方面:血压、血糖、体重、心及肺功能、眼底检查、骨密度等。建议治疗期间低盐饮食,补充钙剂、维生素D、二膦酸盐类预防骨质疏松。一些患者在合并肺结核、消化道溃疡或糖尿病时,应积极治疗原发病,可考虑使用其他不影响此类并发症的免疫抑制剂。激素治疗MG出现肌力加重除了上述早期出现的一过性加重外,还可能出现以下情况:①低钾血症;②类固醇疾病,多见于长期服用且缺乏锻炼后,应结合临床症状及肌电图鉴别,给激素减量及物理治疗可改善。如果此前激素治疗,计划行胸腺切除术,可术前口服维生素A(25 000 U,每天2次),可促进术后伤口愈合。

(2)硫唑嘌呤:硫唑嘌呤(依木兰)长期应用,安全度较高,已成为除激素以外最常用于治疗MG的免疫抑制剂。硫唑嘌呤可将6-巯基嘌呤转化后干扰淋巴细胞的嘌呤合成,同时抑制B细胞和T细胞增殖。该药通常作为激素治疗基础上的联合用药,有助于激素的减量,两者联用药效相加,而不良反应不相加。成年患者可首先试用每次25 mg,每天2次,以了解对药物的反应,有无明显不良反应,随后逐渐增量,通常有效剂量为2~3 mg/kg。该药一般4~6个月起效,部分患者可能1年后才起效。可能的不良反应:感冒样症状、骨髓抑制、肝功能损伤,长期服用增加肿瘤发生的风险。合并痛风的患者需谨慎使用该药,因别嘌醇可干扰硫唑嘌呤体内代谢,可造成严重的骨髓抑制。需检测血常规、肝及肾功能。血常规监测最初4周内每周1次,以后每月1次,1年后每3个月1次。如果白细胞降至4 000/μL则需减量,白细胞降至3 000/μL需停药。

激素可增加白细胞数,与硫唑嘌呤合用时,白细胞数作为观察指标难以鉴别。可选用其他指标,淋巴细胞数<1 000/μL和/或平均红细胞容积(MCV)增加均可作为替代。少数患者接受标准剂量的嘌呤类药物治疗时,可能会发生严重的造血系统毒性反应,这种对药物的不耐受现象提

示可能存在硫嘌呤甲基转移酶（TPMT）活性缺陷。TPMT 是嘌呤类药物代谢过程中决定硫鸟嘌呤核苷酸（TGNs）浓度的关键酶。早期检测编码 TPMT 的基因分型，可以避免治疗早期出现的可预防的严重骨髓抑制并指导个体化用药。

（3）环孢霉素：即环孢素 A，为霉菌类产生的一种循环多肽，在移植后的免疫抑制及自身免疫病广泛使用，可抑制磷酸酶，进而抑制 T 细胞活化。该药对 MG 起效较硫唑嘌呤更快，可单用，但通常联合激素使用，从而减少激素用量。用法：4～5 mg/(kg·d)，每天 2～3 次。可能的不良反应：高血压、肾毒性、多毛症、牙龈增生及胃肠道反应。主要需监测血压及肾功能。应监测血药浓度（维持至 75～150 ng/mL），如进行服药后 2 h 浓度（C_2）监测，前瞻性研究表明，2 h 浓度与浓度-时间曲线下面积（AUC）具有高度的相关性，与谷浓度相比，2 h 浓度能更好地反映环孢素的吸收情况。该药可与多种药物相互作用，如果新加入其他类型的长期用药，需注意监测 C_2 值。

（4）他克莫司：即 FK506 或普乐可复，已逐渐成为治疗 MG 的主要药物之一。药理机制与环孢素 A 相似，但免疫抑制作用比环孢素 A 更强。虽然他克莫司结合的受体（FKBP）与环孢素 A 不同，但两者与磷酸酶反应的机制实质上是一样的。该药起初在器官移植尤其是肝移植领域使用，近年开始用于 MG。较多的研究显示，该药治疗 MG 的效果可能优于其他的免疫抑制剂。用法：0.075～0.1 mg/kg，每天 2 次，需监测血药浓度（维持至 7～10 ng/mL）。不良反应：肾毒性及高血压的不良反应与环孢素 A 相似，但多毛症及牙龈增生相对少见。需监测血常规、肾功能、血糖、电解质。该药价格较高。

（5）霉酚酸酯：即 MMF 或吗替麦考酚酯（骁悉）。霉酚酸酯通过抑制嘌呤合成的从头合成途径，抑制 T 细胞及 B 细胞增殖，而不影响其他的细胞增殖，还可抑制 B 细胞生成抗体。缺点是不能清除或减少之前已存在的自身反应性淋巴细胞，需等到这些细胞凋亡后疗效才逐渐明显。此凋亡阶段可能耗时数月至 1 年。用法：起始 500 mg/d，逐渐加至 1 g/d 或 1.5 g/d，每天2 次。不良反应：相对少见，偶尔报道有腹泻、白细胞计数降低、贫血或血小板计数减少，且服药后发生肿瘤的风险相对其他免疫抑制剂更低。缺点是起效时间太长，价格较高。

（6）其他免疫抑制剂：甲氨蝶呤和环磷酰胺，在 MG 的治疗中报道有限，仅推荐在上述免疫抑制剂治疗无效时试用。环磷酰胺的应用限制主要在于，易出现各种毒副作用，如肾毒性、出血性膀胱炎、严重的骨髓抑制、不孕不育、新发肿瘤等。

4.非药物治疗

轻度 MG 患者可行呼吸肌和力量训练，肌力有一定改善。建议患者控制体重，注射季节性流感疫苗。

5.胸腺切除术

胸腺切除术已成为治疗 MG 的重要手段之一，许多 MG 病例切除胸腺后可最终达到药物或临床缓解。切除胸腺的依据：胸腺为 MG 始发的主要部位之一，可保持持续的自身免疫反应，胸腺中含有 3 种致病细胞：上皮样细胞、产生致病抗体的 B 细胞、辅助此类 B 细胞产生致病抗体的辅助性 T 细胞。胸腺切除术一般只有两个目的：切除本身合并的胸腺瘤和治疗 MG。该手术治疗 MG 目前虽还缺乏足够的循证医学证据，主要问题在于设计实施随机双盲对照研究难度较大，且较难判断手术的疗效受手术前后的药物治疗影响多大。但国内外专家均对该治疗的效果比较认可。最近我们对近 30 年发表的相关文献进行的系统评价显示，对于全身型 MG 的成年患者，越早治疗，效果（以临床缓解为观察指标）往往就越好。

合并胸腺瘤的 MG 通常需手术切除肿瘤，肿瘤虽多为良性，但其可侵犯局部并累及胸廓内重要组织。对非侵袭性的胸腺瘤，术后还可结合放疗。但放疗仅是针对胸腺瘤，并非针对 MG，故放疗后 MG 症状可能好转，也可能加重。少数学者还主张进行化疗。切除胸腺瘤可增加 MG 对激素反应的敏感度，以利于激素减量。

如果不合并胸腺瘤，手术指征为自青春期开始至 60 岁年龄段内的全身型 MG 患者（尤其是 AChR-MG）。这部分病例术后约 85% 最终可获得改善。其中 35% 可达到无须依赖药物的临床缓解。手术切除的优点：可能获得长期病情改善。但胸腺切除后通常需数月至 1 年余才显示获益，最大疗效可能在 2 年后。部分病例术后利用激素减量，少数患者可成功撤药。该手术应尽可能安排有围术期重症肌无力管理经验的医师进行。

对于不合并胸腺瘤的全身型 MG 患者，如何限定手术指征的年龄段仍较有争议，通常建议为 12~60 岁年龄段。因为儿童通常直至青春期开始后，胸腺才发育完毕，故青春期前不太主张切除胸腺；反之，胸腺萎缩通常在 55~65 岁，故萎缩后再手术已无必要。目前的争议：①对未达青春期的儿童进行胸腺切除，对其生长发育可能无明显损害，不少医院已开始尝试对这部分患者进行手术，将来有希望将适应证扩大到这个群体，但需注意筛选合适的儿童 MG 病例。②AChR 抗体阴性 MG 是否应行手术仍有争议。③对 MuSK 抗体阳性患者通常不主张手术，此类患者胸腺生发中心无异常改变，MuSK-MG 患者胸腺切除后胸腺病理显示改变较轻，已有的研究显示手术治疗无效。④AChR 和 MuSK 抗体双阴性患者可合并胸腺异常，已有的文献显示患者可从手术中获益，尤其是这部分早期 GMG。目前欧洲神经病协会指南推荐对此型患者考虑进行胸腺切除术。⑤对 OMG 通常不建议手术。

其他应注意的地方：①胸腺切除术不应作为紧急手术实施；②术前应先给予免疫抑制剂治疗，可减少术后感染的风险，并促进伤口愈合；③如果病情较重，或累及吞咽肌或呼吸肌，应先行 PE、IVIG 或免疫抑制剂治疗；④术后给予 PE 或 IVIG，可促进恢复及减少肌无力危象的发生；⑤因胸腺切除后起效时间较长，术后应继续术前免疫抑制剂治疗方案，而不应立即开始减量。

手术方式如下：①经颈胸腺切除术（标准和扩大），分别称为 T-1a 和 T-1b。②经胸腔镜胸腺切除术（标准和扩大）：分别称为 T-2a 和 T-2b。③胸骨正中劈开胸腺切除术（标准和扩大）：分别称为 T-3a 和 T-3b。④经颈-胸骨联合胸腺切除术：称为 T-4，该手术方式被认为是治疗 MG 的标准手术方式。其他的手术方式包括达·芬奇机器人胸腺切除术等。究竟何种手术效果更佳，目前尚无定论。

手术可能的并发症：麻醉意外、伤口延迟愈合、胸骨失稳、胸腔积液、肺不张、肺炎、肺栓塞、膈神经或喉返神经损伤，甚至肌无力加重。胸腺切除后肌无力加重的可能机制：胸腺瘤内有两种相互对立的作用，一种是产生自身免疫反应的细胞并可在其他部位继续浸润，另一种作为自身抗体，能抑制自身免疫反应，这两种作用有各种各样的组合。当手术切除了产生自身免疫反应的胸腺瘤时，有助于治疗 MG。当切除了抑制自身免疫反应的胸腺瘤时，则产生 MG 甚至加重 MG。此外，术后容易出现呼吸系统并发症，应加强护理、保持呼吸道通畅，避免感染加重病情。鉴于此，应尤其注意加强围术期重症肌无力的管理和评估。近年陆续报道了胸腺切除后易合并视神经脊髓炎谱系疾病的研究，比如，病理征阳性的患者检查脊髓 MRI 可能观察到亚临床病灶，伴或不伴视神经受累/视觉诱发电位异常。此时应排除合并多发性硬化，并选用治疗 MG 和视神经脊髓炎共用的药物。

术前用药：如果麻醉后患者不能口服药物，应静脉给药。如果患者不能口服溴吡斯的明 60 mg，可静脉推注 1 mg 新斯的明。术后重点观察呼吸功能。有报道采用硬膜外麻醉有利于减轻术后疼痛,以减少对呼吸肌的影响。术前应用 PE 或 IVIG 使 MG 得到缓解或进入相对静止状态,避免在病情进展期手术,可降低术后发生肌无力危象的风险。术后 PE 或 IVIG,并合理应用呼吸肌辅助呼吸亦可避免或改善术后肌无力危象。此外,术后短时间内给予乙酰胆碱酯酶抑制剂,可使患者处于高敏状态,此时即使药量与术前相同,也可能诱发胆碱能危象。故应从小剂量开始服用,一般为平时量的 1/3 至 1/2,再逐渐增加。

五、其他类型

(一)眼肌型 MG

目前尚较难预测 OMG 进展至 GMG 的危险因素。国外最新的指南推荐首选乙酰胆碱酯酶抑制剂治疗,如果效果欠佳,可加用糖皮质激素隔天治疗。乙酰胆碱酯酶抑制剂对改善眼睑下垂效果好,但对复视效果欠佳。免疫抑制剂可改善复视,但需权衡病情需要及不良反应风险孰轻孰重。胸腺切除术目前尚不作为 OMG 的常规推荐治疗,但如果 OMG 合并胸腺瘤,可考虑手术。

(二)MuSK-MG

此型患者症状相对更重,可呈进展病程,应选用能尽快诱导缓解的治疗方案。MuSK-MG 对免疫抑制剂、PE 反应较好,但效果总体而言不如 AChR-MG。许多病情轻-中度患者单用激素(如 50 mg/d)即可控制得较好,但减量时易复发,即使加用其他免疫抑制剂也较为依赖激素。对霉酚酸酯效果可,但对硫唑嘌呤和环孢素 A 反应欠佳。对乙酰胆碱酯酶抑制剂反应不佳。对 IVIG 治疗不如 AChR-MG 反应好,如得 PE 效果不佳可考虑选用。一部分患者即使长期用免疫抑制剂治疗仍表现为持续性肌无力和肌萎缩。

(三)儿童型 MG

儿童型 MG 多为眼肌型,且部分患者可自发缓解,还有一部分经适当治疗后可完全治愈。因为激素治疗有发育迟缓等可能的不良反应,所以用药上应更为审慎。多首先尝试溴吡斯的明单药治疗,如果(3~6 个月)疗效不满意可考虑短期糖皮质激素治疗。一些其他免疫抑制剂具有血常规结果异常及骨髓抑制的不良反应,故一般不建议使用其他免疫抑制剂。既往对于儿童型 MG 多不主张胸腺切除,但近年相关的研究越来越多,有一些可喜的发现,或许将来手术指征会有所放宽,对于常规治疗效果欠佳时,筛选合适的儿童型 MG 进行胸腺切除术,或许是可行的。

(四)MG 孕期及新生儿 MG

妊娠对 MG 的病情影响因人而异,个体差异较大,可无变化,也可出现加重或改善。目前尚不知具备哪些病情特点的 MG 孕妇病情会加重。因此,孕期应加强神经科及产科的复诊。产褥期部分病例病情加重,可能的原因:睡眠缺乏,疲劳,对婴儿过度担心。该阶段的治疗原则:稳定病情,避免使用可能影响胎儿的药物。学者目前认为胆碱酯酶抑制剂、激素、IVIG 对胎儿是安全的,硫唑嘌呤可能安全,他克莫司相对安全,霉酚酸酯的安全性较有争议。通常建议孕期 MG 仅使用绝对有必要的 MG 治疗药物,例如,仅使用溴吡斯的明及激素,必要时才使用 IVIG。

一过性新生儿 MG 的发生率为 12%~20%,产后出现,表现为肌张力下降、吸吮无力、哭闹。目前还难以从母亲的 MG 分型特点预测新生儿 MG 的发生。该病为自限性疾病,病程持续数周至数月(通常不超过 4 个月)缓解。治疗可给予胆碱酯酶抑制剂,口服,剂量为 4~10 mg/4 h;或静脉用新斯的明,剂量为 0.05~0.1 mg/3~4 h。用药以哺乳前半小时为佳。部分病情较重的新生儿 MG 应转至新生儿 ICU,必要时辅以机械通气。

(五)难治性 MG 定义

上述治疗无效,或无法耐受上述药物的不良反应,称为难治性 MG。在诊断难治性 MG 时,首先应再次审视诊断,避免误诊。可考虑的方案如下:①大剂量环磷酰胺冲击,可破坏并重构已成熟的免疫系统,从而可能诱导自身免疫病的缓解,对难治性 AChR-MG 和 MuSK-MG 均适用。治疗前需评估合并的全身疾病或感染,以及药物的耐受。该药可引起膀胱刺激,通常建议插尿管。用法:静脉注射,50 mg/(kg·d),连续 4 d。连续检测中性粒细胞,直至升至 1 000/mm³。该疗程结束后 6 d,加用粒细胞集落刺激因子,以改善干细胞增殖及促进免疫系统重构。治疗期间预防性使用抗生素,注意液体管理,必要时输血。国外报道此法治疗 12 例难治性 MG,其中 11 例获得了明显改善,其中 5 例对药物无反应的患者重新对免疫抑制剂敏感。这 11 例中,8 例为 AChR 抗体阳性,1 例为 MuSK 抗体阳性,3 例为双阴性(AChR 抗体及 MuSK 抗体均为阴性)。治疗后复查抗体滴度均不同程度下降,但未能完全清除,故建议后续仍应继续免疫抑制剂长期治疗。②近年来报道了一种针对 B 细胞的单克隆抗体 anti-CD20(利妥昔单抗,rituximab)可改善难治性 MG 症状,尤其是难治性 MuSK-MG。③干细胞治疗,其移植治疗以自体造血干细胞移植为主,亦有异基因造血干细胞及间充质干细胞移植的报道。④多次 PE 联合免疫抑制剂治疗难治性 AChR-MG 效果可能欠佳,对难治性 MuSK-MG 有一定疗效,但有效持续时间较短。

(六)MG 危象

MG 危象为肌无力恶化,膈肌和肋间肌无力导致的呼吸衰竭,以致威胁生命。国内 MG 危象患者年龄较国外 MG 危象患者年龄更低。该病病情变化快,该病是内科处理棘手的急重症之一。最常见的病因为感染,约占半数,如果此前免疫抑制治疗不足,合并感染时发生危象的风险更高。其他的诱因包括感冒、情绪压力波动、快速的大剂量激素冲击、手术应激。少部分患者诱因不明显,需警惕有无某些少见的合并感染,如憩室炎、牙龈脓肿、条件致病真菌或病毒感染。还有部分患者可能无明显诱因。治疗策略如下:①立即改善通气是关键。多数患者需气管插管及机械通气。病情较重的患者气管插管一般很难短期内拔管,应及早气管切开。少数患者仅需无创通气治疗。②按急重症疾病进入 ICU 管理模式(心肺脑支持)。③选用起效较快的治疗方案,如 PE 或 IVIG,但后者耐受度更好,治疗方式更简便易行;中-大剂量激素冲击因有加重病情的风险,需在重症监护条件的医院才能开展,不应作为 MG 危象期的首选。④注意鉴别易误诊为 MG 危象的几种情况,如胆碱能危象,加之较多数据显示乙酰胆碱酯酶抑制剂对重度 MG 往往反应欠佳,应暂时减少或停药,可恢复药物的敏感度及减少气道分泌物。MG 危象可与胆碱能危象相互转化,例如,加用乙酰胆碱酯酶抑制剂过量,可诱发胆碱酯能危象。对难以鉴别上述两种疾病的患者,应在改善通气的前提下,暂停乙酰胆碱酯酶抑制剂,待观察数天明确 MG 危象后,再考虑是否加用。⑤尽快控制感染。⑥胸腺切除术起效慢,非治疗 MG 危象的措施,且手术应激可进一步加重病情。

六、并发症

(一)感染

感染是引起 MG 加重甚至危象的常见因素,一旦发现,应尽早控制。首先应根据经验选择抗生素,待获取药敏培养结果后进一步调整治疗方案。一些少见的感染(如憩室炎、肝炎、牙龈脓肿)常好发于免疫缺陷的患者,如果 MG 免疫抑制治疗反应欠佳,应注意筛查。因免疫抑制剂可引起病毒增殖,如果合并乙型病毒性肝炎,应尽可能控制原发病。

（二）肥胖

肥胖是激素治疗的相对禁忌证,激素治疗亦可引起肥胖。激素治疗的患者尤其应注意进行体重控制和营养摄入管理。应指导患者选择低糖、低盐、低脂及高蛋白饮食。减量或隔天服用激素对控制体重有一定作用。此外,因根据体重计算硫唑嘌呤药量,对于服用该药的肥胖或体重增长的患者,需相应调整药量。

（三）糖尿病

激素治疗可引起血糖水平升高。但换用隔天疗法也可引起血糖水平波动,且不同患者反应不一,需尽可能个体化降糖。他克莫司也可引起血糖水平升高。

（四）高血压病

激素、磷酸酶抑制剂,环孢素 A、他克莫司均可引起血压升高,需定期监测血压。

（五）甲状腺疾病

常见的合并甲状腺疾病为自身免疫性甲状腺疾病,为 MG 最常见的合并疾病,占 MG 合并疾病的5％～8％,包括桥本氏甲状腺炎和 Graves 病。甲状腺功能亢进或减退可加重或恶化 MG 病情,故需积极治疗。

（六）肾病

环孢素 A、他克莫司具有肾毒性,不主张肾功能不全的患者使用。IVIG 治疗期间,可能对 MG 患者(特别是合并肾功能不全的患者)的肾功能有影响,应注意监测。有报道称很少数患者在免疫抑制剂治疗后可发生急性肾衰竭。

（七）骨质疏松

长期激素治疗可引起骨质疏松,甚至股骨头坏死,应定期复查股骨头 X 线片、骨密度。可选择的预防性药物,如钙剂,维生素 D(5 000 U,每周 2 次),二膦酸盐类药物。

七、药物相互作用

尽可能避免或谨慎使用可能加重 MG 病情的药物。我们结合了最近国内专家的共识,将 MG 患者慎用的药物归纳如下:部分激素类药物(如甲状腺素)、部分抗生素(如氨基糖苷类、喹诺酮类、大环内酯类)、部分心血管药物(如利多卡因、奎尼丁、β 受体阻滞剂、维拉帕米)、部分抗癫痫药物(如苯妥英钠、乙琥胺)、部分抗精神病药物(如氯丙嗪、碳酸锂、地西泮、氯硝西泮)、部分麻醉药物(如吗啡、哌替啶、普鲁卡因)、部分抗风湿药物(如青霉胺、氯喹)、肌松药(特别是非去极化肌松药)。其他注意事项包括禁用肥皂水灌肠。一些中药也可能引起 MG 加重,如六神丸、喉症丸、牛黄解毒丸、蝉蜕。除此之外,用于治疗 MG 的一些免疫抑制剂可能与其他药物发生作用。例如,服用硫唑嘌呤的患者使用别嘌醇,可引起可逆但严重的骨髓抑制。环磷酰胺可与多种药物作用,在该药联合其他新药进行治疗时,应注意定期查血药浓度。还有一类药物(如青霉胺)可引起 MG,称药物性 MG,但该病呈药物依赖性,停药后数月可逐步好转。

八、未来分子靶向治疗

近年来随着临床和实验研究的深入,学者认为病毒持续感染、遗传因素和免疫应答异常与 MG 的发生密切相关。针对发病机制的治疗方面,T 细胞、B 细胞及补体等研究可能为生物治疗提供新的靶点,这些药物有的还处于动物试验阶段,有的已进入临床试验,有望将来应用到 MG 患者中。将药物归纳如下:①激活 T 细胞的细胞内信号传导通路,如针对 CD52、IL-2R、共刺激分子的单克隆抗体治疗及 Janus 蛋白酪氨酸激酶抑制剂,如抗 IL-2R 单抗,处于实验阶段。②B 细胞:主要是清除 B 细胞表面分子、B 细胞活化、增殖诱导配体(APRIL),如利妥昔单抗,正进行 Ⅱ 期临床试验。③补体:阻断 C_3、C_5 攻膜复合体形成,如依库珠单抗,正进行 Ⅱ 期临床试验。④细胞因子及细胞因子受体:包括 IL-6、IL-17、集落刺激因子,如托珠单抗,处于实验阶段。⑤淋巴细胞迁移分子:如芬戈莫德(实验阶段)。⑥抗体:再造 AChR 抗体(又称分子诱饵)从而竞争阻断致病抗体与补体结合,处于实验阶段。⑦病毒学说:注射疫苗预防 MG 发生,对 EBV-MG 进行抗 EBV 治疗(实验阶段)。

(肖　扬)

第二节　周期性瘫痪与非营养不良性肌强直

一、定义

周期性瘫痪与非营养不良性肌强直为一组遗传性或散发性、异质性疾病,因调节肌膜兴奋性的肌肉离子通道基因突变,肌膜兴奋性升高或下降,出现发作性肌肉力弱(周期性瘫痪)、肌肉收缩后不能松弛(肌强直)或持续性肌病等不同疾病谱型。

二、概述

(一)分类

周期性瘫痪与非营养不良性肌强直可分为周期性瘫痪及非营养不良性肌强直两组疾病,临床表现为纯肌肉麻痹、纯肌肉强直、肌肉麻痹及强直共存。

周期性瘫痪又可分为原发性周期麻痹、继发性周期性瘫痪。原发性周期性瘫痪包括低钾型周期性瘫痪、正常血钾型周期性瘫痪、高钾型周期性瘫痪、毛细血管扩张性共济失调综合征;继发性周期性瘫痪包括甲状腺毒性周期性瘫痪、肾小管酸中毒性周期性瘫痪、原发性醛固酮增多症、嗜铬细胞瘤、远端型肾小管酸中毒、Batter 综合征、胃肠道消耗性周期性瘫痪、药物性失钾、中毒性低钾型周期性瘫痪等。

非营养不良性肌强直包括先天性肌强直、先天性副肌强直、软骨营养不良性肌强直、钾加重性肌强直。先天性肌强直有两种类型:常染色体显性遗传的 Thomsen 型和常染色体隐性遗传的 Becker 型。钾加重性肌强直即钠通道相关性肌强直,可分为波动性肌强直、持续性肌强直、乙酰唑胺敏感性肌强直。

(二)发病机制

肌纤维收缩是通过神经冲动使肌膜去极化产生的动作电位在肌纤维传导、横管膜去极化、肌质网钙离子运动完成的。钾离子、钠离子、氯离子、钙离子对维系肌细胞膜静息电位、启动动作电位、肌膜除极及复极起着关键作用。

钠离子通道蛋白参与发生动作电位,启动激活门、快失活通道、慢失活通道,调控细胞内钠离子浓度。静息时激活门关闭、失活门开放;肌膜去极化时钠离子通道激活门开放、失活门关闭,钠离子进入胞内,产生动作电位;钠离子到达停泊位点后,耦联的慢失活通道开放,出现复极化;如果持续去极化,慢失活门关闭,快失活门开放,导致通道在快失活状态,阻滞钠离子进入细胞内,防止重复放电,产生复极化,回到激活门关闭、失活门开放的静息状态。因此,慢失活门控制兴奋性钠离子通道数量,而快失活门关闭发生在动作电位结束后复极化时,快失活门、慢失活门功能阻滞、去极化延长、出现肌强直,见于高钾型周期性瘫痪;而基因突变导致快失活门、慢失活门功能增强,导致钠离子通道功能丧失,出现周期性瘫痪;由于存在野生型及突变型通道,相应肌膜去极化程度不同也可表现为不同类型,因此钠离子通道病包括 SCN4A 突变所致的高钾型周期性瘫痪、低钾型周期性瘫痪、先天性副肌强直和钾加重性肌强直。

氯离子通道蛋白在正常肌膜具有高电导,氯离子为细胞内主要的阴离子,维持静息电位,保证动作电位发生后快速复极。如果氯离子通道蛋白基因 CLCN-1 突变,氯离子电导在生理范围内下降,膜稳定性降低,易对 T 管腔内动作电位后累积的钾离子反应敏感,氯离子不能够缓冲钾离子时,细胞内处于超极化状态,肌肉过度兴奋,肌膜出现重复放电,即出现肌强直,见于先天性肌强直。

钾离子通道蛋白的内向整流通道蛋白 Kir2.1 功能为控制钾离子流动,使钾离子流出减少,过极化过程中解除阻滞,打开极孔使钾离子流入,从而稳定膜电位及调节动作电位时间。KCNJ2 基因突变导致通道功能丧失、钾电导下降,抑制外向钾离子电流、增强内向电流,引起膜处在过度去极化状态,钠离子通道转向失活,导致周期性瘫痪,见 Andersen-Tawil 综合征及部分甲状腺毒性低钾型周期性瘫痪。

钙离子通道蛋白 CAv1.1 的功能为肌膜去极化后 T 管去极化启动兴奋-收缩耦联使钙离子进入肌纤维内激发肌丝滑动,钙通道基因 CACNL1A3,v1.1 突变,导致位于通道蛋白功能区Ⅱ、Ⅲ、Ⅳ-S4 片段电压传感器失能、通道门损伤、兴奋-收缩耦联失调、钙离子释放减少,直接或间接影响钠离子通道电压调控(失活),出现低钾型周期性瘫痪。

(三)突变基因及电生理改变类型

周期性瘫痪及非营养不良性肌强直具有不同的基因突变类型,且有一定的电生理学表型的差异性,对临床诊断有实用价值。

低钾型周期性瘫痪致病基因有钙离子通道基因 CACNA1S、钠离子通道 α 亚单位 SCN4A 基因、钾通道辅助基因 KCNE3,10% 的患者致病基因尚未明确。国内多为散发病例,突变基因不明。

高钾型周期性瘫痪致病基因为钠离子通道基因 SCN4A,T704M 或 M1592V 突变常见。

Andersen-Tawil 综合征致病基因为钾离子通道 α 亚单位 KCNJ2 基因(Kir2.1)。

1/3 的西方白种人甲状腺毒性周期性瘫痪致病基因为 KCNJ18(Kir2.6),国内甲状腺毒性周期性瘫痪患者白细胞抗原 A2BW22 基因突变较为常见。

先天性肌强直致病基因为氯离子通道基因 CLCN1。

先天性副肌强直致病基因为钠离子通道基因 SCN4A。

钾加重性肌强直致病基因 SCN4A,突变位点多为 A3478G。

应用运动后重复电刺激肌肉复合动作电位幅度的改变(短时程及长时程运动试验)及低温激发试验可以区别不同类型的周期性瘫痪及非营养不良性肌强直。正常人运动后肌肉复合动作电位稳定,低钾型周期性瘫痪,复合肌肉动作电位(CMAP)波幅在短时运动试验后无变化,在长时运动试验中下降;高钾型周期性瘫痪,CMAP 波幅在短时、长时运动试验中均升高,数小时恢复基线;Thomsen 型受低温刺激时肌强直时间延长,出现正锐波和纤颤电位,低频刺激 CMAP 波幅递减,短时运动试验波幅下降,低温刺激后波幅下降加重;Becker 型在长时运动试验中 CMAP 波幅轻微下降,短时运动试验中 CMAP 波幅下降明显,很快恢复而后又下降;先天性副肌强直,低频刺激时 CMAP 波幅递减,低温激发加重;肌强直运动后钠通道肌肉复合动作电位幅度轻度下降。

三、临床表现及辅助检查

(一)周期性瘫痪

1.低钾型周期性瘫痪

常染色体显性遗传或散发,20 岁前发病,15~35 岁多发,40 岁以后发作减少,男性患者多于女性患者,饱食、剧烈运动、感染、创伤、情绪激动、月经、寒冷等诱发该型。该型多于夜间入睡或清晨转醒时出现,四肢受累为主,近端受累情况重于远端,呼吸肌及脑神经支配的肌肉一般不受累,少数重型出现呼吸肌麻痹。发作经数小时至数天恢复,发作间期肌力正常,部分患者的肌力发作间期仍不能完全恢复至正常,而发展为持久性肌无力或肌萎缩,以近端肌病的形式存在。发作期血清钾水平降低,肌酸激酶(CK)水平升高,心电图可见 U 波。

2.高钾型周期性瘫痪

常染色体显性遗传,多在 10 岁前发病,青年时期多发,老年后发作减少,男性多见,饥饿、紧张、寒冷、高钾饮食、服用使血钾升高的药物(如保钾利尿剂)等均可诱发该型。晨起后早餐前发作,肌肉麻痹可累及局部肌肉或逐渐至四肢及躯干肌,呼吸肌受累少见,常累及下肢近端、肩胛带肌及运动强度大的肌肉(如手、足肌群),还可出现手部肌肉及舌肌强直发作,持续时间数分钟至 1 h,3/4 的患者用力抓握后出现肌强直或叩击性肌强直。发作间期肌力正常,约 50% 的患者可进展为持久性近端肌无力。血清钾水平升高,CK 水平正常或轻度升高,心电图可见 T 波高尖、Q-T 间期延长、QRS 增宽等高钾改变。

3.毛细血管扩张性共济失调综合征

该型为常染色体显性遗传,为周期性瘫痪的特殊类型,占周期性瘫痪的 10%。患病率约为 1/1 000 000,青少年起病,诱发因素与低钾型周期性瘫痪相同,以周期性瘫痪、室性心律失常和发育畸形三联征为主要临床表现。发育畸形主要累及面部、骨骼肌,面部表现为眼窝凹陷、眼裂短小、眼距宽、阔鼻、薄上唇、上下颌骨发育不全、高额弓等。骨骼畸形包括小头、脊柱侧弯、身材矮小、小脚、小手、先天性指趾弯曲、并趾等。不伴肌强直。血清钾水平可降低(常见)、正常、升高,CK 水平升高,心脏受累以室性心律失常较常见,有室性期前收缩、突出的 U 波、多起源的快速心律失常,心电图可见长 Q-T 间期。

4.甲状腺毒性周期性瘫痪

甲状腺毒性周期性瘫痪为常见的继发性低钾型周期性瘫痪,国内及亚裔人群散发常见,该型可能与不同人种基因特性相关,故在此给予概述。甲状腺毒性周期性瘫痪为家族性或散发性,发病年龄 20~40 岁,男、女患者比例约为 20:1。我国的发病率为 1.8%,而北美发病率仅为 0.1%~0.2%。甲状腺毒性周期性瘫痪以甲状腺功能亢进、低钾血症及突发性肌无力为主要表现,以四肢近端肌无力为主,双下肢受累常见,呼吸肌受累少见,严重的可累及延髓肌群。甲状腺毒性周期性瘫痪多于清晨或夜间发病,周期性瘫痪的发作与甲状腺功能亢进病程和严重程度无关。实验室检查可见血钾水平低、尿钾水平低、低磷酸盐血症、尿磷酸水平降低、血钙水平正常或升高、低肌酐血症等,血清钾水平降低显著,心电图可见窦性心律失常、房室传导阻滞、左房肥大。

（二）非营养不良性肌强直

1. 先天性肌强直

Thomsen 型先天性肌强直于婴幼儿或儿童期起病，强直累及全身骨骼肌，肌肉僵硬，动作笨拙，叩击肌肉可见肌丘或局部用力收缩后出现的持久性凹陷，称为叩击性肌强直。强直存在热身现象，用力收缩后放松困难，成人期趋于稳定，全身骨骼肌普遍肥大，酷似运动员。静止、强烈活动、紧张、妊娠、寒冷环境均可加重症状。部分患者可出现一过性肌力减弱，可伴肌痛、精神心理症状。CK 水平偶尔升高。Becker 型较 Thomsen 型更为常见，起病隐匿，首发症状出现得晚，男性患者多于女性患者，症状重，中至重度的肌强直可伴有短暂的肌无力，这种肌无力仅持续数秒至数分钟，可伴有肌痛。大部分患者的首发症状从下肢开始，因此该型也被称为上升性先天性肌强直。

2. 先天性副肌强直

该型为常染色体显性遗传，新生儿或少年期发病，临床表现为反常性肌强直，即运动诱发或连续运动后强直加重，寒冷诱发肌肉力弱、高血钾。肌强直可累及舌肌、面肌、颈肌及手部肌肉，部分患者伴双下肢轻度受累，持续数秒，可继发数小时至数天的肌无力，部分患者可有肌肥大。肌痛、肌肥大、肌萎缩少见。临床表现多样，部分患者可有心律失常、甲状腺功能异常等其他系统表现。CK 水平升高。

3. 钾加重性肌强直

钾加重性肌强直为持久严重的肌强直或波动性肌肉僵硬，寒冷及食用高钾食物可诱发强直，多于运动 20 min 后发作，少见肌无力。钾加重性肌强直包括波动性肌强直、持续性肌强直、乙酰唑胺敏感性肌强直。波动性肌强直的特点为青少年发病，发病年龄为 10～20 岁，寒冷和运动诱发强直，有不同程度波动，运动或钾摄入可加重肌强直，无发作性无力症状。肌电图见广泛强直电位、纤颤电位，传导速度正常，CK 水平轻度升高。持续性肌强直为常染色体显性遗传病，发作时间久、程度重，与波动性肌强直相似，10 岁内发病常见，有持续的肢体面部及呼吸肌强直，肩胛带肌、颈肌明显肥大。肌电图见连续强直电位，传导速度及运动电位正常，CK 水平升高。乙酰唑胺敏感性肌强直，10 岁以前发病，除强直肌肉疼痛外，表现型与 Thomsen 病相似，摄入钾、运动、空腹及暴露于寒冷环境可诱导出现广泛肌强直，服用糖类可缓解症状，碳酸苷酶抑制剂乙酰唑胺可迅速缓解症状。

四、诊断

周期性瘫痪的诊断依据为发作性弛缓性麻痹、数小时至数天恢复、存在诱发因素、有家族史、血清钾水平升高或降低、运动诱发试验 CMAP 升高或降低、基因突变类型。需排除继发性血钾异常的因素、急性吉兰-巴雷综合征、多发性肌炎等。血清钾水平升高伴轻度强直，可考虑诊断高钾型周期性瘫痪；发作性肌肉麻痹合并室性心律失常及骨骼畸形，可考虑诊断毛细血管扩张性共济失调综合征；发作性肌肉麻痹、甲状腺功能亢进、血钾水平显著降低、有低磷酸血症等，可考虑诊断甲状腺毒性周期性瘫痪。

对非营养不良性肌强直，根据儿童或青年期起病，常染色体显性或隐性遗传，动作性或叩击性肌强直，伴或不伴肌肉疼痛及僵硬，有无寒冷诱发等临床特点，CK 水平正常或轻度升高，选择相应的基因检测可明确诊断。因无肌肉萎缩、白内障、秃发、内分泌及智能障碍等多系统受累与强直性肌营养不良相区别。

五、治疗

(一)低钾型周期性瘫痪

急性发作期治疗首选口服钾盐纠正低钾,首次口服剂量为 0.5~1.0 mmol/kg,半小时后复测血钾,仍低于正常水平可加 0.3 mmol/kg,依此反复直至总量 100 mmol,一般最大量不超过 200 mmol,即 15 g。对口服困难的患者可给予静脉补钾,可把 10% 的氯化钾加至 5% 的甘露醇中静脉滴注,外周静脉浓度<0.3%,静脉补钾起始剂量为 0.05~0.10 mmol/kg,溶于 5% 的甘露醇,每 20~60 min 检测血钾,若仍低于正常水平,每次可加 10 mmol。

静脉补钾时应监测心电图及血钾水平。发作频繁者可长期口服钾盐,2~3 g/d。对预防无效者给予碳酸酐酶抑制剂乙酰唑胺 250 mg,每天 4 次,同时需大量饮水防止肾结石。碳酸酐酶抑制剂无效可给予保钾利尿药物,如螺内酯。新型药物(如氯通道阻滞剂布美他尼)尚在研究中。

预防性治疗主要是改变饮食结构和药物预防。低钾型患者应选择低钠、低糖饮食,避免饮酒。

(二)高钾型周期性瘫痪

急性发作期治疗可用 10% 的葡萄糖酸钙,静脉推注,或 10% 的葡萄糖 500 mL 加胰岛素 10~20 U,静脉滴注,也可使用呋塞米。可选择小剂量排钾利尿剂氢氯噻嗪,症状严重者可适当加量,也可选用碳酸酐酶抑制剂乙酰唑胺或双氯非那胺,需大量饮水防止肾结石。高钾型患者避免高钾饮食,白天进食糖类可减少发作。高钾患者需预防恶性高热发生,长期服用药物者应严密监测血钾变化。

(三)甲状腺毒性周期性瘫痪

甲状腺毒性周期性瘫痪预后良好,治疗应及时纠正低钾和控制甲状腺功能亢进,补钾的同时积极使用抗甲状腺药物(如甲巯咪唑)及 β 受体阻滞剂普萘洛尔(心得安)等,周期性瘫痪的临床症状消失后继续抗甲状腺治疗,可减少复发率。

(四)先天性肌强直

轻症患者无须治疗,避免寒冷、劳累等诱因,剧烈运动后先做放松运动再休息,避免进食冷食而诱发咽部肌肉强直,避免在冷水中游泳而出现危险。美西律是唯一有证据治疗骨骼肌强直的药物,但应注意美西律可增加无症状性室性心律失常患者的病死率。伴有心脏长 Q-T 间期综合征的患者避免使用美西律。部分患者可试用卡马西平。

(肖　扬)

第三节　肌营养不良

一、定义

肌营养不良是一组以肌纤维变性、坏死及再生为主要病理特征,临床上表现为进行性肌肉无力、萎缩的遗传性疾病。

二、概述

目前肌营养不良主要包括进行性假肥大性肌营养不良、贝克肌营养不良、先天性肌营养不良、强直性肌营养不良、埃默里-德赖弗斯肌营养不良、面肩肱型肌营养不良、眼咽型肌营养不良及肢带型肌营养不良等。各类肌营养不良症的严重程度、起病年龄、遗传方式、受累肌群及其他受累器官情况差异均较大。

主要临床症状包括肌肉无力和萎缩，关节僵硬及活动度减小，反复肺部感染，呼吸肌无力，心肌受累时可出现气短及踝关节肿胀，心脏传导系统受累时，可出现晕厥甚至猝死。部分肌营养不良类型也可伴有面肌无力、肌肉疼痛及吞咽困难等。

自1986年进行性假肥大性肌营养不良的致病基因*Dystrophin*被克隆以来，超过50种基因已被确定与各种肌营养不良相关，分子诊断快速进步，同时也给临床诊断带来一定的困惑。同一致病基因可以导致不同的疾病类型，例如，*Dysferlin*编码基因突变可导致 LGMD2B 及 Miyoshi 远端型肌病，而同一种临床类型疾病也可以存在多种不同致病基因，例如，埃默里-德赖弗斯肌营养不良可以有*STA*、*LMNA*、*SYNE1*、*FHL1*等多种致病基因。近年来研究还发现先天性肌病与肌营养不良存在着一定的致病基因重叠，例如，MEGF10 肌病可表现为肌营养不良及先天性肌病改变。总体而言，明确肌营养不良的致病基因对于研究发病机制、寻找治疗方案有着重要的价值和意义。

肌营养不良的临床诊断需要完整的病史，了解肌力弱累及的肌群、发病年龄、家族史、疾病的特殊特征。体检需要记录肌肉无力和萎缩的分布区域（面、远端、近端或特定的肌肉群），是否存在关节挛缩、肌强直等。基因诊断技术的发展，尤其目前二代测序技术的广泛应用，加快了肌营养不良的基因诊断。但基因诊断必须结合临床特征及血清肌酸激酶，肌电图，肌肉病理等，以便于正确能解读测序结果。

虽然肌营养不良的治疗研究进展迅猛，出现外显子跳跃治疗、通读治疗及细胞治疗等，但均未进入临床应用。目前治疗仍以改善症状、延缓进展、预防并发症的发生为主要目的。

三、临床表现

（一）进行性假肥大性肌营养不良

进行性假肥大性肌营养不良（Duchenne muscular dystrophy，DMD）是 X 染色体隐性遗传性疾病，X 染色体短臂（Xp21）上的抗肌萎缩蛋白基因突变导致肌细胞膜下抗肌萎缩蛋白缺失，引起肌细胞膜脆弱。理论上仅男性发病，女性基因携带者也可有不同程度的临床表现，称为症状性基因携带者或女性 DMD。在各类肌营养不良疾病中，DMD 的发病率最高，每 3 000～4 000 名出生存活的男童中有 1 名患者，每 10 万人口中有 2～3 名患者。

患者在胎儿期和新生儿期一般不出现临床症状，哺乳期和学步期的运动发育无明显异常，或仅表现为轻度发育延迟，大约50％的患者独立步行开始时间略延迟到 1 岁 6 个月左右。幼儿期容易被发现小腿肌肉肥大。3～5 岁时，大多易跌倒，不能跑跳，部分患儿仅仅表现为动作笨拙或运动能力较差。患者逐渐出现近端肌无力，进而出现 Gowers 征，步行时呈鸭步。一般5～6 岁到达运动功能的高峰，随后肌力逐渐下降，无法完成上、下楼梯和蹲起动作。如果未给予任何治疗，10～13 岁时失去独立行走能力。

出现脊柱侧弯、呼吸肌和心肌损害的时间存在个体差异。以往患者的平均寿命在 20 岁左右，随着呼吸管理、心脏药物的使用，现在 DMD 患者的平均寿命可超过 40 岁。研究发现 DMD 患者的智能有个体差异，韦氏智能量表评分平均智能（IQ）水平在 80～90 分，1/3 左右患者的IQ＜70 分。此外值得关注的是 DMD 患儿合并多种认知及精神心理疾病，如注意缺陷多动障碍

（11%～20%）、孤独症（3%～4%）、强迫症（5%～60%）。

血清 CK 值显著升高，但疾病后期随着病情进展，运动量和肌容积减少而 CK 值逐渐降低。肌电图呈肌源性损害。肌肉病理提示肌纤维变性、增生及坏死等肌营养不良改变。免疫组织化学染色提示 Dystrophin 蛋白缺失。骨骼肌 CT 和 MRI 可以观察到肌肉损伤部位、肌肉组织水肿及脂肪化的程度。哺乳期和幼儿期一般不会有影像学改变。小腿肌肉受损一般从腓肠肌开始，继而发展到比目鱼肌，大腿肌肉一般从大收肌开始。小腿的胫骨前肌和大腿的股薄肌、缝匠肌和半膜肌的功能一般得到保留，其他肌肉会出现脂肪化改变。

（二）贝克肌营养不良

贝克肌营养不良（Becker muscular dystrophy，BMD）是抗肌萎缩蛋白基因突变所致，但患者肌肉中仍有不同程度的抗肌萎缩蛋白表达，临床症状比较轻，一般到 15 岁以后仍能保留步行能力。

BMD 的临床表现呈多样性，重症患者类似于 DMD，轻症病例运动功能可能良好，仅有 CK 值升高。但大多 BMD 患者出现小腿肥大，运动后肌肉疼痛和肌阵挛，青年时期即出现进展性心肌损害，心律不齐和心功能不全是 BMD 患者的主要死因。所以需要从小儿期开始关注心功能变化。

（三）埃默里-德赖弗斯肌营养不良

埃默里-德赖弗斯肌营养不良由 STA、LMNA、SYNE1、FHL1 等多种致病基因突变所致，以骨骼肌、关节和心脏损害为临床特点。幼儿期以后发病，有缓慢进展的肌肉无力和肌萎缩，多关节挛缩。青春期后出现伴有心脏传导阻滞的心肌损害症状，容易诱发猝死。

（四）肢带型肌营养不良

肢带型肌营养不良是指一组主要侵害骨盆带肌和肩胛带肌的骨骼肌疾病。已经发现近 30 个分型，大致分为常染色体显性遗传的 LGMD1 和常染色体隐性遗传的 LGMD2，但仍有半数为散发病例。肢带型肌营养不良的首发症状一般是骨盆带及肩胛带肌肉萎缩，腰椎前凸，上楼困难，呈鸭步步态，下肢近端无力，继而出现抬臂困难、翼状肩胛，头面颈部肌肉一般不受累，有时可伴腓肠肌假性肥大。病情进展缓慢，一般在发病后 20 年左右丧失步行能力，肌电图和肌活检均显示肌源性损害，CK、LDH 等血清肌酶水平常显著升高，但通常低于 DMD 型的水平。

（五）先天性肌营养不良

先天性肌营养不良主要分为四大类型：福山型先天性肌营养不良、非福山型先天性肌营养不良、Ullrich 型肌营养不良、糖链修饰异常的先天性肌营养不良。主要临床表现为新生儿期或幼儿期起病，肌无力和肌张力低下为主要症状，可伴有不同程度中枢神经系统受累。

（六）远端型肌病

远端型肌病是以四肢远端肌肉无力和萎缩为临床特点一组肌肉疾病。其遗传形式、临床症状和肌肉病理改变显著不同。主要的远端型肌病的类型包括 Welander 型、Laing 型、Miyoshi 型等。

（七）面肩肱型肌营养不良

面肩肱型肌营养不良为常染色体显性遗传疾病，多为 4q35 基因片段缺失引起，有 1/3 左右的患者为散发病例。面肩肱型肌营养不良多累及面部肌肉、前锯肌、腹直肌、椎旁肌，而三角肌和肩胛提肌相对回避，特殊的并发症有兔眼症和视网膜血管异常导致的眼底出血。

(八)强直性肌营养不良

强直性肌营养不良为一组以肌无力、肌萎缩和肌强直为特点的多系统受累的常染色体显性遗传疾病,依据不同的基因突变类型分为两型。致病基因分别位于19q13.3(强直性肌营养不良蛋白激酶基因 DMPK)和 3q21.3(锌指蛋白基因 9ZNF9)。分为强直性肌营养不良1型(myotonic dystrophytype 1, DM1)和强直性肌营养不良 2 型(myotonic dystrophy type 2, DM2)。强直型肌营养不良患者两型之间临床症状和体征极其相似,受累组织均为骨骼肌、平滑肌和心肌,临床表现以肌强直、肌无力及肌萎缩为主,同时累及眼部、皮肤、神经、心脏、消化道、呼吸道、性腺及内分泌系统。出现白内障、秃发、心律失常、胰岛素敏感性降低和糖尿病、低免疫球蛋白血症及睾丸功能障碍等。DM1型肌无力及肌萎缩见于咀嚼肌、面肌、胸锁乳突肌及肢体远端肌肉,认知功能损害较重,呈斧状脸,早年脱发明显。而 DM2 以近端肌肉及肢带肌受累为主,发作性或波动性肌肉疼痛,肌无力较晚出现,萎缩程度轻,发生率低,且面肌、呼吸肌及肢体远端肌肉受累少见,心脏传导阻滞、白内障及胰岛素敏感性降低常见,DM2 一般不造成智能损害。

四、诊断

肌营养不良的临床诊断需要结合完整的病史、详细的临床查体及必要的辅助检查(肌酸激酶、肌电图、肌肉病理、肌肉影像学及基因检测)。目前分子生物学技术的广泛发展,使得基因检测在疾病诊断中具有重要的价值,甚至在疾病早期,肌肉病理等检查之前即可完成基因诊断。但是不能忽视,特殊情况下肌电图、肌肉病理及肌肉影像学等对于解读基因检测结果有着极其重要的指导作用,应根据具体情况完善必要检查。此外,疾病不同,基因突变类型不同,选择的基因检测方法不同,例如,DMD 多为大片段缺失和重复突变,首选多重连接探针扩增技术检测方法,检查未能发现突变者可接受肌肉活检,用免疫组织化学方法确定是否有抗肌萎缩蛋白染色异常。如果发现异常,可进一步选择一代或二代测序;对于强直性肌营养不良、眼咽型肌营养不良等动态突变疾病,根据具体情况可选用高压液相层析、一代测序检测;而对面肩肱肌营养不良多选用 Southern 杂交方法。

五、治疗

肌营养不良患者的管理需要神经内科、呼吸科、康复科、心血管科、整形外科、营养科等多学科合作管理。多学科管理需要贯穿患者生长发育和病情发展的各个阶段。目前的药物治疗主要集中于 DMD 患者。这些药物治疗并不一定适用于其他肌营养不良,但对于各系统并发症处理及康复治疗基本一致。

(一)DMD 患者的激素治疗

既往多个随机对照临床试验表明,长期使用激素可以延长 6 个月到 2 年的步行能力,维持呼吸功能,预防脊柱侧弯,减少心脏并发症。

目前关于治疗的起始时间,大多数专家建议 5～6 岁开始,此时运动功能达到顶峰,不建议 2 岁以下的处于生长发育期的幼儿口服激素。激素治疗前应该完成预防接种,尤其是水痘疫苗和麻疹疫苗的接种。

泼尼松龙的剂量目前还没有统一的共识。临床试验发现少于 0.3 mg/(kg·d)的激素不能改善运动功能。美国神经科学会的临床指南建议激素量为 0.75 mg/(kg·d),但存在一定的肥胖等不良反应发生的风险。另外还有口服 10 d、休息 20 d 的治疗方法,部分患者在停药间隔出现肌力低下,有些专家认为不可取。荷兰的临床指南建议连续口服 10 d 后休息 10 d。有研究认为 0.75 mg/(kg·d)的标准疗法及周末连续两天口服 10 mg/kg(总量)的疗法收益相当,耐受性一致。建议每天早晨顿服,尽量避免晚饭后口服,防止出现失眠。

激素治疗开始后,需要定期评价生活质量、运动功能、心功能和呼吸功能。定期监测身高、体重、血钙、磷、碱性磷酸酶、骨代谢标志物、双羟维生素 D 浓度、尿肌酐、尿钙、尿糖、骨密度、眼科检查等指标,监测可能出现的激素不良反应。

完全失去步行能力后是否还需要长期使用激素,暂时没有随机对照试验。但若干非随机对照试验已经证明激素可以维持呼吸功能,显著延迟无创正压辅助通气的使用,维持心功能,抑制脊柱侧弯的进展。有专家推荐此时期使用泼尼松龙 0.3~0.6 mg/(kg·d),连续使用。

(二)强直性肌营养不良的肌强直治疗

临床上用于治疗强直的药物种类有很多,但大多为病例报道或小样本研究,需要更多的临床研究来确定这些药物的有效性、安全性及患者的耐受性。

1.抗心律失常药

最近,美西律对于肌强直的治疗已获得广泛认可。一项随机双盲对照研究显示,美西律每次 150~200 mg,每天 3 次,可显著减少 DM1 型患者的强直发作,而并未导致 Q-T 间期、P-R 间期及 QRS 时限延长。所有用于治疗肌强直的药物中,美西律是证据最强的药物。其常见的不良反应为震颤、复视及胃肠道功能紊乱,血小板减少及肝功能损害少见,与食物同时服用可减少这些不良反应。

目前妥卡尼、氟卡尼治疗肌强直的循证证据不足。少量的数据支持氟卡尼可改善 *SCN4A* 突变的痛性先天性肌强直症状。

2.抗癫痫药

与安慰剂相比,苯妥英钠可显著减少用力握手后的松弛时间和主观的强直症状。研究发现其治疗强直的有效血药浓度为 20 μg/mL。主要的不良反应包括共济失调、牙龈肥大、肝炎和骨髓抑制等。

(三)康复管理

1.关节伸展训练

可以步行的早期阶段就开始接受关节伸展训练,以防止肌肉、关节和胸廓的挛缩变形。关节活动度伸展训练每天 1~2 次,每周 4~6 次为宜,需要长期坚持。训练内容包括日常生活中保持良好姿势、夜间戴下肢支具、戴下肢支具的站立训练和徒手关节康复疗法等。

步行能力丧失后患者需要轮椅。为了避免肘关节等部位的关节活动度减少,指导患者进行上肢关节的可动空间训练。使用短下肢支具可以延缓踝关节挛缩。

2.运动疗法、支具、辅助具和环境改造

运动疗法实际操作时应该把握"运动过程中和运动后第二天不出现肌肉疼痛和疲劳"的原则。目前普遍的做法是在不强迫运动的前提下,不刻意控制日常生活的运动量。丧失步行能力之后,只要没有心肺功能低下,不需要限制自主运动。

站立训练和步行训练时穿戴长下肢支具。短下肢支具可以防止踝关节背屈能力受限。长距离步行困难时,应考虑使用轮椅。轮椅座位保持装置可以保证患者得到良好的坐姿。轮椅的前臂支撑装置可以让患者更方便地使用双手。需要改造桌子高度、配备便于患者使用电脑。减少家庭内部地面落差、改造厕所和浴室、装配转移用吊车等措施都可以显著提高患者的生活质量。

学校和工作单位的无障碍措施和信息技术的支持可以让患者更好地适应社会环境。

(四)呼吸管理

早期没有呼吸管理,急性和慢性呼吸功能不全几乎占了死亡原因的全部。随着有效的呼吸管理方法普及使用,DMD 患者的预后和生活质量得到了明显的改善。

1.呼吸康复训练

DMD 患者的肺活量在 9～14 岁达到最高峰,而后逐渐下降。因为患者无法有效深呼吸,肺或胸廓活动度减弱。同时因无法用力咳嗽而排痰困难,导致呼吸道阻塞,引起窒息,所以通过呼吸康复训练保持肺和胸廓的活动度是非常关键的。患者应该通过反复训练舌咽呼吸,尽量维持最大用力吸气量,应通过呼吸肌肌力训练、徒手咳嗽辅助和机械咳嗽辅助等方法来保持呼吸道清洁、维持通气效率和有效咳痰。

2.无创正压及气管切开辅助呼吸

早期换气不足多表现为早晨很难被叫醒或晨起后头痛等,当出现这些换气不足的症状时,应该评价肺活量。监测睡眠时和觉醒时的氧饱和度和二氧化碳分压,必要时给予呼吸机辅助呼吸。

辅助呼吸的首选是无创正压辅助通气。即使患者没有慢性换气不足的自觉症状,如果有反复呼吸道感染,体重显著减轻,睡眠时和觉醒时氧饱和度下降,二氧化碳分压升高等情况,说明存在通气不足,应该考虑接受长期无创正压辅助通气。无创正压辅助通气可以预防和治疗上呼吸道感染引起的急性呼吸功能不全。

给予无创正压辅助通气之后呼吸功能仍不能改善,应该考虑气管插管或气管切开。气管切开后最严重的并发症是气管动脉瘘。

(五)心脏并发症的处理

目前 60% 的 DMD 患者死因为心功能不全,对心脏并发症的防治影响患者的预后。定期检查非常关键。DMD 患者不管有没有症状,都要定期接受心功能评价。确诊时和 6 岁前接受首次心电图和心脏超声检查。而后在没有心功能异常情况下,建议 10 岁之前至少每 2 年 1 次,10 岁之后每年 1 次接受心功能评价。

1.血管紧张素转化酶抑制剂(ACEI)

心脏超声检查发现左室搏出率<55% 或局部左室壁运动异常时,就应该开始口服 ACEI 治疗,在没有特殊不良反应的情况下坚持疾病中全程使用。因咳嗽等不良反应无法继续口服 ACEI 时改为血管紧张素Ⅱ受体阻滞剂(ARB)。ACEI 或 ARB 的起始用量一般为常用量的 1/8～1/2,在注意自觉症状和血压的情况下逐渐增加药量。

2.β受体阻滞剂

β受体阻滞剂可以改善心功能,降低猝死的发生率。因不良反应而无法使用 ACEI 或 ARB 的患者可以单独使用 β受体阻滞剂。β受体阻滞剂的使用应该从低剂量开始。卡维地洛 1.25 mg 以下,每天 2 次,或比索洛尔 0.625 mg 以下,每天 1 次的剂量开始,根据患者的耐受性,每隔几天或 2 周左右阶段性增加剂量。在综合评价疗效和耐受性的基础上确定每例患者的维持剂量。服药期间需要注意心功能的变化、脉搏及血压的波动和是否诱发支气管哮喘。

3.强心、利尿剂

强心、利尿药物适用于心力衰竭加重患者,不建议轻症患者使用。当患者有体液潴留(水肿)和肺部淤血时应给予利尿剂。使用袢利尿剂和噻嗪类利尿剂时要注意低钾、低镁血症。定期检

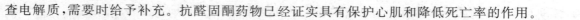

查电解质,需要时给予补充。抗醛固酮药物已经证实具有保护心肌和降低死亡率的作用。

左室收缩功能障碍患者的心功能不全,可以使用地高辛,虽然地高辛可以改善心力衰竭症状并提高生活质量,但长期使用会导致心力衰竭,预后不好。地高辛可以减轻窦性心律的慢性心功能不全患者的心力衰竭症状,但不会改善预后,地高辛的血药浓度越高,死亡率增加越明显,建议将血药浓度维持在 0.5～0.8 ng/mL 的较低水平。因地高辛通过肾脏排泄,肾功能低下患者慎用。骨骼肌损害严重的 DMD 患者因肌容积较少,无法使用肌酐来评价肾功能,选择胱抑素 C 会更准确。

4.抗心律不齐药物

DMD 患者的心律不齐不需要特殊治疗,尤其 15 岁以下儿童慎用抗心律失常药物。抗心律失常药物可以抑制心功能,而且容易出现不良反应。只有在症状明显、出现严重的血流动力学问题,可能会引起生命危险的情况下才考虑使用。建议左室搏出率<40%的中重度心功能不全患者使用美西律和胺碘酮。因为其他抗心律失常药物具有负性肌力作用,不建议心功能不全患者使用。目前还没有证据证明,抗心律失常药物可以改善长期预后。对于严重心功能不全的治疗方法还有左室成形术、使用人工心脏和心脏移植等方法。

(六)整形外科治疗

1.脊柱矫正固定手术

脊柱侧弯是呼吸功能低下的原因之一,并影响患者的生活质量和日常生活活动能力。脊柱矫正固定手术可以矫正脊柱侧弯,防止侧弯的进展,同时可以改善坐位和上肢功能,减轻腰背部疼痛,使护理更加容易,提高患者的生活质量。脊柱矫正固定术的围术期和术后的并发症非常多。最常见的并发症为呼吸功能不全,侧弯程度严重的患者更容易出现并发症。应该在术前充分向患者和家属说明手术的风险。

9～10 岁或失去步行能力之后,应该每隔半年到 1 年接受全脊柱 X 线检查。如果半年之内侧弯进展 10°以上,应在侧弯达到 30°之前接受手术。另外,丧失步行能力之后,应该在用力肺活量和肺活量<30%之前接受手术,以免呼吸功能严重低下而失去手术机会。

2.骨质疏松的处理

合用维生素 D 和钙片或合用维生素 D 和维生素 K 可以明显提高骨密度。正在口服激素的患者使用二碳磷酸盐化合物后可以维持或提高 1～2 年的骨密度,未发现有明显的不良反应。

(七)控制体重

肥胖在 DMD 患者中具有一定的发生率,其产生的原因多是活动量减少、基础代谢率低下、激素治疗、能量摄取过多等。应该评价患者摄取的热量,纠正不良饮食习惯,改善膳食的营养平衡,尤其需要从幼儿期培养良好的饮食习惯。

部分 DMD 患儿表现为过瘦,产生原因多是呼吸功能低下导致的代谢亢进、热量摄取减少和吞咽障碍等。用改善口感和食物形态、增加辅食、增加进食次数等方法提高热量和蛋白质摄取量。

无法正常进食引起体重明显减轻或重度吞咽障碍,应该考虑经鼻胃管或胃部造瘘术。胃部造瘘术和经鼻胃管相比,虽然误吸的可能性没有明显差异,但患者有更好的舒适感和满意度,而且不影响无创正压辅助通气的使用。为了减少并发症的发生,胃部造瘘应该在严重心肺功能衰竭和骨骼严重变形之前完成。

(八)心理指导

确诊之后,应尽早向患者及家属提供咨询,内容包括基因遗传及在疾病各发展阶段需要注意的问题。肌营养不良家庭中的父母,尤其是母亲容易感到负罪感,可能会向患儿倾注过分的保护,影响患儿的智商和情商的发育,产生家庭内部的不公平。另外,父母过度的悲观会影响子女对未来的向往,减少学习的欲望。因此,确诊之后医务人员要提供充分的心理支持,尽量减轻父母的负罪感,要让父母了解到通过适当治疗可以延长寿命,教会他们使用辅助器具,确定阶段性目标。

向患儿告知病情的时间和方式需要认真考虑。很多父母不想让患儿知道诊断名称,但气管切开及脊柱侧弯矫正手术等问题都需要患儿本人的理解和同意,告知还是必要的。告知时间一般选择在小学高年级和中学时期,兼顾患儿个人的心理特质。教育部门对少见病的了解比较少,即使患儿有充分的活动能力,但也有可能会被学校拒绝,需要医务人员向学校提供相关的疾病信息。患儿在学校中应该得到和其他正常儿童相同的对待,但需要在活动区域中设置扶手,尽量减少班级间的移动。在兼顾康复锻炼方案的基础上,结合患儿的爱好安排适当的体育运动。对DMD患者来说游泳是比较合适的运动方式。医院和学校的信息互通可以解决很多就学遇到的问题。特别是到了青春期,患儿可能会有自身特殊的烦恼,需要教师的心理辅导。

(九)基因治疗

1.外显子跳跃

外显子跳跃作为一种基因治疗手段,已经显示出广阔的应用前景,理论上适用于90％的DMD患者。通过使用人工RNA-反义寡核苷酸跳跃缺失基因附近的外显子,可以将DMD患者的移码突变修改为BMD型的非移码突变。

2016年9月19日,美国FDA特殊渠道批准51号外显子跳跃药物Eteplirsen上市,给遗传性肌肉疾病的治疗带了一片曙光,具有里程碑性的意义。临床试验表明:Eteplirsen治疗可以使DMD患者骨骼肌表达抗肌萎缩蛋白,3年治疗,与外部对照组相比延长6 min步行距离165 m,治疗组83％的患者仍保持行走能力,而外部对照组仅53％保持行走能力,治疗组未发现严重的不良反应。

CRISPR-Cas9基因编辑技术的火爆,给肌营养不良基因治疗注入更大热情与活力。CRISPR-Cas9通过非同源性末端连接及同源重组修复途径来编辑基因。非同源性末端连接高效,可以用任意基因位置上的剪切,同源重组修复,效率较低,但是可以完成基因定点精确的修复。已经有许多报道应用CRISPR-Cas9技术,可以在实验室完成DMD外显子跳跃治疗,还可以完成动态突变的编辑,治疗强直性肌营养不良1型及C9orf72所致的肌萎缩侧索硬化或额颞叶痴呆等。全世界都对CRISPR-Cas9技术应用临床充满期待。

2.通读疗法

大约10％的DMD是抗肌萎缩蛋白基因外显子的无义突变所致。氨基糖苷类药物庆大霉素可以在翻译过程中翻译终止密码子,完成翻译过程,合成不完全的抗肌萎缩蛋白,称为通读疗法。硫酸阿贝卡星、泰乐霉素和负霉素也被证明具有通读活性。但在实际的临床试验中,因庆大霉素肾毒性和耳毒性的问题无法增加剂量,疗效不满意。后期通过6个月的长期用药结果发现,庆大霉素可以使治疗组15％的患者表达抗肌萎缩蛋白。目前供口服治疗的通读药物PTC124的Ⅱ期临床试验正在进行。

（十）总结

虽然目前除了激素治疗有效以外，其他治疗仅仅处于对症和支持阶段，随着医学的进步、多学科沟通合作和社会保险的支持，DMD 患者的寿命实际上已经比以前延长了 10 岁以上。对 DMD 患者的治疗不仅包括药物治疗，还应该注意如何提高生活质量，并帮助患者走入社会。随着外显子跳跃等针对基因突变的根本性治疗的研发，在可预测的未来，这些患者能够得到更有效的治疗和社会-生活-医疗支持。

（肖　扬）

第十四章

遗传性疾病

第一节 腓骨肌萎缩症

腓骨肌萎缩症又称 Charcot-Marie-Tooth 病（CMT）或为遗传性运动感觉性周围神经病，由 Charcot、Marie 和 Tooth 首先报道，是遗传性周围神经病中最常见的类型，发病率为 1/2 500。遗传方式多为常染色体显性遗传，少部分是常染色体隐性遗传、X-性连锁显性遗传和 X-性连锁隐性遗传。临床特征为儿童或青少年期起病，足内侧肌和腓骨肌进行性无力和萎缩、伴有轻到中度感觉减退、腱反射减弱和弓形足。根据神经传导速度不同将 CMT 分为 1 型（脱髓鞘型）和 2 型（轴索型）：正中神经运动传导速度＜38 m/s 为 1 型，正中神经运动传导速度正常或接近正常为 2 型。基因定位后进一步将 CMT1 型分为 1A、1B、1C 和 1D 四个亚型，CMT2 型分为 2A、2B、2C 和 2D 4 个亚型，以 CMT1A 型最常见。

一、病因与发病机制

CMT1 型是本病的标准型，占 CMT 的 50%，主要为常染色体显性遗传，少部分是常染色体隐性遗传、X-性连锁显性遗传和 X-性连锁隐性遗传。根据基因定位至少有 4 个亚型：①CMT1A：占 CMT1 型的 71%，基因位于染色体 17p11.2-12，该基因编码 22 kD 的周围神经髓鞘蛋白 22（peripheral myelin protein 22，PMP22），主要分布在髓鞘施万细胞膜，占周围神经髓鞘蛋白的 2%～5%，其功能可能与维持髓鞘结构的完整性、调节细胞的增殖有关。它的重复突变导致 *PMP22* 基因过度表达（基因剂量效应）而使施万细胞的增殖失调，故引起髓鞘脱失（节段性脱髓鞘）和髓鞘再生（洋葱球样结构），*PMP22* 基因重复突变的机制可能是父源精子生成过程中的 *PMP22* 基因的同源重组；另有一小部分患者因 *PMP22* 基因的点突变，产生异常 PMP22 蛋白而致病。②CMT1B：较少见，基因位于染色体 1q22-23，该基因编码周围神经髓鞘蛋白零（peripheral myelin protein zero，PMP0，或 P0），主要分布在髓鞘，占周围神经髓鞘蛋白的 50%，其功能可能为髓鞘两个板层之间的黏附分子，以形成和维护髓鞘的致密结构，调节施万细胞的增殖。*P0* 基因突变可使 P0 蛋白减少而导致髓鞘的形成障碍和施万细胞的增殖失调。③CMT1C：基因定位尚不明确。④CMT1D：基因位于 10q21.1-22.1，为早生长反应 2（early growth response-2，*EGR2*）基因突变造成施万细胞增殖紊乱和髓鞘的生长障碍。

CMT2 型占 CMT 的 20%～40%，主要为常染色体显性遗传，与其有关的基因至少有 5 个位点：染色体 1p35-36（CMT2A）、3q13-22（CMT2B）、7p14（CMT2D）、8p21（CMT2E）和 7q11-21（CMT2F）。CMT2E 为神经丝轻链（neurofilament protein light polypeptide，NF-L）基因突变所致。正常时该基因编码神经丝轻链蛋白，神经丝轻链蛋白构成有髓轴突的细胞骨架成分，具有轴突再生和维持轴突寿命的功能。当该基因突变时可引起神经丝轻链蛋白减少而导致轴突的结构和功能障碍。

CMTX 型占 CMT 的 10%～20%，主要为 X 连锁显性遗传，基因位于 Xq13.1，该基因（Cx32）编码髓鞘间隙连结蛋白 Cx32，分布在周围神经髓鞘和脑。目前，发现 Cx32 基因有 30 多种突变，包括碱基置换、插入、缺失和移码突变等，大多发生在基因编码区，也可发生在启动子区和剪接位点，使 Cx32 蛋白减少，髓鞘的结构和功能障碍，并可引起男性患者脑干听觉诱发电位异常。

二、病理

周围神经轴突和髓鞘均受累，远端重于近端。CMT1 型神经纤维呈对称性节段性脱髓鞘，部分髓鞘再生，施万细胞增生与修复组成同心圆层而形成"洋葱头"样结构（因而也称为腓骨肌萎缩症肥大型），造成运动和感觉神经传导速度减慢。CMTX 型与 CMT1 型的病理改变类似。CMT2 型主要为轴突变性（故又称为腓骨肌萎缩症神经元型）和有髓纤维慢性进行性减少，运动感觉传导速度改变不明显；前角细胞数量轻度减少，当累及感觉后根纤维时，薄束变性比楔束更严重；自主神经保持相对完整，肌肉为簇状萎缩。

三、临床表现

（一）CMT1 型（脱髓鞘型）

（1）儿童晚期或青春期发病。周围神经对称性、进行性变性导致远端肌萎缩，开始波及足和下肢，数月至数年可波及手肌和前臂肌。拇长伸肌、趾长伸肌、腓骨肌和足固有肌等伸肌早期受累，屈肌基本正常，产生马蹄内翻足和爪形趾、锤状趾畸形，常伴有弓形足和脊柱侧弯，腓肠肌神经变性导致行走时垂足，呈跨阈步态。仅少数病例先出现手肌和前臂肌肌萎缩，而后出现下肢远端肌萎缩。

（2）检查可见小腿肌肉和大腿的下 1/3 肌肉无力和萎缩，形似鹤腿，若大腿下部肌肉受累也称"倒立的香槟酒瓶"状，屈曲能力减弱或丧失，受累肢体腱反射消失。手肌萎缩，并波及前臂肌肉，变成爪形手。萎缩很少波及肘以上部分或大腿的中上 1/3 部分。深、浅感觉减退可从远端开始，呈手套、袜套样分布；伴有自主神经功能障碍和营养代谢障碍，但严重的感觉缺失伴穿透性溃疡罕见。部分患者伴有视神经萎缩、视网膜变性、眼震、眼肌麻痹、突眼、瞳孔不对称、神经性耳聋、共济失调和肢体震颤等。

（3）病程缓慢，在很长时期内都很稳定，脑神经通常不受累。部分患者虽然存在基因突变，但无肌无力和肌萎缩，仅有弓形足或神经传导速度减慢，有的甚至完全无临床症状。

（4）脑脊液正常，少数病例蛋白含量升高。

（二）CMT2 型（轴索型）

CMT2 型发病晚，成年开始出现肌萎缩，部位和症状与 CMT1 型相似，但程度较轻；脑脊液蛋白含量正常。

四、辅助检查

（一）肌电图和神经传导速度检测

检查神经传导速度（NCV）对分型至关重要。CMT1型正中神经运动 NCV 从正常的50 m/s 减慢为 38 m/s 以下，通常为 15～20 m/s，在临床症状出现以前可检测到运动 NCV 减慢。CMT2 型 NCV 接近正常。肌电图显示两型均有运动单位电位波幅下降，有纤颤或束颤电位，远端潜伏期延长，呈神经源性损害。多数患者有感觉电位消失。

（二）诱发电位检测

X 连锁显性遗传患者脑干听觉诱发电位和视觉诱发电位异常，躯体感觉诱发电位的中枢和周围传导速度减慢，说明患者中枢和周围神经传导通路受损。

（三）肌肉及神经活检

肌肉活检显示为神经源性肌萎缩。神经活检 CMT1 型的周围神经改变主要是脱髓鞘和施万细胞增生形成"洋葱头"；CMT2 型主要是轴突变性。神经活检还可排除其他遗传性神经病，如 Refsum 病（可见代谢产物沉积在周围神经），自身免疫性神经病（可见淋巴细胞浸润和血管炎）。

（四）基因分析

临床上不易对 CMT1 型和 CMT2 型进一步分出各亚型，需用基因分析的方法来确定各亚型。例如，对 CMT1A 可用脉冲电场凝胶电泳法检测 *PMP22* 基因的重复突变，用 DNA 测序法检测其点突变；对 CMT1B 可用单链构象多态性（SSCP）法或 DNA 测序法检测 *P0* 基因的点突变；对 *CMTX* 可用 DNA 测序法检测 *Cx32* 基因的点突变。

（五）脑脊液

脑脊液通常正常，少数病例蛋白含量升高。血清肌酶含量正常或轻度升高。

五、诊断

（一）临床诊断依据

（1）儿童期或青春期出现缓慢进展的对称性双下肢无力。

（2）呈"鹤腿"，垂足、弓形足，可有脊柱侧弯。

（3）腱反射减弱或消失，常伴有感觉障碍。

（4）常有家族史。

（5）周围神经运动传导速度减慢，神经活检显示"洋葱头"样改变（CMT1 型）或轴索变性（CMT2 型）及神经源性肌萎缩。

（6）基因检测 *CMT1A* 基因重复及相应基因的点突变等。

（二）CMT1 型与 CMT2 型的鉴别

1.发病年龄

CMT1 型发病年龄为 12 岁左右，CMT2 型发病年龄为 25 岁左右。

2.神经传导速度

CMT1 型神经传导速度明显减慢，CMT2 型神经传导速度正常或接近正常。

3.基因诊断

CMT1 型中的 CMT1A 为 17 号染色体短臂（17p 11.2）1.5Mb 长片段（其中包含 *PMP22* 基

因）的重复或 *PMP22* 基因的点突变；CMT2 型中的 CMT2E 为 *NF-L* 基因的点突变。

六、鉴别诊断

（一）远端型肌营养不良症

四肢远端肌无力、肌萎缩、渐向上发展，需与 CMT 鉴别；但该病成年起病，肌电图显示肌源性损害，运动传导速度正常，可资鉴别。

（二）家族性淀粉样多神经病

家族性淀粉样多神经病通常在 20～45 岁起病，以下肢感觉障碍和自主神经功能障碍为早期特征，多需借助神经活检或 DNA 分析加以区别。

（三）慢性炎症性脱髓鞘性多发性神经病

慢性炎症性脱髓鞘性多发性神经病进展相对较快，无足畸形，CSF 蛋白含量增多，泼尼松治疗效果较好，易与 CMT 区别。

（四）慢性进行性远端型脊肌萎缩症

该病的肌萎缩分布和病程类似 CMT 病，但伴有肌肉跳动，EMG 显示为前角损害，无感觉传导障碍，可与 CMT 区别。

（五）遗传性共济失调伴肌萎缩

遗传性共济失调伴肌萎缩又称 Roussy-Lévy 综合征。儿童期缓慢起病，有腓骨肌萎缩、弓形足、脊柱侧凸、四肢腱反射减弱或消失，肌电图运动传导速度减慢，需与 CMT 区别；但该病尚有站立不稳、步态蹒跚和手震颤等共济失调表现，与 CMT 不同，也有人认为该病是 CMT 的变异型。

（六）遗传性压迫易感性神经病（HNPP）

因有肌无力、萎缩和传导速度减慢及显性遗传，需与 CMT 区别，但 HNPP 是一种反复发作的轻微的一过性疾病，在轻微牵拉、压迫或外伤后反复出现肌无力、麻木和肌萎缩、踝反射消失及弥漫性神经传导速度减慢，神经活检为节段性脱髓鞘和腊肠样结构改变。预后良好。

（七）植烷酸贮积病

植烷酸贮积病也称遗传性共济失调性多发性神经炎样病，由挪威神经病学家 Refsum 首先报道，故又称 Refsum 病。因有对称性肢体无力和肌萎缩及腱反射减弱，需与 CMT 区别。但本病除有多发性周围神经损害外，还有小脑性共济失调、夜盲、视网膜色素变性和脑脊液蛋白含量升高等特点，易与 CMT 区别。

七、治疗

目前，尚无特殊治疗方法，主要是对症治疗和支持疗法，垂足或足畸形，可穿着矫形鞋。药物治疗可用维生素类促进病变神经纤维再生，神经肌肉营养药有一定帮助。针灸理疗及肌肉和跟腱锻炼、按摩可增强其伸缩功能。纠正垂足可穿高跟鞋、长筒靴或矫正鞋，踝关节挛缩严重者可手术松解或肌腱移植。勿过度劳累，注意保暖。

预防：应首先进行基因诊断，确定先证者的基因型，然后利用胎儿绒毛、羊水或脐带血，分析胎儿的基因型以建立产前诊断，终止妊娠。

八、预后

因病程进展缓慢，预后尚好。大多数患者发病后仍可存活数十年，对症处理可提高患者的生活质量。

（唐智勇）

第二节 遗传性共济失调

遗传性共济失调指一组以慢性进行性脑性共济失调为特征的遗传变性病。临床症状复杂，交错重叠，具有高度的遗传异质性，分类困难。

三大特征：①世代相接的遗传背景；②共济失调的临床表现；③小脑损害为主的病理改变。

部位：遗传性共济失调主要累及小脑及其传导纤维，并常累及脊髓后柱、锥体束、脑桥核、基底节、脑神经核、脊神经节及自主神经系统。

传统分类：根据主要受累部位分为脊髓型、脊髓小脑型和小脑型。

Harding 提出根据发病年龄、临床特征、遗传方式和生化改变的分类方法已被广泛接受（表 14-1）。近年来，常染色体显性小脑共济失调（autosomal dominant cerebellar ataxia，ADCA）部分亚型的基因已被克隆和测序，弄清了致病基因三核苷酸如（CAG）的拷贝数逐代增加的突变是致病原因。因为 ADCA 的病理改变以小脑、脊髓和脑干变性为主，故又称为脊髓小脑性共济失调（spinocerebellar ataxia，SCA），根据其临床特点和基因定位可分为 21 种亚型。

表 14-1 遗传性脊髓小脑性共济失调的分类、遗传方式及特点

类型	病名	遗传方式	染色体定位	三核苷酸重复	起病年龄/岁
早发性共济失调	Friedrech 共济失调	AR	9q	GAA($N<42,P=65\sim1\,700$)	13（婴儿～50）
	腱反射存在的 Friedrech 共济失调				
	Marinese-Sjögnen 综合征				
伴有眼肌麻痹或锥体外系特征，但无视网膜色素变性的 ADCA I	SCA1	AD	6q	CAG($N<39,P\geqslant40$)	30（6～60）
	SCA2	AD	12q	CAG($N=14\sim32,P\geqslant35$)	30（婴儿～67）
	SCA3（MJD）	AD	14q	CAG($N<42,P\geqslant61$)	30（6～70）
	SCA4	AD	16q		
	SCA8	AD	13q	CTG($N=16\sim37,P>80$)	39（18～65）
伴有眼肌麻痹或锥体外系特征和视网膜色素变性的 ADCA（ADCA II）	SCA7	AD	3q	CAG($N<36,P\geqslant37$)	30（婴儿～60）
纯 ADCA（ADCA III）	SCA5	AD	11cent		30（10～68）
	SCA6	AD	19q	CAG($N<20,P=20\sim29$)	48（24～75）
	SCA10	AD	22q		35（15～45）
	齿状核红核苍白球丘脑底核萎缩	AD	12q	CAG($N<36,P\geqslant49$)	30（儿童～70）

类型	病名	遗传方式	染色体定位	三核苷酸重复	起病年龄/岁
已知生化异常的共济失调	维生素 E 缺乏共济失调				
	低 β 蛋白血症				
	线粒体脑肌病	母系遗传		线粒体 DNA 突变	
	氨基酸尿症				
	肝豆状核变性	AR	13q14	点突变	18(5~50)
	植烷酸累积症（Refsum 病）				
	共济失调毛细血管扩张症	AR	11q		

注：AR 指常染色体隐性遗传，AD 指常染色体显性遗传。

一、Friedreich 型共济失调

(一)概述

1.概念

Friedreich 型共济失调（FDRA）是小脑性共济失调的最常见特发性变性疾病，由 Friedreich（1863）首先报道。

2.发病特点

Friedreich 型共济失调为常染色体隐性遗传，男、女均受累，人群患病率为 2/10 万，近亲结婚发病率高，可达 5.6%~28.0%。

3.临床特征

儿童期发病，肢体进行性共济失调，腱反射消失，Babinski 征阳性，伴有发音困难、锥体束征、深感觉异常、脊柱侧凸、弓形足和心脏损害等。

(二)病因及发病机制

FRDA 是由位于 9 号染色体长臂（9q13-12.1）$frataxin$ 基因非编码区 GAA 三核苷酸重复序列异常扩增所致。95% 以上的患者有该基因第 18 号内含子 GAA 点异常扩增，正常人 GAA 重复 42 次以下，患者异常扩增（66~1 700 次）形成异常螺旋结构可抑制基因转录。FRDA 的基因产物 frataxin 蛋白主要位于脊髓、骨骼肌、心脏及肝脏等细胞线粒体的内膜，其缺陷可导致线粒体功能障碍而发病。

(三)病理

肉眼脊髓变细，以胸段为著。镜下脊髓后索、脊髓小脑束和皮质脊髓束变性，后根神经节和 Clark 柱神经细胞丢失；周围神经脱髓鞘，胶质增生；脑干、小脑和大脑受累较轻；心脏因心肌肥厚而扩大。

(四)临床表现

1.发病年龄

通常 4~15 岁起病，偶尔见婴儿和 50 岁以后起病者。

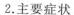

2.主要症状

(1)进展性步态共济失调,步态不稳,步态蹒跚,左右摇晃及易于跌倒。

(2)2年内出现双上肢共济失调,表现动作笨拙、取物不准和意向性震颤。

(3)早期阶段膝反射和踝反射消失,出现小脑性构音障碍或暴发性语言,双上肢反射及部分患者双膝反射可保存。

(4)双下肢关节位置觉和振动觉受损,轻触觉、痛觉、温度觉通常不受累。

(5)双下肢无力发生得较晚,可为上或下运动神经元损害,或两者兼有。

(6)患者在出现症状前5年内通常出现伸性跖反射,足内侧肌无力和萎缩导致弓形足伴爪型趾。

3.体格检查

体格检查可见水平眼震,垂直性和旋转性眼震较少,双下肢肌无力,肌张力低,跟膝胫试验和闭目难立征阳性,下肢音叉振动觉和关节位置觉减退是早期体征;后期可有 Babinski 征、肌萎缩,偶尔有括约肌功能障碍。约25%的患者有视神经萎缩,50%有弓形足,75%有上胸段脊柱畸形,85%有心律失常、心脏杂音,10%~20%伴有糖尿病。

4.辅助检查

(1)骨骼 X 片:骨骼畸形。

(2)CT 或 MRI:脊髓变细,小脑和脑干受累较少。

(3)心电图:常有 T 波倒置、心律失常和传导阻滞。

(4)超声心动图:心室肥大、梗阻。

(5)视觉诱发电位:波幅下降。

(6)DNA 分析:FRDA 基因18号内含子 GAA 重复多于66次。

(五)诊断及鉴别诊断

1.诊断

(1)儿童或少年期起病,逐渐从下肢向上肢发展的进行性共济失调,深感觉障碍,如下肢振动觉、位置觉消失和腱反射消失等。

(2)构音障碍,脊柱侧凸,弓形足,MRI 显示脊髓萎缩,心脏损害及 FRDA 基因 GAA 异常扩增。

2.鉴别诊断

不典型病例需与以下几种疾病鉴别。

(1)腓骨肌萎缩症:遗传性周围神经病,可出现弓形足。

(2)多发性硬化:有缓解-复发病史和 CNS 多数病变的体征。

(3)维生素 E 缺乏:可引起共济失调,应查血清维生素 E 水平。

(4)共济失调-毛细血管扩张症:儿童期起病小脑性共济失调,特征性结合膜毛细血管扩张。

(六)治疗

无特效治疗,对轻症给予支持疗法和功能锻炼,矫形手术(如肌腱切断术)可纠正足部畸形。较常见的死因为心肌病变。在出现症状5年内不能独立行走,10~20年卧床不起,平均患病期为25年,平均死亡年龄为35岁。

二、脊髓小脑性共济失调(SCA)

(一)概述

1.概念

SCA 是遗传性共济失调的主要类型。

2.特点

成年期发病,为常染色体显性遗传和共济失调,并以连续数代中发病年龄提前和病情加重(遗传早现)为表现。

3.分类

Harding 根据有无眼肌麻痹、锥体外系症状及视网膜色素变性归纳为 3 组 10 个亚型,即 ADCA Ⅰ 型(SCA1－4,SCA8)、ADCA Ⅱ 型(SCA7)和 ADCA Ⅲ 型(SCA5,SCA6,SCA10),SCA9 因基因位点未被确定而不属于以上任意一型。这为临床患者及家系的基因诊断提供了线索,SCA 的发病与种族有关,SCA1－2 在意大利、英国多见,中国、德国和葡萄牙以 SCA3 最常见。

(二)病因及发病机制

常染色体显性遗传的脊髓小脑性共济失调具有遗传异质性,最具特征性的基因缺陷是扩增的 CAG 三核苷酸重复编码多聚谷氨酰胺通道,该通道在功能不明蛋白和神经末梢上发现的 P/Q 型钙通道 á1A 亚单位上;其他类型突变包括 CTG 三核苷酸(SCA8)和 ATTCT 五核苷酸(SCA10)重复序列扩增,这种扩增片段的大小与疾病严重性有关。

SCA 是由相应的基因外显子 CAG 拷贝数异常扩增产生多聚谷氨酰胺所致(SCA8 除外)。每一个 SCA 亚型的基因位于不同的染色体,其基因大小及突变部位均不相同。

SCA 有共同的突变机制造成 SCA 各亚型的临床表现雷同。然而,SCA 各亚型的临床表现仍有差异,有的伴有眼肌麻痹,有的伴有视网膜色素变性,提示除多聚谷氨酰胺毒性作用之外,还有其他因素参与发病。

(三)病理

SCA 共同的病理改变是小脑、脑干和脊髓变性和萎缩,但各亚型各有特点,例如,SCA1 主要是小脑、脑干的神经元丢失,脊髓小脑束和后索受损,很少累及黑质、基底节及脊髓前角细胞;SCA2 以下橄榄核、脑桥和小脑损害为重;SCA3 主要损害脑桥和脊髓小脑束;SCA7 的特征是视网膜神经细胞变性。

(四)临床表现

SCA 是高度遗传异质性疾病,各亚型的症状相似,交替重叠。SCA 典型表现是遗传早现现象,表现为同一家系发病年龄逐代提前,症状逐代加重。

1.共同临床表现

(1)发病年龄:30～40 岁,也有儿童期及 70 岁起病者。

(2)病程:隐袭起病,缓慢进展。

(3)主要症状:首发症状多为下肢共济失调,走路摇晃,突然跌倒,继而双手笨拙及意向性震颤,可见眼震、眼球慢扫视运动阳性、发音困难、痴呆和远端肌萎缩。

(4)体格检查:肌张力障碍,腱反射亢进,病理反射阳性,呈痉挛步态,震颤觉和本体感觉丧失。

(5)后期表现:起病后 10～20 年患者不能行走。

2.各亚型表现

除上述共同症状和体征外,各亚型各自的特点构成不同的疾病。

(1)SCA1 的眼肌麻痹,尤其上视不能较突出。

(2)SCA2 的上肢腱反射减弱或消失,眼球慢扫视运动较明显。

(3)SCA3 肌萎缩,面肌及舌肌纤颤,眼睑退缩形成凸眼。

(4)SCA5 病情进展非常缓慢,症状也较轻。

(5)SCA6 早期大腿肌肉痉挛,下眼睑震颤,复视和位置性眩晕。

(6)SCA7 的视力减退或丧失,视网膜色素变性,心脏损害较突出。

(7)SCA8 常有发音困难。

(8)SCA10 的纯小脑征和癫痫发作。

(五)辅助检查

(1)CT 或 MRI:小脑和脑干萎缩,尤其是小脑萎缩明显,有时脑干萎缩。

(2)脑干诱发电位可异常,肌电图可见周围神经损害。

(3)脑脊液正常。

(4)确诊及区分亚型可用外周血白细胞进行 PCR 分析,检测相应基因 CAG 扩增情况,证明 SCA 的基因缺陷。

(六)诊断及鉴别诊断

1.诊断

根据典型的共性症状,结合 MRI 检查发现小脑、脑干萎缩,排除其他累及小脑和脑干的变性病即可确诊。虽然各亚型具有特征性症状,但临床上仅根据症状、体征确诊为某一亚型仍不准确(SCA7 除外),均应进行基因诊断,用 PCR 方法可准确判断其亚型及 CAG 扩增次数。

2.鉴别诊断

鉴别 Friedreich 型共济失调与多发性硬化、CJD 及感染引起的共济失调。

(七)治疗

尚无特效治疗,对症治疗可缓解症状。

(1)药物治疗:左旋多巴可缓解强直等锥体外系症状;氯苯胺丁酸可减轻痉挛;金刚烷胺改善共济失调;毒扁豆碱或胞磷胆碱促进乙酰胆碱合成,减轻走路摇晃、眼球震颤等;共济失调伴肌阵挛首选氯硝西泮;试用神经营养药,如 ATP、辅酶 A、肌苷和 B 族维生素。

(2)手术治疗:可行视丘毁损术。

(3)物理治疗、康复训练及功能锻炼可能有益。

(唐智勇)

第十五章

神经内科疾病的介入治疗

第一节　颈动脉颅内段狭窄的介入治疗

在全球范围内,颅内大动脉(颈内动脉和椎动脉颅内段、大脑中动脉和基底动脉)粥样硬化性病变是缺血性脑卒中常见的原因之一。在白种人中颅内粥样硬化性病变导致的缺血性脑卒中占脑卒中总数的 8%～10%,而在中国和其他亚洲国家人群中,30%～50%的缺血性脑卒中是由颅内动脉粥样硬化性病变引起的。与颅外动脉粥样硬化相比,颅内动脉粥样硬化的自然史还不明确。虽然晚近的随机对照 SAMMPRIS(Stenting versus Aggressive Medical Therapy for Intracranial Arterial Stenosis)研究结果表明,强化的药物治疗在预防颅内血管狭窄所导致的缺血性脑卒中的功效上优于 Winspan 支架系统,但因该试验存在诸多不合理因素,故颅内支架置入与强化的药物治疗在预防缺血性脑卒中的整体疗效仍有待于进一步研究。本章节就前循环颅内支架置入术及其相关的知识作系统阐述。

一、颅内动脉粥样硬化狭窄介入治疗的适应证

(一)颅内动脉狭窄介入治疗适应证

近年来,除了提前终止的 SAMMPRIS 试验外,还没有其他大型的临床随机双盲对照试验支持血管内治疗对颅内动脉粥样硬化性狭窄更有效,且国内外介入指南没来得及更新,目前,最近的推荐指征仅仅参考 2010 年 AHA/ASA《缺血性脑卒中和短暂性脑缺血发作预防指南》。

各国相关指南均强调血管重建术对治疗有症状性颅内动脉粥样硬化性狭窄的有效性还不明确,其适应证方面除了一致强调血管重建术仅针对症状性颅内动脉粥样硬化性狭窄外,还有一些细微差异,包括:就其狭窄程度而言,2006 年 AHA/ASA 指南强调只有影响血流动力学的颅内动脉狭窄才考虑血管内治疗,2010 年 AHA/ASA 指南却把狭窄程度放宽至 50%～99%,而2008 年欧洲卒中组织(ESO)指南和 2010 年中国指南推荐中没有对狭窄程度做明确的限定;另外,2006 年 AHA/ASA 指南强调患者在接受内科药物优化治疗失败后才可以考虑血管内治疗,而其他指南并没有强调此推荐意见。

因为颅内动脉血管内治疗具有较高的并发症发生率,也不清楚患者是否真正获益,尽管各国指南明确颅内动脉粥样硬化性狭窄血管内治疗应用方向,但是未能提供明确的细则。临床中应该对颅内动脉粥样硬化患者实施严格的危险评估,重视内科药物优化治疗。有条件的医疗机构

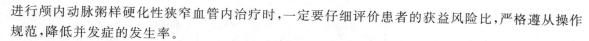

进行颅内动脉粥样硬化性狭窄血管内治疗时,一定要仔细评价患者的获益风险比,严格遵从操作规范,降低并发症的发生率。

根据各国指南推荐,现将颈内动脉颅内段介入治疗适应证总结如下。

(1)症状性颅内动脉粥样硬化性狭窄(50%~99%)的患者在接受内科药物优化治疗失败后,可考虑血管成形术和/或支架置入术。

(2)无症状性颅内动脉粥样硬化性狭窄属于低危病变,不推荐介入治疗。

(二)颅内动脉狭窄介入治疗禁忌证

(1)不能接受或耐受抗血小板或抗凝药物治疗。

(2)严重钙化病变。

(3)因血管扭曲或变异而使导管等介入输送系统难以安全通过。

二、颅内血管成形和支架置入术操作要点

(一)颅内血管成形和支架置入术的术前准备

1.术前检查与评估

(1)术前详细询问病史,完善全身体检和神经系统检查。

(2)完善血液学检查(全血细胞计数、肌酐、PT和部分凝血活酶时间),心电图检查,脑CT和MRI,脑血管学检查(CTA、MRA或者DSA)。

(3)完善脑血流量检查,如氙-CT、SPECT、PET,以证实有脑低血流动力学区域。

2.抗血小板药物

为了减少手术过程中血栓形成引起的脑血管事件的危险性,至少术前3 d开始给予阿司匹林100 mg/d,波立维75 mg/d;若急诊手术,需要术前1 d或者至少术前5 h前口服负荷剂量,即波立维300 mg、阿司匹林300 mg,顿服。而SAMMPRIS研究中,除了给予阿司匹林外,应联合波立维75 mg/d,至少5 d或术前6~24 h口服负荷剂量600 mg,但这不一定适合中国人群。

3.颅内血管介入治疗的时机选择

华法林-阿司匹林症状性颅内动脉病变(WASID)试验提示颅内动脉粥样硬化性狭窄患者在首次缺血事件30 d内易再次发生缺血性脑卒中。因此,为更大程度的获益,血管内治疗应该更早或应该在首次缺血事件后数天内进行。然而,与亚急性或慢性期缺血性脑卒中患者相比,超急性期或急性期患者更易发生与血管成形术相关的并发症。因此,对于症状性颅内动脉粥样硬化性狭窄的患者来说,血管内介入时机的把握很难,同时也非常关键。有症状椎动脉或颅内动脉粥样硬化性疾病支架置入术(SSYLVIA)研究中,术前6周内的缺血性脑卒中患者被排除。而在最近在一项Wingspan研究中,发生缺血性脑卒中7 d后的患者才考虑行颅内支架置入术。

上述两项研究并未能确定最佳介入时间,早期介入治疗或许能预防缺血事件发作,而延迟介入时间却可能减少操作相关并发症的发生。因此,还需要前瞻性随机临床试验来进一步明确最佳介入时间。

4.术中事项的准备

(1)建立两条外周静脉通道。

(2)留置导尿管。

(3)除服药之外,术前6 h禁食。

(4)术前在导管室备用所有必备的介入器材。

（二）麻醉

尽管 SAMMPRIS 研究采用全麻方式，但还没有证据支持颅内动脉血管内治疗在局麻还是在全麻下操作更好，但目前大部分操作者更倾向于采用局麻方式。尽管颅内动脉球囊或支架成形术都可以在全麻或局麻下进行，但各有优、缺点。全麻下行血管成形术可以最大限度减少动作伪影和节约操作时间，但最大的不利就是不能观察或监测新发的神经系统体征，局麻却可弥补这方面的不足。但局麻的缺点就是不能控制术中的动作伪影和减缓患者术中的恐惧。另外，考虑到基底动脉球囊成形术可致穿支血管闭塞或短暂意识丧失、呼吸暂停，故此部位病变的血管重建在全麻下进行可能更为合理。

（三）治疗通路的建立

发生颅内动脉粥样硬化的患者常常合并颅外血管病变。有关路径技术的详细描述和复杂情况的技术要点，可以参照有关章节。

1.穿刺置鞘和造影

其过程包括将患者安置于造影台上接受局麻或全麻；评估和标记足背动脉和腘动脉；对双侧腹股沟区进行消毒、铺巾，然后局部浸润局麻；在股动脉内留置鞘（6 F）。通过诊断导管进行全脑造影。在介入治疗前需要进行路径血管（颈动脉颅外段）造影和颅内血管后前位和侧位成像。

颈动脉的检测对导引导管的选择很有必要，另外也可以评价动脉粥样硬化病变的部位和性质。在介入治疗前后需要进行颅内血管成像比较，评估是否发生局部血栓形成或者栓子脱落事件。

2.肝素化

因导引导管到位后导致血流缓慢及微导丝、球囊或支架在病变血管内的操作都可诱发血栓栓子并发症，故一般经静脉给予负荷剂量的肝素（70 U/kg），5 min 后从鞘内抽取 5 mL 血标本用来测定活化凝血时间（activated clotting time，ACT）。只有当肝素化发挥作用后（一般在静脉推注肝素 5 min 后或 ACT 处于目标范围时），导引导管才能留置在颈内动脉内。操作期间 ACT 应保持在 250～300 s 范围内。对于持续数小时操作的病例，就需要追加肝素。

术中备用鱼精蛋白。将已抽取能中和全部肝素的鱼精蛋白的注射器放置在操作台上，以便当患者并发出血时，术者能及时得到。每中和 1 000 U 肝素需鱼精蛋白 10 mg。

3.导引导管选择

操作者一般喜欢自己较熟悉的一种或两种导引导管，但选择更多依赖于患者和病变血管的特征。不同导管具有不同的性能。

（1）Neuron 颅内径路系统（PenumbraInc.，San Leandro，CA）的优点是非常柔软和易通过，能置入颈内动脉或椎动脉颅内远端；缺点是稳定性和支撑性不如其他导管，仅仅远处头端不透射线，主体部分在透视下很难看到。

（2）Guider Softip XF 导引导管（Boston Scientific，Natick，MA）的优点是柔软，头端对血管壁损伤小，在小而迂曲的血管中不容易发生血管痉挛和夹层形成；缺点是支撑力相对稍差，当血管扭曲时，容易掉入主动脉弓内。

（3）Envoy 导管（Cordis Neurovascular，Miami Lakes，FL）的优点是相对较硬，在迂曲和血管内径较大的血管中能提供更好的支撑力。缺点是相对较硬，头端较锐利。

除了选择合适类型的导引导管外，还应根据病变特征、患者身高等因素考虑导管的长度和直径。在传递 Wingspan 支架系统时，应该选择 90 cm 长的导引导管。大部分病例采用 6 F 外径的导引导管。血管管径小且侧支循环很少的情况下,有时得选择 5 F 的导引导管。比如,对侧椎动脉未发育,在同侧较细的椎动脉操作时,选择 5 F 外径导引导管较为合适。但其缺点是导引导管内径空间有限,容纳微导管或球囊后就很难完成血管造影。

导管头端形态的选择往往要根据病变的特点决定。直头导引导管一般用在相对较直的或能通过的迂曲血管,如用于椎动脉介入的首选。当导引导管头端位置在血管迂曲部位时,可以使用弯头导管。弯头导管比直头导管更容易通过主动脉弓。

4.导引导管到位技术

(1)直接导航技术:在非迂曲、无动脉粥样硬化的血管中可采用直接导航技术。通过 0.889 mm 或 0.965 mm 亲水涂层导丝直接将弯头导引导管缓慢输送至颈动脉。

(2)交换技术:在迂曲的、伴有动脉粥样硬化斑块或纤维肌性发育不良的患者中采用。这种技术可以减少对颈动脉血管壁的损害,特别是对血管起始部。通过 0.889 mm 泥鳅导丝或 stiff 交换导丝(260 cm 或 300 cm)将 5 F 造影导管输送至颈动脉中上段。在路图下将交换导丝的头端小心地送至颈外动脉远端粗且相对较直的分支。缓慢撤出造影导管的同时,在透视下交换导丝的头端应保证不发生移动。用以肝素水浸湿的纱布小心缓慢地擦湿留在患者体外的亲水涂层导丝。同样在透视下保持交换导丝头端不动,通过交换导丝将导引导管输送至颈总动脉上段。

相对于其他颅内介入操作而言,导引导管的支撑作用在颅内血管成形术中显得尤为重要。球囊和支架相对较硬,不容易通过,这些装置向前输送时可能对导引导管产生较大的后坐力,使导引导管位置发生变化甚至会滑入主动脉弓内。因此,在导引导管的选择和位置摆放方面就应该仔细推敲。

在路图下通过亲水导丝将导引导管送至颈内动脉尽可能远的位置。导引导管处于较高的位置可增加导管稳定性,同时有助于微导管和微导丝在其内部的操控性。在无迂曲且无病变的颈动脉系统,我们推荐将导引导管的头端置于颈内动脉 C_2 垂直段;如果颈内动脉 C_1 段极度迂曲,导引导管的头端更适合摆放在迂曲血管的近端;如果是相对迂曲,可以借助于相对较硬的亲水导丝将迂曲血管拉直,然后将导引导管跟进摆放。

一旦导引导管成功到位,需要在透视下通过导引导管冒烟以检测其头端附近血管的结构是否发生变化,如是否并发血管痉挛和夹层形成。若因为导管头端刺激血管壁导致血管发生痉挛和血流缓慢,应缓慢回撤导管头端数毫米,等待血流恢复后再进行操作。导管头端会随着每一次心脏跳动上下滑动和摩擦血管壁,在摆放导管时需要考虑到这一点。

5.导引导管灌洗

一般采用肝素生理盐水(每 500 mL 生理盐水中加 5 000 U 肝素)导管内持续灌注,这对于防止导管内血栓形成很重要。在整个操作过程中,应密切观察并保证导引导管内无血栓或气泡。

6.防止导引导管诱发的血管痉挛

当严重的血管痉挛发生时,缓慢回撤导管至血管下段。尽可能保持导管头端远离血管迂曲部位。使用型号更小的导引导管可以降低血管痉挛的发生率。使用软头的导引导管,如 Guider Softip XF 导引导管(Boston Scientific,Natick,MA)可减少导管对血管壁的刺激。导引导管内衬填充器,比如 Northstar Lumax Flex Catheter(Cook,Inc.,Bloomington,IN)有益于防止血管痉挛的发生。当发生血管痉挛时,可于动脉内注射硝酸甘油(每次 30 mg),但缺点是可能导致低血压和头痛。

(四)球囊扩张和支架置入

一旦导引导管成功到位,应该选择一个便于操作的操作像位或工作像位。操作像位应在高倍放大状态,并能很清晰地识别病变部位、远处血管以及导引导管的头端。在特定的情况下,如当血管次全闭塞或途径极度迂曲时,可通过长的交换导丝将微导管输送并越过颅内狭窄病变。采用微导管交换的目的是便于顺利地将微导丝送至病变的远处血管,以建立一条无创、快捷通道。当微导丝到位后移除微导管,顺着微导丝将球囊输送至狭窄位置,准确定位,缓慢释放。非闭塞或不使用 Wingspan 系统时,多数情况下不采用微导管交换技术。若需要采用支架置入术,先将预扩球囊退出,后将自膨式支架或球扩式支架输送至病变部位,准确定位后释放。

1.操作器材的选择

颅内血管成形术必备材料包括交换导丝、微导管和球囊。Gateway PTA 球囊导管和 Wingspan 支架系统(波士顿科学公司)是专门为颅内而设计的球囊和支架。该系统的应用也得到伦理委员会的许可。

(1)微导丝的选择:微导丝的选择需要考虑其可视性和可控性。这两大性能对颅内血管成形术尤为重要。其头端相对较软,可以降低远处血管痉挛和血管穿通的发生率。Transend 微导丝具较好的可控性,其头端在透视下有较高可视性。但病变复杂程度不高,可不采用微导管交换技术而直接使用快速交换球囊和/或球扩式支架,此时可使用更容易操控的较短的微导丝,如 BMW 或 PT Graphix 微导丝(波士顿科学公司)。

(2)微导管的选择:一般的微导管均能满足操作需要,常用的微导管有 Prowler 14(Cordis, Miami,FL)和 Echelon-10(ev3,Irvine,CA)。

(3)球囊的选择:一般选用具有较强膨胀力的非顺应性球囊。目前市场上可供选择的颅内球囊包括 Gateway PTA 球囊(波士顿科学公司),Maverick2 Monorail 球囊(波士顿科学公司),非顺应性 Ranger 球囊(波士顿科学公司)和非顺应性 Raptor 球囊(Cordis,Miami,FL)。一般要求其直径略小于临近正常血管的直径,球囊的膨胀直径和长度则取决于临近正常血管的直径和病灶的长度,一般选择直径在 2.0～4.0 mm,长度在 9～20 mm 的球囊。

(4)支架的选择:用于颅内的支架包括球扩支架和自膨式支架。球扩支架相对较直,有时很难通过迂曲的血管,在颅内血管实际使用中可能会存在一些问题。更重要的是,颅内动脉悬浮在脑脊液中,周围缺少像冠状动脉一样的纤维结缔组织,球扩支架在释放过程中难免会导致夹层形成和穿通。所以一些文献报道使用球扩支架具有相对高的并发症。然而,仅在中国市场使用的 Apollo 支架(上海微创医疗器械有限公司)是一种专门用于颅内动脉的球扩式支架,相对于其他冠脉球扩支架来说更软,通过性更好。虽在国内一些机构使用了多年,并未发现由此引起的并发症高于自膨式支架。2009 年,Groschel 等对 2008 年 4 月以前发表的有关颅内动脉粥样硬化支架成形术的文献进行临床和影像结果(31 个研究 1 177 次手术操作)分析发现,无论使用球扩支架还是自膨式支架,围术期并发症的发生率并无差别。

2.球囊血管成形术

用单纯球囊成形术治疗症状性颅内动脉狭窄是一种不错的选择。这里仅描述冠脉球囊的操作技术。

现代 PTA 技术是指把球囊导管装置放置在动脉阻塞或狭窄部位,以较高的压力膨胀球囊,扩张血管,消除狭窄,使血流通过量增加,从而改善脑灌注状态。PTA 的原理是球囊充胀的压力造成狭窄区血管壁内、中膜局限性撕裂。血管壁特别是中膜过度伸展和动脉粥样斑断裂,从而导致血管壁张力减小和血管内径扩大。颅内动脉血管成形术的目的是纠正动脉狭窄所引起的血流动力学紊乱,减少血栓形成的机会,保证颅内血流供应。

Maverick2 和 Monorail 球囊需求的导引导管直径≥6 F、长度≤90 cm。Maverick2 经皮冠状动脉腔内成形术(PTCA)扩张导管系一种快速交换球囊导管,导管末端附近装有一只球囊。导管末端部分为同轴双腔设计。外层管腔用于球囊膨胀处理,而导引钢丝腔则允许导引钢丝(直径≤0.36 mm)将导管推送至需要扩张的狭窄部位。在建议的压力下,球囊提供一个预先设计的直径和长度以实现膨胀扩张。导管包括一个锥形末端,以便将导管推进至狭窄部分。在 X 线透视下,附在导管上不透射线标记环有助于判断导管球囊部分的位置。

所选球囊的直径一般不超过参考直径的 80%,以便使血管扩张幅度不超过病变近端和远端的血管直径;如果病变血管的近端和远端有不同的正常参考直径,应该依据两者最小直径来选择球囊直径;如果指定的球囊导管无法穿过狭窄部位,应使用直径更小的球囊导管对病变部位进行预扩张处理,以便尺寸更为适合的球囊导管通过。所选球囊必须完全覆盖病变,其长度可以接近或稍长于病变长度。

操作前应做充分的准备。对球囊导管进行灌洗和充盈操作。使用肝素化的生理盐水按 1∶1 的比例稀释处理对比剂。将 3 mL 对比剂吸入一支 10 mL 注射器内。只能使用适当的球囊充盈介质。切勿使用空气或任何气体介质充盈球囊。手持装有对比剂的注射器连接球囊端口进行吸气操作,切记不能预先膨胀球囊。确定扩张导管球囊端口和充盈器械连接处的对比剂均为明显的弯液面。将充盈器械与球囊扩张导管的球囊端口牢固地连接起来。

将 6 F 导引导管头端送至颈内动脉颅外段稍远处。在路图指引下将直径为 0.036 cm、长为 182 cm,头端柔软的微导丝沿着导引导管小心通过动脉狭窄部位并使其头端置于合适位置,微导丝头端位置因狭窄部位不同而不同,例如,大脑中动脉 M1 段狭窄微导丝头端应置于 M2 段,颈内动脉颅内段狭窄微导丝头端应在大脑中动脉 M1 段。沿导丝将所选球囊置入狭窄段的中央部,如果狭窄直径小于输送球囊的导管外径,使用小球囊进行预扩以使所选球囊容易通过,造影观察定位后给予 506.6～1 013.3 kPa 压力缓慢扩张球囊 10～50 s,根据病灶的情况可以重复扩张 2～3 次,解除压力使球囊回缩,但仍留置在原处,随即造影复查血管扩张情况,以确定是否需要额外扩张。若扩张效果满意,则退出球囊,再次造影评价残余动脉狭窄的程度。

3.球扩式支架置入术

在国内,目前采用的球扩支架多为 Apollo 支架。在路图下,经 0.889 mm 泥鳅导丝插入 6 F 导引导管,将头端置于颈内动脉的 C_1 段的远端。导丝定位与 PTA 相同。一般应先在正侧位下做路图,清晰显示脉络膜动脉,以避免微导丝进入脉络膜动脉或其他较小的皮质分支。当微导丝接近 MCA 主干时改正位像路图。建议将导丝放置于 MCA 的下干中,这样导丝的支撑力较强,也相对安全。

将支架输送系统沿着微导丝放置在跨狭窄位置。造影定位后,在透视下,以 405.3～608.0 kPa 压力缓慢加压扩张球囊,使支架缓慢展开到预定直径。然后给球囊减压,使支架与球囊脱离,即刻造影,了解支架形态。若支架展开的形态欠佳或者残余狭窄>50%,可再次扩张球囊。将球囊导管撤至导引导管内,进行血管造影复查,若无异常则撤出球囊、导丝和导引导管。颅内动脉狭窄支架成形术成功标准:复查造影显示前向血流良好,残余狭窄≤50%。

4.Wingspan 系统操作技术

带有 Gateway PTA 球囊导管的 Wingspan 系统已得到 FDA 人道主义豁免。这套系统专门用于治疗症状性颅内动脉粥样硬化性狭窄(狭窄≥50%)且内科药物治疗无效的患者。

Gateway 是在 Maverick 球囊导管的基础上改良形成的,球囊有硅树脂涂层,导管外涂有亲水涂层,这可减少操作过程中出现的摩擦力。导管末端逐渐变细,便于将导管输送抵达和穿过狭窄部位。球囊末端的标记带可指导在 X 线透视下方便导管球囊的定位。Gateway 球囊扩张的原则与 Maverick2 和 Monorail 球囊相同。

Wingspan 支架是两端(远端和近端)带有 4 个不透 X 线标记带的自膨式镍钛支架。其设计类似 Neuroform 支架(Boston Scientific,Natick,MA),带有预装支架的递送导管(由内管和外管组成)。

支架的长度应至少比病变部位长 6 mm,以便支架的两端均比病变部位至少延伸 3 mm。所选支架的直径应等于或稍大于正常参考直径,例如,4.0 mm 直径的支架适合放置于 4.0 mm 参考直径血管内;而对于 4.1 mm 参考直径的血管,应选择 4.5 mm 直径的支架。支架释放后,2.5 mm支架可能会短缩2.4%,4.5 mm支架可能会短缩7.1%。

用无菌肝素化生理盐水冲洗输送系统内管管腔和外管,排除系统内的所有气体。将输送系统外管和输送系统内管的止血阀侧面端口与密封的加压无菌肝素化生理盐水冲洗管连接。

旋松输送系统外管的止血阀(外管锁定在输送系统内管上),轻轻回撤输送系统内管,以便双锥形末端的近端与外管的远端之间出现 1~2 mm 的缝隙,使盐水能从外管末端快速滴落。切勿用力过度或将内管末端留在输送系统内。旋紧环绕输送系统内管的输送系统外管上的止血阀,以便在推送 Wingspan 支架系统过程中将输送系统内管固定在位。

假如血管路径很好的话,可通过非交换微导丝直接将 Gateway 球囊送至病变部位。反之,可见通过微导管将交换导丝输送至颅内血管的远端,撤出微导管,通过交换导丝输送 Gateway 球囊;亦可使用更容易操控的相对较短的非交换导丝,比如,用 BMW 或 PT 微导丝将微导管送至病变的远端,在撤出非交换导丝后再通过微导管将交换导丝送至颅内血管的远端。

球囊导管灌洗后,通过微导丝将其送入导引导管内,在透视下将球囊导管头端标记送至导引导管的远端出口。在路图下,通过微导丝将球囊远端标记越过病变。通过导引导管造影准确定位球囊的位置。在透视下,以约 101.325 kPa/10 s 的速度缓慢扩张球囊至命名压。当球囊充分膨胀后,停留 10~20 s,紧接着回缩球囊。移开球囊之前进行导引导管造影。大部分病例单次预扩就足够。偶尔需要第二次预扩,有时需要更高的压力进行扩张(如 810.6 kPa)。

旋紧导引导管止血阀以防交换导丝头端发生移动,旋紧内管的旋转止血阀以防内管移动,通过交换导丝输送 Wingspan 系统的外管至导引导管止血阀,打开导引导管止血阀,在透视下输送外管并稍稍越过狭窄病变。在造影或路图下,通过支架远端和近端标记带进行准确定位。需要注意的是,传递系统只能通过抓握外管进行输送,这样可以避免误送内管而导致支架提前释放。另外,整个过程都必须注意微导丝头端的移动,必要时及时调整。旋松输送系统外管止血阀。右手握紧输送系统内管手柄并固定不动,左手继续轻微、缓慢地回撤输送系统外管手柄,在释放期间,不要试图改变支架位置。支架完全扩张后,旋紧输送系统外管止血阀,并轻轻退出 Wingspan 支架系统至导引导管内,通过导引导管造影了解支架位置、病变形态和有无对比剂外渗及远端血管有无栓塞发生等,最后撤出微导丝和导引导管。

5.颅内球囊成形和支架置入要点

(1)不要过分旋紧球囊导管体部的旋转止血阀。

(2)若球囊不能打开,立即更换另外一个。

（3）若球囊膨胀时产生瓜子效应（即扩张时来回滑动），采用适度牵拉球囊导管的方法来稳定球囊，以防止扩张时向远处滑动；另外，可更换更长的球囊。

（4）在迂曲的血管中，较硬导丝可能会引起导丝在 Wingspan 支架系统或 Gateway PTA 球囊导管内粘连。在这种情况下，首先要确认内管和外管是否得到充分的灌洗；如仍不成功，则使用柔软的导丝，并将导丝的松软部分置于支架内。

（5）若支架在释放时发生错位，可考虑放置第 2 个支架。

6.血管内治疗的目标

颅内动脉球囊或支架成形术的目的是治疗症状性动脉狭窄以改善供血脑组织灌注。关于颅内球囊或支架成形术后狭窄应该改善到什么程度目前还没有统一的目标。在 SSYLVIA 研究中，技术成功定义为术后残余狭窄≤30%。目前大部分文献定义技术成功为术后残余狭窄≤20%或术后残余狭窄≤30%，而更常见采用术后残余狭窄≤50%。技术成功合理的定义应是术后残余狭窄≤50%。

7.围术期间血压调控

大部分病例系列或研究没有提供如何监测和处理术前、术中和术后血压。对术后最佳的血压水平目前还没有达成共识。术后患者血压调控的个体差异较大。一些操作者认为在术后24～48 h 应将收缩压维持在 16.0～18.7 kPa(120～140 mmHg)，高血压患者使用静脉注射呋塞米甲尿啶，低血压患者采用等渗液体而尽量避免使用多巴胺。对于高灌注综合征患者，收缩压应低于 16.0 kPa(120 mmHg)。

8.术后处理

（1）完善神经系统检查。

（2）将患者安置在神经监护病房，每小时进行一次神经系统体检和腹股沟部位检查。

（3）抗血小板治疗：术后对于无阿司匹林过敏或者高出血风险的患者，剂量为 100 mg/d，长期口服。氯吡格雷 75 mg/d，持续至少 3 个月，也有达 6～12 个月的。

（4）若无并发症，大部分患者可在术后 1～2 d 出院。

9.颅内动脉血管内治疗注意要点

（1）操作者的经验和对患者的严格筛选非常关键。因为颅内动脉血管内治疗具有较高的并发症发生率，考虑行血管内治疗时，必须持相对谨慎的态度，应仔细评价他们的获益风险比；如果进行血管内治疗，必须由经验丰富的操作者来完成。

（2）在患者接受股动脉穿刺置鞘前，应备好所有必需的介入器材并放置在操作者身后的台面上以便操作者能快速得到。

（3）每一步结束后均应手推造影，来判断是否发生对比剂外渗、夹层形成、管腔内血栓发生和装置定位等。假如操作期间出现并发症，完整的造影资料有助于将并发症进行分类和处理。

（4）假如患者意识清醒，每一步操作完成后，都应进行简单的神经系统体检。

（5）应该避免球囊过度扩张，最好选择小直径而不是大直径的球囊。

三、颅内介入治疗围术期并发症的识别与处理

围术期颅内并发症的快速识别非常关键。假如手术期间患者的血压、心率和意识突然发生变化或者清醒的患者出现新发神经系统体征，需要立即完成以下几件事情：①立即对操作血管区域执行正位和侧位造影。②查找是否发生对比剂外渗、血管穿通、管腔内血栓以及对比剂在颅内

远处血管内滞留或者通过缓慢(提示栓子已进入多个细小分支等)。如果术后出现新发神经系统体征,应该立即完成头颅 CT 扫描;如有必要可考虑再次血管造影和动脉溶栓。如果血管造影和 CT 扫描仍不能解释神经系统体征变化,可考虑用 DWI 检查证实是否发生小缺血事件。下面详细介绍各种常见的并发症的识别和处理。

(一)血管破裂

血管破裂是颅内血管成形和支架置入术严重的术中并发症之一。Suh 等曾报道血管内治疗症状性颅内动脉狭窄过程中,导管刺破血管的发生率为 3%。

1.血管破裂的可能原因

(1)支架或球囊过大。

(2)球囊扩张压力过大,扩张得过快。

(3)颅内血管解剖学特点决定了在狭窄段置入支架或球囊并扩张释放后有潜在血管破裂的风险,因为颅内血管全部位于蛛网膜下腔,周围没有任何支撑组织,且管径小,加之长期动脉粥样硬化致血管本身结构不良,脆性增加,易于破裂。

(4)操作过程动作粗暴,推进导管和导丝的动作不当。例如,支架释放过程中导丝过度移动,导丝头端就有穿破皮质动脉的风险。

2.血管破裂的诊断

如果患者突然发生血压升高、心动过缓或者头痛出现,就应怀疑颅内出血的可能。立即进行血管造影,查看对比剂外渗情况。头颅 CT 表现为蛛网膜下腔出血。

3.处理措施

如果出血得到证实,采用的方法如下。

(1)用鱼精蛋白中和肝素,每 1 000 U 肝素需要 10 mg 鱼精蛋白,静脉推注。

(2)严格控制血压,或者输注血小板逆转抗血小板药物(主要针对阿昔单抗)。

(3)若发生血管破裂,即刻使用不可脱球囊于血管内封闭破裂点,如有必要可急诊行侧脑室引流或开颅修补破裂血管。

4.预防措施

在置入支架之前要准确测量狭窄程度,支架直径应等于或稍小于狭窄远端近段的正常血管直径,并且所选支架柔顺性要好。球囊支架释放时,扩张要谨慎,坚持用较低压力、缓慢、渐进的原则。在推进导管和导丝过程中,一定要在路图下进行,并不时检测正侧位影像,确定导管和导丝的位置适当;支架释放过程中注意观察导丝头端,尽量避免导丝突然、过度移动;另外操作者的小心谨慎也是十分重要的。

(二)斑块破裂、栓子脱落、远端栓塞

其可以发生在手术的各阶段,是术中和术后急性缺血性脑卒中发生的重要原因。

1.斑块破裂、栓子脱落、远端栓塞发生的原因

(1)输送导管、导丝及支架的操作方法不当。

(2)球囊扩张压力过大,时间过长。

(3)支架释放过程对斑块有切割、扩张作用。

(4)由于颅内血管球囊成形和支架置入术一般无法使用血管保护装置,增加了远端栓塞的风险。

2.斑块破裂、栓子脱落、远端栓塞的诊断

如果患者出现短暂性或者持续性新发的神经系统体征,需要对治疗血管进行重新造影评估,脑缺血事件可能为斑块破裂、栓子脱落、远端栓塞所致。

3.斑块破裂、栓子脱落、远端栓塞的处理措施

一旦发生远端栓塞并经造影证实,即刻在栓塞部位动脉内给予尿激酶或重组组织纤溶蛋白酶原激活剂(rt-PA)溶栓治疗。尿激酶用量为首先50万单位＋10 mL 生理盐水,造影检查若未通,则追加25万单位加10 mL 生理盐水,最大剂量150万单位。按0.85 mg/kg 给予 rt-PA。注意每30 min 复查造影1次,了解血管再通情况以及警惕继发出血的可能。术后予以抗脑水肿、维持正常动脉压和脑灌注压,以及肝素化治疗。

4.预防措施

术前规范给予阿司匹林、波立维;术中严密观察患者的神经系统体征和生命体征;规范操作,减少导管等对斑块的刺激;不断给肝素盐水冲管和排除空气,全身肝素化。

(三)血栓形成

在置入支架或球囊后急性或亚急性的血栓形成是急性神经功能缺失、再狭窄的重要因素。

1.血栓形成发生的原因

其发生原因有多种,主要与术中操作时间过长,操作过程中内膜损伤,支架贴壁不良,抗凝不充分,凝血系统被激活等因素有关。各种情况导致血小板在支架上和被损伤的内膜上沉积,形成血栓。

2.血栓形成的诊断

若术中或术后患者出现急性局灶性神经功能缺失,要考虑血栓形成,即刻行头颅 CT、MRA及 DSA 检查。一旦确定,即刻溶栓治疗并加强抗凝。

3.血栓形成的处理措施

(1)血小板Ⅱb/Ⅲa 抗体治疗(如阿昔单抗、埃替巴肽)。优点:强力的抗血小板药物,特别适用于血小板源性血栓形成,这是支架内血栓形成的最常见原因。缺点是因其半衰期相对较长,易增加颅内出血的风险。这种矛盾也是目前争论、研究的焦点。如果需要,有专家推荐用阿昔单抗而不是埃替巴肽,因为前者可以通过输注血小板进行逆转。阿昔单抗的用法为负荷剂量0.25 mg/kg,然后静脉推注10 μg/min,维持12 h。

(2)动脉溶栓(t-PA 或者尿激酶)。优点是半衰期短。缺点:疗效不如血小板Ⅱb/Ⅲa 抗体,也容易增加出血风险。

(3)对于术中急性血栓形成,也有人用导管吸取血栓。将导管插至血栓近端,再将导丝插至血栓近端,退出导管,进行导管交换。再插入的导管要选用大于8 F 的端孔导管,尖端呈截头状。将截头导管尖端与血栓接触后,拔去导丝,将装有肝素溶液的50 mL 注射器接在导管尾端,用力抽吸,新鲜的血栓可能被吸出。血栓被吸出时,注射器负压突然降低,血栓涌入肝素溶液。

4.预防措施

(1)熟练操作,尽量缩短手术时间。

(2)支架充分贴壁。

(3)插管前彻底冲洗导管、导丝(特别是用福尔马林浸泡消毒过的导管、导丝),且导管充满肝素溶液。因为甲醛(福尔马林中的溶质)能使蛋白凝固,若在导管、导丝上残留,则促使凝血块形成。术中不断注入肝素溶液冲管。

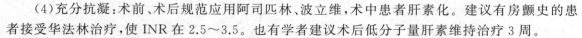

(4)充分抗凝：术前、术后规范应用阿司匹林、波立维，术中患者肝素化。建议有房颤史的患者接受华法林治疗，使 INR 在 2.5～3.5。也有学者建议术后低分子量肝素维持治疗 3 周。

(四)穿支动脉闭塞

颅内动脉尤其是 MCA 有许多穿支动脉向基底节区和脑干供血，而且这些动脉多为终末动脉，一旦闭塞可能引起严重的脑梗死。引起穿支动脉闭塞的因素有"除雪机"效应，即动脉粥样硬化斑在支架、球囊切割、挤压、扩张作用下出现移位，进入并阻塞了穿支动脉。颅内动脉粥样硬化常发生在血管分叉部或紧邻分支血管开口部，所以支架置入后支架本身的网状结构难免会压迫或覆盖穿支动脉开口。但是由于目前采用的球囊扩张支架的网孔都较大，编织支架的网丝较细，所以对于较重要的分支动脉(如豆纹动脉)影响不大。有研究表明，如果支架网丝覆盖穿支动脉开口 50%，穿支动脉会保持通畅。其他可能机制包括支架闭塞、支架内内膜的过度增生、分支动脉的痉挛等。

(五)再狭窄

再狭窄是颅内血管成形和支架置入术中值得关注的一个重要问题。在颅外动脉，由于管径较大，即使发生支架内狭窄，一般狭窄率较低，对血流动力学的影响较小，可以忽略不计。颅内动脉则不同，即使管径轻微的改变，也会引起血流动力学明显改变。Mori 等认为 PTA 术后脑卒中、再狭窄以及和操作有关的并发症的发生与病变的形态学特征有关，资料显示 Mori 分型中 A、B、C 型的 PTA 术后脑卒中率分别为 8%、26%、87%，1 年再狭窄率分别为 0、33%、100%。各研究报道的球扩支架置入术后再狭窄发生率有所不同，一项多中心、前瞻性研究报道，颅内动脉置入球扩金属裸支架半年后再狭窄率高达 32.4%，也有研究认为其再狭窄的发生率低，报道最低的为 7.5%。至于 Wingspan 支架系统，报道的一年后再狭窄发生率高达 30%。Grschel 等对影像学随访的 535 例支架置入的患者进行综述，发现自膨式支架术后再狭窄发生率高于球扩式支架(分别为 17.4% 和 13.8%)。尽管颅内血管成形和支架置入具有较高再狭窄率，但是大多数患者(约 61%)无症状，这可能与支架置入后血管扩张改善了脑供血有关。此外再狭窄速度缓慢，有足够的时间建立良好的侧支循环；同时尽管内膜过度增生，但新生的血管内膜较原有的粥样硬化斑块光滑，所以对血流动力学影响不大，症状不明显。

1.发生再狭窄的可能原因

(1)单纯球囊扩张术后再狭窄的主要原因是球囊扩张部位内膜纤维细胞增生。研究表明，PTA 是一种损伤血管壁成分的机械治疗方法，术后必然会引起一系列修复反应，这就成为再狭窄的病理学基础。PTA 的结局有两重性，内、中膜局限性撕裂造成血管腔的扩大，血流灌注得以恢复；同时内、中膜撕裂也成为纤维组织增生导致再狭窄的原因。再狭窄的其他原因包括血管壁的弹性回缩和原有病变的进展。

(2)支架置入过程中或多或少会损伤血管，引起平滑肌增殖、新生内膜化、内膜过度增生、血管重建，导致再狭窄。其他可能机制包括血栓形成、血管回缩等。再狭窄的危险因素包括糖尿病、支架置入血管管径小、术后残余狭窄 >30%。

2.支架内再狭窄的诊断

根据大多数文献报道，再狭窄定义为 DSA 显示支架内狭窄程度 >50% 或残余狭窄为 30%～50% 时采用病变血管管径绝对值减少 >20%。

3.支架内再狭窄的处理措施

目前大多数文献意见为当再狭窄程度 <70% 且无症状时，可继续随访观察；当再狭窄程

度≥70%或者有症状时,可考虑单纯血管成形或支架置入术。

4.支架内再狭窄的预防措施

(1)术中谨慎操作,尽量减少对血管的损伤,避免内膜过度增生。

(2)释放支架时尽量使支架充分展开,减少残余狭窄。

(3)术后规范抗凝、抗血小板治疗。

(4)糖尿病患者积极控制血糖水平。

(5)另外,药物洗脱支架用于颅内动脉狭窄治疗,正处于实验研究和探索阶段。国外对药物洗脱支架进行了一系列的动物实验及临床研究,证实它可以明显降低再狭窄的发生率。这种支架应用的药物有肝素、西罗莫司(雷帕霉素)、紫杉醇等。肝素化支架(Cordis 公司)可以在局部缓慢持久释放肝素的活性部分,充分发挥抗凝作用,降低支架内血栓形成率,同时可使修复后的动脉内膜更光滑。西罗莫司洗脱支架(CYPHER支架,Cordis 公司)可以使药物在 30 d 内缓慢释放 80%,在再狭窄高峰期抑制纤维组织增生和平滑肌细胞迁移及增殖,起到预防再狭窄的作用。在 RAVEL 临床试验中显示,与普通支架相比,西罗莫司支架明显降低再狭窄发生率。紫杉醇洗脱支架(TAXUS 支架,Boston 公司)通过长时间抑制血管内皮细胞增生达到预防再狭窄的作用。一个多中心、随机双盲、对照研究 TAXUS V 的结果显示,紫杉醇洗脱支架能显著降低糖尿病患者的再狭窄率。但是药物涂层支架还处于初步探索阶段,对于颅内血管的影响及是否存在神经毒性等问题亟待研究说明。此外有报道提出药物涂层支架有致过敏、迟发血栓形成等不良反应的病例。所以药物涂层支架在颅内动脉狭窄治疗上的应用需要进一步研究、积累经验及观察疗效。

(六)脑过度灌注综合征(hyperperfusion syndrome,HS)

过度灌注综合征的发生率不高,但一旦发生,其病死率和致残率较高。发病机制与长期低血流灌注导致的脑血管自动调节功能紊乱有关。因为脑动脉狭窄存在,为了维持正常脑血流,脑血管处于持续舒张状态,无法适应动脉狭窄解除后瞬间的高血流量。长期的缺血状态可导致血-脑屏障结构出现病理性改变,快速恢复正常的灌注压使同侧(偶尔在对侧)局部血流量较术前显著增高,超过脑组织代谢需求,血-脑屏障被破坏,血液成分渗入组织间隙,导致脑组织肿胀、小动脉纤维素样坏死以及脑出血。其临床症状多样,主要有严重的单侧头痛、面部和眼部疼痛、癫痫发作以及脑水肿和/或颅内出血引起的局灶性神经症状。HS 的危险因素有动脉狭窄严重(狭窄≥90%),侧支循环不完善,术中/术后高血压,抗凝治疗过量。

预防和处理措施:术前评估全面,包括侧支循环状况、脑血管反应性、脑血流动力学储备、凝血状态、血压水平。因为术前脑血管反应性(cerebrovascular reactivity,CVR)降低与术后 HS 的发生显著相关,是 HS 的独立危险因素,所以术前应用 TCD、SPECT 测定 CVR 非常重要。有条件时,术中 TCD 监测脑血流速度,评估支架释放后是否存在局部血流的过度灌注。术后即刻行 TCD、SPECT、MRI 灌注显像、PET 等检查,评价局部血流量。术中、术后充分控制血压,尤其术后血压应控制在 16.0/10.7 kPa(120/80 mmHg)以下,避免血压急剧上升。抗凝药物剂量适中。术后一旦出现异常情况,即刻行头颅 CT、MRI 灌注显像检查。有报道应用自由基清除剂治疗 HS,但疗效仍需进一步观察。HS 发生率虽低,但预后较差,应提高警惕,预防为主。

(七)支架移位

支架移位主要与支架的选择、扩张压力有关。选择的支架过小或扩张压力不足,使支架展开不充分,未完全贴壁,这时支架容易移位。另外在治疗串联病灶放置多个支架时,若先放置近端支架,那么在放置远端支架时可能会引起近端支架移位。

(八)血管痉挛

Purdy 和 Takis 等都报道过颅内动脉 PTA 术中或术后几分钟到几小时出现血管痉挛的病例。血管痉挛可以是无症状的,可自行好转。但也可以引起血流动力学变化(低灌注),或者局部血栓形成,从而导致缺血性脑卒中的严重后果。所以对于血管痉挛要予以重视,及早发现,及早治疗。

1.血管痉挛可能的原因

(1)颅内动脉处于蛛网膜下腔的脑脊液中,周围无软组织包绕、支撑,而且血管迂曲。所以导管、球囊等器材通过时,若操作不当、动作粗糙,或者球囊扩张时压力不适当,就容易导致动脉痉挛。

(2)PTA 可以造成内膜剥脱、动脉粥样斑块薄弱处破裂以及中膜扩张。因此在动脉扩张的位置上内膜损伤,导致血小板黏附聚集,释放 5-羟色胺或促凝血素,最终导致血管收缩。

(3)支架置入与 PTA 类似,多数与机械刺激有关。

2.血管痉挛的处理措施

一旦发生血管痉挛,撤出导管,一般痉挛即会解除。如果无效,可以即刻予以尼莫地平 10 mg,用静脉泵缓慢滴注;或者罂粟碱 30~60 mg,微导管内灌注。若仍不能缓解,可经导管缓慢推注 10 mL 25%的甘露醇。术后继续予以尼莫地平静脉滴注。重度的脑血管痉挛,常危及患者的生命,应保持呼吸道通畅,充分给氧,必要时行气管插管控制或辅助呼吸,对于烦躁不安者,予以镇静药、快速输入甘露醇液降颅压减轻脑水肿、维持血流动力学的稳定。

3.预防措施

在颅内动脉内避免使用头端较硬的球囊导管,在输送导管的过程中操作要柔和,若血管严重迂曲通过困难,宁可放弃也不要勉强进行。全身麻醉可降低血管痉挛的发生率。

(九)穿刺部位的并发症

穿刺部位的并发症主要有局部血肿、假性动脉瘤、动脉瘘、腹膜后血肿、动脉夹层、感染等。其危险因素包括鞘的尺寸较大、动脉严重钙化、穿刺位置过高、反复穿刺、血压水平、凝血状态等。

(十)导管扭结

7~8 F 导管最易扭结,特别是 S 型导管。一旦发现导管扭结,应立即停止插管,但不要急着退管,严格按常规定时用肝素溶液冲洗导管,同时在监视屏上确定导管打结的方向、结的松紧来确定解决方法。

若结扣较松可以利用可控导丝解结。将可控导丝的前端插到导管扭结的第 1 圈,导管可在可控导丝上后退,使结扣松解,然后推进导管,增大结扣,直到管尖完全脱出。在此过程中应注意:定时冲洗导管,防止导管栓塞;避免扭转的导管尖进入分支血管或刺破血管;尽量将扭结的导管退到较粗的血管处进行解结。若结扣较紧,无法解开,则考虑开颅手术取出。只要谨慎操作,紧密监视导管进程,注意插管长度,导管扭结是完全可以避免的。

(十一)导管及导丝折断

多见于操作动作粗暴、导管导丝质量存在问题。所以在术前必须认真检查,有任何一点软硬不均、表面不光滑或有皱褶痕迹,都应予以废弃。当预计插管要反复旋转操作时应选择强扭力导管及安全导丝。操作过程动作轻柔,忌粗暴拉扯。

一旦发生导管导丝折断,应尽快取出,避免严重的并发症。可以利用环圈导管套取断端:从导管前端伸出 1 个环圈,将折断的导丝、导管套入环内,收紧环圈,拉到周围血管,然后切开取出。环圈导管的外套管选择大号血管导管(10～12 F),环圈用细钢丝或小号导管(＜4 F),对折后送入外套管,从导管前端伸出后即形成环圈。若导管导丝折断位置较深,或无法用环圈取出,则考虑手术治疗。

(十二)导管栓塞

导管栓塞是插管过程中可能遇到的意外。所以插管成功后,必须先抽吸,待血液流出,再注射肝素溶液,以避免将导管内的血凝块推入血管。如果没有回血,决不容许盲目推注液体。可以用50 mL注射器与导管尾端接头相连,用力抽吸,一般新鲜血栓多可以吸出。

预防措施:①术前用肝素溶液彻底冲洗导管、导丝。②插管过程中,导丝头端要伸出导管尖端。③术中不断用肝素溶液冲洗。

（陈　力）

第二节　急性缺血性脑卒中的介入治疗

一、概述

急性缺血性脑卒中(急性脑梗死)是最常见的卒中类型,占全部脑卒中的 60％～80％。急性期的时间划分尚不统一,一般指发病后 2 周内。近年来研究显示我国住院急性脑梗死患者发病后 1 个月时病死率为 3.3％～5.2％,3 个月时病死率为 9％～9.6％,死亡/残疾率为 34.5％～37.1％,1 年病死率为 11.4％～15.4％,死亡/残疾率为 33.4％～44.6％。

局部脑缺血由中心坏死区及周围脑缺血半暗带组成。坏死区中脑细胞死亡,缺血半暗带由于存在侧支循环尚有大量存活的神经元。如果能在短时间内迅速恢复缺血半暗带血流,该区脑组织损伤是可逆的,神经细胞有可能存活并恢复功能。挽救缺血半暗带是急性脑梗死治疗的一个主要目的,恢复缺血脑组织的供血和对缺血脑组织实施保护是挽救缺血半暗带的两个基本治疗途径。

缺血半暗带具有动态的病理生理学过程。随着缺血时间的延长和严重程度的加重,中心坏死区越来越大,缺血半暗带越来越小。大部分缺血半暗带存活的时间仅有数小时,因此,急性脑梗死的治疗必须在发病早期进行。如果脑组织已经发生坏死,这部分脑组织的功能必然出现损害,以后所有的治疗方法都将无济于事,或只能让周围健存的脑组织进行有限的部分功能代偿。有效挽救缺血半暗带脑组织的治疗时间,称为治疗时间窗。如果血运重建的治疗方法超过其时间窗,则有可能无法有效挽救缺血脑组织,甚至可能因再灌损伤和继发脑出血而加重脑损伤。

二、临床表现

脑梗死的临床表现和受累的血管部位、范围、次数,原发病因和侧支循环,以及患者的年龄和伴发疾病等因素有关。下面介绍典型的神经系统表现。

脑梗死的主要临床表现可区分为前循环和后循环(或称颈动脉系统和椎基底动脉系统)症状。

(一)颈动脉系统脑梗死

主要表现为病变对侧肢体瘫痪或感觉障碍;主半球病变常伴不同程度的失语,非主半球病变可出现失用或认知障碍等高级皮质功能障碍。其他少见的临床表现包括意识障碍、共济失调及偏盲等。

(二)椎基底动脉系统脑梗死

累及枕叶可出现皮质盲、偏盲;累及颞叶内侧海马结构,可出现近记忆力下降;累及脑干或小脑可出现眩晕、复视、吞咽困难、霍纳综合征、双侧运动不能、交叉性感觉及运动障碍、共济失调等。累及脑干上行网状激活系统易出现意识障碍。

(三)腔隙性脑梗死

腔隙性脑梗死是指脑或脑干深部血管直径 $100\sim400~\mu m$ 的穿通动脉阻塞所引起的缺血性小梗死,直径为 0.2～1.5 cm,主要累及前脉络膜动脉、大脑中动脉、大脑后动脉或基底动脉的深穿支。腔隙性脑梗死临床表现以下列 4 种临床综合征常见:纯运动性轻偏瘫、纯感觉性卒中、轻偏瘫共济失调、构音障碍-手笨拙综合征。

不同病因引起的急性脑卒中的发病特点也有所不同。动脉粥样硬化性血栓性脑卒中常于安静状态下发病,大多数患者发病时无明显头痛和呕吐。发病较缓慢,多逐渐进展或呈阶段性进行;多与动脉粥样硬化有关,也可见于动脉炎、血液病等;意识清楚或轻度障碍;有颈内动脉系统和/或椎基底动脉系统症状和体征。而脑栓塞一般急性发病,在数秒或数分钟内到达高峰,多数无前驱症状;意识清楚或有短暂性意识障碍,大块血栓栓塞时可伴有病侧头痛、恶心和呕吐或意识障碍,偶尔有局部癫痫样表现;有颈动脉系统或椎基底动脉系统症状和体征。腔隙性脑梗死发病多由高血压动脉硬化所引起,呈急性或亚急性起病,多无意识障碍,临床神经症状较轻。

三、诊断

(一)卒中患者的急诊识别

分诊可以选择性使用多种脑卒中识别评分量,如辛辛那提院前脑卒中评分量表(CPSS),面、臂、言语测试评分(FAST)及急诊脑卒中识别评分量表(recognition of stroke in the emergency room scale,ROSIER)等,但重要的是使全体医护人员知晓并熟悉卒中绿色通道的启动标准和方案。

(二)急性缺血性脑卒中快速诊断标准

(1)急性起病。

(2)局灶神经功能缺损(一侧面部或肢体无力或麻木,有语言障碍等),少数为全面神经功能缺损。

(3)症状或体征持续时间不限(当影像学显示有责任缺血性病灶时),或持续 24 h 以上(当缺乏影像学责任病灶时)。

(4)排除非血管性病因。

(5)脑 CT/MRI 排除脑出血。

急诊接诊医师应在数分钟内完成简要的体格检查,配合必要的检验结果,快速建立初步诊断。急性缺血性脑卒中的诊断应包括如下 5 个步骤:①是否为脑卒中,排除非血管性疾病;②是否为缺血性脑卒中,进行脑 CT/MRI 检查排除出血性脑卒中;③卒中严重程度如何,根据神经功能缺损量表评估;④能否进行溶栓治疗,核对适应证和禁忌证;⑤病因分型,结合病史、临床表现、实验室检查、脑病变和血管病变等影像检查资料确定病因,参考 TOAST 标准:a.大动脉粥样硬化性卒中;b.心源性脑栓塞;c.小动脉闭塞性卒中;d.其他原因引发的缺血性卒中;e.原因不明的缺血性卒中。

(三)影像检查

有条件的医院除了 CT/MR 平扫外,应同时完善颈部和颅内 CTA 或 MRA(图 15-1),帮助明确脑梗死的诊断,初步判断有无大血管的病变,有助于血管再通治疗方案的确立。对超过时间窗的患者或醒后卒中患者可通过多模式影像学(CT 灌注成像或 MR 灌注成像),评估缺血半暗带的范围,可适当根据半暗带范围筛选血管再通病例,但应注意医疗资源的付出和患者收益成本效益比,坚持个体化的原则。

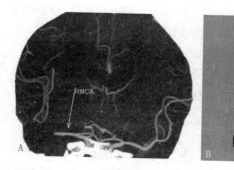

A.头颅 CTA 显示右侧大脑中动脉主干闭塞;B.右侧颈内动脉造影证实右侧大脑中动脉主干闭塞。

图 15-1 急性脑卒中

1.CT 检查

CT 平扫适用于发病 4.5 h 内可以完成静脉溶栓治疗的患者。一站式 CT 检查,包括 CT 平扫+CT 灌注成像(CT perfusion,CTP)+CT 血管成像(CT angiography,CTA),使用于延长血管再通治疗时间窗的患者。

急性脑梗死患者头颅 CT 平扫的典型征象:①岛带征,导带区(包括岛叶、最外囊和屏状核)灰白质界面消失、模糊,岛叶皮层密度与外囊一致;②大脑皮层脑沟(包括侧裂)消失或变窄,大范围脑沟变浅而密度不减小不是溶栓治疗的禁忌证;③大脑动脉环血管表现为节段性高密度影,高密度血管影与健侧正常血管影 CT 值之比>1.2 高度提示血栓形成。需鉴别血栓形成造成的血管高密度影与血管壁钙化或高红细胞容积血症所致的高密度影。

评估前循环大血管闭塞后核心梗死区范围最常用的标准是基于 CT 的 ASPECTS(alberta stroke program early CT Score):将正常大脑中动脉供血区的脑组织定为 10 分,每增加一个异常区域则减一分。ASPECTS<7 分提示预后较差。对于 ASPECTS≥6 分的前循环大血管闭塞的急性脑卒中患者血管内治疗获益明显。一站式 CT 检查图像解读包括以下几个方面:

(1)缺血核心:四种方法均可用于判别。①颈总动脉(CCA)原始图像显示低密度区域;②CTP 静脉期原始图像显示低密度区域;③脑血容量(CBV)参数图有明显低 CBV 区域;④CTA 原始图像显示低密度区域。

(2)缺血半暗带:尽管从实际定义讲缺血半暗带区域不包括良性灌注不足,但目前的影像学检查方法难于区分两者。所以目前仍沿用传统的不匹配模型判断缺血半暗带,导致其被高估。传统经典不匹配模型包括 CBF-CBV、MTT-CTA 原始图像、MTT-CTP 静脉期原始图像、CTP

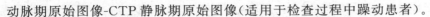

动脉期原始图像-CTP 静脉期原始图像(适用于检查过程中躁动患者)。

(3)责任血管评价:重点关注责任病灶供血血管有无闭塞、狭窄。

(4)血-脑屏障是否破坏:CT 平扫责任病灶区出现明显低密度影,CT 灌注微毛细血管参数图责任病灶区内显示异常。

2.MR 检查

MR 常规平扫包括 DWI、梯度回波(GRE)/SWI、时间飞跃法磁共振血管成像(TOF-MRA)序列,适用于选择常规治疗的患者,发病4.5 h之内可以完成静脉溶栓治疗的患者首选 CT 平扫。一站式 MR 检查包括 DWI、GRE/SWI、TOF MRA、MR 灌注成像(MR perfusion,MRP),适用于延长血管再通治疗时间窗的患者。

MR 检查的图像解读。①缺血核心区:DWI(b=1 000)和模-数转换器(ADC)参数图上分别表现为高信号区和低信号区;上述区域在 DWI(b=0)/T2WI 图像显示正常。②责任血管评估:重点关注责任病灶供血血管有无闭塞、狭窄。③血-脑屏障评估:DWI(b=0)或 T2WI 责任病灶区出现异常高信号影。④缺血半暗带:CBF 参数图异常区域(CBF 或 MTT 参数图)大于 DWI(b=1 000)和 ADC 参数图中异常区域时称之为错配阳性,大于的异常区域为缺血半暗带。

四、治疗原则

对于疑似脑卒中患者的院前处理关键是尽快送到医院,目的是尽快对适合血管再通治疗的急性脑梗死患者进行血管再通治疗。由于急性缺血性脑卒中治疗的时间窗窄,及时评估病情和作出诊断至关重要,医院应建立脑卒中诊治快速通道,尽可能优先处理和收治脑卒中患者。静脉溶栓是血管再通的首选方法,静脉溶栓或血管内治疗都应尽可能减少时间延误。推荐使用机械取栓治疗发病 6 h 内的急性前循环大血管闭塞性卒中,发病 4.5 h 内可在足量静脉溶栓基础上实施。如果有静脉溶栓禁忌,建议将机械取栓作为大血管闭塞的治疗方案。有机械取栓指征时应尽快实施,有静脉溶栓指征时,机械取栓不应妨碍静脉溶栓,静脉溶栓也不能延误机械取栓。实施血管内治疗前,尽量使用无创影像检查明确有无颅内大血管闭塞。机械取栓时,建议从就诊到股动脉穿刺的时间为 60~90 min,从就诊到血管再通的时间为 90~120 min。优先使用支架取栓装置进行机械取栓。机械取栓后,再通血管存在显著的狭窄,建议密切观察,如果 TICI 分级<2b 级,建议行血管内成形术。

五、介入治疗

最新发表的关于静脉溶栓治疗急性缺血性脑卒中随机对照研究的荟萃分析,进一步证实缺血性卒中发病 4.5 h 内静脉注射 rt-PA 溶栓可以获益,而且时间越早,获益越多。但由于静脉溶栓具有严格的时间窗限制,能够通过其获益的患者不到 3%,其治疗效果依然有巨大的优化空间。与对照组相比,静脉溶栓后 3~6 个月死亡率未明显降低,仍高达 17.9%,且 2/3 的患者依然遗留不同程度的残疾,尤其对合并有颅内大血管闭塞患者,其再通率低(13%~18%),因而临床效果欠佳。因此,国内外学者一直在探索对大血管闭塞性急性缺血性脑卒中患者的血管内治疗方法。

近年来随着介入材料和技术的发展,血管内治疗显著提高了闭塞血管再通率,延长了治疗时间窗,显示了良好的应用前景。血管内治疗包括动脉溶栓、机械取栓和急诊血管成形术。动脉溶栓通过微导管在血栓附近或穿过血栓直接给予溶栓药物,提高局部药物浓度,减少药物用量,降低颅内及全身出血风险,但该治疗方法时间长,且药物难以溶解某些栓子。机械取栓和急诊血管成形技术出现得相对较晚,其优点包括避免或减少溶栓药物的使用,对于大血管闭塞及心源性栓塞性卒中具有更高的血管再通率,成为重要的急性缺血性卒中的治疗手段。自2014年9月开始,一系列多中心、前瞻性、随机对照试验研究相继公布了较为一致的研究结果:在特殊筛选的急性缺血性脑卒中患者中,以机械取栓为主的血管内治疗可带来明确获益。

(一)适应证

(1)年龄18岁以上。

(2)大血管闭塞重症患者尽早实施血管内介入治疗。动脉溶栓:前循环闭塞发病时间在6 h以内,后循环大血管闭塞发病在24 h内。机械取栓:前循环闭塞发病时间在8 h以内,后循环大血管闭塞发病时间在24 h内。

(3)CT排除颅内出血、蛛网膜下腔出血。

(4)急性缺血性脑卒中,影像学检查证实为大血管闭塞;若无条件急诊行CTA/MRA,发病3 h内美国国立卫生研究院卒中量表(NIHSS)评分≥9分或发病6 h内NIHSS评分≥7分时,提示存在大血管闭塞。

(二)禁忌证

(1)若进行动脉溶栓,参考静脉溶栓禁忌证标准。

(2)活动性出血或已知有出血倾向。

(3)CT显示早期明确的前循环大面积梗死(超过大脑半球1/3)。

(4)血小板计数低于$100×10^9$/L。

(5)严重心、肝、肾功能不全或有严重糖尿病。

(6)近2周内进行过大型外科手术。

(7)近3周内有胃肠或泌尿系统出血。

(8)血糖水平<2.7 mmol/L或血糖水平>22.2 mmol/L。

(9)药物无法控制的严重高血压。

(10)预期生存期小于90 d。

(11)妊娠。

(三)治疗方法

1.患者准备及造影评估

患者取仰卧位,予以心电监护及吸氧。局部麻醉具有减少院内延误、能够在术中实时观察患者神经功能的优势,但对躁动患者的控制欠佳,可导致误吸风险加大。对于严重躁动、意识水平降低(格拉斯哥昏迷量表评分<8分)、呼吸道保护反射丧失、呼吸障碍的患者推荐使用全身麻醉。在急性期血管内介入治疗中,完整的DSA流程能够细致了解操作路径、病变位置、侧支代偿等重要信息。但大多数时候,考虑到血管再通疗效与救治时间存在高度依赖性,对于术前已行CTA或MRA明确血管病变部位的患者,可直接置入6 F或8 F导管鞘,将导引导管引致患者颈内动脉或椎动脉造影。

2.通路建立

取栓术中联合使用球囊导引导管和中间/抽吸导管有助于提高血管再通的效率和成功率。研究显示,应用球囊导引导管血管再通率较高,是临床预后良好的独立影响因素。使用中间导管辅助的Solumbra(Solitaire+Penumbra导管抽吸)技术能够明显提高机械取栓的成功率,尤其是大脑中动脉主干的闭塞。

3.合理选择血管再通的介入治疗模式

临床常用的介入治疗模式包括机械取栓、球囊成形、支架置入、动脉溶栓等。虽然国外研究中对于介入模式的选择大多倾向以支架型取栓装置为主的机械取栓,但我们必须注意到,这些研究的入组人群均以高加索人为主,而东、西方脑梗死患者的病因谱存在很大的差异。在真实世界中,有相当部分的患者采用单一的操作模式并不能达到良好再通。这就要求临床医师在实际工作中必须掌握多种治疗模式,根据患者的个体情况审慎选择,必要时联合使用。在此,我们分述各种常用介入开通模式。

(1)机械取栓:目前绝大多数观点认为在各个单一模式横向比较中,支架型取栓装置的再通率、患者获益情况等均明显好于其他单一治疗模式。而机械取栓从第一代的 Merci 装置、Penumbra 抽吸装置,到以 Solitaire 系统、Trevo 系统为代表的第二代支架样取栓装置获得了较大进展。尤其是 Solitaire 系统,经过 MR-CLEAN、ESCAPE、EXTRND-IA、SWIFT PRIME 等多项临床研究的反复验证,其临床效果获得公认,成为目前的临床首选。Solitaire 取栓支架及取栓示意图见图 15-2。

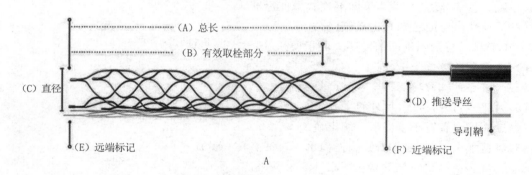

A

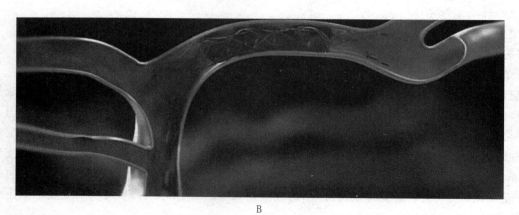

B

图 15-2　Solitaire 取栓支架及取栓示意图

Solitaire 支架操作方法如下:在 DSA 操作完成后,以超滑导丝尽可能将 6～8 F 导引导管置于离病变位置较近的目标血管,以增强支撑,如果路径较差可考虑加用以 Navien 等为代表的中间导管。导引导管到位后撤出导丝,以 0.356 mm 微导丝及取栓微导管在路图下通过闭塞段血管,回抽微导管见回血后,经微导管造影确认微导管位于闭塞病变以远的真腔内。排气后将 Solitaire 支架自 Y 形阀置入并于透视下送抵微导管头端。再次造影明确闭塞近端的具体位置后,缓慢回撤微导管至 Solitaire 支架完全打开。再次经导引导管造影观察评估闭塞再通及远端再灌注情况。无论再灌注是否达到改良脑梗死溶栓标准 (modified thrombolysis in cerebral infarction scale,mTICI) 2b 及以上,均应于目标血管内保留支架至少 5 min,以便支架与血栓充分贴合,后将 Solitaire 支架连同输送装置一并自导引导管撤出。回撤支架的同时用 50/60 mL 注射器自 Y 形阀末端持续抽吸以保持负压,待取出支架后,经导引导管回抽血液至血流通畅。部分情况下,单次回撤支架并不能完全解决闭塞病变,多数患者可能残留原位血栓或出现再闭塞。允许多次重复使用 Solitaire 支架,但使用同一支架一般不超过 3 次,且每次重复操作前应仔细检查支架情况,避免支架变形、断裂等造成医源性损伤。再通手术完成后,暂缓撤除导引导管、微导丝等辅助器械,观察 10~15 min,经导引导管复查血管造影,复评 mTICI 评分。如果效果满意,进一步撤除器械,缝合血管或加压包扎,结束手术。

除 Solitaire 系统外,FDA2012 年批准 Trevo 系统应用于介入再通治疗,REVIVESE 系统也已引入国内,目前已有小样本应用的报道。具体临床效果尚待更为系统的进一步评价。

(2) 球囊成形与支架置入:对于动脉粥样硬化性病变导致的原位血栓形成、血管夹层或颅内-颅外串联病变等机械取栓难度较大或不能获得理想再通的患者,球囊成形及支架置入可能是合理的选择。我们仅推荐对慎重选择的或经机械取栓后效果不佳的颅内血管闭塞患者行球囊成形及支架置入操作。颅外血管经评估后被认为存在严重动脉狭窄或血管夹层等可能,在有必要的情况下进行急诊支架置入术。在以支架治疗作为主要再通模式的手术操作中,如果术前未使用静脉溶栓,应注意及时、足量地加用抗血小板药物,一般常规需服用达到负荷剂量的抗血小板药物(阿司匹林 300 mg+氯吡格雷 300 mg),并在术后持续服用双联抗血小板,治疗至少 1 个月,之后根据经验或在血栓弹力图指导下长期口服 1 种抗血小板药物。但对于手术再通前接受静脉溶栓的患者而言,是否使用及如何使用抗血小板药物是近年争论的焦点之一。既往研究已多次明确证实,静脉使用 rt-PA 在 24 h 内再加用抗血小板治疗会显著提高出血风险。因此,对接受静脉溶栓的患者,急诊支架成形后,建议 24 h 后予以双抗治疗。

(3) 动脉溶栓:相对于静脉溶栓,动脉溶栓再通效果相对更好而出血概率基本一致,但操作原因可能导致溶栓时间延迟,且有存在介入相关并发症的风险。因此,在不具备取栓条件的中心可尝试使用。动脉溶栓的具体操作与取栓类似,在导引导管到位后,以 0.356 mm 微导丝携带微导管,尽可能将其置于闭塞位置附近或置入血栓内部,以恒定速度缓慢自微导管推注溶栓药物。目前的临床证据尚不能对动脉溶栓药物的具体剂量提出要求。在临床操作中,rt-PA 及尿激酶的使用剂量高度个体化,一般不超过静脉溶栓剂量的 1/3。操作过程中推荐每 10 min 经导引导管造影观察血管再通情况,以最小剂量达到再通目的。需要特别注意的是,动脉溶栓操作与其他血管内操作的时间窗计算方式不同。其他血管内治疗,尤其是机械取栓,其时间窗应以发病至股动脉穿刺时间计算,不超过 6 h,而动脉溶栓则需以发病至动脉推注 rt-PA 时间计算。

(四)并发症及处理

1.颅内出血

无论采取何种再通治疗模式,均有 1.5%~15% 的缺血性脑卒中的急诊介入治疗患者出现颅内出血,其中约 40% 为症状性出血。关于具体治疗方式目前尚未取得共识,临床多以外科治疗和对症处理为主,以控制颅内压、维持生命体征为主要目的。其中,对肝素抗凝引起的出血,可用鱼精蛋白中和；对 rt-PA 引起的出血，可应用新鲜冰冻血浆等，但临床效果仍待进一步验证。

2.远端脑血管栓塞

在再通手术中，常发生责任血管的邻近分支或次级分支血管栓塞。此时可根据原定再通模式、栓塞位置、患者整体情况等综合选择进一步的处理策略。一般而言，对可能导致严重功能缺损的主干血管应积极干预，首选机械取栓方式。而对于大脑中动脉 M3 段以远、大脑后动脉 P2 段以远等功能意义不大且取栓装置不易到达的次级分支血管栓塞，或支架置入操作后远端血管分支闭塞等有较大操作难度的栓塞事件，要视具体情况而处理，无须追求血管影像上的完美；根据经验，血小板膜糖蛋白Ⅱb/Ⅲa 受体抑制剂（如替罗非班）具有一定的应用前景，但具体获益情况仍需要进一步明确。不建议在未经审慎考虑的前提下应用尿激酶、rt-PA 等溶栓药物。

3.血管再通后闭塞

血管再通后闭塞多见于动脉粥样硬化性中-重度血管狭窄伴发原位闭塞的患者，在机械取栓术后内膜损伤导致血小板聚集增多，原狭窄并未解除导致血流速度减慢，清除栓子能力下降，均易于发生再闭塞。另外，在血管成形及支架置入的手术模式中，抗血小板作用不充分，也可导致支架内血栓形成而致闭塞。目前对于血管再通后闭塞的处理范式并无共识，可考虑急诊支架置入或动脉/静脉使用血小板膜糖蛋白Ⅱb/Ⅲa 受体抑制剂。

（五）疗效评价

2015 年，在《新英格兰医学杂志》上接连发布了 5 项关于急性缺血性脑卒中机械取栓的多中心临床随机对照研究的结果：血管内治疗急性缺血性卒中的荷兰多中心随机临床试验（MR CLEAN）、对小梗死核心区和前循环近端闭塞的急性缺血性卒中强调缩短 CT 至血管再通时间的血管内治疗实验（ESCAPE）、Solitaire 支架或血栓取栓术为首选的血管内治疗实验（SWIFT-PRIME）、延长急性神经功能缺损患者的动脉溶栓时间实验（EXTEND-IA）、前循环 8 h 内脑卒中 Solitaire 支架取栓与内科治疗比较实验（REVASCAT），均显示出血管内治疗的优势性，改变了人们对血管内治疗的认识。其中，SWIFT-PRIME 将患者分为静脉溶栓联合 Solitaire 支架取栓组和单纯静脉溶栓组，结果显示动脉取栓组患者 90 d 恢复生活自理能力的占 60%，而对照组的该项数据研为 35%，而两组在致死率和症状性颅内出血的发生率上并无明显差异。

（陈　力）

第十六章

神经内科疾病的康复护理

第一节　康复护理的特点

一、康复护理的全过程是变被动护理为主动自我护理

由于康复护理的对象都存在着不同程度的功能障碍,严重地影响其日常生活活动和就业能力。这就使得康复患者在心理上和行动上容易产生依赖性,日常生活活动往往都依赖他人,其结果是严重地妨碍了患者的功能独立性的恢复,加大了家庭及社会的经济负担。因此,康复护理的过程必须是通过教育和训练患者,使患者充分发挥功能上的潜力和个人的主动性,学习新的技能和生活方式,逐步提高自我功能独立性,最大限度完成日常生活自理。日常生活活动训练包括衣、食、住、行、个人卫生处理、社交等。由被动地接受他人的护理变为自己照料自己的自我护理。康复护理的全过程是变被动护理为主动自我护理,提高和改善康复患者的日常生活活动能力水平,使患者早日回归家庭、社会。

二、康复护理是多种康复治疗在病房的延续

康复患者中既有躯体的肢体残疾和内脏残疾,又有精神和智力残疾,此外还有慢性病患者、生理功能衰退的老年患者。康复对象有复杂性,需要各不相同,康复治疗的手段有多样性,除了必要的医疗、药物外,还有物理治疗、作业治疗、言语治疗、心理治疗、康复工程、职业康复等。康复治疗是多专业、跨学科的医学。在康复护理全过程中,康复护士运用康复护理技术,提供全面的康复护理,对康复对象进行躯体、精神、教育、职业、社会活动等方面的康复护理。康复护士24 h在病房,是与患者互动最多的。每天除了康复治疗师康复训练治疗外,在病房内的时间里,要在康复护士指导下继续进行康复训练,如作业疗法(OT)的日常生活能力训练,物理疗法(PT)的轮椅使用、持拐步行,语言疗法。康复护士要利用各种方法与患者的交流,特别是由于康复患者均有心理障碍、心理问题,要开展心理康复护理。康复护理是多种康复治疗在病房的延续。

三、康复护理的长期性和延续性

康复医学的目的与治疗医学不尽相同,治疗医学对象是患者,患者的疾病被治愈或好转即可出院。因此,出院往往就意味着治疗医学阶段的结束。而康复医学治疗的目的,不仅要使各类残

疾人的身体功能恢复到可能达到的最大限度,还要使他们重返社会生活,能像健全人一样参与社会活动。使其身体功能恢复到最大限度已十分困难,还要使他们重返社会困难就更大。所以康复目标的实现有很大的艰巨性。从某种意义上来说康复实际上是一个过程,而且是一个漫长的不能终止的过程。康复不能像临床患者经过某些常规治疗之后很快收效,它是一个渐进的过程,需要持久的治疗训练。康复护理的着眼点不仅在医院康复,还在社区和家庭康复。康复医疗机构的患者,其功能障碍的存在往往为时较长,有的甚至是终身的。这就决定了康复护理的长期性和延续性,要关心患者住院期间的康复护理,还要重视其出院后回归家庭或社会后的康复护理,给予指导和协助安排。为此在康复治疗艰巨、漫长的进程中,康复护理人员要以高度的责任心、同情心、耐心、细心、坚持不懈的努力,使康复患者和家属认识康复的特殊性、艰巨性、漫长性,帮助他们树立起长期进行康复训练的思想观念及信心。

四、康复健康教育是康复护理的重要内容

(一)建立高层次、高质量的现代护患关系

在全面康复中患者要争取早日重返社会,就要参与康复过程,不仅要主动配合康复治疗,还要参与讨论、制订自己的康复方案,建立高层次、高质量的现代护患关系。

(二)建立共同参与模式

康复护理学是在护理服务中护患互动最多的。共同参与型是康复中最主要、最有效的一种护患关系模式。要建立这种模式,必须通过健康教育方法,使患者了解康复中"共同参与模式"的重要性、必要性,为达到早日康复的目标而配合,积极合作。

(三)提高患者康复治疗依从性

康复健康教育具有减少医疗纠纷的潜在功能,通过健康教育不仅可以让患者了解康复治疗、护理的目的和意义,还可以取得患者对医护人员的信任,从而对医护人员提供的康复医疗信息产生思想上的听、信和行为上的服从,提高患者康复治疗依从性。通过医患共同努力,争取早日康复。

(四)提高患者长期康复治疗意识

康复医疗的对象是残疾人而不是普通患者。患者的疾病经过医疗有痊愈的机会,而残疾人的残疾是永久的,虽经过各种康复治疗可以减轻残疾程度,改善或恢复功能,消除一些不利影响,但许多已形成的残疾不能根治,有些残疾是伴随终身的。由此给康复患者造成的肉体及精神上的痛苦是常人难以想象的。残疾人无论在工作、生活、婚姻等方面都有很大困难,各种原因造成他们自卑、孤独等特有的心理特点。康复对象在康复医务人员指导、训练、帮助下减轻残疾、重返社会不是一个简单和短期就能完成的进程。

鉴于服务对象的特殊性,康复健康教育显得非常重要。通过康复健康教育,帮助、鼓励患者去发现自身还存在着巨大的潜力,树立自尊,增强信心,最大限度恢复各种功能,达到身心全面康复目标。

(王　萍)

第二节　康复护理程序

一、康复护理评估

评估是指有目的地、系统地收集资料。此步骤在康复护理程序中很关键，是顺利进行康复护理工作的基础和制订护理计划的重要依据。评估阶段包括收集资料、整理分析资料和记录。

（一）康复护理评定的作用

康复功能评定是康复治疗的基础，客观地、准确地评定功能障碍的性质、部位、范围、程度、发展趋势和预后，为制定康复治疗原则、计划提供科学、合理的依据。工作中又分初期、中期、末期评定，评定的项目和内容主要包括躯体方面、精神方面、言语方面和社会方面的功能。

康复评定不同于临床医学的疾病诊断，它不是寻找疾病的病因和论断，而是客观地评定功能障碍的性质、部位、严重程度、发展趋势、预后和转归。

康复护理评定是一个反馈过程，通过评定可以为提出护理诊断提供依据，了解护理计划、实施护理活动的效果以及患者的康复进展情况。利用康复评定我们可以检验原有康复计划的有效性，为下一个护理计划的制订提供新的起点。

（二）康复护理评定的要求

康复护理评定的方法很多，无论是仪器评定还是非仪器评定都要求有足够的准确性和可靠性，也就是要求评定的方法具有一定的效度、信度、灵敏度和统一性。

1.效度

效度又称准确性，是指一种评定方法的评定结果与评定目的的符合程度。

2.信度

信度又称可靠性，是指评定方法的可重复性和稳定性。

3.灵敏度

进行评定时选择的评定方法应该能敏感地反映评定的内容，也就是能够灵敏地反映出评定内容的微小变化。

4.统一性

统一性是指选择的评定内容和方法要有全国甚至全世界统一的标准，这样可以比较治疗的效果，便于经验的交流。

（三）康复护理评定分类

1.分类

（1）残疾评定。

（2）运动功能评定。

（3）感觉功能评定。

（4）日常生活活动功能评定。

（5）言语评定。

（6）心血管功能评定。

（7）呼吸功能评定。

（8）心理评定。

2.残疾评定

WHO的国际病损、失能、残障分类,已被世界各国康复医学界所普遍采用。此标准根据残疾的性质、程度及日常生活的影响,把残疾分为病损、失能和残障三类。

（1）病损:病损是指各种原因造成患者身体的结构、功能以及心理状态的暂时或永久性的异常或丧失,影响个人的正常生活、学习或工作,但仍能生活自理。病损可以理解为器官或系统水平上的功能障碍,即它对患者的某个器官或系统的功能有较大影响,从而影响患者的功能活动、生活和工作的速度、效率、质量,而对整个个体的独立影响较小。

（2）失能:失能是指患者身体结构、功能及心理状态的缺损较严重,以至于使按照正常方式进行独立的日常生活活动、工作或学习的能力减弱或丧失。失能应被理解为个体水平的能力障碍。

（3）残障:残障是指患者的功能缺陷及个体能力障碍严重,以致限制或妨碍了患者正常的社会活动、交往及适应。残障是社会水平的障碍。

（四）康复护理评定方法

1.收集资料

（1）资料的来源:①资料的主要来源是康复对象;②与康复对象有关人员,如亲属、朋友、邻居、同事、其他医务人员;③有关文字记录,如病案、各种检查、检验报告、既往健康检查记录、儿童预防接种记录以及查阅的文献等。

（2）资料的种类如下。①主观资料:指康复对象的主诉和主观感觉,是康复对象对其所经历、感觉、担心以及所听到、看到、触到的内容的诉说。②客观资料:指通过观察、体格检查或借助医疗器械检查而获得的患者的症状、体征,以及通过实验室检查而获得的有关资料。

（3）收集资料的方法:有使用仪器和不使用仪器方法。①不使用仪器:与康复对象及其家属或陪护人员交谈,直接观察康复对象的ADL能力、水平以及残存的功能,直接检查和评定康复对象的ADL能力、水平以及残存功能的程度等。②使用仪器:使用肌电图、诱发电位、等速运动、测定仪获得数据,计算机评定认知等。

（4）资料的内容如下。①基本情况:如姓名、性别、出生年月、民族、职业、文化程度、宗教信仰、个人爱好、婚否、工作单位、工作性质、住址等。②既往史:过去健康情况及有无药物过敏史。③生活状况及自理程度:包括饮食、睡眠、排泄、清洁卫生、生活自理情况以及现在有无并发症等。④护理体检:主要项目包括生命体征、身高、体重、意识、瞳孔、皮肤黏膜、四肢活动度以及呼吸、循环、消化等系统的阳性体征;重点是对现有残存功能的检查,如感觉、运动、认知、语言及ADL能力水平状况。⑤致残原因:包括致残性质是先天性的,还是后天外伤所致,起始时间和经过等。⑥康复对象的心理状态:如有无精神抑郁、焦虑、恐惧等心理,对残障有无认识、对康复有无信心等。⑦康复愿望:包括了解康复对象和家属对康复的要求,希望达到的健康状态等。⑧家庭环境:包括经济状况,无障碍设施条件如何,康复对象和家属有无康复方面的常识等。

2.整理分析资料

整理分析资料即将资料进行整理、分类、比较,对含糊不清的资料进一步复查,以便能迅速地发现康复对象出现的健康问题。

将资料进行分类的方法很多,可按马斯洛的基本需要层次分类或按上Gordon的11个功能性健康形态分类。目前临床应用较多的是按后者分类法。

3.资料的记录

目前临床上常采用表格形式记录资料,根据各医院甚至同一医院中各病区的特点先将表格设计好,收集资料时可边询问、检查,边填写记录,这样不仅可以指导应该收集哪些资料,还可以避免遗漏。

记录资料时应注意,主观资料应尽量记录患者的原话,客观资料应使用医学术语,同时尽量避免使用无法衡量的词语,如佳、尚可、增加、减少。

二、康复护理诊断

康复护理诊断是根据收集到的资料确定康复对象功能障碍和健康问题的过程,是康复护理程序的第二步。

(一)护理诊断的定义

北美护理诊断协会(NANDA)第9次会议上提出并通过的定义为护理诊断是有关个人、家庭、社区对现存的或潜在的健康问题或生命过程的反应的一种临床判断。

(二)护理诊断的陈述

护理诊断的陈述即在分析资料和确定问题后,对问题进行描述。目前常用的陈述方式有三种。

1.三部分陈述

即 PSE 公式,问题+症状或体征+原因。P——问题(护理诊断的名称),S——临床表现(症状或体征),E——原因(相关因素)。其常用于现存的护理诊断。当能较熟练使用时可省略掉 S 部分。

例如,清理呼吸道无效:发绀、肺部有啰音,与痰液黏稠有关。如厕自理缺陷:自述下蹲或站起费力,不能自己解开或系上裤带与关节僵直有关。

2.二部分陈述

即 PE 公式,问题+原因。其常用于"有……危险"的护理诊断,因危险尚未发生,故没有 S 部分,只有 P、E 部分。

例如,有皮肤完整性受损的危险:与长期卧床无力翻身有关。

3.一部分陈述

只有 P 部分。其常用于健康的护理诊断。

例如,执行治疗方案有效,潜在的精神健康增强。

在陈述护理诊断时需注意以下问题。

(1)问题这部分应尽量使用我国在 NADNA 128 项护理诊断的基础上增加修订的 148 项护理诊断的名称。

(2)原因的陈述,应用"与……有关"来连接。

(3)一项护理诊断只针对一个问题。

(4)以收集的主、客观资料为依据。

(5)护理诊断必须是用护理措施能够解决的问题。

(三)护理诊断的种类

1.自现存的护理诊断

这是对康复对象已经存在的健康问题或目前已有的反应的描述,如进食自理缺陷、沐浴或卫生自理缺陷、功能障碍性缺陷。

2.有……危险的护理诊断

这是对康复对象可能出现的健康问题或反应的描述。虽然目前尚未发生问题,但有发生的危险因素,如有活动无耐力的危险、有废用综合征的危险、有感染的危险。

3.健康的护理诊断

这是对康复对象具有保持或进一步加强健康水平潜能的描述,1994年才被NANDA认可。如潜在的婴儿行为调节增强,执行治疗方案有效。

三、康复护理计划

(一)康复护理计划的概念

康复护理计划是针对康复护理诊断制定的具体康复护理措施,是对患者实施康复护理的行动指南。它以康复护理诊断为依据,以使康复对象尽快地恢复功能、重返社会为目标。

康复护理计划应体现个体差异性,一份护理计划只对一个患者的护理活动起指导作用。康复护理计划还应具有动态发展性,随着患者病情的变化、康复护理效果的优劣而补充调整。

(二)康复护理计划的实施

1.排列康复护理诊断顺序

康复护理诊断应按轻、重、缓、急确定先后顺序,以保证护理工作高效、有序地进行。

(1)首优问题:首优问题是指威胁患者的生命,需立即解决的问题。

(2)中优问题:中优问题指虽然不直接威胁患者的生命,但给其精神上或躯体上带来极大的痛苦,严重影响健康的问题。

(3)次优问题:次优问题指那些人们在应对发展和生活中变化时所产生的问题。这些问题往往不很急迫或需要较少帮助即可解决。

2.排序原则

(1)优先解决危及生命的问题。

(2)按需要层次理论先解决低层次问题,后解决高层次问题,特殊情况下可做调整。

(3)在无原则冲突的情况下,应优先解决患者主观上迫切需要解决的问题。

(4)对潜在的问题应根据性质决定其顺序。

3.确定康复护理目标

康复护理目标是护理活动预期的结果,是针对护理诊断而提出的,指患者在接受护理后,期望达到的健康状态,即最理想的护理效果,是评价护理效果的标准。

(1)目标分类:康复护理目标可分为短期目标和长期目标。短期目标指在相对较短的时间内(一般指一周)可达到的目标。长期目标指需要相对较长时间(一般指数周或数月)才能实现的目标。长期目标需通过若干短期目标才能逐步实现。

例如,运动受损,与右侧偏瘫有关。

短期目标:一周后,患者能独立地从床转移到轮椅。

长期目标:3个月后,患者能独立地在家活动。

(2)目标要求:①目标应是康复护理活动的结果,而非护理活动本身。②目标应具有明确的针对性。③目标必须切实可行,属于康复护理工作范畴。④目标应与康复医疗工作相协调。⑤目标必须具体、可测量。

4.制定康复护理措施

康复护理措施是康复护士协助患者实现护理目标的具体方法与手段,规定了解决康复问题的护理活动方式与步骤,也可称为护嘱。

(1)护理措施的类型:护理措施可分为依赖性、独立性和协作性护理。①依赖性护理措施:是指护士执行医嘱的措施。②独立性护理措施:是指护士根据所收集资料,独立思考、判断后做出的决策。③协作性护理措施:是指康复护士与其他康复医务人员合作完成的护理活动。

(2)护理措施的内容:护理措施的内容包括病情观察、基础护理、检查及手术前后护理、心理护理、功能锻炼、健康教育、执行医嘱及症状护理等。

(3)制定康复护理措施的要求:①与康复医疗工作协调一致,与其他康复治疗师相互配合。②针对康复护理目标,一个康复护理目标可通过几项护理措施来实现,按主次、承启关系排列。③护理措施必须切实可行。④护理措施应明确、具体、全面,应保证患者安全,使患者乐于接受。⑤护理措施应以科学的理论为依据。

5.构成康复护理计划

康复护理计划是将护理诊断、目标、措施等信息按一定规格组合而形成的护理文件。

康复护理计划一般制成表格形式。各医院的规格不完全相同,大致包括日期、诊断、目标、措施、效果评价等几项内容。

四、康复护理措施的实施

康复护理实施是将康复护理计划付诸行动,实现康复护理目标的过程。从理论上讲,实施是在制订康复护理计划之后,但在实际工作中,特别是抢救危重患者时,实施常先于计划。

(一)实施的步骤

1.准备

准备包括进一步审阅计划,分析实施计划所需要的护理知识与技术;预测可能会发生的并发症及如何预防,安排实施计划的人力、物力与时间。

2.执行

在执行护理计划过程中要充分发挥患者及家属的积极性,并与其他医护人员相互协调配合;熟练、准确地运用各项护理技术操作;同时密切观察执行计划后患者的反应,有无新的问题;及时收集、分析资料,迅速、正确地处理一些新的健康问题以及病情的变化。

3.记录

实施各项康复护理措施的同时,要准确进行记录,此记录也称护理病程记录或护理记录。记录内容包括实施护理措施后患者和家属的反映及护士观察到的效果,患者出现的新的功能问题与障碍变化,所采取的临时性治疗、康复护理措施,患者身心需要及其满意情况,各种症状、体征,器官功能的评价,患者的心理状态等。护理记录可采用 PIO 记录格式:P 代表问题,I 代表措施,O 代表结果。

例如,P:运动受损,与右侧偏瘫有关。I:①指导患者用健侧的上肢和下肢帮助患侧的上肢和下肢进行身体移动;②连续 3 d 指导患者在早晨将自身移动到床边。O:一周后,患者能独立地从床移动到轮椅。

(二)实施的方法

(1)分管护士直接为康复护理对象提供康复护理。

（2）与其他康复医师、康复治疗师合作。

（3）教育护理对象及其家属共同参与康复护理。

在教育时应注意了解患者及其家属的年龄、职业、文化程度和对改变患者目前状况的信心与态度，患者目前的残疾状态和功能障碍，掌握教育的内容与范围，采取适当的方法和通俗的语言，以取得良好的效果。

五、康复护理效果的评价

（一）康复护理效果评价的概念

康复护理评价是将实施康复护理计划后所得到的患者康复状况的信息有计划、有系统地与预定的护理目标逐一对照，按评价标准对护士执行护理程序的效果、质量做出评定。

评价还可以帮助再次发现问题，引出其他护理诊断，使护理活动持续进行，康复评价贯穿于患者康复的全过程。

（二）康复护理效果评价的步骤

1.收集资料

根据收集各类主、客观资料，列出执行护理措施后患者的反应。

2.对照检查

将患者的反应与预期目标进行比较，来衡量目标实现程度及各项工作达标情况。衡量目标实现程度的标准有三种：目标完全实现、目标部分实现、目标未实现。

3.分析原因

对目标未实现部分及未达标的工作内容进行分析讨论，以发现目标未实现的原因。

4.重新修订护理计划

对已经实现的护理目标与解决的问题，停止原有的护理措施。对继续存在的健康问题，修正不适当的诊断、目标或措施。对出现的新问题，在收集资料的基础上做出新的诊断和制定新的目标与措施，进行新一轮循环的护理活动，直至最终达到护理对象的最佳健康状态。应在不同阶段对患者的情况进行评价。通常采用三次评价（早期、中期、后期）制度，每次评价会同康复医师、康复护士、物理治疗师、作业治疗师、语言治疗师、心理治疗师及社会工作者等专业人员组成。护士在评价会上要通报护理的评价结果，并认真记录其他专业人员的意见和措施，以便全面掌握患者康复的情况，并全面评价康复护理目标的执行情况。患者出院时，护士要根据其康复效果对患者住院期间康复护理目标是否合适，护理措施是否完全落实等情况进行评价，促使不断提高康复护理工作的质量。

（王 萍）

第三节 康复护理常用评定

一、躯体一般状况评定

（一）性别

通常以性征来区别，正常人性征很明显，性别也易区分。某些疾病可以引起性征发生改变，例如,肾上腺皮质肿瘤可以导致男性女性化。

(二)年龄

问诊或观察。通过观察皮肤的光泽、弹性、肌肉状况、毛发颜色及分布、面与颈部皮肤及皱纹、牙齿状态等判断。人的健康状态及衰老速度存在个体差异,这些可影响对年龄的判断。

(三)生命体征

1.体温

人体内部的温度称为体温。机体深部的体温较为恒定和均匀,称为深部体温;体表温度受多种因素的影响,变化和差异较大,称为表层温度。临床所指的体温是平均深部温度。体温测量采用腋测法,正常值为 36 ℃～37 ℃。

(1)操作方法:患者选择卧位或坐位,解开衣扣,将腋窝的汗液擦干,将体温计水银端放置腋窝深处,屈肘过胸夹紧,10 min 后查看体温计度数。

(2)注意事项:①测量体温前后,清点体温计数目,甩表时勿碰及他物,以防破碎。②沐浴、乙醇擦浴后应在 30 min 后再测量。③体温与病情不相符时,应守护在患者身旁重新测量。④体温过高或过低,及时联系医师,严密观察、处理。

2.脉搏、呼吸

(1)脉搏:动脉有节律的搏动称为脉搏。正常成人安静时脉率为每分钟 60～100 次。

(2)呼吸:机体在新陈代谢过程中,不断地从外界吸取氧气,排出二氧化碳,这种机体与环境之间的气体交换,称为呼吸。成人安静时呼吸频率为每分钟 16～20 次。

(3)测脉搏方法:患者选卧位,手臂处于舒适位置;示指、中指和无名指的指端按住患者桡动脉(力度以能清楚触及脉搏波动为宜);数 30 s(异常不规则时应数 1 min,对短绌脉者,应两人同时分别测量,另一人测心率,一人测脉搏;报数/记录。测呼吸方法为测脉搏后手按住桡动脉不动,观察患者胸部或腹部起伏(一呼一吸为一次),数 1 min,报数/记录。

(4)注意事项:①环境安静,患者的情绪稳定。活动或情绪激动时,休息 20 min 后再测量。②不用拇指诊脉,以免拇指小动脉搏动与患者脉搏相混淆。③偏瘫患者应选择健侧肢体。④测量呼吸次数同时,注意观察呼吸的节律、深浅度及呼出气味等。

3.血压

血压是指在血管内流动的血液对血管壁的侧压力。临床所谓的血压一般是指动脉血压。理想血压为收缩压＜16.0 kPa(120 mmHg),舒张压＜10.7 kPa(80 mmHg),正常血压收缩压＜17.3 kPa(130 mmHg),舒张压＜11.3 kPa(85 mmHg);正常血压的高值是收缩压 16.0～18.5 kPa(120～139 mmHg),舒张压 10.7～11.9 kPa(80～89 mmHg);收缩压≥18.7 kPa(140 mmHg)和/或舒张压 12.0 kPa(90 mmHg)则为高血压;收缩压≤12.0 kPa(90 mmHg)和/或舒张压≤8.0 kPa(60 mmHg)为低血压。

(1)上肢血压测量:测量方法为患者选平卧位或坐位,暴露被测量的上肢;手掌向上,肘部伸直;打开血压计开关;驱除袖带内空气,缠袖带于患者上臂中部,袖带下缘距肘窝上 2～3 cm(松紧以能放入一根手指为宜);手持听诊器置于肱动脉搏动处,轻轻加压;另一只手关闭气门后向袖带内平稳充气,水银高度以动脉搏动音消失后再升高 2.7～4.0 kPa(20～30 mmHg)为宜;松开气门缓缓放气,听搏动音并双眼平视观察水银柱;听到第一声搏动时水银柱所指刻度为收缩压;继续放气,听到声音突然减弱或消失,此时的刻度数值为舒张压;报数/记录。

(2)注意事项:①定期检查血压计。②测血压时,心脏、肱动脉在同一水平位上。③做到"四

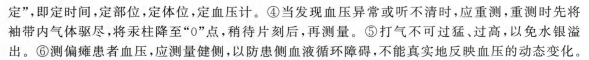

定",即定时间,定部位,定体位,定血压计。④当发现血压异常或听不清时,应重测,重测时先将袖带内气体驱尽,将汞柱降至"0"点,稍待片刻后,再测量。⑤打气不可过猛、过高,以免水银溢出。⑥测偏瘫患者血压,应测量健侧,以防患侧血液循环障碍,不能真实地反映血压的动态变化。

(四)发育

发育状态是以年龄与智力、体格成长状态(如身高、体重、第二性征)的关系进行综合判断。发育正常者,其年龄与智力水平、体格成长状态之间均衡一致。发育正常的常用指标:头部长度为身高的 $1/7 \sim 1/8$,胸围约为身高的 $1/2$,双上肢展开长度约等于身高,坐高约等于下肢的长度。

观察患者,体型可以分为以下三种类型:无力型(瘦长型)、超力型(矮胖型)、正力型(匀称型)。

(五)营养状态

营养状态与食物摄入、消化、吸收和代谢等多种因素有关,是判断机体健康状况、疾病程度以及转归的重要指标之一。通常有以下两种方法判断营养状态。

1.综合判断营养状态

观察皮肤黏膜、皮下脂肪、肌肉、毛发的发育情况综合判断。最简便的方法是判断皮下脂肪的充实程度。可分为良好、中等和不良三个等级。评估三角肌下缘、肩胛骨下缘以及脐旁的皮下脂肪厚度。

(1)营养良好:毛发和指甲润泽,皮肤光泽,弹性良好,黏膜红润,皮下脂肪丰满,肌肉结实,体重和体重指数在正常范围或略高于正常值。

(2)营养不良:毛发稀疏,干燥,易脱落,皮肤黏膜干燥,弹性减退,皮下脂肪菲薄,肌肉松弛无力,指甲粗糙无光泽。体重和体重指数明显低于正常值。

(3)营养中等:介于良好和不良之间。

2.根据体重判断

根据患者身高计算其标准体重,再将实际体重与标准体重比较。实际体重在标准体重±10%范围内属于正常。

$$标准体重(kg)=身高(cm)-105(男性)$$
$$标准体重(kg)=身高(cm)-107.5(女性)$$
$$体重指数(BMI)=体重(kg)/身高(m)^2$$

成人的 BMI 正常标准为 $18.5 \sim 23.9$,BMI 在 $24 \sim 27.9$ 为超重,BMI$\geq$28 为肥胖,BMI$<$18.5 为消瘦。

(六)面容与表情

健康人表情自然、神态安逸。疾病及情绪变化等可引起面容与表情的变化。

(七)体位

健康人为自动体位。疾病常可使体位发生改变,常见有强迫体位、被动体位。

(八)姿势与步态

姿势指一个人的举止状态,靠骨骼结构和各部分肌肉的紧张度来保持,并受健康状况及精神状态的影响。步态指一个人在走路时的姿态。健康成人躯干端正,肢体动作灵活自如,步态稳健。某些疾病可使姿态、步态发生变化。

二、皮肤评估

(一)颜色

在自然光线下观察,检查患者的皮肤黏膜有无苍白、黄染、发绀等改变,有无色素沉着等。

（二）弹性

弹性即皮肤的紧张度。检查皮肤弹性常用示指和拇指将手背或前臂内侧皮肤捏起，1～2 s 后松开，观察皮肤平复情况。弹性好者于松手后皱褶立即恢复。弹性减弱时，皮肤皱褶恢复缓慢，见于长期消耗性疾病、营养不良和严重脱水患者。

（三）湿度

皮肤湿度与皮肤的排泌功能有关。排泌功能是由汗腺和皮脂腺完成的，出汗增多见于甲状腺功能亢进、佝偻病、淋巴瘤等。夜间睡后出汗为盗汗，常见于结核病。汗液中尿素过多则有尿味，称尿汗，见于尿毒症。

（四）皮疹

正常人无皮疹。若有皮疹，应仔细观察其出现和消失的时间、发展顺序、皮疹分布、颜色、状态、大小，是平坦还是隆起，压之是否褪色，有无瘙痒、脱屑等。常见皮疹如下。

1.斑疹

局部皮肤发红，一般不隆起，不凹陷，常见于斑疹伤寒、丹毒等。

2.丘疹

局部皮肤颜色改变且突出于皮面，常见于药物疹、麻疹、湿疹等。

3.斑丘疹

在丘疹周围有皮肤发红的底盘，见于药物疹、风疹、猩红热等。

4.荨麻疹

荨麻疹为隆起皮面苍白色或红色的局限性水肿，见于食物或药物变态反应。

5.玫瑰疹

玫瑰疹为一种鲜红色的圆形斑疹，直径 2～3 mm，一般出现于胸、腹部，常见于伤寒、副伤寒。

（五）皮下出血

1.紫癜

皮下出血直径 3～5 mm。

2.瘀斑

直径 5 mm 以上。

3.血肿

片状出血伴有皮肤显著隆起，常见于造血系统疾病、重症感染、外伤等。

（六）蜘蛛痣与肝掌

1.蜘蛛痣

皮肤小动脉末端分支性血管扩张所形成的血管痣，形似蜘蛛。压迫蜘蛛痣中心，其辐射状小血管网即褪色或消失，压力消除则又出现。蜘蛛痣常见于急慢性肝炎、肝硬化，也可见于健康的妊娠妇女。

2.肝掌

慢性肝病患者的大、小鱼际肌处，皮肤常发红，加压后褪色。

（七）水肿

检查部位一般为足背、踝部、胫骨前、腰骶部，用拇指直接按由下至上顺序压迫检查部位并停留3～5 s，观察有无凹陷及其平复速度。按压后该处出现凹陷即为凹陷性水肿，水肿按程度分为

3种。

1.轻度

眼睑、眶下软组织、胫骨前、踝部皮下组织,指压后轻度凹陷,平复较快。

2.中度

全身软组织均可见明显水肿,指压后明显凹陷,平复较慢。

3.重度

全身组织明显水肿,身体低垂部位皮肤张紧发亮,有液体渗出,胸腔、腹腔、鞘膜腔有积液,外阴处可见明显水肿。

(八)压疮

压疮是由于局部组织长期受压,持续缺血、缺氧、营养不良而致组织溃疡坏死。压疮好发于受压和缺乏脂肪组织保护、无肌肉包裹或肌层较薄的骨骼隆突处。仰卧时压疮好发于枕外隆凸、肩胛部、肘部、脊椎体隆突处、骶尾部、足跟部等处。侧卧时压疮好发于耳部、肩峰、肋部、髋部、膝关节的内外侧、内外踝。取俯卧位时压疮好发于耳、颊部、肩部、女性乳房、男性生殖器、髂嵴、膝部、脚趾。压疮分为四期。两种特殊情况:①不可分期;②可疑深部组织损伤。

1.淤血红润期

皮肤出现红、肿、热、麻木或有触痛。

2.炎性浸润期

局部红肿向外浸润、扩大、变硬,皮肤表面呈紫红色,压之不褪色,皮下有硬结,表皮形成小水疱,有疼痛感觉,表皮或真皮破损,极易破溃。

3.浅度溃疡期

表皮水疱扩大,破溃,真皮创面有黄色渗出液,感染后表面脓液覆盖,导致浅层组织坏死,疼痛加剧。

4.坏死溃疡期

坏死组织浸入真皮下层和肌肉层,脓液较多,坏死组织边缘呈黑色,有臭味。向周围和深部组织扩展,可达到骨面,严重者可引起脓毒败血症,造成全身感染,危及生命。

三、淋巴结评估

正常人可触及耳前、耳后、颌下、颏下、颈部、锁骨上窝、腋窝、腹股沟的浅表淋巴结,直径0.1～0.5 cm,光滑,质软,无粘连,无压痛。

检查方法:滑动触诊法。

(一)颌下、颏下

患者取坐位,头稍低或偏向评估侧,护士面向患者,左手(四指并拢)触摸患者右颌下淋巴结,以相同方法用右手检查患者左颌下淋巴结。

(二)颈部

患者取坐位,护士面向患者,双手(四指并拢)进行触诊,以胸锁乳突肌为界分前、后两区。

(三)锁骨上窝

患者取坐位或卧位,护士双手(四指并拢)进行触诊,分别触摸两侧锁骨上窝。

(四)腋窝

护士以左(右)前臂扶持患者左(右)前臂使其放松并稍外展,右(左)手四指并拢微弯曲触诊患者左(右)侧腋窝,触摸患者左(右)腋窝处,沿胸壁表面从上向下移动。

(五)腹股沟

患者平卧,下肢自然伸直,护士用双手触摸患者的两侧腹股沟。

四、日常生活活动能力评定

(一)定义

日常生活活动(activities of daily living,ADL)能力是指人们为独立生活而每天反复进行的、最基本的、具有共同性的一系列活动,即衣、食、住、行、个人卫生等的基本动作和技巧,对每个人都是至关重要的。康复训练的基本目的就是要改善患者的日常生活活动能力,因此,必须了解患者功能状况,进行日常生活活动能力评定。就是用科学的方法,尽可能准确地了解并概括患者日常生活的各项基本功能状况。它是患者功能评估的重要组成部分,是确立康复目标、制订康复计划、评估康复疗效的依据,是康复医疗中必不可少的重要步骤。

(二)分类

根据日常生活活动的性质可分为基础性日常生活活动和工具性日常生活活动。

1.基础性日常生活活动(basic activities of daily living,BADL)

BADL 又称为躯体日常性生活活动(physical activities of daily living,PADL),是指人们为了维持基本的生存、生活需要而每天必须反复进行的基本活动,包括进食、更衣、个人卫生等自理活动和转移、行走、上下楼梯等身体活动。

2.工具性日常生活活动(instrumental activities of daily living,IADL)

IADL 是指人们为了维持独立的社会生活所需的较高级的活动,完成这些活动需借助工具,包括购物、炊事、洗衣、使用交通工具、处理个人事务、休闲活动等。

IADL 是在 BADL 的基础上发展起来的体现人的社会属性的一系列活动,它的实现是以BADL 为基础的。BADL 评定反映较粗大的运动功能,适用于较重的残疾,常用于住院患者。IADL 评定反映较精细的功能,适用于较轻的残疾,常用于社区残疾患者和老年人。

(三)评定目的

ADL 的各项活动对于健康人来说易如反掌,但对于病、残者来说其中的任何一项都可能成为一个复杂和艰巨的任务,需要反复的努力和训练才能获得。科学的评估是进行有效康复训练的基础,ADL 评定的目的是综合、准确地评价患者进行各项日常生活活动的实际能力,为全面的康复治疗提供客观依据。其评定的目的如下。

1.确定日常生活独立情况

通过评定全面、准确地了解患者日常生活各项基本活动的完成情况,判断其能否独立生活和独立的程度,并分析引起 ADL 能力受限的来自躯体、心理、社会等方面的原因。

2.指导康复治疗

根据 ADL 评定结果,针对患者存在的问题、ADL 能力的状况,结合患者的个人需要,确定适合患者实际情况的治疗目标,进行有针对性的 ADL 训练。在训练过程中要进行动态评估,总结阶段疗效,根据患者日常生活活动能力恢复的情况调整下阶段训练方案。

3.评估治疗效果

ADL 能力是一种综合能力,反映患者的整体功能状态,是康复疗效判定的重要指标。临床康复告一段落后,根据治疗后情况作出疗效评价,并对预后作出初步的判断。通过观察不同治疗

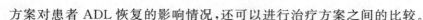

方案对患者 ADL 恢复的影响情况,还可以进行治疗方案之间的比较。

4.安排患者返家或就业

根据评定结果,对患者回归社会后的继续康复和家庭、工作环境的改造及自助具的应用等作出指导和建议。

(四)评定的注意事项

1.加强医患合作

评定前应与患者交流,使其明确评定的目的,取得患者的理解与合作。

2.了解相关功能情况

评定前应了解患者的一般病情和肌力、肌张力、关节活动范围、平衡能力、感觉、知觉及认知状况等整体情况。

3.选择恰当的评定环境和时间

评定应在患者实际生活环境中或在 ADL 评定训练室中进行,若为再次评定而判断疗效应在同一环境中进行,以避免环境因素的影响。评定的内容若是日常生活中的实际活动项目,应尽量在患者实际实施时进行,避免重复操作带来的不便。

4.正确选择评定方式和内容

由于直接观察法能更为可靠、准确地了解患者的每一项 ADL 的完成细节,故评定时应以直接观察为主,但对于一些不便直接观察的隐私项目应结合间接询问进行评定。评定应从简单的项目开始,逐渐过渡到复杂的项目,并略去患者不可能完成的项目。

5.注意安全、避免疲劳

评定中注意加强对患者的保护,避免发生意外。不能强求在一次评定中完成所有的项目,以免患者疲劳。

6.注意评定实际能力

ADL 评定的是患者现有的实际能力,而不是潜在能力或可能达到的程度,故评定时应注意观察患者的实际活动,而不是依赖其口述或主观推断。患者对动作不理解时可以由评定者进行示范。

7.正确分析评定结果

在对结果进行分析判断时,应考虑患者的生活习惯、文化素质、工作性质、所处的社会和家庭环境、所承担的社会角色以及患者残疾前的功能状况、评定时的心理状态和合作程度等有关因素,以免影响评定结果的准确性。

（王　萍）

第四节　吞咽功能障碍的康复护理

一、概述

吞咽功能障碍是由于下颌、双唇、舌、软腭、咽喉、食管括约肌或食管功能受损,不能安全有效地把食物由口送到胃内取得足够营养和水分的进食困难。很多疾病与吞咽有关,例如,文献报道

51%~73%的卒中患者有吞咽困难;也有报道称卒中患者吞咽困难的发生率为30%~50%。50%的卒中患者会发生吞咽困难,部分患者吞咽困难两周左右可以自行恢复。但是约10%的患者不能自行缓解,而且吞咽困难可造成各种并发症,如肺炎、脱水、营养不良,这些并发症可直接或间接地影响患者的远期预后和生活质量,因此,吞咽困难患者的训练十分重要。

正常的吞咽活动分为4个期,即口腔准备期、口腔期、咽期、食管期。以上任何一个阶段发生障碍都会导致吞咽运动受阻,发生进食困难。与吞咽有关的脑神经主要是三叉神经、面神经、舌咽神经、迷走神经、副神经及舌下神经。所以,除了口、咽、食管病变外,脑神经、延髓病变、假性延髓性麻痹、锥体外系疾病等都可以引起吞咽困难。针对吞咽困难应采用系统化整体治疗模式处理,参与治疗小组成员包括耳鼻喉科医师、康复医师、语言和作业治疗师、营养师、护士、放射科医师、消化科医师及家庭成员等,其目的是多学科协作治疗提高吞咽安全性,改善患者的营养状态,提高康复治疗的效果。

二、吞咽困难的临床表现

吞咽困难的患者有流涎、食物从口角漏出、咀嚼不能、张口困难、吞咽延迟、咳嗽、哽噎、声音嘶哑、食物反流、食物滞留在口腔和咽部、误吸及喉结构上抬幅度不足等临床表现。

并发症:体重减轻、反复肺部感染(误吸性肺炎或反流性肺炎)、营养不良等。

三、康复评定

当患者入院后,经过专业培训的护士应初步筛查出可能吞咽困难的患者,再由康复医师或语言治疗师等对高危人群患者进行诊断性的吞咽检查和全面评估,即临床评估和仪器检查。

(一)反复唾液吞咽试验

1.方法

患者取坐位或半卧位,检查者将手指放在患者的喉结和舌骨处,嘱患者尽量快速反复做吞咽动作,喉结和舌骨随着吞咽运动,越过手指后复位,即判定完成一次吞咽反射。

2.结果

观察在30 s内患者吞咽的次数和喉上抬的幅度,吞咽困难者可能顺利完成第一次动作,但接下来会出现困难或者喉不能完全上抬就下降。高龄患者30 s内能完成3次即可。口干患者可在舌面上蘸1~2 mL水后再吞咽,如果喉上下移动小于2 cm,则可视为异常。患者因意识障碍或认知障碍不能听从指令的,做反复唾液吞咽试验有一定的困难,这时可在口腔和咽部做冷按摩,观察吞咽的情况和吞咽启动所需要的时间。

(二)洼田饮水试验

1.方法

先让患者依次喝下1~3汤匙水,如无问题,再让患者像平常一样喝下30 mL水,然后观察和记录饮水时间、有无呛咳、饮水状况等。饮水状况的观察包括啜饮、含饮、水从嘴角流出、呛咳、饮后声音改变及听诊情况等。

2.分级

Ⅰ级:能一次喝完,无呛咳及停顿。

Ⅱ级:分两次以上喝完,但无呛咳及停顿。

Ⅲ级:能一次喝完,但有呛咳。

Ⅳ级:分两次以上喝完,但有呛咳。

Ⅴ级:常常呛咳,全部饮完有困难。

3.诊断标准

正常:在5 s内将水一次喝完,无呛咳。

可疑:饮水时间超过5 s或分2次喝完,均无呛咳。

异常:分1~2次喝完,或难以全部喝完,均出现呛咳。

(三)胸部、颈部听诊

胸部和颈部的听诊对可能有吞咽困难和误吸的患者来说都是非常重要的筛查和临床评估的方法,有助于筛查出需要进一步评估的高危人群。

1.颈部听诊

将听诊器放在喉外侧缘,能听到正常呼吸、吞咽和讲话时的气流声,这种方法可给听诊者提供关于渗透和误吸的信息。检查者可用听诊器听呼吸的声音,在吞咽前后听呼吸音作对比,分辨呼吸道是否有分泌物或残留物。吞咽困难的患者在进食期或吞咽后发生误吸时,所产生的声音质量就可能会发生改变,就像气体和液体混合时的声音,即水泡声、咕噜声和湿啰音等。

2.胸部听诊

对于辨认误吸和误吸性肺炎非常有帮助。如果在听诊时怀疑有肺炎则可以通过胸片来确认。

(四)临床评估

1.一般临床检查法

(1)患者对吞咽异常的主诉:吞咽困难持续时间、频度、加重和缓解的因素、症状、继发症状。

(2)相关的既往史:一般情况,家族史,以前的吞咽检查,内科、外科、神经科和心理科病史,目前治疗和用药情况。

(3)临床观察:胃管、气管切开情况、营养/脱水、流涎、精神状态、体重、言语功能、吞咽肌和结构。

2.口颜面功能评估

(1)唇、颊部的运动:观察静止状态下唇的位置及有无流涎,让患者做唇角外展动作以观察抬高和收缩的运动,做闭唇鼓腮,交替重复发"u"和"i"音,观察会话时唇的动作。

(2)颌的运动:观察静止状态下颌的位置、言语和咀嚼时颌的位置,是否能抗阻力运动。

(3)软腭运动:进食时是否反流入鼻腔,让患者发"a"音5次观察软腭的抬升,言语时是否鼻腔漏气。

(4)舌的运动:评估静止状态下舌的位置、伸舌动作、舌抬高动作、舌向双侧的运动、舌的交替运动、言语时舌的运动,是否能抗阻力运动及舌的敏感程度。

3.咽功能评估

吞咽反射检查:咽反射、呕吐反射、咳嗽反射等检查。喉的运动:发音的时间、音高、音量、言语的协调性及喉上抬的幅度。

4.吞咽功能评估

常用的简单、实用、床边的吞咽功能评估法有反复唾液吞咽试验和饮水试验。

(五)仪器检查

仪器检查能显示吞咽的解剖生理情况和过程,被应用于吞咽困难的评估,包括吞咽造影检查、吞咽电视内镜检查、超声检查、放射性核素扫描检查、测压检查、表面肌电图检查等。

1.吞咽造影检查

在食物中加入适量的对比剂,在 X 线透视下观察吞咽全过程。观察吞咽过程,是否有吞咽困难及误吸。

2.吞咽电视内镜检查

将内镜经由一侧鼻孔抵达口咽部,直视舌、软腭、咽和喉的解剖结构和功能。

3.超声检查

通过放置在颏下的超声波探头,观察舌、软腭的运动、食团的运送、咽腔食物的残留情况以及声带的内转运动等。

四、康复治疗

(一)管饲饮食

管饲饮食能保证意识不清和不能经口进食患者的营养、水分供给,避免误吸。2 周内的管饲饮食采用鼻胃管和鼻肠管方法,2 周以上的管饲饮食采用经皮内镜下胃造瘘术和经皮内镜下空肠造瘘术。对于管饲饮食患者需同时进行康复吞咽训练。

经皮内镜下胃造瘘术:是在内镜的协助下,经腹部放置胃造瘘管,以达到进行胃肠道营养的目的。手术只需在腹部切开约 0.5 cm 的小切口,然后经导丝通过胃镜送出约 0.5 cm 的造瘘管,固定于腹壁,手术即告完成。

(二)经口进食

吞咽困难患者经口进食时,康复训练包括间接训练、直接训练、代偿性训练、电刺激治疗,环咽肌痉挛(失弛缓症)球囊导管扩张术。

1.间接训练

(1)口唇运动:利用单音单字进行康复训练,例如,嘱患者张口发"a"音,并向两侧运动发"yi"音,然后再发"wu"音,也可嘱患者缩唇然后发"f"音。其他练习方式如吹蜡烛、吹口哨动作,缩唇、微笑等动作也能促进唇的运动,加强唇的力量。此外,用指尖或冰块叩击唇周、短暂的肌肉牵拉和抗阻运动、按摩等,通过张闭口动作促进口唇肌肉运动。

(2)颊肌、喉部运动。①颊肌运动:嘱患者轻张口后闭上,使双颊部充满气体、鼓起腮,随呼气轻轻吐出,也可让患者洗净手后做吮手指动作,或模仿吸吮动作,体验吸吮的感觉,借以收缩颊部及轮匝肌肉,每天 2 遍,每遍重复 5 次。②喉上提训练方法:患者头前伸,使颌下肌伸展 2～3 s,然后在颌下施加压力,嘱患者低头,抬高舌背,即舌向上吸抵硬腭或发辅音的发音训练。目的是改善喉入口的闭合能力,扩大咽部的空间,增加食管上括约肌的开放的被动牵张力。

(3)舌部运动:患者将舌头向前伸出,然后左、右运动摆向口角,再用舌尖舔下唇后转舔上唇,按压硬腭部,重复运动 20 次。

(4)屏气-发声运动:患者坐在椅子上,双手支撑椅面做推压运动和屏气。此时胸廓固定、声门紧闭;然后,突然松手,声门大开,呼气发声。此运动不仅可以训练声门的闭锁功能、强化软腭的肌力,还有助于除去残留在咽部的食物。

(5)冰刺激:用头端呈球状的不锈钢棒蘸冰水或用冰棉签棒接触腭咽弓为中心的刺激部位,交替刺激左、右相同部位,然后嘱患者做空吞咽动作。冷刺激可以提高软腭和咽部的敏感度,改善吞咽过程中必需的神经肌肉活动,增强吞咽反射,减少唾液腺的分泌。

(6)呼吸道保护手如下。①声门上吞咽法：也叫自主气道保护法。吸气后,在屏气时(此时声带和气管关闭)做吞咽动作,然后立即做咳嗽动作;亦可在吸气后呼出少量气体,再做屏气和吞咽动作及吞咽后咳嗽。②超声门上吞咽法：吸气后屏气,再做加强屏气动作,吞咽后咳出咽部残留物。③门德尔松手法：指示患者先进食少量食物,然后咀嚼、吞咽,在吞咽的瞬间,用拇指和示指顺势将喉结上推并处于最高阶段,保持这种吞咽状2～3 s,然后完成吞咽,再放松呼气。此手法是吞咽时自主延长并加强喉上举和前置运动来增强环咽肌打开程度的方法,可帮助提升咽喉,以帮助吞咽。

2.直接训练

直接训练即进食时采取的训练措施,涉及进食体位、食物入口位置、食物性质(大小、结构、温度和味道等)和进食环境等。

(1)体位：进食的体位应因人因病情而异。开始训练时应选择既有代偿作用又安全的体位。对于不能采用坐位的患者,一般至少取躯干30°仰卧位,头部前屈,以枕垫起偏瘫侧肩部,喂食者位于患者健侧。此时进行训练,食物不易从口中漏出,有利于食团向舌根运送,还可以减少向鼻腔逆流及误咽的危险。颈部前屈是预防误咽的一种方法。仰卧时颈部易呈后屈位,使与吞咽活动有关的颈椎前部肌肉紧张、喉头上举困难,从而容易发生误咽。

(2)食物的形态：根据吞咽障碍的程度及阶段,本着先易后难的原则来选择。容易吞咽的食物特点是密度均匀、黏性适当、不易松散,通过咽和食管时易变形且很少在黏膜上残留。稠的食物比稀的安全,因为它能较满意地引起压觉和唾液分泌,使吞咽变得容易。此外,要兼顾食物的色、香、味及温度等。不同病变造成的吞咽障碍影响吞咽器官的部位有所不同,对食物的要求亦有所不同。口腔准备期的食物应质地很软,易咀嚼,如菜泥、水果泥和浓汤,必要时还需用长柄勺或长注射器喂饲;口腔期的食物应有内聚性、黏性,如很软的食物和浓汤;咽期应选用稠厚的液体,如果蔬泥和湿润、光滑的软食,避免食用有碎屑的糕饼类食物和缺少内聚力的食物;食管期的食物为软食、湿润的食物,避免高黏性和干燥的食物。

根据食物的性状,一般将食物分为五类,即稀流质、浓流质、糊状、半固体(如软饭)、固体(如饼干和坚果)。临床吞咽困难患者进行康复训练实践中,应首选糊状食物。

(3)食物在口中位置：将食物放在健侧舌后部或健侧颊部,有利于食物的吞咽。

(4)一口量：包括调整进食的一口量和控制速度的一口量,即最适于吞咽的每次摄食入口量,正常人约为20 mL。一般先以少量试之(3～4 mL),然后酌情增加,如3 mL、5 mL、10 mL。为防止吞咽时食物误吸入气管,可结合声门上吞咽训练方法。这样在吞咽时可使声带闭合封闭喉部后再吞咽,吞咽后咳嗽,可除去残留在咽喉部的食物残渣。调整合适的进食速度,前一口吞咽完成后再进食下一口,避免2次食物重叠入口的现象,还要注意餐具的选择,应采用边缘钝厚匙柄较长,容量为5～10 mL的匙子。

(5)培养良好的进食习惯也至关重要。最好定时、定量,能坐起来不要躺着,能在餐桌旁进食就不要在床边进食。

3.代偿性训练

代偿性训练是进行吞咽时采用的姿势与方法,一般是通过改变食物通过的路径和采用特定的吞咽方法使吞咽变得安全。

(1)侧方吞咽：让患者分别向左、右侧转头,做侧方吞咽,可除去梨状隐窝部的残留食物。

(2)空吞咽与交替吞咽：每次进食吞咽后,反复做几次空吞咽,使食团全部咽下,然后再进食。

这样可除去残留食物防止误咽。亦可每次进食吞咽后饮极少量的水(1～2 mL)，这样既有利于刺激诱发吞咽反射，又能达到除去咽部残留食物的目的，称为"交替吞咽"。

(3)用力吞咽：让患者将舌用力向后移动，帮助食物推进通过咽腔，以增大口腔吞咽压，减少食物残留。

(4)点头样吞咽：颈部尽量呈前屈形状似点头，同时做空吞咽动作，可去除会厌谷残留食物。

(5)低头吞咽：颈部尽量前屈吞咽，使会厌谷的空间扩大，并让会厌向后移位，避免食物溢漏入喉前庭，更有利于保护气道；收窄气管入口；咽后壁后移，使食物尽量离开气管入口处。

4.电刺激治疗

电刺激治疗包括神经肌肉低频电刺激和使用肌电反馈技术。

5.球囊导管扩张术

球囊导管扩张术用于脑卒中、放射性脑病等脑损伤所致环咽肌痉挛(失弛缓症)患者。方法是用普通双腔导尿管中的球囊进行环咽肌痉挛(失弛缓症)分级多次扩张治疗。此方法操作简单，安全可靠，康复科医师、治疗师、护士均可进行。

(1)用物准备：14 号双腔球囊导尿管或改良硅胶双腔球囊导管、生理盐水、10 mL 注射器、液状石蜡及纱布等。插入前先将水注入导尿管内，使球囊充盈，检查球囊是否完好无损，然后抽出水后备用。

(2)操作步骤：由 1 名护士按插鼻饲管操作常规，将备用的 14 号导尿管经鼻孔插入食管中，确定进入食管并完全穿过环咽肌后，将抽满 10 mL 水(生理盐水)的注射器与导尿管相连接，向导尿管内注水 0.5～10 mL，使球囊扩张，顶住针栓防止水逆流回针筒。将导尿管缓慢向外拉出，直到有卡住感觉或拉不动时，用记号笔在鼻孔处作出标记(长度 18～23 cm)，再次扩张时或扩张过程中作为判断环咽肌长度的参考点。抽出适量水(根据环咽肌紧张程度，拉出球囊时能通过为适度)后，操作者再次轻轻地反复向外提拉导管，一旦有落空感觉，或持续保持 2 min 后拉出，阻力锐减时，迅速抽出球囊中的水。再次将导管从咽腔插入食管中，重复操作 3～4 遍，自下而上地缓慢移动球囊，通过狭窄的食管入口，充分牵拉环咽肌降低肌张力。

(3)操作后处理：上述方法每天 1～2 次。环咽肌的球囊容积每天增加 0.5～1 mL 较为适合。扩张后，可给予地塞米松＋糜蛋白酶＋庆大霉素雾化吸入，防止黏膜水肿，减少黏液分泌。

五、吞咽困难康复护理

(一)急性期康复护理

(1)急性期患者处于昏迷状态或意识尚未完全清醒，对外界的刺激反应迟钝，有严重认知功能障碍，吞咽反射、咳嗽反射明显减弱或消失，处理口水的能力低下，不断流涎，口咽功能严重受损，应使用鼻饲或经皮内镜下胃造瘘术。早期进行吞咽功能训练，尽快撤销鼻饲或胃造瘘。

(2)对于吞咽障碍的患者首先应注意口腔卫生及全身状况的改善，可按体重计算出每天热量的需要量，给予平衡膳食，对于脱水及营养状态极差患者，应给予静脉补液、营养支持。对糖尿病患者应注意进食流质食物的吸收问题，特别是对应用胰岛素的患者，注意瞬时低血糖或高血糖的发生，加强血糖监测。

(二)食物的选择

选择患者易接受的食物，磨烂的食物最容易吞咽，糊状食物最不易吸入气管，稀液最易。进食的顺序：磨烂的食物或糊→剁碎的食物或浓液→正常的食物和水。酸性或脂肪食物容易引起肺炎，清水不易引起肺炎，如用糊太久，则患者所得的水分过少，可能脱水，所以有时也给清水。

(三)进食规则

进食时应采用半坐位或坐位;选择最佳食物黏稠度;限制食团大小,每次进食后,吞咽数次使食物通过咽部;通常禁饮纯液体饮料,饮水使用水杯或羹匙,不要用吸管;每次吞咽后轻咳数声;起初应是以黏稠的食物为主,黏稠的食物通常食用起来较安全,纯净的食物或口中变成流质的食物不会提供所需的刺激,以重新获得正常的口腔功能并且容易吸入。应给患者不同结构的食物和可咀嚼的食物。如果患者咀嚼困难,应将患者的下颌轻轻合上,有助于患者咀嚼。

(四)康复训练

康复训练可分为不用食物、针对功能障碍的间接训练(基础训练)和使用食物同时并用体位、食物形态等补偿手段的直接训练(摄食训练)。

1.基础训练

(1)口腔周围肌肉训练:包括口唇闭锁训练(练习口唇闭拢的力量和对称性),下颌开合训练(通过牵伸疗法或振动刺激,使咬肌紧张度恢复正常),舌部运动训练(锻炼舌上下运动、左右运动、伸缩功能,可借助外力帮助)等。

(2)颈部放松:前、后、左、右放松颈部,或颈左右旋转、提肩沉肩。

(3)寒冷刺激法。①吞咽反射减弱或消失时:用冷冻的棉棒轻轻刺激软腭、腭弓、舌根及咽后壁,可提高软腭和咽部的敏感度,使吞咽反射容易发生。②流涎对策:用冰块按摩颈部及面部皮肤直至皮肤稍稍发红,可降低肌张力,减少流涎;每天 3 次,每次 10 min。

(4)屏气-发声运动:患者坐在椅子上,双手支撑椅面做推压运动,或双手用力推墙,吸气后屏气。然后,突然松手,声门大开,呼气发声。此运动可以训练声门闭锁功能、强化软腭肌力,有助于除去残留在咽部的食物。

(5)咳嗽训练:强化咳嗽、促进喉部闭锁的效果,可防止误咽。

(6)屏气吞咽:用鼻深吸一口气,然后完全屏住呼吸,空吞咽,吞咽后立即咳嗽。这样有利于使声门闭锁,食块难以进入气道,并有利于食块从气道排出。

(7)Mendelsohn 法:吞咽时自主延长并加强喉的上举和前置运动,来增强环咽肌打开程度的方法,具体操作可于咽上升的时候用手托起喉头。

2.摄食训练

基础训练后开始摄食训练。

(1)体位:让患者取躯干屈曲 30°仰卧位,头部前屈,用枕垫起偏瘫侧肩部。采用这种体位食物不易从口中漏出,有利于食块运送到舌根,可以减少向鼻腔逆流及误咽的危险。确认能安全吞咽后,可抬高角度。

(2)食物形态:应本着先易后难原则来选择食物形态,容易吞咽的食物特征为密度均一,有适当的黏性,不易松散,容易变形,不易在黏膜上残留。同时要兼顾食物的色、香、味及温度等。

(3)每次摄食一口量:正常人一口量为 20 mL 左右,一口量过多,食物会从口中漏出或引起咽部食物残留导致误咽;过少,则会因刺激强度不够,难以诱发吞咽反射。一般先以少量试之(3~4 mL),然后酌情增加。指导患者以合适的速度摄食、咀嚼和吞咽。

(4)指导吞咽的意识化:引导患者有意识地进行过去习以为常的摄食、咀嚼、吞咽等一系列动作,防止噎呛和误咽。

(5)咽部残留食块去除训练:包括空吞咽、数次吞咽训练、交替吞咽训练等。

(6)其他:配合针灸、高压氧、吞咽障碍康复体操、心理康复护理等。

(五)注意事项

康复团队协作,对于吞咽困难的患者来说是最好的治疗方法。护士作为团队成员之一,首诊时应实行初步筛查,除此之外,还需仔细地、持续地观察患者每次进食的情况以及为患者提供直接训练和代偿性的技术,防止渗漏和误吸,使患者安全进食。

(1)重视初步筛查及每次进食期间的观察,防止误吸(特别是隐性误吸)发生。

(2)运用吞咽功能训练,保证患者安全进食,避免渗漏和误吸。

(3)进食或摄食训练前后应认真清洁口腔,防止误吸。

(4)团队协作可给患者以最好的照顾与护理。

(5)进行吞咽功能训练时,患者的体位尤其重要。

(6)对于脑卒中有吞咽障碍的患者,要尽早撤掉鼻饲管,进行吞咽功能的训练。

(7)重视心理康复护理。

(王 萍)

第五节 排泄功能障碍的康复护理

一、概述

排泄是机体将新陈代谢的产物排到体外的生理过程,是人体的基本生理需要之一,也是维持生命的必要条件。人体排泄的途径有皮肤、呼吸道、消化道及泌尿道,其中消化道和泌尿道是主要的排泄途径。患者因疾病丧失自理能力或因缺乏有关的保健知识,不能正常进行排便、排尿活动时,护士应运用与排泄有关的护理知识和技能,帮助并指导患者维持和恢复正常的排泄状态,满足其排泄的需要,使之获得最佳的健康和舒适状态。

排泄活动是人的基本需要之一。排泄功能发生障碍,会导致患者出现各种不适,甚至导致全身疾病。因此,维持卧床患者正常的排尿、排便,是护理中一个重要问题。

二、康复评定

(一)排尿的评估

1.正常排尿

正常情况下,排尿受意识控制,无痛苦,无障碍,可自主随意进行。一般成人 24 h 尿量为 1 000~2 000 mL。尿液呈淡黄色、澄清、透明,尿相对密度(比重)为 1.015~1.025,pH 为 5~7,呈弱酸性,静置一段时间后尿素分解产生氨,有氨臭味。

2.异常排尿

(1)次数和量。①多尿:24 h 尿量超过 2 500 mL,见于糖尿病、尿崩症患者。②少尿:24 小时尿量少于 400 mL,见于心脏、肾脏疾病和休克患者。③无尿或尿闭:24 h 尿量少于 100 mL,见于严重休克、急性肾衰竭患者。

(2)颜色。①血尿:肉眼血尿呈红色或棕色,见于泌尿系统感染、结核等。②血红蛋白尿:呈酱油色或浓红茶色,隐血试验阳性,见于溶血性疾病等。③胆红素尿:呈深黄色或黄褐色,见于阻塞性黄疸等。④乳糜尿:因尿液中含有淋巴液呈乳白色,见于丝虫病。⑤透明度:尿中含有大量脓细胞、红细胞、上皮细胞、炎性渗出物时,呈混浊状,见于泌尿系统感染。

(3)气味:新鲜尿有氨味,提示泌尿系统感染;糖尿病酮症酸中毒时,因尿中含有丙酮,有烂苹果味。

(4)膀胱刺激征:每次尿量少,伴有尿频、尿急、尿痛,见于泌尿系统感染。

3.影响正常排尿的因素

(1)年龄和性别:老年人因膀胱肌张力减弱,可出现尿频。老年男性前列腺肥大压迫尿道,可出现滴尿和排尿困难。

(2)饮食:大量饮水、茶、咖啡、酒类饮料或吃含有水分多的水果可出现尿量增多,摄入含盐较高的饮料或食物可使尿量减少。

(3)气候变化:寒冷的天气尿量增加;气温高时因排汗增多,尿量减少。

(4)排尿习惯:排尿姿势改变、时间是否充裕、环境是否合适等会影响排尿。

(5)心理因素:焦虑、紧张、恐惧可引起尿频、尿急或排尿困难。

(二)排便评估

(1)大便鲜红带糊状,表明可能患急性出血性坏死性小肠炎,这是由于暴饮暴食或吃了不洁净的食物。

(2)大便表面附着鲜红的血滴,不与大便混杂,常见于内痔、外痔和肛门裂。如果有血液附在大便表面,而且大便变成扁平带子形状,应去医院检查是否患直肠癌、乙状结肠癌、直肠溃疡等病。

(3)大便暗红似果酱,并有较多的黏液,表明可能患阿米巴痢疾。便中的阿米巴是一种寄生虫。患细菌性痢疾者,排出的大便也有黏液和血,但不像阿米巴痢疾患者的大便那样有恶臭味。

(4)大便柏油样,又黑又亮,常是食管、胃、十二指肠溃疡病出血的症状。血液本来是红色,当它进入消化道时,血中血红蛋白的铁与肠内的硫化物结合产生硫化铁,导致大便呈柏油样黑色(血量一般达 60 mL 以上时才能呈黑便)。此外,食管静脉瘤出血、暴饮暴食后连续呕吐或食管和胃黏膜交界处血管破裂出血时也能见到黑色柏油样便。

(5)大便灰白似陶土,表示胆汁进入肠道的通道已被阻塞,胆汁只好通过血液循环沉积于皮肤,使皮肤发黄。胆结石、胆管癌、胰头癌、肝癌等都是胆汁流入消化道的"拦路虎"。消化道内没有胆汁,大便呈灰白陶土样。

(6)大便红白像鼻涕,俗称"红白冻子",这是急性细菌性痢疾的特点。它是一种脓、血、黏液的混合物。患有慢性结肠炎者也会出现"红白冻子"。

(7)大便呈白色油脂泡沫状,常是消化吸收不良的综合征。幼儿出现这种情况,称幼儿乳糜泻。

(8)大便稀红,可能是大肠黏膜出血。若混有黏液、脓液,应检查大肠黏膜有无炎症。

三、康复护理

帮助卧床患者了解保持泌尿系统功能正常,排泄人体的代谢产物,以维持人体生理环境的稳定,对人体的健康是非常重要的。

(一)便盆使用护理

如果患者清醒,但虚弱无力,不自主地排泄大小便,可告知家属处理。便盆使用的注意点:最好买医用便盆,用前要把便盆冲洗干净,冬天用前应用开水烫一下,协助患者脱裤过膝盖,并使其屈膝,一只手托起患者的腰及骶尾部,另一只手取出便盆,切勿使劲拖出或硬性塞入臀部,以免擦伤皮肤。倒便时观察大小便的量、颜色和形状,若有异常应及时报告医师。

(二)便盆使用自我护理

如果患者上肢可活动,且神志清醒并能配合护理,可在心理护理中应用积极的语言导向,鼓励患者自我护理。具体方法:可在床旁放置患者伸手可以拿到的专用便器(小巧、便利)。完成自我护理会使患者产生自信,提高患者的生活质量。

(三)保证充足的液体摄入

正常成人每天液体需要量为1 200~1 500 mL,若患者出现发热、腹泻、呕吐等,则需增加液体摄入量;对于卧床患者,应鼓励每天摄入2 000~3 000 mL液体,以稀释尿液,防止出现泌尿系统感染或结石。

(四)指导适当的运动

运动可增加腹部和会阴部肌肉的张力,有助于排尿。卧床患者活动受限,则应做局部肌肉的锻炼,指导患者有节律地做会阴部肌肉的收缩与放松活动,以增加会阴部肌肉的张力。

(五)维持正常排尿习惯

应尽可能地维持患者原有的排尿姿势、排尿时间、排尿环境等,以利于患者自我放松,减少因疾病卧床带来的焦虑和不安等影响排尿的因素。

(六)提供隐蔽排尿场所

提供隐蔽的环境,适当地遮挡患者,有利于患者自我放松。

(七)利用适当的暗示方法

可让患者听流水声,轻揉大腿内侧,用温水冲洗会阴部或温水坐浴等,均可促进排尿。

1.排尿的护理

(1)尿潴留:尿液存留在膀胱内不能自主排出称为尿潴留。当尿潴留时,膀胱容积可增至3 000~4 000 mL,膀胱高度膨胀至脐部,下腹部膨隆、疼痛及压痛。排尿困难见于尿道或膀胱颈部阻塞,如前列腺肥大、肿瘤;排尿神经反射障碍,见于膀胱肌肉麻痹、直肠或盆腔内手术后等。患者十分痛苦,应针对病因,采取有效的处理措施。

如果属于属机械性梗阻,给予对症处理。如果属于属非机械性梗阻,可采用以下护理措施:①安慰患者,消除焦虑和紧张情绪。②取适当体位,病情许可应协助患者以习惯姿势排尿,例如,扶患者抬高上身。③按摩、热敷下腹部,以便解除肌肉紧张,促进排尿。④利用条件反射,诱导排尿,例如,听流水声或用温水冲洗会阴。⑤针灸治疗:针刺中极、曲骨、三阴交穴。⑥对于卧床患者,应训练其床上排尿,并给予一定的环境、心理支持。

(2)尿失禁:膀胱内尿液不能受意识控制而随时流出称尿失禁,可分为三种。①真性尿失禁:尿道括约肌损伤或神经功能失常。②充盈性尿失禁:膀胱内积有大量尿液,当膀胱压力超过尿道阻力时出现。③压力性尿失禁:见于老年妇女,当咳嗽、打喷嚏、提举重物等造成腹内压增加时出现。

应根据病情不同,采取相应的护理措施:①主动安慰、关心患者,并提供帮助,消除患者焦虑、自卑等情绪;②保持患者会阴部清洁干燥,做好皮肤护理。应用接尿装置:对女患者可用女士尿壶紧贴外阴接取尿液,对男患者可用阴茎套连接集尿袋,接取尿液,但此法不宜长期使用。③指导患者进行收缩和放松会阴部肌肉的锻炼,加强尿道括约肌的作用,恢复控制排尿功能。每2~

3 h送一次便器以训练有意识地排尿;④排尿时采取正确体位,指导患者自己用手轻按膀胱,并向尿道方向压迫,将尿液排空。对夜间尿频者,晚餐后可适当限制饮水量;⑤长期尿失禁患者,必要时可在医院留置导尿管。

(3)留置导尿管护理:因尿失禁而留置导尿管,需保持会阴部清洁干燥。保持引流通畅,避免导尿管受压、扭曲、堵塞;患者翻身及床上功能锻炼时妥善安置导尿管及集尿袋,以防导尿管脱出。保持尿道口清洁:对女患者每天用消毒液棉球擦洗外阴和尿道口,对男患者擦洗尿道口、龟头及包皮,每天1～2次。每天定时更换集尿袋,及时倾倒,并记录尿量。集尿袋位置低于耻骨联合,防止尿液反流。每周更换一次导尿管,防止逆行感染和尿盐沉积堵塞管腔。鼓励患者多饮水,发现异常应及时向医师报告。

2.排便的护理

(1)腹泻:虽然一天排便数次,如果大便为有形便则不是腹泻。腹泻为水样便(含80%以上的水分),肠内腐败物质异常发酵、感染、神经过敏等使肠蠕动亢进,水分再吸收下降。持续腹泻导致脱水、营养不良等。

腹泻的护理:如果患者腹泻,应观察其排便次数、大便形状,了解是否服用过缓泻药、与饮食有无关系以及是否脱水等。患者应进易消化饮食,避免吃纤维多、易发酵、过冷或过热及刺激性的食品,腹部要保暖。便后用柔软的纸轻轻按压着擦,用温水清洗保持肛门周围的清洁。预防脱水,应给予茶水或碱性饮料,让患者少量多次饮用。

(2)便秘:便秘是指4 d未排便,或每天排便但量少且干硬,便后仍感到有残留便未排出。其原因多为患者消化液分泌减少、胃肠运动减慢、消化功能降低等生理原因,还有心理因素,例如,抑郁、恐惧、高度紧张、情绪激动等会使大脑功能紊乱,对排泄失控。此外便秘还受因病卧床、环境突然改变、场合不适宜排便、饮食及水分摄入不足、运动不足等影响。便秘可引起腹部不适、腹胀、食欲缺乏、头痛、影响睡眠、易疲劳,应及早采取对策。

便秘的护理:养成早餐后排便的习惯,有便意时不要控制不去排便,排便的体位最好是坐位,卧床者如果能坐起也应采取坐位。如果有可能每天要散步、做操、进行腹肌训练,也可在距脐周3 cm处用手进行顺时针按摩。便秘严重时遵医嘱用缓泻剂,粪便干硬,阻塞直肠下部靠近肛门口处时,可在橡胶手套上涂上润滑剂,沿尾骨慢慢抠出。当肠内粪便排空后,2～3 d没有大便是正常的,排便后要观察患者的病情及与排泄状况。患者有规律地进食适量的食物,应养成习惯。饮食有充足的水分(如汤类),多吃纤维丰富的食品。

(3)大便失禁:多因卧床状态导致腹内压无力,使大便滞留在直肠内不能完全排净,残留的大便溢出,每天几次不规律排便。应用尿布并经常更换,保持肛门周围清洁。

(王　萍)

第六节　偏瘫的康复护理

偏瘫是指各种原因(以脑血管意外为主)导致锥体束损害所致的中枢性瘫痪。主要表现为半侧身体运动、感觉能力减退或丧失,少数患者可伴有失语、失认、偏盲等。

一、操作步骤

(一)做好心理护理

偏瘫患者恢复期较长,往往会产生急躁、悲观情绪,对治疗信心不足,影响疗效,护理人员及亲友则应从各方面倍加关心体贴、耐心照料,帮助患者正确对待自己的疾病,使患者逐步树立起战胜疾病的信心,促使病情好转。

(二)指导患者正确的卧姿(采用良肢位)

良肢位摆放是脑卒中患者急性期护理的重要内容,对患者预后有着重大影响。良肢位摆放的主要目的是防止压疮、坠积性肺炎、深静脉血栓或静脉炎,预防痉挛模式的出现及继发性关节挛缩、畸形及肌萎缩。

1.仰卧位

采用仰卧位时,由于受紧张性颈反射和迷路反射的影响,异常反射活动较强,可加重异常痉挛模式,所以要尽量缩短仰卧位的时间。头偏向患侧为宜;将肩胛置于外展、上旋位,下垫一个小枕;肩关节置于外旋、外展位,腕、肘伸直,腋下可置一个大枕头防上肢内收,肘后上方可垫一个枕头以保持肱三头肌腱受到一定压力刺激,前臂置于旋后或中立位,手指伸展或微屈,拇指外展,手心可握一个毛巾卷或半球状物以防止手指屈曲,但在痉挛期要避免抓握硬质物体以防刺激掌心引起抓握反射。髋侧后外侧部放一个合适的枕头,以避免骨盆向后倾斜,并防止大腿处于外展、外旋位,使髋关节微屈、内旋;腘窝后上方可放一个小枕,使膝关节略屈,并避免小腿受压;软瘫期则可用矫形器将足固定于背屈、外翻位,以防止下垂、内翻,痉挛期则宜避免足底受到刺激而引起阳性支持反应,加重痉挛模式。亦可将下肢置于屈膝、屈髋位,足底着床,大腿微内收。

2.患侧卧位

患侧卧位是较提倡的一种体位,在脑卒中后早期就可采用。该体位可以伸张患侧躯体,减轻痉挛,使瘫痪关节韧带受到一定压力,促进本体感觉的输入,有利于功能康复,同时有利于自由活动健肢。此体位宜尽量使肩胛处于上旋、前伸位,肩前屈、前伸,肘伸直,手掌面朝上,拇指分开。健腿可放在患腿前面,自然屈髋屈膝,下面放一个大枕头,这种体位可以使患髋伸直,而采用其他体位时患髋总是屈曲的,久之易使髋后伸受限。另外患侧卧位可使瘫痪关节早期受到一定压力,增加本体感觉输入,有利于缓解痉挛、抑制痉挛模式。

3.健侧卧位

将一个大枕头平放于胸前,使患侧肩胛前伸,上臂伸展放于枕上,注意勿内旋,肘关节尽量伸展或微屈,手指伸直,掌面朝床头,注意勿屈指、垂腕;患腿下亦放一个枕头,使髋部处于内旋、屈曲位,膝自然屈曲,踝尽量背屈,头下可不放枕头或放低枕,目的是使躯干向健侧伸展,抑制紧张性颈反射。

(三)并发症的预防

1.泌尿系统并发症

(1)选择较好的排空方法,应训练建立反射性膀胱排尿,每2~4 h或有尿意时,在耻骨上按摩拍打、刺激大腿内侧或按压腹部(自上而下)排尿,每次尽量排尽。有尿意的患者,一有尿意就立即排尿,不要憋尿,如果患者应用以上方法不能排尿或不能排尽尿,应采取留置导尿管或间歇导尿法排尿。

(2)保持膀胱的"清洁"状态。鼓励患者多饮水,每天饮水量应为2 000~3 000 mL,有感染或结石者增加饮水量;同时应注意尿道口外阴卫生,导尿时应严格无菌操作,要注意尿的性状,包括颜色、气味、透明度,应每月检查一次尿常规。对留置导尿管者,应每天尿道口护理1~2次,每周更换集尿袋2~3次,每1~2周更换一次导尿管,集尿袋引流管位置应低于耻骨联合,防止尿液反流。

(3)对尿失禁的患者应保持会阴部的清洁、干燥。

2.呼吸系统并发症

偏瘫患者因长期卧床,呼吸道分泌物不易排出而易发生肺部感染。因此需要保持室内空气新鲜、对流、温度与湿度适宜,定期进行室内空气消毒,采用湿式打扫。鼓励患者进行有效的咳嗽、咳痰、深呼吸训练、胸廓扩张运动训练和体位排痰、吹气球等,每2 h帮助患者翻身拍背1次,以帮助排痰。对于气管切开患者应进行吸痰、湿化气道、清洁口腔等护理,定时更换消毒气管内套管,用双层湿纱布覆盖气管口,雾化吸入每天2次。护士要有高度的责任心,严格按无菌技术操作。

3.皮肤并发症

要避免发生压疮,应做到以下几点。

(1)避免局部组织长期受压,鼓励和协助卧床患者每2 h翻身一次,必要时1 h翻身一次,建立床头翻身记录卡,翻身时避免拖、拉、推的动作,保护骨隆突处,在身体空隙处垫软枕、海绵,必要时可垫海绵被褥、水褥、气垫床等,使支持体重的面积宽而均匀,对易受压部位可用护架抬高被褥,以免局部受压。

(2)避免潮湿、摩擦及排泄物的刺激。保持患者的皮肤清洁干燥。对大小便失禁、出汗及分泌物多的患者应及时擦洗干净;床铺须清洁干燥、平整、无渣屑,不可让患者直接卧于橡胶单上,不可使用破损的便盆,以免擦伤皮肤。

(3)增进局部血液循环,可定时用50%的乙醇按摩背部及受压处,温水擦浴或用湿热毛巾行局部按摩。

(4)增进营养的摄入,在病情许可时给予高蛋白、高维生素膳食,以增强机体抵抗能力和组织恢复能力。

4.其他并发症

(1)对长期卧床所致的肌肉失用性萎缩、关节挛缩、肢体水肿、有深静脉血栓、站立性低血压患者等,应尽早开始关节的被动运动,保持关节活动范围,保持肢体及各关节良好的功能位,及时进行站立训练等。

(2)肩手综合征的预防:发生率占偏瘫的20%,一般在偏瘫后的4~6周出现症状,表现为活动时肩痛、手肿胀、局部发红、发热、手指屈性痛。处理方法为保持各关节活动,并逐渐加大关节活动范围,用肩布袋,肩、手局部作普鲁卡因封闭或交感神经节封闭,并加强良肢位的摆放。

(3)其他,如出现吞咽困难、进水呛咳、言语含混、易引起吸入性肺炎。对此在急性期应放置胃管;患者能进食时,应吃黏稠的半流质饮食,避免仰卧进食,应采取健侧卧位或坐位进食。

(四)教会患者床上翻身及移动的方法

1.仰卧位翻成侧卧位

(1)主动完成:双下肢屈髋屈膝,健手握住患手,双上肢前屈90°,头转向翻身侧,健肢带动患肢来回摆动2~3次(先向翻身侧摆动),借助于惯性翻向患侧或健侧。

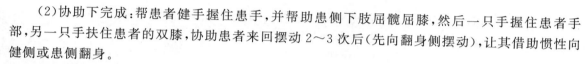

（2）协助下完成：帮患者健手握住患手，并帮助患侧下肢屈髋屈膝，然后一只手握住患者手部，另一只手扶住患者的双膝，协助患者来回摆动2～3次后（先向翻身侧摆动），让其借助惯性向健侧或患侧翻身。

2.仰卧位翻成俯卧位

先完成仰卧位到健侧位的翻身，然后，以头和健侧髋部为支点，抬起健侧肩部，健侧上肢从身后抽出，同时身体向床面转动，翻成俯卧位。

3.床上移动

床上移动包括横向移动和纵向移动。

（1）横向移动：向健侧移动比较容易，先将健侧下肢插入患侧小腿下，一同向健侧移动，然后抽出健侧下肢并屈髋屈膝，抬起臀部移向健侧，最后，以头和臀部为支点，将躯干向健侧移动。患者向患侧移动时可给予帮助。

（2）纵向移动：向上移动比较容易，健侧下肢屈髋屈膝，稍屈肘，以足、肘部为支点，抬起臀部，向上移动身体。

（五）指导偏瘫患者四肢及躯干的活动

关键是早期借助于健侧肢体的帮助进行主动助力运动。

1.上肢运动

健手握住患手，双上肢同时肘前屈至最大范围，然后缓慢放下，重复5～10次，活动中尽量保持肘关节伸直。

2.下肢活动

下肢训练的重点是肢体的活动及其控制，例如，患者自己或在尽可能少的帮助下屈伸膝并能保持在某一位置，当屈髋屈膝时，能从中立位进行髋的内旋或外旋，并能保持此位置不会失控。

3.骨盆运动

骨盆运动是偏瘫患者床上活动的一个难点，要求患者必须能屈髋屈膝，并能保持这一位置，然后双足支撑，将臀部抬离床面，并持稳定，此为双桥运动。如果开始练习有困难，护士可以固定患侧的膝部和踝部，臀部抬起后，在膝部向足端加压，患者如果能比较容易完成这一动作，可以在臀部抬起后，再抬起一侧下肢，保持单足支撑，此为单桥活动。

（六）指导患者坐起及躺下活动

1.从健侧翻身坐起

从健侧翻身坐起比较容易，患者常可自己完成。方法如下。

（1）健手握住患手，双下肢屈髋、屈膝或健足插到患侧小腿后部。

（2）双上肢左右摆动，借助惯性翻成健侧卧位。

（3）健手拉患手至枕头处，健足将患侧小腿移到床沿外，使双侧小腿均离开床面。

（4）健侧上肢屈肘、前臂旋前，肘及手部支撑身体坐起。

（5）调整坐位姿势，患手放在大腿上，足与地面接触。

2.从健侧躺下

躺下与坐起的动作相反。

（1）健足插入侧小腿后面。

（2）健侧身体向床面倾斜,肘及前臂支撑床面,同时健足将患腿抬起,一同移到床上。

（3）从侧卧位翻成仰卧位,并调整好卧位姿势。

3.从患侧翻身坐起

（1）患者自己翻成患侧卧位,并将双侧小腿移到床沿外。

（2）帮助者面向患者站立,一只手放在患肩向上抬起,另一只手放在健侧骨盆前缘或髂前上棘处向下压,双手同时用力患者即可坐起。

（3）调整坐姿,将患手放在大腿上,足接触地面。

（七）坐位平衡训练

1.动态平衡

患者双足平放地上,上肢放在治疗床上,身体重心向患侧移动,使患侧上肢负重。

2.动态平衡

患者采用坐位,护理人员面向患者站立,双手分别托住其上肢,让患者抬起一侧臀部,使身体重心落在对侧臀部上,两侧交替进行,掌握要领后,患者可以自己完成。护理人员也可以从不同方向推患者的肩部,让患者保持平衡。

（八）更衣训练

穿衣原则是先穿患侧再穿健侧,脱衣的顺序是先脱健侧再脱患侧。

（九）轮椅转移

1.床-轮椅之间的转移

把轮椅放在健侧,与床呈 30°～50°夹角,刹住车轮,移开足托,患者健手握住轮椅外侧站起,站稳后以健足为轴心缓慢转动身体,使臀部对着轮椅后缓慢坐下。

2.轮椅-床之间转移

以健侧靠近床,使轮椅与床呈 30°～40°夹角,刹住车轮,移开足托,健手抓住扶手站立,站稳后以健足为轴心缓慢转动身体,使臀部对着床后缓慢坐下。

二、注意事项

（1）对家庭中的某些部分做必要的和可能的改造是很重要的,例如,去除门槛,将便器改为坐式,将床高度降至 40 cm 左右,增加必要的扶手。

（2）家庭成员应学习有关知识,理解患者,正视现实,帮助患者树立生活信念,参与患者的社区康复训练活动,尽快地使其适应家庭和社会生活。

（3）预防性康复训练预防肩关节强直,抑制下肢伸肌痉挛,保持前臂能旋后,保持腕关节全范围臂伸,预防肘、腕和手指屈肌短缩,预防跟腱和趾屈肌短缩,保持伸肘的同时前臂全范围水平外展。

（4）开始运动治疗时,运动量不可过多,循序渐进,持之以恒。

（5）刚开始做运动时,动作宜缓,应细心,以防直立性低血压的发生。

（王　萍）

第七节 痉挛的康复护理

一、概述

痉挛是中枢神经系统损害后出现的肌肉张力异常升高的综合征,是牵张反射亢进的一种临床表现,是一种以速度依赖的紧张性牵张反射亢进为特征的运动功能障碍。痉挛的速度依赖是指伴随肌肉牵伸速度的增加,肌肉痉挛的程度也增大。痉挛可以影响患者的日常生活活动和康复训练,严重痉挛是患者功能恢复的主要障碍,给患者的身心带来很大的痛苦,不利于其身心健康的恢复。

痉挛是一种病理生理状态,由于肌肉张力升高,随意运动失去了良好的活动背景,运动变得笨拙、吃力,肌肉容易疲劳。痉挛使肢体长期处于某种体位而导致软组织挛缩,形成畸形。对患者的影响:①增加运动的阻力,使随意运动难以完成;②由于阻力增加,运动迟缓,难以控制,难以完成精巧的动作;③由于反应迟钝,动作协调困难,容易摔倒;④强直痉挛,不便护理,容易发生压疮等并发症;⑤影响步态和日常生活活动。

二、分类

痉挛的发生为脑损伤后上运动神经控制系统对下位神经元的抑制作用下降或中断,使得周围的 β、γ 神经元兴奋性升高,从而增加了肌梭对刺激的敏感性,降低反射的阈值,从而出现牵张反射亢进,肌肉痉挛。

(一)脑源性痉挛

一般在发病后 3~4 周出现。脑干、基底节、皮质及其下行运动径路受损,皆可表现出瘫痪肢体的肌张力持续性升高、痉挛,肢体的协调性下降,精细活动困难,呈现典型的"画圈"行走步态。脑瘫儿双下肢痉挛呈现剪刀步态。

(二)脊髓源性痉挛

一般在发病后 4~6 个月出现,晚于脑源性痉挛出现的时间。颈、胸、腰段的高位脊髓完全损伤临床表现为痉挛,骶段的脊髓完全性损伤临床表现为迟缓性瘫痪。

(三)混合性痉挛

多发性硬化损伤脑白质和脊髓的轴突而出现痉挛。

三、康复护理评定

(一)病因评估

确定是脑源性痉挛、脊髓性痉挛还是混合性痉挛。评估内容包括体检、痉挛的质和量评价、痉挛的功能评价等。

(二)痉挛程度评定

改良 Ashworth 分级法是临床上评定痉挛的主要方法。手法检查是检查者根据受试者关节被动运动时所感受的阻力来进行分级评定。生物力学评定方法包括钟摆试验和等速装置评定方法。

（三）对痉挛产生的影响进行评估

（1）有无肌肉的挛缩、异常的姿势及关节畸形。

（2）有无功能的下降和活动困难。

（3）有无运动速度下降、协调性运动困难和活动容易疲劳。

（4）有无日常生活活动能力和社会功能下降。

四、康复治疗

痉挛的表现个体差异较大，制订治疗方案时应因人而异，首先针对每个患者分析其问题的特殊性。单以痉挛不能决定是否治疗，治疗痉挛与否以及如何积极实施应以患者的功能状态为指导，加强康复小组协作。综合多种方法治疗痉挛才能收到较好成效。常用的治疗方案为七步阶梯治疗方案。

（一）解除诱因

痉挛与各种外界刺激有关，因此在治疗前应积极预防诱发肌痉挛的因素，如发热、结石、尿路感染、压疮、疼痛、便秘和加重肌痉挛的药物。通常消除诱因后，肌痉挛会明显减轻。

（二）姿势和体位

某些姿势和体位可以减轻肌痉挛。患者应该从急性期开始采取抗痉挛的良好体位，可使异常升高的肌张力得到抑制，例如，脑血管意外、颅脑外伤的急性期采取卧位抗痉挛模式体位，可减轻肌痉挛；脊髓损伤患者利用斜板床站立，可减轻下肢肌痉挛。

（三）物理治疗

1.电疗

用波宽和频率相同，但出现的时间有先有后的两组方波，分别刺激痉挛肌及其拮抗肌，使两者交替收缩，利用交互抑制和高尔基腱器兴奋引起的抑制对抗痉挛。经皮神经电刺激疗法是一种使用广泛的低频电疗方法。在痉挛患者的治疗中，主要是通过刺激痉挛肌的拮抗肌收缩，通过交互抑制的原理，降低痉挛肌的张力。

2.冷疗

用冰敷或冰水浸泡痉挛肢体 5～10 s，可使肌痉挛产生一过性放松。因为突然的冷刺激常常引起肌肉的紧张和张力的升高，但是持续的冷疗则可以降低神经肌肉的兴奋性，从而降低肌肉张力。

3.水疗

水压对肌肉持久的压迫与按摩有利于肌痉挛的缓解。室温保持在 25 ℃，水温宜在 30 ℃左右。

4.热疗

温热疗法可以降低神经张力，降低肌肉的张力。使用各种传导热（蜡、砂、泥等传导）、辐射热（红外线产生）及内生热（超短波产生）等。

5.肌电生物反馈

可减少静止时肌痉挛及其相关反应，也可抑制被动牵伸时痉挛肌的不自主活动。利用肌电生物反馈再训练痉挛肌的拮抗肌，也能起到交替抑制的作用。

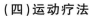

（四）运动疗法

运动疗法包括主动运动、被动运动和按摩等治疗手法。例如，肱二头肌痉挛，可练习肱三头肌的主动和抗阻收缩；被动屈曲足趾可降低肌张力；深而持久的肌肉按摩，或温和地被动牵张痉挛肌可降低肌张力。

（五）康复工程技术

主要是运用矫形器材预防和治疗痉挛带来的肌肉和关节的挛缩、关节活动度下降，被动牵拉痉挛肌肉以降低张力。矫形器材有用于内收肌痉挛的外展矫形器、用于屈肘肌痉挛的充气压力矫形器、用于足下垂内外翻的踝足矫形器等。

（六）药物治疗

使用单曲林、巴氯芬、A 型肉毒素等。

（七）手术治疗

手术治疗痉挛，不仅可通过对神经进行手术（如脊神经后根切断术、脊髓切开术），切断某些神经通路而降低神经的兴奋性，还可通过手术矫正痉挛导致的肢体畸形，从而提高患者的功能和生活质量。

五、护理

（1）积极进行康复教育，预防伤害性刺激，减轻或消除增强和加重痉挛的因素，如压疮、骨折、感染、焦虑或精神过度紧张、不良体位、便秘。

（2）告知患者控制痉挛有利于预防畸形及挛缩，便于护理，增加耐受力和肢体运动能力。鼓励患者参加静止站立、踏车、散步等活动，以助于减轻肌肉强直。

（3）由于运动阻力增加，患者运动迟缓，难以控制，难以完成精巧的动作，护士应注意协助患者完成；由于躯干的伸肌群收缩会破坏坐位和站立平衡，要防止患者突然摔倒。

（4）不是所有的痉挛都需要治疗。部分患者的轻度痉挛对其功能有重要帮助，例如，下肢的伸肌一定程度的痉挛对下肢伸展的关节的扣锁有一定的辅助作用，但严重痉挛则影响患者活动，应考虑治疗。需向患者解释清楚。

（5）被动运动及按摩时，嘱患者做痉挛肌等长收缩，然后主动放松，再做被动牵张时，能显著减少牵张阻力。视患者情况可 1 d 多次进行被动运动及按摩。

（6）严密观察药物的疗效及不良反应。例如，单曲林的不良反应有无力、头晕、胃肠道反应、肝脏损害，巴氯芬的不良反应有头昏、乏力、恶心和感觉异常。告知患者留陪护，防跌倒。

（王　萍）

第八节　重症肌无力的康复护理

重症肌无力（MG）是乙酰胆碱受体抗体（AchR-Ab）介导的，细胞免疫依赖及补体参与者的神经肌肉接头处传递障碍的自身免疫性疾病。病变主要累及神经肌肉接头突触后膜上乙酰胆碱受体（AchR）。临床特征为部分或全身骨骼肌易疲劳，通常在活动后加重，休息后减轻，具有晨轻暮重等特点。MG 在一般人群中发病率为 8/10 万～20/10 万，患病率约为 50/10 万。

一、病因

(1)重症肌无力确切的发病机制目前仍不明确,但是有关该病的研究还是很多的,其中,研究最多的是重症肌无力与胸腺的关系,以及乙酰胆碱受体抗体在重症肌无力中的作用。大量的研究发现,重症肌无力患者神经肌肉接头处突触后膜上的乙酰胆碱受体(AchR)数目减少,受体部位存在抗 AchR 抗体,且突触后膜上有 IgG 和 C_3 复合物的沉积。

(2)血清中的抗 AchR 抗体增多和突触后膜上的沉积所引起的有效的 AchR 数目减少,是本病发生的主要原因。而胸腺是 AchR 抗体产生的主要场所,因此,本病的发生一般与胸腺有密切的关系。所以,调节人体 AchR,使之数目增多,化解突触后膜上的沉积,抑制抗 AchR 抗体的产生是治愈本病的关键。

(3)很多临床现象也提示本病和免疫机制紊乱有关。

二、诊断要点

(一)临床表现

根据临床特征诊断不难。起病隐袭,主要表现受累肌肉病态疲劳,肌肉连续收缩后出现严重肌无力甚至瘫痪,经短暂休息后可见症状减轻或暂时好转。肌无力多于下午或傍晚劳累后加重,晨起或休息后减轻,称为晨轻暮重。首发症状常为眼外肌麻痹,出现非对称性眼肌麻痹和上睑下垂,斜视和复视,严重者眼球运动明显受限,甚至眼球固定,瞳孔光反射不受影响。面肌受累表现皱纹减少,表情困难,闭眼和示齿无力;咀嚼肌受累使连续咀嚼困难,进食经常中断;延髓肌受累导致饮水呛咳,吞咽困难,声音嘶哑或讲话有鼻音;颈肌受损时抬头困难。严重时出现肢体无力,上肢重于下肢,近端重于远端。呼吸肌、膈肌受累,出现咳嗽无力、呼吸困难,重症呼吸肌麻痹继发吸入性肺炎可导致死亡。偶尔有心肌受累可突然死亡,平滑肌和膀胱括约肌一般不受累。感染、妊娠、月经可导致病情恶化,精神创伤、过度疲劳等可为诱因。

(二)临床试验

肌疲劳试验,如反复睁闭眼、握拳或两上肢平举,可使肌无力更加明显,有助于诊断。

(三)药物试验

1.新斯的明试验

肌内注射或皮下注射 0.5 mg 甲基硫酸新斯的明。如果肌力在 0.5~1 h 明显改善可以确诊,如果无反应,可次日用 1 mg、1.5 mg,直至 2 mg 再试,如果用 2 mg 仍无反应,一般可排除本病。为防止新期的明的毒碱样反应,需同时肌内注射 0.5~1.0 mg 阿托品。

2.依酚氯铵试验

适用于病情危重、有延髓性麻痹或肌无力危象者。将 10 mg 依酚氯铵溶于 10 mg 生理盐水中缓慢静脉注射,至 2 mg 后稍停 20 s,若无反应可注射 8 mg,症状改善者可确诊。

(四)辅助检查

1.电生理检查

常用感应电持续刺激,受损肌反应及迅速消失。此外,也可行肌电图重复频率刺激试验,低频刺激波幅递减超过 10%,高频刺激波幅递增超过 30% 为阳性。单纤维肌电图出现颤抖现象延长,延长超过 50 μs 也属于阳性。

2.其他

血清中抗 AchR 抗体测定约 85%患者的结果升高。胸部 X 线摄片或胸腺 CT 检查,胸腺增生或伴有胸腺肿瘤,也有辅助诊断价值。

三、鉴别要点

(1)需鉴别本病眼肌型与癔症、动眼神经麻痹、甲状腺毒症、眼肌型营养不良症、眼睑痉挛。

(2)需鉴别延髓肌型与真假延髓性麻痹。

(3)需鉴别四肢无力者与神经衰弱、周期性瘫痪、感染性多发性神经炎、进行性脊肌萎缩症、多发性肌炎和癌性肌无力等。由支气管小细胞肺癌所引起的 Lambert-Eaton 综合征与本病十分相似,但药物试验阴性。肌电图(EMG)有特征异常,静息电位低于正常值,低频重复电刺激活动电位渐次减小,高频重复电刺激活动电位渐次增大。

四、规范化治疗

(一)胆碱酯酶抑制剂

主要药物是溴吡斯的明,剂量为 60 mg,每天 3 次,口服。可根据患者的症状确定个体化剂量,若患者吞咽困难,可在餐前 30 min 服药;若晨起行走无力,可起床前服长效溴吡斯的明 180 mg。

(二)皮质激素

皮质激素适用于抗胆碱酯酶药反应较差并已行胸腺切除的患者。由于用药早期肌无力症状可能加重,患者最初用药时应住院治疗,对用药剂量及疗程应根据患者具体情况做个体化处理。

1.大剂量泼尼松

开始剂量为 60~80 mg/d,口服,当症状好转时可逐渐减量至相对低的维持量,隔天服 5~15 mg/d,隔天用药可减轻不良反应。通常 1 个月内症状改善,常于数月后疗效达到高峰。

2.甲泼尼龙冲击疗法

反复发生危象或大剂量泼尼松不能缓解,患者为住院危重病例,已用气管插管或呼吸机可用,每天 1 g,口服,连用 3~5 d。如果 1 个疗程不能取得满意疗效,隔 2 周可再重复 1 个疗程,共治疗 2~3 个疗程。

(三)免疫抑制剂

严重的或进展型病例必须做胸腺切除术,并用抗胆碱酯酶药。症状改善不明显者可试用硫唑嘌呤;小剂量皮质激素未见持续疗效的患者可用硫唑嘌呤替代大剂量皮质激素,常用剂量为 2~3 mg/(kg·d),最初自小剂量 1 mg/(kg·d) 开始,应定期检查血常规和肝、肾功能。白细胞数低于 $3×10^9$/L 应停用;可选择性抑制 T 和 B 淋巴细胞增生,每次 1 g,每天 2 次,口服。

(四)血浆置换

血浆置换用于病情急骤恶化或肌无力危象患者,可暂时改善症状,或于胸腺切除术前处理,避免或改善术后呼吸危象,疗效持续数天或数月,该法安全,但费用高。

(五)免疫球蛋白

通常剂量为 0.4 g/(kg·d),静脉滴注,连用 3~5 d,用于各种类型危象。

(六)胸腺切除

60 岁以下的 MG 患者可行胸腺切除术。胸腺切除适用于全身型 MG 包括老年患者,通常可

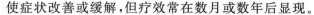

使症状改善或缓解,但疗效常在数月或数年后显现。

(七)危象的处理

1.肌无力危象

肌无力危象最常见,常由抗胆碱酯药物剂量不足引起,注射依酚氯铵或新斯的明后症状减轻,应加大抗胆碱酯药的剂量。

2.胆碱能危象

抗胆碱酯酶药物过量可导致肌无力加重,出现肌束震颤及毒蕈碱样反应,依酚氯铵静脉注射无效或加重,应立即停用抗胆碱酯酶药,待药物排出后重新调整剂量或改用其他疗法。

3.反拗危象

抗胆碱酯酶药不敏感所致。依酚氯铵试验无反应。应停用抗胆碱酯酶药,输液维持或改用其他疗法。

(八)慎用和禁用的药物

奎宁、吗啡及氨基糖苷类抗生素、新霉素、多黏菌素、巴龙霉素等应禁用,地西泮、苯巴比妥等应慎用。

五、护理

(一)护理诊断

1.活动无耐力

其与神经-肌肉联结点传递障碍、肌肉萎缩、活动能力下降、呼吸困难、氧供需失衡有关。

2.废用综合征

其与神经肌肉障碍导致活动减少有关。

3.吞咽障碍

其与神经肌肉障碍(呕吐反射减弱或消失,咀嚼肌肌力减弱,感知障碍)有关。

4.生活自理缺陷

其与眼外肌麻痹、眼睑下垂或四肢无力、运动障碍有关。

5.营养不足,低于机体需要量

其与咀嚼无力、吞咽困难致摄入减少有关。

(二)护理措施

(1)轻症者适当休息,避免劳累、受凉、感染、创伤、激怒。病情进行性加重者须卧床休息。

(2)在急性期,鼓励患者充分卧床休息。将患者经常使用的生活用品(如便器、卫生纸、茶杯)放在患者容易拿取的地方。根据病情或患者的需要协助其日常生活活动,以减少能量消耗。

(3)指导患者使用床档、扶手、浴室椅等辅助设施,以节省体力和避免摔伤。鼓励患者在能耐受的活动范围内,坚持身体活动。患者活动时,注意保持周围环境安全,无障碍物(以防跌倒),路面防滑(防止滑倒)。

(4)给患者和家属讲解活动的重要性,指导患者和家属对受累肌肉进行按摩和被动/主动运动,防止肌肉萎缩。

(5)患者应选择软饭或半流质饮食,避免粗糙干硬、辛辣等刺激性食物。根据患者的需要供给高蛋白、高热量、高维生素饮食。吃饭或饮水时保持端坐、头稍微前倾的姿势。给患者提供充足的进餐时间,喂饭速度要慢,少食多餐,交替喂液体和固体食物,让患者充分咀嚼、吞咽后再继续喂。把药片碾碎后制成糊状再喂药。

（6）注意保持进餐环境安静、舒适；进餐时，避免讲话或进行护理活动等干扰因素。进食宜在口服抗胆碱酯酶药物后 30～60 min，以防呛咳。如果食物滞留，鼓励患者把头转向健侧，并控制舌头向受累的一侧，清除残留的食物或喂食数口汤，让食物被咽下。如果误吸液体，让患者上身稍前倾，头稍微低于胸口，便于分泌物引流，并擦去分泌物。在床旁备吸引器，必要时吸引。患者不能由口进食时，遵医嘱给予营养支持或鼻饲。

（7）注意观察抗胆碱酯酶药物的疗效和不良反应，严格执行用药时间和剂量，以防用量不足或过量导致危象的发生。

（三）应急措施

（1）一旦出现重症肌无力危象，应迅速通知医师；立即给予吸痰、吸氧、简易呼吸器辅助呼吸，做好气管插管或切开、用人工呼吸机的准备工作；备好新斯的明等药物，按医嘱给药，尽快解除危象。

（2）避免应用一切加重神经肌肉传导障碍的药物，如吗啡、利多卡因、链霉素、卡那霉素、庆大霉素和磺胺类药物。

（四）健康指导

1.入院教育

（1）给患者讲解疾病的名称，病情的现状、进展及转归。

（2）根据患者的需要，给患者和家属讲解饮食营养的重要性，取得他们的积极配合。

2.住院教育

（1）仔细向患者解释治疗药物的名称、用法、作用和不良反应。

（2）告知患者常用药治疗方法、不良反应、服药注意事项，避免因服药不当而诱发肌无力危象。

（3）肌无力症状明显时，协助做好患者的生活护理，保持口腔清洁，防止外伤和感染等并发症。

3.出院指导

（1）患者保持乐观情绪、生活规律、饮食合理、睡眠充足，避免疲劳、感染、情绪抑郁和精神创伤等诱因。

（2）患者注意根据季节、气候，适当增减衣服，避免受凉、感冒。

（3）患者按医嘱正确服药，避免漏服、自行停服和更改药量。

（4）患者出院后应随身带有卡片，包括姓名、年龄、住址、诊断证明，目前所用药物及剂量，以便在抢救时参考。

（5）病情加重时及时就诊。

（王　萍）

参 考 文 献

[1] 刘新红,张龙,孟庆菊.神经内科临床与康复[M].上海:上海交通大学出版社,2023.

[2] 张孟.神经系统疾病临床诊治[M].长春:吉林科学技术出版社,2022.

[3] 付劲静.临床神经内科疾病诊治[M].南昌:江西科学技术出版社,2021.

[4] 高娟,王佩,魏爱爱.临床神经内科诊疗必备[M].上海:上海交通大学出版社,2023.

[5] 刘初容,曾昭龙.神经系统疾病康复评定与治疗[M].郑州:河南科学技术出版社,2022.

[6] 魏佳军,曾非.神经内科疑难危重病临床诊疗策略[M].武汉:华中科技大学出版社,2021.

[7] 张士亮.神经内科疾病诊断与治疗[M].天津:天津科学技术出版社,2023.

[8] 黄煜伦,苏敏,郝永岗.神经系统疾病的诊治与实践[M].苏州:苏州大学出版社,2022.

[9] 朱风俊.现代神经内科诊断与治疗[M].南昌:江西科学技术出版社,2021.

[10] 郭道林,李宛真,李琳,等.现代神经内科疾病诊治新进展[M].上海:上海科学技术文献出版
社,2023.

[11] 臧志萍.神经系统疾病内科诊治[M].北京:科学技术文献出版社,2022.

[12] 樊书领,钟柳明,朱钦辉,等.神经内科疾病诊疗与康复[M].开封:河南大学出版社,2021.

[13] 张海波,张娜,宋伟慧,等.神经内科诊治思维与临床实践[M].上海:上海科学技术文献出版
社,2023.

[14] 樊永平.神经系统疾病的中西医诊疗方案[M].北京:中国中医药出版社,2022.

[15] 高媛媛.神经内科常见疾病检查与治疗[M].哈尔滨:黑龙江科学技术出版社,2021.

[16] 刘天丹,赵华见,孙德锦.神经内科临床应用策略与案例解读[M].沈阳:辽宁科学技术出版
社,2023.

[17] 胡春荣.神经内科常见疾病诊疗要点[M].北京:中国纺织出版社,2022.

[18] 褚澄.神经内科疾病诊治与介入治疗[M].北京:科学技术文献出版社,2021.

[19] 杨智,董齐,杨帆.神经内科诊疗技术与临床实践[M].北京:中国纺织出版社,2023.

[20] 张卓伯,徐严明.神经内科疑难病例解析[M].北京:科学出版社,2022.

[21] 罗家明.神经系统疾病内科处置实践[M].北京:科学技术文献出版社,2021.

[22] 刘玉洁.神经内科临床治疗最新进展[M].上海:上海科学普及出版社,2023.

[23] 王昆祥.现代神经内科疾病的综合治疗实践[M].北京:中国纺织出版社,2022.

[24] 李忠娥,丁玉红,王宁,等.内科常见病鉴别与治疗[M].哈尔滨:黑龙江科学技术出版
社,2021.

[25] 山茂青,韩士军,王永红.神经系统疾病综合治疗实践[M].上海:上海交通大学出版社,2023.

[26] 鹿嫚.神经内科疾病诊治处理与康复[M].长春:吉林科学技术出版社,2022.

[27] 金琦.内科临床诊断与治疗要点[M].北京:中国纺织出版社,2021.

[28] 李继鹏,陶晓杰,罗建,等.神经系统疾病定位诊断与治疗[M].上海:上海科学技术文献出版社,2023.

[29] 朱润秀.实用神经内科疾病诊疗方法[M].北京:科学技术文献出版社,2022.

[30] 高富娟.常见神经系统疾病理论与实践[M].上海:上海交通大学出版社,2023.

[31] 李秋菊,李立,毕胜男,等.神经内科常见疾病诊断与治疗[M].上海:上海科学技术文献出版社,2022.

[32] 高丽燕,王特,李德全.神经内科临床诊疗实践与护理康复[M].西安:陕西科学技术出版社,2022.

[33] 郭生龙,康蓓,李鹏.神经内科临床常见疾病诊断与治疗[M].西安:陕西科学技术出版社,2022.

[34] 夏健,陈华,袁叶.神经内科疾病全病程管理[M].北京:化学工业出版社,2022.

[35] 王刚.神经病学诊断思路[M].上海:上海交通大学出版社,2022.

[36] 康涛,陈泽,杨蕾,等.癫痫发作后全面性脑电波抑制及其在癫痫性猝死中的意义[J].中国神经精神疾病杂志,2023,49(9):554-558.

[37] 岳莉,沙凯,王丹,等.超声引导颈2神经根阻滞联合激痛点针刺治疗颈源性头痛短期临床疗效观察[J].中国疼痛医学杂志,2023,29(11):865-868.

[38] 张桐桐,高旭光.脑出血后炎性反应治疗药物的研究进展[J].中华老年心脑血管病杂志,2023,25(4):446-448.

[39] 卢苇,尤红,张敏.Keap1/Nrf2/ARE信号通路调控脑出血后氧化应激的研究进展[J].中国神经免疫学和神经病学杂志,2023,30(3):221-224.

[40] 洪远,华颖,胡笑月,等.丙戊酸相关药物基因组学在癫痫治疗中的作用研究进展[J].中国神经精神疾病杂志,2022,48(4):241-245.